# LUNGENFUNKTIONSPRÜFUNGEN

## METHODEN UND BEISPIELE KLINISCHER ANWENDUNG

VON

H. BARTELS · E. BÜCHERL · C. W. HERTZ
G. RODEWALD · M. SCHWAB

MIT 222 ABBILDUNGEN

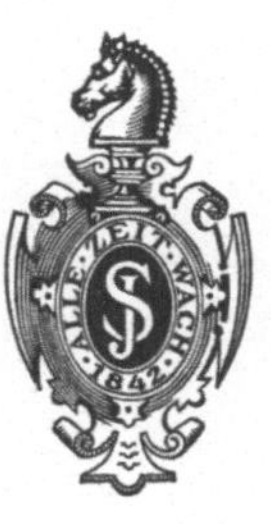

SPRINGER-VERLAG
BERLIN · GÖTTINGEN · HEIDELBERG
1959

ISBN 978-3-642-52984-9 ISBN 978-3-642-52983-2 (eBook)
DOI 10.1007/978-3-642-52983-2



Softcover reprint of the hardcover 1st edition 1959

DEM ANDENKEN UNSERER LEHRER

F. H. REIN 1898—1953

KL. GOLLWITZER-MEIER 1894—1954

E. OPITZ 1909—1953

GEWIDMET

# Vorwort

Funktionsprüfungen der Lunge gewinnen heute in vielen Fächern der klinischen Medizin zunehmende Bedeutung. Sie verlangen eingehende Kenntnis der zur Verfügung stehenden Methoden und ihrer diagnostischen Leistungsfähigkeit. Die großen, gerade in den letzten 2 Jahrzehnten auf diesem Gebiet erzielten Fortschritte haben bisher weder im deutschen noch im ausländischen Schrifttum eine zusammenfassende Darstellung gefunden. Die vorliegende Monographie soll diese Lücke schließen. Sie entstand aus der Zusammenarbeit von Autoren verschiedener Arbeitsrichtung. So war es möglich, daß fast alle ausführlich geschilderten Methoden von einem oder mehreren der Verfasser erprobt werden konnten. Auf diese Weise ließen sich am ehesten Einseitigkeit und Überschätzung bestimmter Methoden vermeiden.

Den Bedürfnissen all derer, die in kleineren Laboratorien und Krankenhäusern arbeiten, wurde insofern Rechnung getragen, als besonderer Wert auf die Herausarbeitung der diagnostischen Leistungsfähigkeit auch der einfachen Methoden gelegt wurde. Der Benützer des Buches soll erkennen können, welche Aufschlüsse die von ihm anwendbaren Methoden geben und welche Fragen nur durch weitergehende Analyse mit Hilfe komplizierter Verfahren zu beantworten sind.

Ein schwer lösbares Problem war die Beschreibung der Industrieapparate. Nur in wenigen Fällen, in denen die apparative Entwicklung keine wesentliche Änderung erwarten ließ, wurde eine ausführliche Beschreibung gegeben. Meistens schien es zweckmäßiger, die meßtechnischen Grundlagen eingehend, die apparative Ausführung aber nur kurz darzustellen, zumal die Herstellerfirmen ausführliche Gebrauchsanweisungen zur Verfügung stellen.

Die Symbole und Abkürzungen im Text folgen den Empfehlungen der Kommission der Deutschen Gesellschaft für innere Medizin zur Normung der Nomenklatur auf dem Atmungsgebiet. Ein Auszug des Kommissionsberichts findet sich im Anhang. Leider konnte die neue Nomenklatur in einem Teil der Abbildungen nicht mehr berücksichtigt werden, da die Druckstöcke schon vor Abschluß des Kommissionsberichtes angefertigt waren.

Die hier mitgeteilten Erfahrungen konnten nicht ohne das Interesse und die Mithilfe einer großen Zahl von Kollegen und Mitarbeitern gewonnen werden. Ihnen allen sei an dieser Stelle herzlich gedankt. Zu besonderem Dank sind die Verfasser den Herren Beer, Bühlmann, Fleisch, Koepchen, Loeschcke, Mochizuki, Rahn, Rossier, Sadoul, Scherrer, Severinghaus, Wenner und Wood verpflichtet.

Dem Springer-Verlag danken die Verfasser für das bereitwillige Eingehen auf viele Wünsche sowie die großzügige und zweckentsprechende Ausstattung des Buches.

September 1958 — Die Verfasser

# Inhaltsverzeichnis

## Anschriften der Verfasser

BARTELS, H., Dr. med., Professor, Physiologisches Institut der Universität, Tübingen, Silcherstraße 8

BÜCHERL, E., Dr. med., Privatdozent, Chirurgische Klinik, Freie Universität Berlin, Berlin-Charlottenburg 9, Spandauer Damm 130.

HERTZ, C. W., Dr. med., Krankenhaus Tönsheide, Post Innien/Holstein.

RODEWALD, G., Dr. med., Privatdozent, Chirurgische Universitätsklinik, Hamburg 20, Martinistraße 52.

SCHWAB, M., Dr. med., Privatdozent, Medizinische Universitätsklinik, Göttingen, Kirchweg 1.

## Einleitung

Die Verfasser glauben, in diesem ganz dem Methodischen gewidmeten Buch auf eine ausführliche Darstellung der normalen und pathologischen Physiologie der Atmung verzichten zu können. Der auf diesem Gebiet Arbeitende wird auf folgende Werke verwiesen: In deutscher Sprache von ROSSIER, BÜHLMANN und WIESINGER[1] „Physiologie und Pathophysiologie der Atmung", in englischer Sprache das speziell für das Verständnis der Lungenfunktionsdiagnostik geschriebene Buch „The Lung" von COMROE, FORSTER, DUBOIS, BRISCOE und CARLSEN[2]. Die zur Zeit vollständigste Physiologie der Atmung, in der auch pathophysiologische Fragen abgehandelt sind, schrieb C. F. SCHMIDT[3].

Trotz dieser Hinweise scheint es zweckmäßig, die *Grundzüge* der normalen und pathologischen Physiologie der Atmung voranzustellen. Es soll damit all denen die Möglichkeit schneller Orientierung gegeben werden, die aus überwiegend praktischen Gründen (Internisten, Chirurgen, Lungenfachärzte, Anaesthesisten) Kenntnisse der normalen und gestörten Lungenfunktion benötigen.

# Grundzüge der normalen und pathologischen Physiologie der Atmung

Die Atmung dient dem Gaswechsel zwischen lebender Zelle und Umgebung. Für den Einzeller im Wasser bedarf es keiner besonderen Gastransportsysteme, weil der physikalische Prozeß der Diffusion (Wanderung von Molekülen vom Ort höherer Konzentration zum Ort niederer Konzentration) für die Versorgung mit Sauerstoff und den Abtransport von Kohlendioxyd ausreicht. Bei dem komplizierten Aufbau der höheren Organismen aus vielen Zellen mit einem hohen Energieumsatz reicht der relativ langsame Prozeß der Diffusion nicht mehr aus. Es mußten deshalb Vorrichtungen entwickelt werden, die jede Zelle in einen indirekten Kontakt mit der Außenwelt bringen. Das Transportsystem, das den Sauerstoff der Umgebungsluft zur Zelle, das Kohlendioxyd zur Umgebungsluft transportiert, nennen wir *äußere Atmung*. Die Reaktion des Sauerstoffs mit den Nahrungsstoffen in den Zellen mit der Bildung der Endprodukte $CO_2$ und $H_2O$ heißt *innere Atmung*.

Der äußeren Atmung dienen beim Säuger zwei Transportsysteme, das eine befördert Gasgemische (Ventilation), das andere Blut (Zirkulation). Der Übergang vom Gasgemisch zum Blut und vom Blut zum Gewebe ist großflächig. Der Grund dafür liegt darin, daß der Übertritt der Gase von einem System ins andere nur durch Diffusion möglich ist. Bei der begrenzten Geschwindigkeit dieses Prozesses können nur durch eine Flächenvergrößerung die nötigen Gasmengen übertreten.

---

[1] ROSSIER, P. H., A. BÜHLMANN u. K. WIESINGER: Physiologie und Pathophysiologie der Atmung, 2. Aufl. Berlin-Göttingen-Heidelberg: Springer 1958.

[2] COMROE, J. H., R. E. FORSTER, A. B. DUBOIS, W. A. BRISCOE u. E. CARLSEN: The lung, clinical physiology and pulmonary functions tests. Chicago: The Year Book Publishers 1955.

[3] SCHMIDT, C. F.: Respiration. In BARD, P., Medical physiology. St. Louis: C. V. Mosby Co. 1956.

Aus dem Gesagten und dem in Abb. 1 schematisch Dargestellten ergibt sich folgende Einteilung:

1. Transport des Sauerstoffs von der Umwelt bis an die Gas-Blut-Grenze der Alveolen (umgekehrt für $CO_2$): *Ventilation.*
2. Übertritt des Sauerstoffs von der Gasphase ins Blut (umgekehrt für $CO_2$): *Gasaustausch* im engeren Sinne.
3. Das Transportsystem Blut: *Atmungsfunktion des Blutes.*
4. Steuerung der beiden Transportsysteme Ventilation und Zirkulation entsprechend den Stoffwechselbedürfnissen: *Atmungs- und Kreislaufregulation.*

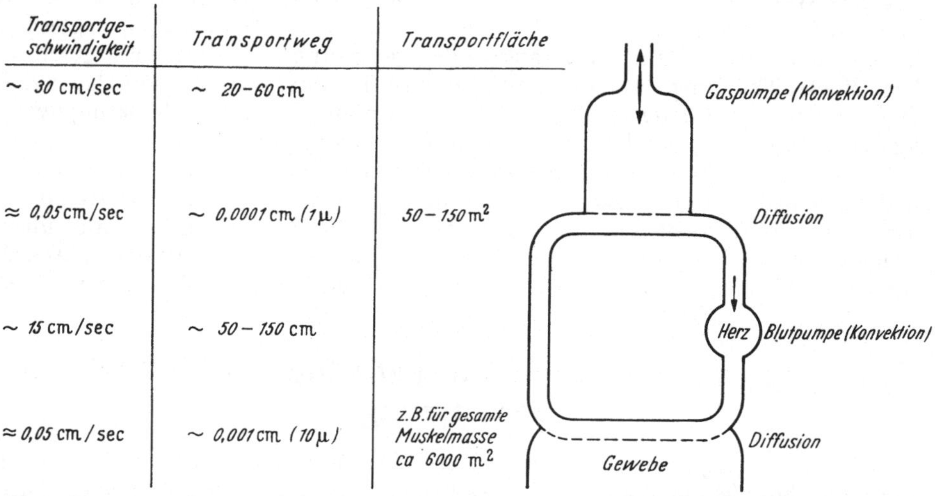
Transportgeschwindigkeit
Transportweg
Transportfläche
~ 30 cm/sec
~ 20–60 cm
Gaspumpe (Konvektion)
≈ 0,05 cm/sec
~ 0,0001 cm (1 μ)
50–150 m²
Diffusion
~ 15 cm/sec
~ 50–150 cm
Herz
Blutpumpe (Konvektion)
≈ 0,05 cm/sec
~ 0,001 cm (10 μ)
z.B. für gesamte Muskelmasse ca 6000 m²
Diffusion
Gewebe

Abb. 1. Schematische Darstellung des Gastransportes mit Transportgeschwindigkeit, Weg und Fläche. Man sieht, daß große Wege rasch durch Pumpsysteme mittels Konvektion überwunden werden. Der Übergang von der Alveolarluft ins Blut und vom Blut ins Gewebe ist nur durch Diffusion möglich; da diese sehr langsam abläuft, sind große Austauschflächen geschaffen, um die erforderlichen Mengen transportieren zu können

# I. Ventilation

## A. Atemmuskulatur

Der von Thoraxwand und Zwerchfell gebildete Hohlraum wird durch *Muskeltätigkeit* bei der Atmung erweitert und verengert. Die *Lungen* sind zwischen den Thoraxwänden ausgespannt und folgen ihren Bewegungen, da sie nur durch einen capillaren Flüssigkeitsspalt von ihnen getrennt sind. Das Lungengewebe ist selbst bei der Ausatmung noch so gedehnt, daß in dem Spalt zwischen Lunge und Thoraxwand ein gegenüber der Atmosphäre *negativer* Druck (*intrapleuraler* oder intrathorakaler *Druck*) von etwa 3—5 mm Hg gemessen werden kann (Abb. 2). Durch die Kontraktion der Inspirationsmuskeln wird der Thoraxinnenraum erweitert, die Lungen folgen diesen Bewegungen, wobei sie vermehrt gedehnt werden. Der intrapleurale Druck muß daher gegenüber dem Atmosphärendruck weiter absinken. Der im Alveolarraum herrschende Druck (Alveolardruck, intrapulmonaler Druck) ist dem Atmosphärendruck nur bei Atemstillstand (mit offener Glottis) gleich. Bei der Inspiration ist er niedriger, bei der Exspiration höher als der Atmosphärendruck. Durch diese Druckdifferenz wird die Ventilation der Lunge erreicht.

Die *Thoraxbewegungen* sind durch die Anordnung des Skelets und der Muskelansätze an diesem gegeben. Als Muskeln für die *Inspiration* sind bei Ruhe die Mm. intercostales externi und das Zwerchfell tätig. Die *Exspiration* erfolgt passiv durch den elastischen Zug des Lungengewebes. Bei verstärkter Inspiration werden zusätzlich Muskeln, die von Kopf, Hals und den Oberarmen zu den Rippen und solche, die von den Hals- und Brustwirbeln zu den Rippen ziehen, innerviert. Der verstärkten Exspiration dienen alle Muskeln, die vom Becken zu den Rippen und zum Sternum, sowie von den Wirbeln aufwärts zu den Rippen ziehen. Die *Innervation* der Atemmuskeln geschieht aus cervicalen, thorakalen und lumbalen Rückenmarkssegmenten. Die Tatsache, daß das Zwerchfell durch die aus C3—C5 entspringenden Nn. phrenici innerviert wird, läßt eine hohe „Lumbal"anaesthesie zu und gewährleistet ausreichende Atmung auch bei hohen Rückenmarksverletzungen.

Die atmungsbedingten *Exkursionen der einzelnen Lungenabschnitte* sind verschieden. Entsprechend der geringeren Erweiterung des Thoraxraumes im kranialen Abschnitt wird das Lungengewebe dort wenig, in Zwerchfellnähe dagegen stark gedehnt. Außerdem ist die Dehnbarkeit der einzelnen Gewebe nicht gleich. Die innere Wurzelzone mit Bronchien, Arterien, Venen und Lymphgefäßen ist weniger dehnbar als die nach außen folgenden Teile des Lungengewebes mit Gefäßen und Bronchioli. Die 25–30 mm Lungengewebe der äußeren Zone unter der Pleura mit Alveolen und Alveolargängen sind etwa ebenso dehnbar wie die Mittelzone. Die Form der Alveolen wird bei der Inspiration nicht wesentlich verändert, jedoch werden die zuführenden Gänge länger und weiter, dadurch wird die Belüftung möglich. Nach dem Gesagten ist es nicht verwunderlich, daß örtliche Unterschiede der Lungenbelüftung auch unter normalen Verhältnissen vorliegen.

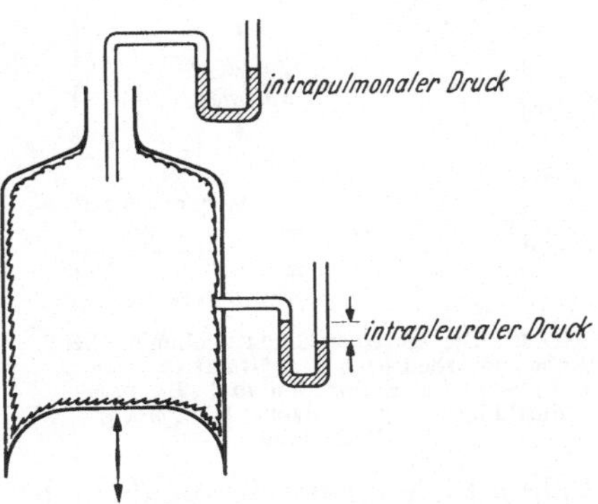


Abb. 2. Schematische Darstellung zum Verständnis des intrapulmonalen und intrapleuralen (intrathorakalen) Druckes. Der intrapleurale Druck ist durch den elastischen Zug des Lungengewebes gegenüber der Atmosphäre erniedrigt, der intrapulmonale Druck ist gleich dem Atmosphärendruck, wenn die Glottis geöffnet ist und kein Gas ein- bzw. ausströmt

## B. Lungenvolumina

Das bei maximaler Atembewegung (Ein- oder Ausatmung) bewegbare Luftvolumen wird *Vitalkapazität* (s. Abb. 3), das bei stärkster Exspiration noch in der Lunge befindliche Gasvolumen *Residualvolumen* genannt. Residualvolumen und Vitalkapazität ergeben die *Totalkapazität*. Das bei normaler Atmung gewechselte Volumen nennt man *Atemzugvolumen*. Das aus maximaler Inspirationsstellung in 1 sec ausatembare Gasvolumen heißt nutzbarer Teil der Vitalkapazität oder *Sekundenkapazität*. Das während einiger Sekunden maximal atembare Volumen, umgerechnet auf 1 min, nennt man *Atemgrenzwert*. Die einzelnen Volumina können spirographisch gemessen werden; das Residualvolumen gewinnt man u. a. durch Zumischen von Gasen und Bestimmung ihrer Verdünnung (s. S. 58).

Für die Lungenfunktionsprüfung spielt die Messung der Lungenvolumina eine große Rolle. Eine Verminderung der Vitalkapazität kommt bei Verminderung von funktionierendem Lungenparenchym sowie bei Behinderung der Ausdehnungsfähigkeit von Lunge und Thorax vor: *Restriktive Ventilationsstörung*. Hierbei ist auch der Atemgrenzwert erniedrigt, weil das ventilierbare Lungenvolumen reduziert ist.

Ein vergrößertes Residualvolumen ist für die verschiedenen Formen des Lungenemphysems charakteristisch. Hierbei ist die Vitalkapazität oft nicht wesentlich vermindert, jedoch ihr nutzbarer Anteil (Sekundenkapazität). Das

Verhältnis nutzbarer Anteil/Vitalkapazität (= relative Sekundenkapazität) ist also erniedrigt. Dies spricht stets für eine erschwerte Ausatmung infolge er-

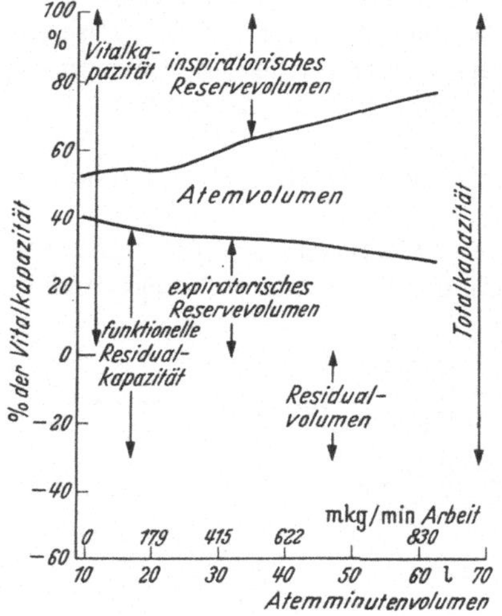


Abb. 3. Die einzelnen Lungenvolumina bei Ruhe und Arbeit nach G. A. MILLIKAN, zit. aus C. F. SCHMIDT, Respiration, in P. BARD, Medical Physiology. St. Louis: C. V. Mosby Comp. 1956

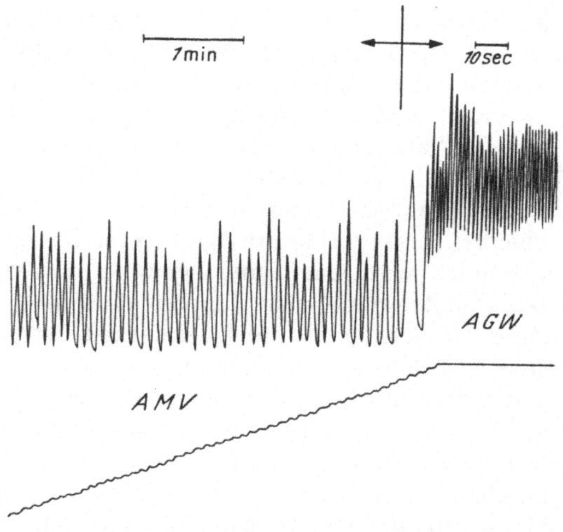


Abb. 4. Spirogramm eines Patienten mit obstruktivem Lungenemphysem. Anhebung des Exspirationsniveaus bei forcierter Atmung (Atemgrenzwert)

höhter Strömungswiderstände in den Atemwegen: *Obstruktive Ventilationsstörung.* Auch hierbei ist der Atemgrenzwert verringert, da bei dem erhöhten endobronchialen Widerstand weniger Volumen in der Zeit maximaler Atmung gefördert werden kann; die Atemmittellage (das Exspirationsniveau) verschiebt sich nach oben (Abb. 4 und 5).

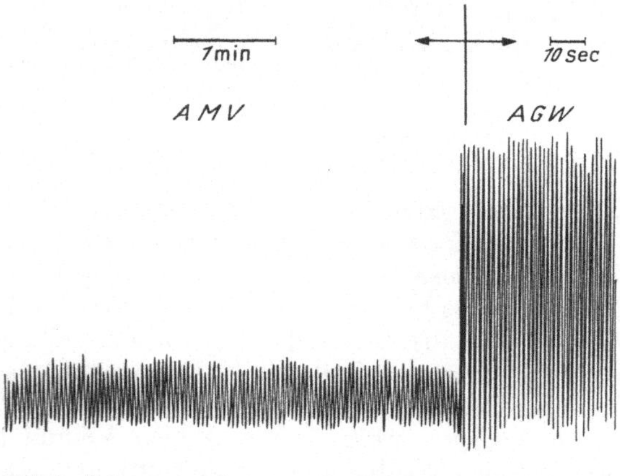

Abb. 5. Spirogramm einer gesunden Versuchsperson während Ruheatmung und maximaler Atmung (Atemgrenzwert)

## C. Die Atemarbeit

Sie ist das Produkt aus Volumen und dem Druck, der bei Ein- bzw. Ausatmung zu überwinden ist. Die Kraft, die zur Förderung eines bestimmten Volumens erforderlich ist, hat folgende Widerstände zu überwinden:

1. die elastischen Widerstände von Lungen und Thorax,

2. die Reibungs- und Deformationswiderstände von Thorax, Zwerchfell und Bauchinhalt,

3. den Strömungswiderstand in den Atemwegen.

Die Summe von 2. und 3. nennt man auch viscöse Widerstände.

4. den Trägheitswiderstand (klein und deshalb hier vernachlässigt).

ad 1. Die Kraft, die der Dehnung von Lungen und Thorax entgegenwirkt, ist der elastische Widerstand (englisch „elastance“, entspricht der physikalischen Größe Elastizitätsmodul). Er wird in cm $H_2O$/Liter gemessen. Der reziproke

Wert des elastischen Widerstandes ist die *Dehnbarkeit* oder der *Volumen-Druck-Koeffizient* (englisch „compliance"). Er wird in Liter/cm $H_2O$ gemessen. Die elastischen Kräfte von Lunge und Thorax wirken in der Exspirationsstellung aufeinander gegensinnig. Die Retraktionskraft der Lunge wird außer durch die elastische Kraft zu einem kleinen Teil durch die Oberflächenspannung der Alveolen bewirkt.

Zur Messung der Gesamtatemarbeit und zur Differenzierung der einzelnen Widerstände bestehen folgende Möglichkeiten. Bei Ausschaltung der Willküratmung (z. B. durch Curare) kann im Respirator durch fortlaufende Messung der Druckdifferenz zwischen Mund und Respirator (*transthorakaler Druck*) sowie des geförderten Volumens die Atemarbeit für Thorax und Lunge berechnet werden (Atemschleife s. Abb. 6). Stellt man die Druckvolumenbeziehung bei Stillstand der Atmung fest, so erhält man die elastischen Widerstände von Thorax und Lunge (Gerade in Abb. 6). Zieht man den zur Förderung eines bestimmten Volumens $V$ aufgewendeten Druck $p$ von dem bei diesem Volumen ermittelten Gesamtdruck $p'$ ab, so resultiert der für die Überwindung der viscösen Widerstände erforderliche Druck $(p'—p)$. Wegen der schwierigen Untersuchungsbedingungen mit einem Respirator wird im allgemeinen die Atemarbeit der Lunge allein bestimmt. Man benötigt hierzu den *transpulmonalen Druck:* Intrapleuraler Druck - Munddruck. Als Maß des intrapleuralen Druckes wird meist der Oesophagusdruck verwendet. Bestimmung der Atemarbeit und Differenzierung der einzelnen Widerstände s. S. 147

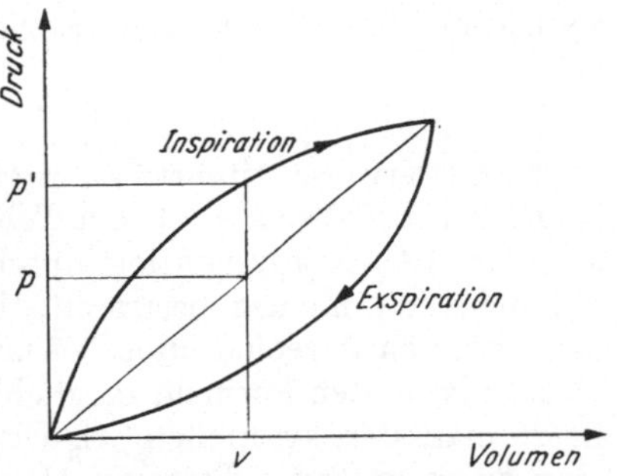

Abb. 6. Druckvolumendiagramm der Atemarbeit

Die Strömungswiderstände in den Atemwegen allein kann man durch Messung der Druckdifferenz zwischen Mund und Alveolarraum sowie der Atemstromstärke (Liter/sec) bestimmen. In den Strömungswiderstand der Atemwege geht bei laminarer Strömung die Gasviscosität, bei turbulenter Strömung die Gasdichte ein.

Die experimentelle Erforschung dieser einzelnen für die Atemarbeit maßgebenden Faktoren hat zu wichtigen Einsichten in pathophysiologische Fragen geführt. So ist z. B. bei obstruktiven Ventilationsstörungen die Vergrößerung der Atemarbeit überwiegend durch Erhöhung der Strömungswiderstände in den Atemwegen verursacht. Die Atemarbeit kann so groß werden, daß eine ausreichende Belüftung der Alveolen nicht mehr erreicht werden kann (alveolare Hypoventilation).

## D. Alveolare Ventilation, Totraum

Die *Ventilation* der Lungen hat die Aufgabe, den ins Blut aufgenommenen Sauerstoff im Alveolarraum zu ersetzen und das vom Blut abgegebene Kohlendioxyd an die Außenluft abzugeben. Da nur etwa $^2/_3$ des Atemzugvolumens in den Alveolarraum gelangen und etwa $^1/_3$ die zuführenden Atemwege ausfüllt, in denen kein nennenswerter Gasaustausch stattfindet, muß man diesen Raum als *Totraum*, im Hinblick auf den Gasaustausch als *schädlichen Raum* bezeichnen. Für die Anfeuchtung, Erwärmung und Reinigung der eingeatmeten Luft ist er jedoch wichtig. Um die Ventilation des Alveolarraumes bestimmen zu können, muß man die Größe des Totraumes kennen. Man unterscheidet einen Totraum im anatomischen Sinn (s.o.) und einen *physiologischen oder funktionellen Totraum.* Letzterer umfaßt zusätzlich Alveolen ohne Durchblutung und im Verhältnis zur Durchblutung überbelüftete Alveolen. Mit Gasen, die nicht am Gaswechsel teilnehmen

($N_2$, He), gelingt es durch einmaliges Einatmen und rasche Aufzeichnung der Konzentration der Gase während der Ausatmung, den anatomischen Totraum zu bestimmen. Ebenso liefert die Bohrsche Formel den anatomischen Totraum. Sie geht davon aus, daß z. B. die ausgeatmete $CO_2$-Menge ($C_{CO_2 E} \cdot V_E$) sich aus der $CO_2$-Menge im alveolaren Anteil des Exspirationsvolumens ($C_{CO_2 A} \cdot V_A$) und der $CO_2$-Menge des Totraumes ($C_{CO_2 D} \cdot V_D$) zusammensetzen muß

$$C_{CO_2 E} \cdot V_E = C_{CO_2 A} \cdot V_A + C_{CO_2 D} \cdot V_D *$$

Drückt man $V_A$ durch $V_E—V_D$ aus und vernachlässigt man $C_{CO_2 D}$ ($= C_{CO_2 I} =$ 0,0003) so erhält man

$$C_{CO_2 E} \cdot V_E = C_{CO_2 A} \cdot (V_E—V_D)$$

und nach $V_D$ aufgelöst

$$V_D = \frac{C_{CO_2 A} - C_{CO_2 E}}{C_{CO_2 A}} \cdot V_E .$$

Den *funktionellen Totraum* gewinnt man, wenn statt der alveolaren $CO_2$-Konzentration (bzw. Druck) der arterielle $CO_2$-Druck verwendet wird

$$V_{D\text{funkt}} = \frac{p_{CO_2 a} - p_{CO_2 E}}{p_{CO_2 a}} \cdot V_E .$$

Normalerweise stimmen anatomischer und funktioneller Totraum gut überein. In Fällen, bei denen z. B. ein Teil der Alveolen nicht durchblutet ist, wird die alveolare $CO_2$-Konzentration durch die Beimischung dieses alveolaren Totraumvolumens zu niedrig bestimmt. Der alveolare $CO_2$-Druck, der die funktionell unwirksamen Alveolen unberücksichtigt läßt (Ersatz der Konzentrationen durch Drucke ist in den Formeln möglich), läßt sich aus dem arteriellen Blut gewinnen. Setzt man den arteriellen $CO_2$-Druck nun in die Bohrsche Formel ein, so erhält man einen größeren Totraum als den anatomischen, den funktionellen.

Die *alveolare Ventilation* ($\dot{V}_A$) erhält man aus dem Atemminutenvolumen und der Totraumventilation

$$\dot{V}_A = \dot{V}_E - \dot{V}_D .$$

Die *alveolaren Gaskonzentrationen* hängen ab von der Stoffwechselgröße und der alveolaren Belüftung. Für $CO_2$ gilt z. B.

$$C_{CO_2 A} = \frac{\dot{V}_{CO_2}}{\dot{V}_A} ,$$

für $O_2$ wenn der respiratorische Quotient 1 ist

$$C_{O_2 A} = C_{O_2 I} \frac{\dot{V}_{O_2}}{\dot{V}_A} .$$

Störungen der Ventilation beeinflussen die alveolaren Gaskonzentrationen. Man kann hierbei *regionale, partielle Störungen* mit nebeneinander bestehender Über- und Unterbelüftung eines Teils der Alveolen und *generelle Störungen* der Gesamtventilation im Sinne einer alveolaren Hyper- oder Hypoventilation unterscheiden.

Bei den *regionalen Belüftungsstörungen* wird die inspirierte Luft ungleichmäßig auf die einzelnen Alveolargebiete verteilt. Man spricht deshalb auch von *ventilatorischer Verteilungsstörung*. Ursachen einer ungleichmäßigen Belüftung können dabei sein: Verengerung von Bronchien oder Bronchiolen, Elastizitätsverlust oder mangelhafte Ausdehnungsfähigkeit von Lungengewebe (Abb. 7). In gleicher Weise wirkt eine Bewegungsbehinderung von Zwerchfell oder Thorax. Wenn die Durchblutung der Alveolen nicht in demselben Ausmaß geändert ist wie die Belüftung, kommt es zu einer Auswirkung der Belüftungsstörung auf das arterielle Blut. Man spricht dann von einer *ventilatorischen Verteilungsstörung mit gestörtem*

* Erklärung der Symbole im Anhang, S. 413.

*Belüftungs-Durchblutungsverhältnis (Partialinsuffizienz).* Im arteriellen Blut sinkt der $O_2$-Druck ab, ohne daß der $CO_2$-Druck ansteigt. Dieser bleibt entweder unverändert oder ist erniedrigt. Die Ursache für das Absinken des $O_2$-Druckes liegt in folgendem. In den unterbelüfteten Alveolen sinkt der $O_2$-Druck und dementsprechend auch die $O_2$-Sättigung des Blutes ab. Umgekehrt steigt in den überbelüfteten Alveolen der $O_2$-Druck und damit die $O_2$-Sättigung an. Die Sättigungsabnahme im Bereich der unterbelüfteten Alveolen ist aber wegen der in diesem Bereich steileren $O_2$-Dissoziationskurve größer als die Sättigungszunahme im Blut überbelüfteter Alveolen. Bei Mischung des Blutes resultiert eine mittlere $O_2$-Sättigung. Diese ergibt aus der $O_2$-Dissoziationskurve einen $O_2$-Druck, der niedriger liegt, als dem arithmetischen Mittel des $O_2$-Druckes in den über- und unterbelüfteten Alveolen entspricht. Der Grund für den fehlenden Anstieg des $CO_2$-Druckes liegt darin, daß die $CO_2$-Dissoziationskurve in dem in Frage kommenden Bereich praktisch linear verläuft und deshalb der Einfluß von Über- und Unterbelüftung auf das Lungencapillarblut nach Mischung des Blutes sich aufhebt. Eine Erniedrigung des $CO_2$-Drucks entsteht durch Hyperventilation.

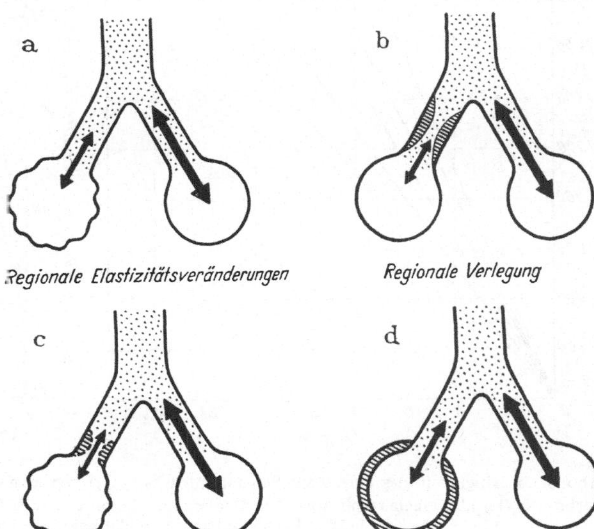


Abb. 7a—d. Die Kreise stellen Alveolen dar. Die Wellenlinien in a und c sollen einen Elastizitätsverlust der betreffenden Alveolen deutlich machen. Die stärker konturierte Alveole in d hat sich nur ungenügend expandiert, obwohl weder ein Elastizitätsverlust noch eine Obstruktion vorliegen. Die Dicke der Pfeile gibt das jeweilige Gasvolumen an. (Nach COMROE, J. H., R. E. FORSTER, A. B. DUBOIS, W. A. BRISDOE u. E. CARLSEN: The lung, clinical physiology and pulmonary functions tests. Chicago: The Year Book Publishers 1955).

Die Überbelüftung von Alveolen kommt in einer Zunahme des funktionellen Totraums, die Unterbelüftung in einer Zunahme der Beimischung von nicht voll arterialisiertem Blut zum Ausdruck. Das Ausmaß der zu erwartenden Hypoxämie infolge ventilatorischer Verteilungsstörung mit gestörtem Belüftungs Durchblutungsverhältnis ist gering.

Wird das in den Pulmonalkreislauf einströmende Blut ungleichmäßig auf die einzelnen Capillargebiete verteilt, spricht man von einer *zirkulatorischen Verteilungsstörung.* Wenn die Belüftung der zugehörigen Alveolen nicht entsprechend verändert wird, so resultiert auch hier ein gestörtes Belüftungs-Durchblutungsverhältnis, das sich in der eben besprochenen Weise auf das arterielle Blut auswirkt. Zirkulatorische Verteilungsstörungen, die unabhängig von Veränderungen des Lungenparenchyms entstehen, sind selten. Sie kommen bei primären Gefäßerkrankungen des Pulmonalkreislaufs vor.

*Generelle Ventilationsstörungen* erzeugen bei unverändertem Energieumsatz Änderungen des alveolaren $CO_2$- und $O_2$-Drucks. Von besonderer Bedeutung ist die *alveolare Hypoventilation (Globalinsuffizienz).* Sie führt zu einem Anstieg des $CO_2$-Drucks und einem Abfall des $O_2$-Drucks (Abb. 8) und der arteriellen $O_2$-Sättigung des Hämoglobins. Eine Cyanose entsteht allerdings erst — normalen

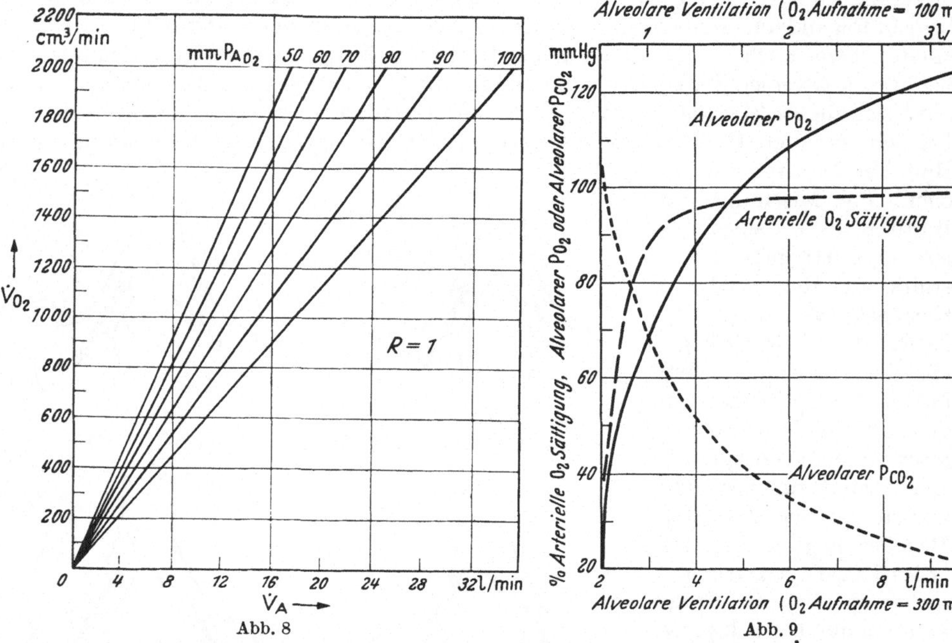


Abb. 8 Abb. 9

Abb. 8. Abhängigkeit des alveolaren Sauerstoffdrucks ($p_{O_2A}$) von alveolarer Ventilation ($\dot{V}_A$) und Sauerstoffverbrauch ($\dot{V}_{O_2}$) bei einem respiratorischen Quotienten ($R$) von 1. (Nach HERTZ: Bad Oeynhausener Gespräche I. 127. Berlin-Göttingen-Heidelberg: Springer 1956)

Abb. 9. Verhältnis von alveolarer Ventilation zu alveolarem $p_{O_2}$ und $p_{CO_2}$ sowie zur arteriellen $O_2$-Sättigung. (Nach COMROE, J. H., R. E. FORSTER, A. B. DUBOIS, W. A. BRISCOE u. E. CARLSEN: The lung, clinical physiology and pulmonary functions tests. Chicago: The Year Book Publishers 1955)

Hämoglobingehalt und normale periphere $O_2$-Ausnützung vorausgesetzt —, wenn die arterielle $O_2$-Sättigung auf etwa 80% absinkt. Das entspricht einem $O_2$-Druck von etwa 60, bei einem $CO_2$-Druck von etwa 80 mm Hg (Abb. 9). Das Blut der kleinen Hautgefäße enthält dann etwa 5 g reduziertes Hämoglobin pro 100 ml Blut. Man erkennt daraus, daß dieses Symptom der durch arterielle Hypoxämie bedingten Cyanose, falls nicht andere Ursachen für eine Erniedrigung des $O_2$-Drucks außerdem vorliegen, erst bei sehr ausgeprägten Stadien alveolarer Hypoventilation auftritt. Erfolgt eine Beatmung mit $O_2$, so läßt sich eine alveolare Hypoventilation nur durch Messung des $CO_2$-Drucks feststellen.

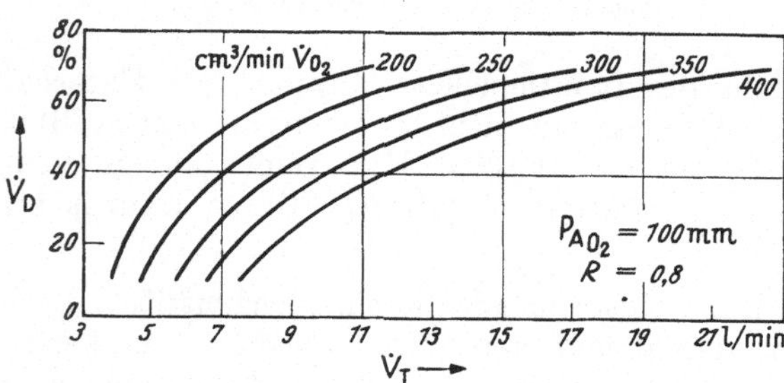


Abb. 10. Abhängigkeit des zur Aufrechterhaltung eines alveolaren Sauerstoffdruckes von 100 mm ($P_{A_{O_2}}$) notwendigen Atemminutenvolumens ($\dot{V}_T$) von der prozentualen Totraumventilation ($\dot{V}_D$) und dem Sauerstoffverbrauch ($\dot{V}_{O_2}$) bei einem respiratorischen Quotienten $R = 0{,}8$. (Nach HERTZ: Bad Oeynhausener Gespräche I. 127. Berlin-Göttingen-Heidelberg: Springer 1956)

Bei vielen Krankheitszuständen der Lunge findet sich eine *vergrößerte Totraumventilation*. Soll unter diesen Umständen die alveolare Ventilation nicht absinken, so muß die Gesamtventilation ansteigen. Die Abb. 10 zeigt, daß bei Vergrößerung des Totraumanteils von normalerweise 25 auf 60% des Atemvolumens nahezu das doppelte Atemminutenvolumen zur Aufrechterhaltung normaler alveolarer Gasdrucke erforderlich ist.

Eine in Ruhe vorhandene partielle Ventilationsbehinderung kann unter Belastung zu einer generellen Hypoventilation führen.

Weitere Folgen einer alveolaren Hypoventilation sind eine Engerstellung der Lungengefäße und damit ein Anstieg des Widerstandes im Lungenkreislauf, eine Erweiterung der Hirngefäße und eine vermehrte Rückresorption von Bicarbonat in der Niere. Dadurch kommt es zu einer weitgehenden, aber meist nicht vollständigen Kompensation des erhöhten $CO_2$-Drucks in seiner Auswirkung auf den Säure-Basen-Stoffwechsel.

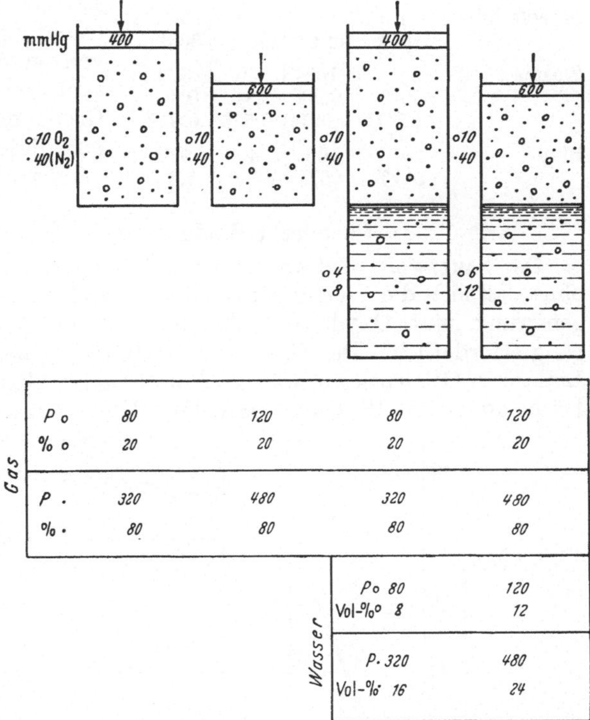


Abb. 11. Schematische Darstellung zum Verständnis von Prozentanteil, Löslichkeit und Partialdruck der Gase in Gasen und Flüssigkeiten. Man sieht, daß der Prozentanteil der Gase unabhängig vom Gasdruck ist und daß die Gaspartialdrucke in Gas und Flüssigkeit im Gleichgewicht identisch sind. Für Flüssigkeiten ist die gelöste Menge außer vom Partialdruck noch von der Art des Gases, der Flüssigkeit und der Temperatur abhängig. Deshalb findet man bei gleichen Gasdrucken verschiedene gelöste Mengen für verschiedene Gase

## II. Atmungsfunktion des Blutes

Zum Verständnis der Gastransportfunktion des Blutes müssen folgende Begriffe eingeführt werden: Gaspartialdrucke in Gasgemischen und Flüssigkeiten und chemische Gasbindung. Abb. 11 soll sie anschaulich machen. Man sieht, daß bei höherem Gesamtgasdruck, der auf einem Gasvolumen lastet, zwar der Partialdruck der Gase und die Molekülzahl/Volumeneinheit zunehmen, das Verhältnis der verschiedenen Moleküle untereinander aber gleich bleibt. Es ist deshalb auf 0 m, 5000 m und 10000 m Höhe die Zusammensetzung der Luft immer dieselbe (20,93% $O_2$, 0,03% $CO_2$, Rest Stickstoff und Edelgase), aber der Partialdruck nimmt ab! Wie viele Moleküle sich in einer Flüssigkeit lösen, hängt vom Gasdruck, der Art des Gases, der Art der Flüssigkeit und deren Temperatur ab. Die Art des Gases und der Flüssigkeit sowie die Flüssigkeitstemperatur berücksichtigt der sog. Absorptionskoeffizient $\alpha$. Er gibt an, wieviel ml Gas/ml Flüssigkeit bei 760 mm Hg dieses Gases bei einer bestimmten Temperatur gelöst sind. Demnach läßt sich mit bekanntem Druck die gelöste Menge ausdrücken:

$$\text{ml Gas gelöst} = p_{\text{Gas}} \frac{\alpha}{760}\,.$$

In unserem Beispiel der Abb. 11 sind der Anschaulichkeit wegen sehr große Werte für $\alpha$ angenommen worden. Demnach kann bei gleichen Drucken von verschiedenen Gasen unterschiedlich viel gelöst sein, z. B. bei 40 mm Hg $O_2$- und $CO_2$-Druck 0,12 ml $O_2$ und 2,8 ml $CO_2$/100 ml Blut. Tabelle 1 zeigt diese Verhältnisse für Alveolarluft und Plasma unter Bedingungen, welche in der Alveolarluft und im arterialisierten Lungencapillarblut etwa herrschen. Die große Menge an $O_2$ und $CO_2$, die sich im Blut gegenüber Plasma befindet, beruht auf der chemischen Bindung dieser Gase (s. u.). Aus der Tabelle ist ersichtlich, daß die Betrachtung des Überganges eines Gases von einer Phase in die andere (Alveolarraum — Blut) nur mit der Größe des Partialdrucks möglich ist: nur diese Größe ist für beide Phasen vergleichbar.

Tabelle 1. *Gasdrucke und Prozentanteile in der Alveolarluft, im Plasma und Blut, sowie Bunsenscher Absorptionskoeffizient für Sauerstoff, Kohlendioxyd und Stickstoff*

| | | $O_2$ | $CO_2$ | $N_2$ |
|---|---|---|---|---|
| Alveolarluft | *p* | 100 | 40 | 573 |
| | Vol.-% | 14,0 | 5,7 | 80,3 |
| Plasma | *p* | 100 | 40 | 573 |
| | Vol.-% | 0,28 | 2,8 | 0,9 |
| | α 37° C | 0,0214 | 0,526 | 0,012 |
| Blut | *p* | 100 | 40 | 573 |
| | Vol.-% | 20,0 | 46,0 | 1,0 |

## Chemische Bindung von $O_2$ und $CO_2$ im Blut

Der **Sauerstoff** wird an das $Fe^{++}$-Atom im Häm des Hämoglobins gebunden, ohne daß sich die Wertigkeit des Eisens ändert. Man spricht deshalb von Oxygenierung (statt Oxydation). Anscheinend sind keine Fermente für diesen Vorgang erforderlich. Der Grad der Oxygenierung des Hämoglobins hängt in erster Linie vom $O_2$-Druck ab, was die Abb. 12 zeigt. Bei 100 mm Hg $O_2$-Druck ist das Hämoglobin des Blutes zu 98% mit $O_2$ gesättigt. Bei normalem Hämoglobingehalt (15,3 g/100 ml Blut) sind im Blut etwa 20 Vol.-% $O_2$ chemisch gebunden. Von etwa 150 mm Hg $O_2$-Druck ab ist das Hämoglobin voll mit $O_2$ gesättigt, d.h. jedes $Fe^{++}$-Atom bindet ein Molekül $O_2$. Bei weiterer Erhöhung des $O_2$-Drucks kann nicht mehr $O_2$ chemisch gebunden werden, die Zunahme des $O_2$-Gehaltes beruht dann nur noch auf der Zunahme der physikalisch gelösten Menge (obere Kurve, Abb. 12).

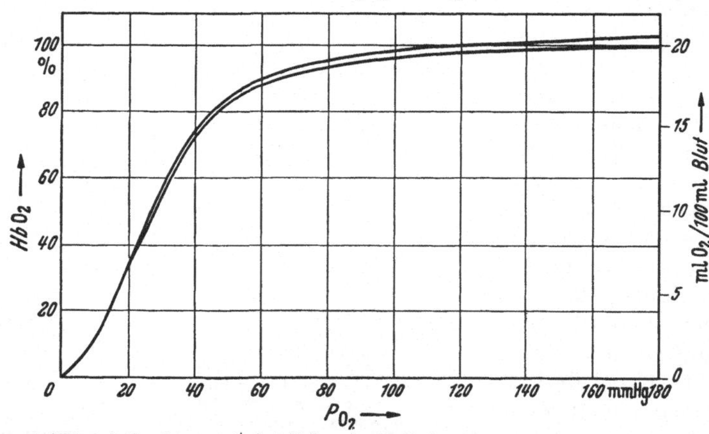


Abb. 12. Sauerstoffdissoziationskurve mit Anteil des physikalisch gelösten Sauerstoffs (obere Kurve). Abszisse: $O_2$-Druck in mm Hg, Ordinaten: links: prozentuale $O_2$-Sättigung des Hämoglobins, rechts: ml $O_2$/100 ml Blut

Man unterscheidet also den *$O_2$-Gehalt des Blutes* (ml $O_2$/100 ml Blut; Vol.-%) und die maximal chemisch im Blut bindbare $O_2$-Menge (ml $O_2$/100 ml Blut) d. i. die *$O_2$-Kapazität*. Das Verhältnis

$$\frac{O_2\text{-Gehalt des Blutes} - \text{physikalisch gelöste } O_2\text{-Menge}}{O_2\text{-Kapazität des Blutes}} \cdot 100$$

nennt man *prozentuale Sauerstoffsättigung* des Blutes. Ein Anämiker mit etwa 8 g Hb/100 ml Blut hat z. B. bei einem $O_2$-Druck von 40 mm Hg 75% Hb $O_2$-Sättigung und etwa 7,5 Vol.-% $O_2$ im venösen Blut, der Normale hat bei gleichem Druck die gleiche $O_2$-Sättigung, aber 15 Vol.-% $O_2$-Gehalt. Abb. 13 zeigt, daß die $O_2$-Sättigung des Blutes in bestimmten Bereichen des $O_2$-Drucks vom pH-Wert abhängig ist, d. h. bei ansteigendem pH-Wert nimmt die Bindungsfähigkeit für $O_2$ bei gleichem $O_2$-Druck zu. Weniger eindeutig ist die Beziehung zum $CO_2$-Druck des Blutes aufstellbar (s. Abb. 14), da gleiche $CO_2$-Drucke bei verschiedenem Bicarbonatgehalt des Blutes (s. u.) verschiedene pH-Werte ergeben. Die Abnahme der $O_2$-Bindungsfähigkeit des Blutes bei Zunahme der Acidität nennt man *Bohr-Effekt*. Dieser Effekt spielt physiologisch keine große Rolle, da eine verbesserte $O_2$-Versorgung bei Stoffwechselsteigerung vorwiegend auf eine Zunahme der Capillarisierung zurückgeführt werden muß.

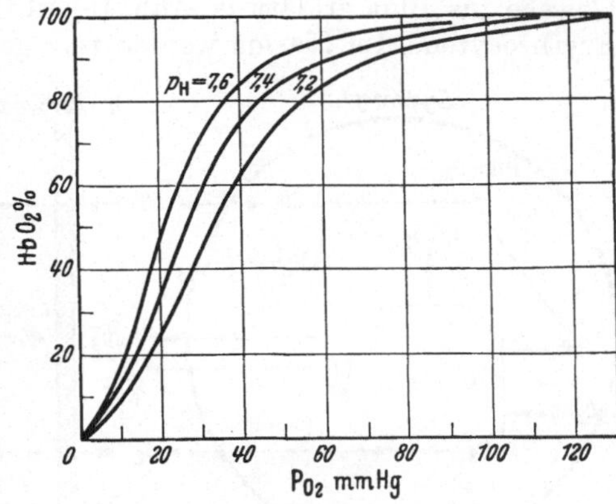


Abb. 13. $O_2$-Dissoziationskurven des Blutes für unterschiedliche pH-Werte

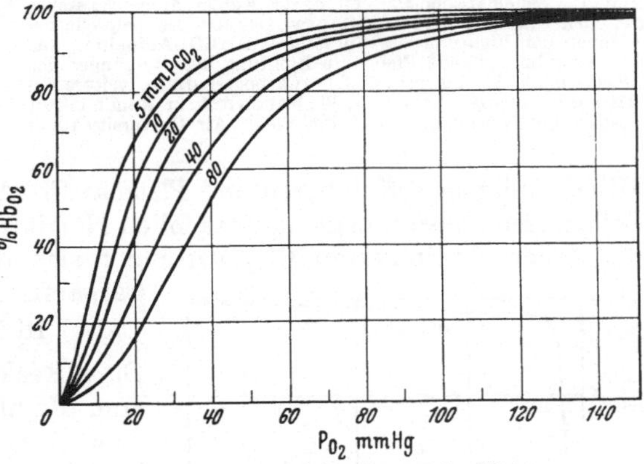


Abb. 14. $O_2$-Dissoziationskurven des Blutes für unterschiedliche $CO_2$-Drucke

Für den Menschen in gleicher Weise physiologisch und in weitem Maße auch pathologisch ohne Bedeutung ist die in Abb. 15 gezeigte *Temperaturabhängigkeit der $O_2$-Bindung*. Die geringen Temperaturunterschiede verschiedener Gewebe (Leber, Muskel, Haut) von 2—3° C spielen für die $O_2$-Abgabe oder Aufnahme keine Rolle. Von Bedeutung ist diese Abhängigkeit jedoch bei der künstlichen Hypothermie. Ab etwa 150 mm Hg $O_2$-Druck ist weder durch Temperatur- noch durch $CO_2$-Druckerniedrigung die $O_2$-Bindungsfähigkeit des Blutes zu erhöhen, d. h. Temperatur und Bohr-Effekt sind dort nicht mehr wirksam, weshalb man bei diesem $O_2$-Druck am günstigsten das maximale chemische Bindungsvermögen bestimmt.

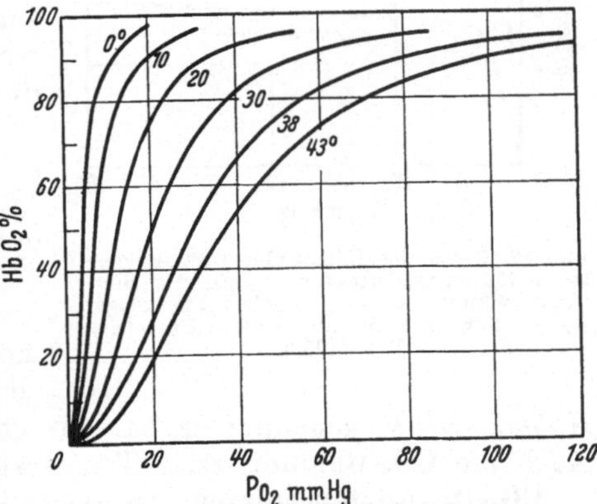


Abb. 15. $O_2$-Dissoziationskurven des Blutes für unterschiedliche Temperaturen

**$O_2$- und $CO_2$-Dissoziationskurven** kann man durch Äquilibrieren von Blut mit bekannten $O_2$-, $CO_2$- und $N_2$-Drucken und Analyse der aufgenommenen Gase $O_2$ und $CO_2$ im manometrischen Apparat nach VAN SLYKE (s. S. 198) bestimmen.

**Die Bindung der Kohlensäure im Blut** geschieht auf verschiedene Weise. Sie wird am besten durch die Beschreibung des Vorganges der $CO_2$-Aufnahme vom Gewebe ins Blut erklärt (s. Abb. 16). $CO_2$ diffundiert in das Plasma und die Erythrocyten. Im Plasma werden nur geringe Mengen zu $H_2CO_3$ umgewandelt, während in den Erythrocyten das dort vorhandene Ferment Carboanhydrase diesen Prozeß katalysiert. Durch diese Umwandlung bleibt das Gefälle für $CO_2$ in den Erythrocyten so hoch, daß genügend $CO_2$ nachdiffundieren kann. $H_2CO_3$ dissoziiert in $H^+$ und $HCO_3^-$. Ein großer Teil der $H^+$-Ionen wird von Hämoglobin gebunden, da es durch Verminderung seines Oxygenierungsgrades alkalischer wird. Gleichzeitig gibt das Hämoglobin Kationen (vorwiegend $K^+$) ab, die sich mit $HCO_3^-$ verbinden:

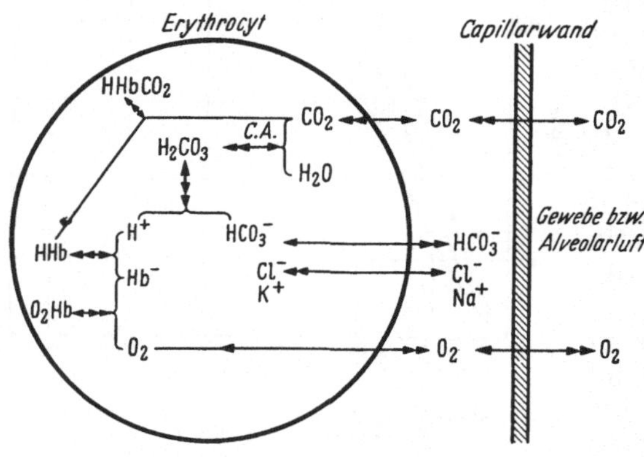


Abb. 16. Schematische Darstellung des Kohlensäureaustausches zwischen Blut und Alveolarluft bzw. Gewebe. Doppelpfeile bezeichnen die Richtung des Vorganges der $CO_2$-Aufnahme aus dem Gewebe, einfache Pfeile die Richtung des Vorganges der Abgabe in die Alveolarluft. *C.A.* = Carboanhydrase, weitere Erklärungen im Text. (Nach F. J. W. ROUGHTON, in Handbook of Respiratory Physiology. Randolph Field: Air University 1954)

$$KHbO_2 + H^+HCO_3^- — O_2 \rightarrow K^+HCO_3^- + H^+Hb.$$

$HCO_3^-$-Anionen diffundieren ins Plasma, $Cl^-$-Anionen aus dem Plasma in die Zellen. Im Plasma liegt hauptsächlich Natriumbicarbonat vor. Ein Teil des in die Zellen diffundierten $CO_2$ verbindet sich direkt mit dem Hämoglobin zu Carbaminohämoglobin

$$HbNH_2 + CO_2 \rightarrow HbNHCOOH.$$

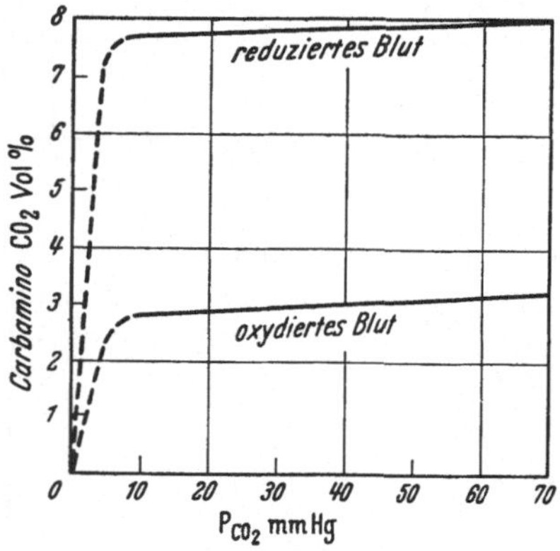

Diese Reaktion verläuft relativ unabhängig vom pH und $CO_2$-Druck, wird jedoch stark vom Oxygenierungsgrad des Hämoglobins beeinflußt (s. Abb. 17).

Abb. 17. Carbamino-Hämoglobin-Dissoziationskurve für oxygeniertes und reduziertes Blut. (Nach WRIGHT, S. 417, Applied Physiology. London-New York-Toronto: Oxford University Press 1952)

Von den etwa 4 ml $CO_2$, die in der Lunge aus 100 ml Blut in Ruhe abgegeben werden, verteilen sich die einzelnen Bindungsarten prozentual wie folgt

10% $CO_2$ in physikalischer Lösung,
20% $CO_2$ als Carbaminohämoglobin,
25% $CO_2$ als Bicarbonat in den Erythrocyten,
45% $CO_2$ als Bicarbonat im Plasma.

Die erhöhte Bindungsfähigkeit des Hämoglobins für $CO_2$ bei Abnahme seines Oxygenierungsgrades wird *Christiansen-Douglas-Haldane-Effekt* genannt; er ist von größerer Bedeutung als der *Bohr-Effekt.* Auch die $CO_2$-Bindung zeigt Temperaturabhängigkeit (Abb. 18).

**$CO_2$-Dissoziationskurven** von oxygeniertem und reduziertem Blut sowie abgetrenntem Plasma zeigt Abb. 18. Man sieht den steileren Verlauf der Kurven für Blut, der gleichbedeutend ist mit einem besseren Pufferungseffekt (s. u.).

In engem Zusammenhang mit der Atmungsfunktion stehen die Pufferungseigenschaften des Blutes. Seine *physikochemischen Änderungen* stellen den ersten

Mechanismus zur Konstanterhaltung der Blutreaktion dar. Erst in zweiter Linie kommen *physiologische Reaktionen* wie z. B. Ventilationsänderungen, Eingreifen

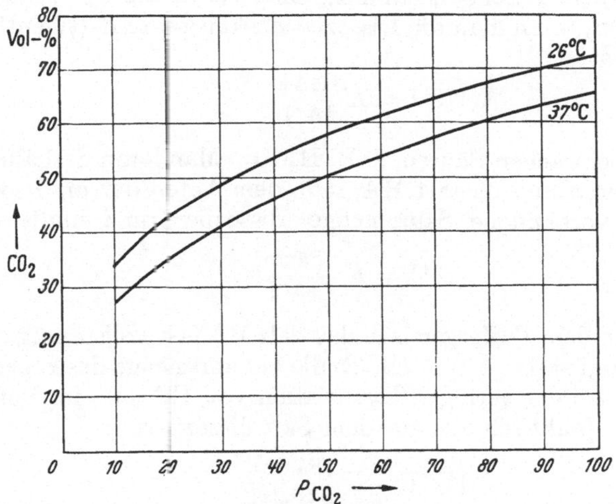


Abb. 18. $CO_2$-Dissoziationskurven oxygenierten menschlichen Blutes bei 37 und 26° C. (Nach BARTELS und HARMS, unpubliziert)

der Nieren durch Änderung der Säure-Basen-Ausscheidung und Änderung der Organdurchblutung.

Einen Überblick über die Puffereigenschaften vermittelt die Zusammensetzung der Anionen in Plasma und Blut (Abb. 20): etwa $^2/_3$ der Anionen im Serum (105 mval/Liter Chlorid$^-$) stammen von einer fixen Säure: HCl; etwa 7 mval/Liter von fixen Stoffwechselsäuren: 1 mval/Liter Sulfat und 6 mval/Liter organische

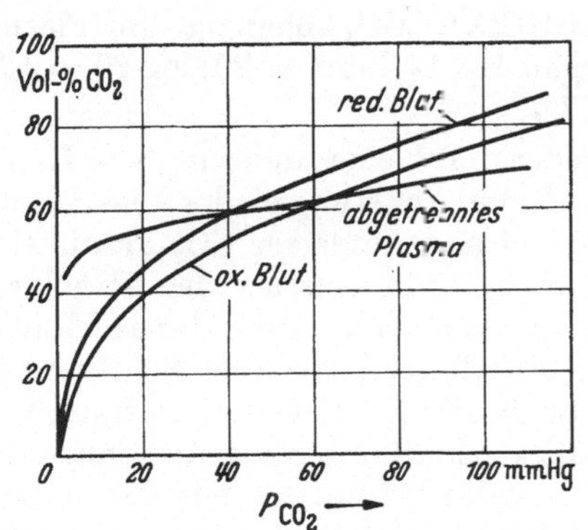


Abb. 19. $CO_2$-Dissoziationskurven von oxygeniertem und reduziertem Blut sowie von abgetrenntem Plasma

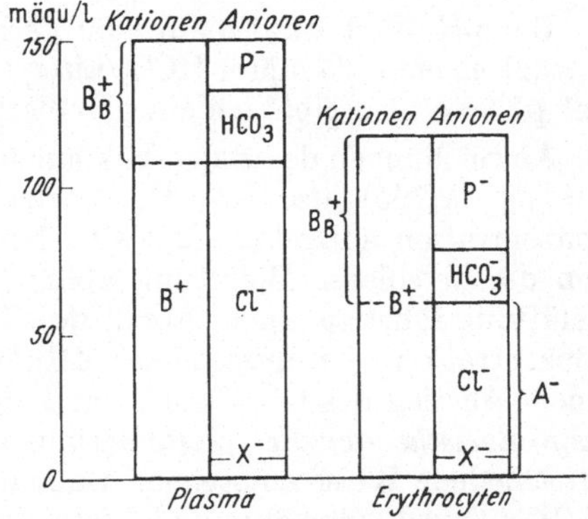


Abb. 20. Ionendiagramme von Plasma und Erythrocyten nach SINGER u. HASTINGS. [Medicine, Baltimore 27, 223 (1948).] Erklärung im Text

Säuren. Die restlichen Anionen sind solche schwacher Säuren: Plasmaprotein- ($P^-$), $HCO_3^-$ und Phosphatanionen; sie gehören zu Puffersystemen, man nennt sie daher auch Pufferanionen. Die Erythrocyten haben einen niedrigeren Gesamtionengehalt. Die Proteinanionen haben am Anionengehalt einen größeren, die Chloridanionen einen geringeren Anteil als im Plasma.

**Das $CO_2$-Bicarbonat-Puffersystem** nimmt eine besonders wichtige Stellung unter den Puffersystemen ein, weil $H_2CO_3$ zu $H_2O$ und $CO_2$ gespalten (Carboanhydrase) und $CO_2$ abgeatmet werden kann. Die Reaktion einer Lösung von $H_2CO_3$ (allg. HA) und Alkalicarbonat (allg. BA) wird, wie bei allen Puffern, durch das Verhältnis beider Teile bestimmt. Man kann die $H^+$-Ionenkonzentration ($[H^+]$) berechnen, wenn man die Dissoziationskonstante $K$ (eigentlich Aktivitäts-Konstante) kennt.

$$[H^+] = K \frac{[HA]}{[A^-]}. \tag{1}$$

$K$ ist klein bei schwachen Säuren, z. B. $H_2CO_3$. Man kann deshalb eine Vernachlässigung einführen und anstatt HA, d. h. dem Anteil der undissoziierten Säure, die überhaupt vorhandene Säuremenge (dissoziiert und undissoziiert) setzen:

$$[H^+] = K \frac{[\text{Säure}]}{[A^-]}. \tag{2}$$

Da umgekehrt in dem Puffergemisch das Salz BA fast vollständig dissoziiert, läßt sich vereinfachend statt $[A^-]$ in Gl. (2) die Gesamtmenge des zugegebenen Salzes einsetzen, denn bei der geringen Dissoziation von HA sind im Puffergemisch die vorhandenen $A^-$ praktisch alle aus dem Salz dissoziiert

$$[H^+] = K \frac{[\text{Säure}]}{k\,[\text{Salz}]}.$$

$k$ gibt den Dissoziationsgrad des Salzes an; $K/k$ wurde zu $K'$ zusammengefaßt:

$$[H^+] = K' \frac{[H_2CO_3]}{[HCO_3^-]}. \tag{3}$$

Führt man als Maß der $[H^+]$ den negativen Logarithmus pH ein, so erhält man:

$$\text{pH} = \text{pK}' + \log \frac{[HCO_3^-]}{[H_2CO_3]}. \tag{4}$$

Dies ist die *Henderson-Hasselbalch-Gleichung.*

Der pH-Wert ist also nur vom Verhältnis $HCO_3^-/H_2CO_3$ abhängig. Im Plasma beträgt es etwa 25 mMol $HCO_3^-$/Liter/1,15 mMol $H_2CO_3$/Liter = 20; log 20 = 1,3; mit pK' = 6,1 ergibt sich ein pH-Wert von 7,4.

Abweichungen des Blut-pH können entweder durch eine Änderung von $H_2CO_3$ ($= p_{CO_2} \cdot \alpha/760$), also des $CO_2$-Drucks, oder durch Änderungen der Bicarbonatkonzentration auftreten. Der $CO_2$-Druck ist bei unveränderter $CO_2$-Produktion von der alveolaren Belüftung abhängig (s. S. 6). Ein Anstieg der alveolaren Belüftung führt zu einem Abfall des $CO_2$-Drucks und damit auch der $H^+$-Ionenkonzentration — *respiratorische Alkalose,* ein Abfall der alveolaren Belüftung zu einem Anstieg des $CO_2$-Drucks und damit auch der $H^+$-Ionenkonzentration — *respiratorische Acidose.* Veränderungen der Bicarbonatkonzentration können auf verschiedene Weise entstehen. Einmal werden vermehrt auftretende fixe Säuren (z. B. $\beta$-Oxy-Buttersäure und Acetessigsäure) $CO_2$ aus Bicarbonat freimachen und damit die Bicarbonatkonzentration vermindern. Ferner können durch Beeinflussung der Rückresorption von Bicarbonat in der Niere Veränderungen entstehen. Einen Anstieg der $H^+$-Ionenkonzentration durch Verminderung von Bicarbonat nennt man *metabolische Acidose,* den umgekehrten Vorgang *metabolische Alkalose.* Diese bisher besprochenen Störungen des Säure-Basen- Stoffwechsels sind in reiner Form selten. Die Ursache dafür liegt in dem Eintreten regulatorischer Veränderungen der Lungen- und Nierenfunktion, die den ursprünglichen Veränderungen entgegengerichtet sind und so zu einer mehr oder minder vollständigen Kompensation führen. Eine Übersicht über die zahlreichen Möglichkeiten wird auf S. 324 gegeben.

# III. Gasaustausch

Der *Gasaustausch* ist am einfachsten an *einer* Capillare zu verstehen. Abb. 21 zeigt, daß das venöse Mischblut mit etwa 40 mm Hg $O_2$-Druck und etwa 45 mm Hg $CO_2$-Druck in die Lungencapillare eintritt. Im Alveolarraum herrschen etwa 100 mm Hg $O_2$- und 40 mm Hg $CO_2$-Druck. Entsprechend dem Druckgefälle wird $O_2$ ins Blut und $CO_2$ in die Alveolarluft diffundieren. Die übertretende Menge ist entsprechend der 1. Fickschen Diffusionsgleichung von der Druckdifferenz $\Delta P$, der Größe des Austauschquerschnittes ($Q$), der Länge des Weges ($\delta$) und einem für das Gas und die zu durchdringenden Gewebe gültigen Koeffizienten ($d$) abhängig:

$$\frac{\Delta O_2}{\Delta t} = \frac{dQ}{\delta} \cdot \Delta P. \quad (5)$$

In der Abb. 21 ist gezeigt, daß der $O_2$-Druck im Anfangsteil der Capillare langsamer ansteigt als später. Der Grund dafür liegt in der größeren Steilheit der $O_2$-Dissoziationskurve in diesem Druckbereich (s. Abb. 13). Das wirksame Druckgefälle (zu Beginn etwa 60 mm Hg) ist zwar groß, aber $\Delta P/\Delta$ Vol.-% klein. Bei höheren Drucken wird die Dissoziationskurve flacher, d. h. $\Delta P/\Delta$ Vol.-% wird größer; deshalb steigt der $O_2$-Druck nun rascher an. Gegen Ende des Ausgleiches wird bei Luftatmung (alveolarer $O_2$-Druck = 100 mm Hg) der Druckanstieg wieder langsamer, obwohl die Dissoziationskurve sehr flach ist. Das rührt von der nun immer kleiner werdenden Druckdifferenz für $O_2$ zwischen Alveolarluft und Capillarblut her. Bis vor kurzem war unklar, ob am Ende der Lungencapillare bei Luftatmung für Sauerstoff Druckausgleich zustande kommt. Neuere Ergebnisse lassen es als gesichert erscheinen, daß die Capillarlänge bzw. die Kontaktzeit des Blutes in den Lungencapillaren für einen Druckausgleich gut ausreicht (etwa wie in Abb. 21 dargestellt).

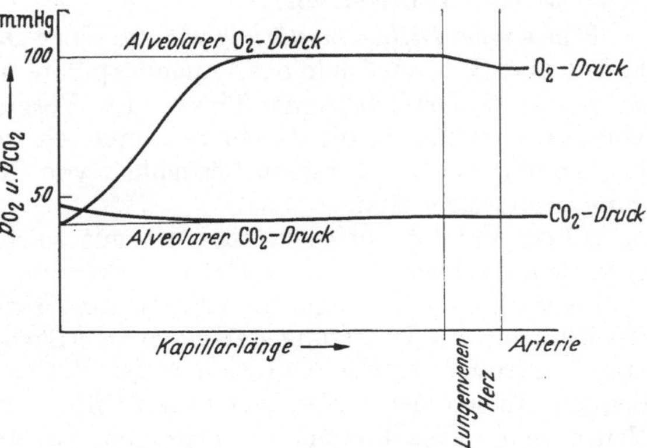


Abb. 21. Darstellung der $O_2$- und $CO_2$-Druckänderung des Blutes beim Gasaustausch in der Lungencapillare. In den Lungencapillaren gleicht sich das Blut auf den Druck der Alveolarluft praktisch an. Die Erniedrigung des $O_2$-Druckes in der Arterie beruht auf Variationen des Belüftungs-Durchblutungsverhältnisses der einzelnen Alveolen und auf etwa 1—2% Kurzschlußblut (Bronchialvenen, venae thebesii). Es ist noch nicht zu sichern, ob der Druckangleich für Sauerstoff schon bei der halben Capillarlänge, d. h. bei der Hälfte der zur Verfügung stehenden Kontaktzeit erreicht ist

**Die Diffusionsbedingungen**, d. h. Diffusionsfläche ($Q$) und Weg ($\delta$) sowie der Diffusionskoeffizient ($d$) der Membranen lassen sich berechnen, wenn man die pro Zeiteinheit diffundierende $O_2$-Menge und die wirksame $O_2$-Druckdifferenz kennt.

$$\frac{\Delta O_2}{\Delta t\, \Delta P} = \frac{dQ}{\delta} = DF_{O_2}. \quad (6)$$

$DF_{O_2}$ (auch $D_{O_2}$ genannt) wird als Diffusionskonstante, *Diffusionskapazität* oder *Diffusionsfaktor* der Lunge bezeichnet. Die Schwierigkeit der Bestimmung von $DF_{O_2}$ beruht auf der komplizierten Ermittlung von $\Delta P$. $\Delta P$ ist die mittlere $O_2$-Druckdifferenz zwischen Alveolarluft und Lungencapillarblut. Zwar kann man einen konstanten alveolaren Druck vereinfachend annehmen; aber der $O_2$-Druck in der Capillare steigt im Verlauf der Aufsättigung nicht linear an. Mit der graphischen Integration nach Bohr (s. S. 341) gelingt die Bestimmung des mittleren $O_2$-Druckes in der Lungencapillare ($\bar{p}_{O_2c}$) jedoch, wenn am Ende der Lungencapillare eine meßbare $O_2$-Druckdifferenz ($\bar{p}_{O_2A}—\bar{p}_{O_2c}$) besteht. Beim Gesunden ist dies bei Luftatmung nicht der Fall (s. S. 340). Bei Hypoxie, d. h. etwa 14% $O_2$ in der Inspirationsluft, läßt sich aber $DF_{O2}$ bestimmen (s. S. 341).

Eine Verkleinerung von $DF_{O_2}$ gegenüber der Norm kann folgende Ursachen haben:

a) Die Gasaustauschfläche ist verkleinert.

b) Der Gasübertritt aus der Alveolarluft ins Blut ist durch Membranveränderungen erschwert (Verdickung, veränderte chemische Zusammensetzung).

c) a) und b) liegen vor.

Eine solche *Diffusionsstörung* wird zu einer $O_2$-Druckdifferenz zwischen Alveolarluft und Blut am Ende der Lungencapillare und damit auch zu einer *alveolar-arteriellen $O_2$-Druckdifferenz* führen. Im Vergleich zu $O_2$ wird der Durchtritt von $CO_2$ vom Blut in die Alveolarluft nur sehr selten gestört. Die Ursache dafür liegt in der sehr viel besseren Löslichkeit von $CO_2$, wodurch die Diffusionsbedingungen günstiger sind.

Störungen der Diffusion sind oft mit solchen der Ventilation kombiniert: z. B. beim schweren obstruktiven Lungenemphysem und bei Lungenfibrosen. Während man bei ersterem die Ursache der Störung in der Verminderung der für die Diffusion zur Verfügung stehenden Oberfläche sehen muß, ist bei letzterem an eine Vergrößerung des Diffusionsweges durch Veränderung der Membran zu denken. In seltenen Fällen findet man Diffusionsstörungen bei kaum veränderter Ventilation. Dies kommt bei primären Erkrankungen der Lungengefäße mit Rarefizierung des Capillarbettes vor. In diesen Fällen wird man von spirometrischen Methoden keine Aufklärung, wohl aber durch blutgasanalytische Untersuchungen erwarten können.

Eine vergrößerte Druckdifferenz zwischen Alveolarluft und Blut am Ende der Lungencapillare und damit eine alveolar-arterielle $O_2$-Druckdifferenz kann auch bei normalen Diffusionsbedingungen vorkommen. Man muß dann ursächlich eine *verkürzte Kontaktzeit* des Capillarblutes mit der Alveolarluft annehmen.

Schließlich kann eine alveolar-arterielle $O_2$-Druckdifferenz durch *Beimischung venösen Blutes* zum voll arterialisierten Lungencapillarblut entstehen. Im einzelnen ergeben sich dabei folgende Möglichkeiten:

Beimischung venösen Blutes (= Shunt); a) extraalveolare Shunts (via venae Thebesii, Bronchialvenenabfluß ins arterielle System, arteriovenöse Anastomosen der Lungengefäße, kongenitale Herzfehler mit Rechts-Links-Shunt, arteriovenöse Aneurysmen der Pulmonalgefäße); b) intraalveolare Shunts (durchblutete, aber unbelüftete Alveolen).

Bei Atmung von etwa 40% $O_2$ können alveolar-arterielle $O_2$-Druckdifferenzen nur auf Beimischung venösen Blutes und zum geringeren Teil auf den Einfluß von Verteilungsstörungen zurückgeführt werden, da Diffusionsstörungen durch das erhöhte Druckgefälle für $O_2$ keine Differenz mehr entstehen lassen. Bei Atmung von 100% $O_2$ können alveolar-arterielle $O_2$-Druckdifferenzen nur auf Beimischung venösen Blutes zurückgeführt werden, da ein gestörtes Belüftungs/Durchblutungsverhältnis praktisch keine Differenz mehr hervorruft.

Die beim Gesunden bei Luftatmung meßbare alveolar-arterielle $O_2$-Druckdifferenz von 5 bis 10 mm Hg ist auf venöse Beimischung in Höhe von etwa 2% des Herzzeitvolumens zurückzuführen.

## IV. Atmungsregulation

Die Steuerung der die „äußere Atmung“ umfassenden Komponenten entsprechend den Bedürfnissen der „inneren Atmung“ (Stoffwechsel) geschieht von einer Zellenanhäufung am Boden des 4. Ventrikels in der Gegend des Calamus scriptorius aus. Man unterscheidet einen inspiratorischen und exspiratorischen Anteil dieses sog. „Atemzentrums". Das sog. pneumotaktische Zentrum spielt beim Menschen wahrscheinlich keine Rolle. Das Atemzentrum gibt auf die Atemmuskulatur noch rhythmische Entladungen ab, wenn alle Verbindungen zum Gehirn unterbrochen sind. Die einzelnen Zellen haben unterschiedliche Reizschwellen und eine unterschiedliche Empfindlichkeit gegen Stoffwechselstörungen ($O_2$-Mangel, $CO_2$-Überschuß, pH-Absinken). Der inspiratorische Anteil verfügt über eine automatische Rhythmenbildung. Die Existenz des Exspirationsanteils beruht eventuell nur auf seinem Hemmungseffekt gegenüber dem Inspirationsanteil. Man kann das Atemzentrum als ein Reflexzentrum ansehen, dessen efferente Schenkel die motorischen Nerven zu den Atemmuskeln darstellen. Die afferenten Nerven übermitteln Reize von Dehnungsreceptoren des

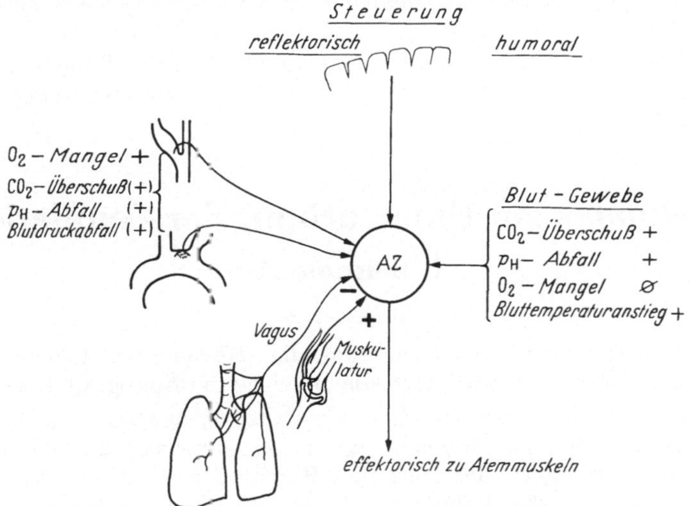


Abb. 22. Übersicht über die Afferenzen des Atemzentrums

Lungengewebes, von den Chemoreceptoren in Glomus caroticum und Aortenbogen und von den Proprioceptoren der Muskeln. Durch Irradiation efferenter Impulse der Hirnrinde, die zu den quergestreiften Muskeln gehen, fließen dem Atemzentrum ebenfalls Erregungen zu. Unter normalen physiologischen Bedingungen stehen die genannten *reflektorischen* Steuerungsmaßnahmen bei Ruhe und körperlicher Arbeit im Vordergrund. Unter pathologischen Bedingungen können die *humoralen* Steuerungsmöglichkeiten, $CO_2$- und $O_2$-Druck sowie Blut-pH an Bedeutung gewinnen. Eine Verminderung des $O_2$-Drucks im arteriellen Blut bewirkt eine stärkere Erregung der Chemoreceptoren im Glomus caroticum und Aortenbogen und damit eine Atemvolumensteigerung, während der $O_2$-Mangel am Zentrum allein keine erregende und von einer bestimmten Stärke an lähmende Wirkung hat. Umgekehrt ist eine Erhöhung des $CO_2$-Druckes im arteriellen Blut erheblich wirksamer am Atemzentrum selbst als über die Chemoreceptoren. Es ist noch immer nicht entschieden, ob der zentral erregende Einfluß von $CO_2$ spezifisch oder über die Änderung der Reaktion wirkt. Eine Übersicht gibt Abb. 22.

**Störungen der zentralen Atmungsregulation** werden bei funktionellen und anatomischen Veränderungen dieser Hirnregionen beobachtet. Für den klinisch tätigen Arzt ist besonders die medikamentöse Depression der Atemzentren von Bedeutung. Nicht selten wird allerdings auch da eine Depression der Atemzentren angenommen, wo es sich in Wahrheit um eine mangelhafte Beantwortung normaler oder gar gesteigerter zentraler Impulse durch den peripheren Atmungsapparat handelt. Dies gilt besonders für Erkrankungen mit Erhöhung des Strömungswiderstandes in den Luftwegen. Dadurch kann die Atemarbeit so groß werden, daß eine ausreichende alveolare Ventilation nicht mehr aufrechterhalten werden kann: z. B. bei schweren Formen des obstruktiven Lungenemphysems. Bei chronischen Krankheitszuständen dieser Art muß man im weiteren Verlauf aber auch mit einer veränderten Tätigkeit der Atemzentren (Änderung der ,,Empfindlicheit“) rechnen.

Die *Dyspnoe* als Gefühl angestrengter und erschwerter Atmung kann am ehesten als Bewußtwerden von Atemreizen gedeutet werden, die an den Atemzentren wirksam sind, sich anhäufen und durch die Ventilation nicht entfernt werden können.

Abschließend muß betont werden, daß für die meisten Fragen der Lungenfunktionsdiagnostik die Untersuchung der Atmungssteuerung wenig Bedeutung besitzt.

# Methoden zur Untersuchung der Ventilation

## I. Spirometrie

### *Allgemeines*

Die Spirometrie ist, wie der Name sagt, die ,,Messung der Atmung“. Für die registrierende Spirometrie wird auch die Bezeichnung Spirographie benutzt.

Gemessen werden die von der Lunge geförderten bzw. aufgenommenen oder abgegebenen Gasvolumina. Bezeichnung und Grundprinzip der Methodik gehen zurück auf HUTCHINSON[1], der auch den Begriff der Vitalkapazität schuf. Es interessieren sowohl die Volumina allein (Gesamt-Lungenvolumen = Totalkapazität, Vitalkapazität und ihre Unterteilungen, Residualvolumen), als auch die Volumina in Beziehung zur Zeit (Atemminutenvolumen, Atemgrenzwert, ,,nutzbarer Teil der Vitalkapazität“ (Sekunden-Kapazität), intrapulmonale Gaseinmischungszeit).

Man unterscheidet offene und geschlossene Systeme. Als *offenes System* sei jede Vorrichtung definiert, bei der der Proband Außenluft oder ein bestimmtes Gasgemisch einatmet und in ein Sammelgefäß ausatmet. Einatmungsteil und Ausatmungsteil sind also voneinander getrennt. Als *geschlossene Systeme* werden die Apparate bezeichnet, bei denen der Untersuchte aus demselben Behälter inspiriert, in den er auch ausatmet, wobei das exspirierte $CO_2$ durch Absorption entfernt wird. Einatmungs- und Ausatmungsteil sind also miteinander verbunden, nämlich durch das Spirometer, das das gemeinsame Gasreservoir darstellt.

Der Hauptnachteil der gewöhnlichen offenen Systeme mit Douglassäcken ist die fehlende Aufzeichnung der geatmeten Volumina. Bei den klassischen geschlossenen Systemen fehlt die Konstanthaltung der inspiratorischen Gaskonzentration; das Spirometergas muß eine übernormale Sauerstoffkonzentration haben. Durch besondere Modifikationen sowohl der offenen als auch der geschlossenen Systeme lassen sich diese Nachteile beseitigen.

---

[1] HUTCHINSON, J.: Med. Chir. Trans. Lond. **29**, 137 (1846).

## A. Geschlossene Systeme

Die geschlossenen Spirometersysteme haben einen Teil mit unveränderlichem Volumen, der im wesentlichen aus den Zuführungsleitungen zum Probanden und der $CO_2$-Absorptionseinrichtung besteht, und einen Teil mit veränderlichem Volumen; dieser wird bei den meisten Apparaten von einem starrwandigen Spirometer dargestellt. Das Spirometer ist ein Behälter aus Leichtmetall, Kupfer oder Kunststoff (Gasometer), das durch ein Gegengewicht ausbalanciert wird. Durch die Gasverschiebungen bei der Atmung wird die Spirometerglocke hin- und herbewegt. Diese Bewegungen werden mittels eines Schreibhebels registriert. Bei gegebenem Durchmesser der Spirometerglocke entspricht ein gegebener Ausschlag einem gegebenen Gasvolumen.

### 1. Kroghs Spirometer

Der einfachste Spirograph für Ruheuntersuchungen (Grundumsatzbestimmungen) ist derjenige von Krogh[1] (Abb. 23). Zwei rechteckige Kästen sind ineinander gebaut. Der größere Kasten ist mit Wasser gefüllt, in dem kleineren befindet sich ein Einsatz mit Natronkalk zur Absorption von $CO_2$. Die Spirometerglocke ist ebenfalls rechteckig. An dem einen, frei beweglichen Ende der Spirometerglocke ist ein Schreibhebel angebracht, der die Atemkurve registriert. Am anderen Ende befindet sich ein verstellbares Gegengewicht, mit dem die Spirometerglocke in allen Lagen ausbalanciert wird. Der Gasstrom wird durch Ventile so gesteuert, daß er zunächst durch den Natronkalk in das Spirometer und von dort zum Patienten gelangt. Die Spirometerglocke wird mit Sauerstoff gefüllt, der durch die in Abb. 23 gezeigte Leitung zugeführt wird. Während der Untersuchung kann Sauerstoff nachgefüllt werden, ohne daß die Atmung unterbrochen werden muß. Die Sauerstoffaufnahme des Probanden wird an dem Abfall der Atemkurve (Volumenverlust der Spirometerglocke) ausgemessen. Bei der $CO_2$-Absorption wird Wärme erzeugt, die zur Ausdehnung der Spirometergase führt. Hierdurch sind Fehler bei der Berechnung des $O_2$-Verbrauches möglich. An der Glocke ist ein Thermometer angebracht, an dem die Temperatur abzulesen ist, die später bei der Korrektur der gemessenen Volumina berücksichtigt werden muß (s. S. 50).

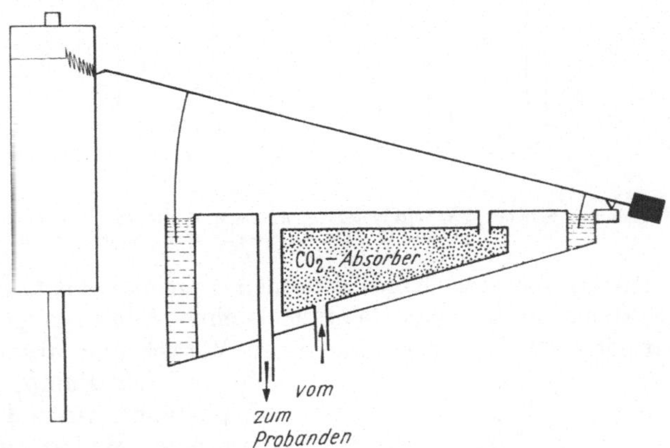

Abb. 23. Spirometer nach Krogh. Schematische Darstellung

Die von Krogh gewählte Form der Spirometerglocke ist in jüngster Zeit von Georg[2] und Fleisch[3] (s. S. 41) wieder angewandt worden.

[1] Krogh, A.: Wien. klin. Wschr. **1922**, 290.
[2] Georg, J.: Scand. J. clin. Lab. Invest. **1**, 239 (1949).
[3] Fleisch, A.: Nouvelles méthodes d'études des échanges gazeux et de la fonction pulmonaire. Basel: Benno Schwabe & Co. 1955.

## 2. Benedict-Spirometer

Für die klinische Gaswechseluntersuchung hat die Apparatur von BENEDICT[1, 2] große Verbreitung gefunden. Das Prinzip, das im wesentlichen den

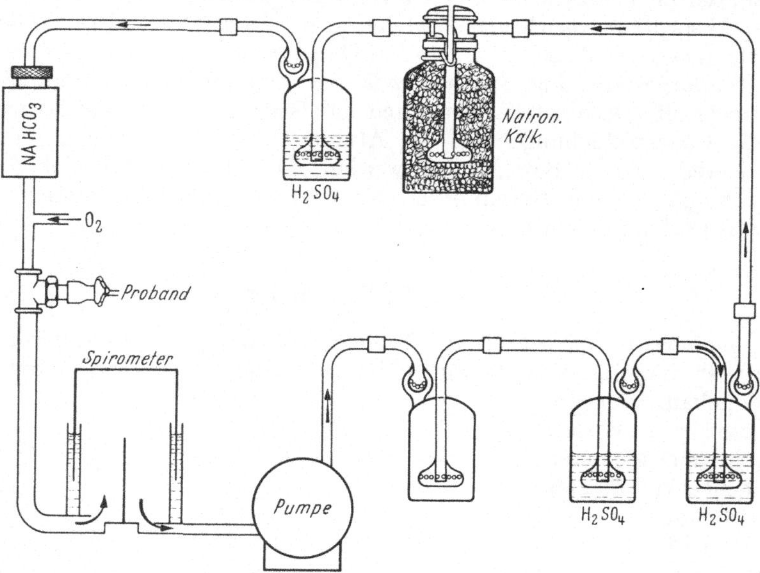


Abb. 24. Schema des Spirometersystems nach BENEDICT (Handbuch der biologischen Arbeitsmethoden, Abt. IV, Teil 10, S. 441. 1926). Nähere Erläuterungen s. Text

meisten späteren Konstruktionen zugrunde liegt, ist das eines geschlossenen Systems, in dem das Gas mittels einer *Pumpe* umgetrieben wird und das abgeatmete $CO_2$ in einer besonderen Vorrichtung absorbiert wird (Abb. 24). Der Vorteil der Pumpe besteht darin, daß 1. der Proband die durch die Absorptionseinrichtungen bedingten Widerstände nicht mit seiner Respirationskraft überwinden muß, 2. eine bessere Durchmischung im System stattfindet.

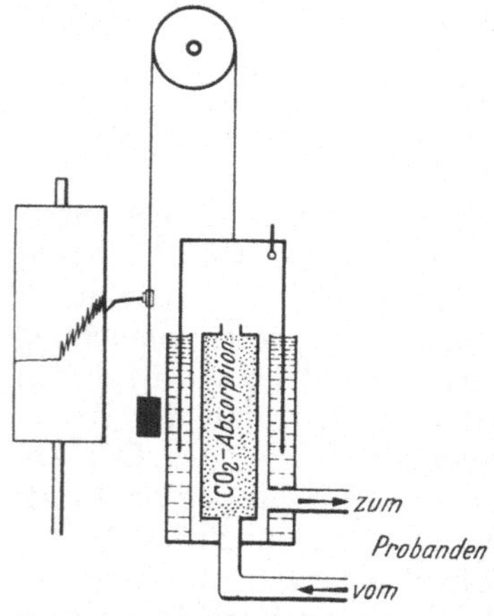


Abb. 25. Schema des ventilgesteuerten Benedict-Roth-Spirographen

Das Systemgas wird, wie aus Abb. 24 ersichtlich, über die Spirometerglocke, von dort durch eine Schwefelsäureflasche zur Trocknung und dann durch Natronkalk zur $CO_2$-Absorption getrieben. Hinter dem Natronkalkgefäß befindet sich nochmals eine Vorlage mit Schwefelsäure, weil der Gasstrom aus dem Natronkalk Wasser fortnimmt. Die $CO_2$-Produktion wird berechnet aus der Gewichtszunahme des Natronkalkzylinders und des hinter ihn geschalteten Schwefelsäurebehälters. Der Sauerstoffverbrauch wurde bei dem ursprünglichen Modell (ohne Spirometerglocke) aus dem Gewichtsverlust der Sauerstoffbombe errechnet; bei dem späteren Gerät ist die Ablesung aus dem Volumenverlust der Spirometerglocke möglich. Atembewegungen und Absinken der Spirometerglocke werden mittels eines Kymographions registriert. Außerdem

[1] BENEDICT, F. S.: Amer. J. Physiol. **24**, 345 (1909).
[2] BENEDICT, F. S.: Dtsch. Arch. klin. Med. **107**, 172 (1912).

befindet sich an dem 1912 beschriebenen Benedictschen Apparat eine einfache mechanische Vorrichtung, die über einen elektrischen Kontakt jedesmal bei der Erreichung eines gegebenen Atemzeitvolumens eine Markierung bewirkt.

Auch für Untersuchungen bei körperlicher Arbeit wurde die Benedictsche Anordnung, allerdings mit einer entsprechenden Modifikation (SMITH[1], BENEDICT[2]), benutzt.

### 3. Benedict-Roth-Spirometer

Verzichtet man auf die Kenntnis der $CO_2$-Produktion (für klinische Grundumsatzbestimmung nicht unbedingt erforderlich), so sind die Vorrichtungen zur Wasserabsorption überflüssig. ROTH[3] hat daher den Benedictschen Apparat durch Fortlassen der Pumpe und Einbau von Ventilen zur Steuerung des Gasstroms modifiziert. In dieser Form ist der Spirograph unter dem Namen „Benedict-Roth-Apparat" weit verbreitet (Abb. 25). Für Belastung allerdings ist das Gerät weniger geeignet wegen des Widerstandes der Ventile, der Leitungen und des $CO_2$-Absorbers und wegen der nicht sicher vollständigen $CO_2$-Absorption. Das Wesentliche für eine einwandfreie Funktion des Benedict-Roth-Apparates ist die Beschaffenheit der Ventile, die Weite der Rohrleitungen, ein geringes Gewicht der Spirometerglocke und ihre Ausbalancierung.

Der ursprüngliche Knipping-Apparat[4] ist eine Modifikation des Benedict-Apparates. Der Ersatz des Natronkalks durch Kalilauge ermöglicht eine wesentlich einfachere Bestimmung der ausgeschiedenen $CO_2$-Menge. Im Laufe der Jahre ist der Knipping-Apparat erweitert worden, vor allem für die Bedürfnisse bei Belastungsuntersuchungen. Hier ist jedoch neuerdings die Kalilauge wieder durch Natronkalk ersetzt worden, und zwar wegen der schnelleren und vollkommeneren $CO_2$-Absorption. FLEISCH[5] wendet die Kalilauge auch für Belastungsversuche an, wobei die $CO_2$-Absorption durch besondere Vorrichtungen auch bei schwerster Arbeit ermöglicht wird (s. S. 41).

### 4. Systeme zur fortlaufenden Messung der $CO_2$-Ausscheidung

Die *fortlaufende spirometrische Messung der $CO_2$-Ausscheidung* wird durch die Anordnung von HAGEDORN[6] und DETHLOFF[7] ermöglicht. HAGEDORN verwendet zwei Kroghsche Spirometer und zwei als Pumpen dienende gleichlaufende Gasuhren, wobei das eine Spirometer die $CO_2$-Ausscheidung anzeigt, das andere die Differenz zwischen $CO_2$-Abgabe und $O_2$-Aufnahme. Bei dem Dethloffschen Verfahren wird das unterschiedliche Volumen des Exspirationsgases vor und nach $CO_2$-Absorption zur Ermittlung der $CO_2$-Ausscheidung benutzt. Hierzu wird je eine Gasuhr vor und eine hinter dem $CO_2$-Absorber angeordnet (Abb. 26). Die Gangdifferenz der beiden Gasuhren dient zur fortlaufenden Registrierung der $CO_2$-Abgabe. FLEISCH[5] hat zur kontinuierlichen Messung der $CO_2$-Ausscheidung die Bestimmung der elektrischen Leitfähigkeit der Kalilauge benutzt.

---

[1] SMITH, H. M.: Carnegie Inst. Publ. Nr 309.

[2] BENEDICT, F. S.: Handbuch der biologischen Arbeitsmethoden, Abt. IV, Teil 10, S. 490. Berlin u. Wien: Urban & Schwarzenberg 1926.

[3] ROTH, B.: Boston med. surg. J. **186**, 457 (1922).

[4] KNIPPING, H. W.: Dtsch. Arch. klin. Med. **145**, 179 (1924).

[5] FLEISCH, A.: Nouvelles méthodes d'études des échanges gazeux et de la fonction pulmonaire. Basel: Benno Schwabe & Co. 1955.

[6] HAGEDORN, C.: Biochem. J. **18**, 1301 (1924).

[7] DETHLOFF: Zit. nach LESCHKE, E., Handbuch der biologischen Arbeitsmethoden, Abt. IV, Teil 10, S. 891. Berlin u. Wien: Urban & Schwarzenberg 1926.

## 5. Verfahren zur Konstanthaltung der $O_2$-Konzentration in geschlossenen Systemen

Die offenen Systeme haben vor den einfachen geschlossenen den Vorteil, daß mit ihnen Luft oder ein beliebiges konstantes Gasgemisch geatmet werden kann, während bei den geschlossenen Systemen die $O_2$-Konzentration durch den von der Lunge entnommenen Sauerstoff absinkt. Bei Luftatmung würde es also in kurzer Zeit zur Hypoxie kommen. Es ist daher erforderlich, daß das Spirometersystem mit einer hohen $O_2$-Konzentration (meist reinem Sauerstoff) gefüllt wird, oder aber daß Sauerstoff entsprechend dem Verbrauch nachgefüllt wird.

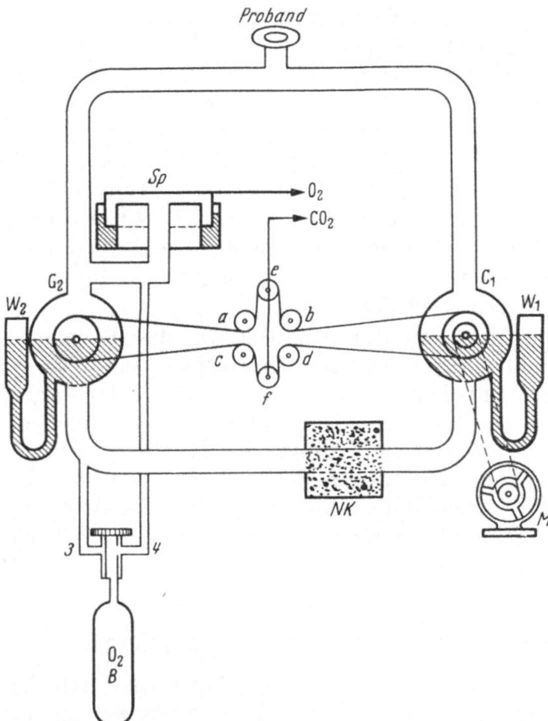


Abb. 26. Schema des Spirographen von DETHLOFF zur gleichzeitigen und kontinuierlichen Registrierung von $O_2$-Aufnahme und $CO_2$-Abgabe. (Nach LESCHKE: Handbuch der biologischen Arbeitsmethoden, Abt. IV, Teil 10, S. 893. 1926). *Sp* Spirometerglocke; $G_1$, $G_2$ Gasuhren; $W_1$, $W_2$ Wasserstandsanzeiger für die Gasuhren; *NK* Natronkalkbehälter; *M* Motor; *B* Sauerstoffflasche

Um die Gaskonzentration in einem *geschlossenen* System konstant zu halten, sind verschiedene Wege beschritten worden.

**a) Systemraumvergrößerer.** Hierbei wird das Systemvolumen durch Einschalten eines großen starren Lufttanks vergrößert, so daß die Sauerstoffkonzentration der Systemgase nur langsam absinkt[1-3]. Ein Beispiel möge dies veranschaulichen: Enthält das System anfänglich 10 Liter Luft und werden in 5 min 1,2 Liter Sauerstoff verbraucht, so ist die anfängliche Konzentration von 21% $O_2$ nach diesen 5 min auf 10,2% $O_2$ heruntergegangen (Verminderung von 2,1 Litern um 1,2 Liter = 0,9 Liter; Verminderung von 10 Litern um 1,2 Liter = 8,8 Liter. 0,9 von 8,8 = 10,2%). Enthält das System aber 200 Liter Luft[2,3], so ist die $O_2$-Konzentration bei demselben $O_2$-Verbrauch nach 5 min 20,5% $O_2$.

Der wesentliche Nachteil ist der große Einfluß von Temperaturschwankungen. Erhöht sich beispielsweise in einem angenommenen Ausgangs-Systemvolumen von 200 Litern die Temperatur von 20 auf 21° C, so nimmt das Gasvolumen um 683 ml zu. Dies entspricht etwa dem Ruhe-$O_2$-Verbrauch von 3 min! Man kann erkennen, welche Fehler bei der Messung des Sauerstoffverbrauchs unterlaufen können; denn jede Volumenänderung dokumentiert sich natürlich über den einzig beweglichen Teil des Apparates, die Spirometerglocke, auf dem Kymographion und wird irrtümlich auf die Sauerstoffaufnahme bezogen.

[1] HENDERSON, L. J., u. PIERCE: Air Service Medical War Dept. 1918. Div. Mil. Aeroneutics **343**, 360.

[2] CHRISTENSEN, H., u. A. KROGH: Skand. Arch. Physiol. **72**, 17 (1936).

[3] ARNAUD, J., P. TULOU u. R. MÉRIGOT: L'exploration de la fonction respiratoire. Paris: Masson & Cie. 1947.

**b) Intermittierende Sauerstoffzufuhr.** Wenn in kurzen Abständen aus einer Bombe Sauerstoff in das System geleitet wird, so daß das Ausgangsniveau der Spirometerglocke (bzw. der Schreibfeder am Kymographen) immer wieder hergestellt wird, so läßt sich dadurch das Entstehen einer größeren Hypoxie vermeiden[1-3]. Die $O_2$-Konzentration des Systemgases (und somit der Inspirationsluft) bleibt hier zwar nicht konstant, der Abfall ist aber bei genügend kurzen Intervallen nicht groß genug, um sich auf das Atemminutenvolumen nennenswert auszuwirken. Beträgt, wie bei dem vorhin gezeigten Beispiel, das Systemvolumen 10 Liter, der $O_2$-Verbrauch 240 ml/min, so ist nach 2 min die Sauerstoffkonzentration im System auf 17% $O_2$ abgesunken. Dem entspräche eine Erniedrigung des normalerweise etwa 100 mm Hg betragenden alveolaren Sauerstoffdruckes auf etwa 70—75 mm Hg. Wartet man 3 min, so sinkt die $O_2$-Konzentration bei unserem Beispiel auf 14,9% ab, was schon einem alveolaren $O_2$-Druck von 55—60 mm Hg entsprechen würde. Bei diesen Werten wirkt sich die Hypoxie bereits deutlich auf das Atemminutenvolumen aus (über die Receptoren im Glomus caroticum). Der Nachteil bei den

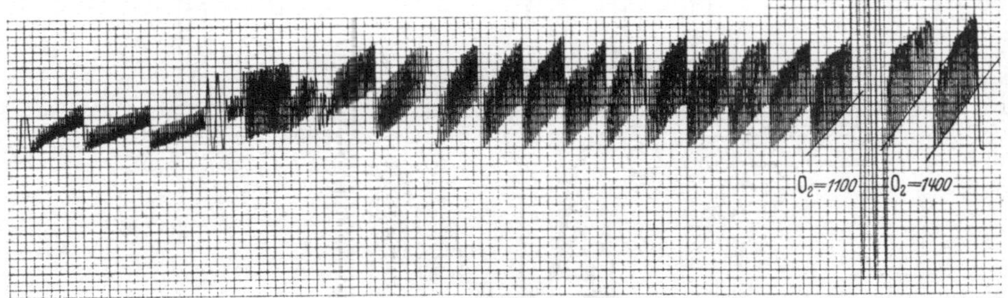


Abb. 27. Diskontinuierliche Sauerstoffzugabe zum Spirometersystem zur ungefähren Aufrechterhaltung der Sauerstoffkonzentration. [Nach HERMANNSEN: Beitr. Klin. Tuberk. 92, 395 (1939)]

kurzfristigen Wiederauffüllungen des Systems mit Sauerstoff ist vor allem die erschwerte Ausmessung des Sauerstoffverbrauches (Abb. 27), da nur kurze kontinuierliche Kurvenstücke vorliegen. MÉAN[4] hat ein Gerät mit zwei Spirometern, aus denen abwechselnd geatmet wird, konstruiert, wobei durch eine besondere elektromagnetische Anordnung die Schreibung der Atemkurve nicht unterbrochen wird.

**c) Kontinuierliche Sauerstoffzufuhr entsprechend dem Verbrauch.** Führt man dem System kontinuierlich genau soviel Sauerstoff zu wie vom Probanden verbraucht wird, so läßt sich die Sauerstoffkonzentration im System annähernd konstant halten. Nimmt man den Sauerstoff über ein Reduzierventil direkt aus der Bombe, so kann man mittels einer empfindlichen Gasuhr die verbrauchte $O_2$-Menge ablesen[5-7]. Füllt man ein zweites Spirometer mit reinem Sauerstoff und leitet aus diesem mittels einer Schraubklemme die dem Verbrauch entsprechende $O_2$-Menge kontinuierlich zu, so kann mit dem Volumenverlust der zweiten Spirometerglocke ($O_2$-Reservoir) die Sauerstoffaufnahme des Probanden

[1] UHLENBRUCK, P.: Dtsch. Arch. klin. Med. **163**, 220 (1929).
[2] JANSEN, K., H. W. KNIPPING u. K. STROMBERGER: Beitr. Klin. Tuberk. **80**, 304 (1932).
[3] ZAEPER, G.: Beitr. Klin. Tuberk. **90**, 115 (1937).
[4] Zit. nach NAGER, G.: Schweiz. Z. Tuberk. **4**, Suppl. **1**, 1 (1947).
[5] BENEDICT, F. S., R. C. LEE u. F. STRIECK: Arbeitsphysiologie 8, 266 (1934).
[6] HERRALD, F. J. C., u. J. MCMICHAEL: Proc. roy. Soc. B **126**, 491 (1939).
[7] ROSSIER, F. H., u. K. WIESINGER: Schweiz. Z. Tuberk. **6**, 17 (1949).

registriert werden[1, 2]. Die Einmündung der Zuleitung aus dem zweiten Spirometer in das System ist am zweckmäßigsten zwischen Spirometer und Pumpe zu legen, da dort ein nahezu gleichmäßiger Unterdruck besteht. Mündet die Leitung an einer Stelle, an der kein Unterdruck herrscht, so muß das zweite Spirometer mit einem Gewicht belastet werden. Die Regulierung der Gaszufuhr erfolgt auf Grund der Atemruhelage. Es wird immer soviel $O_2$ zugegeben, daß die Atemkurve horizontal verläuft.

Das sog. Dosimeter von BJERKNES und SCHOLANDER[3, 4] besteht aus zwei übereinander gelegenen Behältern, von denen der obere Wasser, der untere Sauer-

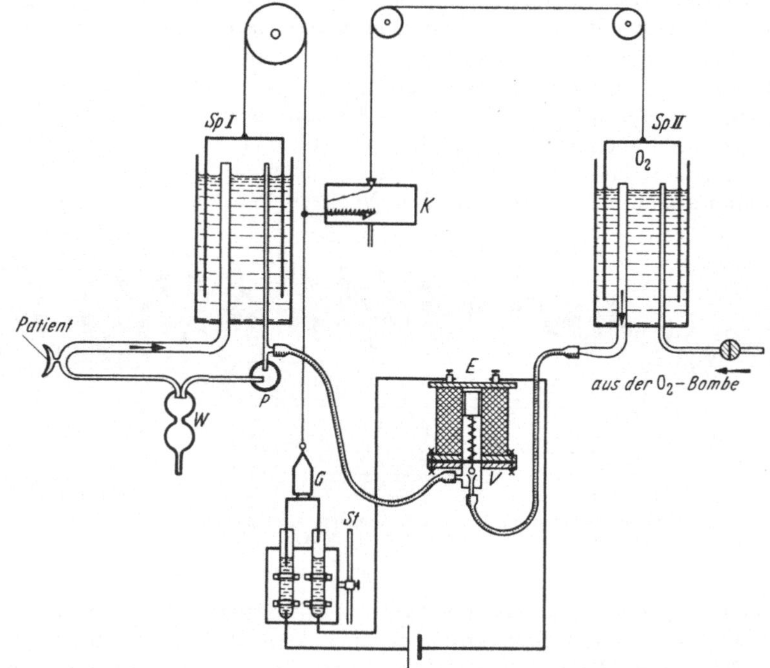


Abb.28. Volumenstabilisation eines Spirographen auf elektromagnetischem Wege [Nach ANTHONY und ROHLAND: Z. ges. exp. Med. **106**, 555 (1939)]
*Sp I* Spirometerglocke; *Sp II* Spirometerglocke als Stabilisator; *G* Gegengewicht; *P* Pumpe; *W* Waschflasche; *St* Stativ für Kontaktgefäß; *E* Elektromagnet; *V* Ventil für $O_2$-Zufluß zum System; *K* Kymographion

stoff enthält. Fließt Wasser aus dem oberen Behälter in den unteren, dann wird ebensoviel Sauerstoff in das Spirometer gedrängt, wie ihm durch den oberen Behälter Gas entnommen wird. Die Nachlieferung des Sauerstoffs gemäß dem Verbrauch erfolgt durch manuelle Regulierung.

Zur *automatischen* $O_2$-Zufuhr bzw. Volumenstabilisation sind verschiedene Verfahren angegeben. ECKMAN und BARACH[5] verbanden das Niveaugefäß eines Bürettensystems mit der Spirometerglocke und kontrollierten hiermit die Sauerstoffzufuhr. Maßgebend war das *Inspirationsniveau* der Glocke. Der Nachteil besteht darin, daß bei gelegentlichen tiefen Atemzügen (Seufzern) zuviel Sauerstoff zugeführt wird und somit für einige Zeit die $O_2$-Konzentration zu hoch bleibt.

[1] ANTHONY, A. J.: Pflüg. Arch. ges. Physiol. **236**, 435 (1935).
[2] ANTHONY, A. J.: Funktionsprüfung der Atmung. Leipzig: Johann Ambrosius Barth 1937.
[3] BJERKNES, W., u. P. F. SCHOLANDER: Skand. Arch. Physiol. **79**, 164 (1938).
[4] BJERKNES, W.: Beitr. Klin. Tuberk. **93**, 454 (1939).
[5] ECKMAN, M., u. A. L. BARACH: Proc. Soc. exp. Biol. (N.Y.) **36**, 138 (1937).

Das erste Verfahren auf elektromagnetischem Wege stammt von ANTHONY und ROHLAND[1]. Hierbei wird die Sauerstoffzufuhr von der *Exspirationslage* abhängig gemacht. Das Gegengewicht der Spirometerglocke taucht in ein Quecksilbergefäß derart ein, daß bei dem jeweils höchsten Spirometerstand (Exspirationsstellung) ein Kontakt geschlossen wird (Abb. 28), der über ein elektromagnetisch gesteuertes Ventil die Sauerstoffzufuhr bewirkt. Der Volumenverlust des $O_2$-Gasometers (der zweiten Spirometerglocke) wird registriert und gibt den $O_2$-Verbrauch an. Die Atemkurve wird waagrecht geschrieben.

Die Anordnung von VAN VEEN und Mitarbeitern[2] gleicht im Prinzip derjenigen von ANTHONY und ROHLAND, nur daß hier der Sauerstoffzustrom bei jeder *Inspirations*spitze erfolgt. Der elektrische Kontakt befindet sich bei dem Apparat von VAN VEEN am Rad, über das die Verbindungsschnur zwischen Spirometerglocke und Gegengewicht läuft.

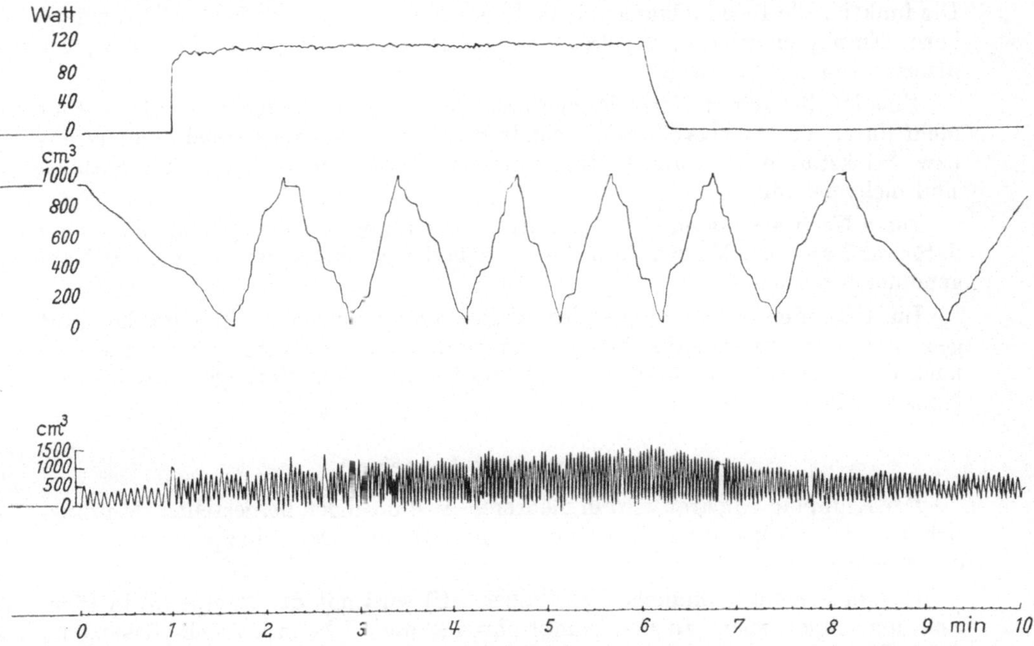


Abb. 29. Spirogramm, geschrieben mit dem volumenstabilisierten Spirographen von ROSSIER und WIESINGER [Schweiz. Z. Tuberk. 6, 17 (1949)]. Oben Ergogramm, in der Mitte $O_2$-Verbrauch, unten Atemvolumen, nähere Erläuterungen s. Text

ROSSIER und WIESINGER[3] entwarfen eine Vorrichtung, bei der die Fußpunkte der Atemkurve auf mechanischem Wege abgetastet werden; die Sauerstoffzufuhr wird hierdurch elektromagnetisch gesteuert und über eine Gasuhr registriert. Da der $O_2$-Strom in der Gasuhr stets in der gleichen Richtung verläuft, ist für die Registrierung eine elektromagnetische Umschaltung vorgesehen, die die Schreibrichtung jeweils nach der Passage von einem Liter Sauerstoff umkehrt (Abb. 29). Diese Einrichtung ist auch für Arbeitsuntersuchungen geeignet.

Von den derzeit im Handel befindlichen Spirographen mit Volumenstabilisation haben die meisten Modelle automatische Vorrichtungen („Pulmotest" der Fa. Godart, Metabograph von FLEISCH, Geräte der Firmen Almara und Lode).

[1] ANTHONY, A. J., u. R. ROHLAND: Z. ges. exp. Med. **106**, 555 (1939).
[2] VEEN, G. VAN, N. G. M. OEIE u. J. HIRDES: Acta tuberc. scand. **26**, 251 (1952).
[3] ROSSIER, P. H., u. K. WIESINGER: Schweiz. Z. Tuberk. **6**, 17 (1949).

Die Knipping-Apparate der Fa. Dargatz haben eine manuell zu bedienende Regulierungseinrichtung.

Alle Volumenstabilisatoren haben jedoch gewisse Nachteile. Der Bombensauerstoff ist nicht rein, in den Flaschen befinden sich 0,5—2% Ballastgase. Hierdurch vermindert sich die $O_2$-Konzentration im System ganz allmählich. Diese Verminderung dürfte allerdings nur bei länger dauernden Arbeitsversuchen und relativ kleinen Systemvolumina eine wesentliche Rolle spielen. Ein schwerer wiegender Nachteil ist aber der, daß alle Veränderungen der Atemmittellage (der funktionellen Residualkapazität) von den Stabilisatoren kompensiert werden, so daß sie fälschlich als Änderungen der Sauerstoffaufnahme interpretiert werden. Die funktionelle Residualkapazität (s. S. 51) kann sich, besonders bei Bronchitikern, Emphysematikern, vegetativ labilen Patienten, Psychopathen usw., um mehrere 100 ml verändern[1-3].

Eine Möglichkeit zu Vermeidung dieser Fehler ist die Steuerung der $O_2$-Zufuhr nicht durch Volumenstabilisation, sondern durch schnell reagierende Sauerstoff- bzw. Stickstoffanalysatoren (Nitrogenmeter). Derart ausgerüstete Spirographen sind nicht bekannt.

Diese Nachteile lassen sich durch die Verwendung offener Systeme umgehen; dafür muß aber der Verzicht auf die Vorteile der geschlossenen Systeme in Kauf genommen werden.

Im folgenden sollen einige der heute gebräuchlichsten Spirographen mit geschlossenem System näher beschrieben werden. Die Auswahl erfolgte einerseits nach dem Grad der Verbreitung, andererseits nach dem Vorliegen wesentlicher Konstruktionsunterschiede.

## 6. Die Knipping-Apparate*

Der Knipping-Apparat wird in mehreren Ausführungen hergestellt. Ursprünglich diente der Apparat zur Grundumsatzbestimmung. Das Prinzip ist auf Abb. 30 dargestellt.

Das im System befindliche Gas (Sauerstoff) wird mit der Pumpe (*3*) in Pfeilrichtung umgetrieben. In den Dämpfrohren (*2* und *6*) befinden sich Glaskugeln, deren Durchmesser nur wenig kleiner als der innere Durchmesser des Rohres ist. Diese Kugeln sind durch Spiralen miteinander verbunden. Die Dämpfrohre dienen zur Glättung des Gasstromes, der durch die Pumpenaktion und durch das Hindurchleiten durch die Kalilauge unruhig ist. Diese stoßenden Bewegungen würden vom Patienten unangenehm empfunden. In der Waschflasche (*4*) befinden sich 75 ml 47%iger Kalilauge, durch die das Systemgas sprudelnd hindurchgetrieben wird, um vom $CO_2$ befreit zu werden. Die oberhalb des Hahnes befindliche Kugel der Waschflasche dient zur Aufnahme von 125 ml 40%iger (gewichtsprozentiger) Schwefelsäure. Nach Beendigung des Versuches wird durch Öffnen des Hahnes die Schwefelsäure zur Kalilauge zugegeben und hierdurch das $CO_2$ wieder ausgetrieben. Die Spirometerglocke (*1*) steigt dann entsprechend der freiwerdenden $CO_2$-Menge wieder an. Während des Zugebens der Schwefelsäure muß ein Gummistopfen die Waschflasche nach oben verschließen. Einzelheiten der Gaswechselbestimmung mit diesem Gerät befinden sich auf den Seiten 89—98.

[1] Anthony, A. J.: Funktionsprüfung der Atmung. Leipzig: Johann Ambrosius Barth 1937.

[2] Whitfield, A. G. W., J. A. H. Waterhouse u. W. M. Arnott: Brit. J. soc. Med. **4**, 1 (1950).

[3] Willard, H. N., u. G. A. Wolf jr.: Ann. intern. Med. **34**, 148 (1951).

* Hersteller: Fa. Dargatz, Hamburg 1, Schopenstehl 15.

Die Sicherheitsflasche (5) dient dazu, die Verschleppung etwaiger Kalilaugenspritzer in den patientennahen Teil zu vermeiden. Der Patientenanschluß (7) besteht aus einem Dreiwegehahn, mit dem wahlweise auf Außenluftatmung und Systemanschluß geschaltet werden kann. Auf den Mundrohrstutzen wird ein Zuntzsches Mundstück aufgezogen. Für spirographische Untersuchungen, vor allem bei Arbeitsbelastung, sind besondere Zusatzeinrichtungen nötig.

Die Fa. Dargatz hat neuerdings ein System ausgearbeitet, nach dem, von dem einfachsten Spirometer ausgehend, das Gerät in einzelne Stufen bis zum Arbeitsspirographen ausgebaut werden kann (Aufbau-Knipping, Typ 210).

**Aufbaustufe A.** Hier handelt es sich um ein einfaches ventilgesteuertes Benedict-Roth-Spirometer (s. S. 21). Der Patient ist bei zugeklemmter Nase über ein Zuntzsches Mundstück mit dem Gerät verbunden. Das Exspirationsgas passiert nach Verlassen des Ventils den Natronkalkabsorber und gelangt anschließend kohlendioxydfrei ins Spirometer. Das Absinken der Spirometerglocke ist der Maßstab für den Sauerstoffverbrauch. 30 mm Glockenhub entsprechen einem Volumen von 1 Liter (Einzelheiten s. S. 29). In die Inspirationsleitung ist ein Rohrstutzen für die Sauerstoffzufuhr aus der Bombe eingefügt. Will man registrieren, so kann an dem Spirometer ein Kymographion angebracht werden. Die Laufgeschwindigkeit des hierzu gelieferten Kymographions ist 15 mm/min.

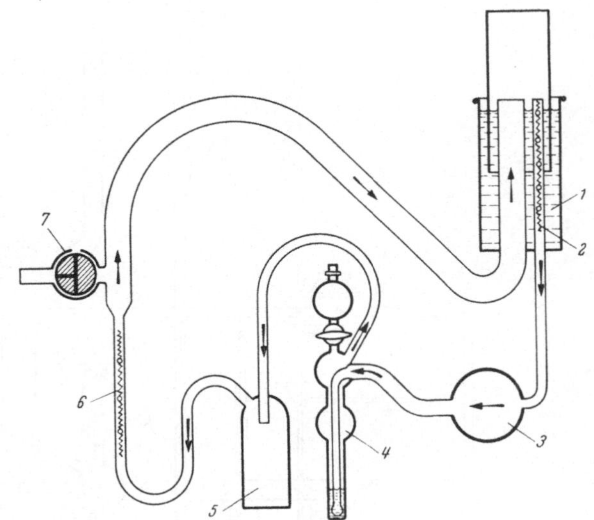


Abb. 30. Schema des „Grundumsatzapparates" nach KNIPPING. *1* Sperrwasserbehälter, *2* und *6* Dämpfrohre, *3* Pumpe, *4* Gaswaschflasche, *5* Sicherheitsflasche, *7* Patientenanschluß. (Aus LANDEN: Die funktionelle Beurteilung des Lungen- und Herzkranken. Darmstadt: Steinkopff 1955)

Der Sperrwasserbehälter ist so auszurichten, daß die Glocke frei schwebt, ohne am Innenzylinder des Wasserbehälters zu schleifen. Der Behälter wird bis zu 5 cm unterhalb des oberen Randes mit Wasser gefüllt, dem zur Fäulnisverhütung eine geringe Menge geruchlosen Sputumdesinfektionsmittels zugesetzt wird (etwa 1%). Vor Untersuchungsbeginn ist zu prüfen, ob der Natronkalk noch ein ausreichendes Aufnahmevermögen für $CO_2$ hat (am besten benutzt man Indicatorkalk). Zum Auswechseln des Absorberinhaltes schüttet man nach Herausnehmen des Glasgefäßes aus der Schlauchleitung, notfalls unter Stochern mit einem Holzstab, den Inhalt aus. Der neue Kalk wird auf das wieder eingelegte Sieb in den Absorber eingeschüttet. Vorher ist der Kalk mit 20 g Wasser pro kg Kalk möglichst gleichmäßig anzufeuchten. Eine Absorberfüllung reicht für etwa 20 Grundumsatzbestimmungen aus. Eine zu späte Erneuerung des Natronkalkes führt zur $CO_2$-Rückatmung, die am kontinuierlich zunehmenden Atemvolumen erkannt werden kann.

Die Gummimundstücke werden am besten durch Auskochen sterilisiert. Die Dichtigkeit des Apparates wird dadurch geprüft, daß die Spirometerglocke oder das Gegengewicht belastet werden. Der Spirometerstand muß bei unveränderter

Temperatur konstant sein. Während der Dichtigkeitsprobe muß der Patientenanschluß durch einen Gummistopfen verschlossen sein.

**Aufbaustufe B.** Bei dieser Stufe kommt die Pumpe (in einem Pumpenschrank) und das Kühlbecken mit der Waschflasche zur Aufnahme der Kalilauge für die $CO_2$-Absorption hinzu sowie einige Zusatzeinrichtungen (Abb. 31). Bei diesem Modell entfallen also die Ventile. Das Systemgas wird mittels der Pumpe auf folgendem Wege umgetrieben: Pumpe — Tauchkühler — Dämpfrohr — Spirometer — Saugkopf — Dreiwegehahn — Saugkopf — Sicherheitsflasche — Dämpfrohr — Gaswaschflasche — Sicherheitsflasche — Pumpe. Die einzelnen Teile werden im folgenden kurz beschrieben.

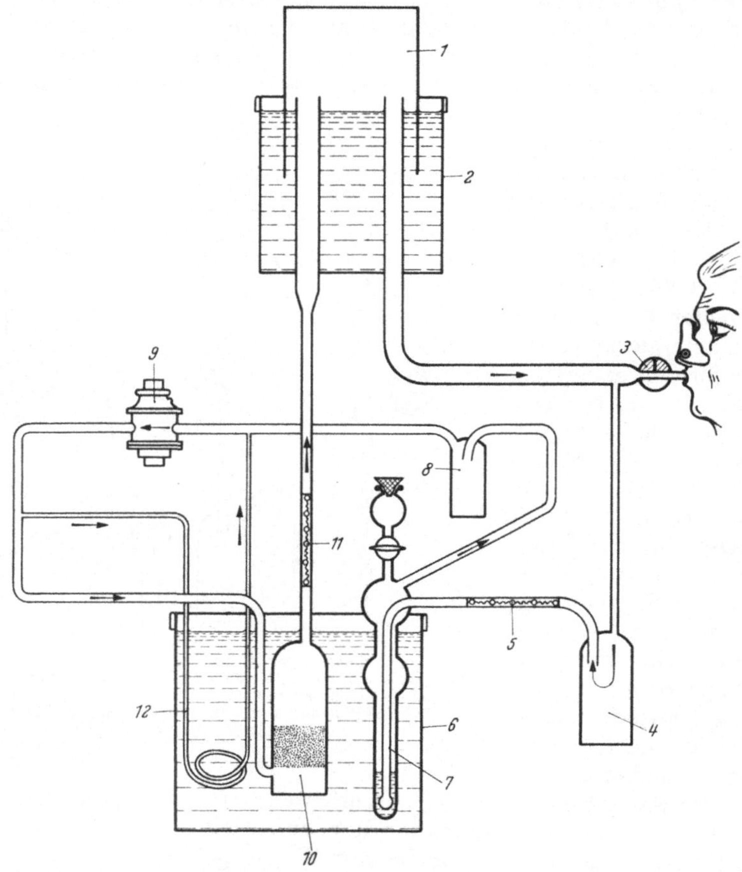


Abb. 31. Schema der Aufbaustufe *B* des Knipping-Apparates. *1* Spirometerglocke, *2* Spirometergefäß, *3* Patientenanschluß, *4* Sicherheitsflasche, *5* und *11* Dämpfrohre, *6* Kühlbehälter, *7* Gaswaschflasche, *8* Sicherheitsflasche, *9* Pumpe, *10* Tauchkühler, *12* Kühlschlange

Die Pumpe ist nach dem Prinzip der Lamellenrotationspumpen konstruiert. Eine zwischen Druck- und Saugstutzen angebrachte Kurzschlußleitung (s. Abb. 31) dient der Ventilationsgrößen-Regelung. Die mit Rücksicht auf die weiteren Geräte-Aufbaustufen hochgewählte Pumpenleistung (150 l/min) wird in dieser Aufbaustufe B durch den wassergekühlten Pumpenkurzschluß auf eine Größe von etwa 35—40 l/min vermindert. Das ganze Pumpenaggregat ist federnd im Pumpenschrank aufgehängt. Ein Propeller belüftet den Schrank. Die aus der Pumpe austretende Luft strömt über einen Schallschlucker in den Tauchkühler und gibt dort ihre in der Pumpe aufgenommene, durch Reibung und Kompression erzeugte Wärme wieder ab. Gleichzeitig wird die durch die Kalilauge getrocknete Luft mit Wasserdampf gesättigt. Der Tauchkühler besteht aus einem glockenförmigen Behälter, in dessen Innern sich Füllringe (Rasching-Ringe) befinden. Er ist bis zum seitlichen Überlaufstutzen stets mit Wasser gefüllt zu halten.

Die Spirometerglocke ist dieselbe wie bei der Aufbaustufe A (9 Liter nutzbarer Gesamthub, spezifische Hubhöhe von 30 mm/Liter). Wegen ihres geringen spezifischen Gewichtes und ihrer geringen Wanddicke wird auf eine besondere Auftriebsäquilibrierung verzichtet. Der Nachfüllstutzen für den Sauerstoff ist gläsern innerhalb einer Wasserdichtung, so daß ungewollter Sauerstoffzutritt, der die Messung wertlos machen würde, beobachtet werden kann.

Dieses Gerät ermöglicht sowohl die Anwendung des Zuntzschen Mundstückes als auch der Atemmaske. Der *Saugkopf* stellt die Kupplungsstelle für die verschiedenen Patientenanschlüsse dar. Die Cellon-Maske wird mit einer aufblasbaren Gummimanschette gegen die Außenluft abgedichtet. Da das Systemgas durch die Maske hindurchgetrieben wird, entsteht bei der Maskenatmung keinerlei Apparat-Totraum. Weitere Vorteile der Maskenatmung sind geringere Belästigung des Patienten und freie Beweglichkeit. Andererseits hat die Maske den Nachteil, daß bei ihrer Anwendung nicht der Anschluß des Patienten an das System zu einem bestimmten Zeitpunkt mit einer einfachen Hahnumdrehung möglich ist.

Vor der Untersuchung muß das Gerät Temperaturkonstanz haben. Durch die Pumpe erwärmt sich das Systemgas langsam bis zu einem konstanten Wert. Um die Betriebsbereitschaft zu beschleunigen, ist an der Pumpe eine elektrische Heizung angebracht, die bei Einschalten des Apparates etwa 10 min betrieben wird. Vor jeder Untersuchung ist der Apparat gründlich zu durchlüften, was mittels der Pumpe selbsttätig geschieht, wenn man einen Schlauch des Hauptkreislaufs vorübergehend löst.

Die Pumpe muß wöchentlich einmal geölt werden; der Dreiwegehahn ist alle 2—3 Monate einzufetten. Hierzu sind Hülse und Hahnkücken mit Benzin sorgfältig zu reinigen und anschließend sehr dünn mit Spezialmetallhahnfett zu überziehen. Die Glashähne der Gaswaschflaschen werden mit Exsiccatorenfett oder Gummihahnfett (s. S. 396), nicht aber mit Metallhahnfett überzogen. Beim Aufziehen der Schläuche verwendet man zweckmäßigerweise Glycerin oder Talkum. Die Dichtungspolster der Maske sind von Zeit zu Zeit leicht mit Talkum einzustäuben.

Die Dichtigkeitsprobe erfolgt ebenfalls durch Belastung von Spirometerglocke oder Gegengewicht bei geschlossenem System.

**Aufbaustufe C.** Diese Stufe ist mit einer Volumenstabilisation, die von einer zweiten Spirometerglocke (Gasometer) aus erfolgt, versehen (Abb. 32). Das Gas strömt vom Patientenanschluß zunächst zur $CO_2$-Absorptionseinrichtung, wobei es wahlweise durch den Natronkalk (für Arbeitsuntersuchungen) oder Kalilauge (für Ruheuntersuchungen mit $CO_2$-Bestimmung) geleitet werden kann. Mittels der sog. „Wechsler" kann abwechselnd die eine oder andere Gaswaschflasche (*14*) angeschlossen werden, so daß bei längeren Untersuchungen eine Flasche frisch gefüllt werden kann (nachdem die Kalilauge zur Titration abgelassen ist), während die andere im Versuch ist. Die Stenosen (*17*) dienen zur Glättung des Luftstromes. Die Kalkabsorptionseinrichtung (7) besteht aus zwei hintereinandergeschalteten Absorbern. Das Systemgas gelangt sodann $CO_2$-frei zur Pumpe (*10*). Mittels des sog. „Tauschers" (*12*) kann ein Kurzschluß eingeschaltet werden, der das Pumpenfördervolumen von 150 l/min (Arbeitsuntersuchungen) auf 35—40 l/min (für Ruheuntersuchungen) reduziert. Sodann erreicht das Gas den Tauchkühler (*9*) und gelangt über das Psychrometer (*15*) zum Spirometer (*3*), von dort wieder zum Patientenanschluß. Das Nachfüllgasometer (*1*) steht über den Sauerstoffregler (*11*) mit dem Systemkreislauf in Verbindung. Das Gasometer wird von der Sauerstoffbombe (*8*) über den Sauerstoffverteiler (*5*), der aus einer Gummihaube besteht und in dem der Sauerstoff durch einen Spray angefeuchtet wird, gefüllt. Der Wechsel von Luft auf Sauerstoff im System geschieht mittels eines „Schaltschotts". In Stellung A wird der Systemsauerstoff ausgestoßen und normale Zimmerluft eingesaugt. In Stellung B wird Systemluft ausgestoßen und Sauerstoff aus der Bombe (*8*) eingeführt.

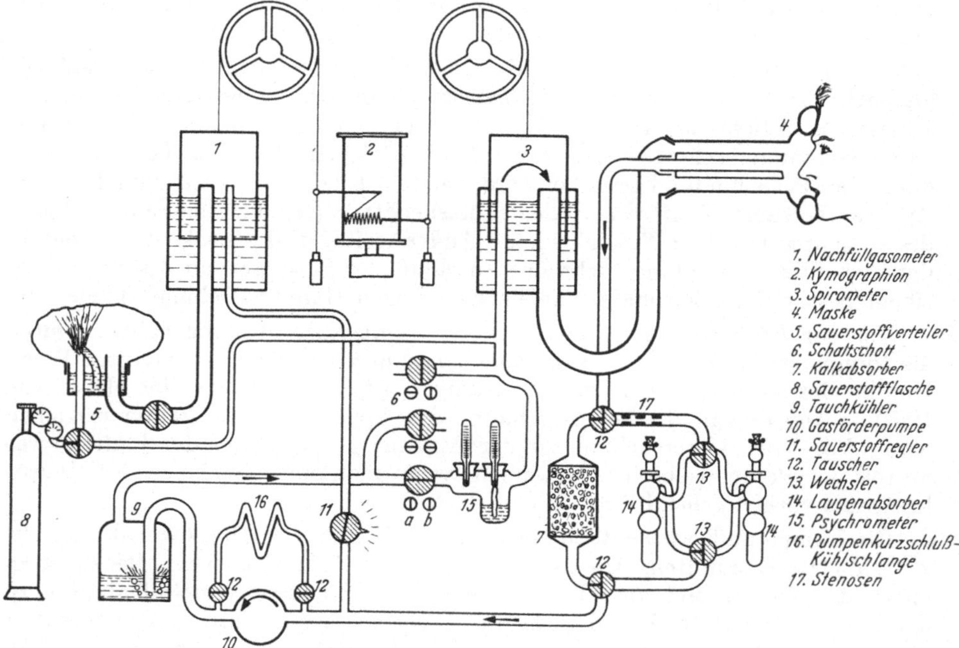


**Abb. 32. Schema der Aufbaustufe *C* des Knipping-Apparates**

Die 9 Liter-Spirometerglocke ist gegen eine 18 Liter-Glocke auswechselbar. Die Hubhöhe pro Liter ist bei der 9 Liter-Glocke 30 mm, bei der 18 Liter-Glocke 15 mm.

Das Kymographion (Feder-Ankeruhrwerk) hat eine Umlaufzeit von 20 min und besitzt zwei auswechselbare Trommeln, mit deren Zylinderflächen das Registrierpapier umläuft. Der größere Zylinder wird vorzugsweise für Arbeitsuntersuchungen benutzt. Die Schubgrößen sind 15 und 25 mm/min. Die Registrierzylinder sind konzentrisch übereinandergesteckt. Das Registrierpapier läuft als Band von einer Vorratsrolle auf den Schreibzylinder auf oder wird als Blatt um den Zylinder gelegt.

Das Nachfüllgasometer besorgt die Ergänzung des durch den Patienten verbrauchten Sauerstoffs. Das Gesamtvolumen Lunge-Apparatkreislauf verändert sich nicht, die Atemkurve auf dem Registrierpapier ist also horizontal. Mittels des „Sauerstoffreglers" erfolgt die manuelle Regulierung der Sauerstoffzufuhr. Mit ihm verbunden ist ein kleines hydraulisches Unterdruckventil zum Schutze für Gasometer und Pumpe.

**Aufbaustufe D.** Dieses Modell enthält Zusätze, die erstens die übliche Steilschreibung der Atemkurve auch bei Luftatmung (oder einer beliebigen $O_2$-Konzentration) ermöglichen und zweitens den unmittelbaren Übergang von Luft auf hohe $O_2$-Konzentration ohne Unterbrechung der Registrierung gestatten. Zum

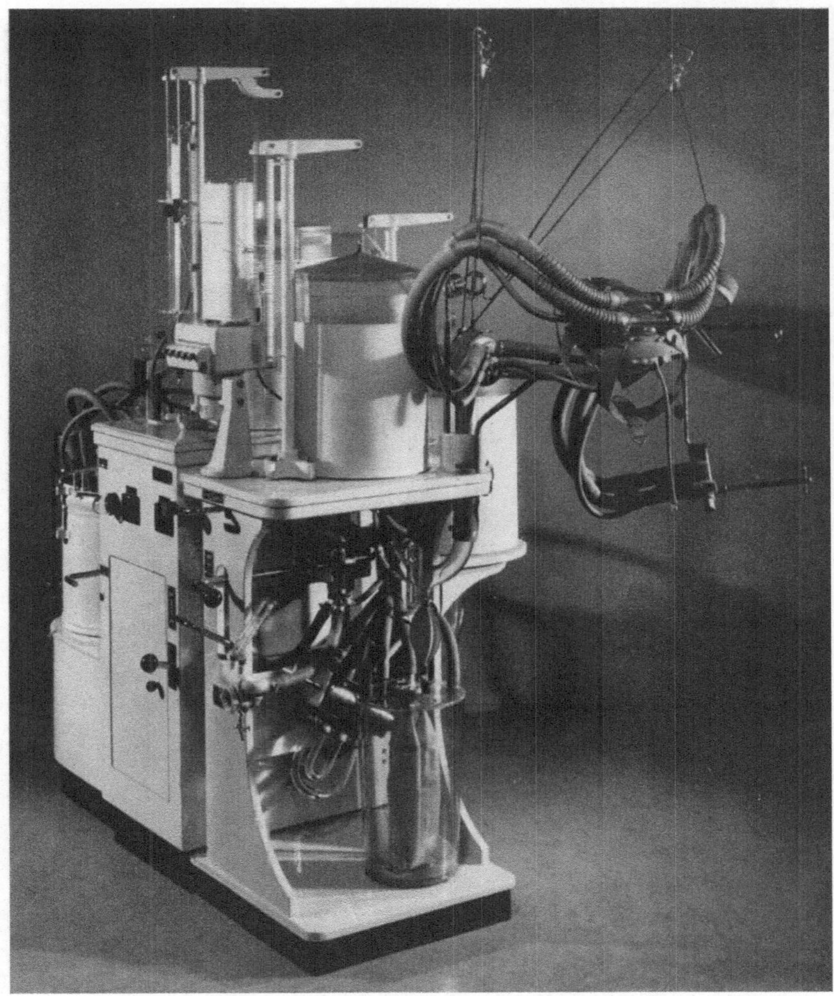

Abb. 33. Aufbaustufe *D* des Knipping-Apparates

erstgenannten Zweck ist noch ein drittes Gasometer, das sog. „Stabilisiergasometer" vorhanden, zum zweitgenannten der sog. „Gasbalancier" (Abb. 33 und 34).

Nachfüll- und Stabilisiergasometerglocke stehen mittels einer feinen, über Röllchen laufenden Schnur untereinander in Verbindung. Die Koppelung der Gasometer führt dadurch zur Steilschreibung, daß die volumetrischen Auswirkungen der Gasometerglocken sich gegenseitig aufheben: führt die eine Glocke dem Kreislaufsystem 1 Liter zu, so entnimmt die andere gleichzeitig 1 Liter. Der Sauerstoffverbrauch dokumentiert sich also unbeeinflußt als Volumenabnahme des Gesamtsystems. Zur Dosierung des Sauerstoffnachschubs dient der bereits bei Stufe *C* beschriebene Sauerstoffregler.

Der sog. „Gasbalancier“ besteht aus einem durchsichtigen Behälter, in dem sich ein Gummibeutel befindet (Abb. 33 und 34); er kann durch den sog. „Koppler“ vom System abgetrennt werden. Eingekoppelt hingegen wird der Temperiermantel des Balancegefäßes wie alle anderen Kreislaufteile von der

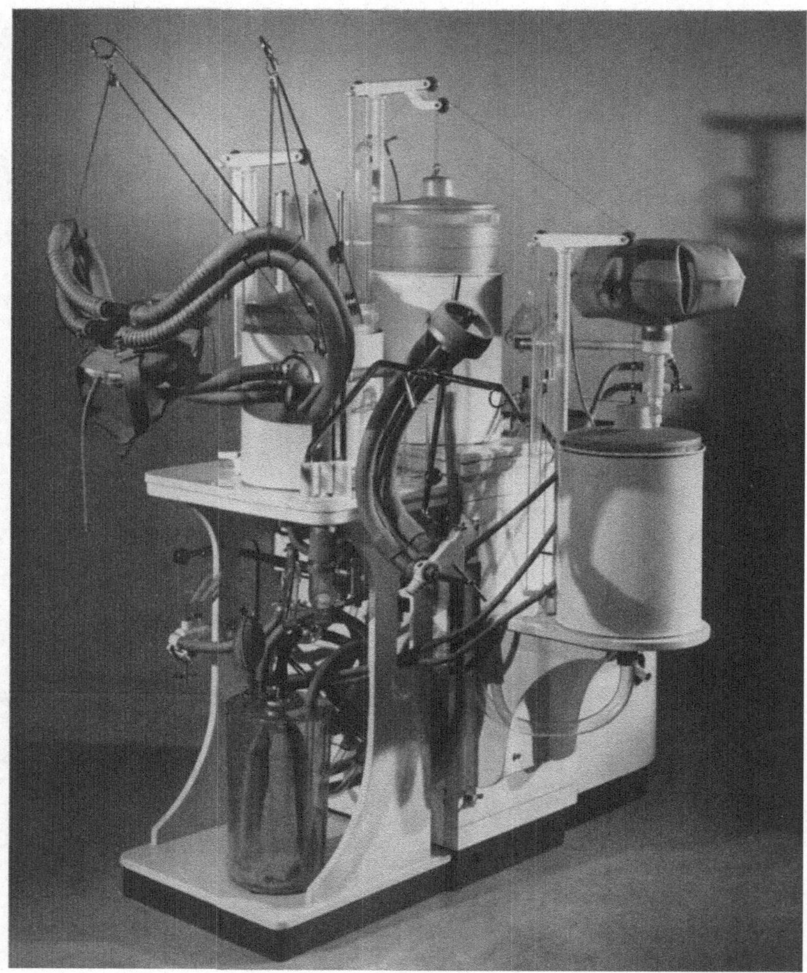

Abb. 34. Aufbaustufe *D* des Knipping-Apparates. Rückansicht

Systemluft durchströmt. Im Augenblick des Gaswechsels wird die Kreislaufluft in den inneren Gefäßraum geleitet, wo sie den sauerstoffgefüllten Gummibeutel ausdrückt, dessen Inhalt seinerseits in gleicher Menge ins System dringt, wie Systemluft im Balancegefäß festgehalten wird. Da das System geschlossen bleibt, registriert das Spirometer ohne Unterbrechung weiter.

Das Gerät ist mit einem Fünfgang-Kymographion (Synchronmotor) ausgestattet, das Registrierungen mit 15, 25, 50, 300 und 3000 mm/min Papierschub gestattet.

## 7. Der „Pulmotest“*

Der wesentliche konstruktive Unterschied des Pulmotests gegenüber dem oben geschilderten Knipping-Apparat besteht in 3 Punkten: 1. Der Pulmotest hat 2 Gebläse (mit maximalem Fördervolumen von 300 l/min, die Pumpengeschwindigkeit ist beliebig regulierbar). 2. Die Volumenstabilisation ist automatisch. 3. Mit demselben Gerät ist sowohl die Ruhe- und Arbeitsspirographie als auch die Bronchospirometrie möglich (Abb. 35).

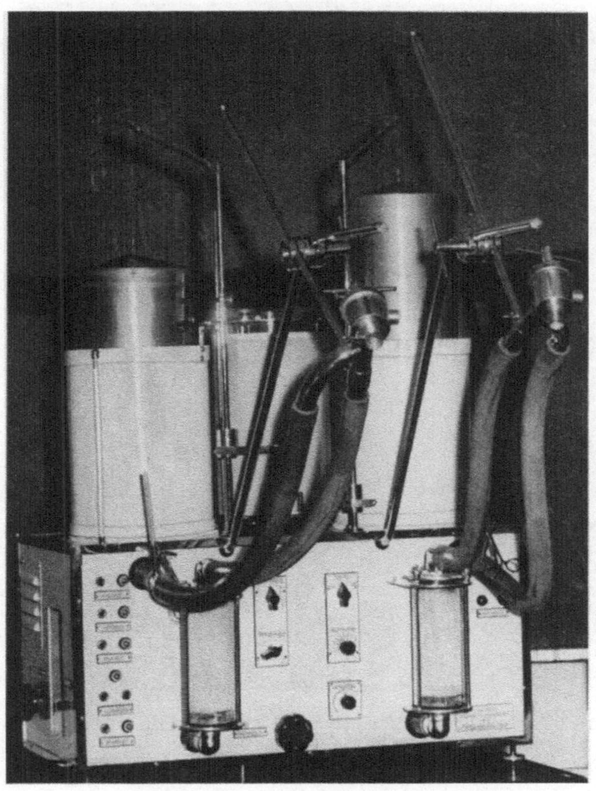

Abb. 35. Der „Pulmotest“-Spirograph

### a) Prinzip der Apparatur

Bei dem „Pulmotest“ liegen zwei komplette Systeme mit Spirometern, Absorbern und Gebläsen vor; die Volumenänderungen der Spirometer werden auf einem gemeinsamen Kymographion registriert. Das Kymographion wird mit drei verschiedenen Geschwindigkeiten (30, 60 und 1200 mm/min) betrieben.

Das Gerät ist so konstruiert, daß die eine (rechte) Glocke sowohl als Spirometer als auch als Nachfüllgasometer benutzt werden kann. Bei der gewöhnlichen Ruhespirographie wird also das linke System mit Luft, das rechte mit Sauerstoff gefüllt; durch ein elektromagnetisch gesteuertes Ventil wird automatisch aus dem rechten System soviel Sauerstoff in das linke zugegeben, wie vom Probanden verbraucht wird (Abb. 38). Außerdem ist durch einfaches Umschalten

* Hersteller: Fa. Godart u. Mynhardt, Utrecht (Holland); deutsche Vertretung: Erich Jaeger, Würzburg, Röntgenring 5.

eines Dreiwegehahnes der Anschluß des Patienten an das rechte System möglich, so daß ohne Unterbrechung von Luft- auf Sauerstoffatmung übergegangen werden kann. Somit wird das vorherige Nachfüllgasometer zum Spirometer. Gleichzeitig mit der Umschaltung muß das rechte Gebläse angeschaltet werden, das während der Benutzung des rechten Systems als Stabilisator ruht.

Beide Systeme haben ein sehr geringes Basisvolumen (s. S. 63) (Volumen des Systems bei tiefstem Spirometerstand) von etwa 5 Litern, so daß das Gerät u. a.

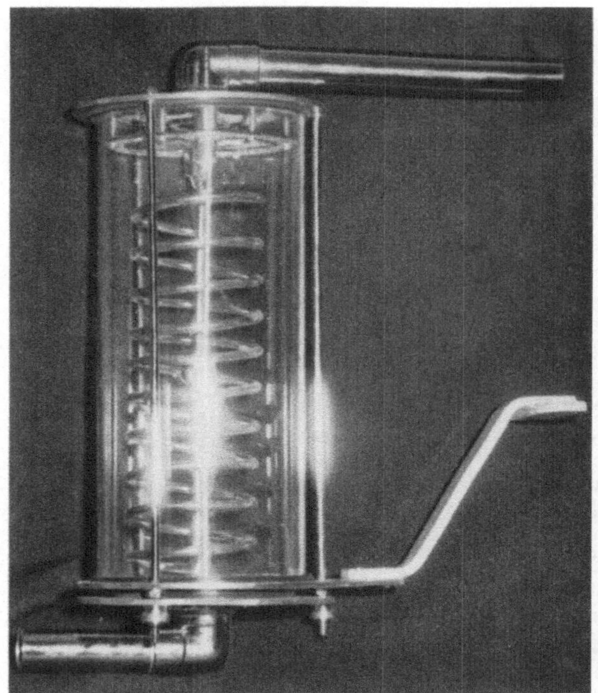

Abb. 36. Spezialabsorber zum „Pulmotest" für Belastungsversuche, ungefüllt. Man erkennt die Kühlschlange im Innern des Absorbers

besonders gut zur Residualvolumenbestimmung nach der Gasverdünnungsmethode geeignet ist.

Für die Spirographie bei Belastung (Ergospirographie) werden spezielle, größere $CO_2$-Absorber benutzt (Abb. 36), die mit einer Wasserkühlung versehen sind. Zu Belastungsuntersuchungen und AGW-Bestimmungen wird mit Vorteil eine Atemmaske benutzt, die an einem Vierweghahn angeschlossen wird.

### b) Beschreibung und Funktionsweise

Jedes System (Abb. 37) besteht aus dem Spirometergefäß (*18*), der Glocke (*19*) mit Aufhängung, Gewichtsausgleich und Schreibhebel (*20*), einer Pumpe und einem Absorber (*21*). Die Glocken haben ein Fassungsvermögen von 9 Litern. Diesem entspricht eine registrierende Ordinate von 30 cm, d. h. 1 mm auf dem Kymographion entspricht 30 ml Atemvolumen. Die Gebläse sind einzeln einschaltbar (*4*) und werden mit (*12*) gleichzeitig geregelt, damit bei der Bronchospirometrie der erforderliche Gleichlauf gewährleistet ist. Die Leistung der Gebläse (maximal 300 l/min) kann am Manometer (*13*) abgelesen werden, das mit (*7*) wahlweise an das linke oder rechte System angeschlossen werden kann. Der Nullpunkt des Manometers wird mit (*14*) bei ausgeschalteten Gebläsen eingestellt.

Als Abschluß der Spirometer verwendet man destilliertes Wasser. Der Wasserstand (gleichzeitig für beide Systeme) kann am Wasserstandsanzeiger (*16*) kontrolliert werden und soll zwischen den beiden oben angebrachten roten Marken liegen. Bei erforderlicher Erneuerung des Wassers (Transport, Verschmutzung) können die Spirometer über den Ablaßhahn (*24*) an der Rückseite entleert werden. Über den Stutzen (*23*) an der Rückseite werden die Systeme mit Sauerstoff oder beliebigen Gasgemischen gefüllt. Mit dem Hahn (*8*) kann dieser Stutzen an das linke oder rechte System angeschlossen werden.

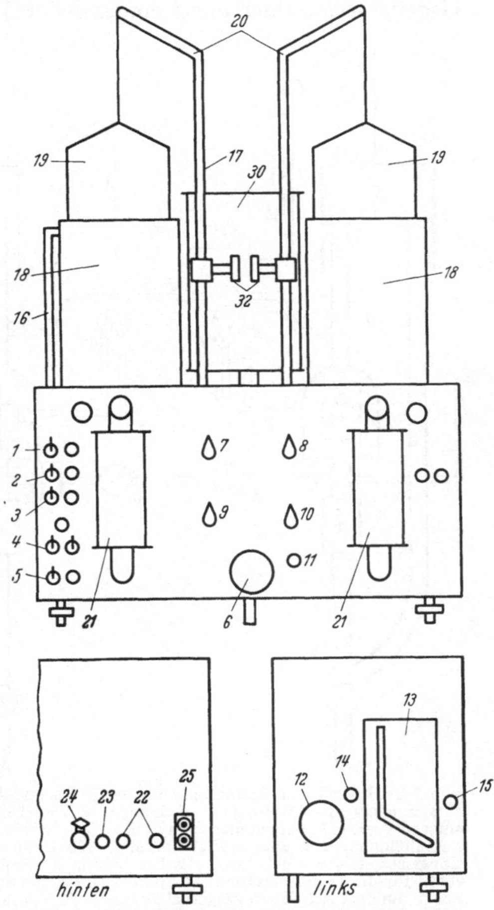

Abb. 37. Schematische Darstellung des Pulmotest-Apparates. Nähere Erläuterung s. Text

Das Kymographion besteht aus der Schreibtrommel (*30*), der Vorratstrommel (*31*), den an den Schreibhebeln der Spirometer angebrachten Tintenschreibern (*32*) und dem Antriebsaggregat. Mit dem Schalter (*3*) wird der Motor eingeschaltet, mit dem Knopf (*6*) einmal die gewünschte Geschwindigkeit eingestellt, zum anderen die Schreibtrommel durch Herausziehen des Knopfes an die Schreiber herangedrückt. Man kann so mit einem Griff das Getriebe ausschalten und die Schreibtrommel von den Schreibern entfernen, um ein Verkleben der Schreiber in den Registrierpausen zu verhindern. Zwischen den Stellungen für die 3 Geschwindigkeiten (30, 60, 120 mm/min) findet sich jeweils ein Leerlaufgang. Soll die Trommel von Hand gedreht werden, so ist sie unbedingt auf Leerlauf zu schalten. Mit dem Knopf (*11*) kann die Geschwindigkeit des Kymographion justiert werden. Dieser Knopf darf nur bei laufender Schreibtrommel bedient werden.

Knopf (*15*) dient der Einstellung der Kontaktstange. Die Menge des bei geöffnetem elektrischen Ventil überfließenden Sauerstoffs wird mit dem Nadelventil (*10*) reguliert. Sie soll etwa der doppelten Sauerstoffaufnahme entsprechen, also bei Ruheuntersuchungen 500 ml/min betragen. Die Überlaufgröße ist außerdem abhängig von der Gebläseleistung. Das zugehörige Relais wird mit dem Schalter (*5*) eingeschaltet. Der Stabilisationsweg kann mit dem Hahn (*9*) unterbrochen werden. Dies ist bei längerem Verweilen im Inspirium notwendig (Vitalkapazität, apnoische Pause, Tiffeneau-Test), da sonst während dieser Zeit dauernd Sauerstoff überfließen würde. Die Stabilisation arbeitet nur solange automatisch, wie die Sauerstoffaufnahme die bei dauernd geöffnetem Hahn überfließende Menge nicht übersteigt. Anderenfalls würde der Kontakt auch in den Exspirationsspitzen den isolierten Teil der Kontaktstange nicht mehr erreichen und die Atemkurve trotz dauernden Sauerstoffüberlaufs ansteigen. *Ein Nachdrehen der Kontaktstange würde keine Abhilfe schaffen,* vielmehr müßte durch Änderung der Ventileinstellung (*10*) oder Erhöhen der Pumpengeschwindigkeit (*12*) der Sauerstoffüberlauf vergrößert werden.

Die Funktionsweise der $O_2$-Stabilisation ist folgende (Abb. 38): Die Spirometerglocke ist an einem dünnen Draht G aufgehängt, der über 2 Rollen mit dem Gegengewicht (hier nicht eingezeichnet) in Verbindung steht. An diesem Draht befindet sich oberhalb des Gegengewichtes ein elektrischer Kontakt *C*, der über ein Relais das elektromagnetische Ventil *Ke* steuert. Die Kontaktschleife *C* läuft während der Atmung auf einer Stange *Q* hin und her, die in einen isolierten und leitenden Anteil untergliedert ist. Diese Stange ist verschiebbar und wird zu Beginn der Untersuchung so eingestellt, daß die Kontaktschleife alternierend den isolierten und blanken Teil berührt (s. „Einregeln" der Stabilisation, S. 35). Bei Berührung des leitenden Anteils wird das Ventil geöffnet; Sauerstoff strömt vom rechten in das linke System über, bei Berührung des isolierten Anteils wird die Verbindung geschlossen. Wird mehr Sauerstoff zugeführt als vom Probanden verbraucht wird, so steigt die linke Spirometerglocke an; hierdurch gerät die Kontaktschleife vorwiegend oder ausschließlich auf den isolierten Anteil der Stange. In der Folge senkt sich die Spirometerglocke durch den $O_2$-Verbrauch wieder, bis der Kontakt auf den blanken Teil gerät und genau soviel $O_2$ zugeführt wird, wie aus dem linken System entnommen wird. Es ist also eine automatische Volumenstabilisation, deren Grundprinzip auf ANTHONY und ROHLAND zurückgeht (s. S. 25). Der Hahn *Kr* dient zur Regulierung des $O_2$-Nachschubs pro *Ke*-Öffnung in der Zeiteinheit. Bei stark geöffnetem *Kr* wird also bei gegebener *Ke*-Öffnungszeit sehr viel mehr Sauerstoff überströmen als bei wenig geöffnetem *Kr*. Das Überfließen von Sauerstoff vom rechten in das linke System geschieht dadurch, daß auf der linken Seite bei laufender Pumpe ein Unterdruck entsteht, während die rechte Pumpe ausgeschaltet ist. Durch $K_1$ werden die beiden Systeme voneinander getrennt (Bronchospirometrie).

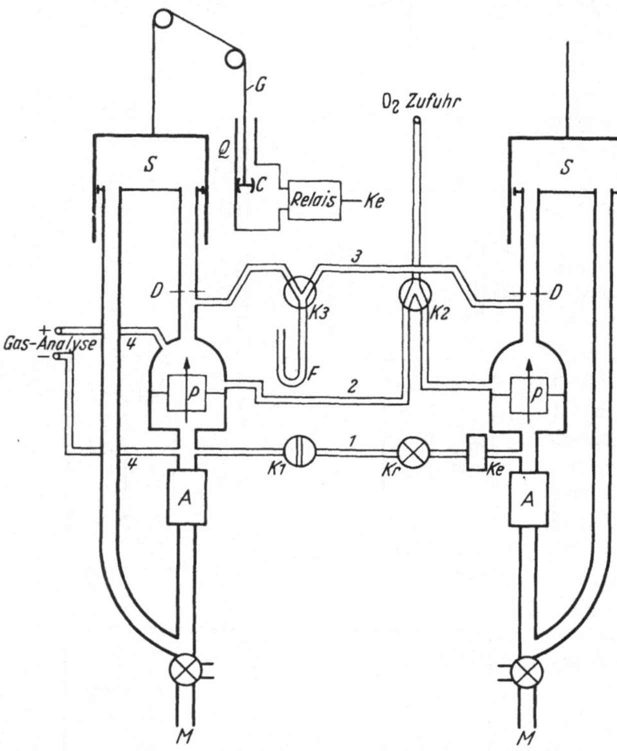


Abb. 38. Schema der Funktionsweise des Pulmotest-Apparates. *S* Spirometer, *D* Diaphragma, *P* Pumpe, *A* Absorber, *F* Strömungsmesser, *M* Patientenanschluß, *K 1* Sauerstoffstabilisator-Abschlußhahn, *K 2* Sauerstoffzufuhrhahn, *K 3* Hahn zum Strömungsmesser, *Ke* Elektromagnetisches Ventil, *Kr* Regulierungsventil für die $O_2$-Stabilisation. *G* Aufhängedraht für Spirometerglocke, an dem sich das Gegengewicht befindet, *C* Kontaktschleife, *Q* Kontaktstange. *1* Leitung für die $O_2$-Zufuhr aus dem Nachfüllgasometer in das Spirometersystem, *2* Leitung zur Auffüllung der Systeme aus der Sauerstoffbombe, *3* Leitung zur Messung der Strömungsgeschwindigkeit in den Systemen, *4* Anschlußleitungen zum Gasanalysegerät (Residualvolumenbestimmung)

Mit dem Hauptschalter (1) kann der gesamte elektrische Teil des Gerätes abgeschaltet werden (Abb. 37). Mit dem Schalter (2) wird der Ventilator, der für den Temperaturausgleich im Innern des Gerätes sorgt, eingeschaltet. Die beiden Stutzen (22) an der Rückseite sind zum Anschluß eines Gasanalysengerätes an das linke System bestimmt. Anderenfalls werden sie mit einem kurzen Schlauchstück verbunden. Zwischen den beiden Anschlüssen besteht eine von der eingestellten Pumpenleistung abhängige Druckdifferenz.

Die Absorber werden mit grobkörnigem Indicatorkalk gefüllt. Dazu werden nach Lösen der drei Rändelschrauben die Deckel der Absorber abgehoben. Vor dem Wiederaufsetzen der Deckel sind die Dichtungsflächen zu säubern. An den Stutzen, der sich an der Rückseite des Gerätes befindet, wird über einen Druckminderer eine Sauerstoffflasche angeschlossen.

Das rechte System ist bei allen Untersuchungen mit Sauerstoff gefüllt. Dazu wird bei laufender (rechter) Pumpe der Hahn (8) auf rechts gestellt und das Ventil an der Sauerstoffflasche so lange geöffnet, bis die Spirometerglocke oben ist. Nun wird nach Öffnen des Zweiwegehahns (Patientenanschluß) durch leichten Druck auf die Glocke mit der flachen Hand das System wieder entleert. Der Zweiwegehahn wird dann wieder geschlossen und das System erneut mit Sauerstoff gefüllt. War vorher Luft im System, so ist dieser Vorgang etwa 10mal zu wiederholen. Später kann verbrauchter Sauerstoff durch einfaches Nachfüllen ersetzt werden. Zur Bronchospirometrie muß, wie bereits beschrieben, auch das linke System mit Sauerstoff gefüllt werden. Dies geschieht in der gleichen Weise, nur daß hier der Hahn (8) auf links gestellt wird.

Das Gerät soll eine halbe Stunde vor Beginn der Messung eingeschaltet werden. Das linke Gebläse (4) läßt man mit etwa 75 l/min laufen. Das Gerät ist so ausbalanciert, daß bei dieser Pumpengeschwindigkeit am Mundstück der Druck 0 gemessen wird. Das linke System wird etwa zur Hälfte mit Luft gefüllt, das rechte enthält Sauerstoff. Zur Einstellung der linken Spirometerglocke öffnet man den Zweiwegehahn und bringt die Glocke durch leichten Druck auf das Gegengewicht (Ansaugen von Luft) oder die Glocke selbst (Ausstoßen von Luft) in die richtige Stellung. Auf dem Registrierpapier entspricht 1 mm der Ordinate einem Volumen von 30 ml. Auf der Abszisse sind bei einer Papiergeschwindigkeit von 30 mm/min 1 cm = 20 sec, bei einer Geschwindigkeit von 60 mm/min 1 cm = 10 sec und bei einer Geschwindigkeit von 1200 mm/min 2 cm = 1 sec.

Für die Bronchospirometrie werden in die beiden Patientenanschlußstücke besondere Ansätze eingeschraubt, die die Verbindung mit den Enden des Bronchospirometriekatheters herstellen.

## 8. Die Apparate von FLEISCH[1]

### a) Klinischer Grundumsatzapparat

Im Gegensatz zu den bisher besprochenen Apparaten wird bei diesem Gerät ein Gummifaltenbalg (*8* auf Abb. 39) als Spirometer benutzt, der sich außerhalb des Systemkreislaufs befindet. Dadurch nimmt das Spirometergas weniger an der Temperaturerhöhung durch die $CO_2$-Absorption und die Respirationsluft teil. Die Kühlung kann deshalb auf die Elemente des Kreislaufs *4*—*6* beschränkt werden. Die Übertragung auf die Registriereinrichtung erfolgt mittels eines Hebelsystems derart, daß der Sauerstoffverbrauch bereits reduziert auf Standardbedingungen (STPD) registriert und die unmittelbare Ablesung des Energieumsatzes in Cal/24 Std ermöglicht wird.

---

[1] FLEISCH, A.: Nouvelles méthodes d'études des échanges gazeux et de la fonction pulmonaire. Basel: Benno Schwabe & Co. 1955.

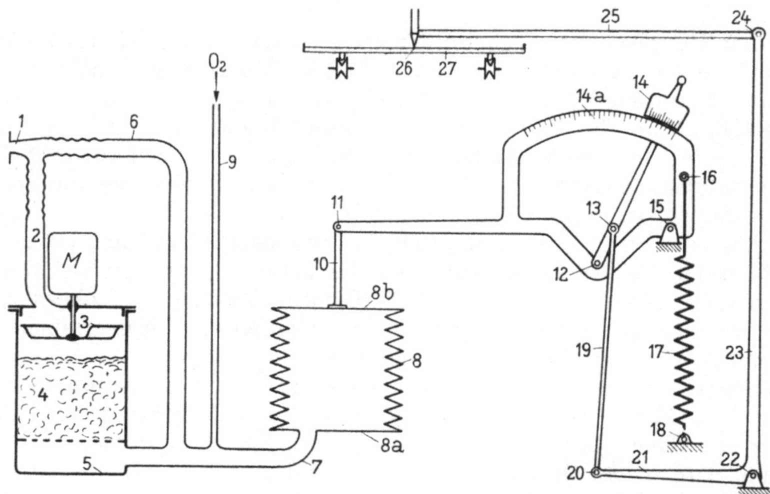


Abb. 39. Schema des Grundumsatzapparates von FLEISCH (Nouvelles méthodes d'études des échanges gazeux et de la fonction pulmonaire. Basel: Benno Schwabe & Co. 1955). *1* Patientenanschluß; *2, 5, 6, 7* Rohrleitungen; *3* Pumpe; *4* $CO_2$-Absorber; *8* Faltenbalg-Spirometer; *9* $O_2$-Einlaß; *10—25* Hebelsystem zur Übertragung der Spirometerbewegungen auf die Registriereinrichtung; *26* Registrierfeder; *27* Registrierschlitten

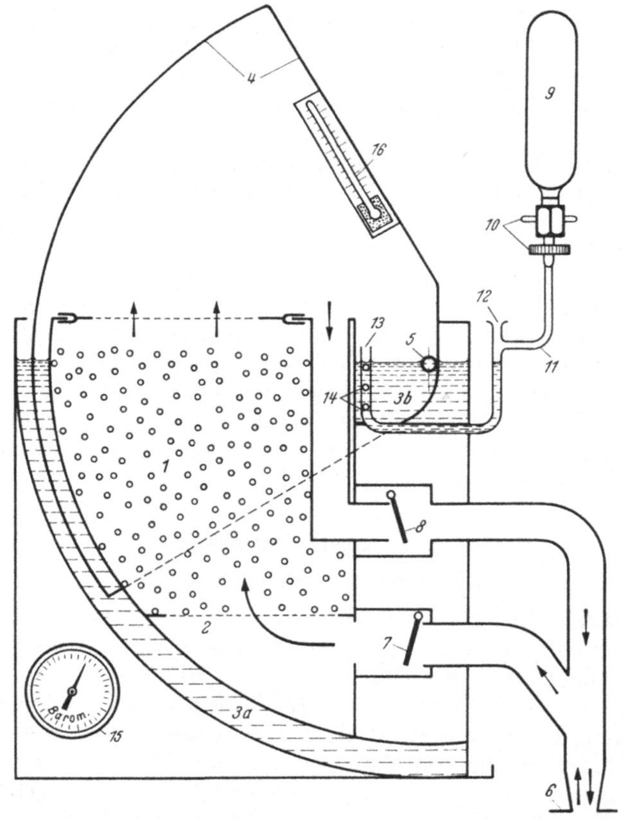


Abb. 40. Schema des „Metabometer" nach FLEISCH (Nouvelles méthodes d'études des échanges gazeux et de la fonction pulmonaire. Basel: Benno Schwabe & Co. 1955). *1* Natronkalk zur $CO_2$-Absorption, *2* Grill, *3a* und *3b* Wassermantel, *4* Spirometerglocke, *5* Achse der Spirometerglocke, *6* Patientenanschluß, *7* und *8* Atemventile, *9* Sauerstoffbombe, *10* Bombenventil, *11* Sauerstoffleitung, *12* Nebenauslaß (wird während $O_2$-Füllung des Spirometers mit dem Finger verschlossen), *13* Sauerstoffleitung, die über die Löcher *14* mit Sperrwasser gefüllt ist, *15* Barometer, *16* Thermometer

### b) Das „Metabometer"

ist ein tragbares Spirometer zur Messung des Grundumsatzes am Krankenbett. Im Gegensatz zu dem beschriebenen klinischen Gerät ist es ventilgesteuert. Die Konstruktion und Funktionsweise geht aus der Abb. 40 hervor. Auch die Bestimmung der Vitalkapazität ist mit diesem Apparat möglich.

### c) Der „Metabograph" *

Dieser Apparat ermöglicht die Untersuchung vom Grundumsatz bis zur stärksten Arbeitsbelastung, z. B. bei Hochleistungssportlern[1]. Er registriert Atemvolumen, Atemminutenvolumen, Sauerstoffverbrauch, $CO_2$-Ausscheidung, respiratorischen Quotienten oder wahlweise das Atemäquivalent für Sauerstoff.

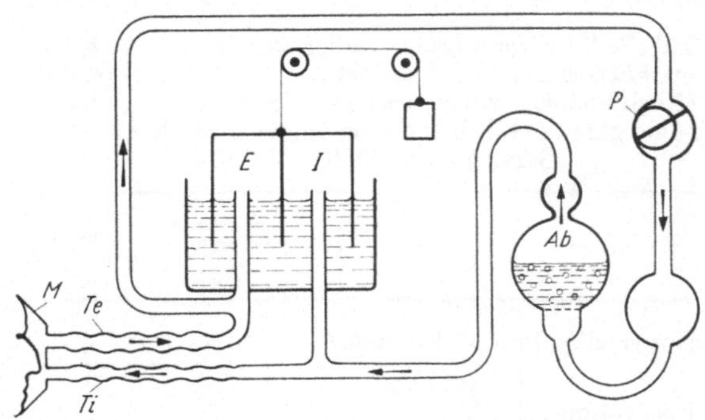

Abb. 41. Schema des „gekoppelten Doppelspirometers" nach FLEISCH (Nouvelles méthodes d'études des échanges gazeux et de la fonction pulmonaire. Basel: Benno Schwabe & Co. 1955). Erläuterung s. Text

Nach FLEISCH ist die Auffassung, daß die Pumpenleistung zur Vermeidung jeglicher Rückatmung die Größe des Atemminutenvolumens haben muß, nicht zutreffend. Vielmehr müßte die Pumpe während der Exspirationsdauer ein Volumen befördern, das zumindest dem Exspirationsvolumen entspricht und während der Inspiration ein Volumen, das dem Inspirationsvolumen entspricht. Wenn Exspiration und Inspiration von gleicher Dauer sind, so muß also die Pumpe mindestens pro Zeiteinheit ein Luftvolumen befördern, das dem doppelten Atemminutenvolumen entspricht. Wenn dieses für eine intensive Arbeit 120 oder 150 l/min beträgt, so muß die Pumpe 300 l/min leisten. Da jedoch die Volumengeschwindigkeit während des Atemcyclus nicht konstant ist, überschreitet das respiratorische Stromvolumen in diesem Fall während der schnellsten Phase des Respirationscyclus sogar das Pumpenstromvolumen, so daß immer noch eine gewisse Rückatmung möglich ist. Diese läßt sich nur dann vermeiden, wenn die Pumpenleistung gleich groß oder größer wäre als das Atemstromvolumen zu jedem beliebigen Zeitpunkt des Atemcyclus. Bei intensiver Körperarbeit, während der die Atemgeschwindigkeiten Werte von 8 l/sec und sogar darüber erreichen können, müßte die Pumpe mindestens 480 l/min leisten. Eine so große Pumpenleistung hat zwei Nachteile:

1. ist die $CO_2$-Absorption im System erschwert,

2. bietet ein so so großer Luftstrom beträchtliche Atemwiderstände, vor allem während der Exspiration. Bei einer Pumpenleistung von 8 l/sec käme das Stromvolumen der Exspirationsluft, das gleichermaßen 8 l/sec betragen soll, hinzu, so daß 16 l/sec die exspiratorische Schlauchleitung durchströmen müssen.

Diese Überlegungen führten FLEISCH zur Anwendung des „gekoppelten Doppelspirometers". Das Prinzip der Funktionsweise dieses zweikammerigen Spirometers sei zunächst erläutert (Abb. 41): Die Glocke des Spirometers wird durch eine Wand in zwei gleiche Teile geteilt: Exspirationskammer (*E*) und

---

* Hersteller: Inst. de Physiologie de l'Université de Lausanne (Schweiz).

[1] REINDELL, H., u. H. W. KIRCHHOFF: Dtsch. med. Wschr. **1956**, 659.

Inspirationskammer (*I*). So entsteht ein neues Funktionsprinzip. Wenn der Patient nicht atmet, läuft die Luft von der Pumpe (*P*) durch den $CO_2$-Absorber (*Ab*) und gelangt direkt durch (*Ti*) in die Maske (*M*); von dort kehrt sie durch (*Te*) zur Pumpe (*P*) zurück: es findet also keine Gaszirkulation in der Spirometerglocke statt.

Es sei nun angenommen, daß die Pumpe (*P*) 4 l/sec leistet. Der Proband atmet mit einem maximalen Stromvolumen von 8 l/sec. Die Luft wird ihm durch den Schlauch (*Ti*) zugeführt; aber da die Pumpe (*P*) nur 4 l/sec leistet, wird die Differenz von 4 l/sec aus der Kammer (*I*) entnommen. Die Glocke senkt sich, indem der Inhalt der Kammer (*I*) um 4 l/sec geleert wird. Die Pumpe (*P*) aspiriert aus der Kammer (*E*) ein Luftvolumen, das ihrer Leistung, also in diesem Beispiel 4 l/sec entspricht. Während dieser Inspiration von 8 l/sec besteht überhaupt kein Luftstrom in dem Schlauch (*Te*), es gibt also auch keine Rückatmung.

Tabelle 2. *Volumengeschwindigkeiten im System bei gewöhnlichem Spirometer und gekoppeltem Doppelspirometer* (Nach Fleisch: Nouvelles méthodes d'études des échanges gazeux et de la fonction pulmonaire. Basel 1955) Bezeichungen Ti, Te s. Abb. 41.

| | | Normales Spirometer l/sec | Gekoppeltes Doppel-spirometer l/sec |
|---|---|---|---|
| Notwendige Pumpenleistung *P* | | 8 | 4 |
| Inspiration | Proband | 8 | 8 |
| | Ti | 8 | 8 |
| | Te | 0 | 0 |
| Exspiration | Proband | 8 | 8 |
| | Ti | 8 | 0 |
| | Te | 16 | 8 |

Während der Exspiration soll auch ein Stromvolumen von 8 l/sec angenommen werden. Da die Pumpe (*P*) nur 4 Liter aspiriert, vermehrt sich das Volumen (*E*) der Kammer um 8—4 = 4 l/sec. Gleichzeitig treibt die Pumpe (*P*) 4 l/sec in die Kammer (*I*), welche durch das Aufwärtstreten der Glocke an Volumen um 4 l/sec zunimmt; während dieser Zeit findet keine Luftpassage durch den Schlauch (*Ti*) statt. Die Tabelle 2 zeigt vergleichsweise die Luftstromvolumina unter den angenommenen Verhältnissen bei einfachem Spirometer und gekoppeltem Doppelspirometer.

Das gekoppelte Doppelspirometer besitzt somit gegenüber dem normalen Spirometer folgende Vorteile: 1. Bei gleicher Geschwindigkeit des Atemstromes braucht die Pumpe (*P*) nur die Hälfte der bei einem gewöhnlichen Spirometer notwendigen Leistung aufzubringen, ohne daß es zur Rückatmung kommt. 2. Dadurch, daß das maximale Stromvolumen im Exspirationsschlauch (*Te*) nur halb so groß ist, als es bei einem gewöhnlichen Spirometer wäre, wird eine erhebliche Verminderung des Atmungswiderstandes erreicht. 3. Diese Verminderung um die Hälfte der Pumpenleistung verbessert die Absorption von $CO_2$ in der Absorptionsvorrichtung (*Ab*) wegen der langsameren Luftpassage.

Fleisch verwendet an Stelle der zylindrischen Trommel die rechteckige Spirometerform nach Krogh. Die Pumpe leistet 270 l/min, was also einer Pumpenleistung von 540 l/min bei einem gewöhnlichen Spirometersystem entsprechen würde.

Die Abb. 42 zeigt schematisch die Funktion des Apparates: Der Motor (*M*) betreibt die Pumpe (*31*). Diese leitet die Luft in die Kammer (*42*), die der Absorption des $CO_2$ dient. Vom $CO_2$ befreit tritt die Luft in die Leitung (*33*), (*21*) ein, wird unter der Klappe (*19*) her in die Leitungen (*22*), (*17*), (*14*), (*15*), (*30*) geleitet und kehrt zur Pumpe (*31*) zurück. Während der Inspiration senkt sich die Glocke (*9*) des Doppelspirometers, ein entsprechendes Volumen aus (*I*) tritt durch die Verbindung (*12*) und (*14*) in die Lungen und die Pumpe (*31*) aspiriert ein gleiches Volumen aus dem Teil (*E*) durch die Verbindung (*11*), (*30*). Bei der Exspiration gelangt das Gasvolumen, das aus den Lungen kommt, durch (*15*) und (*11*) in den Teil (*E*) und von der Leitung (*17*) wird ein entsprechendes Volumen über (*12*) in die Kammer (*I*) geführt. Die Glocke (*9*) hebt sich also. Die Trennungs-

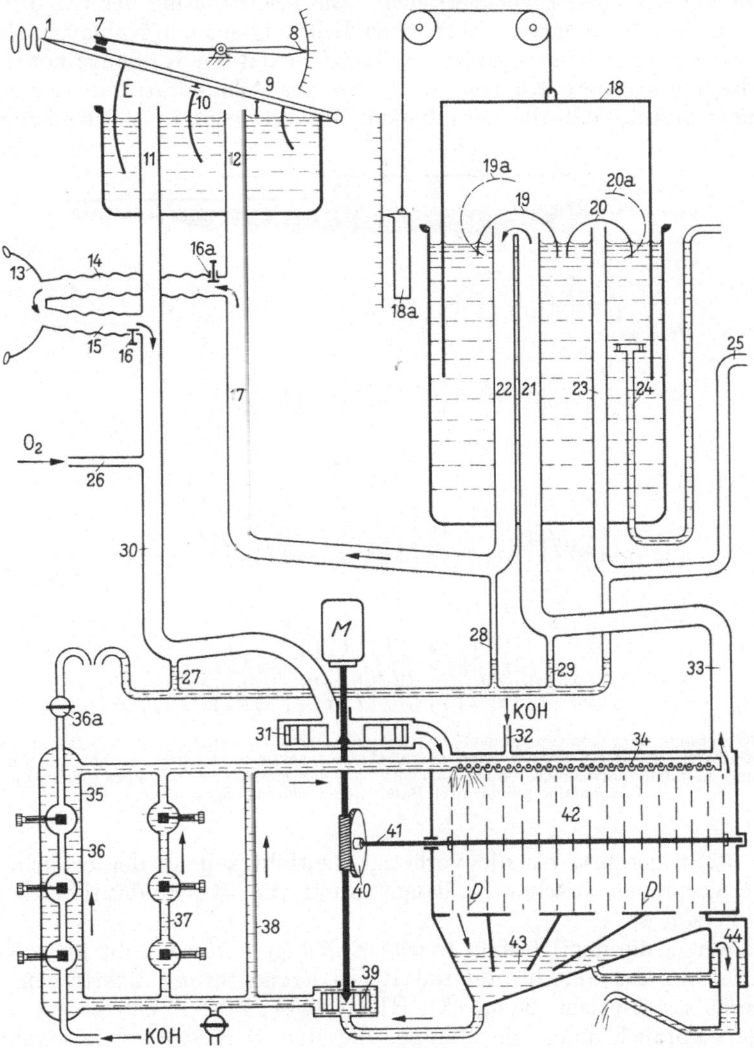


Abb. 42. Schema des „Metabographen" von FLEISCH (Nouvelles méthodes d'études des échanges gazeux et de la fonction pulmonaire. Basel: Benno Schwabe & Co. 1955). Erläuterung s. Text

wand (*10*) trägt eine kleine Öffnung, damit etwas Luft immer von der Kammer (*I*) in die Kammer (*E*) herübertritt, um alles $CO_2$ herauszuspülen.

Die Volumenstabilisation erfolgt durch den elektrischen Kontakt (*7*). Bei Unterbrechung des Kontaktes wird mittels einer Pumpe Sauerstoff durch (*26*) in das System geleitet. Durch diese Stabilisationseinrichtung behält die Glocke eine mittlere Stellung und die Sauerstoffkonzentration im System bleibt annähernd konstant. Berührt die Glocke eben den Kontakt (*7*), so beträgt das Gesamtvolumen des Kreislaufs 32 Liter.

In der Absorptionskammer (*42*) befinden sich rotierende Scheiben, über die Kalilauge rieselt. Hierdurch wird eine möglichst große Oberfläche bei der $CO_2$-Absorption geschaffen. Die Kalilauge sammelt sich im Behälter (*43*), wird durch die Pumpe (*39*) angesaugt und in drei parallel geschalteten Wegen (*38*), (*37*), (*36*) über den Verteiler (*34*) zurückgetrieben. Die Registrierung der $CO_2$-Produktion basiert auf der Messung der elektrischen Leitfähigkeit der Kalilauge. Man hält während der ganzen Untersuchung die Leitfähigkeit der Kalilauge konstant. Da durch das ausgeatmete Kohlendioxyd sich der Alkalinitätsgrad der Kalilauge vermindert und deshalb die Leitfähigkeit absinkt, wird frische Kalilauge durch

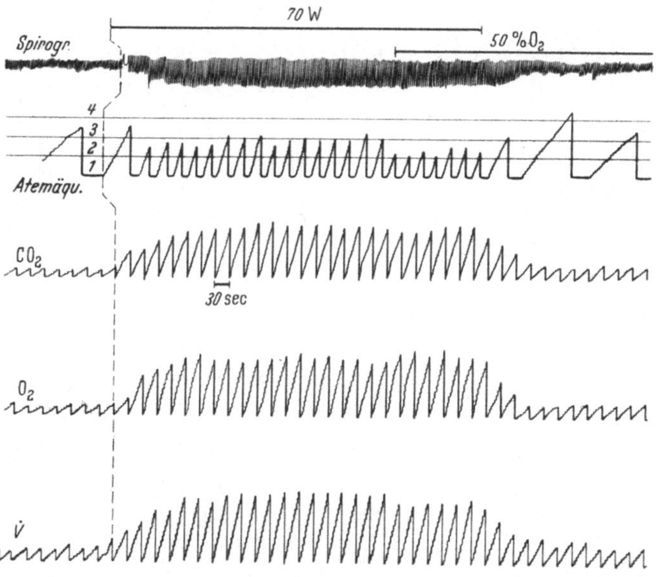


Abb. 43. Spirogramm, aufgenommen mit dem „Metabographen" bei Körperruhe, 70 Watt Belastung und Wechsel des Sauerstoffpartialdrucks. Von oben nach unten: Atemzugvolumen, Atemäquivalent, $CO_2$-Ausscheidung, $O_2$-Aufnahme, Atemminutenvolumen. (Nach FLEISCH: Nouvelles méthodes d'études des échanges gazeux et de la fonction pulmonaire. Basel: Benno Schwabe & Co. 1955)

Leitung (*32*) zugeführt, bis die vorherige Leitfähigkeit wieder erreicht ist. So gibt der Verbrauch frischer Kalilauge direkt die $CO_2$-Produktion der untersuchten Person an.

Die Pumpe, die dem System frische Kalilauge zuführt, gibt über Kontakte elektrische Impulse ab, die auf die Registriereinrichtung übertragen werden. Jeder Impuls entspricht 20 ml $CO_2$ STPD (Abb. 43). Entsprechend wird der Sauerstoffverbrauch über die Pumpe, die den Sauerstoff dem System entsprechend dem Verbrauch zuführt, gemessen; jeder Impuls entspricht 20 ml $O_2$ STPD. Auch das Atemminutenvolumen wird über elektrische Kontakte registriert; jeder Impuls entspricht 500 ml Gasvolumen BTPS.

Der Übergang auf ein beliebiges Gasgemisch ist mit dem Gasometer (*18*) möglich.

Die Dichtigkeit des Metabographen ist praktisch dadurch gesichert, daß kein einziger Hahn im System ist. Im übrigen ließe sich eine eventuelle Undichtigkeit leicht dadurch feststellen, daß man die Maske durch ein Metallrohr ersetzt, das den Kreislauf schließt, oder ein Gewicht auf die Spirometerglocke auflegt. Die etwaige Undichtigkeit der Maske wird dadurch erkannt, daß während der Untersuchung der Sauerstoffverbrauch zu klein wird und der respiratorische Quotient einen anormal hohen Wert gibt. Ein falscher Wert des respiratorischen Quotienten kann auch dadurch hervorgerufen werden, daß die Ventile der Kalilauge- und Sauerstoffpumpen nicht richtig funktionieren.

### 9. Sonstige Geräte

Von den übrigen im Handel befindlichen Spirographen seien noch zwei holländische Modelle erwähnt. Der Apparat der Fa. Lode (*Spirograph D/51*)* besteht aus einem Systemkreislauf mit Natronkalkabsorber, dessen Volumen automatisch über einen elektrischen Kontakt aus einem zweiten gleichdimensionierten Gasometer stabilisiert wird. Die Pumpenleistung liegt über 200 l/min. Zur Bronchospirometrie ist das Gerät nicht geeignet. Die Konstanthaltung der Temperatur wird durch künstliche Aufheizung des Systems auf etwa 9° C über der Außentemperatur erreicht. Während der Untersuchung wird die Temperatur innerhalb 0,2° dadurch konstant gehalten, daß alternierend die Heizung oder ein Ventilator eingeschaltet werden. Das Kymographion hat zwei Geschwindigkeiten, 30 und 1200 mm/min.

Für die Bronchospirometrie ist ein einfaches Doppelspirometer mit zwei ventilgesteuerten Systemen (*Bronchospirograph D/52*) von der Fa. Lode herausgebracht worden.

Der „*Bronchospirograph Almara*"** ist in seinem Aufbau dem Pulmotest ähnlich. Auch dieses Gerät kann wahlweise zur gewöhnlichen Spirographie mit Volumenstabilisation oder zur Bronchospirometrie verwendet werden.

Ein neuer Spirograph für Spirometrie *und* Bronchospirometrie befindet sich bei der Fa. Albert Dargatz, Hamburg, in Entwicklung. Dieses „*Pantestor*" genannte Gerät besteht aus zwei Spirometersystemen mit wassergekühlten Absorbern, zwei Gebläsen mit einer Förderleistung von etwa 300 l/min und 2 Tauchkühlern für die Beeinflussung von Wasserdampfspannung und Temperatur. Die Registrierung erfolgt mit Tintenschreibern auf einem Dreigangkymographion. Für die Sauerstoffstabilisation ist sowohl eine automatische als auch eine manuelle Regelung vorgesehen. Für die Bronchospirometrie soll ein Doppel-Dreiwegehahn angebracht werden, an den die Bronchialkatheter anzuschließen sind. Die anderen spirographischen Untersuchungen bei Ruhe und Belastung können mit Mundstück oder Maske durchgeführt werden.

## B. Offene Systeme

### 1. Systeme ohne spirographische Registrierung

Die einfachste Anordnung besteht in einem Patientenanschluß ($P$) zwischen zwei Ventilen (Abb. 133). Durch das Inspirationsventil ($I$) wird Außenluft oder ein Gasgemisch eingeatmet, durch das Exspirationsventil ausgeatmet und die Exspirationsluft in einem Douglassack ($S$) oder Tissot-Gasometer (s. S. 163) gesammelt. Zwischen Exspirationsventil und Douglassack kann eine Gasuhr eingeschaltet werden, um das exspiratorische Atemzeitvolumen ($V$) zu messen. Da derartige Gasuhren einen zusätzlichen Atemwiderstand darstellen, ist es vorzuziehen, den Inhalt des Douglassackes nachträglich durch eine Gasuhr zu treiben und mit der abgestoppten Füllungszeit das Atemzeitvolumen zu berechnen. Bei geeichten Tissot-Gasometern erübrigt sich die Gasuhr.

* Hersteller: Fa. Instrumenten-Lode N.V., Groningen (Holland); Vertretung für Deutschland: Medico-Technik KG. Bonn a. Rh.

** Hersteller: Fa. Almara, Amsterdam.

Sehr wesentlich ist das mehrmalige Ausspülen von Douglassack oder Tissot-Gasometer vor Beginn des eigentlichen Untersuchungsabschnittes, damit die im Totraum der genannten Sammelvorrichtungen befindliche Luft entfernt wird, die sich sonst den Exspirationsgasen zumischen und das Ergebnis verfälschen würde. Man läßt den Patienten durch das Mundstück längere Zeit in den entsprechenden Sammelbehälter hineinatmen und leert diesen vollkommen aus, läßt abermals längere Zeit hineinatmen, leert nochmals aus und beginnt jetzt erst mit der eigentlichen Untersuchung.

Die Sauerstoffaufnahme über einen gegebenen Zeitraum läßt sich aus dem Produkt des Atemzeitvolumens und der $O_2$-Differenz zwischen Inspirations- und Exspirationsluft berechnen. Da jedoch im allgemeinen die Sauerstoffaufnahme größer als die $CO_2$-Ausscheidung ist ($RQ < 1$), so muß das unterschiedliche Volumen des Inspirations- und Exspirationsgases bei der Berechnung berücksichtigt werden.

Demnach wird der Sauerstoffverbrauch pro Minute nach folgender Formel berechnet*:

$$\dot{V}_{O_2\,\mathrm{STPD}} = \dot{V}_{E\,\mathrm{ATPS}} \left( C_{O_2 I} \cdot \frac{C_{N_2 E}}{C_{N_2 I}} - C_{O_2 E} \right) k \tag{1}$$

wobei $k$ der Faktor zur Umrechnung auf Standardbedingungen (STPD) ist (s. S. 397, Tabelle 64). Analog wird die $CO_2$-Ausscheidung berechnet:

$$\dot{V}_{CO_2\,\mathrm{STPD}} = \dot{V}_{E\,\mathrm{ATPS}} \left( C_{CO_2 E} - C_{CO_2 I} \frac{C_{N_2 E}}{C_{N_2 I}} \right) k\,. \tag{2}$$

Wird $CO_2$-freies Gas (also auch Außenluft wegen des zu vernachlässigenden $CO_2$-Gehaltes) inspiriert, so kann die Formel vereinfacht werden zu:

$$\dot{V}_{CO_2\,\mathrm{STPD}} = \dot{V}_{E\,\mathrm{ATPS}} \cdot C_{CO_2 E} \cdot k. \tag{3}$$

Das Atemminutenvolumen wird aus dem gesamten exspirierten Gasvolumen ($V_E$) errechnet nach:

$$\dot{V}_{E\,\mathrm{BTPS}} = \frac{V_{E\,\mathrm{ATPS}}}{t} \cdot k', \tag{4}$$

wobei $t$ die Untersuchungsdauer in Minuten und $k'$ der Faktor zur Umrechnung auf Körperverhältnisse (BTPS) ist (s. S. 406, Tabelle 70).

Das Atemvolumen (Atemhubvolumen, Atemzugvolumen) errechnet sich hieraus:

$$V_{TE\,\mathrm{BTPS}} = \frac{\dot{V}_{E\,\mathrm{BTPS}}}{f},$$

wobei $f$ die Zahl der Atemzüge pro Minute ist.

Die Ausrechnung der Gl. (1) wird bei Einatmung von Außenluft mit Hilfe der Tabelle 3 erleichtert. Man geht folgendermaßen vor:

$C_{CO_2 E}$ und $C_{O_2 E}$ werden addiert; diese Summe von 1 subtrahiert ergibt $C_{N_2 E}$, nach Multiplikation mit 100 erhält man den prozentualen $N_2$-Gehalt. In der Tabelle 3 liest man bei dem $N_2$%-Wert den Faktor ab; dieser Faktor ist $C_{N_2 E}/C_{N_2 I}$. Mit ihm ist also $C_{O_2 I}$ bzw. $C_{CO_2 I}$ zu multiplizieren. Als Beispiel sei $C_{CO_2 E}$ 0,037, $C_{O_2 E}$ 0,167; die Summe ist 0,204. $C_{N_2 E}$ ist also 0,796. Dies ergibt nach der

* Erläuterungen der Symbole s. S. 413.

Tabelle 3. *Multiplikationsfaktor für das an der Gasuhr abgelesene und reduzierte Exspirationsgas für $N_2$-Werte über 79,07%*

| Gefunden $N_2$ % | Multiplikationsfaktor | | Gefunden $N_2$ % | Multiplikationsfaktor | |
|---|---|---|---|---|---|
| | Numerus | Logarithmus | | Numerus | Logarithmus |
| 79,07 | 1,0000 | 00000 | 80,20 | 1,0143 | 00616 |
| 79,10 | 1,0004 | 00017 | 80,30 | 1,0156 | 00671 |
| 79,20 | 1,0017 | 00072 | 80,40 | 1,0168 | 00725 |
| 79,30 | 1,0029 | 00126 | 80,50 | 1,0180 | 00779 |
| 79,40 | 1,0042 | 00181 | 80,60 | 1,0194 | 00833 |
| 79,50 | 1,0054 | 00236 | 80,70 | 1,0206 | 00886 |
| 79,60 | 1,0067 | 00290 | 80,80 | 1,0219 | 00940 |
| 79,70 | 1,0080 | 00345 | 80,90 | 1,0231 | 00994 |
| 79,80 | 1,0093 | 00399 | 81,00 | 1,0244 | 01048 |
| 79,90 | 1,0105 | 00454 | 81,10 | 1,0257 | 01101 |
| 80,00 | 1,0118 | 00508 | 81,20 | 1,0270 | 01155 |
| 80,10 | 1,0130 | 00562 | 81,30 | 1,0282 | 01208 |

Tabelle 4. *Korrekturtabelle der gefundenen Sauerstoffwerte für $N_2$-Werte über 79,07%, bei denen die angegebenen Zahlen subtrahiert werden müssen*

| $O_2$% | 79,07 | 79,10 | 79,20 | 79,30 | 79,40 | 79,50 | 79,60 | 79,70 |
|---|---|---|---|---|---|---|---|---|
| 19,40 | 0,000 | 0,008 | 0,032 | 0,056 | 0,079 | 0,103 | 0,127 | 0,150 |
| 18,90 | 0,000 | 0,007 | 0,031 | 0,054 | 0,077 | 0,101 | 0,124 | 0,147 |
| 18,40 | 0,000 | 0,007 | 0,030 | 0,052 | 0,075 | 0,097 | 0,120 | 0,142 |
| 17,90 | 0,000 | 0,007 | 0,030 | 0,052 | 0,074 | 0,096 | 0,118 | 0,140 |
| 17,40 | 0,000 | 0,007 | 0,029 | 0,050 | 0,071 | 0,093 | 0,114 | 0,135 |
| 16,90 | 0,000 | 0,007 | 0,028 | 0,049 | 0,070 | 0,090 | 0,111 | 0,132 |
| 16,40 | 0,000 | 0,007 | 0,027 | 0,047 | 0,067 | 0,087 | 0,107 | 0,127 |
| 15,90 | 0,000 | 0,007 | 0,026 | 0,046 | 0,065 | 0,085 | 0,104 | 0,124 |
| 15,40 | 0,000 | 0,006 | 0,025 | 0,045 | 0,064 | 0,084 | 0,102 | 0,122 |
| 14,90 | 0,000 | 0,006 | 0,025 | 0,043 | 0,061 | 0,079 | 0,098 | 0,116 |
| 14,40 | 0,000 | 0,006 | 0,024 | 0,041 | 0,058 | 0,076 | 0,093 | 0,110 |

| $O_2$% | 79,80 | 79,90 | 80,00 | 80,10 | 80,20 | 80,30 | 80,40 | 80,50 |
|---|---|---|---|---|---|---|---|---|
| 19,40 | 0,174 | 0,197 | 0,221 | 0,245 | 0,269 | 0,293 | 0,317 | 0,340 |
| 18,90 | 0,171 | 0,194 | 0,217 | 0,241 | 0,265 | 0,289 | 0,313 | 0,337 |
| 18,40 | 0,165 | 0,187 | 0,210 | 0,232 | 0,255 | 0,277 | 0,300 | 0,322 |
| 17,90 | 0,164 | 0,186 | 0,208 | 0,230 | 0,252 | 0,274 | 0,296 | 0,318 |
| 17,40 | 0,157 | 0,178 | 0,199 | 0,220 | 0,241 | 0,262 | 0,283 | 0,303 |
| 16,90 | 0,153 | 0,174 | 0,195 | 0,216 | 0,237 | 0,258 | 0,279 | 0,299 |
| 16,40 | 0,147 | 0,167 | 0,187 | 0,207 | 0,227 | 0,247 | 0,267 | 0,287 |
| 15,90 | 0,143 | 0,163 | 0,182 | 0,202 | 0,221 | 0,241 | 0,260 | 0,280 |
| 15,40 | 0,141 | 0,160 | 0,179 | 0,198 | 0,217 | 0,236 | 0,255 | 0,271 |
| 14,90 | 0,134 | 0,153 | 0,161 | 0,189 | 0,207 | 0,226 | 0,244 | 0,262 |
| 14,40 | 0,128 | 0,145 | 0,163 | 0,180 | 0,197 | 0,215 | 0,232 | 0,250 |

| $O_2$% | 80,60 | 80,70 | 80,80 | 80,90 | 81,00 | 81,10 | 81,20 | 81,30 |
|---|---|---|---|---|---|---|---|---|
| 19,40 | 0,364 | 0,388 | 0,412 | 0,436 | 0,460 | 0,483 | 0,507 | 0,530 |
| 18,90 | 0,361 | 0,385 | 0,409 | 0,431 | 0,455 | 0,479 | 0,503 | 0,525 |
| 18,40 | 0,345 | 0,367 | 0,390 | 0,412 | 0,435 | 0,457 | 0,480 | 0,502 |
| 17,90 | 0,340 | 0,362 | 0,384 | 0,406 | 0,428 | 0,450 | 0,471 | 0,491 |
| 17,40 | 0,325 | 0,346 | 0,367 | 0,399 | 0,420 | 0,441 | 0,460 | 0,480 |
| 16,90 | 0,320 | 0,341 | 0,362 | 0,383 | 0,404 | 0,424 | 0,445 | 0,463 |
| 16,40 | 0,307 | 0,327 | 0,347 | 0,367 | 0,387 | 0,407 | 0,427 | 0,447 |
| 15,90 | 0,299 | 0,319 | 0,338 | 0,358 | 0,377 | 0,397 | 0,417 | 0,436 |
| 15,40 | 0,292 | 0,311 | 0,330 | 0,349 | 0,367 | 0,385 | 0,404 | 0,422 |
| 14,90 | 0,280 | 0,299 | 0,317 | 0,335 | 0,353 | 0,372 | 0,391 | 0,409 |
| 14,40 | 0,267 | 0,285 | 0,302 | 0,320 | 0,338 | 0,358 | 0,378 | 0,395 |

Der konstante Sauerstoffwert der Luft minus dem reduzierten $O_2$-Wert der Analyse ergibt das wahre Sauerstoffdefizit in Kubikzentimetern.

Tabelle 5. *Korrekturtabelle der gefundenen Kohlensäurewerte für $N_2$-Werte über 79,07%, bei denen die angegebenen Zahlen subtrahiert werden müssen*

| $CO_2$% | 79,07 | 79,10 | 79,20 | 79,30 | 79,40 | 79,50 | 79,60 | 79,70 |
|---|---|---|---|---|---|---|---|---|
| 0,53 | 0,000 | 0,000 | 0,000 | 0,002 | 0,003 | 0,005 | 0,006 | 0,007 |
| 1,03 | 0,000 | 0,000 | 0,002 | 0,003 | 0,004 | 0,006 | 0,007 | 0,008 |
| 1,53 | 0,000 | 0,001 | 0,003 | 0,005 | 0,006 | 0,008 | 0,010 | 0,012 |
| 2,03 | 0,000 | 0,001 | 0,003 | 0,006 | 0,008 | 0,011 | 0,014 | 0,016 |
| 2,53 | 0,000 | 0,001 | 0,004 | 0,007 | 0,011 | 0,014 | 0,017 | 0,021 |
| 3,03 | 0,000 | 0,001 | 0,005 | 0,009 | 0,013 | 0,017 | 0,020 | 0,024 |
| 3,53 | 0,000 | 0,002 | 0,006 | 0,010 | 0,015 | 0,019 | 0,024 | 0,028 |
| 4,03 | 0,000 | 0,002 | 0,007 | 0,012 | 0,017 | 0,022 | 0,027 | 0,032 |
| 4,53 | 0,000 | 0,002 | 0,007 | 0,013 | 0,019 | 0,024 | 0,030 | 0,033 |

| $CO_2$% | 79,80 | 79,90 | 80,00 | 80,10 | 80,20 | 80,30 | 80,40 | 80,50 |
|---|---|---|---|---|---|---|---|---|
| 0,53 | 0,008 | 0,008 | 0,010 | — | — | — | — | — |
| 1,03 | 0,009 | 0,011 | 0,012 | 0,013 | 0,015 | 0,016 | — | — |
| 1,53 | 0,014 | 0,016 | 0,018 | 0,020 | 0,022 | 0,024 | 0,025 | 0,027 |
| 2,03 | 0,019 | 0,021 | 0,024 | 0,026 | 0,029 | 0,031 | 0,034 | 0,036 |
| 2,53 | 0,024 | 0,027 | 0,030 | 0,033 | 0,036 | 0,039 | 0,042 | 0,045 |
| 3,03 | 0,028 | 0,032 | 0,035 | 0,039 | 0,043 | 0,046 | 0,050 | 0,054 |
| 3,53 | 0,032 | 0,037 | 0,041 | 0,046 | 0,050 | 0,054 | 0,059 | 0,063 |
| 4,03 | 0,037 | 0,042 | 0,047 | 0,052 | 0,057 | 0,062 | 0,067 | 0,072 |
| 4,53 | 0,041 | 0,047 | 0,052 | 0,058 | 0,063 | 0,069 | 0,075 | 0,080 |

| $CO_2$% | 80,60 | 80,70 | 80,80 | 80,90 | 81,00 | 81,10 | 81,20 | 81,30 |
|---|---|---|---|---|---|---|---|---|
| 0,53 | — | — | — | — | — | — | — | — |
| 1,03 | — | — | — | — | — | — | — | — |
| 1,53 | 0,029 | 0,031 | 0,033 | — | — | — | — | — |
| 2,03 | 0,039 | 0,041 | 0,044 | 0,046 | 0,048 | 0,051 | — | — |
| 2,53 | 0,048 | 0,051 | 0,054 | 0,057 | 0,060 | 0,063 | 0,066 | 0,069 |
| 3,03 | 0,057 | 0,061 | 0,065 | 0,069 | 0,073 | 0,077 | 0,081 | 0,085 |
| 3,53 | 0,067 | 0,071 | 0,075 | 0,079 | 0,084 | 0,088 | 0,092 | 0,096 |
| 4,03 | 0,077 | 0,082 | 0,087 | 0,092 | 0,097 | 0,102 | 0,107 | 0,112 |
| 4,53 | 0,086 | 0,091 | 0,096 | 0,101 | 0,107 | 0,112 | 0,118 | 0,123 |

Tabelle 3 einen Faktor von 1,0067. Man rechnet nun am einfachsten logarithmisch:

$$\begin{array}{l} \log 1{,}0067 = 0{,}0029 \\ \log 0{,}2093 = 0{,}3208—1 \\ \hline \quad 0{,}3237—1 \\ \quad = 0{,}2107\ (C_{N_2E}/C_{N_2I})\ C_{O_2I} \\ \quad —0{,}167\ \ C_{O_2E} \\ \hline \quad 0{,}0437 \text{ Multiplikationsfaktor für } \dot{V}_E \end{array}$$

$\dot{V}_E$ STPD (!) ($= \dot{V}_E$ ATPS $\cdot k$) sei 6100 ml/min. Die Sauerstoffaufnahme/min beträgt in diesem Beispiel also 276 ml/min, STPD.

Eine andere Möglichkeit der vereinfachten Berechnung des $O_2$-Defizits (Sauerstoffgehalt der Inspirationsluft minus Sauerstoffgehalt der Exspirationsluft) besteht in der Benutzung der Tabelle 4. Es sei ein Beispiel gegeben: Man findet in der Exspirationsluft einen Sauerstoffgehalt von 16,4%, einen Stickstoffgehalt (100 — $O_2$ + $CO_2$) von 79,8%. Von 16,4, ist der in der Tabelle 4 unter der Spalte 79,80 aufgesuchte Wert 0,147 zu subtrahieren = 16,25. Das $O_2$-Defizit ist also 20,93 — 16,25 = 4,68% $O_2$. Die Tabelle 5 dient zur Korrektion der gefundenen $CO_2$-Werte (im allgemeinen Vernachlässigung möglich wegen des geringen $CO_2$-Gehaltes der Außenluft).

Für respiratorische Quotienten über 1 sind die Tabellen nicht anwendbar. Ein derartiger RQ tritt jedoch im steady state nicht auf (s. S. 110).

### a) Gasuhren

Es gibt sog. „trockene“ und „feuchte“ Gasuhren. Für physiologische und klinische Zwecke werden vorzugsweise die letztgenannten Gasmesser benutzt, da sie eine größere Genauigkeit haben. Sie bestehen im allgemeinen aus einem trommelartigen Behälter mit vier schraubenförmig gestalteten, auf einer Achse montierten Flügeln, die teilweise in die Sperrflüssigkeit eintauchen. Die Umdrehung der Trommel wird durch einen Zeiger direkt angezeigt, kann aber auch durch eine Übersetzung ein Zählwerk in Bewegung setzen, wodurch jedoch die Empfindlichkeit der Anzeige verringert wird. Eine Hauptfehlerquelle für die Registrierung liegt in der allmählichen Verdunstung des Sperrwassers. Beim Sinken des Wasserspiegels wird nämlich der Gasraum in der Trommel größer und entspricht nicht mehr dem Eichwert. Zweckmäßig ist daher ein Überlauf; das Wasser ist dann möglichst häufig bis zu dem Überlauf nachzufüllen. Bei anderen Systemen findet sich ein Wasserstandrohr. Durch 2 Hähne kann man Sperrflüssigkeit zu- und ablassen. Die Leistung einer derartigen Gasuhr ist gut zu regulieren und zu eichen. Die Gasuhren werden für bestimmte, möglichst geringe Durchströmungsgeschwindigkeit geeicht. Nach den Untersuchungen von KROGH[1] nimmt nämlich die Genauigkeit der Messungen mit der Zahl der Umdrehungen der Gasuhrtrommel ab, und zwar nimmt mit zunehmender Umdrehungszahl das geförderte Volumen pro Umdrehung ab. Die Eichung bei verschiedenen Umdrehungszahlen kann mit dem Tissot-Gasometer erfolgen. KROGH[1] hat ein Spezialgasometer für die Eichung von Gasuhren angegeben.

Die *trockenen* Gasuhren bestehen aus 2 Bälgen, die alternierend gefüllt und entleert werden. Sie sind im allgemeinen ungenauer als die feuchten Gasuhren. Nach KROGH sollten sie nicht so eingerichtet sein, daß sie Volumina anzeigen, sondern nur die Zahl der Umdrehungen. Sie sind dann entsprechend zu eichen. Die Eichwerte ändern sich mit dem Alter des Apparates.

### b) Industriegeräte

Das bisher beschriebene Prinzip der *offenen Methode*, basierend auf der Analyse der Exspirationsluft, findet auch bei *Industriegeräten* Anwendung. Das Diaferometer nach NOYONS[2,*] und das Grundumsatzgerät von HARTMANN und BRAUN[**] sind derartige Apparate, bei denen $O_2$- und $CO_2$-Gehalt der Exspirationsluft kontinuierlich nach dem Prinzip der Wärmeleitfähigkeit der Gase gemessen werden.

Bei dem *Noyons-Diaferometer* wird in einer Plexiglas-Atemhaube ein ständiger Gasstrom zum Analysengerät (Diaferometer) mittels einer Pumpe erzeugt. Unter der Haube befindet sich der Kopf des Patienten. Die Haube wird am Halsausschnitt mit einem Polyäthylenvorhang leicht abgedeckt. Durch die kleinen Spalten dieses Vorhangs saugt die Pumpe des Diaferometers stetig Zimmerluft durch die Haube hindurch. Auf diese Weise wird auch die vom Patienten ausgeatmete Luft dem Diaferometer zur Analyse zugeführt. $O_2$ und $CO_2$ werden nach dem Prinzip der Wärmeleitfähigkeit von Gasen analysiert. Die Leitfähigkeit

---

[1] KROGH, A.: Biochem. J. **14**, 282 (1920).

[2] NOYONS, A. K. M.: Ann. Physiol. Physicochim. biol. **13**, 909 (1937).

* Hersteller: Fa. Kipp & Zonen, Delft (Holland); Deutsche Vertretung: Kipp, Köln, Ebertplatz 19.

** Hersteller: Fa. Hartmann und Braun, Frankfurt a. M.

eines elektrisch erwärmten Drahtes ändert sich mit der Zusammensetzung der ihn umgebenden Gasmischung (s. S. 186). Die Widerstandsmessung des Drahtes geschieht mit einer Wheatstoneschen Brücke. Da $O_2$ und $CO_2$ gleichzeitig bestimmt werden, befinden sich im Noyons-Diaferometer zwei Wheatstonesche Brücken und zwei Galvanometer. Zunächst wird Zimmerluft an den vier Zweigen jeder Brücke entlanggeführt. Dann wird das Haubengas mit der Exspirationsluft zwei Zweigen der Brücke zugeführt und die Widerstandsänderung mit den Galvanometern angezeigt. Die Widerstandsdrähte werden mit einem Heizstrom von 100 mA gespeist, der einem 6 V-Akkumulator entnommen wird. Außerdem befindet sich an der Apparatur ein Gasstrommesser zur Ablesung der durchgepumpten Luftmenge.

Die Messung geschieht in folgender Weise: Der Hahn wird auf „0“ gestellt und der Stand beider Galvanometer wird abgelesen. Nach Drehung des Hahnes auf „Messung“ werden während mehrerer Minuten die Galvanometer abgelesen und die Differenz gegenüber dem Ausgangswert in regelmäßigen Abständen für $O_2$ und $CO_2$ eingetragen. Mittels eines dem Gerät beigegebenen Eichscheines wird hieraus die $O_2$- und $CO_2$-Konzentration errechnet. Aus diesen Werten, der an der Gasuhr abgelesenen durchgepumpten Gasmenge und der Untersuchungsdauer, läßt sich der aufgenommene Sauerstoff und das abgegebene $CO_2$/min ermitteln.

Der Vorteil des Apparates, der vorzugsweise zur Grundumsatzbestimmung Anwendung findet, besteht in der völlig unbehinderten Atmung unter der Plexiglashaube; Mundstück oder Atemmaske fallen fort. Die Untersuchung mehrerer Patienten nacheinander ohne Unterbrechung ist möglich. Mittels besonderer Zusatzeinrichtungen können Stoffwechseluntersuchungen an Kleinkindern und Versuchstieren durchgeführt werden.

Im Unterschied hierzu lehnt sich der *Grundumsatzapparat der Fa. Hartmann und Braun* noch enger an das oben beschriebene klassische offene System an: Der Proband atmet über ein Atemventil in eine Einrichtung, die — nach dem Wärmeleitfähigkeitsprinzip (auch mit zwei Wheatstoneschen Brücken und zwei Galvanometern) — kontinuierlich die $O_2$- und $CO_2$-Konzentration der Exspirationsluft, und mittels einer Gasuhr, das in der Zeit eingeatmete Gasvolumen mißt. Die Atemluft gelangt über ein Mischgefäß nach außen. Zur Analyse der Exspirationsluft wird durch eine kontinuierlich arbeitende Membranpumpe ein Teilstrom aus dem Mischgefäß entnommen und den beiden Meßblöcken im Analysator zugeleitet. Gleichzeitig wird mit derselben Pumpe Vergleichsluft angesaugt. Atemluft und Vergleichsluft werden getrocknet. In einem dieser Rohre wird außerdem $CO_2$ absorbiert. So wird in dem einen Meßblock die Differenz zwischen $CO_2$-freier Exspirationsluft und Vergleichsluft ($O_2$-Defizit), in dem anderen zwischen $CO_2$-haltiger Atemluft und Vergleichsluft gemessen.

Das Gerät wird an das Wechselstromnetz angeschlossen. Die Meßschaltung wird mit Gleichstrom betrieben, den ein Konstant-Transformator mit Trockengleichrichtern abgibt. Die erforderliche Meßspannung wird bei Netzspannungsänderungen bis 15% und Frequenzänderungen bis 4% als genügend konstant angegeben. Das Gerät ist derart geeicht, daß die $O_2$- bzw. $CO_2$-Konzentration der Exspirationsluft direkt an den Galvanometern abgelesen werden kann.

## 2. Systeme mit spirographischer Registrierung

Als „offene Systeme“ wurden diejenigen Einrichtungen definiert, bei denen Inspirations- und Exspirationsluft getrennt bleiben (s. S. 18). Durch besondere Anordnungen wurde auch bei den offenen Systemen die spirographische Registrierung ermöglicht.

Eine heute noch verwendete Methode ist in der Abb. 44 skizziert. Sie wurde erstmals von DUSSER DE BARENNE und BURGER[1, 2] angegeben und später von anderen Autoren[3-9] übernommen und modifiziert. Sie ist heute unter dem Namen „box-balloon"-Methode in einigen Laboratorien der angelsächsischen Länder in Gebrauch.

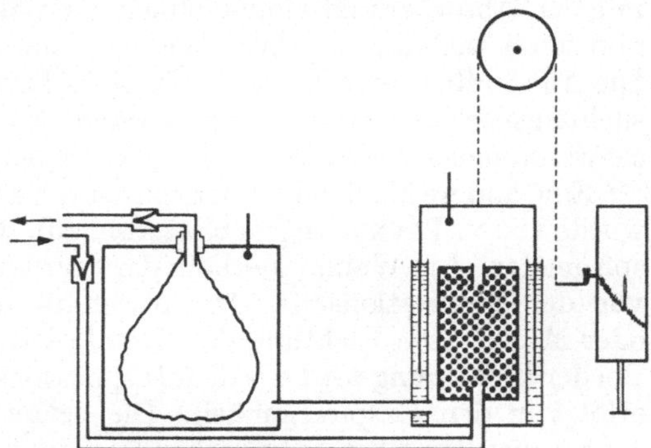

Abb. 44. Schema der „box-balloon"-Methode. [Nach GAENSLER und LINDGREN: Scand. J. clin. Lab. Invest. 7, Suppl. 20, 19 (1955)]

Wie in Abb. 44 dargestellt, inspiriert der Proband durch ein Einatmungsventil aus einem großen Gummibeutel oder meteorologischen Ballon aus Neopren, der mit Luft oder dem gewünschten Gasgemisch gefüllt ist. Der Ballon ist in einem gasdichten Kasten eingelassen. Mit diesem Kasten steht ein Spirometer in Verbindung. Bei der Inspiration verringert sich das Volumen des Beutels. Da hierdurch ein Unterdruck im Kasten entsteht, sinkt die Spirometerglocke um den entsprechenden Volumenbetrag ab. Während der Exspiration atmet die Versuchsperson durch das Ausatmungsventil direkt in den Kasten: Die Spirometerglocke steigt wieder an. Es kommt also zur volumengetreuen spirographischen Registrierung, ohne daß Inspirations- und Exspirationsgas miteinander in Berührung kommen. Da das $CO_2$ nicht absorbiert wird, sinkt die Spirometerglocke nur entsprechend dem RQ (normalerweise geringere $CO_2$-Ausscheidung als $O_2$-Aufnahme). Fügt man einen Natronkalkzylinder in den Exspirationsteil ein, so entspricht die

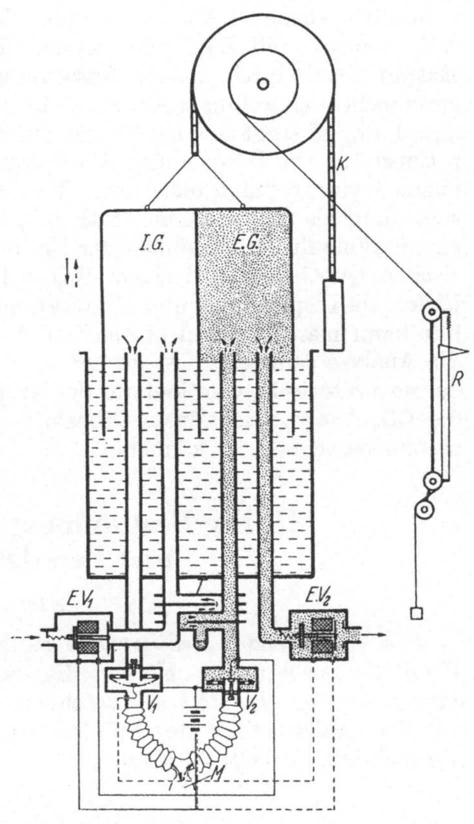


Abb. 45. Spirograph nach v. TAVEL, schematisch. [Luftfahrtmed. 2, 77 (1938)]

1 DUSSER DE BARENNE, J. G., u. G. C. E. BURGER: Klin. Wschr. **1924**, 395.

2 DUSSER DE BARENNE, J. G., u. G. C. E. BURGER: Handbuch der biologischen Arbeitsmethoden, Abt. IV, Teil 10, S 937. Berlin u. Wien: Urban & Schwarzenberg 1926.

3 ROTH, H. P.: Apparatus for determining metabolism or type of respiration (spirogram) with facilities for breathing of a gas of constant composition. Boston: Thesis 1939.

4 LANDMESSER, C. M., u. R. D. DRIPPS: Anesthesiology **9**, 159 (1941).

5 SONNE, C.: Acta med. scand. **105**, 314 (1940).

6 DONALD, K. W., u. R. V. CHRISTIE: Clin. Sci. **8**, 21 (1949).

7 GEORG, J.: Scand. J. clin. Lab. Invest. **1**, 239 (1949).

8 GAENSLER, E. A., u. J. W. STRIEDER: J. thorac. Surg. **22**, 1 (1951).

9 GAENSLER, E. A., u. D. W. CUGELL: J. Lab. clin. Med. **40**, 410 (1952).

Volumenabnahme des Spirometers dem Sauerstoffverbrauch, wie bei der Spirographie mit geschlossenem System. Registriert man also die Atemkurve einmal mit $CO_2$-Absorber und einmal ohne, so erhält man die $O_2$-Aufnahme und den RQ und somit auch die $CO_2$-Ausscheidung, ohne daß eine Gasanalyse notwendig wird. Die Anwendbarkeit sehr großer Kasten- bzw. Ballonvolumina, die längere Untersuchungsperioden ermöglichen würden, ist dadurch begrenzt, daß Temperaturschwankungen merkliche Volumenfehler hervorrufen (s. auch S. 22).

Eine andere Möglichkeit der spirographischen Registrierung im offenen System wurde von v. TAVEL[1] angegeben (Abb. 45). Er verwendet ein gekoppeltes Doppelspirometer. Die Wand innerhalb der Spirometerglocke trennt die Inspirationsluft von der Exspirationsluft. Der Anschluß des Probanden erfolgt an Mundstück oder Maske. Die Richtung der Atemluft ist durch Ventile $V_1$ und $V_2$ gesteuert. Bei der Einatmung wird aus dem Inspirationsteil Luft entnommen, die Ausatmung erfolgt in den Exspirationsteil. Die beiden Steuerventile $V_1$ und $V_2$ bewirken aber außerdem über entsprechende Kontakte die Öffnung bzw. Schließung der elektromagnetischen Ventile $EV_1$ und $EV_2$. Wird inspiriert (ist also $V_1$ offen), so wird $EV_1$ verschlossen und $EV_2$ geöffnet. Während sich also bei der Inspiration die Glocke senkt und die Luft aus *IG* in die Lunge einströmt, tritt das in *EG* befindliche Gas über $EV_2$ nach außen. Wird exspiriert (ist also $V_2$ offen), so wird $EV_1$ geöffnet und $EV_2$ verschlossen. Die Glocke hebt sich also während der Exspiration dadurch, daß die Ausatmungsluft in *EG* eintritt, gleichzeitig wird ein entsprechendes Volumen Außenluft über $EV_1$ in *IG* hineingesogen. Eine Umweganordnung *T* sorgt für den Temperaturausgleich zwischen Frischluft und Exspirationsluft. Die Bewegungen des Spirometers werden in der üblichen Weise auf einem Kymographion registriert. Wegen der normalerweise geringeren $CO_2$-Ausscheidung als $O_2$-Aufnahme ($RQ < 1$) kommt es auch bei dieser Anordnung zu einem allmählichen Absinken der Spirometerglocke entsprechend dem respiratorischen Quotienten (bei einem $RQ = 1$ würde die Atemkurve waagerecht verlaufen, da Inspirations- und Exspirationsvolumen gleich sind). Die Exspirationsluft kann man in einem hinter dem Ventil $EV_2$ angebrachten Douglassack für die Analyse sammeln. Da das Atemzeitvolumen graphisch registriert wird und der respiratorische Quotient aus der Neigung der Atemkurve abzulesen ist, genügt die $CO_2$-Analyse der Exspirationsluft, um die $CO_2$-Ausscheidung und $O_2$-Aufnahme berechnen zu können.

## II. Die Bestimmung der Lungenvolumina und Ventilationsgrößen

*Allgemeines*

*Um vergleichbare Bedingungen zu erhalten, sind alle Lungenvolumina und Ventilationsgrößen auf Körperbedingungen (37° C, Umgebungsdruck, Wasserdampfsättigung: BTPS)* umzurechnen. Hierbei ist bei geschlossenen Systemen mit Wasserabdichtung der Spirometerglocke Wasserdampfsättigung im System anzunehmen (Tabelle 70, S. 406).

### A. Die Lungenvolumina

Die *Lungenvolumina* sind statische Größen; sie stellen den Rauminhalt der Lunge bei verschiedenen Atemlagen dar. Das Gesamtlungenvolumen, das in maximaler Inspirationsstellung vorhanden ist, bezeichnet man als *Totalkapazität*;

[1] TAVEL, F. v.: Luftfahrtmed. 2, 77 (1938).

das Volumen, um das die Lunge von der tiefsten Exspirationsstellung aus maximal vergrößert werden kann, als *Vitalkapazität*. Die Differenz zwischen Totalkapazität und Vitalkapazität, also dasjenige Volumen, das auch nach tiefster Exspiration noch in der Lunge verbleibt, heißt *Residualvolumen*. Die Vitalkapazität wird unterteilt in: Atemzugvolumen, inspiratorisches Reservevolumen (beide zusammen: Inspirationskapazität), exspiratorisches Reservevolumen. Die Summe aus Residualvolumen und exspiratorischem Reservevolumen wird als funktionelle Residualkapazität bezeichnet. Eine Übersicht über die Werte und früher üblichen Bezeichnungen gibt Abb. 46.

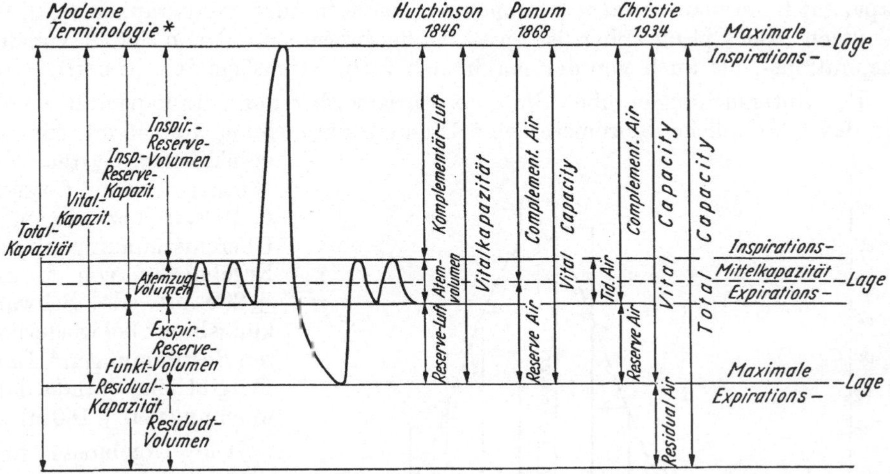


Abb. 46. Die Lungenvolumina nach verschiedenen Autoren. Man beachte die unterschiedliche Benutzung gleicher Termini (drei verschiedene Definitionen der Komplementärluft). * Siehe Anhang

## 1. Die Vitalkapazität und ihre Untervolumina

Die Vitalkapazität stellt die Volumendifferenz zwischen tiefster Ein- und Ausatmung dar. Eine deutliche Einschränkung der Vitalkapazität findet man bei sog. „*restriktiven*" Lungen- bzw. Thoraxveränderungen. Einzelheiten hierüber finden sich auf S. 3/4. Eine normale oder wenig erniedrigte Vitalkapazität besagt nicht immer, daß eine ausreichende Ventilationsfähigkeit vorliegt [bei sog. „*obstruktiven*" Ventilationsstörungen (s. S. 75)].

Im Sitzen und Stehen ist die Vitalkapazität etwa um 3—5% größer als im Liegen[1,2]. Bei starker Belastung kommt es auch bei Gesunden zu einer Abnahme der Vitalkapazität[3-9]. Hier spielt vermutlich die Blutfüllung der Lunge eine Rolle.

Bei der Bestimmung der Vitalkapazität ist daran zu denken, daß beengende Kleidung einen nachteiligen Einfluß haben kann.

In pathologischen Fällen kann ein Unterschied bestehen zwischen der Vitalkapazität, die von der maximalen Inspirationsstellung ausgeatmet wird („exspira-

[1] CHRISTIE, C. D., u. A. J. BEAMS: Arch. intern. Med. **31**, 85 (1923).
[2] BOCKMÜHL, H.: Beitr. Klin. Tuberk. **65**, 723 (1927).
[3] BOHR, C.: Dtsch. Arch. klin. Med. **88**, 385 (1907).
[4] LIEBERMEISTER, G.: Dtsch. med. Wschr. **1922**, 1547.
[5] EWIG, W.: Z. ges. exp. Med. **51**, 874 (1926).
[6] WACHOLDER, K.: Klin. Wschr. **1928**, 295.
[7] HUG, O.: Schweiz. med. Wschr. **1928**, 453.
[8] LOEWY, A.: Sportärztl. Ergebnisse der 2. Olymp. Winterspiele, St. Moritz 1928.
[9] BUDELMANN, G.: Klin. Wschr. **1937**, 704.

torische Vitalkapazität") und der „inspiratorischen Vitalkapazität", die von der maximalen Exspirationsstellung aus durch tiefste Inspiration bestimmt wird[1]. Ein Überwiegen der inspiratorischen über die exspiratorische Vitalkapazität soll auf eine Ventilationsstörung hinweisen.

Der Proband wird aufgefordert, nach maximaler Inspiration soviel Luft wie irgend möglich in das Spirometer hineinzublasen. Dem Probanden muß genügend Zeit zur Atmung seiner Vitalkapazität gelassen werden, denn bei erhöhtem endobronchialem Widerstand ist die Exspirationszeit erheblich verlängert (s. S. 78). Die Untersuchung ist mehrmals zu wiederholen. Zur Bestimmung der Vitalkapazität kann man einfache Spirometer, Gasuhren oder Spirographen (s. S. 18) benutzen. Bei Spirographen ist zweckmäßigerweise sowohl von der maximalen Inspirations-, als auch von der maximalen Exspirationslage aus zu bestimmen.

Bei Untersuchungen über die *Reproduzierbarkeit* der Vitalkapazität wurde für das gewöhnliche Spirometer eine Standardabweichung von 45 ml, für das geschlossene System von 106 ml gefunden[2]. COMROE u. Mitarb. bezeichnen, in Übereinstimmung mit den Ergebnissen von MILLS[3] $\pm 200$ ml als Schwankungsbreite bei wiederholten Bestimmungen[4]. LARMI[5] gibt eine Standardabweichung von $\pm 160$ ml an.

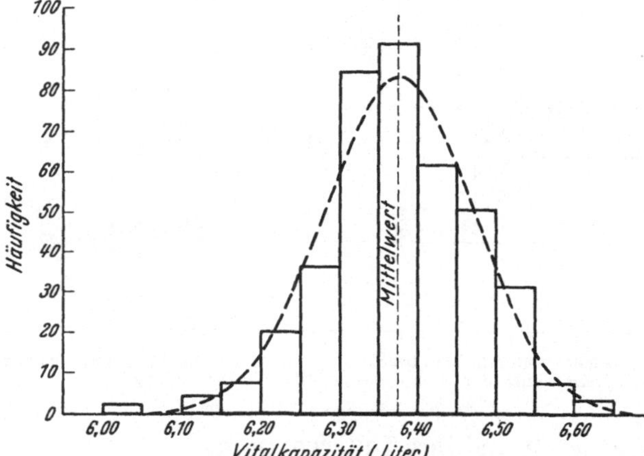


Abb. 47. Verteilung von 400 Bestimmungen der Vitalkapazität bei einer Versuchsperson im Verlauf von 3 Wochen. [Nach GILSON u. HUGH-JONES: Clin. Sci. 7, 185 (1949)]

Die Ergebnisse hinsichtlich der Reproduzierbarkeit werden je nach Untersucher, Untersuchtem und verwendetem Gerät verschieden sein. Abb. 47 zeigt die Abweichungen bei 400 Bestimmungen an derselben Person im Verlauf von 3 Wochen. Diese Abweichungen von dem häufigsten Wert wurden von GILSON und HUGH-JONES[2] auf Veränderungen der Lungendurchblutung zurückgeführt. Ein „Ermüdungs-" oder „Lern"-Effekt bei wiederholter Bestimmung kann im allgemeinen nicht beobachtet werden[2, 6].

HUTCHINSON, der bei 2130 Personen die Vitalkapazität untersuchte, hat bereits die Abhängigkeit von der Körpergröße erkannt. Inzwischen sind von zahlreichen Untersuchern Relationen zu anderen Größen aufgestellt worden, um zu *Sollwerten* zu gelangen: Folgende Beziehungen zur Errechnung von Sollwerten sind u. a. angegeben worden (meist unter Berücksichtigung der Geschlechtsunterschiede): Körperlänge, Körperoberfläche (Bestimmung z. B. mit dem

[1] LESLIE, A.: Amer. J. Med. **13**, 809 (1952).

[2] GILSON, J. C., u. P. HUGH-JONES: Clin. Sci. **7**, 185 (1949).

[3] MILLS, J. N.: J. Physiol. (Lond.) **110**, 76 (1946).

[4] COMROE jr., J. H., R. E. FORSTER, A. B. DUBOIS, W. A. BRISCOE u. E. CARLSEN: The lung, clinical physiology and pulmonary functions tests. Chicago: The Year Book Publishers 1955.

[5] LARMI, T. K. I.: Spirometric and gasanalytic studies in pulmonary insufficiency at rest and during graduated exercise. Diss. Helsinki 1954.

[6] PEABODY, F. W., u. C. STURGIS: Arch. intern. Med. **28**, 501 (1921).

Nomogramm der Abb. 48), Lebensalter, Sollgrundumsatz und Kombinationen[1-11, 19-21]. Seltener gebrauchte Bezugssgrößen sind: Rumpflänge[10, 12-14], Brustumfang[10, 12, 15] und geometrisches Thoraxvolumen[16-18]. Die zitierten

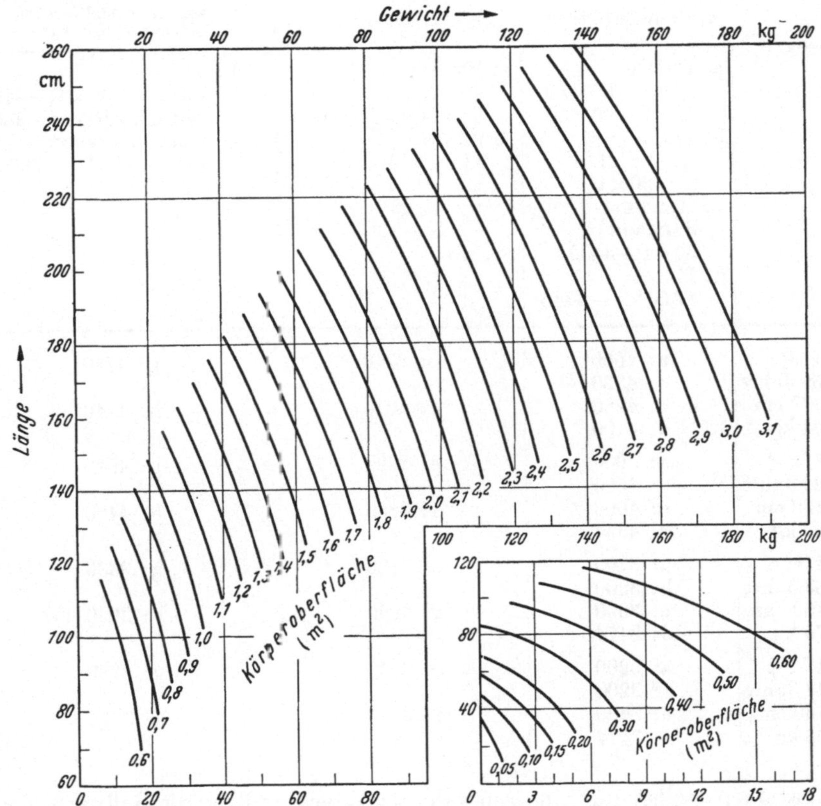


Abb. 48. Diagramm zur Bestimmung der Körperoberfläche mit Hilfe von Größe und Gewicht. [Nach J. SENDROY und L. P. COCCHINI: J. appl. Physiol. 7, 1 (1954)]

1 HUTCHINSON, J.: Med. Chir. Trans. Lond. **29**, 137 (1846).
2 PEABODY, F. W., u. J. A. WENTWORTH: Arch. intern. Med. **20**, 443 (1917).
3 WEST, H. F.: Arch. intern. Med. **25**, 306 (1920).
4 HEWLETT, A. W., u. N. R. JACKSON: Arch. intern. Med. **29**, 515 (1922).
5 MYERS, J. A.: The vital capacity of the lungs. Baltimore: Thomas 1925.
6 RAINOFF, J.: Z. menschl. Vererb.- u. Konstit.-lehre **13**, 531 (1928).
7 PIOLTI, M.: Biol. med. **20**, 198 (1930).
8 TURNER, A. H.: Arch. intern. Med. **46**, 930 (1930).
9 KRISHMAN, B. D., u. C. VAREED: Ind. med. Res. **19**, 1165 (1932).
10 ARNOLD, F.: Z. menschl. Vererb.- u. Konstit.lehre **17**, 155 (1933).
11 GROSS, H.: Vitalkapazität und Körpergröße. Diss. Hamburg 1940.
12 DREYER, G.: Lancet **1919 II**, 227.
13 ROGERS, W. L.: Arch. intern. Med. **31**, 342 (1923).
14 ASLETT, E. A., P. D. ARCY HART u. J. MCMICHAEL: Proc. roy. Soc. B **126**, 502 (1939).
15 CRIPPS, L. D., M. GREENWOOD u. E. NEWBOLD: Biometrika **14**, 316 (1923).
16 LUNDSGAARD, C., u. D. D. VAN SLYKE: J. exp. Med. **27**, 373 (1918).
17 FABRE, R., u. L. ESCOLLE: C. R. Soc. Biol. (Paris) **85**, 328 (1930).
18 HURTADO, A., u. W. W. FRAY: J. clin. Invest. **12**, 807 (1933).
19 BALDWIN, E. DE F., A. COURNAND u. D. W. RICHARDS jr.: Medicine (Baltimore) **27**, 243 (1948).
20 PEMBERTON, P. J., u. E. G. FLANAGAN: J. appl. Physiol. **9**, 291 (1956).
21 ANTHONY, A. J.: Dtsch. Arch. klin. Med. **167**, 120 (1930).

Tabelle 6. *Berechnung der Sollwerte der*
(Nach ROSSIER, BÜHLMANN u. WIESINGER: Physiologie und Patho-
An Hand von 4 Beispielen werden die zum Teil erheblichen Unterschiede dargestellt.

| | Nach Größe (L in cm) | Nach Gewicht (G in kg) | Nach Größe und Gewicht (L in cm; G in kg) |
|---|---|---|---|
| | a: GROSS<br>♂ = L−80×50<br>♀ = L−96×50<br>b: WEST<br>♂ = 25×L<br>♀ = 20×L<br>c: HEWLETT-JACKSON<br>50×L−4400<br>d: PIOLTI<br>47,66×L−4146 | e: MYERS<br>♂ = 21,2×G+1168<br>♀ = 17,6×G+900<br>f: PIOLTI<br>22×G+2410 | g: LUDWIG<br>♂ = 40×L+30×G−4400<br>♀ = 40×L+10×G−3800<br>h: HEWLETT-JACKSON<br>31,4×L+27×G−3000 |
| I: ♂<br>A = 59 Jahre<br>L = 173 cm<br>G = 74 kg | a: 4650<br>b: 4320<br>c: 4260<br>d: 4100 | e: 2740<br>f: 4040 | g: 4740<br>h: 4440 |
| II: ♂<br>A = 22 Jahre<br>L = 180 cm<br>G = 67 kg | a: 5000<br>b: 4500<br>c: 4600<br>d: 4334 | e: 2590<br>f: 3880 | g: 4810<br>h: 4460 |
| III: ♀<br>A = 63 Jahre<br>L = 160 cm<br>G = 73 kg | a: 3200<br>b: 3200<br>c: 3600<br>d: 3474 | e: 2180<br>f: 4020 | g: 3330<br>h: 3990 |
| IV: ♀<br>A = 47 Jahre<br>L = 160 cm<br>G = 65 kg | a: 3200<br>b: 3200<br>c: 3600<br>d: 3474 | e: 2040<br>f: 3840 | g: 3250<br>h: 3775 |

Publikationen stellen nur eine Auswahl der Literatur über die Sollwerte der Vitalkapazität dar. Die mit verschiedenen Methoden gewonnenen Sollwerte unterscheiden sich teilweise beträchtlich. Einen Einblick in die Unterschiede der mit einigen dieser Relationen berechneten Sollwerte erlaubt die Zusammenstellung von ROSSIER, BÜHLMANN und WIESINGER[1], die in Tabelle 6 wiedergegeben ist. Die am meisten benutzten drei Sollwert-Formeln sind diejenigen von WEST[2], von ANTHONY[3] und von BALDWIN, COURNAND und RICHARDS[4].

a) Die Gleichungen von WEST lauten:

für Männer: 2500 · Körperoberfläche in m²

für Frauen: 2000 · Körperoberfläche in m²

Bei dieser Relation bleibt das *Alter unberücksichtigt*; in die Körperoberfläche geht Länge und Gewicht ein. Das Gewicht charakterisiert zwar normalerweise im Zusammenhang mit der Länge den Körperbau. Hierbei ist aber vorausgesetzt, daß weder Über- noch Untergewichtigkeit vorliegt. Das ist ein gewisser Nachteil der Normwerte mit Berücksichtigung des Körpergewichts; denn eine Gewichtszunahme (jenseits des Wachstumsalters) kann selbstverständlich keine Zunahme

[1] ROSSIER, P. H., A. BÜHLMANN u. K. WIESINGER: Physiologie und Pathophysiologie der Atmung. Berlin-Göttingen-Heidelberg: Springer 1956.

[2] WEST, H. F.: Arch. intern. Med. 25, 306 (1920).

[3] ANTHONY, A. J.: Dtsch. Arch. klin. Med. 167, 120 (1930).

[4] BALDWIN, E. DE F., A. COURNAND u. D. W. RICHARDS jr.: Medicine (Baltimore) 27, 243 (1948).

*Vitalkapazität nach verschiedenen Autoren*
physiologie der Atmung. Berlin-Göttingen-Heidelberg: Springer 1956)
A = Alter in Jahren; L = Körperlänge in Zentimetern; G = Körpergewicht in Kilogramm

| | Nach Körperoberfläche (OF in m²) | Nach Grundumsatz (GU in Cal./24 Std) | Nach Alter und Größe (A in Jahren; L in cm) |
|---|---|---|---|
| | i: West<br>♂ = 2500 × OF<br>♀ = 2000 × OF<br>k: Hewlett-Jackson<br>2900 × OF − 1000<br>l: Piolti<br>2660 × OF − 797 | m: Anthony<br>♂ = GU × 2,3<br>♀ = GU × 2,1 | n: Cournand<br>♂ = [27,63 − (0,112 × A)] × L<br>♀ = [21,78 − (0,101 × A)] × L |
| I ♂ | i: 4700<br>k: 4450<br>l: 4200 | m: 3570 | n: 3640 |
| II ♂ | i: 4650<br>k: 4390<br>l: 4150 | m: 4000 | n: 4805 |
| III ♀ | i: 3520<br>k: 4100<br>l: 3880 | m: 2850 | n: 2470 |
| IV ♀ | i: 3360<br>k: 3880<br>l: 3675 | m: 2840 | n: 2725 |

der Vitalkapazität bedeuten. Die Sollwert-Formeln von West sind das Ergebnis von Untersuchungen an 129 Personen.

b) Nach Anthony[1] wird der Sollwert folgendermaßen berechnet:
für Männer: Soll-Grundumsatz in Cal/24h · 2,3
für Frauen: Soll-Grundumsatz in Cal/24h · 2,1

Als Soll-Grundumsatz werden die Werte von Benedict und Harris eingesetzt. Die Tabellen finden sich auf S. 96.

Bei dieser Sollwert-Berechnung findet also außer Körperlänge und Körpergewicht auch das *Lebensalter* Berücksichtigung. Insofern sind diese Sollwerte gegenüber denjenigen von West vorzuziehen, denn eine Abhängigkeit der Vitalkapazität vom Alter ist zweifellos vorhanden. Für die Einbeziehung des Körpergewichtes gelten auch hier die unter a) gemachten Einwände. Anthony hält es daher für „zweckmäßig, bei Berechnung auf den Grundumsatz das Körpergewicht bei starker Abweichung von der Norm in geeigneter Weise zu korrigieren". Bühlmann[2] schlägt vor, bei größeren Gewichtsabweichungen von der Norm das Sollgewicht für die Berechnung des Soll-Grundumsatzes einzusetzen.

Die Sollwert-Formeln wurden von Anthony aus den Ergebnissen der nahezu 1000 Untersuchungen Rainoffs[3] errechnet.

---

[1] Anthony, A. J.: Dtsch. Arch. klin. Med. **167**, 120 (1930).
[2] Bühlmann, A.: Verh. dtsch. Ges. inn. Med. **62**, 130 (1956).
[3] Rainoff, J.: Z. menschl. Vererb.- u. Konstit.lehre **12**, 531 (1938).

c) Die Formeln von BALDWIN, COURNAND und RICHARDS[1]:

für Männer: 27,63 — (0,112 · Alter) · Körperlänge

für Frauen: 21,78 — (0,101 · Alter) · Körperlänge

Diese Regressionsgleichungen sind aus den Ergebnissen von Untersuchungen an 50 Männern und 39 Frauen errechnet. Sie haben gegenüber den Formeln von ANTHONY den Nachteil, daß sie an einer sehr viel kleineren Personenzahl ermittelt wurden, andererseits aber den Vorteil, daß das Körpergewicht nicht in ihnen enthalten ist. Aber auch der letztgenannte Vorteil ist kein absoluter: bei einem Athleten und einem Astheniker von gleicher Körperlänge ist nicht die gleiche

Tabelle 7. *Vitalkapazität gesunder Kinder* *
[Nach STEWART: Amer. J. Dis. Child. **24**, 451 (1922)]

| Knaben | | | | | | | Mädchen | | | | | | |
|---|---|---|---|---|---|---|---|---|---|---|---|---|---|
| Alter Jahre | Zahl | Mittlere Körperlänge cm | Vitalkapazität $cm^3$ | | | Alter Jahre | Zahl | Mittlere Körperlänge cm | Vitalkapazität $cm^3$ | | |
| | | | Mittelwert | S.D. | Bereich | | | | Mittelwert | S.D. | Bereich |
| 4 | 6 | 103,4 | 792 | — | 500—900 | 4 | 9 | 95,4 | 664 | — | 350—850 |
| 5 | 20 | 106,8 | 927 | — | 600—1150 | 5 | 26 | 106,4 | 888 | — | 600—1200 |
| 6 | 62 | 112,2 | 1154 | 182 | 800—1600 | 6 | 62 | 111,5 | 1085 | 163 | 700—1600 |
| 7 | 112 | 116,9 | 1290 | 194 | 900—2200 | 7 | 81 | 114,4 | 1228 | 181 | 900—1800 |
| 8 | 98 | 121,8 | 1468 | 220 | 1050—2100 | 8 | 76 | 121,0 | 1401 | 199 | 800—1950 |
| 9 | 110 | 129,9 | 1715 | 246 | 1200—2300 | 9 | 73 | 127,0 | 1513 | 229 | 1000—2250 |
| 10 | 87 | 133,4 | 1872 | 262 | 1400—2650 | 10 | 117 | 132,1 | 1672 | 273 | 900—2400 |
| 11 | 113 | 137,8 | 1991 | 270 | 1300—2800 | 11 | 119 | 135,9 | 1799 | 241 | 1250—2550 |
| 12 | 114 | 142,4 | 2182 | 340 | 1300—3300 | 12 | 135 | 144,0 | 2053 | 343 | 1400—2900 |
| 13 | 132 | 148,7 | 2458 | 430 | 1700—4000 | 13 | 162 | 151,4 | 2349 | 409 | 1550—3600 |
| 14 | 177 | 154,8 | 2712 | 484 | 1400—4300 | 14 | 192 | 156,6 | 2607 | 361 | 1900—3800 |
| 15 | 155 | 159,9 | 3145 | 551 | 1850—4400 | 15 | 131 | 157,8 | 2702 | 413 | 1900—3700 |
| 16 | 67 | 167,2 | 3425 | 573 | 2100—4300 | 16 | 29 | 160,1 | 2778 | — | 2050—3500 |
| 17 | 23 | 171,4 | 3776 | — | 2400—4500 | 17 | 7 | 162.6 | 2943 | — | 2250—3400 |

* unkorrigiert.

Vitalkapazität zu erwarten. Man erkennt daraus, daß der Aufstellung von Sollwerten stets Unvollkommenheiten anhaften müssen, da die physiologischen Varietäten innerhalb metrisch definierter Klassen — wenn man sich einfacher Größen bedient — zahlreich sind.

Aus der Tabelle von ROSSIER, BÜHLMANN und WIESINGER ist zu ersehen, daß die Berechnung nach den Formeln von ANTHONY einerseits und BALDWIN u. Mitarb. andererseits im allgemeinen recht gut übereinstimmen.

Tabelle 7 bringt Sollwerte der Vitalkapazität für Kinder und Jugendliche nach STEWART[2].

Wegen der erwähnten Schwierigkeiten hinsichtlich der Aufstellung von Sollwerten soll man die Grenze zu pathologischen Werten nicht zu eng ziehen. TURNER[3] rechnet mit einer Streuung von $\pm 15\%$. HEWLETT und JACKSON[4] sehen Werte, die weniger als 70% des Sollwertes betragen, als pathologisch an. ANTHONY[5] hält für ratsam, mit einer Streubreite von $\pm 25\%$ um den Sollwert zu

[1] BALDWIN, E. DE F., A. COURNAND u. D. W. RICHARDS jr.: Medicine (Baltimore) **27**, 243 (1948).

[2] STEWART, C. A.: Amer. J. Dis. Child. **24**, 451 (1922).

[3] TURNER, A. H.: Arch. intern. Med. **46**, 930 (1930).

[4] HEWLETT, A. W., u. N. R. JACKSON: Arch. intern. Med. **29**, 515 (1922).

[5] ANTHONY, A. J.: Funktionsprüfung der Atmung. Leipzig: Johann Ambrosius Barth 1937.

rechnen. Nach SEGAL und DULFANO[1] betragen die Abweichungen ±20%. ROSSIER, BÜHLMANN und WIESINGER[2] nehmen eine pathologische Verminderung erst bei Meßgrößen unter 70% des Sollwertes an. Ferner sind sog. „Indices" angegeben worden; aus dem Abweichen von den Normwerten soll ein pathologisches Verhalten zu erkennen sein. Nähere Angaben hierüber finden sich bei CORNIA[3] und ANTHONY[4].

## Untervolumina der Vitalkapazität

Bei der spirographisch bestimmten Vitalkapazität kann man — wenn vorher hinreichend lange gleichmäßige Normalatmung registriert wurde — die Untervolumina, nämlich *Atemzugvolumen, inspiratorisches und exspiratorisches Reservevolumen*, ausmessen. Die Definition des inspiratorischen und exspiratorischen Reservevolumens (Komplementär- und Reserveluft) ist auf S. 51 gegeben.

Tabelle 8. *Lungenvolumina bei verschiedenen Körperhaltungen (Mittelwerte)* [Nach HAMM u. KLEINSORG: Dtsch. Arch. klin. Med. **203**, 234 (1956)]

| | Gruppe I 16—34 Jahre $n = 20$ | | Gruppe II 35—49 Jahre $n = 20$ | | Gruppe III 50—74 Jahre $n = 20$ | | Gruppe I—III 16—74 Jahre $n = 60$ | |
|---|---|---|---|---|---|---|---|---|
| | halbliegend | stehend | halbliegend | stehend | halbliegend | stehend | halbliegend | stehend |
| Alter (Jahre) | 24,75 | | 40,75 | | 58,85 | | 41,45 | |
| Größe (cm) | 177 | | 175 | | 171 | | 174 | |
| Gewicht (kg) | 65,25 | | 74,5 | | 72,3 | | 70,7 | |
| Oberfläche (m²) | 1,86 | | 1,91 | | 1,83 | | 1,86 | |
| Vitalkapazität (cm³) | 5390 | 5455 | 4830 | 4950 | 4205 | 4265 | 4810 | 4890 |
| Inspirationskapazität (cm³) | 3890 | 3440 | 3730 | 3295 | 3250 | 2950 | 3630 | 3230 |
| Exspiratorisches Reservevolumen (cm³) | 1500 | 2015 | 1100 | 1655 | 955 | 1315 | 1180 | 1660 |
| Funktionelle Residualkapazität (cm³) | 2750 | 3295 | 2680 | 3270 | 3080 | 3400 | 2840 | 3320 |
| Residualvolumen (cm³) | 1250 | 1280 | 1580 | 1615 | 2125 | 2085 | 1660 | 1660 |
| Totalkapazität (cm³) | 6640 | 6735 | 6410 | 6565 | 6330 | 6350 | 6470 | 6550 |
| $\frac{\text{Residualvolumen}}{\text{Totalkapazität}} \cdot 100$ | 18,8 | 19,0 | 24,7 | 24,6 | 33,6 | 33,0 | 25,6 | 25,35 |

Normalerweise soll das exspiratorische Reservevolumen etwa 25%, die Inspirationskapazität (inspiratorisches Reservevolumen plus Atemzugvolumen) 75% der Vitalkapazität betragen[5]. Die Größe der Volumina ist von der Körperstellung abhängig (Tabelle 8). Schon PANUM[6] fand, daß das *exspiratorische* Reservevolumen im Liegen kleiner ist als im Stehen und Sitzen[6—11 u. a.] Nach

[1] SEGAL, M. S., u. M. J. DULFANO: Chronic pulmonary emphysema. New York: Grune & Stratton 1953.
[2] ROSSIER, P. H., A. BÜHLMANN u. K. WIESINGER: Physiologie und Pathophysiologie der Atmung. Berlin-Göttingen-Heidelberg: Springer 1956.
[3] CORNIA, G.: G. ital. Tuberc. **9**, 138 (1955).
[4] A. J. ANTHONY: Funktionsprüfung der Atmung. Leipzig: Johann Ambrosius Barth 1937.
[5] COMROE jr., J. H., R. E. FORSTER, A. B. DUBOIS, W. A. BRISCOE u. E. CARLSEN: The lung, clinical physiology and pulmonary functions tests. Chicago: The Year Book Publishers 1955.
[6] PANUM, P. L.: Pflüg. Arch. ges. Physiol. **1**, 125 (1868).
[7] BOHR, C.: Dtsch. Arch. klin. Med. **88**, 385 (1907).
[8] ANTHONY, A. J.: Dtsch. Arch. klin. Med. **167**, 129 (1930).
[9] WILSON, W. H.: J. Physiol. (Lond.) **64**, 54 (1927).
[10] SVANBERG, L.: Scand. J. clin. Lab. Invest., Suppl. **25** (1957).
[11] HAMM, I., u. H. KLEINSORG: Dtsch. Arch. Klin. Med. **203**, 234 (1956).

ANTHONY beträgt das exspiratorische Reservevolumen im Stehen durchschnittlich 34% der Vitalkapazität gegenüber 21% im Liegen.

Entsprechend wird das inspiratorische Reservevolumen durch die Körperlage beeinflußt. Es ist im Stehen kleiner als im Liegen. Bei maximaler Atmung wird normalerweise fast ausschließlich die Inspirationskapazität herangezogen, also bei körperlicher Belastung und bei Bestimmung des Atemgrenzwertes.

Eine wesentliche diagnostische Bedeutung kommt der Größe der Reservevolumina nicht zu. Eine Vergrößerung des prozentualen Anteils des exspiratorischen Reservevolumens an der Vitalkapazität wurde bei Einwirkung von Kältereizen[1], von Schmerzreizen[2], bei Stenose-Atmung[2, 3] und bei Pleuraschwarten[4, 5] gefunden.

Tabelle 9. *Vitalkapazität und Residualvolumen in Prozent der Totalkapazität nach verschiedenen Autoren.* [Nach BÜHLMANN: Verh. dtsch. Ges. inn. Med. **62**, 130 (1956)]

| Autoren Methoden | Zahl der Fälle | Position | Vitalkapazität | Residualvolumen |
|---|---|---|---|---|
| BOHR (1907) offenes System mit $H_2$ | 9 ♂ 1 ♀ | stehend | 77 | 23 |
| LUNDSGAARD (1922) | 18 ♂ 8 ♀ | stehend | 75 | 25 |
| ANTHONY (1930) geschlossenes System mit $O_2$ und $H_2$ | 9 ♂ | liegend | 76 | 24 |
| HURTADO (1933/34) geschlossenes System mit $O_2$ | 50 ♂ | liegend | 78 | 22 |
| | 50 ♀ | liegend | 72 | 28 |
| ASLETT (1939) geschlossenes System mit $H_2$ | 38 ♂ | sitzend | 73 | 27 |
| BIRATH (1944) geschlossenes System mit $H_2$ | 16 ♂ | liegend | 77,3 | 22,7 |
| | 19 ♀ | liegend | 74,5 | 25,5 |
| ROSSIER u. BÜHLMANN (1953) geschlossenes System mit $O_2$ und He | 10 ♂ | liegend | 72 | 26 |
| | | sitzend | 76 | 24 |
| FRIEHOFF u. SCHMIDT (1955) geschlossenes System mit $H_2$ | 72 ♂ | halbliegend | 74 | 26 |

## 2. Das Residualvolumen und die Totalkapazität

Als Residualvolumen wird dasjenige Gasvolumen definiert, das nach tiefster Exspiration noch in der Lunge verbleibt. Die Summe aus Residualvolumen und Vitalkapazität ergibt die Totalkapazität. Weniger wichtig als die absolute Größe des Residualvolumens ist das Verhältnis Residualvolumen zu Totalkapazität; in Prozent ausgedrückt Residualvolumen · 100/Totalkapazität. Dieses Verhältnis soll normalerweise etwa bis 30% betragen. Erhöhte Werte findet man vor allem bei Lungenemphysem. Die von verschiedenen Autoren gewonnenen Anteile des Residualvolumens an der Totalkapazität bei Normalen sind aus der Tabelle 9 zu

[1] HASSELBALCH, K. A.: Dtsch. Arch. klin. Med. **93**, 64 (1908).
[2] MORAWITZ, P., u. R. SIEBECK: Dtsch. Arch. klin. Med. **97**, 201, 209 (1909).
[3] BÜHLMANN, A.: Schweiz. Z. Tuberk. **6**, 89 (1949).
[4] KÖSTER, K.: Beitr. Klin. Tuberk. **109**, 197 (1953).
[5] HERTZ, C. W.: Beitr. Klin. Tuberk. **112**, 503 (1954).

ersehen. Im Alter nimmt die Relation funktionelle Residualkapazität: Totalkapazität zu (Tabelle 10). Nach RAHN, FENN und OTIS[1] schwankt das Residualvolumen täglich im Mittel um 5,5%.

Tabelle 10. *Zunahme des prozentualen Anteils des Residualvolumens an der Totalkapazität mit dem Lebensalter.* [Nach N. L. KALTREIDER et al.: J. industr. Hyg. **19**, 163 (1937)

| | |
|---|---|
| 15—25 Jahren | 19,3% der TK |
| 25—35 Jahren | 20,8% der TK |
| 35—45 Jahren | 23,5% der TK |
| 45—55 Jahren | 25,5% der TK |
| 55—65 Jahren | 30,8% der TK |

Aus der oben genannten Definition geht bereits hervor, daß eine direkte spirometrische Bestimmung des Residualvolumens nicht möglich ist. Zwei verschiedene Prinzipien werden vor allem zur Ermittlung des Residualvolumens angewandt:

1. die *Auswaschung eines intrapulmonalen Gases* bei Beatmung mit einem anderen Gas (Sauerstoff),
2. die sog. *Gasmischmethoden*.

Die letztgenannten beruhen auf dem Grundsatz, daß bei Verteilung einer bekannten Gasmenge in einem Raum unbekannter Größe die Konzentration dieses Gases um so geringer wird, je größer das Volumen ist.

DAVY[2, 3] hat bereits 1800, also vor der Erfindung des Spirometers, über Bestimmungen des Residualvolumens an sich selbst berichtet. Seither ist eine große Zahl von Methoden zur Ermittlung des Residualvolumens angegeben worden. Im folgenden sollen nur die zwei derzeit verbreitetsten Methoden, die offene von DARLING, COURNAND, RICHARDS und die geschlossene von MENEELY und KALTREIDER ausführlich besprochen werden.

### a) Offene $N_2$-Methode von DARLING, COURNAND und RICHARDS[4]

Das Prinzip dieser Methode ist die Berechnung der funktionellen Residualkapazität aus der Auswaschung des normalerweise in der Lunge vorhandenen Stickstoffs bei Sauerstoffatmung. Die Exspirationsluft wird in einem Tissot-Gasometer gesammelt, nachdem dieses und die zuleitenden Schläuche zuvor gründlich mit Sauerstoff durchgespült worden sind. Die am Ende des Versuches im Gasometer nachweisbare Stickstoffmenge entspricht dem Stickstoff, der vorher in der Lunge vorhanden war, außerdem sind in ihm kleinere Mengen von Stickstoff aus Blut und Geweben und Stickstoffbeimengungen des „100%igen" Sauerstoffes vorhanden. Hierfür sind besondere Korrekturen möglich. Das Volumen der funktionellen Residualkapazität kann errechnet werden aus dem Volumen Stickstoff, das aus der Lunge ausgewaschen wurde, und der Verminderung der prozentualen Lungen-Stickstoff-Konzentration während 7 min Sauerstoffatmung.

Die Abb. 49 zeigt die Versuchsanordnung. Es bestehen zwei Systeme:

1. ein Hauptsystem, in dem aus Beutel B 1, der an einer Sauerstoffbombe angeschlossen ist, über $F_2$ inspiriert und über $F_1$ in das Tissot-Gasometer exspiriert wird,

[1] RAHN, H., W. O. FENN u. A. B. OTIS: J. appl. Physiol. **1**, 725 (1949).
[2] DAVY, H.: Researches chiefly concerning nitrous oxide. London: J. Johnson 1800.
[3] DAVY, H.: Collected works of Sir Humphrey Davy, Bd. 3, S. 236. London: Smith, Elder & Co. 1839.
[4] DARLING, R. C., D. W. RICHARDS jr., u. A. COURNAND: J. clin. Invest. **19**, 609 (1940).

2. ein Nebensystem, bei dem über $F_3$ Außenluft inspiriert und über $F_4$ nach außen exspiriert werden kann.

Der Hahn $V_1$ trennt die beiden Systeme. Der Totraum zwischen $F_2$—M—$F_1$ und $F_3$—$M$—$F_4$ soll möglichst klein gehalten werden.

*Gang der Untersuchung*

Der Patient soll möglichst unter Grundumsatzbedingungen untersucht werden, da Änderungen des Herzminutenvolumens die Stickstoffausscheidung aus Blut und Gewebe beeinflussen. Zunächst wird mit dem Patienten die maximale Exspiration (zur Gewinnung der Alveolarluft) geübt und die Vitalkapazität mehr-

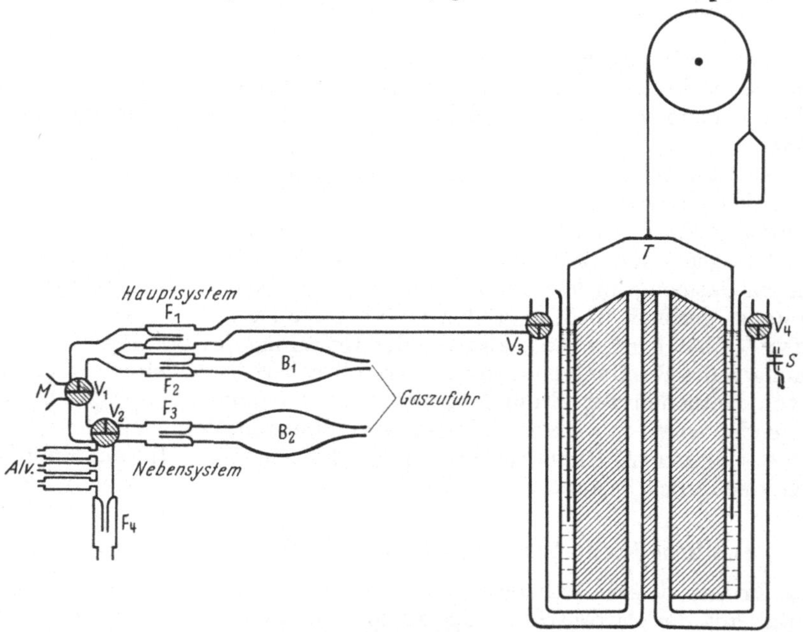


Abb. 49. Offenes System zur Bestimmung des Residualvolumens nach DARLING, COURNAND und RICHARDS [J. clin. Invest. **19**, 609 (1940)]. *M* Mundstück, *Alv* drei evakuierte Büretten zur Aufnahme der Alveolarluft, $V_1, V_2, V_3, V_4$ Dreiwegehähne, $F_1, F_2, F_3, F_4$ Ventile, $B_1$, $B_2$ kleine Atembeutel, *T* 100 Liter-Tissot-Gasometer, *S* Anschluß zur Entnahme von Gasproben zur Analyse

mals bestimmt. Sodann ist eine Pause von mindestens 15—20 min einzulegen, während derer das Tissot-Gasometer gründlich mit Sauerstoff durchspült wird. Volumen und Temperatur am Tissot-Gasometer werden abgelesen. Sodann wird das Hauptsystem mit Sauerstoff durchgespült, indem Sauerstoff durch $F_2$ herein- und über $V_3$ in die Außenluft hinausgelassen wird. An dem Rohr zwischen $V_2$ und $F_4$ werden die evakuierten Alveolar-Büretten angebracht.

Nunmehr wird der Patient an das Nebensystem angeschlossen bei entsprechender Stellung von $V_1$. Inzwischen stellt man den Hahn $V_3$ wieder zum Spirometer um. Wenn hinreichend lange ruhige Atmung beobachtet werden konnte, erfolgt am Ende einer normalen Exspiration Anschluß des Patienten an das Hauptsystem durch Drehung des Hahnes $V_1$. Nunmehr wird 7 min am Hauptsystem geatmet. Währenddessen spült man das Nebensystem mit reinem Sauerstoff durch und dreht sodann den Hahn $V_2$ derart um, daß eine Verbindung zwischen $V_1$ und $F_4$ besteht, $F_3$ jedoch abgeschlossen ist. Sind die 7 min der Untersuchungsperiode abgelaufen, so erfolgt Drehung des Hahnes $V_1$ zum Nebensystem hin. Unmittelbar darauf wird maximal exspiriert, die Alveolarluft in die

Rezipienten gesaugt, und der Patient vom Mundstück entfernt. Die Umschaltung auf das Nebensystem erfolgt auf der Höhe der Inspiration deshalb, damit ein größeres Volumen zur Durchspülung der Rohrleitung $V_2$—$F_4$ zur Verfügung steht. Jetzt wird das Hauptsystem nochmals mit mindestens 10 Litern Sauerstoff durchgespült, um den restlichen Stickstoff aus der Leitung $V_1$—$T$ (Exspirationsleitung) zu entfernen. Das Gasometer wird sodann mittels $V_3$ von System und Außenluft abgeschlossen.

Nach 20—30 min Luftatmung (zur Eliminierung des überschüssigen Sauerstoffs aus den Lungen) wird derselbe Versuch noch einmal wiederholt.

Die *Berechnung* der funktionellen Residualkapazität erfolgt nach der Formel:

$$\text{FRC (trocken)} = \frac{(\text{V—DS})\,(\text{NS—NO}) - \text{C}}{\text{alv Na—alv Np}}$$

FRC (trocken) = funktionelle Residualkapazität in ml als trockenes Gas bei 37° C.
V = Gasometervolumen (Differenz zwischen Versuchsbeginn und Versuchsende) in ml korrigiert als trockenes Gas bei 37° C.
DS = Totraumvolumen, trocken, 37° C.
NS = %-Stickstoff im Gasometer
NO = %-Stickstoff im Sauerstoff der Bombe (zwischen 0,0 und 0,4%).
alv Np = %-Stickstoff in Alveolarprobe nach Sauerstoffatmung.
C = Korrektur für Stickstoff, der vom Körper während der Sauerstoffatmung ausgeschieden wird, in ml; wird berechnet: C = (BS · 96,5) + 35, BS = Körperoberfläche in $m^2$ [1].
alv Na = Konstante, die durchschnittlichen prozentualen Stickstoffgehalt der Alveolarluft bei Beginn der Untersuchung angibt und = 81 zu setzen ist.

Schließlich muß noch auf Körperverhältnisse korrigiert werden:

$$\text{FRC}_{(\text{BTPS})} = \text{FRC}_{(\text{trocken})} \cdot \frac{\text{Barometerdruck in mm Hg}}{\text{Barometerdruck in mm Hg} - 47}$$

Residualvolumen = FRC — exspiratorisches Reservevolumen.
Totalkapazität = Residualvolumen plus Vitalkapazität.

Nach COURNAND u. Mitarb.[2] wurde in 88% von 158 Doppelbestimmungen eine Abweichung von weniger als 5%, bei 99% von weniger als 7% gefunden.

Die Methode birgt — abgesehen von den physiologischen Schwankungen des Residualvolumens — folgende Fehlerquellen[3] in sich:

1. Bei obstruktiver Lungeninsuffizienz, Cysten u. a., reicht die 7 min-Untersuchungsdauer mitunter nicht aus. Das Residualvolumen wird dann zu klein gemessen.

2. Wegen der fehlenden Registrierung der Atemkurve ist man nicht ganz sicher, ob tatsächlich am Ende einer normalen Exspiration eingeschaltet wird.

3. Mitunter ist es schwierig (vor allem bei kardio-respiratorischer Insuffizienz), repräsentative Alveolarluftproben zu erhalten.

4. Die Benutzung der Konstante 81 für den Anfangs-Stickstoffgehalt der Alveolarluft ist nicht immer gerechtfertigt. Nach COURNAND u. Mitarb.[4] war allerdings der hierdurch entstehende Fehler bei 95% von 316 Bestimmungen kleiner als 50 ml der funktionellen Residualkapazität.

[1] COURNAND, A., I. G. YARMOUTH u. R. L. RILEY: Proc. Soc. exp. Biol. (N.Y.) **48**, 280 (1941).
[2] COURNAND, A., E. DE F. BALDWIN, R. C. DARLING u. D. W. RICHARDS jr.: J. clin. Invest. **20**, 681 (1941).
[3] FOWLER, W. S.: In: Methods in medical research, Bd. 2, S. 181. Chicago: The Year Book Publishers 1950.
[4] COURNAND, A. E., F. DE BALDWIN, R. C. DARLING and D. W. RICHARD jr.: J. clin. Invest. **20**, 681 (1941).

5. Ungenauigkeit der Formel zur Bestimmung von $C$ (siehe Erläuterung der Symbole zur Formel). Hierdurch kann ein Fehler bis 94 ml der funktionellen Residualkapazität entstehen.

6. Etwaige Undichtigkeiten am Mundstück herum oder fehlerhaft arbeitende Ventile können beträchtliche Fehler verursachen.

Die Darling-Cournand-Richards-Methode wurde von GAENSLER und CUGELL[1] für die Bronchospirometrie benutzt (s. S. 135). BATEMAN[2] modifizierte die offene Methode, um die Schwierigkeiten hinsichtlich der Stickstoffausscheidung auszuschalten.

Eine andere offene Methode zur Residualvolumenbestimmung mittels *Helium* wurde von HICKAM, BLAIR und FRAYSER[3] beschrieben.

### b) Geschlossene Methode

In einem gegebenen Volumen (Spirometersystem) befindet sich eine bestimmte Konzentration des Testgases. Schließt man an dieses Volumen (Spirograph) ein zweites Volumen (Lunge) an, so erniedrigt sich die Konzentration des erwähnten Gases, da sich die vorher im Spirometersystem befindliche Testgasmenge auf einen größeren Raum verteilt. Kennt man Spirometervolumen, Anfangs- und Endkonzentration des Testgases, so läßt sich hieraus das Lungenvolumen berechnen. Das gemessene Lungenvolumen entspricht der funktionellen Residualkapazität, wenn der Versuch über längere Zeit bei ruhiger Atmung durchgeführt wurde.

Derartige Residualvolumenbestimmungen bei *ruhiger Atmung* haben erstmalig VAN SLYKE und BINGER[4] mit Wasserstoff und Sauerstoff durchgeführt. Ähnliche Methoden, z. T. mit anderem Testgas, wurden von CHRISTIE[5] (Sauerstoff), SENDROY, HILLER, VAN SLYKE[6] (Sauerstoff), ANTHONY[7] (Wasserstoff, Sauerstoff und Luft) angewendet. Bei diesen Verfahren entstehen jedoch Fehler durch den Volumenverlust des Systems[8]. Dies gab Veranlassung zur Einführung der offenen Methode von DARLING u. Mitarb. (s. S. 59). Wird jedoch der verbrauchte Sauerstoff im Spirometersystem dauernd ersetzt (Volumenstabilisation), so entfällt dieser Einwand. Volumenstabilisierte Spirographen wurden zur Residualvolumen-Bestimmung erstmalig von HERRALD und MCMICHAEL[9] angewandt. Ähnliche Verfahren benutzten VAN VEEN u. Mitarb.[10], FRIEHOFF und SCHMIDT[11], SPENGLER[12] u. a.

Die Verwendung von *Helium* zur Bestimmung des Residualvolumens wurde von MENEELY und KALTREIDER[13, 14] eingeführt. Im folgenden sei die heute gebräuchlichste Helium-Methode am geschlossenen System mit Volumen-Stabilisation ausführlicher beschrieben. Hierzu wird ein volumenstabilisierter Spirograph und ein kontinuierlich anzeigendes Meßinstrument* für die laufende Be-

[1] GAENSLER, E. A., u. D. M. CUGELL: J. Lab. clin. Med. **40**, 558 (1952).
[2] BATEMAN, B. J.: Proc. Mayo Clin. **20**, 482 (1952).
[3] HICKAM, J. B., E. BLAIR u. R. FRAYSER: J. clin. Invest. **33**, 1277 (1954).
[4] VAN SLYKE, D. D., u. C. A. L. BINGER: J. exp. Med. **37**, 457 (1923).
[5] CHRISTIE, R. V.: J. clin. Invest. **11**, 1099 (1932).
[6] SENDROY jr., J., A. HILLER u. D. D. VAN SLYKE: J. exp. Med. **55**, 361 (1932).
[7] ANTHONY, A. J.: Beitr. Klin. Tuberk. **83**, 502 (1933).
[8] LASSEN, H. C., A. COURNAND u. D. W. RICHARDS jr.: J. clin. Invest. **16**, 1 (1937).
[9] HERRALD, F. J. C., u. J. MCMICHAEL: Proc. roy. Soc. B **126**, 491 (1939).
[10] VEEN, G. VAN, N. G. M. ORIE u. J. J. HIRDES: Acta tuberc. scand. **26**, 251 (1952).
[11] FRIEHOFF, F., u. O. SCHMIDT: Beitr. Silikose-Forsch. **1955**, H. 38.
[12] SPENGLER, F.: Dtsch. Gesundh. Wesen **1956**, 686.
[13] MENEELY, G. R., u. N. L. KALTREIDER: Proc. Soc. exp. Biol. (N.Y.) **46**, 266 (1941).
[14] MENEELY, G. R., u. N. L. KALTREIDER: J. clin. Invest. **28**, 129 (1949).

* „Diaferometer“ bzw. „Gasanalysator“ der Fa. Kipp, Delft (Holland); „Pulmo-Analysor“ der Fa. Godart u. Mynhardt, Utrecht (Holland); „Pulmograph“ der Fa. Dargatz, Hamburg.

stimmung der Heliumkonzentration im System benötigt. Spirographen ohne Pumpe sind für die Residualvolumenbestimmung ungeeignet, da eine genügende Mischung der Systemgase nicht erfolgt. Außerdem ist die Messung bei Spirographen mit sehr großem Systemvolumen erschwert.

*Gang der Messung**

**1. Vorbereitung.** Spirograph und Meßgerät sind eine halbe Stunde vor Beginn der Messungen einzuschalten.

**2. System-Basisvolumen.** Das Volumen des geschlossenen Systems bei tiefstem Spirometerstand ist abhängig von Größe und Füllung des Absorbers, vom Wasserstand im Spirometer, von Sitz und Länge der Schläuche, von der Temperatur. Der Spirograph wird wie zur gewöhnlichen Spirometrie vorbereitet. Die Stabilisation bleibt zunächst ausgeschaltet.

Bei Versuchsbeginn wird der Nullpunkt des Galvanometers eingeregelt. Es muß einige Minuten abgewartet und eventuell nachgeregelt werden, bis der Nullpunkt sich nicht mehr ändert.

Nunmehr wird bei geöffnetem System (Patientenanschluß auf Außenluft) die Spirometerglocke ganz nach unten gedrückt und das System wieder geschlossen. Im System befindet sich nun das sog. „System-Basisvolumen" (s. o.)**. Jetzt wird in das System etwas Helium (etwa 100—200 ml) zugeführt. Das Einfüllen von Helium kann folgendermaßen erfolgen: Bei geschlossenem Reduzierventil wird das Hauptventil der Heliumflasche kurz geöffnet und wieder fest verschlossen, so daß nur die im Stutzen des Reduzierventils befindliche Heliummenge herausgelassen werden kann. Das Manometer zeigt den Flaschendruck in Atm. (und bei einer 1 Liter-Flasche gleichzeitig den Flascheninhalt in Litern) an.

An der Schlauchverbindung zwischen Heliumflasche und Einfüllstutzen befindet sich eine Schraubklemme, die jetzt geöffnet wird. Nunmehr läßt man langsam Helium in das System einströmen und verschließt danach die Schraubklemme. Die Menge des eingefüllten Heliums kann man an dem Anstieg der Spirometerglocke ablesen (Registrierung auf dem Kymographion) (Abb. 50).

Jetzt erfolgt ein Ausschlag am Galvanometer. Man wartet, bis der angezeigte Wert konstant bleibt und notiert als $C_1$. Außerdem wird der Spirometerstand, wie bereits erwähnt, auf dem Registrierpapier markiert, indem man einen kurzen Strich bei schnell laufendem Kymographion schreiben läßt. Jetzt wird die Pumpe abgestellt, auf das Gegengewicht der Spirometerglocke mit der Hand ein leichter Druck ausgeübt und dann erst der 2-Wegehahn zur Außenluft für kurze Zeit geöffnet. Mittels Druck auf das Gegengewicht wird nun die Spirometerglocke etwa zur Hälfte mit Zimmerluft gefüllt. Der Druck auf das Gegengewicht soll schon vor Öffnung des 2-Wegehahnes erfolgen, um jeglichen etwaigen Austritt von Helium-Luftgemisch während der Öffnung des Hahnes zu vermeiden. Die Pumpe wird wieder eingeschaltet und der Spirometerstand wie vorher auf dem Kymographion registriert (Abb. 50). Auf dem Registrierpapier kann nunmehr die eingefüllte Luftmenge ($V_Z$) abgelesen werden. Inzwischen ist der Galvanometerausschlag auf einen tieferen Wert zurückgegangen. Dieser wird, sobald er konstant ist, als $C_2$ notiert.

* Die Schilderung stützt sich auf Erfahrungen an der Kombination „Pulmotest"—„Pulmo-Analysor".

** Dieser Ausdruck soll die übliche Bezeichnung „Spirometer-Totraum" ersetzen, da es sich hier — bei laufender Pumpe — ja nicht um einen Totraum handelt. Der eigentliche Totraum ist nur der Teil zwischen Patient und Systemkreislauf (Mundstückstutzen, 2-Wegehahn).

Das System-Basisvolumen läßt sich berechnen als

$$V_s = V_z \cdot \frac{C_2}{C_1 - C_2}. \tag{1}$$

**3. Bestimmung des Residualvolumens.** Nunmehr wird, ohne Änderung an der Einstellung des Meßgerätes, die Stabilisationseinrichtung wie bei der gewöhnlichen Spirographie eingeschaltet. Das Kymographion wird in Betrieb gesetzt. *Genau am Ende einer Exspiration* wird der Patient durch Umdrehung des 2-Wegehahnes an das System angeschlossen. In Abständen von 30 sec wird nun der jeweilige Galvanometerausschlag am Analysor abgelesen. Die abgelesenen Werte werden notiert oder gleich als Mischungskurve über der Zeit aufgetragen (Abb. 50).

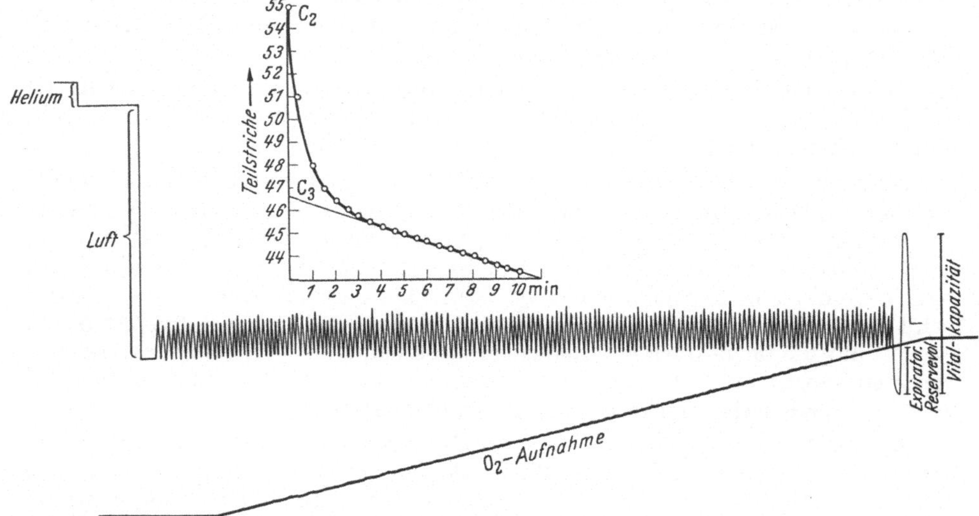


Abb. 50. Residualvolumenbestimmung mit der Heliummethode am geschlossenen System. Oben das dazugehörige Mischungsdiagramm. Nähere Erläuterung s. Text

Nach 10—15 min fordert man den Patienten zur maximalen Exspiration und anschließenden maximalen Inspiration (Vitalkapazität) auf, und schaltet dann den Patienten vom System ab. Der Schlauch am Absorber wird bei laufender Pumpe abgezogen, so daß jetzt das System mit Luft durchgespült wird. Der Galvanometerausschlag am Analysor geht auf 0 zurück. Sodann wird eine zweite Bestimmung des Residualvolumens durchgeführt.

Die Einmischung des Heliums in die Lunge verläuft etwa exponentiell. Nach beendeter Mischung sollte die Kurve eine horizontale Gerade darstellen. Jedoch kommt es stets weiterhin zu einer kontinuierlichen, geringen Abnahme der Galvanometerwerte. Die Ursache ist in der Beeinflussung der Wärmeleitfähigkeit durch die Ballastgase des nicht vollkommen reinen Sauerstoffs, der ständig aus der Stabilisierungsglocke entsprechend dem $O_2$-Verbrauch nachströmt, zu sehen. Außerdem spielt eine geringe Heliumaufnahme durch Blut und Gewebe eine Rolle. Der wahre Mischungsendwert kann durch Extrapolation der Geraden auf die Zeit $t = 0$ (Beginn der Mischung) bestimmt werden. Hierzu wird die Gerade, die durch die konstant abfallenden Meßpunkte gezogen werden kann, nach links verlängert, bis sie die Ordinate $t = 0$ bei dem gesuchten Wert schneidet (s. Abb. 50). Der derart ermittelte Endwert wird als $C_3$ notiert. Die Erfahrung aus mehreren Residualvolumen-Bestimmungen lehrt, wie groß der Neigungswinkel der konstant abfallenden Linie etwa sein muß. Bemerkt man bei einem

Versuch einen sehr viel steileren Abfall als üblicherweise, so muß an eine Undichtigkeit (Mundstück, Nasenklemme) gedacht werden.

Die funktionelle Residualkapazität (FRC) beträgt:

$$\mathrm{FRC} = (V_s + V_z) \cdot \frac{C_2 - C_3}{C_3}. \tag{2}$$

Die Formeln (1), (2) können auch, da die Kenntnis des Systems-Basisvolumens nicht erforderlich ist, zusammengefaßt werden:

$$\mathrm{FRC} = V_z \cdot \frac{C_1}{C_3}\left(\frac{C_2 - C_3}{C_1 - C_2}\right). \tag{3}$$

Das Volumen der 2-Wegehahnbohrung und des Mundstückstutzen (25 ml) ist hiervon abzuziehen.

Das Residualvolumen ist

Residualvolumen = FRC — exspiratorisches Reservevolumen.

Das exspiratorische Reservevolumen ist aus der am Ende der Untersuchung geatmeten Vitalkapazität zu ersehen. Hierbei ist zu beachten, daß FRC und exspiratorisches Reservevolumen auf BTPS umzurechnen sind (s. S. 50). Schließlich ist die

Totalkapazität = Residualvolumen + Vitalkapazität.

Birath und Swenson[1] haben eine nomographische Methode zur Errechnung des Residualvolumens mittels Heliumverdünnung im geschlossenen System angegeben.

### c) Radiologische Methode

Versuche, die Größe des Residualvolumens und der Relation Residualvolumen:Totalkapazität aus dem *Röntgenbild* bei In- und Exspiration zu ermitteln, sind von Hurtado und Fray[2], Aslett, Hart und McMichael[3], Gilson und Hugh-Jones[4], Tiffeneau[5], Lavenne, Wade, Hugh-Jones und Gilson[6], Wissler und Wierzejewski[7] unternommen worden. Da die röntgenologischen Methoden nur grobe Anhalte geben können, soll auf die einzelnen Verfahren außer auf dasjenige von Wissler und Wierzejewski[7] nicht näher eingegangen werden. Das letztgenannte wurde für die Anwendung bei Kindern entwickelt; diesem kommt praktische Bedeutung zu, da bei Kindern eine regelrechte Ermittlung des Residualvolumens im allgemeinen nicht möglich ist.

Voraussetzung für die Methode ist, daß das Kind seine Atmung so weit beherrscht, daß eine Vitalkapazität bestimmt werden kann (im allgemeinen ab 6. Lebensjahr, ausnahmsweise auch früher). Nach Bestimmung der Vitalkapazität wird eine Röntgenaufnahme bei tiefster Inspiration, dann nach tiefster Exspiration gemacht. Die maximale In- und Exspiration ist spirometrisch zu kontrollieren. Die Konturen der Lungenfelder werden durchgepaust und die Flächen mit einem Planimeter ausgemessen. Das Verhältnis Exspirationsfläche/Inspirationsfläche (*Ae*/*Ai*) wird „*Flächenquotient*" genannt. Nach den Angaben von Wissler und Wierzejewski[7] ergibt dieser Quotient ein brauchbares Maß

[1] Birath, G., u. E. W. Swenson: Scand. J. clin. Lab. Invest. 8, 329 (1956).
[2] Hurtado, A., u. W. W. Fray: J. clin. Invest. **12**, 807 (1933).
[3] Aslett, E. A., P. d'Arca Hart u. J. McMichael: Proc. roy. Soc. B **126**, 502 (1939).
[4] Gilson, J. C., u. P. Hugh-Jones: Clin. Sci. **7**, 185 (1949).
[5] Tiffeneau, R.: J. Prat. (Paris) **1949**, 509.
[6] Lavenne, F., O. L. Wade, P. Hugh-Jones u. J. C. Gilson: J. franç. Méd. Chir. thorac. **8**, 1 (1954).
[7] Wissler, H., u. H. Wierzejewski: Mschr. Kinderheilk. **104**, 307 (1956).

für das Verhältnis Residualvolumen/Totalkapazität. Ist er größer als 0,6, so soll das Verhältnis mit großer Wahrscheinlichkeit erhöht sein. Steht kein Planimeter zur Verfügung, so kann als Notbehelf der Flächenquotient aus je einem Horizontal- und einem Vertikaldurchmesser berechnet werden. Die Streuung ist größer als beim planimetrischen Verfahren, und die obere Grenze des Normalbereiches soll bei 0,68 angesetzt werden.

## B. Die Ventilationsgrößen

### 1. Das Atemzeitvolumen

Das Atemzeitvolumen ist definiert als das in einem gegebenen Zeitabschnitt ventilierte Gasvolumen. Meistens wird die Minute als Zeiteinheit gewählt. Man spricht dann vom *Atemminutenvolumen* (englisch: minute ventilation, französisch ventilation-minute). Da in Ruhe bei normaler Atmung der respiratorische Quotient unter 1 liegt, ist das inspiratorische vom exspiratorischen Atemzeitvolumen verschieden. Denn es wird weniger $CO_2$ ausgeschieden als $O_2$ aufgenommen, während die Stickstoffmenge bei In- und Exspiration gleich bleibt (s. S. 44).

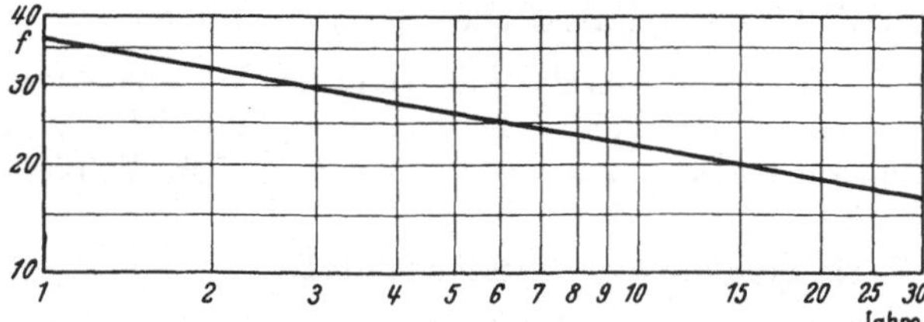


Abb. 51. Atemfrequenz in den Altersklassen von 1—30 Jahren. Im höheren Alter ändert sich die mittlere Atemfrequenz im allgemeinen nicht mehr. (Nach DÖNHARDT: Klin. Wschr. **1953**, 837)

An den Atemkurven der geschlossenen Systeme ist nur das inspiratorische Atemzeitvolumen einer direkten Messung zugänglich, weil die exspiratorische Volumenaufzeichnung um das ausgeschiedene und absorbierte $CO_2$ zu klein ist.

Die Ausmessung geschieht durch Summierung der einzelnen Atemzüge mittels eines Zirkels. Bei Kurven, die an nicht stabilisierten Spirographen gewonnen wurden (ansteigendes Spirogramm), ist streng darauf zu achten, daß nur die inspiratorischen Zacken ausgemessen werden, da das Exspirationsvolumen wegen der $CO_2$-Absorption nicht vollständig registriert wird. Auch die planimetrische Ausmessung des Atemzeitvolumens ist möglich. Diese Methode ist zwar etwas weniger genau aber wesentlich weniger zeitraubend.

Manche Spirographen haben besondere Vorrichtungen zur Registrierung des Atemzeitvolumens, das somit direkt abgelesen werden kann (Ventilogramm s. S. 21, 42). Als besonders vorteilhaft erweisen sich derartige Geräte bei unregelmäßiger Atmung; die Ausmessung mit dem Zirkel ist dann außerordentlich mühsam, da über längere Zeitabschnitte gemessen werden muß. Das Atemzugvolumen ergibt sich aus der Division des Atemminutenvolumens durch die Atemfrequenz. Bei unregelmäßiger Atmung ist es auf andere Weise nicht möglich, repräsentative Atemzugvolumina zu ermitteln.

Bei Atmung am Spirographen (aber auch am offenen System) ist das Atemzeitvolumen — zumindest zu Beginn der Untersuchung — im allgemeinen gegenüber der normalen Ruheatmung verändert. Meistens wird hyperventiliert, aber auch Hypoventilation wird beobachtet. Bei länger dauernder Untersuchung stellt sich dann allmählich normale Atmung ein: wird Wert auf die Kenntnis des Atemminutenvolumens gelegt (diese ist für die Berechnung der „Atemreserve“ erforderlich, s. S. 76), so muß vor Beginn der eigentlichen Lungenfunktionsprüfung der Proband längere Zeit (mindestens 10 min) am Spirographen ruhig atmen. Besteht die Möglichkeit zur Bestimmung des respiratorischen Quotienten

— in jedem Fall also beim offenen System —, so kann hieraus eine eventuelle Hyper- bzw. Hypoventilation erkannt werden. Ein RQ über 0,95 deutet auf Hyperventilation, unter 0,7 auf Hypoventilation.

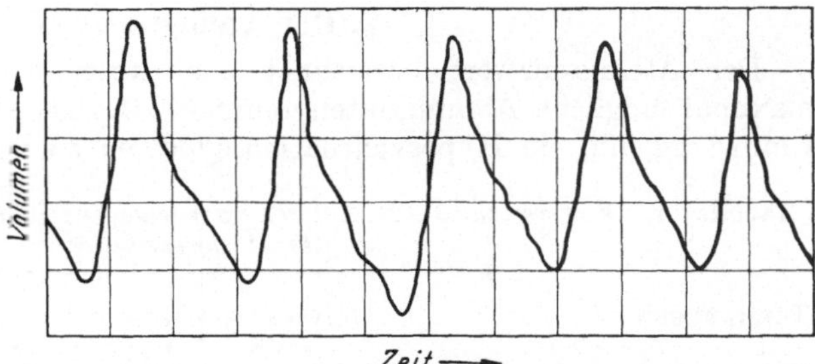


Abb. 52. Atemkurve eines Emphysematikers bei langsamer Kymographengeschwindigkeit. Exspirationszeit deutlich verlängert, Atemzeitquotient vergrößert. [Nach ANTHONY: Beitr. Klin. Tuberk. **67**, 711 (1927)]

Ruhe - Atemfrequenz und Ruhe-Atemvolumen sind abhängig vom Lebensalter. Abb. 51 zeigt die Beziehungen zwischen Atemfrequenz und Alter von 1—30 Jahren. Beim Neugeborenen beträgt die Atemfrequenz 60—70/min.

Die Größe des Atemminutenvolumens ist vorwiegend eine Funktion des Energieumsatzes und der Totraumventilation, sie unterliegt daher großen individuellen Schwankungen. Als Sollwert für das Atemminutenvolumen wird angegeben: Soll-Sauerstoffverbrauch · 28[1,2].

MATHESON und GRAY[3] geben folgende Regressionsgleichung (gewonnen durch mehrfache Untersuchungen an 100 Medizinstudenten) an:

$$\text{Ruheatemminutenvolumen} = 0{,}0175 \cdot \text{Ruhe-}O_2\text{-Verbrauch} + 2{,}01,$$

wobei der Sauerstoffverbrauch in ml/min einzusetzen ist, um das Atemminutenvolumen in Litern zu erhalten.

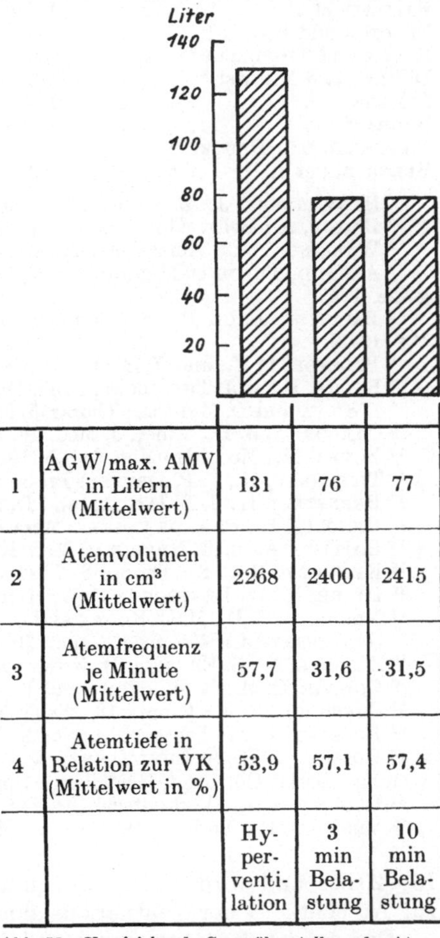


| | | | | |
|---|---|---|---|---|
| 1 | AGW/max. AMV in Litern (Mittelwert) | 131 | 76 | 77 |
| 2 | Atemvolumen in cm³ (Mittelwert) | 2268 | 2400 | 2415 |
| 3 | Atemfrequenz je Minute (Mittelwert) | 57,7 | 31,6 | 31,5 |
| 4 | Atemtiefe in Relation zur VK (Mittelwert in %) | 53,9 | 57,1 | 57,4 |
| | | Hyperventilation | 3 min Belastung | 10 min Belastung |

Abb. 53. Vergleichende Gegenüberstellung des Atemgrenzwertes und des maximalen Arbeits-Atemminutenvolumens bei 3 und 10 min Belastung bis zur Erschöpfung (Durchschnittswerte von 38 gesunden Personen verschiedenen Alters und Geschlechtes). [Nach HEINE, BENESCH u. HERTZ: Z. Tuberk. **102**, 273 (1953)]

Bei schnell laufendem Kymographion können einzelne Atemzüge analysiert werden. Allerdings ist wegen der Trägheit der Spirometer die Pneumotachographie hierfür vorzuziehen (siehe S. 154). Bei Lungenemphysem, Asthma bronchiale, Stauungslunge kann man jedoch auch am Spirogramm eine Verlängerung der Exspirationszeit erkennen (Abb. 52). Das Verhältnis von Exspirationsdauer zur Inspirationsdauer wird als *Atemzeitquotient* bezeichnet und beträgt normalerweise 1,1.

[1] BLICKENSTORFER, E.: Schweiz. Z. Tuberk. **4**, Suppl. 1 (1947).
[2] ROSSIER, P. H., A. BÜHLMANN u. K. WIESINGER: Physiologie und Pathophysiologie der Atmung. Berlin-Göttingen-Heidelberg: Springer 1958.
[3] MATHESON, H. W., u. J. S. GRAY: J. clin. Invest. **29**, 688 (1950).

## 2. Der Atemgrenzwert

Der Atemgrenzwert bezeichnet das durch willkürliche Hyperventilation maximal mögliche Atemminutenvolumen. Die Messung erfolgt allerdings nicht 1 min lang, um ein Hyperventilationssyndrom zu vermeiden, sondern nur über

Tabelle 11. *Von verschiedenen Autoren vorgeschlagene Atemfrequenz bei der Bestimmung des Atemgrenzwertes*

| | | | |
|---|---|---|---|
| HERMANNSEN[1] . . . . . . . | (etwa 80% der VK) | DENOLIN und DE COSTER[13] . . | 80—100 |
| BÖHME[2] . . . . . . . . . . | 60—70 | BOTTERO und NICODEMI[14] . . | 50 |
| WARRING[3] . . . . . . . . . | 120 | KENNEDY[15]. . . . . . . . . | 45—60 |
| ARNAUD et al.[4] . . . . . . . | 40—50 | HEINE et al.[16]. . . . . . . . | 70 |
| BALDWIN et al.[5] . . . . . . | 40—70 | NEEDHAM et al.[17] . . . . . . | 50 |
| PROCTOR und HARDY[6] . . . . | 30 | GRAIMPREY[18] . . . . . . . . | 60—100 |
| ROCHE und THIVOLLET[7] . . . | 60 | ZÖLLNER et al.[19] . . . . . . | über 60 |
| D'SILVA und MENDEL[8] . . . . | 30 | OGILVIE et al.[20] . . . . . . . | 100 |
| COMROE[9] . . . . . . . . . . | 40—70 | SHEPHARD[21] . . . . . . . . | 60—120 |
| BOURA[10] . . . . . . . . . . | 30—40 | BÜCHERL[22] . . . . . . . . . | 30—32 |
| TIFFENEAU und DRUTEL[11] . . | 30 | ROSSIER et al.[23] . . . . . . . | unter 50 |
| BERNSTEIN et al.[12] . . . . . | 70 | BÜHLMANN[24] . . . . . . . . | unter 60 |
| | | VENRATH[25] . . . . . . . . . | 70—85 |

[1] HERMANNSEN, J.: Z. ges. exp. Med. **90**, 130 (1933).
[2] BÖHME, A.: Beitr. Klin. Tuberk. **91**, 237 (1938).
[3] WARRING, F. C.: Amer. Rev. Tuberc. **51**, 432 (1945).
[4] ARNAUD, TULOU et MÉRIGOT: L'exploration de la fonction respiratoire. Paris: Masson & Cie. 1947.
[5] BALDWIN, E. DE F., A. COURNAND and D. W. RICHARDS: Medicine (Baltimore) **27**, 243 (1948).
[6] PROCTOR, D. F., and J. B. HARDY: Bull. Johns Hopk. Hosp. **85**, 253 (1949).
[7] ROCHE, L., et J. THIVOLLET: Arch. Mal. prof. **10**, 448 (1949).
[8] D'SILVA and D. MENDEL: Thorax **5**, 325 (1950).
[9] COMROE jr., J. H.: Amer. J. Med. **10**, 316 (1951).
[10] BOURA, M.: Méd. aéronaut. **6**, 105 (1951).
[11] TIFFENEAU, R., et P. DRUTEL: Presse méd. **1952**, 640.
[12] BERNSTEIN, L., J. L. D'SILVA and D. MENDEL: Thorax **7**, 255 (1952).
[13] DENOLIN, H., et A. DE COSTER: Acta tuberc. belg. **43**, 245 (1952).
[14] BOTTERO, A., u. E. NICODEMI: Med. Klin. **1952**, 1511.
[15] KENNEDY, M. C. S.: Thorax **8**, 73 (1953).
[16] HEINE, F., W. BENESCH u. C. W. HERTZ: Z. Tuberk. **102**, 273 (1953).
[17] NEEDHAM, C. D., M. C. ROGAN and J. MCDONALD: Thorax **9**, 313 (1954).
[18] GRAIMPREY, J.: Rev. méd. Nancy **79**, 648 (1954).
[19] ZÖLLNER, N., S. ERNST u. H. NOWY: Z. Biol. **107**, 335 (1954).
[20] OGILVIE, C. M., R. W. STONE and R. MARSHALL: Clin. Sci. **14**, 101 (1955).
[21] SHEPHARD, R. J.: Thorax **10**, 258 (1956).
[22] BÜCHERL, E. S.: Thoraxchirurgie. **3**, 211 (1955).
[23] ROSSIER, P. H., A. BÜHLMANN u. K. WIESINGER: Physiologie und Pathophysiologie der Atmung. Berlin-Göttingen-Heidelberg: Springer 1956.
[24] BÜHLMANN, A.: Verh. dtsch. Ges. inn. Med. **62**, 130 (1956).
[25] VENRATH, H.: Verh. dtsch. Ges. inn. Med. **62**, 125 (1956).

15—20 sec und wird dann auf 1 min umgerechnet. Der Atemgrenzwert dient zur Abschätzung der Ventilationsfähigkeit.

Der Ausdruck „Atemgrenzwert" findet sich — soweit uns bekannt — erstmalig in einer Arbeit von KNIPPING, LEWIS und MONCRIEFF[1]. Auf HERMANNSEN[2] ist die heute noch übliche Bestimmung des Atemgrenzwertes durch maximale willkürliche Hyperventilation zurückzuführen.

Im angelsächsischen Sprachgebrauch finden sich mehrere Synonyma für den Atemgrenzwert: maximal (oder maximum) breathing capacity, voluntary

[1] KNIPPING, H. W., W. LEWIS u. A. MONCRIEFF: Beitr. Klin. Tuberk. **79**, 1 (1932).
[2] HERMANNSEN, J.: Z. ges. exp. Med. **90**, 130 (1933).

ventilation capacity, maximal minute ventilation, maximal voluntary ventilation, ventilatory capacity und maximal ventilatory capacity. Im Französischen sind die entsprechenden Bezeichnungen débit respiratoire maximum oder ventilation maxima. Im Schrifttum finden sich die verschiedensten Angaben über die Bestimmung des Atemgrenzwertes. Heute hat sich die willkürliche Hyperventilation während einiger Sekunden durchgesetzt; früher dienten auch das Atemvolumen bei maximaler Belastung, die forciert geatmete Vitalkapazität, das Atemvolumen bei $CO_2$-Beatmung als Grundlagen zur Atemgrenzwert-Berechnung.

Abb. 53 zeigt eine Gegenüberstellung der maximalen Atemminutenvolumina bei willkürlicher Hyperventilation (Atemgrenzwert) einerseits und Belastung bis

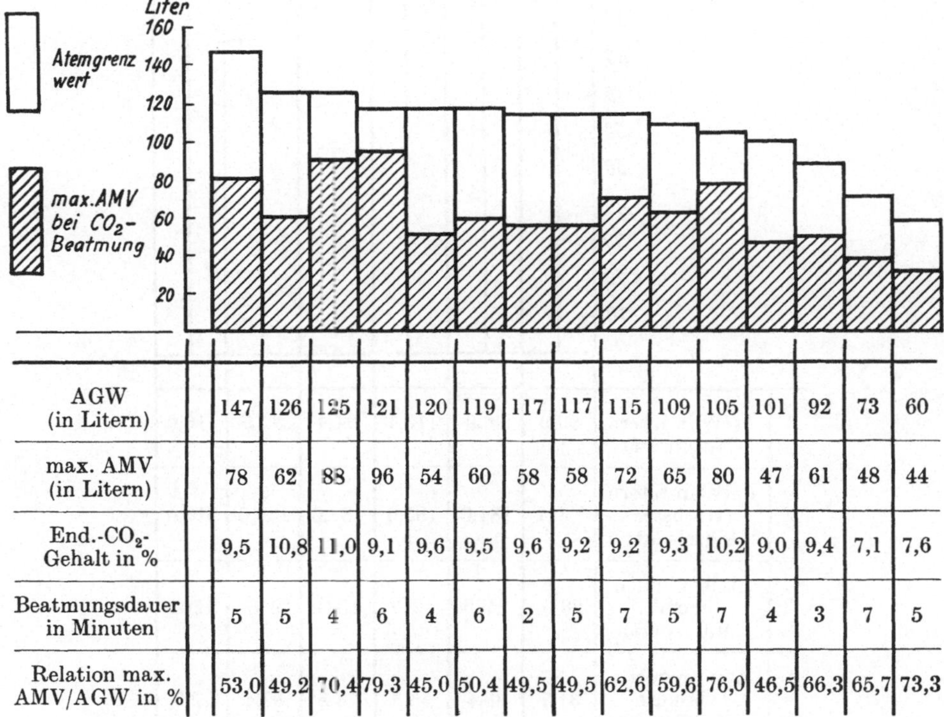


| | | | | | | | | | | | | | | | |
|---|---|---|---|---|---|---|---|---|---|---|---|---|---|---|---|
| AGW (in Litern) | 147 | 126 | 125 | 121 | 120 | 119 | 117 | 117 | 115 | 109 | 105 | 101 | 92 | 73 | 60 |
| max. AMV (in Litern) | 78 | 62 | 88 | 96 | 54 | 60 | 58 | 58 | 72 | 65 | 80 | 47 | 61 | 48 | 44 |
| End.-$CO_2$-Gehalt in % | 9,5 | 10,8 | 11,0 | 9,1 | 9,6 | 9,5 | 9,6 | 9,2 | 9,2 | 9,3 | 10,2 | 9,0 | 9,4 | 7,1 | 7,6 |
| Beatmungsdauer in Minuten | 5 | 5 | 4 | 6 | 4 | 6 | 2 | 5 | 7 | 5 | 7 | 4 | 3 | 7 | 5 |
| Relation max. AMV/AGW in % | 53,0 | 49,2 | 70,4 | 79,3 | 45,0 | 50,4 | 49,5 | 49,5 | 62,6 | 59,6 | 76,0 | 46,5 | 66,3 | 65,7 | 73,3 |

Abb. 54. Maximales Atemminutenvolumen bei $CO_2$-Atmung in Relation zum Atemgrenzwert und in Abhängigkeit von der Beatmungsdauer und dem prozentualen Endgehalt der Inspirationsluft an $CO_2$ bei 15 gesunden Personen. [Nach HEINE, BENESCH u. HERTZ: Z. Tuberk. **102**, 273 (1953)]

zur Erschöpfung andererseits. Der Atemgrenzwert ist deutlich größer als die durch maximale Belastung erreichten Atemminutenvolumina, und zwar — wie aus der Abb. 53 ersichtlich — durch die größere Atemfrequenz bei etwa gleichem Atemzugvolumen. Auch bei $CO_2$-Anreicherung werden nicht annähernd die Atemgrenzwerte erreicht (Abb. 54).

Tabelle 11 zeigt die von verschiedenen Untersuchern empfohlene optimale *Frequenz* bei der Bestimmung des Atemgrenzwertes. Bei geringer Atemfrequenz wird ein großer Wert nicht erreicht werden können, da die mittlere Atemstromgeschwindigkeit bei sehr großen Atemvolumina absinkt (siehe nächstes Kapitel).

HEINE, BENESCH und HERTZ[1] haben den Atemgrenzwert bei unterschiedlich vorgegebenen Atemvolumina an 58 gesunden Versuchspersonen verschiedenen

[1] HEINE, F., W. BENESCH u. C. W. HERTZ: Z. Tuberk. **102**, 273 (1953).

Geschlechts und Alters (meist unter 30 Jahren) bestimmt. Die Ergebnisse sind in Abb. 55 dargestellt. Bei freier Wahl der maximalen Atmung wurde ein Atemvolumen von etwa 45% der Vitalkapazität und eine Atemfrequenz von etwa 70/min benutzt. Hierbei wurden die größten Atemgrenzwerte erzielt. Zu ähnlichen Ergebnissen kam CARA[1], der derartige Untersuchungen an einer Versuchsperson durchführte (Abb. 56). Auch ZÖLLNER, ERNST und NOWY[2]

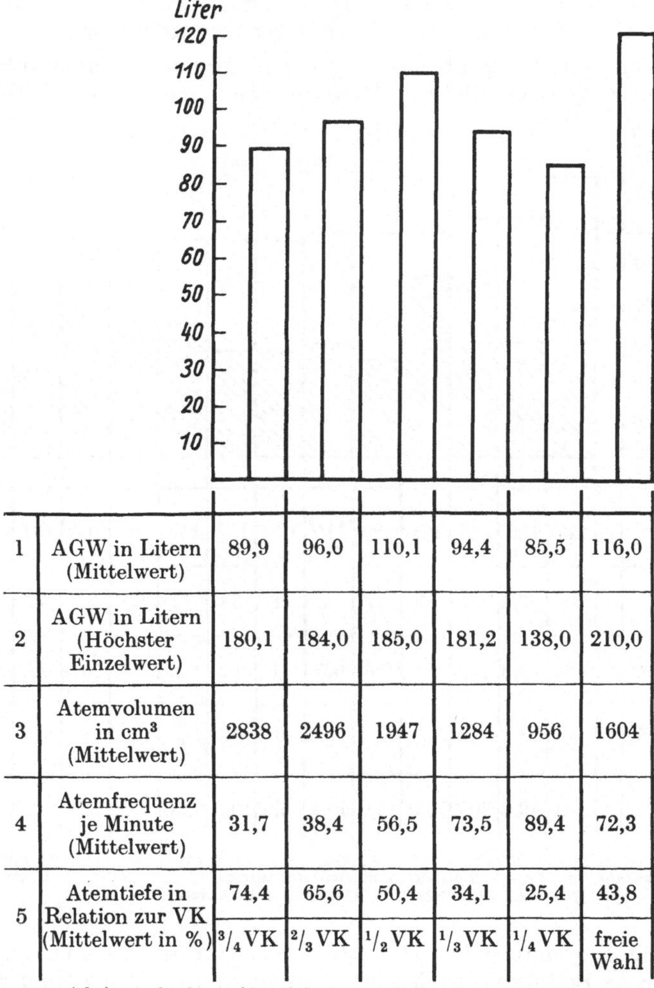


| | | | | | | | |
|---|---|---|---|---|---|---|---|
| 1 | AGW in Litern (Mittelwert) | 89,9 | 96,0 | 110,1 | 94,4 | 85,5 | 116,0 |
| 2 | AGW in Litern (Höchster Einzelwert) | 180,1 | 184,0 | 185,0 | 181,2 | 138,0 | 210,0 |
| 3 | Atemvolumen in cm³ (Mittelwert) | 2838 | 2496 | 1947 | 1284 | 956 | 1604 |
| 4 | Atemfrequenz je Minute (Mittelwert) | 31,7 | 38,4 | 56,5 | 73,5 | 89,4 | 72,3 |
| 5 | Atemtiefe in Relation zur VK (Mittelwert in %) | 74,4 | 65,6 | 50,4 | 34,1 | 25,4 | 43,8 |
| | | $^3/_4$ VK | $^2/_3$ VK | $^1/_2$ VK | $^1/_3$ VK | $^1/_4$ VK | freie Wahl |

Abb. 55. Atemgrenzwert bei verschiedener Atemtiefe (Durchschnittswerte von 58 gesunden Versuchspersonen verschiedenen Alters und Geschlechts). [Nach HEINE, BENESCH u. HERTZ: Z. Tuberk. **102**, 273 (1953)]

ermittelten die höchsten Werte bei Atemfrequenzen über 60/min. Als *Normalwerte* bei jungen Männern werden 100—170 Liter angegeben.

Nach WRIGHT[3] werden mit offenen Systemen größere Werte als mit geschlossenen gewonnen. GILSON und HUGH-JONES[4] fanden bei geschlossener und offener

[1] CARA, M.: Poumon 8, 371 (1953).
[2] ZÖLLNER, N., S. ERNST u. H. NOWY: Z. Biol. **107**, 335 (1954).
[3] WRIGHT G. W. in: Methods in medical research, **2**, 213. Chicago: The Year Book Publishers 1950.
[4] GILSON, J. C., u. P. HUGH-JONES: Lung function in coalworker's pneumoconiosis. Medical Research Council, Special Report Series Nr 290. London: Her Majesty's Stationary Office 1955.

Methode übereinstimmende Werte (Abb. 57). SHEPHARD[1] erzielte die größten Werte mit dem Pneumotachographen. Einen Einblick in die Abhängigkeit der

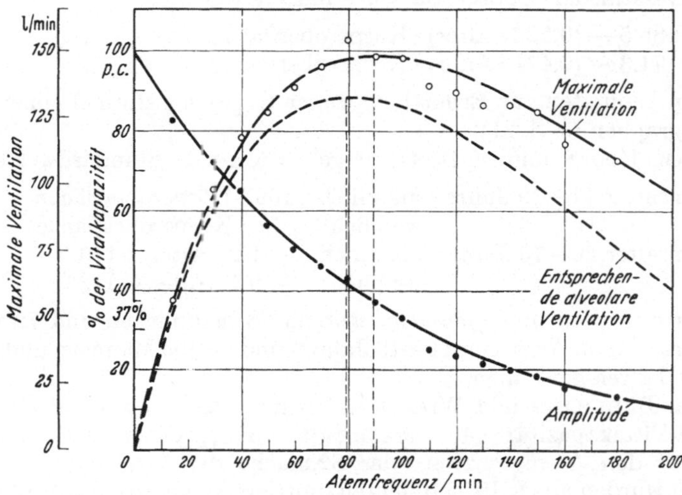


Abb. 56. Beziehungen zwischen Atemfrequenz und Atemtiefe bei maximaler Ventilation einer gesunden Versuchsperson (Vitalkapazität = 4480 cm³). [Nach CARA: Poumon 8, 371 (1953)]

Ergebnisse von der Methodik gibt die Abb. 58. Hier sind die sowohl bei *Masken-* als auch bei *Mundstückatmung* mit einem Spirographen gewonnenen Werte angegeben. Der Atemgrenzwert wurde in dieser Versuchsreihe dadurch gelenkt, daß die Versuchspersonen eine Atemtiefe von einer halben Vitalkapazität einzuhalten hatten. Man erkennt, daß mit der Maske wesentlich größere Werte erreicht werden. Daß im Vergleich zu den oben erwähnten Größen junger Männer die Zahlenwerte relativ klein sind, liegt großenteils daran, daß die Mittelwerte aus den Versuchen mit Personen beiderlei Geschlechtes und verschiedener Altersklassen gewonnen wurden.

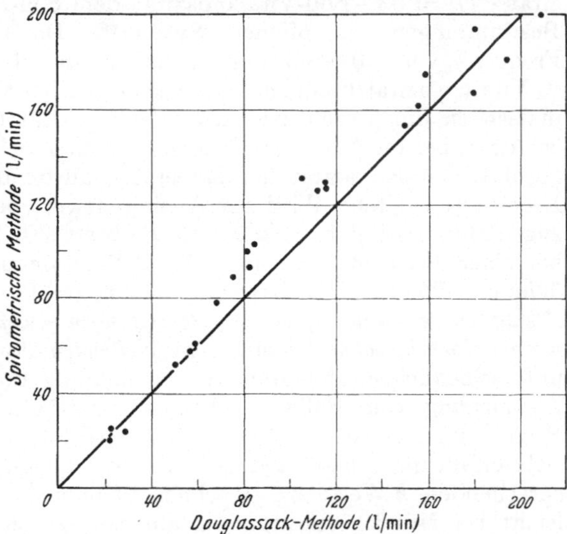


Abb. 57. Vergleichende Bestimmung des Atemgrenzwertes mit der offenen und geschlossenen Methode an 22 Versuchspersonen. Gute Übereinstimmung der Versuchsergebnisse. (Nach GILSON u. HUGH-JONES: Lung Function in Coalworker's Pneumoconiosis. London: Her Majesty's Stationary Office 1955)

Abb. 58 zeigt, daß auch die Körperlage von Einfluß auf den Atemgrenzwert ist. Im Stehen bei Maskenatmung wird der größte Atemgrenzwert beobachtet. Gleichzeitig geht aus der Abb. 58 hervor, daß bei Nasenatmung etwa nur die Hälfte des Atemgrenzwertes erreicht wird.

[1] SHEPHARD, R. J.: Flying Personnel Research Committee Rep. 976, 1956.

Zur Berechnung der *Sollwerte* werden heute vielfach die Regressionsgleichungen von BALDWIN, COURNAND und RICHARDS[1] benutzt, die an 50 Männern und 38 Frauen verschiedener Altersklassen ermittelt wurden:

Männer: 86,5 — (0,522 · Alter) · Körperoberfläche
Frauen: 71,3 — (0,474 · Alter) · Körperoberfläche

Die Autoren benutzten zur Ermittlung dieser Regressionsformel einen Benedict-Roth-Spirographen (s. S. 21).

NEEDHAM, ROGAN und MCDONALD[2] geben folgende Standardwerte an:

1. Lebensalter 11—19 Jahre: männlich: 108 · Körperoberfläche — 60
   weiblich: 77 · Körperoberfläche — 24
2. Lebensalter 20—70 Jahre: männlich: — 1,2 · Alter + 170
   weiblich: — 0,7 · Alter + 113

Die Werte wurden mit *offenem System* an 78 männlichen und 72 weiblichen Versuchspersonen im Alter von 11—19 Jahren und an 105 Männern und 69 Frauen von 20—70 Jahren gewonnen.

ROSSIER, BÜHLMANN und WIESINGER[3] nennen als Sollwerte des Atemgrenzwertes Soll-Vitalkapazität · 40. MATHESON, SPIES, GRAY und BARNUM[4] ermittelten für den Atemgrenzwert das 32,8fache der Vitalkapazität. Die Bestimmungen wurden an Medizinstudenten (mittlere Vitalkapazität 5,13 Liter!) mit einem Benedict-Roth-Spirographen, bei dem Ventile und $CO_2$-Absorber entfernt waren, durchgeführt. Früher angegebene Sollwerte = Soll-Kapazität · 22 bis zum 45. Lebensjahr und Soll-Vitalkapazität · 17 für das Alter von 45—60 Jahren sind erfahrungsgemäß zu klein.

Nach eigenen Erfahrungen würde die Beziehung 0,43 · Soll-Vitalkapazität · 77 = 33 · Soll-Vitalkapazität dem Soll-Atemgrenzwert entsprechen (257 Bestimmungen am offenen System)[6]. Diese Beziehung würde bei einer Frequenz von 70—100 Geltung haben, da in diesem Bereich das Verhältnis % Vitalkapazität/Frequenz annähernd gleich ist[5] (Abb. 56). Da außerdem normalerweise die prozentuale Sekundenkapazität (s. S. 78) unabhängig vom Alter ist (denn bei im Alter vermindeter absoluter Sekundenkapazität ist ja auch die absolute Vitalkapazität herabgesetzt!), dürfte die Beziehung unabhängig vom Lebensalter gelten. Wird der Atemgrenzwert bei einer Frequenz von 50 Atemzügen/min bestimmt, so wäre als Sollwert 30 · Soll-Vitalkapazität einzusetzen, bei einer Frequenz von 40 = 28 · Soll-Vitalkapazität und bei einer Frequenz 30/min = 24 · Soll-Vitalkapazität. Man kann somit, *auch wenn kein absoluter Atemgrenzwert unter optimalen Bedingungen gewonnen wurde, doch die Abweichung von der Norm berechnen*[6]. Bei diesem „*gleitenden Standard*" erhält man bei in Grenzen unterschiedlicher Atemgrenzwertbestimmung doch einen *Absolut-Wert* für die Abweichung vom Sollwert (Tabelle 12). Sollten in einigen Laboratorien die Beziehungen zwischen Atemfrequenz und Atemtiefe bei maximaler Ventilation sich erfahrungsgemäß anders verhalten als hier angegeben, so sind die entsprechenden *k*-Werte zu errechnen. Unterschiedliche Werte können sich vielleicht bei Mundstückbenutzung am Spirographen ergeben.

[1] BALDWIN, E. DE F., A. COURNAND u. D. W. RICHARDS jr.: Medicine (Baltimore) **27**, 243 (1948).
[2] NEEDHAM, C. D., M. C. ROGAN u. I. MCDONALD: Thorax **9**, 313 (1954).
[3] ROSSIER, P. H., A. BÜHLMANN u. K. WIESINGER: Physiologie und Pathophysiologie der Atmung. Berlin-Göttingen-Heidelberg: Springer 1956.
[4] MATHESON, H. W., S. N. SPIES, J. S. GRAY u. D. R. BARNUM: J. clin. Invest. **29**, 682 (1950).
[5] CARA, M.: Poumon 8, 371 (1953).
[6] HERTZ, C. W.: Unveröffentlichte Untersuchungen.

Bei den aus der Soll-Vitalkapazität errechneten Standardwerten geht das Lebensalter und das Geschlecht ein, allerdings unter der Voraussetzung, daß für die Berechnung der Soll-Vitalkapazität Formeln mit Berücksichtigung des Lebensalters, wie die von ANTHONY (aus dem Soll-Grundumsatz, abhängig vom Alter) oder BALDWIN u. Mitarb. (s. S. 55/56 benutzt werden.

Tabelle 12. *Tabelle zur Berechnung des Atemgrenz-Sollwertes bei verschiedener Atemfrequenz.* $k$ = Faktor, mit dem die Soll-Vitalkapazität zu multiplizieren ist.

| Atemfrequenz | $k$ |
|---|---|
| 30 | 24 |
| 35 | 26 |
| 40 | 28 |
| 50 | 30 |
| 60 | 32 |
| 70—100 | 33 |

SPENGLER[1] errechnet den Sollwert des Atemgrenzwertes = Soll-Atemminutenvolumen · 10. Hierdurch ergeben sich relativ niedrige Werte.

Für alle Untersucher gültige Sollwerte aufzustellen, ist einstweilen nicht möglich, da die Methode der Atemgrenzwert-Bestimmung und die von den verschiedenen Laboratorien benutzten Apparaturen zu unterschiedlich sind. Wenn irgend möglich, sollte jedes Laboratorium die eigenen für die dortigen Gegebenheiten gültigen Sollwerte ermitteln.

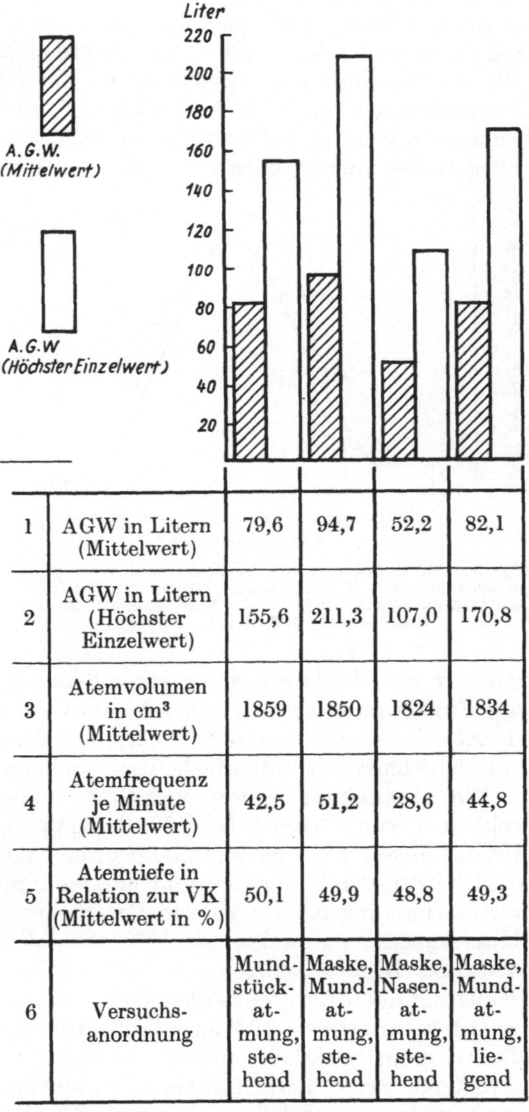


| | | | | | |
|---|---|---|---|---|---|
| 1 | AGW in Litern (Mittelwert) | 79,6 | 94,7 | 52,2 | 82,1 |
| 2 | AGW in Litern (Höchster Einzelwert) | 155,6 | 211,3 | 107,0 | 170,8 |
| 3 | Atemvolumen in cm³ (Mittelwert) | 1859 | 1850 | 1824 | 1834 |
| 4 | Atemfrequenz je Minute (Mittelwert) | 42,5 | 51,2 | 28,6 | 44,8 |
| 5 | Atemtiefe in Relation zur VK (Mittelwert in %) | 50,1 | 49,9 | 48,8 | 49,3 |
| 6 | Versuchsanordnung | Mundstückatmung, stehend | Maske, Mundatmung, stehend | Maske, Nasenatmung, stehend | Maske, Mundatmung, liegend |

Abb. 58. Vergleichende Gegenüberstellung des Atemgrenzwertes in Abhängigkeit von verschiedenen äußeren Faktoren (Durchschnittswerte von 56 Personen). Die Atemtiefe von $^1/_2$ Vitalkapazität wurde vorgegeben. [Nach HEINE, BENESCH u. HERTZ: Z. Tuberk. **102**, 273 (1953)]

## Bestimmung des Atemgrenzwertes

Man geht zweckmäßigerweise folgendermaßen vor: Nach Ermittlung von Atemminutenvolumen und Vitalkapazität (s. S. 51) fordert man den Patienten auf, so schnell und tief wie möglich zu atmen. Hierbei wird im allgemeinen von selbst die Atemtiefe etwa der halben Vitalkapazität (etwas darunter) entsprechen. Nur wenn das Atemvolumen hiervon stark abweicht (zu tiefe Atmung, wodurch die nötige Atemfrequenz unmöglich ist, oder zu flache Atmung) soll man die Atmung durch Hinweise korrigieren.

[1] SPENGLER, F.: Dtsch. Gesundh. Wesen **1956**, 612.

Die Bestimmung des Atemgrenzwertes soll nicht länger als 15—20 sec dauern, um unerwünschte Nebenerscheinungen (Hyperventilationssyndrom) zu vermeiden. Während der Atemgrenzwertbestimmung stellt man die Pumpe des Spirographen ab, um den Atemwiderstand minimal zu halten. Die hierbei auftretende Rückatmung spielt in dem kurzen Zeitraum keine Rolle. Im Gegenteil, man wirkt hierdurch einer eventuell auftretenden Hypokapnie entgegen. Der Papierschub soll mindestens 60 mm/min betragen. Die Ausmessung der Atemkurve geschieht wie im Kapitel „Atemminutenvolumen" beschrieben. Der gemessene Wert ist auf eine Minute umzurechnen. Da Schwingungen des Wasserspiegels die Meßergebnisse erheblich beeinträchtigen können[1], ist die Wasserabschlußfläche der Spirometerglocke möglichst klein und die Spirometerglocke selbst möglichst leicht zu halten[2].

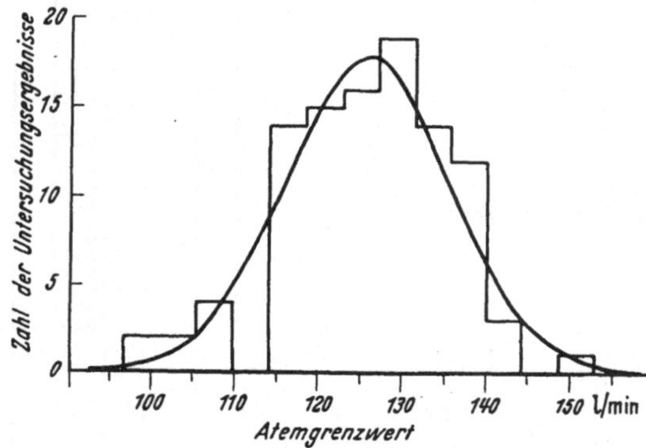


Abb. 59. Ergebnisse von 102 Atemgrenzwertbestimmungen an einer gesunden Versuchsperson. Mittelwert 125,6 l/min. Standardabweichung ± 9,76 Liter. [Nach LARMI: Scand. J. Clin. Lab. Invest. 6, Suppl. 12 (1954)]

Bei Bestimmung des Atemgrenzwertes am offenen System erfolgt die Messung mit der Gasuhr oder dem Tissot-Gasometer.

Die *Reproduzierbarkeit* des Atemgrenzwertes wird von einigen Autoren als gut, von anderen als unbefriedigend beurteilt. COMROE[2] fand bei 10maliger Bestimmung durch eine Person eine Standardabweichung von 24 Litern. NEEDHAM u. Mitarb.[3] beobachteten bei 40 Doppelbestimmungen eine Standardabweichung von 4,6 Litern. GILSON und HUGH-JONES[4] geben eine Standardabweichung von 7,5 Litern an. LARMI[5] berechnete bei 102 Bestimmungen innerhalb von 5 Std eine Standardabweichung von 9,76 Litern; die Einzelergebnisse der Mehrfach-Bestimmung sind in Abb. 59 dargestellt.

Ein „Lerneffekt" wurde von GILSON und HUGH-JONES[4] nicht beobachtet, wohl aber von GEORG[6] bei 100 Bestimmungen an derselben Versuchsperson. Abweichungen von den sog. „Sollwerten" müssen mit großer Reserve beurteilt werden. Aus den in der Literatur mitgeteilten Standardabweichungen bei Mittelwertbestimmungen an normalen Personengruppen läßt sich schließen, daß man *Abweichungen von weniger als 30% des Sollwertes nicht als pathologisch ansehen sollte.* Bei Begutachtungen wird man häufig eine Tendenz zu willkürlicher Verkleinerung des Atemgrenzwertes beobachten. Liegen grobe Täuschungsversuche vor, so kann eine 8—10%ige $CO_2$-Konzentration im System (die $CO_2$-Absorber müssen dann natürlich entfernt werden!) höhere Atemvolumina als den sog. „Atemgrenzwert" herbeiführen. Tatsächlich sind jedoch die Werte bei $CO_2$-Atmung stets wesentlich niedriger als der Atemgrenzwert (s. Abb. 54).

Eine weitere Kontrolle der hinreichenden Mitarbeit ermöglichen die Beziehungen zwischen Atemgrenzwert und Sekundenkapazität (Tiffeneau-Test). Hierauf wird im folgenden Kapitel näher eingegangen werden.

[1] BERNSTEIN, L., u. D. MENDEL: Thorax 6, 297 (1951).
[2] COMROE, J. H. jr.: Methods in medical research, B. 2. Chicago: The Year Book Publishers 1950.
[3] NEEDHAM, C. D., M. C. ROGAN u. I. McDONALD: Thorax 9, 313 (1954).
[4] GILSON, J. C., u. P. HUGH-JONES: Clin. Sci. 7, 185 (1949).
[5] LARMI, T.: Scand. J. clin. Lab. Invest., Suppl. 12 (1954).
[6] GEORG, J.: Kliniske lungenfunktions-undersøgelser. Kopenhagen 1952.

In den Atemgrenzwert gehen die Faktoren *Volumen und Atemstromgeschwindigkeit* ein. Ein herabgesetzter Atemgrenzwert kann also seine Ursache haben

1. in Volumenverkleinerung bei normalem Strömungswiderstand (restriktive Ventilationsstörung),

2. in Vergrößerung des Strömungswiderstandes bei annähernd normalem Volumen (obstruktive Ventilationsstörung) und

3. in einer Kombination beider Faktoren.

Bei der restriktiven Ventilationsstörung ist der Atemgrenzwert darum vermindert, weil das ventilierbare Lungenvolumen reduziert ist. Die Herabsetzung des Atemgrenzwertes entspricht also größenordnungsmäßig der Herabsetzung des Lungenvolumens. Im Gegensatz hierzu ist bei der obstruktiven Ventilationsstörung die Verminderung des Atemgrenzwertes durch die Erhöhung des Strömungswiderstandes bedingt, d. h. wegen des erhöhten Luftreibungswiderstandes kann in einer gegebenen Zeiteinheit maximaler Atemanstrengung weniger Gas gefördert werden als normalerweise.

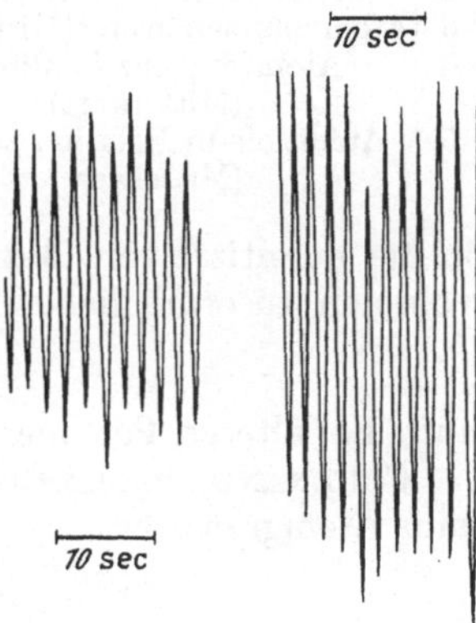


Abb. 60. Atemgrenzwert eines Patienten mit Lungenemphysem und spastischer Bronchitis vor und nach Aludrin-Inhalation

Diese Beziehungen lassen sich zahlenmäßig ausdrücken[1]:

$$\text{Strömungsindex } x = \frac{\text{AGW}}{\text{Errechnetes maximales AMV}}\,.$$

Das „errechnete maximale AMV" ergibt sich aus dem Produkt $k \cdot \text{VK}$ (und zwar ist hier die gemessene *VK*, nicht die Soll-VK einzusetzen), wobei $k$ aus der Tabelle 12 zu entnehmen ist. Hierbei ist die Volumenverminderung (*Ist*-Vitalkapazität) und die Frequenz bei der Bestimmung des aktuellen Atemgrenzwertes berücksichtigt. Liegt $x$ wesentlich unter 1, so ist — genügende Mitarbeit des Patienten bei der Atemgrenzwertbestimmung vorausgesetzt — das Vorliegen erhöhten endobronchialen Widerstandes wahrscheinlich.

Eine ähnliche Beziehung wurde von GAENSLER[2] als „air velocity index" (Luftstromgeschwindigkeitsindex[3]) bezeichnet:

$$\text{air velocity index} = \frac{\%\ \text{des Soll-AGW}}{\%\ \text{der Soll-VK}}\,.$$

Auch hier weist ein Index unter 1 auf eine Erhöhung der Strömungswiderstände hin. Gegenüber der oben angeführten Gleichung hat diese Formel den Nachteil, daß sich pathologische Werte errechnen, wenn bei nicht optimaler Atemfrequenz kein absoluter Atemgrenzwert erreicht wird.

Das Vorliegen von Bronchialspasmen läßt sich durch *Applikation bronchialerweiternder Substanzen* nachweisen. Der Adrenalinversuch nach ROSSIER und MÉAN[4] besteht darin, daß 10 min nach intramuskulärer Injektion von 1 mg Adrenalin Vitalkapazität und Atemgrenzwert bestimmt werden. Kommt es zu einer deutlichen Vergrößerung des Atemgrenzwertes gegenüber dem Wert vor der Adrenalin-Injektion, so haben spastische Verengerungen der Luftwege vorgelegen.

[1] HERTZ, C. W.: Unveröffentlichte Untersuchungen.
[2] GAENSLER, E. A.: Amer. Rev. Tuberc. **62**, 17 (1950).
[3] Von LECHTENBÖRGER, VALENTIN u. VENRATH [Z. ges. exp. Med. **117**, 638 (1951)] „Ventilationsleistungs-Koeffizient" genannt.
[4] ROSSIER, P. H., u. H. MÉAN: Acta Soc. Helv. Sci. Natur. **1936**, 356.

Anstelle der Adrenalin-Injektion kann auch eine Inhalation mit Bronchospasmolytica vorgenommen werden (Abb. 60).

Die Differenz zwischen Atemgrenzwert und Ruhe-Atemminutenvolumen wird *Atemreserve* genannt (KNIPPING). Die Atemreserve bezeichnet also das über die Ruheventilation hinaus mögliche Atemminutenvolumen. Sie wird definitionsgemäß verschieden sein, je nachdem ob die Ruheventilation im Stehen, Sitzen oder Liegen gemessen wurde (s. S. 71). Diese Definition KNIPPINGs der Atemreserve ist auch im Ausland übernommen worden (im angelsächsischen Schrifttum: breathing reserve).

Tabelle 13. *Atemgrenzwert vor und nach maximaler Belastung von 10 min Dauer (Durchschnittswerte von 30 Normalpersonen)* [Nach HEINE, BENESCH u. HERTZ: Z. Tuberk. **102**, 273 (1953)]

| | | Vor Belastung | Nach Belastung |
|---|---|---|---|
| 1 | VK in $cm^3$ (Mittelwert) | 4142 | 4080 |
| 2 | AGW in Liter (Mittelwert) | 131 | 142 |
| 3 | Atemvolumen in $cm^3$ (Mittelwert) | 2270 | 2517 |
| 4 | Atemfrequenz je Minute (Mittelwert) | 57,7 | 56,4 |
| 5 | Atemtiefe in Relation zur VK (Mittelwert) | 54,9 % | 60,7 % |

Außerdem sind verschiedene Indices aufgestellt worden, um einen Einblick in die quantitativen Beziehungen zwischen Atemgrenzwert und Atemminutenvolumen zu ermöglichen. GAUBATZ[1] stellt als normale Relation

$$\text{Ruhe-AMV} : \text{AGW} = 1 : 10$$

auf. Bei älteren Personen gilt ein Verhältnis 1:7 noch als ausreichend.

COURNAND, RICHARDS und DARLING[2] setzen die Atemreserve in Beziehung zum Atemgrenzwert

$$\frac{(\text{AGW} - \text{Ruhe-AMV}) \cdot 100}{\text{AGW}} = \text{dyspnœic index.}$$

Ein Wert unter 60 weist auf eine Ruhe-Dyspnoe hin. Dieser „Dyspnœic index" wird auch als „ventilatory efficiency"[3] (Ventilations-Effizienz), als „breathing reserve index" oder „breathing reserve ratio"[4] (Atemreserve-Index) bezeichnet.

Im Gegensatz zur Vitalkapazität ist der Atemgrenzwert nach *Belastung* im allgemeinen vergrößert[5–9] (s. Tabelle 13). Zur Erklärung dieses Befundes wird angenommen, daß während der Belastung eine Erweiterung der Bronchien eintritt, wodurch eine Verminderung der Strömungswiderstände bewirkt und die Ventilationssteigerung erleichtert wird.

## 3. Die Sekundenkapazität (Tiffeneau-Test)

Soweit bekannt, hat erstmalig VOLHARD[10] darauf hingewiesen, daß bei forcierter Exspiration der Vitalkapazität in ein Spirometer bei Patienten mit

[1] GAUBATZ, E.: In HEIN-KREMER-SCHMIDT, Kollapstherapie der Lungentuberkulose. Leipzig: Georg Thieme 1938.

[2] COURNAND, A., D. W. RICHARDS jr., u. R. C. DARLING: Amer. Rev. Tuberc. **40**, 487 (1939).

[3] COURNAND, A., u. D. W. RICHARDS jr.: Amer. Rev. Tuberc. **44**, 26 (1941).

[4] COMROE, J. H. jr.: Amer. J. Med. **10**, 356 (1950).

[5] BESSER, W.: Diss. Hamburg 1943.

[6] WEISS, A.: Verh. dtsch. Ges. Kreisl. Forsch. **17**, 129 (1951).

[7] BOTTERO, A., u. E. NICODEMI: Med. Klin. **1952**, 1511.

[8] HEINE, F., W. BENESCH u. C. W. HERTZ: Z. Tuberk. **102**, 273 (1953).

[9] KÖSTER, K.: Beitr. Klin. Tuberk. **116**, 5 (1956).

[10] VOLHARD, F.: Verh. dtsch. Ges. inn. Med. **25**, 530 (1908).

Emphysem der Glockenanstieg langsamer erfolgt als bei Normalen. VOLHARD hat damals bereits ausdrücklich auf die klinische Bedeutung dieses Tests aufmerksam gemacht. Zur Messung dieses „Atemstoßes" gab er außerdem ein Anemometer an (s. S. 80).

Die ersten ausführlichen Untersuchungen über die Form der forcierten Exspirationskurve nach maximaler Inspiration sind von RAITHER[1], einem Schüler VOLHARDs, angestellt worden. Er hat die heute noch gültigen Schlußfolgerungen aus dem unterschiedlichen Verhalten der Kurven gezogen.

Das Verdienst von TIFFENEAU und PINELLI[2] besteht vor allem darin, die Beziehung zwischen der Form der Exspirationskurve und der maximalen Ventilation aufgezeigt zu haben. Sie haben dasjenige Volumen, das innerhalb 1 sec von maximaler Inspirationsstellung aus bei größter Atemanstrengung ausgeatmet werden kann, als „capacité pulmonaire utilisable á l'effort" (CPUE) bezeichnet. Als analoge deutsche Bezeichnung ist „nutzbarer Teil der Vitalkapazität" gebräuchlich[3]. Im angelsächsischen Schrifttum findet der Begriff „timed capacity"[4] Anwendung.

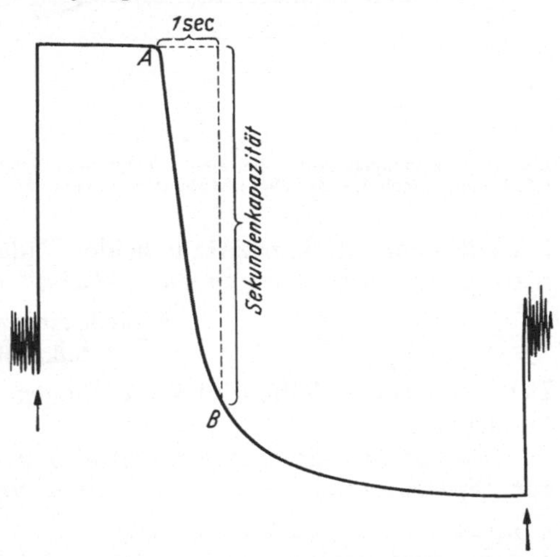

Abb. 61. Bestimmung der Sekundenkapazität. Von Pfeil bis Pfeil schnelle Kymographengeschwindigkeit (1200 mm/min). *A* Beginn der forcierten Exspiration von der maximalen Inspirationslage aus. *B* 1 sec-Wert

Die Bezeichnung von TIFFENEAU und PINELLI gründet sich auf die Vorstellung, daß bei Belastung niemals die ganze Vitalkapazität als Atemvolumen ausgenutzt werden kann, da der letzte Anteil der Vitalkapazität nur mit einer sehr viel geringeren Geschwindigkeit ausgeatmet wird als der Anfangsteil. In der ersten sec werden normalerweise bereits etwa 80% der Vitalkapazität ausgeatmet, während für die Expiration der ganzen Vitalkapazität etwa 4 sec notwendig sind. Eine starke Steigerung der Ventilation ist also nur unter Benutzung des Anfangsteils der „Tiffeneau-Kurve" möglich.

Die *Bestimmung der Sekundenkapazität* erfolgt derart, daß man den Patienten nach tiefster Inspiration auffordert, so schnell wie irgend möglich die ganze Vitalkapazität zu exspirieren (Abb. 61). Hierbei ist das Kymographion auf schnelle Umlaufgeschwindigkeit zu schalten. Die Auswertung der gewonnenen Kurve ist einfach. Mit dem Zirkel wird der einer sec entsprechende Längenwert der Abszisse des Registrierpapieres umfaßt. Sodann sucht man den Anfangspunkt *A* der Exspirationskurve auf und fährt mit der linken Zirkelspitze bei genau waagerechter Zirkelapertur senkrecht die Ordinate des Punktes *A* herab, bis die rechte Zirkelspitze die Exspirationskurve schneidet (*B*). Nunmehr mißt man die Volumendifferenz *A B* mit dem Zirkel aus, liest auf der Ordinate den entsprechenden Volumenwert ab und rechnet auf Körperbedingungen (BTPS) um. In entsprechender Weise verfährt man, wenn man den Volumenwert für 0,5, 0,75, 2 oder 3 sec gewinnen will.

---

1 RAITHER, E.: Beitr. Klin. Tuberk. **22**, 137 (1912).
2 TIFFENEAU, R., u. A. PINELLI: Paris méd. **37**, 624 (1947).
3 KAPFERER, J. M.: Thoraxchirurgie **1**, 547 (1954).
4 GAENSLER, E. A.: Amer. Rev. Tuberc. **65**, 256 (1951).

„Der nutzbare Anteil" oder die „CPUE", im folgenden kurz als *Sekundenkapazität* oder *Tiffeneau-Wert* bezeichnet, ist nun je nach der Vitalkapazität verschieden groß. Eine kleinwüchsige Asthenikerin wird eine wesentlich geringere Sekundenkapazität haben als ein Athlet. Jedoch ist die Relation der Sekundenkapazität zur Vitalkapazität in beiden Fällen normalerweise gleich. Diese Tatsache wird charakterisiert durch die *„relative"* oder *„prozentuale" Sekundenkapazität:*

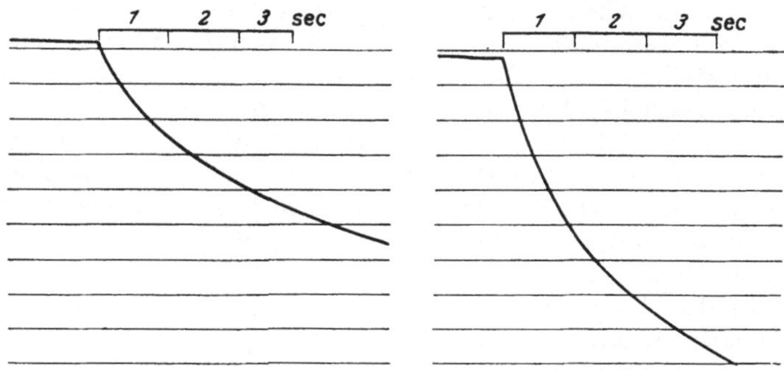


Abb. 62. Sekundenkapazität bei einem Emphysematiker mit spastischer Bronchitis vor und nach Aludrin-Inhalation. (Nach HERTZ: Bad Oeynhausener Gespräche I. 127. Berlin-Göttingen-Heidelberg: Springer 1957)

$$\frac{\text{Sekundenkapazität} \cdot 100}{\text{Vitalkapazität}}.$$

Der numerische Tiffeneau-Wert hingegen sei als *absolute Sekundenkapazität* bezeichnet.

Wie der Atemgrenzwert bietet also auch der Tiffeneau-Wert die Möglichkeit zur *Differenzierung zwischen restriktiver und obstruktiver Ventilationsstörung*: Bei ersterer ist die absolute Sekundenkapazität vermindert und die relative im Bereich der Norm, bei letzterer ist wegen des erhöhten endobronchialen Strömungswiderstandes auch die relative Sekundenkapazität herabgesetzt. (Abb. 62 zeigt den Einfluß der Aludrin-Inhalation auf die relative Sekundenkapazität bei einem Patienten mit Lungenemphysem und spastischer Bronchitis.)

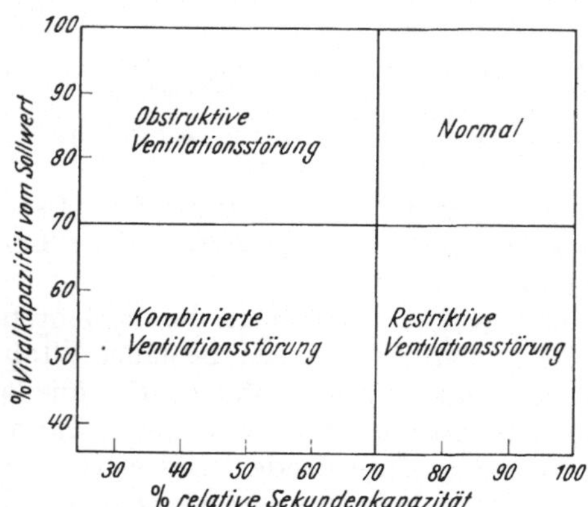


Abb. 63. Quadrantensystem zur Veranschaulichung der Differentialdiagnose der Ventilationsstörung aus relativer Sekundenkapazität und Vitalkapazität. Modifiziert nach MILLER, WU und JOHNSSON [Anaesthesiology 17, 480 (1956)]

Die von verschiedenen Autoren gefundenen Normalwerte der relativen Sekundenkapazität sind in Tabelle 14 zusammengestellt. Die relative Sekundenkapazität ist unabhängig vom Alter[1-5]. Als *untere Grenze der Norm* wird von TIFFENEAU und auch von anderen Autoren 70% angegeben.

Da die Abweichung der absoluten Sekundenkapazität von der Norm aus der Abweichung der Vitalkapazität vom Sollwert zu errechnen ist, wenn man eine relative Sekundenkapazität von 70% als noch normal ansieht, so lassen sich die

[1] TIFFENEAU, R., J. BOUSSER u. P. DRUTEL: Paris méd. **39**, 543 (1949).
[2] GAENSLER, E. A.: Amer. Rev. Tuberc. **65**, 256 (1951).
[3] MILLER, W. F., N. WU u. R. L. JOHNSON: Anesthesiology **17**, 480 (1956).
[4] KAPFERER, J. M.: Thoraxchirurgie **1**, 547 (1954).
[5] PEMBERTON, J., u. E. G. FLANAGAN: J. appl. Physiol. **9**, 291 (1956).

Tabelle 14. *Normalwerte der relativen Sekundenkapazität nach verschiedenen Autoren*

| | |
|---|---|
| TIFFENEAU u. Mitarb.[1] | 83,3% |
| GAENSLER[2] | 82,7% |
| LOUGOT u. Mitarb.[3] | 83% |
| DRUTEL und DECHOUX[4] | 82% |
| HIRDES und VAN VEEN[5] | 70—85% |
| CARA[6] | 80% |
| BOLT u. Mitarb.[7] | 80% |
| KAPFERER[8] | 77,5% |
| BÜCHERL[9] | ♂ 77,3%<br>♀ 82,3% |
| MILLER u. Mitarb.[10] | 84% |
| PEMBERTON und FLANAGAN[11] | 79,1% |

[1] TIFFENEAU, R., J. BOUSSER u. P. DRUTEL: Paris méd. **39**, 543 (1949).
[2] GAENSLER, E. A.: Amer. Rev. Tuberc. **65**, 256 (1951).
[3] LOUGOT, P., J. GIRARD, P. SADOUL u. J. P. GRILLAT: Rev. Rhum. **12**, 679 (1951).
[4] DRUTEL, P., u. I. DECHOUX: J. franç. Méd. Chir. thor. **6**, 517 (1952).
[5] HIRDES, J. J., u. G. VAN VEEN: Acta tuberc. scand. **26**, 264 (1952).
[6] CARA, M.: Poumon **9**, 371 (1953).
[7] BOLT, W., H. W. KNIPPING u. H. RINK: Münch. med. Wschr. **1953**, 421.
[8] KAPFERER, J. M.: Thoraxchirurgie **1**, 547 (1954).
[9] BÜCHERL, E. S.: Thoraxchirurgie **3**, 211 (1955).
[10] MILLER, W. F., N. WU u. R. L. JOHNSSON: Anesthesiology **17**, 480 (1956).
[11] PEMBERTON, J., u. E. G. FLANAGAN: J. appl. Physiol. **9**, 291 (1956).

oben beschriebenen Ventilationsstörungen in einem Quadrantensystem (Abbildung 63) darstellen.

Aus dem absoluten Tiffeneau-Wert läßt sich die maximale Ventilation, also der Atemgrenzwert errechnen. TIFFENEAU und PINELLI[1] gehen von der Vorstellung aus, daß die absolute Sekundenkapazität 30mal in der Minute geatmet werden könne (für Ein- und Ausatmung je 1 sec) und leiteten daraus folgende Beziehung ab:

Absolute Sekundenkapazität · 30 = Atemgrenzwert.

Nach HIRDES und VAN VEEN[2] ist der absolute Tiffeneau-Wert mit 32 zu multiplizieren, um den Atemgrenzwert zu erhalten, nach CARA[3] mit 40. Die unterschiedlichen Faktoren resultieren daraus, daß die einzelnen Autoren den Atemgrenzwert mit verschiedener Frequenz ermittelten. Analog zur Berechnung des „gleitenden Atemgrenz-Sollwertes" (s. S. 72) lassen sich auch hier verschiedene Faktoren angeben, deren Multiplikation mit der absoluten Sekundenkapazität die Atemgrenzwerte bei den jeweiligen Atemfrequenzen ergeben[4] (Tabelle 15). Eine derartige Berechnung des „indirekten Atemgrenzwertes" kann von besonderer Bedeutung sein, wenn man zur Beurteilung der Lungenfunktion die Kenntnis des Atemgrenzwertes benötigt, ohne den Patienten der maximalen Atemanstrengung unterwerfen zu wollen. Außerdem hat man hiermit eine Kontrollmöglichkeit, wenn der Verdacht auf ungenügende Mitarbeit des Patienten bei der Atemgrenzwertbestimmung besteht. — SPANGENBERG[5] registriert mittels

Tabelle 15. *Tabelle zur Berechnung des Atemgrenzwertes aus der Sekundenkapazität*
$k'$ = Faktor, mit dem die absolute Sekundenkapazität zu multiplizieren ist, um den Atemgrenzwert mit der gewünschten Atemfrequenz zu erhalten

| Atemfrequenz | $k'$ |
|---|---|
| 60—120 | 40 |
| 50 | 37 |
| 40 | 35 |
| 35 | 32 |
| 30 | 30 |

[1] TIFFENEAU, R., u. A. PINELLI: Paris méd. **37**, 624 (1947).
[2] HIRDES, J. J., u. G. VAN VEEN: Acta tuberc. scand. **26**, 264 (1952).
[3] CARA, M.: Poumon 8, 371 (1953).
[4] HERTZ, C. W.: Unveröffentlichte Untersuchungen.
[5] SPANGENBERG, W. W.: Z. ges. inn. Med. **1955**, 215.

einer Mareyschen Kapsel am Spirometergegengewicht gleichzeitig mit der Exspirationskurve den Munddruck; hierdurch läßt sich eine etwaige absichtlich verzögerte Ausatmung beim Tiffeneau-Test erkennen.

Auch andere Zeitabschnitte der Exspirationskurve sind benutzt worden[1-9].

## 4. Der Exspirationsstoß (Pneumometrie)

Volhard[10] berichtete 1903 über ein Anemometer, das über die Stärke des Exspirationsstoßes nach maximaler Inspiration Aufschluß gibt. Von Otto[11] stammt eine Vorrichtung, bei der die Versuchsperson durch ein Rohr hindurch gegen eine Platte bläst, deren Abweichung von der Stärke des Atemstoßes abhängig ist.

Ein Instrument zur quantitativen Bestimmung des Exspirationsstoßes, d. h. der maximalen Ausatmungsstromstärke in Litern/sec wurde von Hadorn[12] angegeben (*Pneumometer*).

Das Pneumometer ist nach dem Prinzip des Venturi-Rohres konstruiert. Der Druckunterschied vor und hinter der Staublende in einem Rohr ist eine Funktion der Volumengeschwindigkeit. Der Widerstand an der Blende muß kleiner sein als der Widerstand der Atemwege. Ursprünglich bediente sich Hadorn zur Registrierung der Druckdifferenz einer gewöhnlichen Differenzdruckkapsel. Später wurde von Roth[13] die Methode durch ein Differenzdruckmanometer mit Stahlmembran und optischer Übertragung des Ausschlages über einen Spiegel auf eine Mattscheibenskala verbessert. Bei kleinen Exspirationsstößen kann ein weiterer Spiegel in den Strahlengang gebracht werden, der den Lichtweg vergrößert und somit die Empfindlichkeit des Gerätes verdreifacht. Es ist hierdurch möglich, auf der in Liter/sec geeichten Mattscheibe kleine Exspirationsstöße von 0,5 l/sec bis zu großen Werten (12 l/sec) schnell zu messen. Das Gerät kann wegen seiner geringen Dimensionen auch am Krankenbett Anwendung finden.

Die Pneumometrie ergibt allerdings kein absolutes Maß für den Bronchialwiderstand, da der während des Exspirationsstoßes erreichte Alveolardruck nicht dem statisch erreichbaren Alveolardruck entspricht[14]. Der Pneumometerwert vermittelt jedoch einen Einblick in die *Summe der Atemwiderstände*, die den Bronchialwiderstand und den Deformationswiderstand von Thorax und Lunge enthält. Die normalen Pneumometerwerte sind in Abb. 64a und b dargestellt. Bei gesunden Männern liegen sie zwischen 6,5 und 12 l/sec, bei Frauen zwischen 5 und 9 l/sec.

Bei Asthma bronchiale ist die maximale Exspirationsstromstärke nach Angaben von Berger, Hadorn und Wyss[14] im Mittel um 50%, beim Lungenemphysem um 27% erniedrigt.

---

[1] Gaensler, E. A.: Amer. Rev. Tuberc. **65**, 256 (1951).
[2] Roche, L., u. J. Thivollet: Arch. Mal. prof. **10**, 448 (1949).
[3] Miller, W. F., N. Wu u. R. L. Johnson: Anesthesiology **17**, 480 (1956).
[4] Kennedy, M. C. S.: Beitr. Silikose-Forsch. **10**, 21 (1950).
[5] D'Silva, J. L., u. G. Kazantzis: Thorax **9**, 128 (1954).
[6] Gross, D.: Amer. Heart J. **25**, 335 (1943).
[7] Bruce, R. A.: Zit. nach Gaensler[1].
[8] Herschfus, J. A., E. Breswick u. M. S. Segal: Amer. J. Med. **14**, 23 (1953).
[9] Leuallen, E. C., u. W. S. Fowler: Amer. Rev. Tuberc. **72**, 783 (1955).
[10] Volhard, F.: Verh. dtsch. Ges. inn. Med. **25**, 530 (1908).
[11] Otto, E.: Münch. med. Wschr. **1937**, 738.
[12] Hadorn, W.: Z. klin. Med. **140**, 266 (1942).
[13] Roth, F.: Diss. Bern 1950.
[14] Berger, W., W. Hadorn u. F. Wyss: Int. Arch. Allergy **2**, 214 (1951).

Zum Nachweis von Bronchialspasmen wird von WYSS und WILBRANDT[1] die Pneumometrie vor und nach Applikation von Körpern der Adrenalinreihe angewendet.

MAGNUS und SCHÖNDUBE[2] haben einen „Atemstrommesser" angegeben, dessen wirksamer Bestandteil ein Drehpendel ist (analog dem Prinzip des ballistischen Galvanometers in der Elektrizitätslehre). Der Proband atmet durch ein Glasrohr; der Drehwinkel wird an einer Winkelskala abgelesen (Messung in cmg).

Eine andere Anordnung benutzen HILDEBRANDT und HANKE[3]: Der Patient bläst in ein Rohr, das in der Mitte seitlich eine rechteckige Öffnung und am unteren verschlossenen Ende einen Ansatzstutzen für eine Schlauchleitung hat. Der im unteren Abschnitt entstehende Staudruck wird einem Anzeigeinstrument zugeleitet. Die Ablesungen erfolgen nach entsprechender Eichung des Gerätes in Liter/sec.

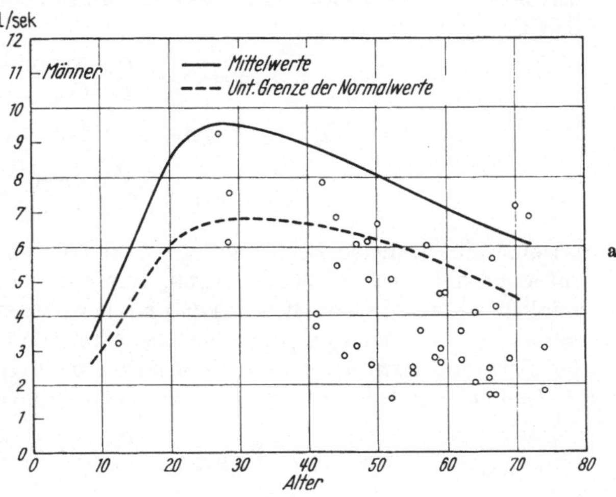


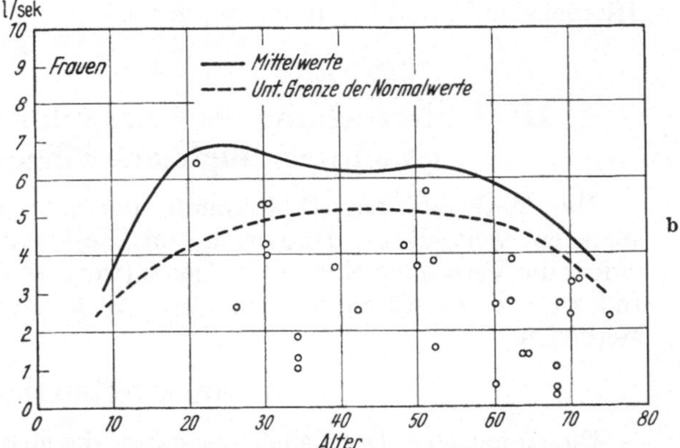


Abb. 64 a u. b. Pneumometerwerte in Abhängigkeit vom Lebensalter für Männer und Frauen. Die Kreise entsprechen den Pneumometerwerten bei Asthmatikern und Emphysematikern. Diejenigen innerhalb der Norm sind an Asthmatikern im anfallsfreien Intervall gewonnen worden. [Nach WYSS: Helv. med. Acta **17**, 516 (1950)]

## 5. Die alveolare Ventilation

Den Teil der Ventilation, der am Gasaustausch teilnimmt, bezeichnet man als „alveolare Ventilation". Auch diese wird im allgemeinen in Liter/min angegeben. Die Differenz zwischen Atemminutenvolumen und alveolarem Ventilationsminutenvolumen ist das Totraumminutenvolumen („Totraumventilation").

Nach der Bohrschen Formel errechnet sich die Totraumventilation zu

$$\dot{V}_D = \dot{V}_T \cdot \frac{C_{CO_2A} - C_{CO_2E}}{C_{CO_2A}}.$$

Diese Gleichung läßt sich auch ausdrücken als

$$\dot{V}_D = \dot{V}_T - \frac{\dot{V}_T \cdot C_{CO_2E}}{C_{CO_2A}}.$$

[1] WYSS, F., u. W. WILBRANDT: Helv. med. Acta **17**, 819 (1945).
[2] MAGNUS, A., u. W. SCHÖNDUBE: Z. ges. exp. Med. **123**, 538 (1954).
[3] HILDEBRANDT, G., u. O. HANKE: Ärztl. Wschr. **1956**, 439.

Da $\dot{V}_{T\,\mathrm{BTPS}} \cdot C_{CO_2 E} = \dot{V}_{CO_2\,\mathrm{BTPS}}$ (s. S. 44), so kann man auch schreiben

$$\dot{V}_D = \dot{V}_T - \frac{\dot{V}_{CO_2}}{C_{CO_2 A}} \quad \text{oder} \quad \dot{V}_A = \frac{\dot{V}_{CO_2}}{C_{CO_2 A}},$$

wobei $\dot{V}_{CO_2}$ in BTPS einzusetzen ist. Diese Modifikation der Bohrschen Gleichung wurde von Heckscher, Faddersböll und Mogensen[1] benutzt. Wird $\dot{V}_{CO_2}$ in STPD angegeben, so gilt:

$$\dot{V}_{A\,\mathrm{BTPS}} \cdot = \frac{\dot{V}_{CO_2\,\mathrm{STPD}} \cdot 1{,}21}{C_{CO_2 A}}.$$

Wird der alveolare $CO_2$-Druck benutzt, so lautet die Gleichung

$$\dot{V}_{A\,\mathrm{BTPS}} = \frac{\dot{V}_{CO_2\,\mathrm{STPD}} \cdot 863}{p_{CO_2 A}}.$$

Da eine einwandfreie Bestimmung der alveolaren $CO_2$-Konzentration, vor allem unter pathologischen Bedingungen, aus methodischen Gründen nicht immer möglich ist, wurde von Enghoff[2] und von Rossier und Blickenstorfer[3] anstelle des alveolaren $CO_2$-Druckes die arterielle $CO_2$-Spannung zur Berechnung der Totraum- bzw. alveolaren Ventilation benutzt.

Demnach gilt für die *funktionelle* alveolare Ventilation folgende Gleichung:

$$\dot{V}_{A\,\mathrm{BTPS}} = \frac{V_{CO_2\,\mathrm{STPD}} \cdot 863}{p_{CO_2 a}}.$$

Hierbei sind $\dot{V}_A$ und $\dot{V}_{CO_2}$ in ml angegeben.

## III. Untersuchung der intrapulmonalen Gasmischung (Nachweis ungleichmäßiger Belüftung)

Die Methoden zur Bestimmung der intrapulmonalen Gasmischung entsprechen weitgehend denjenigen zur Residualvolumenbestimmung (s. S. 58), indem die Verteilung eines Fremdgases (wozu auch Sauerstoff zu rechnen ist) als Index der Gasmischung benutzt wird. Auch hier gibt es offene und geschlossene Methoden.

### A. Stickstoffmethode

Die einfachsten Teste sind diejenigen, die sich auf die Feststellung einer verzögerten Mischungszeit beschränken. Cournand u. Mitarb.[4] geben an, daß bei der Anordnung von Darling, Cournand und Richards (s. S. 59) nach 7 min-Sauerstoffatmung ein alveolarer Stickstoffgehalt von 2,5% die obere Grenze der Norm darstelle. Darüber liegende Werte deuten auf eine Mischungsstörung. Abb. 65 zeigt 2 Kurven der genannten Autoren, die aus mehrmaligen Alveolarproben während Sauerstoffatmung aufgestellt wurden. Bei dem Emphysematiker ist eine Stickstoffkonzentration von 2,5% erst nach 11 min eingetreten.

Darling, Cournand und Richards[5] haben, um quantitative Mischkurven herzustellen, ihre Methode der *offenen* Sauerstoffbeatmung an demselben Probanden mehrmals hintereinander mit verschieden langer Versuchsdauer ange-

[1] Heckscher, H., H. Faddersböll u. E. Mogensen: Pflüg. Arch. ges. Physiol. **226**, 418 (1931).
[2] Enghoff, H.: Upsala Läk.-Fören. Förh., N.F. **44**, 191 (1938).
[3] Rossier, P. H., u. E. Blickenstorfer: Helv. med. Acta **13**, 328 (1946).
[4] Cournand, A., E. de F. Baldwin, R. C. Darling u. D. W. Richards jr.: J. clin. Invest. **20**, 681 (1941).
[5] Darling, R. C., A. Cournand u. D. W. Richards jr.: J. clin. Invest. **23**, 55 (1944).

wendet. Die Ergebnisse wurden gegen die Zahl der Atemzüge aufgetragen und mit einer Sollkurve verglichen. Letztere wurde errechnet aus einer Formel, die Atemvolumen, Totraum und funktionelle Residualkapazität berücksichtigt und von der Annahme ausgeht, daß mit jedem Atemzug ein Luftvolumen (Atemvolumen — Totraumvolumen) gleichmäßig über die ganze Lunge verteilt wird. Da aber zur Ermittlung von 5 Punkten der Mischkurve etwa 3 Std benötigt werden (6 Untersuchungen mit jeweils 30 min Pause), ist diese Methode für klinische Zwecke zu mühsam und langwierig, außerdem kann es während dieses Zeitraumes zu erheblichen Veränderungen von Atemvolumen und Atemmittellage kommen. Eine Modifikation wurde von BECKLAKE[1] angegeben, die eine Serie von 5 Atembeuteln an einen 6-Wegehahn anschloß. Durch jeweilige Umschaltung des Hahnes werden in den 1. Sack 4 Atemzüge, in den 2. Sack 4, in den 3. Sack 8, in den 4. Sack 16 und in den 5. Sack 32 Atemzüge exspiriert. Bei flacher Atmung werden entsprechend mehr Atemzüge pro Beutel gesammelt.

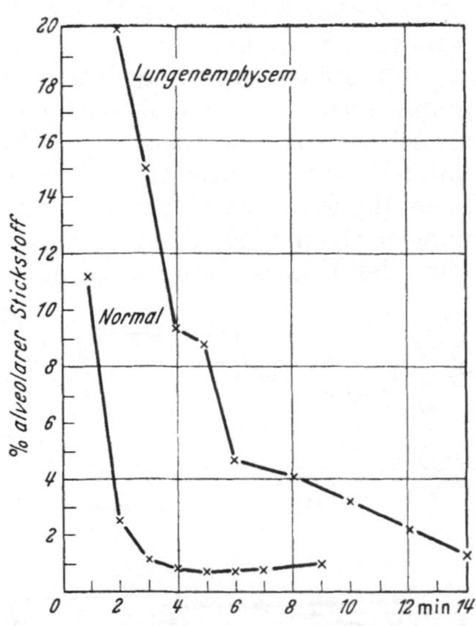

Abb. 65. Mischungskurven ($N_2$-Auswaschung bei Sauerstoffatmung). [Nach DARLING, COURNAND u. RICHARDS: J. clin. Invest. **19**, 591 (1940)]

BOOTHBY u. Mitarb.[2, 3] wenden die Sauerstoffmethode am *geschlossenen* System an. Der Patient atmet bis zu 30 min lang an einem System, das mit reinem Sauerstoff gefüllt ist. Im Verlauf werden mehrfach Gasproben entnommen und mit einem modifizierten Lilly-Hervey-Nitrogenmeter analysiert. 15—20 Meßpunkte werden auf doppeltlogarithmischem Papier aufgetragen. Wenn die Auswaschung beendet ist, kommt es zu einem charakteristischen Knick in der Kurve. Hierbei wird natürlich nicht der ganze Stickstoff ausgewaschen, da in einem geschlossenen System nur ein Stickstoffgleichgewicht zwischen Lungen- und Systemvolumen erreicht wird. Die Autoren fanden eine normale Auswaschungszeit von 2—3 min. Bei Emphysematikern kann sie bis 12 min verlängert sein. Entsprechend früheren Befunden von BEHNKE u. Mitarb.[4] und LAWRENCE u. Mitarb.[5] kann die Stickstoffeliminierungskurve in drei verschiedene Exponentialfunktionen zerlegt werden.

Tabelle 16. *Alveolarer Stickstoffgehalt nach verschieden langer Sauerstoffatmung bei Normalen und Emphysematikern*
(Nach FOWLER und CORNISH, Methods in Medical Research, Bd. 2, S. 226. Chicago 1950)

| Zeit | 60 normale Männer % alv. $N_2$-Gehalt | | 6 Emphysemkranke % alv. $N_2$-Gehalt Mittelwert |
|---|---|---|---|
| | Mittelwert | Standardabweichung | |
| 30 sec | 28,4 | ±11,0 | 37,3 |
| 60 sec | 13,1 | ±7,5 | 25,7 |
| 90 sec | 5,1 | ±3,7 | 19,5 |
| 120 sec | 2,8 | ±2,5 | 14,7 |
| 5 min | alle weniger als 2% | | 7,5 |

[1] BECKLAKE, M. R.: Thorax **6**, 433 (1951).
[2] BOOTHBY, W. M., G. LUNDIN u. H. F. HELMHOLTZ jr.: Proc. Soc. exp. Biol. (N.Y.) **67**, 558 (1948).
[3] BOOTHBY, W. M., U. C. LUFT u. O. O. BENSON: J. Aviat. Med. **27**, 141 (1952).
[4] BEHNKE, A. R., u. T. L. WILLMAN: Amer. J. Physiol. **131**, 619 (1941).
[5] LAWRENCE, J. H., H. B. JONES, W. E. BERG, F. M. HENRY u. A. C. IVY: Memorandum Report MCREXD-696-114 Aero Medical Laboratory, Air Material Command, Wright Patterson Field, Ohio 1948.

Mit dem Lilly-Hervey-Nitrogenmeter sind auch kontinuierliche („breath to breath") Analysen zur Ermittlung der Gasmischung durchgeführt worden[1-5] (Tab. 16).

Dieselbe Methode wurde von SVANBERG[6] für die Bronchospirometrie angewandt (s. S. 137).

ROBERTSON, SIRI und JONES[7] wiesen unter Benutzung des Massenspektrographen nach, daß eine ungleichmäßig belüftete Lunge so aufgefaßt werden kann, als sei sie aus einer Anzahl Untervolumina zusammengesetzt, von denen jedes unterschiedlich ventiliert wird. Die Volumina lassen sich berechnen. Eine ähnliche Methode geben FOWLER, CORNISH und KETY[8, 9] an. Da diese Anordnungen einen großen apparativen Aufwand benötigen, sind sie einstweilen für klinische Untersuchungen weniger geeignet. Eine Vereinfachung wurde von BRISCOE, BECKLAKE und ROSE[10] mittels der Heliummethode eingeführt. Hier werden nur zwei Untervolumina, ein gut und ein schlecht belüftetes als Arbeitshypothese benutzt (s. u.).

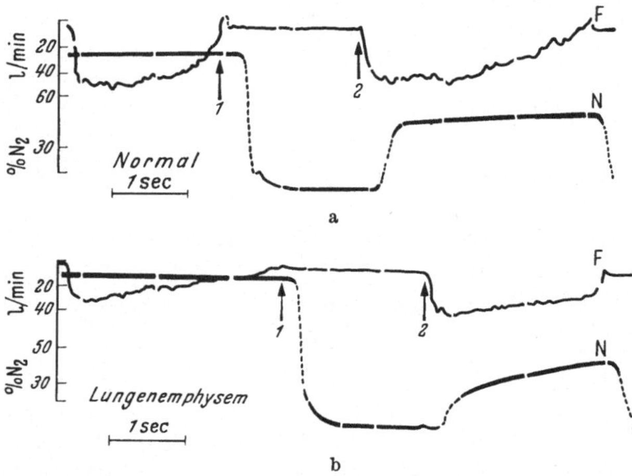


Abb. 66 a u. b. Kontinuierliche Analyse der Exspirationsvolumengeschwindigkeit (*F*) und der Stickstoffkonzentration in der Ausatmungsluft. *N* $N_2$-Konzentration des Atemgases. [Nach FOWLER in: Meth. med. Res. 2 (1950).] 1 Beginn der $O_2$-Inspiration; 2 Beginn der Exspiration. Nähere Erläuterungen s. Text

FOWLER[11] hat eine Methode zur Abschätzung der ungleichmäßigen Belüftung *mit einem Atemzug* (single breath technique) angegeben: Der Patient atmet einen einzelnen Atemzug Sauerstoff ein und exspiriert dann langsam in ein Spirometer oder einen Pneumotachographen, wobei ein Nitrogenmeter kontinuierlich den Stickstoffgehalt registriert. Die Werte der ersten 750 ml der Exspirationsluft werden nicht verwertet. Der Anstieg der Stickstoffkonzentration während der folgenden 500 ml wird gemessen (s. Abb. 66). Normalerweise bestehen die 500 ml aus Alveolargas (GROSSE-BROCKHOFF und SCHOEDEL[12]). Bei gesunden jungen Versuchspersonen steigt die Stickstoffkonzentration während der Exspiration dieser 500 ml nicht mehr als 1,5% an. Bei Patienten mit Lungenemphysem kann der Konzentrationsanstieg innerhalb der 500 ml bis 12,5% betragen. Allerdings hängt dieser Befund von der ungleichmäßigen Belüftung *sowohl* während

[1] CARLSON, L. D., S. W. MARTIN u. V. GATTOVE: Fed. Proc. **7**, 18 (1948).
[2] FOWLER, W. S., u. J. H. COMROE jr.: J. clin. Invest. **27**, 327 (1948).
[3] FOWLER, W. S.: Amer. J. Physiol. **154**, 405 (1948).
[4] LUFT, U. C., E. H. ROORBACH u. E. RODGER: Amer. Rev. Tuberc. **72**, 465 (1955).
[5] ROOS, A., H. DAHLSTRÖM u. J. P. MURPHY: J. appl. Physiol. **7**, 645 (1955).
[6] SVANBERG, L.: Bronches **5**, 1 (1955).
[7] ROBERTSON, J. S., W. E. SIRI u. H. B. JONES: J. clin. Invest. **29**, 577 (1950).
[8] FOWLER, W. S., E. R. CORNISH jr. u. S. S. KETY: Amer. J. med. Sci., N.S. **220**, 112 (1950).
[9] FOWLER, W. S., E. R. CORNISH jr. u. S. S. KETY: J. clin. Invest. **31**, 40 (1952).
[10] BRISCOE, W. A., M. R. BECKLAKE u. T. F. ROSE: Clin. Sci. **10**, 37 (1951).
[11] FOWLER, W. S.: Physiol. Rev. **32**, 1 (1952).
[12] GROSSE-BROCKHOFF, F., u. W. SCHOEDEL: Pflüg. Arch. ges. Physiol. **238**, 591 (1937).

der Inspiration *als auch* während der Exspiration ab. Wenn alle Anteile der Lunge während der Exspiration sich gleichmäßig entleerten, so würde trotz verschiedenen Stickstoffgehaltes verschiedener Lungengebiete eine annähernd horizontale $N_2$-Konzentrationskurve resultieren! Hiermit ist aber bereits die Grenze der Methode gegeben, die also vorwiegend bei Bronchialstenosen (also auch Lungenemphysem mit multiplen Stenosierungen der kleinen Bronchien) brauchbare Resultate ergeben wird.

## B. Heliummethode von Briscoe

Bei der Residualvolumenbestimmung mit der Heliummethode erhält man auch die Mischungszeit. Sie ist an dem Punkt beendet, an dem die Helium-Verdünnungskurve in die Gerade (konstante Heliumkonzentration) übergeht. Normalerweise ist die Mischung nach 2 bis 3 min beendet. Bei Ventilationsstörungen, vor allem bei multiplen Stenosen der kleinen Bronchien (spastische Bronchitis bei Lungenemphysem) kann die Mischungszeit erheblich (bis zu 15 min) verlängert sein[1].

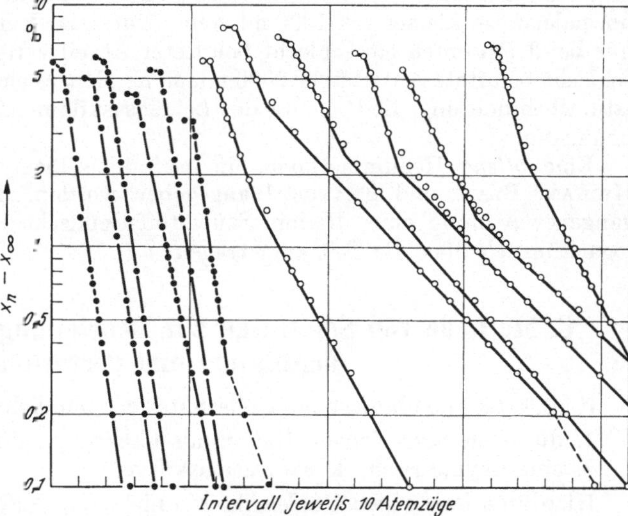


Abb. 67. Helium-Mischdiagramme nach Briscoe [Clin.Sci. 11, 45 (1952)]. ● 6 Normalpersonen, ○ 6 Patienten mit Lungenemphysem. Nähere Erläuterung s. Text

Eine quantitative Auswertung der Heliummischkurven stammt von Briscoe u. Mitarbeiter[2, 3]. Hierbei wird die Lunge unterteilt in einen „gut belüfteten" und einen „schlecht belüfteten" Anteil. Die Verlängerung der Mischungszeit ist eine Funktion der Größe des schlecht belüfteten Anteils.

In ein geschlossenes Spirometersystem mit Volumenstabilisation wird so viel Helium gegeben, daß eine Heliumkonzentration von 12,5% vorhanden ist. Sodann wird der Patient am Ende einer normalen Exspiration an das System angeschlossen. Die Heliumkonzentration wird kontinuierlich analysiert (s. S. 62), Da man die tatsächliche Heliumkonzentration kennen muß, was für die Residualvolumenbestimmung nicht notwendig ist (s. S. 63), muß man entsprechend dem Eichschein Heizstrom und Empfindlichkeit einstellen, um die absoluten Heliumwerte am Galvanometer ablesen zu können.

Der Anfangs-Heliumwert wird als $x_0$ bezeichnet, der Endwert — wenn die Konzentration konstant geworden ist (durch Extrapolation zu bestimmen, s. S. 64) — als $x_\infty$. Die Zwischenwerte, nach „$n$" Atemzügen, werden $x_n$ genannt. Nun wird auf semilogarithmischem Papier $x_n - x_\infty$ als Ordinate logarithmisch gegen die Zahl der Atemzüge (lineare Abszisse) aufgetragen (s. Abb. 67). Der

[1] Bates, D. V., u. R. V. Christie: Clin. Sci. 9, 17 (1950).
[2] Briscoe, W. A., M. R. Becklake u. T. F. Rose: Clin. Sci. 10, 37 (1951).
[3] Briscoe, W. A.: Clin. Sci. 11, 45 (1952).

letzte eingetragene Punkt entspricht der Zahl der Atemzüge bei 0,1% Helium über dem Endwert $x_0$. Die Neigung der gewonnenen Kurve entspricht der Zahl der Atemzüge, die erforderlich sind, um $x_n - x_\infty$ auf ein Zehntel eines vorangegangenen Wertes zu vermindern.

Zieht man nun eine Gerade durch den steilsten Teil der Mischungskurve und eine durch den flachsten Teil, so entspricht der Kreuzungspunkt $x_{n'}$ einer Heliumkonzentration, woraus die „apparent functional residual capacity", d. h. das gut belüftete Volumen berechnet werden kann, indem man $x_{n'}$ als „Endkonzentration" annimmt. Die Differenz zur gesamten funktionellen Residualkapazität, die aus der tatsächlichen Helium-Endkonzentration errechnet wird, entspricht dem schlecht belüfteten Lungenvolumen.

Wie aus der Abb. 67 hervorgeht, ist normalerweise keine oder nur eine geringe Knickung der Kurve vorhanden. Nach BRISCOE muß der schlecht belüftete Anteil normalerweise kleiner als 1000 ml sein. Unter 20 Emphysematikern fand sich nur bei 3 Patienten ein schlecht belüfteter Anteil vcn unter 1000 ml. Liegt der schlecht belüftete Anteil über 2000 ml, so handelt es sich um eine schwere Ventilationsbehinderung, die Prognose des Leidens ist dann nach den Angaben BRISCOEs ungünstig.

Eine *offene* Heliummethode, die auf demselbem Prinzip basiert, ist von HICKAM, BLAIR und FRAYSER[1] angegeben worden. Hier wird nach vorangegangener Atmung eines Helium-Sauerstoff-Gemisches die Helium-Auswaschung logarithmisch über die Zeit aufgetragen.

## C. Methode von SCHERRER zur Beurteilung ungleichmäßiger Ventilation und Perfusion

SCHERRER[2] kombiniert zwei Mischkurven, nämlich

1. die oben beschriebene Heliummischkurve (modifiziert) von BRISCOE und
2. eine oxymetrische Desaturationskurve.

Hierdurch lassen sich Ungleichheiten nicht nur der Ventilation, sondern auch der Lungendurchblutung nachweisen. Oxymetrisch wird der Rückgang der arteriellen Sauerstoffsättigung bei Übergang von Sauerstoffatmung auf Luftatmung gemessen, gasanalytisch die Heliumeinmischung in die Lunge. Während die Heliumkurve Auskunft gibt über die Gasmischung unabhängig von der Durchblutung, mißt die Desaturationskurve die Gasmischung nur in den durchbluteten Lungenteilen. Die Ergebnisse beider Methoden werden so verarbeitet, daß sie verglichen werden können.

Die Heliummischkurve wird im Prinzip in der gleichen Weise wie bei BRISCOE aufgenommen. Als Anfangskonzentration benutzt SCHERRER 2,8% Helium. Die Endkonzentration wird durch Extrapolation ermittelt (s. S. 64). Man trägt die Mischkurve auf semilogarithmisches Papier auf (s. S. 85). Die Anfangs-Heliumkonzentration entspricht dem Wert 100, die Endkonzentration dem Wert 0. Die lineare Abszisse stellt das Atemminutenvolumen in Litern dar (s. Abb. 68). Die wichtigste Voraussetzung ist regelmäßige Atmung und eine konstante Atemmittellage; unter diesen Bedingungen sind die Mischkurven reproduzierbar. Normalerweise hat das „Helium-Mischdiagramm" die Form einer Geraden, ihre Neigung ist eine Funktion der intrapulmonalen Gasmischung: Je mehr Atemvolumen erforderlich ist, um die Endkonzentration zu erreichen, je geringer also die Neigung des Diagramms ist, desto schlechter ist die Gasmischung. Ist eine

---

[1] HICKAM, J. B., E. BLAIR u. R. FRAYSER: J. clin. Invest. 38, 1277 (1954).

[2] SCHERRER, M.: Proc. kon. ned. Akad. Wet., Ser. C 58, 84 (1955).

Knickung der Kurve vorhanden, so liegt ungleichmäßige Belüftung vor, d. h. es bestehen neben gut belüfteten Lungenbezirken (steile Abschnitte des Diagramms) auch schlecht ventilierte (flacher Abschnitt) (s. voriges Kapitel S. 85).

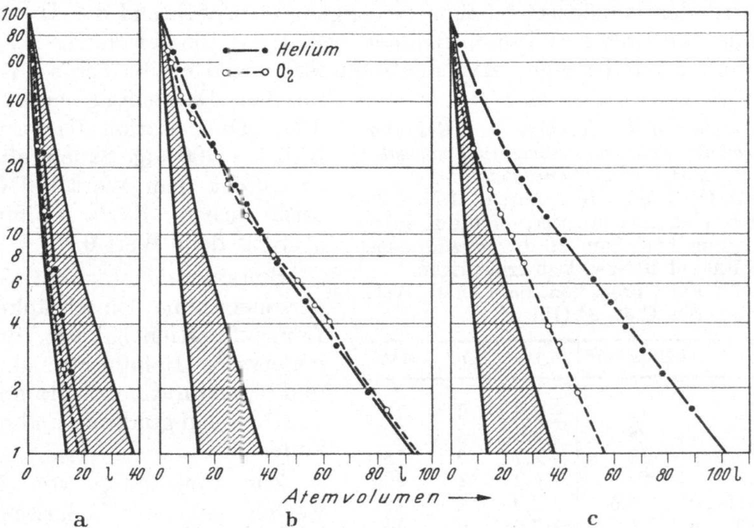


Abb. 68a—c. Heliummischdiagramme und Desaturationsdiagramme. a Normalfall; beide Diagramme verlaufen übereinstimmend steil und geradlinig. Der normale Streubereich wurde bei 25 gesunden Versuchspersonen innerhalb der schraffierten Zone gefunden. b Kurven eines Patienten mit Asthma bronchiale. Die hypoventilierten Lungenbezirke werden durchblutet (He-Mischdiagramm und Desaturationsdiagramm verlaufen übereinstimmend geknickt). c Kurven eines Patienten mit chronischem substantiellem Lungenemphysem. Das Desaturationsdiagramm weicht vom He-Mischdiagramm deutlich ab. Das Desaturationsdiagramm ist näher dem Normalbereich. Die hypoventilierten Lungenbezirke sind wenig oder gar nicht durchblutet. [Nach SCHERRER: Acta davos. **14**, 7 (1955)]

Die zusätzliche Oxymetrie zur Beurteilung der Durchblutungsverteilung wird folgendermaßen durchgeführt: Mittels indirekter Oxymetrie (fortlaufende Messung durch Reflektion oder Durchleuchtung, s. S. 239) wird zunächst eine Eichkurve aufgestellt. Der Patient atmet 25, 30, 40, 50 und 100% Sauerstoff. Die hierbei jeweils oxymetrisch gemessenen Sauerstoffsättigungen (blutige Eichung des Oxymeters) werden notiert. Nun wird der eigentliche Versuch durchgeführt: Der Patient wird 5—15 min (je nach der vorher gemessenen Helium-Mischzeit) mit reinem Sauerstoff beatmet. Sodann wird die Sauerstoffatmung unterbrochen; der Patient atmet nun Zimmerluft. Die jetzt registrierte Desaturationskurve ist die zur Auswertung kommende Mischkurve (kontinuierlich gemessener Rückgang der Sauerstoffsättigung). Die Exspirationsluft wird in einem Tissot-Gasometer gesammelt, so daß das Atemvolumen gemessen

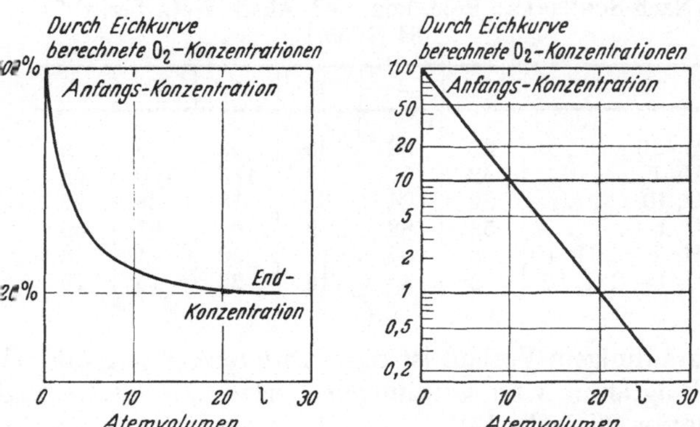


Abb. 69. Umgerechnete Desaturationskurve. In der Ordinate sind anstelle der $O_2$-Sättigungswerte $O_2$-Gaskonzentrationen eingesetzt, die mittels der Eichkurven bestimmt wurden (s. Text). Der Kurvenverlauf entspricht im Normalfall einer Exponentialfunktion. [Nach SCHERRER: Acta davos. **14**, 7 (1955)]

werden kann. Die Ausmischung ist beendet, sobald die arterielle Sauerstoffsättigung auf dem Zimmerluft-Niveau konstant bleibt. Die beendete Desaturation wird durch Blutgasanalysen kontrolliert. Bei sehr langen Desaturationszeiten wird der verzögerte Sättigungsrückgang auch während der Desaturation durch eine oder mehrere Blutentnahmen bestätigt. Die gewonnene Kurve entspricht nun ebenfalls einer Exponentialfunktion und ergibt bei semilogarithmischer Darstellung eine Gerade, das „Desaturationsdiagramm" (s. Abb. 69). 100%ige Sauerstoffatmung entspricht dem Wert 100 der logarithmischen Skala, Zimmerluftatmung dem Wert 0.

Tabelle 17. *Gemittelte Resultate der Mischdiagramme von 25 Versuchspersonen mit normalen übrigen Funktionsdaten*
He 10 bzw. $O_2$ 10 und He 1 bzw. $O_2$ 1 sind die ventilierten Volumina in Liter, um die Konzentration Helium bzw. Sauerstoff vom Ausgangswert 100 auf 10 bzw. 1 zu erniedrigen.
[Nach SCHERRER: Proc. kon. ned. Akad. Wet., Ser. C 58, 84 (1955)]

| | Mittelwert | S.D. | Min. | Max. |
|---|---|---|---|---|
| He 10 . . . . | 11 | ±2,9 | 6 | 16 |
| He 1 . . . . | 28 | ±6,5 | 14 | 38 |
| $O_2$ 10 . . . . | 11 | ±2,7 | 6 | 18 |
| $O_2$ 1. . . . . | 27 | ±6,2 | 14 | 40 |
| He 1 − 2·He 10 | 5,5 | ±2,9 | 1 | 12 |
| $O_2$ 1 − 2·$O_2$ 10 | 5,5 | ±3,0 | 0 | 14 |

SCHERRER[1] hat an 25 Versuchspersonen ohne Einschränkung der Lungenfunktion gezeigt, daß normalerweise Helium-Mischdiagramm und Desaturationsdiagramm übereinstimmend gradlinig und steil verlaufen.

Zur Gewinnung von Normalwerten und zur tabellarischen Darstellung der Untersuchungsergebnisse werden einige Punkte des Diagramms herausgegriffen, und zwar die Konzentration 10 und 1 (Tabelle 17). Die diesen Punkten entsprechenden Atemvolumina werden mit He 10 bzw. $O_2$ 10 und He 1 bzw. $O_2$ 1 bezeichnet. Sie bedeuten die ventilierten Atemvolumina, die erforderlich sind, um die Helium- bzw. Sauerstoffkonzentration vom Ausgangswert 100 auf die Werte 10 und 1 zu erniedrigen. Je größer das hierzu nötige Atemvolumen ist, desto flacher verläuft das Mischdiagramm, desto schlechter ist also die Lungenbelüftung. Eine Knikkung der Kurve (ungleichmäßige Ventilation) läßt sich zahlenmäßig ausdrücken als Differenz He 1—2·He 10 bzw. $O_2$ 1—2·$O_2$ 10. Bei gradlinigem Verlauf ist diese Differenz 0, je größer sie ist, desto mehr weicht das Diagramm vom gradlinigen Verlauf ab, desto ungleichmäßiger ist die Ventilation (Tabelle 18).

Tabelle 18. *Resultate der Mischdiagramme von 6 Patienten mit Lungenemphysem*
[Nach SCHERRER: Proc. kon. ned. Akad. Wet., Ser. C 58, 84 (1955)]

| | 1 | 2 | 3 | 4 | 5 | 6 |
|---|---|---|---|---|---|---|
| He 10 . . . . | 22 | 32 | 30 | 33 | 53 | 40 |
| He 1 . . . . | 52 | 97 | 78 | 116 | 150 | 98 |
| $O_2$ 10 . . . . | 22 | 24 | 31 | 18 | 26 | 22 |
| $O_2$ 1. . . . . | 52 | 88 | 78 | 62 | 67 | 59 |
| He 1 − 2 He 10 | 8 | 34 | 18 | 50 | 44 | 18 |
| $O_2$ 1 − 2 $O_2$ 10 | 8 | 40 | 16 | 26 | 15 | 15 |

Für pathologische Fälle ergeben sich folgende Möglichkeiten:

1. gleicher und gradliniger, aber zu flacher Verlauf von Helium-Mischdiagramm und Desaturationsdiagramm (Abb. 68b). Dieser Befund wird erhoben, wenn alle atemfähigen Bezirke schlecht ventiliert werden.

2. Helium-Mischdiagramm und Desaturationsdiagramm verlaufen ungefähr gleich, aber beide mit Knickung. Hieraus ist eine ungleichmäßige Belüftung zu

[1] SCHERRER, M.: Proc. kon. ned. Akad. Wet., Ser. C 58, 84 (1955).

erkennen. Die schlecht ventilierten Lungenteile müssen wenigstens z.T. durchblutet sein, da auch die Desaturationskurve geknickt ist.

3. Flacher und geknickter Verlauf des Helium-Mischdiagramms, annähernd normaler Verlauf des Desaturationsdiagramms (Abb. 68c). Dieser Befund zeigt, daß zwar schlecht ventilierte Lungenpartien vorhanden, aber nicht mehr durchblutet sind. Nach SCHERRER ist dieses Bild typisch für das chronische substantielle Lungenemphysem.

## IV. Die spirometrischen Gaswechselbestimmungen

*Allgemeines*

Im Gegensatz zu den Lungenvolumina und Ventilationsgrößen (s. S. 50) sind *Sauerstoffverbrauch und $CO_2$-Abgabe auf Standardbedingungen (0° C, 760 mm Hg, Trockenheit: STPD) umzurechnen.*

Für einen gegebenen Energieumsatz ist die Zahl der aufgenommenen Sauerstoff*moleküle* entscheidend, ob sich die betreffende Person nun auf Meereshöhe oder etwa auf 4000 m Höhe befindet. Das bei gegebenem Umsatz in der Höhe gemessene unreduzierte $O_2$-Volumen ist natürlich größer, da wegen des geringeren Luftdruckes in einem definierten Volumen weniger Moleküle enthalten sind als am Meeresspiegel. Reduziert man das in der Höhe gemessene Volumen mittels der auf S. 397 angegebenen Tabellen, so erhält man unter den oben genannten Bedingungen das gleiche Standard-,,Volumen" wie auf Meereshöhe. Das reduzierte ,,Volumen" ist also ein Index für die Zahl der Moleküle.

Man könnte nun sowohl die aus der Atemluft entnommene als auch die im Blut befindliche $O_2$-Menge in Mol angeben. Das ist rechnerisch kein größeres Problem als die Reduktion auf 0° C, 760 mm Hg und Trockenheit.

Da die Angabe in Mol in der Klinik und sogar im physiologischen Laboratorium ungewohnt ist und es schwierig erscheint, eine jahrzehntelange Tradition zu durchbrechen, so sind die Volumina der Sauerstoffaufnahme bzw. $CO_2$-Abgabe auf Standardbedingungen zu reduzieren, um hinsichtlich des Energieumsatzes und der Blutgase vergleichbare Bedingungen zu erhalten.

Zur Umrechnung auf Standardbedingungen bedient man sich am einfachsten der Tabellen auf S. 397. Bei geschlossenen Systemen mit Wasserabdichtung der Spirometerglocke ist volle Wasserdampfsättigung anzunehmen.

Im folgenden werden nur die Gaswechselbestimmungen am geschlossenen System besprochen, da die Methodik der offenen Systeme auf S. 43 abgehandelt ist.

### A. Sauerstoffaufnahme

Bei *nicht volumenstabilisierten Systemen* wird der Sauerstoffverbrauch aus dem Volumenverlust der Spirometerglocke ermittelt (Abb. 70). Bei *volumenstabilisierten Systemen* ist die $O_2$-Aufnahme aus dem Volumenverlust des Nachfüllgasometers (Abb. 50) abzulesen.

Auch bei nicht registrierenden Spirometern mit $CO_2$-Absorption (s. S. 27) kann der Sauerstoffverbrauch ermittelt werden, indem der Glockenstand am Beginn und Ende einer definierten Zeitspanne ruhiger Atmung abgelesen wird. Hierzu ist aber das genaue Ein- und Ausschalten der Versuchsperson am Ende einer normalen Exspiration erforderlich, was nicht einfach ist. Außerdem ist regelmäßige Atmung Voraussetzung.

Bei Spirogrammen ist ein Ein- und Ausschaltfehler nicht von so großer Bedeutung, weil die Basis der Spirogrammkurve nach links und rechts gegebenenfalls verlängert werden kann, so daß die Ablesung der $O_2$-Aufnahme innerhalb des gewünschten Zeitraumes ermöglicht wird. Auch Unregelmäßigkeiten der Atmung lassen sich hierdurch — sofern die Untersuchungsdauer lang genug war — korrigieren. Man zieht eine Gerade entlang den unteren Fußpunkten der Atemzugsvolumina, zur Kontrolle möglichst noch eine parallele Gerade, die die oberen Umkehrpunkte dieser Volumina berühren sollen. Bei sehr unregelmäßiger Atmung ist die Ausmessung des Sauerstoffverbrauches gelegentlich nur mit verminderter Genauigkeit möglich.

Die Glockendurchmesser und die Kymographengeschwindigkeiten sind so gewählt, daß einer bestimmten Länge des Registrierpapiers in vertikaler Richtung ein bestimmtes Volumen, und einer bestimmten Länge in horizontaler Richtung eine bestimmte Zeitspanne entspricht.

Somit sind die für die Berechnung notwendigen Dimensionen auf dem Registrierpapier gegeben. Die regelrechte Kymographengeschwindigkeit muß jedoch von Zeit zu Zeit mittels einer Stoppuhr überprüft und gegebenenfalls korrigiert werden. Stets ist die Temperatur am Beginn und Ende der Messung abzulesen, um die Umrechnung auf Standardbedingungen zu ermöglichen.

Am häufigsten wird die Messung der Sauerstoffaufnahme bei der Grundumsatzbestimmung (s. S. 95) angewandt. Im allgemeinen wird hierfür eine Untersuchungsdauer von 10 min für ausreichend angesehen.

Für die eigentliche spirographische Lungenfunktionsprüfung hat der Sauerstoffverbrauch eine Bedeutung 1. bei der Ermittlung des sog. „spirographischen $O_2$-Defizites", 2. zur Berechnung des sog. „Atemäquivalentes" bzw. „$O_2$-Ausnutzungskoeffizienten" und 3. bei der Belastungsprüfung, der sog. „Ergospirometrie".

### 1. Das spirographische $O_2$-Defizit

1929 hat Uhlenbruck[1] bei Lungen- und Herzkranken eine Steigerung des $O_2$-Verbrauches bei Übergang von Luft- auf Sauerstoffatmung beobachtet und diese Methode zur Aufdeckung einer arteriellen Sauerstoffuntersättigung empfohlen. In der Folgezeit wurde dieses Prinzip von Knipping und seiner Schule übernommen und methodisch ausgebaut. Anfangs wurde der Nachweis eines vermehrten $O_2$-Verbrauches nach Umschaltung auf Sauerstoffatmung als „arterielles $O_2$-Defizit" bezeichnet, später auf Grund theoretischer Überlegungen (Unvereinbarkeit großer zusätzlicher $O_2$-Aufnahme mit der Sauerstoffkapazität des Blutes) die Benennung „spirographisches $O_2$-Defizit" gewählt.

Zwei Tatsachen lassen sich heute wohl mit Sicherheit feststellen: 1. daß mitunter solche spirographischen $O_2$-Defizite gefunden werden, 2. daß sie die Beurteilung einer arteriellen Sauerstoffuntersättigung nicht ermöglichen. Knipping u. Mitarb.[2] haben bereits mit den Tabellen einer früheren Arbeit, bei der auch arterielle Blutgaswerte mitgeteilt wurden, gezeigt, daß zuverlässige Beziehungen zwischen arteriellem Sättigungsdefizit und spirographischem $O_2$-Defizit nicht bestehen.

Hinsichtlich der richtigen Deutung solcher „spirographischer $O_2$-Defizite" bestehen noch immer Unsicherheiten. Vielleicht kommt auch eine Steigerung des Energieumsatzes unter der $O_2$-Atmung für die Erklärung derartiger Befunde in Frage. Aber auch hierüber liegen noch keine beweisenden Informationen vor.

Auf das Auftreten des $O_2$-Defizites *bei Belastung* wird weiter unten (s. S. 107) eingegangen.

---

[1] Uhlenbruck, P.: Dtsch. Arch. klin. Med. **163**, 220 (1929).

[2] Knipping, H. W., u. G. Zimmermann: Z. ges. exp. Med. **124**, 435 (1933).

## 2. Das Atemäquivalent

HERBST[1] bezeichnet die Beziehung

$$\frac{\text{Sauerstoffverbrauch (ml/min)}}{\text{Atemminutenvolumen (Liter)}}$$

als *Sauerstoffausnutzungskoeffizient*.

In der Folge hat sich jedoch der Begriff des „Atemäquivalentes" mehr durchgesetzt. Das sog. „*Atemäquivalent*" oder *Ventilationsäquivalent*[2] kennzeichnet die Beziehungen zwischen Ventilation und Sauerstoffaufnahme:

$$\text{Ventilationsäquivalent für } O_2 = \frac{\text{Atemminutenvolumen (Liter)} \cdot 100}{O_2\text{-Aufnahme (ml/min)}}.$$

Dieser Ausdruck gibt an, wieviel Liter Atemluft bei 100 ml Sauerstoffaufnahme ventiliert werden.

ROSSIER und MÉAN[3] setzen Zähler und Nenner der obigen Gleichung in ml ein und lassen den Faktor 100 fort („*spezifische Ventilation*"). Hiermit wird ausgedrückt, wieviel ml ventiliert werden pro ml $O_2$-Aufnahme.

Tabelle 19. *Von verschiedenen Autoren gefundene Normalwerte für das $O_2$-Atemäquivalent ($cm^3/cm^3$)*
Zusammenstellung von HAAB und FLEISCH (Symposion on the Pulmonary Function. Berg en Dal 1957)

| Autoren | Atemäquivalent | Streuung |
|---|---|---|
| ANTHONY (1930) . . . . . . . . | 29,0 | 23,0–37,0 |
| KNIPPING und MONCRIEFF (1932) | 24,4 | 16,8–37,0 |
| HURTADO und BOLLER (1933) . . | 26,6 | $\sigma = 7{,}3$ |
| KALTREIDER und MACCANN (1937) | 24,0 | 18,3–39,8 |
| MACMICHAEL (1939) . . . . . . | 24,9 | $\sigma = 4{,}0$ |
| MATHESON und GRAY (1950) . . . | 25,1 | $\sigma = 3{,}0$ |
| COMROE (1951) . . . . . . . . . | 23,0 | 22,0–25,0 |
| HAAB und FLEISCH (1956) . . . . | 24,4 | $\sigma = 2{,}0$ $\varepsilon = 0{,}25$ |

Die von verschiedenen Autoren gefundenen Normalwerte sind in der Tabelle 19 zusammengestellt. ROSSIER, BÜHLMANN und WIESINGER[4] geben 28 als Sollwert der spezifischen Ventilation an.

Der Quotient aus Atemminutenvolumen und $CO_2$-Ausscheidung wird von ANTHONY[2] ebenfalls berechnet:

$$\text{Ventilationsäquivalent für } CO_2 = \frac{\text{Atemminutenvolumen (Liter)} \cdot 100}{CO_2\text{-Ausscheidung (ml/min)}}$$

Als Normalwert wird 3,3—3,5 genannt[2].

Zum Teil werden nun für die Berechnung dieser Atemäquivalente die unkorrigierten Größen in Zähler und Nenner*, von anderer Seite jedoch das Atemminutenvolumen in BTPS, $O_2$-Verbrauch bzw. $CO_2$-Abgabe aber in STPD eingesetzt. Der Unterschied sei an einem Beispiel erläutert: Im Hochgebirge mit vermindertem Luftdruck muß bei Atemminutenvolumen in BTPS und $O_2$-Verbrauch in STPD bei gegebenem Energieumsatz und gleicher intrapulmonaler

[1] HERBST, R.: Dtsch. Arch. klin. Med. **162**, 33 (1928).
[2] ANTHONY, A. J.: Dtsch. Arch. klin. Med. **168**, 231 (1930).
[3] ROSSIER, P. H., u. H. MÉAN: Schweiz. med. Wschr. **1943**, 327.
[4] ROSSIER, P. H., A. BÜHLMANN u. K. WIESINGER: Physiologie und Pathophysiologie der Atmung. Berlin-Göttingen-Heidelberg: Springer 1956.
* Das ist gleichbedeutend mit einer Korrektur beider Größen auf die selben Bedingungen.

Gasverteilung das Atemäquivalent wegen der geringeren Luftdichte größer sein als in der Ebene; im anderen Fall (Atemminutenvolumen *und* $O_2$-Verbrauch in ATPS oder BTPS oder STPD) wird das Atemäquivalent gleich sein wie auf Meereshöhe. Käme es aber zu einer Erhöhung des letztgenannten Atemäquivalentes (Zähler und Nenner unter gleichen Bedingungen), so könnte man daraus auf eine Verschiebung der Relation Totraumventilation/alveolare Ventilation zugunsten der Totraumventilation oder auf eine Hyperventilation schließen. Diese Behauptung leitet sich aus einer einfachen Überlegung[1] ab: Das Reziproke des Atemäquivalentes für $CO_2$ ist nämlich gleich dem $CO_2$-Gehalt der Exspirationsluft, wenn beim Atemäquivalentwert die $CO_2$-Ausscheidung *unter gleichen Bedingungen* wie das Atemvolumen (BTPS oder ATPS) eingesetzt wird[2]. Um numerisch richtige Werte zu erhalten, müssen Zähler und Nenner des Atemäquivalentes in ml eingesetzt sein. Ebenso entspricht das Reziproke des Atemäquivalentes für Sauerstoff der Sauerstoffdifferenz zwischen Inspirations- und Exspirationsluft.

*Ist also dieser Atemäquivalentwert übernormal hoch, so bedeutet das, daß der $O_2$-Gehalt der Exspirationsluft relativ hoch bzw. der $CO_2$-Gehalt relativ niedrig ist.* Das heißt aber, daß der Totraumanteil der Ventilation vergrößert ist, unter der Voraussetzung, daß der alveolare $CO_2$-Gehalt bzw. $O_2$-Gehalt normal ist. Ist dieser für $CO_2$ ebenfalls erniedrigt bzw. für $O_2$ erhöht, so liegt eine Hyperventilation vor. Das gilt unabhängig von dem bei der Untersuchung herrschenden Luftdruck (Höhenlage).

Verminderungen des Atemäquivalentes hat man bei Herabsetzung der Erregbarkeit des Atemzentrums durch Opiate und ähnliches, stärkere Vergrößerungen bei Lungenemphysem, Asthma bronchiale, Coma diabeticum, CO-Vergiftung usw. beobachtet.

## B. Die $CO_2$-Ausscheidung

### 1. Die spirometrische Bestimmung

Die einzige heute noch angewandte *spirometrische* Methode zur Messung der $CO_2$-Ausscheidung ist diejenige von KNIPPING[3]. Hierbei wird die während der Untersuchung in Kalilauge gebundene Kohlensäure nach dem Versuch durch Schwefelsäure ausgetrieben, wodurch es zu einem Anstieg der Spirometerglocke entsprechend dem $CO_2$-Volumen kommt. Zur $CO_2$-Absorption wird für einen 10minütigen Ruheversuch 75 ml 47%iger Kalilauge verwandt. Vor Beginn der spirometrischen Untersuchung muß das Systemgas vollkommen $CO_2$-frei sein. Ein Leerversuch ist zu empfehlen, wenn vorher eine Untersuchung mit Austreibung des $CO_2$ stattgefunden hat und man der ausreichenden Durchlüftung nicht ganz sicher sein kann. Im übrigen ist der $CO_2$-Gehalt der Außenluft so gering, daß bei Luftfüllung eines 10 Liter-Systems nur 3 ml $CO_2$ im ganzen System vorhanden sind. Von besonderer Bedeutung ist der Leerversuch aber für die Ermittlung des in der Kalilauge primär vorhandenen $CO_2$. Der ermittelte Wert ist dann von dem bei der Untersuchung gemessenen abzuziehen. Ein Leerversuch erübrigt sich, wenn man Kalilauge-Ampullen mit Titer-Angabe* benutzt (s. u.).

Die eigentliche Bestimmung der $CO_2$-Ausscheidung geht folgendermaßen vor sich. Nach Beendigung des Versuches (Abschalten des Patienten) muß abge-

[1] HERTZ, C. W.: Verh. dtsch. Ges. inn. Med. **62**, 135 (1956).

[2] $\dot{V}_{T\,\mathrm{BTPS}} \cdot C_{\mathrm{CO_2}\,E} = \dot{V}_{\mathrm{CO_2}\,\mathrm{BTPS}}$, also: $\frac{1}{C_{\mathrm{CO_2}\,E}} = \frac{\dot{V}_{T\ \mathrm{BTPS}}}{\dot{V}_{\mathrm{CO_2}\ \mathrm{BTPS}}}$ (= Atemäquivalent für $CO_2$)

$$\text{oder } C_{\mathrm{CO_2}\,\mathrm{E}} = \frac{\dot{V}_{\mathrm{CO_2}\,\mathrm{BTPS}}}{\dot{V}_{T\,\mathrm{BTPS}}}$$

[3] KNIPPING, H. W.: Hoppe-Seylers Z. physiol. Chem. **145**, 154 (1925).

* Fa. Dargatz, Hamburg.

wartet werden, bis die Schreibfeder eine vollkommen waagerechte Linie auf dem Kymographion schreibt. Zunächst kommt es nämlich nach dem Abschalten des Patienten kurzfristig zu einem leichten Anstieg, da noch das restliche $CO_2$ nachträglich absorbiert wird. (Mit Natronlauge ist die Absorption langsamer als mit Natronkalk; bei der Verwendung von Natronkalk läuft die Linie nach Abschalten des Patienten sofort horizontal.)

Vorher ist in den oberen, kugeligen Teil der Waschflasche (s. Abb. 30, S. 27) 100 ml 40%iger Schwefelsäure eingefüllt und die Waschflasche durch einen Stopfen wieder verschlossen worden. Wird nun eine horizontale Gerade registriert, so läßt man langsam etwas Schwefelsäure durch Drehung des unter der Kugel befindlichen Hahnes in den unteren Teil der Waschflasche herunterlaufen. Sofort kommt es zu einem Anstieg der Spirometerglocke bzw. Abfall der registrierten Linie. Man soll die Schwefelsäure in Abständen über 2—3 min zugeben, da sonst eine zu starke Erhitzung der Systemgase eintritt (s. Abb. 70). Kommt es schließlich bei weiterer Schwefelsäurezugabe zu keinem weiteren Volumenanstieg, so ist die $CO_2$-Austreibung beendet. Jetzt muß solange gewartet werden, bis wieder

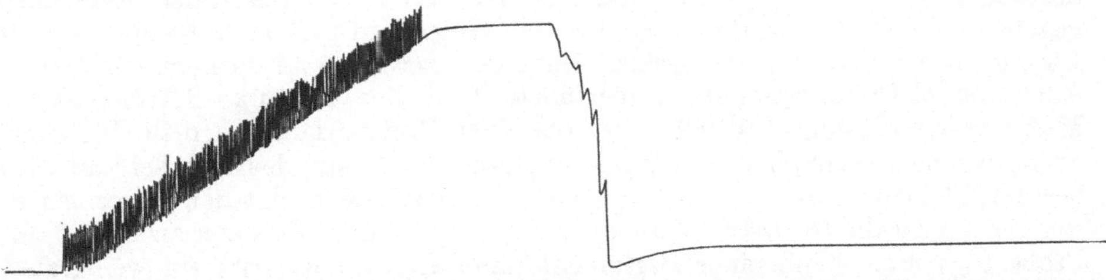

Abb. 70. Spirographische Bestimmung von Sauerstoffaufnahme und $CO_2$-Ausscheidung mit dem Knipping-Apparat. Intermittierende Austreibung des $CO_2$ aus der Kalilauge. Man erkennt, daß gegen Ende des Versuches hinreichend lange gewartet werden muß, bis der Temperaturausgleich eingetreten ist. Nähere Erläuterung s. Text

eine horizontale Linie geschrieben wird. Zunächst erfolgt nämlich jetzt ein erneuter Anstieg des Schreibhebels (d. h. Absinken der Spirometerglocke), da sich die Systemgase, die durch den Austreibungsvorgang erwärmt wurden, wieder abkühlen. Erst wenn Temperaturausgleich eingetreten ist, wird eine horizontale Gerade registriert. Da diese Abkühlung im allgemeinen einige Minuten in Anspruch nimmt, ist es nicht notwendig, das Kymographion während der ganzen Zeit laufen zu lassen, sondern man kann sich von Zeit zu Zeit mittels kurzer Registrierung von dem Spirometerstand überzeugen.

Die Volumendifferenz, die zwischen der Horizontalen vor Beginn der $CO_2$-Austreibung und der Horizontalen am Ende des Versuches ausgemessen wird, entspricht der $CO_2$-Menge, die während der entsprechenden Zeitspanne abgeatmet wurde, plus dem in der Kalilauge primär enthaltenen $CO_2$. Der im Leerversuch ermittelte primäre $CO_2$-Gehalt der KOH ist zu subtrahieren und der erhaltene Wert auf Standardbedingungen (STPD) zu reduzieren.

Benutzt man KOH-Ampullen mit aufgedrucktem Titer, so erübrigt sich der Leerversuch. Bei einem angegebenen Titer von 0,18 z. B. sind von dem $CO_2$-Endwert 0,18 ml $CO_2$ zu subtrahieren, um die $CO_2$-Ausscheidung zu erhalten. Im allgemeinen wird auf $CO_2$-Ausscheidung *pro Minute* umgerechnet.

### 2. Die titrimetrische Bestimmung

Sie erfolgt nach den Angaben von Hesse[1], der die Winklersche Orginalmethode für die besonderen Zwecke der Gaswechseluntersuchung modifiziert hat.

[1] Hesse, E. A.: Z. ges. exp. Med. **62**, 269 (1928).

Nach WINKLER wird in einer Probe die Summe des Alkali durch Titration mit Normalsäure unter Anwendung von Methylorange als Indicator ermittelt. Das Hydroxyd wird in einer 2. Probe wie folgt bestimmt: Die Lösung wird mit großem Überschuß an $CO_2$-freier Bariumchlorid-Lösung versetzt, wobei folgende Reaktionen ablaufen:

1. $Na_2CO_3 + BaCl_2 = 2NaCl + BaCO_3$ (unlöslich)
2. $2NaOH + BaCl_2 = 2NaCl + Ba(OH)_2$ (löslich)

Das Natrium des Carbonates wird also in neutrales NaCl verwandelt, das unlösliche $BaCO_3$ fällt aus; das NaOH liefert eine äquivalente Menge $Ba(OH)_2$. Versetzt man die Lösung mit Phenolphthalein und läßt Salzsäure langsam zufließen, so tritt Entfärbung ein, sobald das $Ba(OH)_2$ in $BaCl_2$ umgewandelt ist. Die hierzu verwendete Säure entspricht also dem ursprünglich vorhandenen Alkalihydroxyd.

Nach beendeter Atmung am Spirographen wird der Inhalt der Gaswaschflasche in einen 1000 ml-Meßkolben gegossen, die Waschflasche mehrfach mit destilliertem Wasser ausgespült und das Spülwasser ebenfalls in den Meßkolben gegeben. Der Kolben wird mit destilliertem Wasser auf 1000 ml aufgefüllt und die Lösung durch Schütteln gemischt. Nunmehr werden 5 ml entnommen und in einen 150 ml-Erlenmeyerkolben überführt. Nach Zusatz von 2—3 Tropfen einer Methylorange-Lösung 1:10000 wird aus einer Bürette langsam n/10 HCl zugegeben, bis die ursprünglich gelbe Farbe in orange umschlägt, das auch bei Schütteln bestehenbleiben muß. Der nächste Tropfen Salzsäure bringt den Umschlag in rot. Damit ist die *Gesamtalkalinität* der Probe bestimmt. Zu einer zweiten 5 ml-Probe fügt man 30 ml einer Bariumchloridlösung. Sofort tritt ein weißgrauer Niederschlag auf (Bariumcarbonat). Durch Zusatz einiger Tropfen Phenolphthalein-Lösung erfolgt Rotfärbung der Flüssigkeit. Aus der Bürette wird jetzt *tropfenweise* n/10 HCl unter beständigem Umschütteln des Erlenmeyerkolbens zugegeben, bis Umschlag in farblos auftritt. Der HCl-Verbrauch wird abgelesen und von dem HCl-Verbrauch bei Titration der Gesamtalkalität subtrahiert.

Die Differenz in ml n/10 HCl entspricht dem Gesamtcarbonatgehalt der 5 ml-Probe, aus dem die $CO_2$-Menge des Versuches berechnet wird. Hierzu ist diese Differenz mit dem Faktor 223,92 zu multiplizieren, um das im Gesamtinhalt der Gaswaschflasche enthaltene $CO_2$ in ml bei $0^0$ C, 760 mm Hg und Trockenheit (STPD) zu erhalten.

Ist der in der Kalilauge vor dem Versuch schon vorhandene $CO_2$-Gehalt bekannt (Titerangabe auf Kalilauge-Ampulle), so ist dieser Wert von dem durch Titration gewonnenen zu subtrahieren. Andernfalls ist ein *Leerversuch* erforderlich und der ermittelte $CO_2$-Wert von dem vorher bestimmten $CO_2$-Wert des Versuches abzuziehen. Die zu titrierende Probe im Erlenmeyerkolben darf nicht mit der Exspirationsluft des Untersuchers (hoher $CO_2$-Gehalt!) in Berührung kommen.

### 3. Andere Verfahren

Auch aräometrische, pyknometrische und refraktometrische Bestimmung des $CO_2$-Gehaltes ist möglich (KNIPPING)[1]. Da diese Methoden heute kaum angewandt werden, wird auf ihre Beschreibung verzichtet.

FLEISCH[2] benutzt die Bestimmung der elektrischen Leitfähigkeit der Kalilauge zur kontinuierlichen Messung der $CO_2$-Ausscheidung (s. S. 42).

---

[1] KNIPPING, H. W.: Z. ges. exp. Med. **47**, 1 (1925).

[2] FLEISCH, A.: Nouvelles méthodes d'études des échanges gazeux et de la fonction pulmonaire. Basel: Benno Schwabe & Co. 1955.

## C. Der respiratorische Quotient

Der respiratorische Quotient (R) stellt die Beziehung der $CO_2$-Abgabe zur $O_2$-Aufnahme dar:

$$R = \frac{\dot{V}_{CO_2}}{\dot{V}_{O_2}}.$$

Dieser Quotient hat nicht nur seine Bedeutung als „metabolischer respiratorischer Quotient" zur Beurteilung der Stoffwechselvorgänge. Er spielt auch in der Atmungsphysiologie eine große Rolle. Bei Hyper- und Hypoventilation, bei Arbeit im unsteady state zeigt er atmungsabhängige Veränderungen. Außerdem spielt er eine Rolle für die Berechnung des alveolaren $O_2$-Druckes mit den sog. „Alveolarformeln" (s. S. 339).

Der respiratorische Quotient läßt sich einfach mit der oben geschilderten spirometrischen Methode bestimmen. Die Berechnung ist auch aus dem $CO_2$- und $O_2$-Gehalt der Exspirationsluft bzw. Alveolarluft möglich (s. S. 338).

## D. Die spirographische Grundumsatzbestimmung

Der Grundumsatzbestimmung kommt vorwiegend für Stoffwechseluntersuchungen eine Bedeutung zu. Für die Lungenfunktionsprüfung spielt sie kaum eine Rolle.

Zur Bestimmung der Calorien (unter Vernachlässigung des Stickstoff-Stoffwechsels) benutzt man Sauerstoffverbrauch und respiratorischen Quotienten.

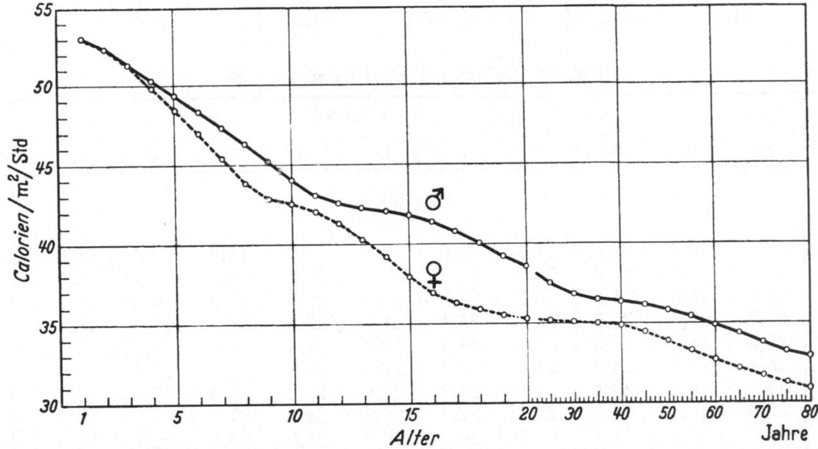


Abb. 71. Mittlere Standardwerte des Faktors Cal/m²/h in Abhängigkeit von Alter und Geschlecht, zusammengestellt nach 24 Autoren von FLEISCH (Nouvelles méthodes d'études des échanges gazeux et de la fonction pulmonaire. Basel 1955)

Aus der Tabelle von ZUNTZ und SCHUMBURG, modifiziert von LUSK[1] sind die Calorien pro Liter Sauerstoff bei verschiedenen respiratorischen Quotienten zu ersehen (Tab. 23a). Für klinische Zwecke ist im allgemeinen auch die Errechnung aus dem Sauerstoffverbrauch allein ausreichend. Man nimmt einen mittleren respiratorischen Quotienten von 0,82 an und setzt 1 Liter verbrauchten Sauerstoffes gleich einem Grundumsatz von 4,825 Calorien. Tabellen 20—23 zeigen die Sollwerte nach HARRIS-BENEDICT, BOOTHBY, BERKSON und DUNN und die Werte für Kinder nach SHOCK und nach LEWIS, KINSMAN und ILIFF.

[1] LUSK, G.: J. biol. Chem. 59, 41 (1924).

Tabelle 20. *Grundumsatz-Standardwerte nach* HARRIS-BENEDICT. (Nach ROTH, P.: Metabolic Compendium, 1924.) Die Werte aus Tafel 1 und 2 sind zu addieren, um die Normcalorien pro Stunde zu erhalten. (Übernommen aus Geigy-Tabellen 1955.)

Tafel 1. *Calorien nach Gewicht*

| Gewicht in kg | Gesamtcalorien pro Stunde | | Gewicht in kg | Gesamtcalorien pro Stunde | | Gewicht in kg | Gesamtcalorien pro Stunde | |
|---|---|---|---|---|---|---|---|---|
| | Männer | Frauen | | Männer | Frauen | | Männer | Frauen |
| 10 | 8,5 | — | 52 | 32,6 | 48,0 | 94 | 56,6 | 64,8 |
| 12 | 9,7 | — | 54 | 33,7 | 48,8 | 96 | 57,8 | 65,6 |
| 14 | 10,8 | — | 56 | 34,9 | 49,6 | 98 | 58,9 | 66,4 |
| 16 | 12,0 | — | 58 | 36,0 | 50,4 | 100 | 60,1 | 67,2 |
| 18 | 13,1 | — | 60 | 37,2 | 51,2 | 102 | 61,2 | 68,0 |
| 20 | 14,3 | — | 62 | 38,3 | 52,0 | 104 | 62,4 | 68,8 |
| 22 | 15,4 | — | 64 | 39,5 | 52,8 | 106 | 63,5 | 69,6 |
| 24 | 16,6 | — | 66 | 40,6 | 53,6 | 108 | 64,7 | 70,4 |
| 26 | 17,7 | 37,6 | 68 | 41,8 | 54,4 | 110 | 65,8 | 71,2 |
| 28 | 18,8 | 38,4 | 70 | 42,9 | 55,2 | 112 | 67,0 | 72,0 |
| 30 | 19,9 | 39,2 | 72 | 44,0 | 56,0 | 114 | 68,1 | 72,8 |
| 32 | 21,1 | 40,0 | 74 | 45,2 | 56,8 | 116 | 69,3 | 73,6 |
| 34 | 22,2 | 40,8 | 76 | 46,3 | 57,6 | 118 | 70,4 | 74,4 |
| 36 | 23,4 | 41,6 | 78 | 47,5 | 58,4 | 120 | 71,6 | 75,2 |
| 38 | 24,5 | 42,4 | 80 | 48,6 | 59,2 | 122 | 72,7 | 76,0 |
| 40 | 25,7 | 43,2 | 82 | 49,7 | 60,0 | 124 | 73,9 | 76,8 |
| 42 | 26,8 | 44,0 | 84 | 50,9 | 60,8 | 126 | 75,0 | 77,6 |
| 44 | 28,0 | 44,8 | 86 | 52,0 | 61,6 | 128 | 76,1 | 78,4 |
| 46 | 29,1 | 45,6 | 88 | 53,2 | 62,4 | 130 | 77,2 | 79,2 |
| 48 | 30,3 | 46,4 | 90 | 54,3 | 63,2 | | | |
| 50 | 31,4 | 47,2 | 92 | 55,5 | 64,0 | | | |

Tafel 2. *Calorien nach Alter und Größe*

| Zentimeter | Alter in Jahren | | | | | | | | | | |
|---|---|---|---|---|---|---|---|---|---|---|---|
| | 20 | 25 | 30 | 35 | 40 | 45 | 50 | 55 | 60 | 65 | 70 |
| | | | | | | Männer | | | | | |
| 150 | 25,6 | 24,2 | 22,8 | 21,4 | 20,0 | 18,6 | 17,2 | 15,8 | 14,4 | 13,0 | 11,6 |
| 155 | 26,6 | 25,2 | 23,8 | 22,4 | 21,0 | 19,6 | 18,2 | 16,8 | 15,4 | 14,0 | 12,6 |
| 160 | 27,7 | 26,3 | 24,9 | 23,5 | 22,1 | 20,7 | 19,3 | 17,9 | 16,5 | 15,1 | 13,7 |
| 165 | 28,7 | 27,3 | 25,9 | 24,5 | 23,1 | 21,7 | 20,3 | 18,9 | 17,5 | 16,1 | 14,7 |
| 170 | 29,8 | 28,4 | 27,0 | 25,6 | 24,2 | 22,8 | 21,4 | 20,0 | 18,6 | 17,2 | 15,8 |
| 175 | 30,8 | 29,4 | 28,0 | 26,6 | 25,2 | 23,8 | 22,4 | 21,0 | 19,6 | 18,2 | 16,8 |
| 180 | 31,9 | 30,4 | 29,1 | 27,6 | 26,2 | 24,8 | 23,4 | 22,0 | 20,6 | 19,2 | 17,8 |
| 185 | 32,9 | 31,5 | 30,1 | 28,7 | 27,3 | 25,9 | 24,5 | 23,1 | 21,7 | 20,3 | 18,9 |
| 190 | 34,0 | 32,5 | 31,2 | 29,7 | 28,3 | 26,9 | 25,5 | 24,1 | 22,7 | 21,3 | 19,9 |
| 195 | 35,0 | 33,6 | 32,3 | 30,8 | 29,4 | 28,0 | 26,6 | 25,2 | 23,8 | 22,4 | 21,0 |
| 200 | 36,1 | 34,6 | 33,2 | 31,8 | 30,4 | 29,0 | 27,6 | 26,2 | 24,8 | 23,4 | 22,0 |
| | | | | | | Frauen | | | | | |
| 150 | 7,7 | 6,7 | 5,7 | 4,7 | 3,8 | 2,8 | 1,8 | 0,9 | 0,0 | —1,0 | —2,0 |
| 155 | 8,1 | 7,1 | 6,1 | 5,1 | 4,2 | 3,2 | 2,2 | 1,2 | 0,2 | —0,7 | —1,7 |
| 160 | 8,5 | 7,5 | 6,5 | 5,5 | 4,5 | 3,6 | 2,6 | 1,6 | 0,6 | —0,3 | —1,3 |
| 165 | 8,8 | 7,8 | 6,9 | 5,9 | 4,9 | 4,0 | 3,0 | 2,0 | 1,0 | 0,0 | —0,9 |
| 170 | 9,2 | 8,2 | 7,3 | 6,3 | 5,3 | 4,3 | 3,4 | 2,4 | 1,4 | 0,5 | —0,5 |
| 175 | 9,6 | 8,6 | 7,6 | 6,7 | 5,7 | 4,7 | 3,7 | 2,8 | 1,8 | 0,8 | —0,2 |
| 180 | 10,0 | 9,0 | 8,0 | 7,0 | 6,1 | 5,1 | 4,1 | 3,2 | 2,2 | 1,2 | 0,2 |
| 185 | 10,4 | 9,4 | 8,4 | 7,5 | 6,5 | 5,5 | 4,5 | 3,5 | 2,6 | 1,6 | 0,6 |
| 190 | 10,8 | 9,8 | 8,8 | 7,8 | 6,8 | 5,9 | 4,9 | 3,9 | 3,0 | 2,0 | 1,0 |
| 195 | 11,2 | 10,2 | 9,2 | 8,2 | 7,2 | 6,2 | 5,3 | 4,3 | 3,3 | 2,4 | 1,4 |
| 200 | 11,5 | 10,5 | 9,6 | 8,6 | 7,6 | 6,7 | 5,7 | 4,7 | 3,7 | 2,7 | 1,8 |

Tabelle 21. *Grundumsatz-Standard von* BOOTHBY, BERKSON und DUNN *(6—70 Jahre).*
[Nach BOOTHBY, BERKSON und DUNN: Amer. J. Physiol. **116**, 468 (1936).]
(Übernommen aus Geigy-Tabellen 1955)

| Männer | | Frauen | | Männer | | Frauen | |
|---|---|---|---|---|---|---|---|
| Alter | Calorien pro $m^2$ u. Stunde | Alter | Calorien pro $m^2$ u. Stunde | Alter | Calorien pro $m^2$ u. Stunde | Alter | Calorien pro $m^2$ u. Stunde |
| 6 | 53,00 | 6 | 50,62 | $18^{1}/_{2}$ | 42,70 | $15^{1}/_{2}$ | 39,40 |
| 7 | 52,45 | $6^{1}/_{2}$ | 50,23 | 19 | 42,32 | 16 | 38,85 |
| 8 | 51,78 | 7 | 49,12 | $19^{1}/_{2}$ | 42,00 | $16^{1}/_{2}$ | 38,30 |
| $8^{1}/_{2}$ | 51,20 | $7^{1}/_{2}$ | 47,84 | 20—21 | 41,43 | 17 | 37,82 |
| 9 | 50,54 | 8 | 47,00 | 22—23 | 40,82 | $17^{1}/_{2}$ | 37,40 |
| $9^{1}/_{2}$ | 49,42 | $8^{1}/_{2}$ | 46,50 | 24—27 | 40,24 | 18—19 | 36,74 |
| 10 | 48,50 | 9—10 | 45,90 | 28—29 | 39,81 | 20—24 | 36,18 |
| $10^{1}/_{2}$ | 47,71 | 11 | 45,26 | 30—34 | 39,34 | 25—44 | 35,70 |
| 11 | 47,18 | $11^{1}/_{2}$ | 44,80 | 35—39 | 38,68 | 45—49 | 34,94 |
| 12 | 46,75 | 12 | 44,28 | 40—44 | 38,00 | 50—54 | 33,96 |
| 13—15 | 46,35 | $12^{1}/_{2}$ | 43,58 | 45—49 | 37,37 | 55—59 | 33,18 |
| 16 | 45,72 | 13 | 42,90 | 50—54 | 36,73 | 60—64 | 32,61 |
| $16^{1}/_{2}$ | 45,30 | $13^{1}/_{2}$ | 42,10 | 55—59 | 36,10 | 65—69 | 32,30 |
| 17 | 44,80 | 14 | 41,45 | 60—64 | 35,48 | | |
| $17^{1}/_{2}$ | 44,03 | $14^{1}/_{2}$ | 40,74 | 65—69 | 34,80* | | |
| 18 | 43,25 | 15 | 40,10 | | | | |

* Durch Extrapolation erhalten.

Tabelle 22. *Grundumsatz-Standard von* SHOCK *($11^{1}/_{2}$—17 Jahre).*
[Nach SHOCK, N. W.: Amer. J. Dis. Child. **64**, 19 (1942)]
(Übernommen aus Geigy-Tabellen 1955)

| Jahre | Calorien pro Quadratmeter und Stunde | | Jahre | Calorien pro Quadratmeter und Stunde | |
|---|---|---|---|---|---|
| | Knaben | Mädchen | | Knaben | Mädchen |
| $11^{1}/_{2}$ | 45,6 | 41,7 | 15 | 42,8 | 35,7 |
| 12 | 45,0 | 41,0 | $15^{1}/_{2}$ | 41,4 | 34,4 |
| $12^{1}/_{2}$ | 44,4 | 40,4 | 16 | 41,1 | 34,2 |
| 13 | 44,1 | 39,9 | $16^{1}/_{2}$ | 41,0 | 34,0 |
| $13^{1}/_{2}$ | 43,5 | 38,8 | 17 | 40,9 | 33,4 |
| 14 | 43,2 | 38,0 | $17^{1}/_{2}$ | 40,6 | 33,4 |
| $14^{1}/_{2}$ | 42,9 | 36,5 | | | |

Tabelle 23. *Grundumsatz-Standard von* LEWIS, KINSMAN und ILIFF *(2—13 Jahre)*
[Nach LEWIS, KINSMAN und ILIFF: Amer. J. Dis. Child. **53**, 348 (1937).]
(Übernommen aus Geigy-Tabellen 1955)

| Alter | Calorien pro Quadratmeter und Stunde | | Alter | Calorien pro Quadratmeter und Stunde | | Alter | Calorien pro Quadratmeter und Stunde | |
|---|---|---|---|---|---|---|---|---|
| | Knaben | Mädchen | | Knaben | Mädchen | | Knaben | Mädchen |
| 2 | 54,3 | 52,6 | $5^{3}/_{4}$ | 49,8 | 47,5 | $9^{1}/_{2}$ | 45,3 | 42,3 |
| $2^{1}/_{4}$ | 54,0 | 52,3 | 6 | 49,5 | 47,1 | $9^{3}/_{4}$ | 45,0 | 42,0 |
| $2^{1}/_{2}$ | 53,7 | 51,9 | $6^{1}/_{4}$ | 49,2 | 46,8 | 10 | 44,7 | 41,6 |
| $2^{3}/_{4}$ | 53,4 | 51,6 | $6^{1}/_{2}$ | 48,9 | 46,4 | $10^{1}/_{4}$ | 44,4 | 41,3 |
| 3 | 53,1 | 51,2 | $6^{3}/_{4}$ | 48,6 | 46,1 | $10^{1}/_{2}$ | 44,1 | 40,9 |
| $3^{1}/_{4}$ | 52,8 | 50,9 | 7 | 48,3 | 45,7 | $10^{3}/_{4}$ | 43,8 | 40,6 |
| $3^{1}/_{2}$ | 52,5 | 50,5 | $7^{1}/_{4}$ | 48,0 | 45,4 | 11 | 43,5 | 40,2 |
| $3^{3}/_{4}$ | 52,2 | 50,2 | $7^{1}/_{2}$ | 47,7 | 45,0 | $11^{1}/_{4}$ | 43,2 | 39,9 |
| 4 | 51,9 | 49,8 | $7^{3}/_{4}$ | 47,4 | 44,7 | $11^{1}/_{2}$ | 42,9 | 39,5 |
| $4^{1}/_{4}$ | 51,6 | 49,5 | 8 | 47,1 | 44,3 | $11^{3}/_{4}$ | 42,6 | 39,2 |
| $4^{1}/_{2}$ | 51,3 | 49,2 | $8^{1}/_{4}$ | 46,8 | 44,0 | 12 | 42,3 | 38,8 |
| $4^{3}/_{4}$ | 51,0 | 48,9 | $8^{1}/_{2}$ | 46,5 | 43,7 | $12^{1}/_{4}$ | 42,0 | 38,5 |
| 5 | 50,7 | 48,5 | $8^{3}/_{4}$ | 46,2 | 43,4 | $12^{1}/_{2}$ | 41,7 | 38,1 |
| $5^{1}/_{4}$ | 50,4 | 48,2 | 9 | 45,9 | 43,0 | $12^{3}/_{4}$ | 41,4 | 37,8 |
| $5^{1}/_{2}$ | 50,1 | 47,8 | $9^{1}/_{4}$ | 45,6 | 42,7 | 13 | 41,1 | 37,4 |

Tabelle 23a. *Respiratorischer Quotient und Calorien pro Liter verbrauchten Sauerstoffs.* [Nach ZUNTZ und SCHUMBURG, modifiziert von LUSK, G.: J. biol. Chem. **59**, 41 (1924)]

| RQ | Calorien pro Liter Sauerstoff | RQ | Calorien pro Liter Sauerstoff | RQ | Calorien pro Liter Sauerstoff |
|---|---|---|---|---|---|
| 0,71 | 4,690 | 0,81 | 4,813 | 0,91 | 4,936 |
| 0,72 | 4,702 | 0,82 | 4,825 | 0,92 | 4,948 |
| 0,73 | 4,714 | 0,83 | 4,838 | 0,93 | 4,961 |
| 0,74 | 4,727 | 0,84 | 4,850 | 0,94 | 4,973 |
| 0,75 | 4,739 | 0,85 | 4,862 | 0,95 | 4,985 |
| 0,76 | 4,751 | 0,86 | 4,875 | 0,96 | 4,998 |
| 0,77 | 4,764 | 0,87 | 4,887 | 0,97 | 5,010 |
| 0,78 | 4,776 | 0,88 | 4,899 | 0,98 | 5,022 |
| 0,79 | 4,788 | 0,89 | 4,911 | 0,99 | 5,035 |
| 0,80 | 4,801 | 0,90 | 4,924 | 1,00 | 5,047 |

FLEISCH hat die Sollwerte von 24 verschiedenen Autoren zusammengestellt und daraus unter Berücksichtigung der von den einzelnen Untersuchern herangezogenen Personenzahl mittlere Sollwerte errechnet (Abb. 71).

## E. Die Ergometrie und Ergospirographie

### 1. Die Ergometrie

Der Großteil üblicher Lungenfunktionsprüfungen findet unter Ruhebedingungen statt oder liefert Werte, die nur mittelbar auf die Leistungsbreite des untersuchten Patienten schließen lassen. Es gibt aber Situationen (beabsichtigte Operation, Begutachtung), bei denen die Anpassungsfähigkeit an dosierte Belastung bzw. die maximale Leistungsfähigkeit bekannt sein müssen.

Die gebräuchlichste Einheit der Leistung ist

$$1 \text{ Watt} \mathrel{\hat{=}} 1 \text{ Großdynmeter pro Sekunde}$$
$$\mathrel{\hat{=}} 0{,}102 \text{ Kilopondmeter pro Sekunde.}$$

Um ein Watt zu leisten, sind 0,24 Calorien erforderlich. Da letzten Endes im Organismus alle Energieentfaltung auf oxydative Prozesse zurückzuführen ist, muß der $O_2$-Verbrauch ein relatives Maß für den Energieumsatz darstellen. Unter Zugrundelegung eines mittleren RQ von 0,85 wäre 1 Liter verbrauchter Sauerstoff gleichbedeutend mit 4,86 Calorien.

Daraus ergeben sich zwei Möglichkeiten der Leistungskontrolle:

1. registrierte Wattzahl pro Zeit;
2. gemessener Sauerstoffverbrauch pro Zeit.

Beide Größen stehen im sog. Nutzeffekt oder Wirkungsgrad zueinander in Beziehung. Leistet ein Patient in 5 min 2000 Meterkilogramm und verbraucht dabei eine Sauerstoffmenge, die 30 Calorien entspricht, so muß nach Abzug des Grundumsatzbetrages von etwa 5 Calorien der Leistungszuwachs

$$30 - 5 = 25 \text{ Calorien}$$

betragen.

Die 2000 Meterkilogramm entsprechen aber

$$1 \text{ Cal} = 427 \text{ m kg und } \frac{2000}{427} = 4{,}68 \text{ Cal.}$$

Den umgesetzten 25 Calorien stehen also nur 4,68 Cal in mechanisch gemessener Arbeit gegenüber. Der Wirkungsgrad beträgt somit

$$\frac{4{,}68}{25} = 18{,}7\,\%.$$

In Abhängigkeit von der Arbeitsform und dem Trainingszustand ist der Wirkungsgrad unterschiedlich. Die optimalen Werte liegen bei 35—37%.

Dieser Wirkungsgrad spielt zwar für den spezifischen Energieumsatz jedes Patienten eine Rolle, er ist aber für die Beurteilung der Lungenfunktion bzw. die Leistungsbreite von untergeordneter Bedeutung. Vielmehr kommt es darauf an, zu entscheiden, bis zu welcher Leistung der Patient in der Lage ist, physiologische Verhältnisse aufrecht zu erhalten.

Im allgemeinen spricht man von

*leichter Arbeit* bei einer Leistung von 30—60 Watt oder einem Sauerstoffverbrauch von 400—800 ml/min,

*mittlerer Arbeit* bei 80—120 Watt oder 900—1500 ml $O_2$/min,

*schwerer Arbeit* 150 Watt und mehr oder einem $O_2$-Verbrauch von über 1500 ml/min.

Apparaturen, an welchen dosierte Leistungen ausgeführt werden können, nennt man Ergometer. Die z. Z. gebräuchlichsten Ergometer sind verschiedenartig konstruiert und haben je nach ihrer Arbeitsform einen mehr oder weniger günstigen Wirkungsgrad. Aus diesem Grund ist es für jeden Apparatetyp letztlich notwendig, Normalwerte bzw. Einteilung in Leistungsstufen festzulegen. Erst dadurch sind überhaupt Leistungsvergleiche, gewonnen an verschiedenen Ergometern, möglich.

## Apparatetypen

### a) Fahrradergometer nach Benedict

Eine dem Hinterrad des Fahrrads entsprechende Kupferscheibe wird durch das übliche Pedaltreten in Rotation versetzt. Sie läuft dabei zwischen den Schenkeln eines fest angebrachten Elektromagneten. Durch variable Stromstärken, mit welchen der Magnet erregt wird, kann die Drehbewegung der Scheibe mehr oder weniger stark gebremst werden. Bei konstanter Drehzahl ist über Veränderung der Stromstärke somit eine stufenförmige Belastung möglich. Die Stromstärke wird von einem geeigneten Instrument registriert und ist ein Maß für die geleistete Arbeit. Sie kann im allgemeinen aus Tabellen abgelesen werden.

### b) Laufbahn

Bei diesem Ergometer handelt es sich um ein etwa 3 m langes, in sich zurückkehrendes Band. Sowohl die Umlaufgeschwindigkeit des Bandes als auch die Steigung der Bahnebene können variiert werden. In Abhängigkeit von diesen beiden Größen muß der Patient unterschiedliche Arbeit leisten. Aus der Umlaufgeschwindigkeit, der Steigung und dem Körpergewicht des Patienten läßt sich die geleistete Arbeit errechnen*.

### c) Universalergometer nach Knipping (Abb. 72)**

Dieses Ergometer beruht auf demselben Prinzip wie das nach Benedict. Auch hier erfolgt die Bremsung einer in Rotation zu versetzenden Metallscheibe durch ein veränderliches magnetisches Feld. Es kann sowohl Fußtret- als auch Drehkurbelarbeit geleistet werden. Günstig ist die Übernahme der sog. Startarbeit durch einen sich automatisch abschaltenden Elektromotor.

Das Gerät hat zwei rechtwinklig zueinander stehende Liegeflächen, die durch Gummipuffer schonend auf den jeweiligen Auflageflächen (z. B. Röntgentisch) ruhen. Auf diese Weise ist Belastung im Sitzen — ähnlich einem Fahrradergometer — unter Benutzung eines Fahrradsitzes und im Stehen mit Hilfe einer

* Hersteller: Fa. I. Haurez, Nonceans/Sambre, Belgien.

** Hersteller: Fa. Dargatz, Hamburg 1, Schopenstehl 15.

Handkurbel, wobei das Gerät in geeigneter Höhe auf den Tisch gestellt werden kann, gut möglich. Schließlich eignet sich das Gerät auch noch für Arbeitsversuche (Tretarbeit) im Liegen.

Die Einschaltung der vorgeschriebenen Arbeitsgeschwindigkeit ist durch ein bewegliches Anzeigegerät, das sich auch allen Positionen gut anpassen läßt, erleichtert. Die Einstellung der jeweiligen Arbeitsgröße (zwischen 0 und 400 Watt) über stufenlose Veränderung des elektromagnetischen Feldes ist mit Hilfe des leicht transportablen Anzeigegerätes möglich.

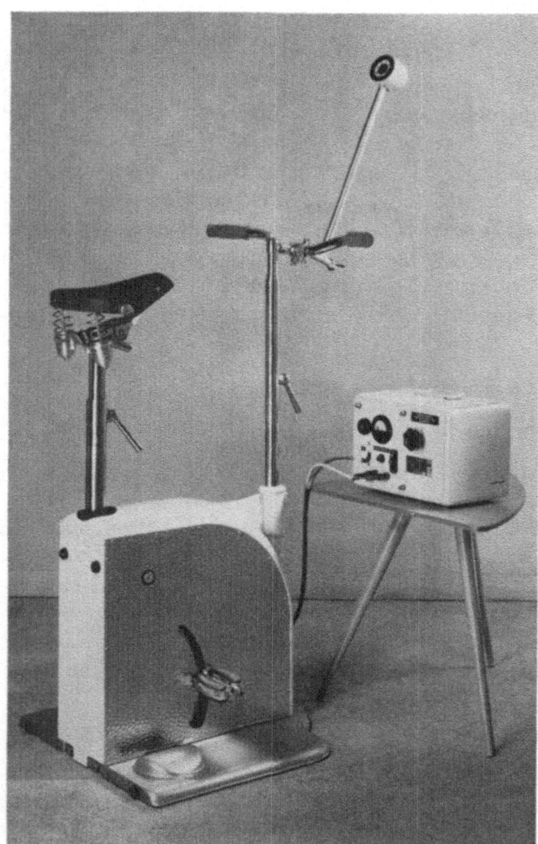

Abb. 72. Universalergometer nach KNIPPING

#### d) Drehkurbelergometer nach KNIPPING (Abb. 73)*

Zu dieser Form führte, daß vergleichbare Untersuchungen nur möglich sind, wenn jeder Patient unter den gleichen Voraussetzungen belastet würde. Dabei wurde vor allem an den Übungs- und Trainingszustand gedacht. So mußte ein im Radfahren Geübter diese Belastungsform infolge längerer Übung wesentlich besser ausführen können als ein Nichtradfahrer. Nach entsprechenden Untersuchungen schien Drehkurbelarbeit demgegenüber universal geeignet. Außerdem werden angeblich bei dieser Belastungsform mehr Muskelkräfte angewandt, als es zum Radfahren der Fall ist. Es kommt nämlich dabei zu der Inanspruchnahme der Armschultermuskulatur die des Rükkens und der Beine hinzu, was besonders bei Grenzbelastung von Bedeutung sein kann. Voraussetzung ist allerdings eine günstige Kurbellänge, die nach den Untersuchungen von ATZLER, LEHMANN u. a. 29,5 cm betragen soll. Die optimale Drehfrequenz liegt dann bei 40/min, die Kurbelhöhe soll 112 cm betragen.

Die rein technische Konstruktion führte noch zu der Frage: Verwendet man massearme Ergometer oder solche mit Schwungmasse? KNIPPING u. Mitarb. sehen in massearmen Ergometern den Nachteil, daß vor allem die konstante Drehzahl — die wegen der hämodynamischen Verhältnisse (Begünstigung des Blutdurchflusses durch Muskelarbeit) notwendig ist — schwer einzuhalten ist. Außerdem ist das Arbeiten mit Schwungmasse auch angenehmer.

#### e) Drehkurbelergometer nach dem Dynamoprinzip

Bei diesem Gerät wird einer Dynamomaschine ein über einen Widerstand veränderlicher Feldstrom zugeführt. Die Drehkurbelarbeit wird durch zwei Über-

* Hersteller: Fa. Dargatz, Hamburg 1, Schopenstehl 15.

setzungen auf die Achse des Dynamos übertragen. Zur Messung des Induktionsstroms im Sekundärkreis, der schließlich mit Hilfe eines regulierbaren Widerstandes vernichtet wird, dienen ein Watt- bzw. Ampère- und Voltmeter. Die Berechnung der Leistung erfolgt nach der Formel:

$$L = I \cdot E/\text{sec.}$$

Häufig wird heute bei Drehkurbelarbeit und Grenzbelastung das *Wirbelstrom-Ergometer Dargatz Typ 171* benutzt. Zur Konstruktion dieses Gerätes

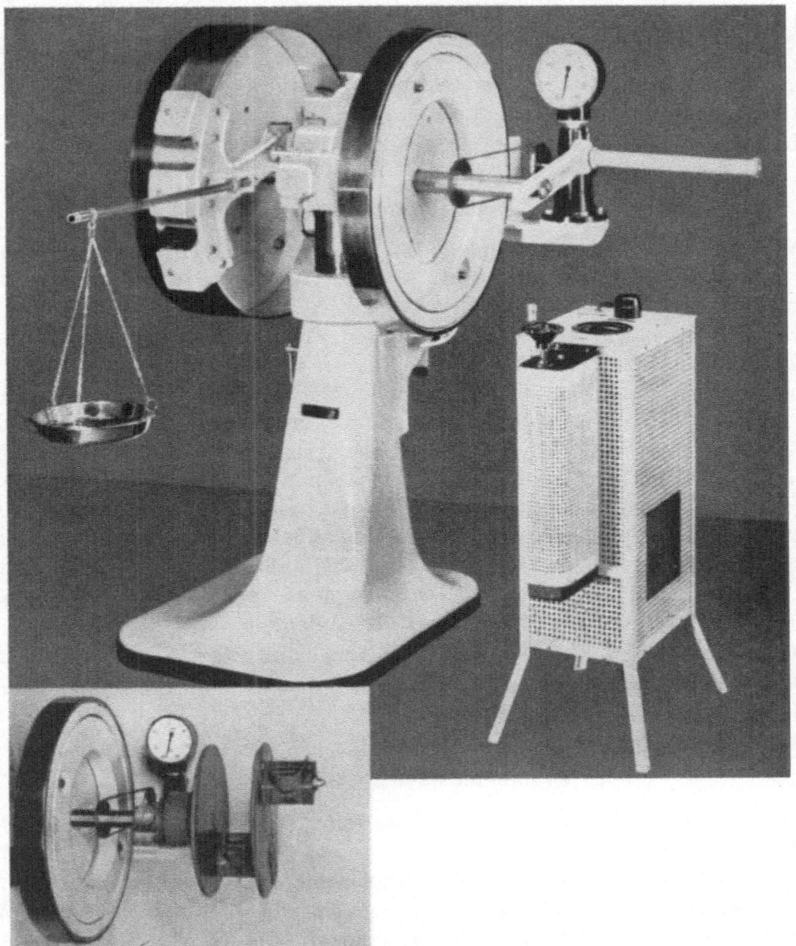

Abb. 73. Drehkurbelergometer nach KNIPPING

kam zu den bereits angeführten Gesichtspunkten noch hinzu, daß sich die absolute Leistungsgröße wohl zum größten Teil in der exakt meßbaren elektrischen Bremsung erfassen läßt, daß aber zusätzlich Verluste in der Apparatur durch Metalle (Kupfer, Eisen, Wärme, Reibung u. a.) hinzukommen.

Zwar werden alle Apparaturen in dieser Hinsicht überprüft und geeicht geliefert, da aber bei längerer Inanspruchnahme eine Größenänderung dieser Faktoren eintritt, müßte häufiger eine Nacheichung erfolgen. Aus diesem Grund schien es vorteilhaft, diese unkontrollierbaren Werte möglichst klein zu halten, so daß sie keine Rolle spielen oder mögliche Änderungen kaum ins Gewicht fallen.

Da Reibung vorwiegend in Übersetzungen und Lagern entsteht, arbeitet dieses Ergometer völlig übersetzunglos. Kugellager mit geringer Verlustreibung tragen an 2 Stellen die Antriebswelle. Die Metallscheibe ist bei dem Gerät zu einem Schwungrad mit entsprechender Masse umgestaltet und läuft in einem elektromagnetischen Feld, mit dessen stufenloser Veränderung der Grad der Bremsung einfach verstellbar ist. Die Ablesung der Stromstärke mit entsprechender Eichung — als Leistungsmaß anzusehen — erfolgt auf einem Anzeigegerät. Für den Probanden kann die Drehkurbel in die geeignete Höhe gebracht werden. Ein gut sichtbares Frequenzanzeigegerät erleichtert das Einhalten der gewünschten Drehfrequenz.

Die Eichung kann am eingebauten Waagebalken (Prinzip des Pronyschen Zaumes) verbunden mit der Verstellbremsung direkt vorgenommen werden.

An Stelle der Drehkurbel kann auch noch eine Pedalscheibe angebracht werden, so daß sich das Ergometer auch für Tretarbeit eignet.

### f) Lanooy-Fahrradergometer*

Während die meisten Ergometer zur Einhaltung einer bestimmten Leistung eine konstante Drehzahl erfordern, ist bei diesem Gerät innerhalb gewisser Grenzen die Umdrehungszahl von geringer Bedeutung.

Das Prinzip macht sich die Tatsache zunutze, daß in einem elektromagnetischen Feld nur bis zu einer bestimmten Umdrehungszahl einer Kupferscheibe die Bremskraft des Magneten zu ihr proportional zunimmt. Über einem kritischen Wert beginnt die Bremskraft hyperbolisch mit Zunahme der Scheibenumdrehungszahl abzunehmen. Die Anwendung dieses Arbeitsbereiches, bei welchem das Produkt aus Bremskraft und Scheibenumdrehungszahl konstant bleibt, macht das Lanvoy-Ergometer somit von der Frequenz ziemlich unabhängig. Trotzdem ist ein Tachometer zur Drehzahlüberwachung angebracht, weil zwar vom physikalischen Standpunkt aus die Leistung konstant, aber nach arbeitsphysiologischen Überlegungen und Erfahrung die Drehfrequenz, vor allem in bezug auf die Hämodynamik, doch einen Einfluß auf die Arbeitsleistung hat.

Der Apparat* eignet sich sowohl für Arbeit im Sitzen als auch Liegen.

Der Elektromagnet wird mit 6 V gespeist, wozu ein Dreiphasentransformator mit Gleichrichter Verwendung findet.

### g) Ergometer nach BLASIUS[1] (Abb. 74)

Ähnlich wie bei den früheren Apparaturen von KNIPPING findet auch hierbei das Dynamoprinzip Anwendung.

Über ein Tretpedal wird der Anker eines Generators in Bewegung gesetzt. Bei konstantem Generatorfeld kann die im Anker produzierte und über einen Widerstand vernichtete elektrische Energie gemessen werden. Reibungsverluste des Getriebes werden mit Hilfe eines Eichmotors bekannter Leistung im Rückarbeitsverfahren für alle Belastungsstufen vorher bestimmt und den elektrischen Leistungen hinzuaddiert. Der verwendete Gleichstromgenerator wird mit einem Gleichrichter und Transformator aus dem Wechselstromnetz gespeist. Eine Stufenschaltung erlaubt unterschiedliche Einstellung des Widerstandes.

Auf dem mit Polsterauflage versehenen Untersuchungstisch sind ein Brett mit Halsausschnitt als Schulterstütze und zwei Handgriffe verstellbar angebracht. Am Fußende befinden sich die Tretpedale oberhalb eines geschlossenen Gehäuses,

[1] BLASIUS, W.: Verh. dtsch. Ges. Kreislaufforsch. **21**, 464 (1955).
* Hersteller: Fa. Instrumenten-Lode N. V., Groningen (Holland).

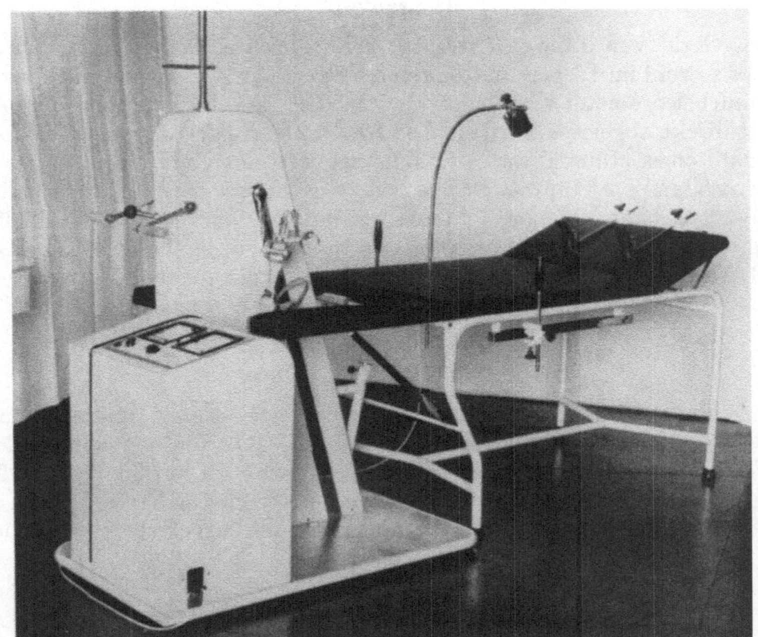

Abb. 74. Universalergometer nach BLASIUS

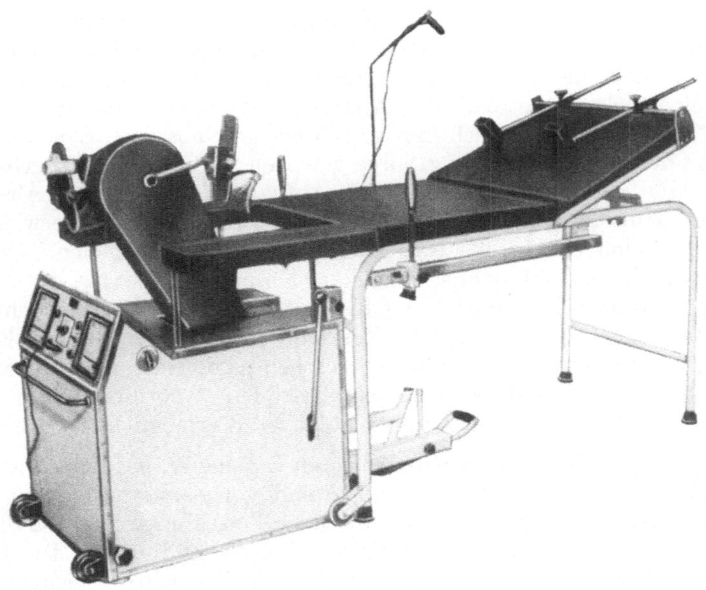

Abb. 75. Universalergometer „Ergotest“

in dem das Meßwerk untergebracht ist. Ein über dem Versuchstisch angebrachter Tachometer ist vom Probanden gut zu sehen. Die Schaltanlage läßt Belastung in 5 Stufen zu.

### h) Ergotest*

Dieses Gerät von JAEGER (Abb. 75) kann durch einfache Umlagerungen des Tretwerks sowohl im Liegen und Sitzen als Fahrradergometer als auch im Stehen als Drehkurbelergometer verwendet werden. Die Arbeitsleistung kann von 50 bis 400 Watt direkt abgelesen werden. Die Regelung erfolgt stufenlos. Die Leistung ist oberhalb eines Minimalwertes unabhängig von der Umdrehungszahl. Mittels einer Kontrollampe ist für den Probanden zu erkennen, ob er sich oberhalb dieses Minimalwertes befindet; der Untersucher ersieht daraus, ob tatsächlich die Leistung drehzahlunabhängig gemessen wird. Der Minimalwert für eine Leistung von 100 Watt z. B. beträgt 40/min, für höhere Leistungen ist er größer. Das Gerät kann jedoch auch drehzahlabhängig betrieben werden.

### i) Der Ergostat von FLEISCH[1]

Das Ergometer arbeitet nach einem neuartigen Prinzip mit automatischer Kompensation des Reibungskoeffizienten, so daß die Reibung immer gleich ist der Differenz von 2 Gewichten $p_1 - p_2$. Die Drehzahl ist auf 30, 60 bzw. 90 Umdrehungen pro Minute einstellbar. Das Ergometer ist für Tretarbeit im Liegen gedacht, kann jedoch auch im Sitzen und für Handkurbelarbeit im Stehen verwendet werden.

## 2. Der Arbeitsversuch (Ergospirographie)

Das Verhalten von Atmung und Sauerstoffaufnahme unter Belastung kann mit der offenen und geschlossenen Methode untersucht werden. Bei den offenen Systemen ist für die regelrechte Bestimmung von großer Bedeutung, daß die Atemwiderstände durch leichtgehende Ventile möglichst gering gehalten werden. Bei geschlossenen Systemen sind die Atemwiderstände durch besonders leichte Spirometerglocken klein zu halten. Leichte Glocken sind auch erforderlich, um eine volumengetreue Registrierung der Ventilation zu ermöglichen (s. S. 74). Es kommt aber noch hinzu, daß bei geschlossenen Systemen für die Vermeidung der $CO_2$-Rückatmung Sorge getragen werden muß. Hierfür ist von Bedeutung die Pumpenleistung und die Aufnahmefähigkeit der Absorptionseinrichtung. Hinsichtlich der Pumpenleistung wird auf S. 40 verwiesen. Für die $CO_2$-Absorption sind große Natronkalk-Absorber vorzuziehen. Da die gewöhnlichen Kalilaugen-Waschflaschen der Knipping-Apparate für die $CO_2$-Absorption nicht ausreichend sind, hat KNIPPING für Belastungsversuche größere Sinterflaschen angegeben. In neuerer Zeit werden aber auch bei den Knipping-Apparaten, die für Ergospirographie vorgesehen sind, Natronkalkabsorber verwendet (s. S. 29). FLEISCH benutzt eine besondere Anordnung, um auch bei Belastung eine $CO_2$-Absorption durch Kalilauge zu ermöglichen (s. S. 42).

Die Belastung selbst erfolgt entweder durch Ergometer, bei denen die Leistung der Versuchsperson in Watt oder Meterkilogramm gemessen werden kann (s. S. 98) oder durch Stufenteste (step-tests) oder durch die Tretbahn, auf der die Probanden eine bestimmte Geh- bzw. Laufgeschwindigkeit einhalten müssen. Die Tretebene kann verstellbar angeordnet werden, so daß der Untersuchte verschieden starke Steigungen überwinden muß (s. S. 99).

Von hauptsächlichem Interesse für die Beurteilung der Lungenfunktion bei der Ergospirographie sind Atemminutenvolumen und Sauerstoffverbrauch.

---

* Hersteller: Fa. E. Jaeger, Würzburg, Röntgenring 5.

[1] FLEISCH, A.: Nouvelles méthodes d'études des échanges gazeux et de la fonction pulmonaire. Basel: Benno Schwabe & Co. 1954.

Abb. 76 zeigt eine Zusammenstellung der neuerdings von Autoren verschiedener Schulen gewonnenen *Atemminutenvolumina* in Abhängigkeit von der geleisteten Arbeit. Früher sind bereits umfangreiche Studien über das Verhalten der Ventilation bei Belastung angestellt worden, vor allem von KNIPPING und seiner Schule[1–13 u. a.] dem die Einführung der Ergospirographie in die Klinik zu verdanken ist.

Die Abb. 77 zeigt, daß das Atemminutenvolumen bei Belastung mit gegebenem Sauerstoffverbrauch von der Atemfrequenz abhängig ist. Wie aus den mitgeteilten

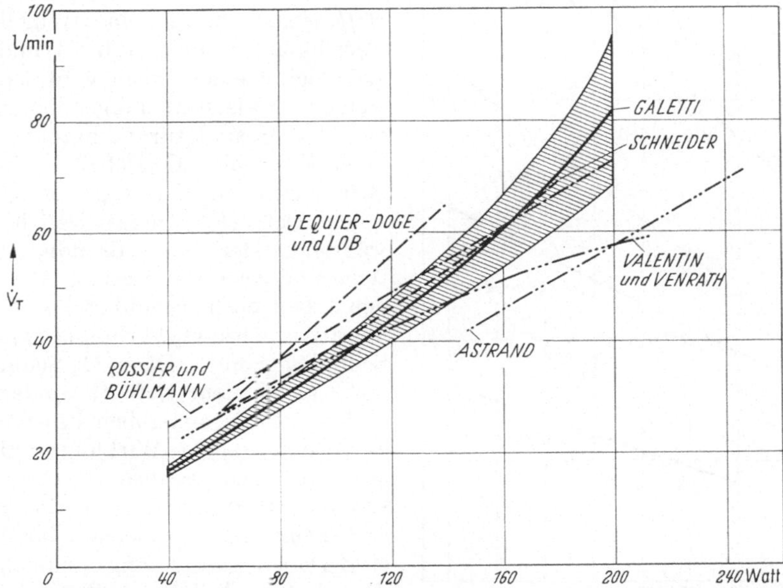


Abb. 76. Atemminutenvolumen in Abhängigkeit von den Wattzahlen. Ergebnisse verschiedener Autoren. Das schraffierte Feld bedeutet + oder —2 ε der Werte von GALETTI. (Nach GALETTI, bisher unveröffentlichte Zusammenstellung) [Die Abbildung verdanken wir der Freundlichkeit von Herrn Prof. A. FLEISCH, Lausanne]

Regressionsgleichungen ersichtlich, liegt dies an der Erhöhung der Totraumventilation bei vergrößerter Atemfrequenz.

Der „steady state" bei einer gegebenen Arbeitsbelastung ist erst dann erreicht, wenn keine Änderung der Ventilation und $O_2$-Aufnahme mehr eintritt. Dieser steady state tritt immer erst nach einigen Minuten ein, so daß eine genügend lange

[1] JANSEN, K., H. W. KNIPPING u. K. STROMBERGER: Beitr. Klin. Tuberk. **80**, 304 (1932).
[2] KNIPPING, H. W.: Beitr. Klin. Tuberk. **92**, 144 (1938).
[3] VORWERK, W.: Beitr. Klin. Tuberk. **92**, 116 (1938).
[4] MALAMOS, B.: Beitr. Klin. Tuberk. **92**, 225 (1938).
[5] HERMANNSEN, J.: Beitr. Klin. Tuberk. **92**, 395 (1938).
[6] ZAEPER, G., u. W. WOLF: Beitr. Klin. Tuberk. **92**, 487 (1938).
[7] KNIPPING, H. W., u. G. MATTHIESEN: Beitr. Klin. Tuberk. **94** (1939).
[8] ROTHKOPF, H., u. K. LINXWEILER: Beitr. Klin. Tuberk. **94**, 309 (1940).
[9] BRAUER, L., u. W. WOLF: Beitr. Klin. Tuberk. **94**, 504 (1940).
[10] ZAEPER, G., u. W. WOLF: Beitr. Klin. Tuberk. **94**, 520 (1940).
[11] ZORN, O.: Beitr. Klin. Tuberk. **94**, 544 (1940).
[12] LANDEN, H. C.: Die funktionelle Beurteilung des Lungen- und Herzkranken. Darmstadt: Steinkopff 1955.
[13] KNIPPING, H. W., W. BOLT, H. VALENTIN u. H. VENRATH: Untersuchung und Beurteilung des Herzkranken. Stuttgart: Ferdinand Enke 1955.

Versuchsdauer für die regelrechte Beurteilung eines Arbeitsversuches von Bedeutung ist.

Bei den spirographischen Verfahren besteht eine Schwierigkeit für die Ausmessung des $O_2$-Verbrauches in der Verschiebung der Atemmittellage beim Übergang von Ruhe zur Arbeit, aber auch während der Belastung, vor allem bei Änderung der Wattstufe. Das gilt sowohl für unstabilisierte ($O_2$-Atmung) als auch für stabilisierte Spirographen.

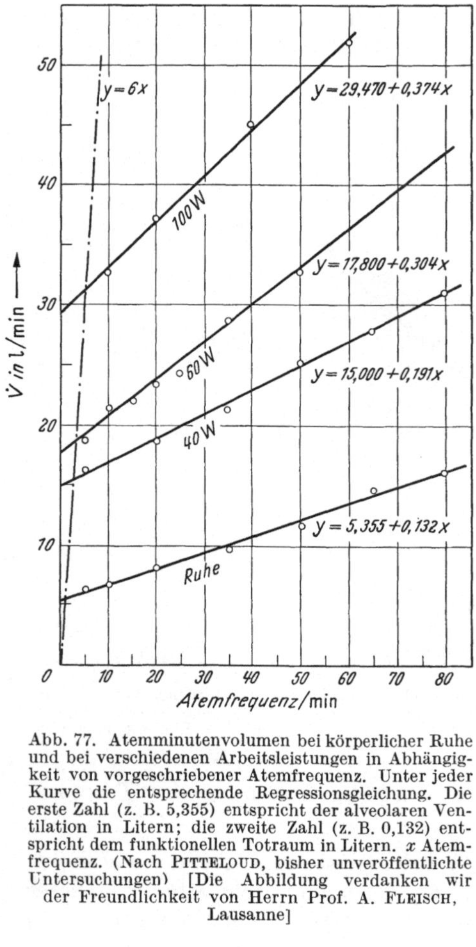

Zwischen *Arbeitsbelastung* und *Sauerstoffaufnahme* besteht eine streng lineare Beziehung (s. auch Abb. 78 und 80). Bei Beginn einer Arbeit wird zunächst weniger Sauerstoff aufgenommen als von der Muskulatur verbraucht wird, es entsteht ein „$O_2$-Defizit" (nicht zu verwechseln mit dem sog. spirographischen Defizit!). Dieses Defizit muß während oder nach Beendigung der Arbeit abgetragen werden. Der nach der Arbeit noch gegenüber dem Grundumsatz erhöhte $O_2$-Verbrauch wird $O_2$-Schuld genannt. Diese $O_2$-Schuld ist nicht gleich dem Defizit, sondern ist größer, da die anaeroben Prozesse nur etwa den halben Wirkungsgrad der aeroben haben (ASMUSSEN[1], CHRISTENSEN und HÖGBERG[2]). Ist die Sauerstoffschuld nicht größer als das Sauerstoff-Defizit, so muß angenommen werden, daß ein Teil des $O_2$-Defizites während der Arbeit ausgeglichen wird.



Abb. 77. Atemminutenvolumen bei körperlicher Ruhe und bei verschiedenen Arbeitsleistungen in Abhängigkeit von vorgeschriebener Atemfrequenz. Unter jeder Kurve die entsprechende Regressionsgleichung. Die erste Zahl (z. B. 5,355) entspricht der alveolaren Ventilation in Litern; die zweite Zahl (z. B. 0,132) entspricht dem funktionellen Totraum in Litern. $x$ Atemfrequenz. (Nach PITTELOUD, bisher unveröffentlichte Untersuchungen) [Die Abbildung verdanken wir der Freundlichkeit von Herrn Prof. A. FLEISCH, Lausanne]

Bei stärkster Belastung wird die *maximale Sauerstoffaufnahme* erreicht. Sie ist bei Gesunden vorwiegend von der Leistungsfähigkeit von Herz und Kreislauf bestimmt und wird eher erreicht als das maximale Atemminutenvolumen[3,4]. Zwischen $O_2$-Aufnahme und Pulsfrequenz besteht eine lineare Beziehung (CHRISTENSEN[5]), so daß der Anstieg der Pulsfrequenz als Index der Sauerstoffaufnahme genommen werden kann[6-10] (Abb. 78). ÅSTRAND und RYH-

[1] ASMUSSEN, E.: Acta physiol. scand. **11**, 197 (1946).
[2] CHRISTENSEN, E. H., u. P. HÖGBERG: Arbeitsphysiologie **14**, 249 (1950).
[3] HILL, A. V., D. H. LONG u. H. LUPTON: Proc. roy. Soc. B. **97**, 84 (1925).
[4] HERBST, R.: Dtsch. Arch. klin. Med. **162**, 32 (1928).
[5] CHRISTENSEN, E. H.: Arbeitsphysiologie **4**, 175 (1931).
[6] ASMUSSEN, E., E. H. CHRISTENSEN u. M. NIELSEN: Skand. Arch. Physiol. **81**, 225 (1939).
[7] ASMUSSEN, E., u. E. H. CHRISTENSEN: Skand. Arch. Physiol. **82**, 185 (1939).
[8] ÅSTRAND, P. O.: Experimental studies of physical working capacity in relation to sex and age. Copenhagen: Munksgaard 1952.
[9] LUNDGREN, N.: Acta physiol. scand. **13**, Suppl. 41 (1946).
[10] BERGGREN, G., u. H. E. CHRISTENSEN: Arbeitsphysiologie **14**, 255 (1950).

MING[1] konstruierten ein Nomogramm (Abb. 79), mit dem bei submaximaler Arbeit aus der Pulsfrequenz die maximale Sauerstoffaufnahme berechnet werden kann.

*Eine Steigerung der Sauerstoffaufnahme unter $O_2$-Atmung* bei schwerer Arbeit wurde erstmals von HIMWICH und BARR[2] beschrieben. HILL u. Mitarb.[3], die ebenfalls eine $O_2$-Mehraufnahme beim Übergang auf Sauerstoffatmung unter maximaler Belastung fanden, erklärten bereits, daß diese Zunahme zu groß sei, um auf die vollständigere $O_2$-Sättigung des Lungenblutes allein zurückgeführt werden zu können. BENEDICT, LEE und STRIECK[4] sowie HERMANNSEN und VAN UYTVANCK[5] fanden unter schwerer Arbeit bei Gesunden keine Änderung der $O_2$-Aufnahme beim Übergang von Luft- auf Sauerstoffatmung.

Seither ist dieses „*spirographische Defizit*" von KNIPPING und seiner Schule als entscheidendes Merkmal für die Beurteilung der kardiorespiratorischen Leistungsfähigkeit herausgestellt worden. Der Proband wird zunehmend belastet. Diejenige Wattstufe, bei der nach Umschaltung von Luft- auf Sauerstoffatmung die $O_2$-Aufnahme bei gleichbleibender Belastung um mindestens 100 ml/min zunimmt, wird gewertet. Von KNIPPING u. Mitarb.[6] wird die kardiorespiratorisch bedingte Erwerbsminderung nach dem Ausfall dieser Funktionsprobe beurteilt (Abbildung 81): Tritt ein spirographisches Defizit von über 100 ml/min bei einer Belastung von 90 W auf, so soll die Erwerbsminderung 30%, bei 70 W 50%, bei 50 W 70% und bei 30 W 90—100% betragen. Eine andere Einteilung bezieht das spirographische Defizit auf die Größe des $O_2$-Verbrauches. Als Arbeitsstufe V wird diejenige bezeichnet, bei der der $O_2$-Verbrauch das 6fache des Grundumsatzes erreicht, ohne daß ein spirographisches Defizit auftritt. In Arbeitsstufe IV (spirographisches Defizit beim 5fachen Grundumsatzwert) wird eine Erwerbsminderung von 30% angegeben, in Arbeitsstufe III (4faches des Grundumsatzes mit Defizit) eine Erwerbsminderung von 50%, in Arbeitsstufe II (3faches des Grundumsatzes mit Defizit) eine Erwerbsminderung von 70% und in Arbeitsstufe I ($O_2$-Defizit unter dem 3fachen des Grundumsatzes) eine Erwerbsminderung von 80—100%.

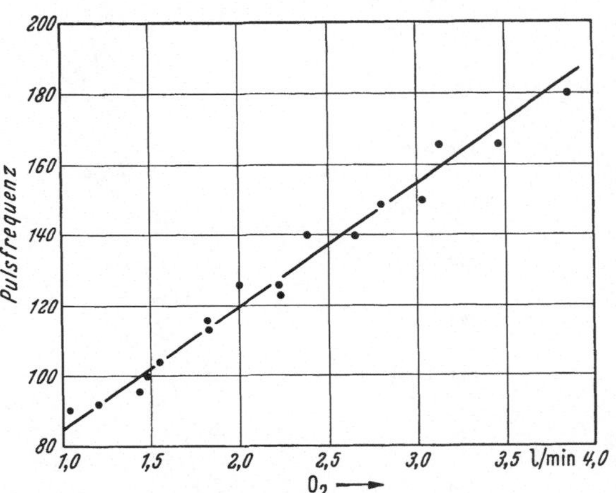

Abb. 78. $O_2$-Aufnahme und Pulsfrequenz bei Arbeit auf dem Fahrradergometer. [Nach BERGGREN u. CHRISTENSEN: Arbeitsphysiologie **14**, 255 (1950)]

KLEIN, LORENZEN und PETERSEN[7] führten Mehrfachbestimmungen bei Arbeitern durch. Es zeigte sich, daß häufig dieselben Personen bei mehrfacher Untersuchung verschieden große Wattstufen erreichten, ehe ein spirographisches Defizit nachweisbar war.

[1] ÅSTRAND, P. O., u. I. RYHMING: J. appl. Physiol. **7**, 218 (1954).
[2] HIMWICH, H. E., u. P. BARR: J. biol. Chem. **57**, 363 (1923).
[3] HILL, A. V., D. H. LONG u. H. LUPTON: Proc. roy. Soc. B **97**, 84 (1925).
[4] BENEDICT, F. S., R. C. LEE u. F. STRIECK: Arbeitsphysiologie **8**, 266 (1934).
[5] HERMANNSEN, J., u. P. VAN UYTVANCK: Z. ges exp. Med. **88**, 279 (1933).
[6] KNIPPING, H. W., W. BOLT, H. VALENTIN u. H. VENRATH: Untersuchung und Beurteilung des Herzkranken. Stuttgart: Ferdinand Enke 1955.
[7] KLEIN, A., J. N. LORENZEN u. M. PETERSEN: Acta tuberc. scand. **31**, 263 (1955).

Hewlett, Barnett und Lewis[1] beobachteten eine Verminderung des Atemminutenvolumens unter Sauerstoff. Derartige Befunde sind auch später von anderen Untersuchern erhoben worden.

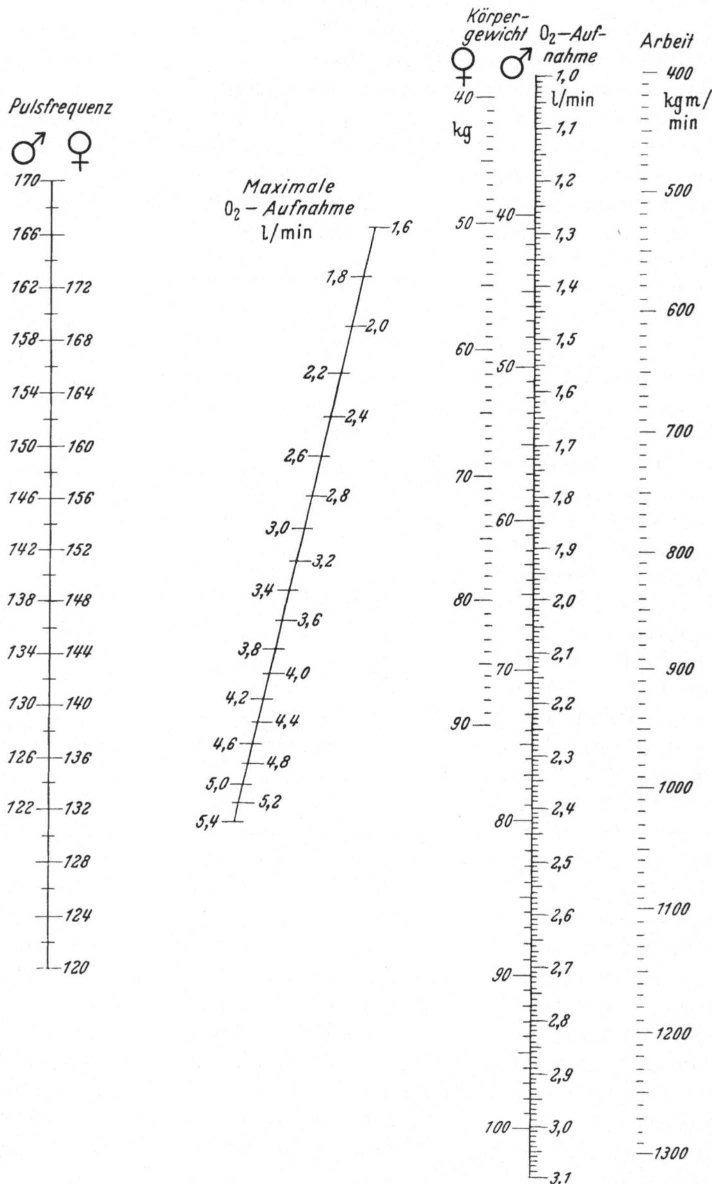


Abb. 79. Nomogramm zur Berechnung der maximalen $O_2$-Aufnahme aus der Pulsfrequenz bei submaximaler Arbeit. [Nach Åstrand u. Ryhming: J. appl. Physiol. 7, 218 (1954)]

Der Verlauf von Atmung und Gasaustausch während kurzer schwerer Arbeit ist in Abb. 82 dargestellt, die ein mit dem „Metabographen“ von Fleisch (s. S. 39) aufgenommenes Spirogramm wiedergibt. Ganz oben sieht man die Registrierung

[1] Hewlett, W., G. D. Barnett u. J. K. Lewis: J. clin. Invest. 3, 317 (1926).

der einzelnen Atemzüge. Bei Beginn der Belastung von 300 W steigt die Atmung nicht abrupt auf den erforderlichen Wert an, sondern nimmt allmählich zu. Die darunter liegende Aufzeichnung zeigt den Verlauf des respiratorischen Quotienten. Er nimmt zunächst ab und steigt dann über den Ausgangswert an. Die folgenden beiden Registrierungen bezeichnen $CO_2$-Ausscheidung und $O_2$-Aufnahme. Die $O_2$-Aufnahme nimmt schneller zu als die $CO_2$-Abgabe (entsprechend dem anfangs absinkenden RQ). Unten schließlich findet sich die Aufzeichnung des Atemminutenvolumens, das zuletzt den für die Belastung angemessenen Wert erreicht. Frühere Untersucher hatten bereits gefunden, daß bei Beginn der Arbeit das Atemäquivalent zunächst kurzfristig abnimmt und dann über den Ruhewert ansteigt[1], und daß die $O_2$-Aufnahme schneller ansteigt als die $CO_2$-Abgabe, also der RQ zunächst

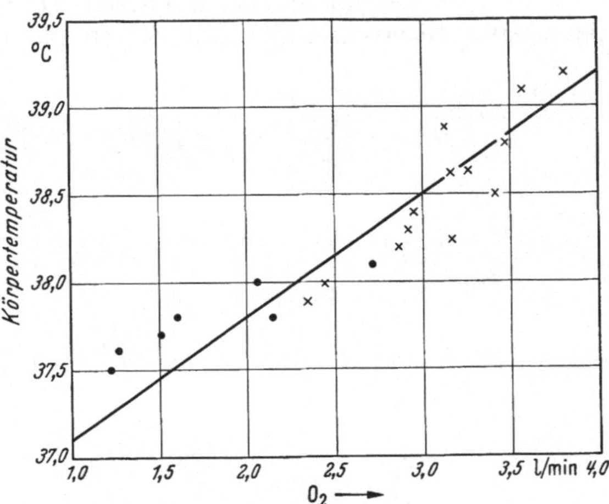


Abb. 80. Beziehungen zwischen Sauerstoffaufnahme und Körpertemperatur bei körperlicher Arbeit. [Nach BERGGREN u. CHRISTENSEN: Arbeitsphysiologie **14**, 255 (1950)]

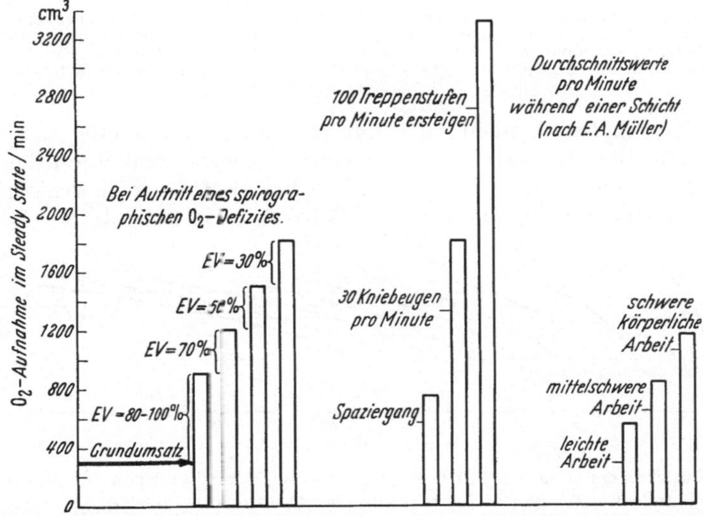


Abb. 81. Sauerstoffaufnahme bei verschieden schweren Arbeiten. Beurteilung der Erwerbsminderung (*EV*) nach Auftreten eines spirographischen $O_2$-Defizits. (Nach KNIPPING, BOLT, VALENTIN u. VENRATH: Untersuchung und Beurteilung des Herzkranken. Stuttgart: Ferdinand Enke 1955)

kleiner wird[2]. Mit dem Metabographen wurden derartige Befunde von FLEISCH[3] und von REINDELL und KIRCHHOFF[4] erhoben. Am Ende des Versuches ist, wie

[1] GAVAZZENI, M., u. L. COTTI: Beitr. Klin. Tuberk. **84**, 429 (1934).

[2] REIN, H.: Die physiologischen Verknüpfungen von Atmung und Kreislauf. Fortbildungslehrgang Nauheim 1935.

[3] FLEISCH, A.: Nouvelles méthodes d'études des échanges gazeux et de la fonction pulmonaire. Basel: Benno Schwabe & Co. 1955.

[4] REINDELL u. KIRCHHOFF: Dtsch. med. Wschr. **1956**, 592.

Abb. 82 zeigt, der $O_2$-Verbrauch noch längere Zeit gesteigert, ehe er zum Ruhewert zurückkehrt. Das ist die oben erwähnte Sauerstoffschuld.

Über den Einfluß des beschriebenen Anpassungsvorganges auf den intrapulmonalen Gaswechsel gibt Abb. 83 Aufschluß. Da zu Beginn der Belastung

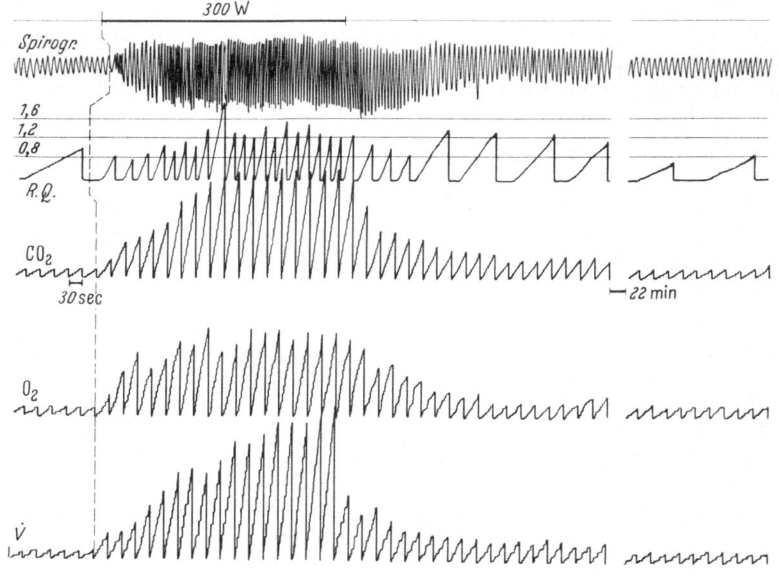


Abb. 82. Belastung von 300 Watt. Registrierung von Ventilation und Gaswechsel am Metabographen von FLEISCH. Die Kurven bedeuten von oben nach unten: Ventilation (einzelne Atemzugvolumina), respiratorischer Quotient, $CO_2$-Ausscheidung, $O_2$-Aufnahme, Atemminutenvolumen. Über Methode und Interpretation der Registrierung s. S. 39. (Nach FLEISCH: Nouvelles méthodes d'études des échanges gazeux et de la fonction pulmonaire. Basel: Benno Schwabe & Co. 1955)

der arterielle $CO_2$-Druck nicht oder nur um wenige Millimeter ansteigt[1], fällt trotz des anfänglichen Absinkens des respiratorischen Quotienten der alveolare Sauerstoffdruck nur so wenig ab, daß es zu keiner deutlichen Erniedrigung der arteriellen Sauerstoffsättigung kommt. Beispielsweise (s. Abb. 83) betrage der

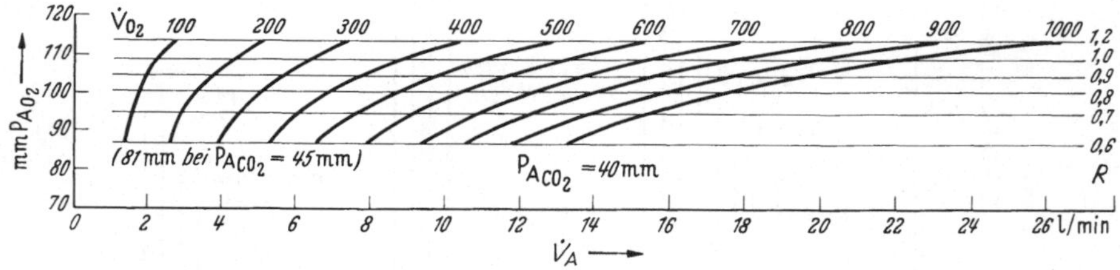


Abb. 83. Abhängigkeit des alveolaren $O_2$-Drucks ($P_{A_{O_2}}$) von alveolarer Ventilation ($\dot{V}$), Sauerstoffverbrauch ($\dot{V}_{O_2}$) und respiratorischem Quotienten ($R$) bei gegebenem alveolaren $CO_2$-Druck $P_{A_{CO_2}} = 40$ mm. Links an der $R = 0{,}6$-Linie ist angedeutet, daß bei $P_{A_{CO_2}} = 45$ mm die $R = 0{,}6$-Linie bei 81 mm liegen würde. (Nach HERTZ: Bad Oeynhausener Gespräche I. 127. Berlin-Göttingen-Heidelberg: Springer 1957)

Ruhe-RQ 0,8. Bei beginnender Belastung* sinke der respiratorische Quotient auf 0,6, d. h. die alveolare Ventilation steige zunächst von 3,8 l/min auf 13 l/min an. Dann nehme die alveolare Ventilation weiter zu, bis sie einen Wert von etwa 22 l/min erreichen soll. Der respiratorische Quotient sei nun 1 im steady state (der

[1] SUSKIND, M., R. A. BRUCE, M. E. MCDOWELL, P. N. YU u. LOVEJOY jr.: J. appl. Physiol. **3**, 282 (1950).

* In diesem Beispiel Anstieg des $O_2$-Verbrauches von 250 auf 1000 ml/min.

Tabelle 24. *Täglicher mittlerer Energiebedarf verschiedener Berufe.* [Modifiziert nach LEHMANN, MÜLLER und SPITZER: Arbeitsphysiologie **14**, 186 (1950)]

*Gruppe 1 = 8/6 Grundumsatz, kcal-Bedarf Männer unter 2550*

Bücherrevisor
Glasmaler
Schreiber
Uhrmacher
Sitzberufe ohne große Kraftanstrengung
Büroangestellte
Buchdrucker
Schneider

*Gruppe 2 = 9/6 Grundumsatz, kcal-Bedarf*
*Männer 2550—2850*
*Frauen 2125—2375*

Leichteste Dreharbeiten (Frau)
Steuermann (Blechwalzwerk)
Warmrichter in modernem Stabwalzwerk
Schleifer (Pendelschleifmaschine)
Handsetzer
Buchdrucker
Buchbinder
Stempler von Stahlpreßteilen
Schlackenfeger (Blechwalzwerk)
Leitender Angestellter und leitender Beamter
Chemiker
Goldschmied
Ingenieur
Optiker
Putzmacherin
Stenotypistin
Telegraphist
Zeichner
Technischer Angestellter
Goldschmied
Lagerbuchhalter
Magazinverwalter
Zeichner am Reißbrett
Stehend ausgeführte Arbeit ohne große Kraftanstrengung oder Sitzberufe mit größerer Kraftanstrengung

*Gruppe 3 = 10/6 Grundumsatz, kcal-Bedarf*
*Männer 2850—3150*
*Frauen 2375—2625*

Schleiferin (Pendelschleifmaschine)
Ankerwicklerin
Normale Dreharbeiten (Frau)
Einleger (Schnellpresse)
1. Einsetzer (Blechwalzwerk)
Lochpressensteuermann
Stabzieher
Dreher ohne Zusatzbelastung
Hammerführer
Schuhmacher (Reparaturarbeiten)
Walzer in modernem Profilwalzwerk
Ankerwickler
Kistennagler
1. Hammerwerksschmied
Lokführer, P-Zug
Technischer Angestellter
Arzt
Drechsler
Drucker
Färber
Friseur
Koch
Konditor
Lehrer
Lokomotivführer
Schriftsetzer
Spinner
Verkäufer
Weber
Zigarrenmacher
Zwirner
Architekt
Bauführer
Arbeiter der chemischen Industrie
Einkassierer
Handwerker (Mehrzahl)
Schriftsetzer
Techniker
Textilarbeiter
Stehen und Gehen ohne erhebliche Kraftanstrengung oder Sitztätigkeit bei erheblicher Kraftanstrengung

*Gruppe 4 = 11/6 Grundumsatz, kcal-Bedarf*
*Männer 3150—3450*
*Frauen 2625—2875*

Dreharbeiten mit Zusatzbelastung (Frau)
Steinabnehmerin (Schlackensteinfabrik)
Blockhobler
1. Ofenmann (Blechwalzwerk)
Kernzuleger (Gießerei)
Hammerwerkshilfsarbeiter
Stellwerkswärter
Rundfunkmechaniker
Schuhmacher (Neuanfertigung)
Bedienung der Ablängsäge (Holzindustrie)
Bedienung der Teilschere (Blechadjustage)
Dreher mit Zusatzbelastung
1. Elektroofenschmelzer
Maschinenformer (leicht)
Knüppelgatterschneider
Schamottesteinformer
Lokführer, D-Zug
Drehstahlschleifer
Ofenmann in modernem Walzwerk
Bedienung d. Nagelmaschine
Vorwalzer (Feinstraße)
Lokführer, G-Zug
Lochpressenarbeiter
Kunststoffpresser
Konenwalzer
Hausangestellte
Maler
Mechaniker
Messerschleifer
Sattler
Schaffner
Schuhmacher
Tierarzt
Töpfer
Bäcker
Maler
Metallarbeiter
Sattler
Stehen und Gehen bei mittlerer Kraftanstrengung

*Gruppe 5 = 12/6 Grundumsatz, kcal-Bedarf*
*Männer 3450—3750*
*Frauen 2875—3125*

Heizer, Rangierlok
Rollbockarbeiter (Adjustage)
Lokführer, Rangierlok
Sandstrahler (leicht)
2. Ofenmann (Blechwalzwerk)
Pflastersteinhauer
Ofenmann (Grobstraße)
Mittelblechwalzer
Maschinenformer (schwer)
Kettenschmied (Hand) 14—20 mm
Fertigwalzer (Feinstraße)
Spänesammler
Bedienung der Saumschere (Blechadjustage)
Bäcker
Brauer
Fischer
Fleischer
Gärtner
Gießer

*Tabelle 24* (Fortsetzung)

Glasarbeiter
Kellner
Klempner
Maschinenarbeiter in der Metallindustrie
Melker
Müller
Schlosser
Steinsetzer
Bergleute über Tage
Former
Gärtner
Kernmacher
Lagerarbeiter (größere Lastentransporte)
Modelltischler
Schreiner
Mittlere Kraftanstrengung u. ungünstige Körperhaltung oder große Anstrengung

*Gruppe 6 = $^{13}/_{6}$ Grundumsatz, kcal-Bedarf*
*Männer 3750—4050*
*Frauen 3125—3375*

Hausfrau
Bedienung derRichtmaschine (Frau)
2. Einsetzer (Blechwalzwerk)
Heizer, P-Zug
Schmied (Wagenbau)
Zinkschmelzer
Hebeler an leichten Hämmern
Sandstrahler (schwer)
Blechabzieher (Adjustage)
Wagenfahrer (Profilwalzwerk)
Vorwalzer, Grobstraße
Ofenmann in altem Profilwalzwerk
Stanzer
Mehrfachzieher (Drahtzieherei)
Einführer (Adjustage)
Knüppelputzer
Ofenmann (Hammerwerk)
Zuschläger
Kokillenmaurer
Former
Landarbeiter
Matrose
Nieter
Steinmetz
Stellmacher
Tischler
Bauarbeiter
Metallarbeiter (schwer)
Nieter
Große bis sehr große Kraftanstrengung

*Gruppe 7 = $^{14}/_{6}$ Grundumsatz, kcal-Bedarf*
*Männer 4050—4350*

Brennholzsäger (Kreissäge)
Ringofeneinsetzer (Kalkindustrie)
Vollgatterschneider
Rangierer
Hebeler am Doppelhammer
Einfachzieher (Drahtzieherei)
Heizer, D-Zug
Zangenfahrer (Blechwalzwerk)
Sägewerksplatzarbeiter
Ofenmann (alte Feinstraße)
Dachdecker
Maurer
Schmied
Winzer
Ziegelarbeiter
Zimmermann

*Gruppe 8 = $^{15}/_{6}$ Grundumsatz, kcal-Bedarf*
*Männer 4350—4650*

Hebeler an schweren Hämmern
Kettenschmied (Hand) 24—29 mm
Drahtwäscher
Blöckchenbrecher(Stahlwerk)
Schaufelversatzarbeit (Ruhrbergbau)
Sägearbeiter
Walzwerksarbeiter

*Gruppe 9 = $^{16}/_{6}$ Grundumsatz, kcal-Bedarf*
*Männer 4650—4950*

Bausteinhauer (Grauwacke)
Heizer, G-Zug
Drahtverlader
Blockschlepper in altem Profilwalzwerk
Bergmann
Berufssportler
Holzfäller

*Gruppe 10 = $^{17}/_{6}$ Grundumsatz und mehr, kcal-Bedarf*
*Männer über 5000*

Steinstößer (Grauwacke)
Bohrer in der Wand (Grauwacke)
Steinlader (Grauwacke)
Gleisbauarbeiter
Weichenbauarbeiter
Kalksteinlader vor der Wand

RQ liegt über dem Ruhewert, da bei Belastung mehr Kohlenhydrate verbrannt werden). Die Änderungen des respiratorischen Quotienten während der Anpassungsperiode beruhen darauf, daß die alveolare Ventilation nicht sogleich den erforderlichen Wert erreicht und die arterio-venöse $O_2$-Differenz schneller vergrößert wird als die arterio-venöse $CO_2$-Differenz. Man sieht nun, daß bei konstantem alveolarem $CO_2$-Druck der alveolare Sauerstoffdruck während der Anpassung von 101 mm Hg auf 87 mm Hg absinkt und schließlich auf 109 mm Hg ansteigt, d. h. es kommt auch während der anfangs ungenügenden alveolaren Ventilation nicht zur Hypoxämie. Selbst wenn der alveolare $CO_2$-Druck um wenige Millimeter ansteigt, kommt es nicht zu pathologischer arterieller Sauerstoffsättigung. Bei einem alveolaren $CO_2$-Druck von 45 mm Hg beispielsweise beträgt der alveolare Sauerstoffdruck bei einem respiratorischen Quotienten von 0,6 noch 81 mm Hg.

Um die bei den Belastungsversuchen erreichten Werte praktisch anwenden zu können, seien die Befunde von Lehmann, Müller und Spitzer[1] tabellarisch

[1] Lehmann, G., E. A. Müller u. H. Spitzer: Arbeitsphysiologie **14**, 186 (1950).

Tabelle 25. *Experimentell bestimmter Energieumsatz pro Arbeitsstunde und maximal beobachteter Energieumsatz bei verschiedenen Berufsarten (Gruppeneinteilung wie in Tabelle 24).* [Zusammengestellt nach den Ergebnissen von LEHMANN, MÜLLER und SPITZER: Arbeitsphysiologie **14**, 186 (1950)]

| | kcal je reine Arbeitsstunde | Maximal beobachtete Belastung |
|---|---|---|
| | kcal/Std | |
| **Gruppe 2** | | |
| Warmrichter in modernem Stabwalzwerk | 53 | — |
| Schleifer (Pendelschleifmaschine) | 72 | — |
| Stempler v. Stahlpreßtielen | 95 | — |
| **Gruppe 3** | | |
| Schleiferin | 72 | — |
| Lochpressensteuermann | 106 | — |
| Stabzieher | 70 | — |
| Lokführer P-Zug | 134 | — |
| **Gruppe 4** | | |
| Steinabnehmerin geübt | — | 162 |
| Steinabnehmerin ungeübt | — | 216 |
| Kernzuleger | 131 | — |
| Stellwerkswärter | 115 | — |
| Rundfunkmechaniker | 101 | 234 |
| Elektroofenschmelzer | 228 | — |
| Schamottesteinformer | 176 | — |
| Lokführer D-Zug | 148 | — |
| Vorwalzer (Feinstraße) | 138 | — |
| Lokführer G-Zug | 161 | — |
| Kunststoffpresser | 161 | — |
| Konenwalzer | 166 | — |
| **Gruppe 5** | | |
| Heizer Rangierlok | 167 | 830 |
| Lokführer Rangierlok | 178 | 310 |
| Sandstrahler (leicht) | 180 | — |
| Pflastersteinhauer | 134 | 156 |
| Fertigwalzer (Feinstraße) | 179 | — |
| Spänesammler | 196 | 206 |
| **Gruppe 6** | | |
| Hausfrau | 143 | 360 |
| Heizer P-Zug | 209 | 830 |
| Zinkschmelzer | 336 | 446 |
| Hebeler an leichten Hämmern | 210 | — |
| Sandstrahler (schwer) | 223 | — |
| Vorwalzer (Grobstraße) | 205 | — |
| Ofenmann (Hammerwerk) | 267 | — |
| **Gruppe 7** | | |
| Ringofeneinsetzer | 288 | 298 |
| Rangierer | 281 | 500 |
| Hebeler am Doppelhammer | 246 | — |
| Einfachzieher | 296 | — |
| Heizer D-Zug | 237 | 830 |
| Zangenfahrer | 287 | — |
| Bergmann Ruhrgebiet | 356 | — |
| Ofenmann (alte Feinstraße) | 258 | — |
| **Gruppe 8** | | |
| Hebeler an schweren Hämmern | 362 | — |
| Drahtwäscher | 345 | — |
| Blöckchenbrecher | 342 | — |
| **Gruppe 9** | | |
| Bausteinhauer | 252 | 342 |
| Heizer G-Zug | 312 | 830 |
| Drahtverlader | 352 | — |
| **Gruppe 10** | | |
| Steinstößer | 296 | 504 |
| Bohrer in der Wand | 291 | 630 |
| Steinlader | 331 | 462 |
| Gleisbauarbeiter | 412 | 545 |
| Weichenbauarbeiter | 412 | 624 |
| Kalksteinlader vor Wand | 420 | 489 |

zusammengestellt (Tabellen 24 und 25). Die für die angegebenen Berufe durchschnittlich notwendige Sauerstoffaufnahme pro Minute läßt sich hieraus annähernd berechnen, wenn man das Sauerstoffäquivalent 1 Liter $O_2 = 4{,}825$ cal (für einen $RQ = 0{,}82$) zugrundelegt. Da bei *körperlicher* Arbeit der respiratorische Quotient auch im steady state häufig höher liegt, setzt man zweckmäßiger das Sauerstoffäquivalent $= 5$ cal/Liter $O_2$.

So beträgt beispielsweise bei einem Gleisbauarbeiter, der der körperlich am stärksten belasteten Berufsgruppe angehört, der Calorienwert bei *maximaler* Belastung 545 cal/Std, d. h. es ist eine Sauerstoffaufnahme von 1820 ml/min für die maximale Arbeitsanstrengung in diesem Beruf erforderlich. Im Mittel beträgt für diesen Arbeiter bei einem Calorienwert von 412 cal/Std (Arbeitsstunde) der $O_2$-Verbrauch 1370 ml/min.

Bei der Hausfrau z. B. liegt der maximal beobachtete Wert bei 360 cal/Std, d. h. 1200 ml $O_2$/min, der mittlere Wert bei 143 cal/Std, also 460 ml $O_2$/min.

Setzt man das Atemäquivalent (s. S. 91) = 3 ein, so müßte also der Gleisbauarbeiter maximal 54,6 l/min ventilieren, im Mittel während der Arbeit 41,1 l/min, die Hausfrau maximal 36 l/min, im Mittel 12,8 l/min.

Aus der Gruppeneinteilung kann man für die verschiedenen Berufe (Tabelle 24) den Energiebedarf bei der Arbeit aus der Tabelle 25 abschätzen, auch wenn der entsprechende Beruf in Tabelle 25 nicht aufgeführt ist. So würde z. B. für einen Schaffner (Gruppe 4, Tabelle 24) der Energiebedarf pro Arbeitsstunde etwa zwischen 130 und 170 cal/Std liegen.

Zur Messung der Ventilation und $O_2$-Aufnahme bei bestimmten Arbeiten sind tragbare Gasuhren mit Sammelvorrichtungen für Exspirationsluftproben konstruiert worden[1-3]. Neuerdings ist von WOLFF[4] ein integrierender Pneumatachograph (IMP = Integrating Motor Pneumotachograph) angegeben worden, der derartige Untersuchungen über mehrere Tage ermöglicht.

## V. Die Bronchospirometrie

### *Allgemeines*

Die Bronchospirometrie dient zur Untersuchung der Ventilation jeder Lungenseite. Zu diesem Zweck muß ein Tubus eingeführt werden, der die getrennte Registrierung der Atmung der beiden Seiten ermöglicht.

JAKOBAEUS, FRENCKNER und BJÖRKMAN[5] haben 1932 erstmalig bronchospirometrische Untersuchungen am Menschen durchgeführt. Jede Lungenseite wurde nacheinander mittels eines Bronchoskopes an einen Spirographen angeschlossen. FRENCKNER[5] beschreibt in derselben Arbeit aber bereits ein Bronchoskop, das die simultane Spirometrie beider Lungenseiten ermöglicht. Es waren hierbei zwei Rohre ineinander angeordnet.

1934 hat BJÖRKMAN[6] mit einem Doppelbronchoskop mit zwei Lumina gleichen Durchmessers bronchospirometrische Untersuchungen durchgeführt. Mit diesem Instrument konnte die Registrierung der Atmung beider Lungenseiten getrennt und simultan erfolgen. *Die meisten späteren Bronchospirometriekatheter beruhen auf dem Björkmanschen Prinzip.*

Der erste flexible Bronchospirometrie-Tubus wurde 1939 von GEBAUER[7] angegeben. Seither sind eine Reihe weiterer Modelle entwickelt worden, die im nächsten Abschnitt beschrieben werden. Der wesentliche Vorteil der flexiblen Katheter besteht darin, daß der Patient während der Untersuchung keine Zwangshaltung einzunehmen braucht.

Bei der simultanen Bronchospirometrie werden die beiden oralen Enden der Katheterrohre mit zwei Spirometersystemen verbunden. Sodann wird die Ruheatmung und die Vitalkapazität beider Lungenseiten registriert. Beide Spirometersysteme werden üblicherweise mit Sauerstoff gefüllt, um eine Erniedrigung der

---

[1] KOFRÁNYI, E., u. H. F. MICHAELIS: Arbeitsphysiologie **11**, 148 (1940).
[2] MÜLLER, E. A., u. H. FRANZ: Arbeitsphysiologie **14**, 499 (1952).
[3] GANSLEN, R. V., u. W. D. VAN HUSS: Arbeitsphysiologie **15**, 207 (1953).
[4] WOLFF, H. S.: Proc. Nutr. Soc. **15**, 77 (1955).
[5] JAKOBAEUS, H. C., P. FRENCKNER u. S. BJÖRKMAN: Acta med. scand. **79**, 174 (1932).
[6] BJÖRKMAN, S.: Bronchospirometrie, eine Methode, die Funktion der menschlichen Lunge getrennt und gleichzeitig zu untersuchen. Acta med. scand. Suppl. **56** (1934).
[7] GEBAUER, P. W.:: J. thorac. Surg. 8, 674 (1939).

Sauerstoffkonzentration in den Systemen, die den Untersuchungsgang beeinflussen würde, zu vermeiden. Aus dem Volumenverlust der Spirometerglocken (Anstieg bzw. Abfall der Atemkurven) kann der Sauerstoffverbrauch jeder Lungenseite berechnet werden.

Ist nur ein Spirometer vorhanden, so muß man sich damit begnügen, die Atmung beider Lungenseiten nacheinander zu registrieren. Dabei ist die andere Katheteröffnung frei mit der Zimmerluft verbunden. Diese Methode hat aber den wesentlichen Nachteil, daß das Gesamt-Atemminutenvolumen und der Gesamt-Sauerstoffverbrauch in diesen verschiedenen Untersuchungsperioden unterschiedlich sein können, so daß die Relation der beiden Seiten zueinander nicht zuverlässig ermittelt werden kann. Zudem kann bei diesem Vorgehen überhaupt auf den relativen $O_2$-Verbrauch einer Lungenseite nur dann geschlossen werden, wenn aus dem Spirographen Luft geatmet wird (mit Volumenstabilisation). Bei Sauerstoffatmung einer Seite und Luftatmung der Gegenseite wird die Sauerstoffaufnahme der $O_2$-Seite stets größer sein, als wenn beide Seiten Sauerstoff oder Luft atmen (s. S. 133).

Arnaud, Tulou und Mérigot[1] haben die Blockade eines Hauptbronchus als Untersuchungsmethode zur Beurteilung der Ventilationsfähigkeit einer Lungenseite angegeben.

Im allgemeinen wird man bei der Bronchospirometrie, jedenfalls wenn sie nur kurzfristig durchgeführt wird, keine Grundumsatzbedingungen erwarten dürfen. Das Herzminutenvolumen ist bei der Untersuchung meist erhöht[2, 3]. Andererseits kann bei guter Anaesthesie der Luftwege eine bronchospirometrische Untersuchung ohne besondere Schwierigkeiten bis über 2 Std ausgedehnt werden.

Steht gar kein Spirograph zur Verfügung, so läßt sich eine Bronchospirometrie mit offenen Systemen durchführen. Hierbei muß allerdings auf die Messung der Vitalkapazität jeder Seite verzichtet werden (s. S. 140).

Bronchospirometrie bei Belastung ergibt im allgemeinen mit den älteren Kathetern keine befriedigenden Resultate, zumal sich bei Erhöhung der Ventilation der relativ geringe Durchmesser der Katheterlumina mit vergrößertem Strömungswiderstand bemerkbar macht. Mit dem Carlens-Katheter[4], der den geringsten Strömungswiderstand aufweist[5], sind Untersuchungen bei Belastung durchgeführt worden.

Eine Übersicht der Literatur über Bronchospirometrie bis 1952 findet sich bei Gaensler[6].

## A. Die Bronchusblockade nach Arnaud

Zum Bronchusblockadetest nach Arnaud u. Mitarb.[7] wird nur der Blockungskatheter und ein gewöhnlicher Spirograph benötigt.

Das *Prinzip* beruht darauf, daß ein Hauptbronchus mit einem Ballon abgedichtet wird, so daß nur die Gegenseite ventiliert werden kann. Der Patient wird mit einem gewöhnlichen Mundstück an den Spirographen angeschlossen, der nunmehr die Atmung der nicht blockierten Seite registriert. Sodann kann der

---

[1] Arnaud, J., P. Tulou u. R. Mérigot: L'exploration de la fonction respiratoire. Paris: Masson & Cie. 1947.

[2] Björkman, S.: Beitr. Klin. Tuberk. 88, 519 (1936).

[3] Hertz, C. W.: Klin. Wschr. **1956**, 472.

[4] Carlens, E.: J. thorac. Surg. **18**, 742 (1949).

[5] Gaensler, E. A., J. V. Maloney jr. u. V. O. Björk: J. Lab. clin. Med. **39**, 935 (1952).

[6] Gaensler, E. A.: J. Lab. clin. Med. **39**, 917 (1952).

[7] Arnaud, J., P. Tulou u. R. Mérigot: L'exploration de la fonction respiratoire. Paris: Masson & Cie. 1947.

Hauptbronchus der anderen Seite blockiert und die Gegenseite spirographiert werden. Auf diese Weise kann man mit einer unten erläuterten Einschränkung die Vitalkapazität jeder Seite bestimmen. Die Messung der jedseitigen Sauerstoffaufnahme ist jedoch ohne Nutzen, denn der Sauerstoffverbrauch ist durch den Energieumsatz gegeben und folglich muß die gesamte erforderliche $O_2$-Menge von der nicht blockierten Lunge aufgenommen werden, da die andere Seite kurze Zeit nach der Blockade nicht mehr am Gasaustausch teilnimmt. Ebenfalls läßt sich das Verhältnis der Atemminutenvolumina beider Seiten nicht bestimmen, da während der Untersuchung der Gasaustausch der ganzen Lunge allein von der nicht blockierten Seite besorgt werden muß und dementsprechend das Atemminutenvolumen gegenüber den normalen Verhältnissen jedseitig unproportional vergrößert ist. Hingegen sind, wie ARNAUD u. Mitarb. angeben, Untersuchungen bei Belastung möglich. Auch der Atemgrenzwert jeder Seite ist mit dieser Methode bestimmt worden[1].

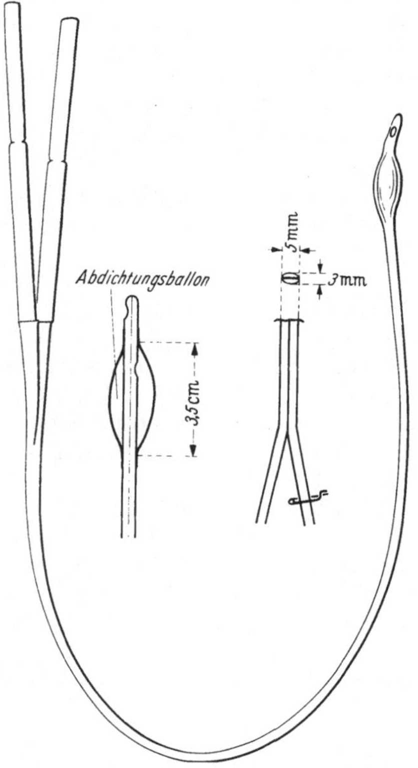


Abb. 84. Blockungskatheter nach ARNAUD. (Aus ARNAUD, TULOU u. MÉRIGOT: L'Exploration de la fonction respiratoire. Paris 1947)

Der von ARNAUD angegebene Katheter ist in Abb. 84 dargestellt. Eine Modifikation dieser Sonde ist von MAURATH[2] angegeben worden.

Die Einführung des Blockungskatheters erfolgt nach dem Vorschlag ARNAUDs durch die Nase, damit zur spirographischen Registrierung ein gewöhnliches Mundstück benutzt werden kann.

Zur Blockade des rechten Hauptbronchus wird die Katheterspitze in den Anfangsteil des rechten Oberlappenbronchus eingeführt. Der linke Hauptbronchus ist bekanntlich sehr viel länger, so daß hier für die Lokalisation des Blockers keine Schwierigkeiten bestehen.

Das Aufblasen der Ballons und Abklemmen der Zuleitung soll am Ende einer normalen Exspiration erfolgen. Auch das Lumen des Katheters wird mit einer Klemme verschlossen. Die erfolgreiche Blockung ist bei der Röntgendurchleuchtung an der respiratorischen Mediastinalbewegung zu erkennen, die besonders deutlich bei tiefer Atmung in Erscheinung tritt (s. u.). Außerdem kann man auskultatorisch das Fehlen des Atemgeräusches auf der blockierten Seite feststellen. Der Katheter wird mit Heftpflaster fixiert.

Zur Registrierung der Atmung wird der Patient mit einem Mundstück an den Spirographen angeschlossen. Die Nase muß verschlossen werden. Das einfache Anlegen der üblichen Nasenklemme ist wegen des durch die Nase geführten Katheters nicht ratsam, da eine vollkommene Abdichtung hiermit nicht gewährleistet ist. ARNAUD u. Mitarb. empfehlen Ausstopfen beider Nasenhöhlen mit Watte und anschließendes Anlegen der Nasenklemme.

[1] MAURATH, J.: Dtsch. med. Wschr. **1953**, 1288.
[2] MAURATH, J.: Arch. klin. Chir. **268**, 375 (1951).

Für die Bestimmung von Vitalkapazität und Atemgrenzwert einer Lungenseite hat die Blockademethode einige Nachteile, die vor allem in den beschriebenen Mediastinalschwankungen ihre Ursache haben. Wie die röntgenkymographische Abb. 85 zeigt, sind die Mediastinalschwankungen bei *tiefer* Atmung, wie sie ja bei der Bestimmung der Vitalkapazität und des Atemgrenzwertes erforderlich ist, sehr erheblich[1]. Noch größer werden die Schwankungen, wenn statt in normaler in maximaler Exspirationsstellung blockiert wird.

Es sind hieraus zwei praktische Schlußfolgerungen zu ziehen:

1. Die Arnaudsche Methode der Bronchusblockade zur bronchospirometrischen Bestimmung der *Vitalkapazität* eines Lungenflügels gibt wegen der respiratorischen Mediastinalverziehung zu hohe Werte. Denn auf der nicht blockierten Seite dehnt sich die Lunge nicht nur entsprechend der Thorax- und Zwerchfellbewegung aus, sondern vergrößert ihr Volumen noch um den Betrag der Verziehung des Mediastinums zur blockierten Seite hin. Ebenso wird exspiratorisch das Volumen dieser Seite durch die entgegengesetzte Bewegung zusätzlich verkleinert. Bestimmt man also nur die Gesamt-Vitalkapazität mit der gewöhnlichen Spirographie und die Vitalkapazität eines Lungenflügels durch Blockade der Gegenseite, so wird der Anteil der nicht blockierten Seite an der Gesamtvitalkapazität zu groß, derjenige der blockierten Seite zu klein errechnet. Blockiert man beide Seiten hintereinander, was praktisch nur möglich ist, wenn ein Röntgenapparat in unmittelbarer Nähe des Lungenfunktionslaboratoriums vorhanden ist, so wird sich der „Verschiebungseffekt" nur dann aufheben, wenn der Anteil beider Seiten an der Gesamt-Vitalkapazität ungefähr gleich ist; das sind aber die Fälle, für die eine bronchospirometrische Untersuchung im allgemeinen sowieso nicht in Frage kommt.

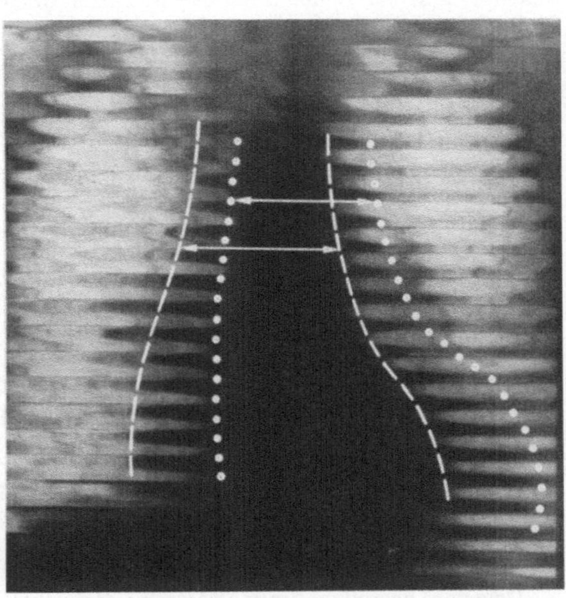

Abb. 85. Röntgenkymographische Darstellung der Mediastinalschwankungen bei Blockade des rechten Hauptbronchus. Tiefe Atmung. [Nach Hertz, Deren u. Wemmers: Beitr. Klin. Tuberk. **113**, 301 (1955)]

2. Die Bestimmung des *Atemgrenzwertes* unterliegt theoretisch den gleichen Fehlerquellen. Im übrigen wird sich aber der Patient auf Grund unangenehmer Sensationen durch die starke Mediastinalbewegung häufig „schonen". Die durch das Mediastinalflattern bedingten Einflüsse auf die Ventilationsgröße werden somit unübersehbar. Außerdem kommt einem derartig heftigen Mediastinalpendeln eine ungünstige Wirkung auf den Kreislauf, nämlich auf die zum Herzen führenden dünnwandigen großen Gefäße sowie auf das Herz selbst (Vorhöfe!) zu. Schließlich springt gelegentlich der Ballon während der heftigen Atembewegungen aus dem Bronchus heraus, so daß die Untersuchung abgebrochen werden

[1] Hertz, C. W., H. Deren u. H. Wemmers: Beitr. Klin. Tuberk. **113**, 301 (1955).

muß[1]. Allerdings besteht die Möglichkeit, röntgenkymographisch die Mediastinalbeweglichkeit präoperativ mit dieser Methode zu prüfen[2].

Eine weitere unphysiologische Folge der Bronchusblockade ist die Erzeugung einer Hypoxämie. Das die blockierte Lungenseite durchströmende Blut wird nicht arterialisiert dem linken Vorhof zugeführt (Kurzschlußblut), daraus resultiert eine arterielle Sauerstoffuntersättigung. Bei Patienten mit primärer Hypoxämie wegen genereller Hypoventilation (Globalinsuffizienz nach ROSSIER[3]) oder einer Diffusionsstörung kann daher der Test häufig nicht angewendet werden.

Dieses Absinken der arteriellen Sauerstoffsättigung bei Blockade eines Hauptbronchus wird von AUERSWALD, STRAHBERGER und WENZL[4] oxymetrisch beobachtet und zur Beurteilung der Funktion der blockierten Lunge herangezogen. Kommt es zu einem kontinuierlichen Absinken der Sauerstoffsättigung, so daß die Blockade abgebrochen werden muß, sollte eine Pneumonektomie nicht durchgeführt werden.

Schließlich kann, nach dem tierexperimentellen Vorgehen von CARLENS, HANSON und NORDENSTRÖM[5], die gleichzeitige Blockade des Hauptbronchus und des entsprechenden Hauptastes der A. pulmonalis vorgenommen werden, um präoperativ den nach einer Pneumonektomie zu erwartenden Zustand künstlich herbeizuführen. Die Methode der Pulmonalis-Blockade wird an anderer Stelle (s. S. 371) ausführlich beschrieben. Die zweistufige Bronchus- und Pulmonalisblockade wird beim Menschen von WENZL und STRAHBERGER[6] in Zweifelsfällen intra operationem angewandt. Für praktische Belange bringt sie aber gegenüber der Pulmonalisblockade allein keine wesentlichen Vorteile.

## B. Die Katheter zur Bronchospirometrie

Gegenüber dem Doppelbronchoskop BJÖRKMANs haben die heute gebräuchlichen flexiblen Katheter den Nachteil, daß erstens der richtige Sitz nicht mehr direkt kontrolliert werden kann, sondern hierzu bei den meisten Modellen die Röntgenuntersuchung notwendig ist, und daß zweitens das Absaugen von Bronchialsekret während der Untersuchung erschwert ist.

Dagegen bestehen große Vorteile: Bequeme Lagerung des Patienten, Einsparung von Hilfspersonal, geringere Belästigung des Probanden und daher die Möglichkeit der längeren Ausdehnung der Untersuchung.

Bei dem von GEBAUER[7] angegebenen Katheter handelt es sich um ein doppellumiges Rohr mit einer distalen Krümmung, die dem Abgang des linken Hauptbronchus entspricht. Eine Stahlfeder erhält die Krümmung aufrecht, erleichtert die Einführung und ermöglicht die röntgenologische Kontrolle des Kathetersitzes. Innerhalb der Gummiwand befindet sich *eine* Leitung, die zum Aufblasen *beider* Ballons, des einen im linken Hauptbronchus und des anderen in der Trachea dient. Das linke Rohr des Katheters endet offen in den linken Hauptbronchus, das rechte in eine seitliche, der Trachealwand zugekehrte Öffnung. Diese seitliche Öffnung ist von Nachteil, da sie bei verzogener oder gebogener Luftröhre leicht von der Trachealwand verschlossen wird, so daß dann die Atmung der rechten Lunge nicht oder nur ungenügend registriert werden kann.

---

[1] HERTZ, C. W., H. DEREN, W. REGEL u. H. WEMMERS: Beitr. Klin. Tuberk. **113**, 199 (1955).

[2] HERTZ, C. W., H. DEREN u. H. WEMMERS: Beitr. Klin. Tuberk. **113**, 301 (1955).

[3] ROSSIER, P. H., u. H. MÉAN: Schweiz. med. Wschr. **1943**, 327.

[4] AUERSWALD, W., E. STRAHBERGER u. M. WENZL: Arch. klin. Chir. **272**, 151 (1951).

[5] CARLENS, E., H. E. HANSON u. B. NORDERSTRÖM: J. thorac. Surg. **32**, 527 (1951).

[6] WENZL, M., u. E. STRAHBERGER: Arch. klin. Chir. **278**, 388 (1954).

[7] GEBAUER, P. E.: J. thorac. Surg. **8**, 674 (1939).

1940 hat ZAVOD[1] einen Katheter beschrieben (Abb. 86), der im wesentlichen dem Katheter GEBAUERs gleicht. Er hat zwei Zuleitungen zu den Ballons.

WRIGHT und MICHELSON[2] haben den Katheter GEBAUERs modifiziert (Abb. 87).

Am gebräuchlichsten ist heute der Katheter von CARLENS[3]. Die neueren Modelle haben eine Biegung, die dem anatomischen Verlauf von der Trachea zur Mundhöhle entspricht (Abb. 88). Die Wandungen sind dünner, die Durchmesser der beiden Lumina wesentlich größer als bei den früheren Kathetern. Durch die Weite der beiden Rohre wurden sogar Belastungsuntersuchungen möglich. Dyspnoe wird bei Verwendung des Carlens-Katheters praktisch nie beobachtet (Tabelle 26).

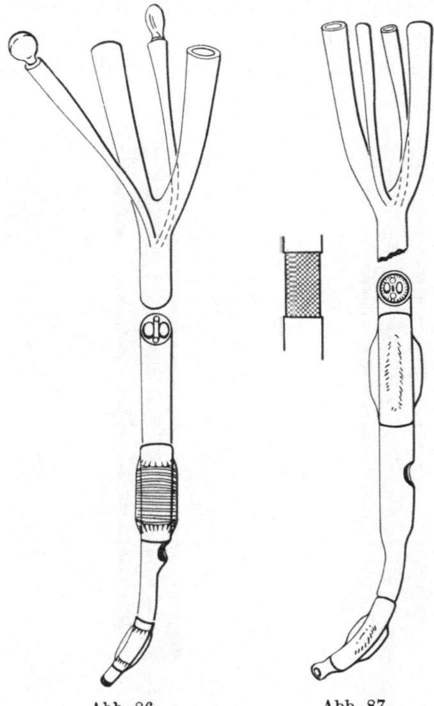

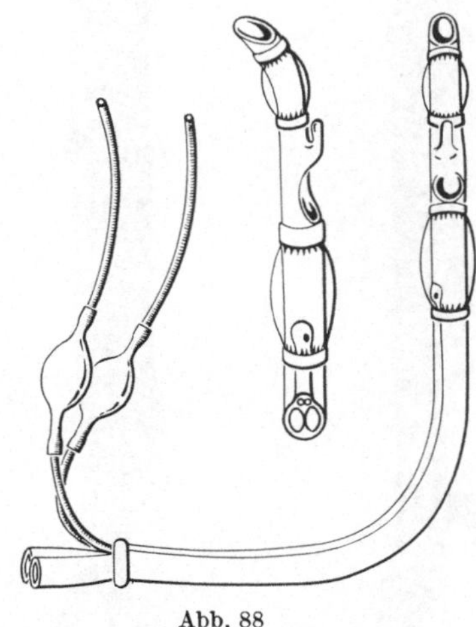

Abb. 86 Abb. 87 Abb. 88

Abb. 86. Bronchospirometrietubus von ZAVOD. [Nach GAENSLER: J. Lab. clin. Med. **39**, 917 (1952)]

Abb. 87. Bronchospirometriekatheter nach GEBAUER, modifiziert von WRIGHT und MICHELSON. [Nach GAENSLER: J. Lab. clin. Med. **39**, 917 (1952)]

Abb. 88. Bronchospirometriekatheter von CARLENS. [Nach GAENSLER: J. Lab. clin. Med. **39**, 917 (1952)]

Ein wesentliches Merkmal der Carlens-Katheter ist der Haken, der etwa 4 cm oberhalb des distalen Endes am Tubus angebracht ist. Ist der Tubus in die Trachea eingeführt und wird nach unten vorgeschoben, so dringt das distale Ende nur so weit in den linken Hauptbronchus vor, bis der Haken auf der Carina aufsitzt. Hierdurch ist die richtige

Tabelle 26. *Auftreten einer Dyspnoe bei der Bronchospirometrie bei Verwendung verschiedener Kathetertypen*
[Nach GAENSLER, MALONEY u. BJÖRK: J. Lab. clin. Med. **39**, 935 (1952)]

| Katheter | Zahl der Patienten | Zahl der Patienten mit Dyspnoe | % |
|---|---|---|---|
| Norris . . . . . . | 20 | 6 | 30 |
| Zavod . . . . . . | 67 | 7 | 10,4 |
| Gebauer, modifiziert | 548 | 40 | 7,3 |
| Carlens . . . . . . | 65 | 0 | 0 |

[1] ZAVOD, W. A.: J. thorac. Surg. **10**, 27 (1940).
[2] WRIGHT, G. W., u. E. MICHELSON: In: Methods in medical research, Bd. 2, S. 82. Chicago: The Year Book Publishers 1953.
[3] CARLENS, E.: J. thorac. Surg. **18**, 742 (1949).

Lokalisation des Katheters gegeben, ohne daß im allgemeinen eine Röntgenkontrolle notwendig ist.

Ein weiterer Vorteil des Carlens-Katheters besteht darin, daß die tracheale Öffnung des rechten Rohres nach unten statt nach der Seite gerichtet ist (Abb. 89). Es kann somit im allgemeinen nicht mehr zu den erwähnten Schwierigkeiten bei gekrümmter oder verzogener Luftröhre kommen. Schließlich hat der Katheter

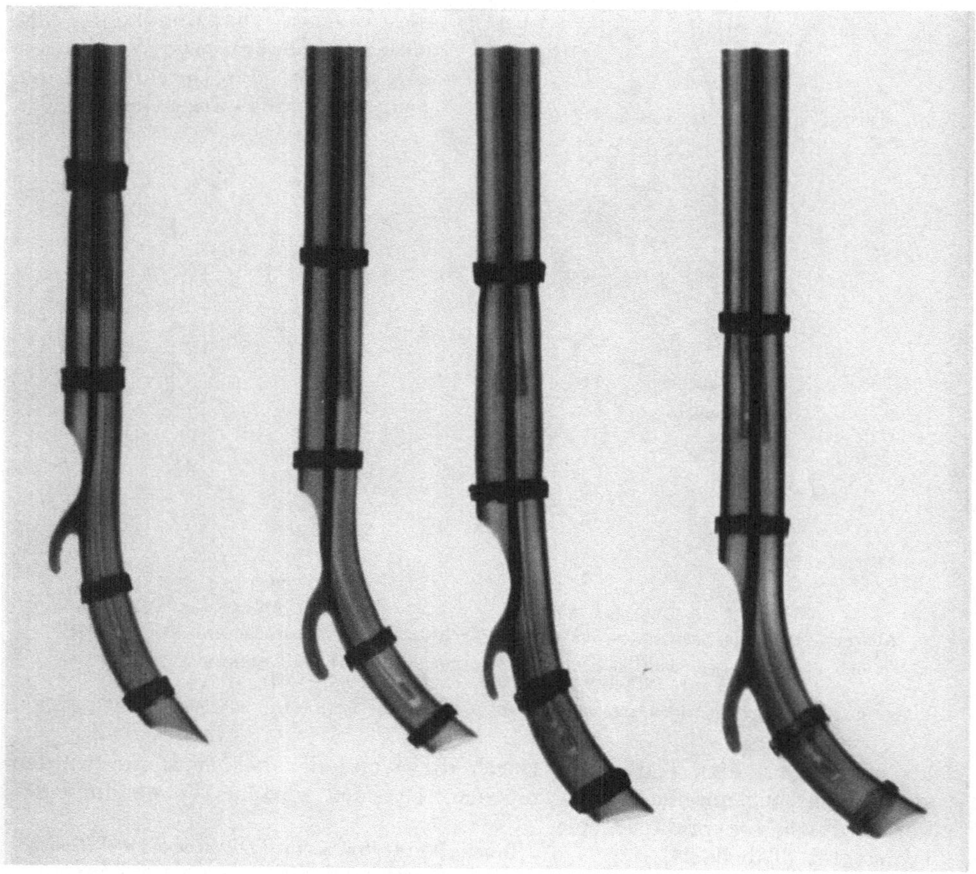

Abb. 89. Röntgenaufnahme der unteren Teile von Carlens-Kathetern verschiedener Größe. Man erkennt die nebeneinander verlaufenden Kanäle bis zur Öffnung des rechten Rohres, die nach unten gerichtet ist. Das linke Lumen ist unterhalb der rechten Öffnung bis zum distalen Ende des Katheters verbreitert.

an den Zuleitungen zu den aufblasbaren Manschetten zwei Pilotballons, an denen der genügende Füllungsdruck bzw. Undichtigkeiten der Manschetten von außen erkannt werden können.

Bergan[1] hat eine Methode zur Selbstherstellung von Bronchospirometrie-Kathetern aus Plastikrohr angegeben.

Um einen größeren inneren Durchmesser und somit geringeren Strömungswiderstand zu erhalten, sind auch *einlumige Katheter* konstruiert worden. Die Weite der Lumina bei doppelläufigem Katheter ist dadurch beschränkt, daß der äußere Durchmesser des Tubus immer klein genug sein muß, daß das Rohr durch

[1] Bergan, F.: Acta chir. scand. **103**, 485 (1952).

die Stimmbänder hindurchgeführt werden kann, ohne diese zu beschädigen. Bei einlumigem Katheter braucht die lichte Weite des Tubus nicht in zwei Rohre unterteilt zu werden. Das von JAKOBAEUS, FRENCKNER und BJÖRKMAN (s. S. 114) angegebene Bronchoskop zur sukzessiven Bronchospirometrie wurde bereits erwähnt. Einer ähnlichen Anordnung bedienten sich BEZANÇON u. Mitarb.[1]

NORRIS u. Mitarb.[2] haben diese Methodik dahingehend abgewandelt, daß sie erstens einen flexiblen Tubus angaben, und daß zweitens die simultane Registrierung beider Lungenseiten durch eine Gesichtsmaske mit zwei Ausführungsgängen ermöglicht wurde. Der eine dieser Ausführungsgänge ist mit dem im linken Hauptbronchus befindlichen Katheter verbunden und dient zur Spirographie der linken Lunge. Der andere Ausführungsgang verbindet die Gesichtsmaske mit einem zweiten Spirometersystem zur Registrierung der Atmung der rechten Lungenseite. Die Luft aus der rechten Lunge passiert die Trachea und Stimmritze um den Katheter herum und wird in der Gesichtsmaske gesammelt.

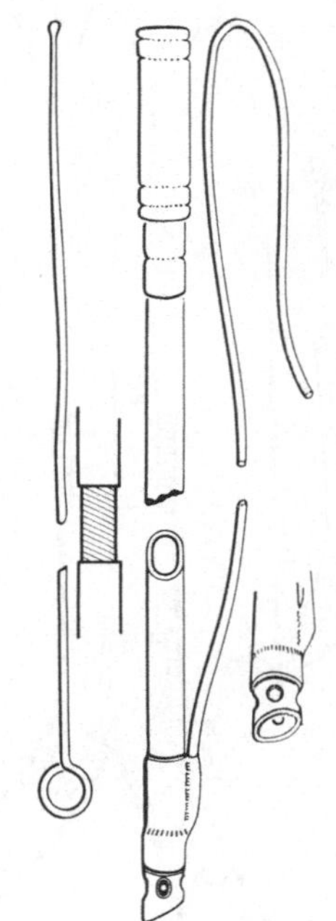

Abb. 90. Tubus von NORRIS zur Bronchospirometrie. [Nach GAENSLER: J. Lab. clin. Med. **39**, 917 (1952)]

Der Katheter von NORRIS u. Mitarb. ist in Abb. 90 dargestellt. Er hat zwar den Vorteil eines geringeren Strömungswiderstandes im Rohr, hat dagegen aber auch mehrere Nachteile. Der Strömungswiderstand ist auf beiden Seiten verschieden und rechts wegen des unterschiedlichen Öffnungsgrades der Stimmritze sogar variabel. Es kann somit zur Stenoseatmung oder sogar Obstruktion für die rechte Lunge kommen, wenn die Stimmbänder sich um den Katheter schließen. Außerdem ist der Totraum der rechten Seite wegen der Maske erheblich vergrößert und die Dichtigkeit der Maske ist nicht immer sicher.

Den beiden letztgenannten Nachteilen begegnen KUNKEL und LAHEY[3], CROCE[4], ALIX u. Mitarb.[5] dadurch, daß sie statt der Maske ein Zuntzsches Mundstück benutzen, durch das hindurch seitlich der Katheter nach außen geführt wird. Ein zweites Ausführungsrohr von gleichem Durchmesser verbindet die Mundhöhle und das Spirometersystem für die Registrierung der Atmung der rechten Lunge. Die Nase wird durch eine Klemme abgedichtet.

CROCE[6] hat schließlich einen einlumigen Katheter angegeben, der auch die Nachteile des unterschiedlichen Strömungswiderstandes für beide Lungenteile vermeiden soll. Die Stimmritze wird durch ein zweites kurzes und schmaleres Rohr (nur im Bereich des Kehlkopfes) offen gehalten. Der Durchmesser beider Rohre ist so errechnet, daß er bei turbulenter Strömung (die nach GAENSLER u. Mitarb.[7] normalerweise immer während der Bronchospirometrie angenommen werden kann) einen gleichen Strömungswiderstand auf beiden Seiten bewirkt.

---

[1] BEZANÇON, F., P. BRAUN, G. SOULAS, M. CACHIN u. N. GUILLAUMIN: Bull. Acad. Méd. (Paris) **115**, 12 (1936).
[2] NORRIS, C. M., J. LONG u. M. J. OPPENHEIMER: J. thorac. Surg. **17**, 357 (1948).
[3] KUNKEL u. LAHEY: Zit. nach E. GAENSLER: J. Lab. clin. Med. **39**, 917 (1952).
[4] CROCE, P.: G. ital. Tuberc. **6**, 265 (1952).
[5] ALIX, J., J. FROUFE u. A. CARVAJAL: J. méd. Leysin **1954**, 321.
[6] CROCE, P.: J. thorac. Surg. **27**, 187 (1954).
[7] GAENSLER, A., J. V. MALONEY u. V. Ö. BJÖRK: J. Lab. clin. Med. **39**, 935 (1952).

MATTSON[1] hat einen doppellumigen Katheter zur Registrierung der Atmung und des Sauerstoffverbrauchs von rechtem Oberlappen einerseits und rechtem Mittel- und Unterlappen andererseits angegeben.

Eine Erweiterung dieses Prinzips stellt der dreilumige Katheter von MATTSON und CARLENS[2] dar. Die Abb. 91 zeigt das Prinzip dieses Katheters. Von den drei Lumina nimmt eines die Luft des rechten Oberlappens, das zweite diejenige des rechten Mittel- und Unterlappens und das dritte diejenige der linken Lunge

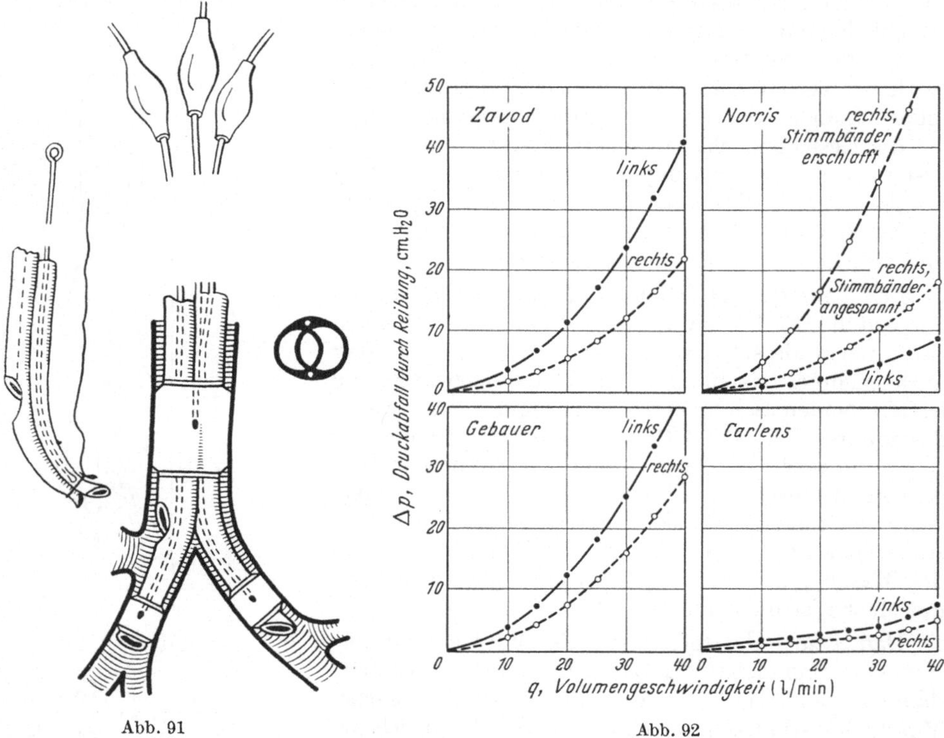


Abb. 91 Abb. 92

Abb. 91. Dreilumiger Katheter nach MATTSON und CARLENS [J. thorac. Surg. **30**, 676 (1955)] in situ. Links die Katheterenden angeschlungen zur Intubation. Erläuterung s. Text

Abb. 92. Strömungswiderstand verschiedener Bronchospirometriekatheter. [Nach GAENSLER, MALONEY u. BJÖRK: J. Lab. clin. Med. **39**, 935 (1952)]

auf. Zur Einführung des Katheters werden die Rohre für die linke Lunge und den rechten Mittel- und Unterlappen zusammengeschlungen und erst oberhalb der Bifurkation gelöst.

GAENSLER, MALONEY und BJÖRK[3] haben bei den gebräuchlichsten Bronchospirometriekathetern experimentell den *Strömungswiderstand* geprüft. Die Ergebnisse sind in Abb. 92 wiedergegeben. Bei Gebauer- und Zavod-Kathetern war der Druckabfall durch Reibung erheblich größer und zudem auf beiden Seiten sehr unterschiedlich. Eine außerordentlich große Differenz zwischen beiden Seiten findet sich auch bei dem einlumigen Norris-Katheter. Es zeigte sich, daß der Carlens-Katheter die günstigsten Verhältnisse bietet.

---

[1] MATTSON, S. B.: Scand. J. clin. Lab. Invest. **6**, 146 (1954).
[2] MATTSON, S. B., u. E. CARLENS: J. thorac. Surg. **30**, 676 (1955).
[3] GAENSLER, A., J. V. MALLONEY u. V. Ö. BJÖRK: J. Lab. clin. Med. **39**, 935 (1952).

Es sei in diesem Zusammenhang darauf hingewiesen, daß nach SILVERMAN u. Mitarb.[1] das größte Stromzeitvolumen während der Inspiration auftritt, und daß inspiratorisch maximal etwa das 3,3fache des Atemminutenvolumens erreicht wird. Die Strömungszeitvolumina können also unter Umständen, vor allem im Falle einer fast ausschließlich einseitigen Ventilation bei schwerer unilateraler Ventilationsstörung durchaus die in der Abb. 92 angegebenen Werte von 40 l/min erreichen, zumal bei Beginn der bronchospirographischen Untersuchung fast stets hyperventiliert wird (s. S. 131).

Des weiteren geht aus dem Verlauf der Kurven der Abb. 92 hervor, daß die Lungenseite mit der besseren Ventilation durch den Strömungswiderstand in den Katheterrohren mehr benachteiligt wird als die erkrankte Lungenseite. Denn der Widerstandszuwachs ist unverhältnismäßig größer als die Vermehrung des Stromzeitvolumens.

In Abb. 93 sind die beschriebenen Kurven in ein doppelt logarithmisches Koordinatensystem eingetragen. Hieraus ist zu ersehen, daß bei den Gebauer- und Zavod-Kathetern über den ganzen Bereich der gemessenen Stromzeitvolumina turbulente Strömung herrscht (der Druckabfall durch Reibung ist bei turbulenter Strömung proportional dem Quadrat der linearen Strömungsgeschwindigkeit, während er bei laminarer Strömung proportional der linearen Geschwindigkeit ist).

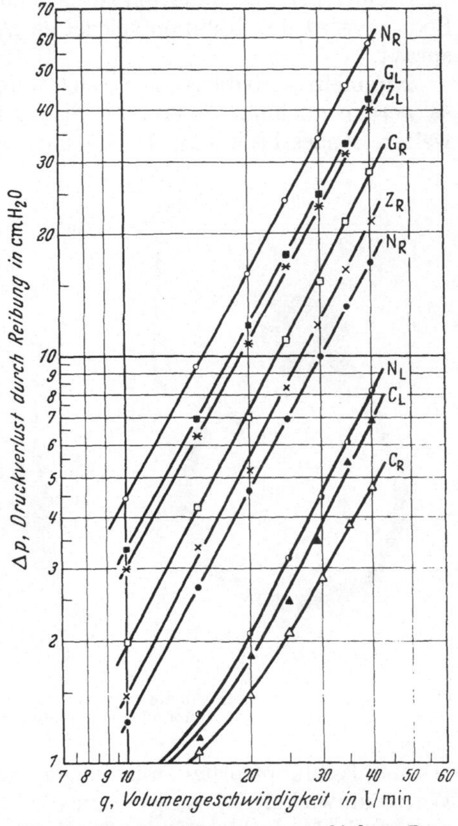


Abb. 93. Strömungsdiagramme verschiedener Bronchospirometriekatheter in logarithmischer Darstellung. G Gebauer-; Z Zavod-; C Carlens-; N Norris-Katheter; R rechts, L links; ○ Norris rechts bei angespannten, ● bei erschlafften Stimmbändern. [Nach GAENSLER, MALONEY u. BJÖRK: J. Lab. clin. Med. **39**, 935 (1952).]

## C. Die Methodik der simultanen Bronchospirometrie

Voraussetzung für das Gelingen der Bronchospirometrie ist eine gute Anaesthesie der oberen und tieferen Luftwege und Sekretfreiheit bzw. -armut der Bronchien. Die Untersuchungsdauer kann bis über 2 Std ausgedehnt werden. Der Patient erhält am Abend vor der Untersuchung eine Tablette Atropin (0,3 mg Atropin sulf.). Am nächsten Morgen erscheint er nüchtern im Laboratorium. Jetzt wird zunächst ein gewöhnliches Spirogramm angefertigt (s. S. 50ff. Hiernach wird er auf ein Ruhebett gelagert und erhält eine Injektion von 0,3 mg Atropin.

Nach einer Viertelstunde wird mit der Anaesthesie begonnen. Hierbei sitzt der Patient dem Arzt gegenüber und hält in der rechten Hand eine Nierenschale und in der linken einen Mulltupfer zum Herausziehen der Zunge. (Nicht umgekehrt, da sonst das Hantieren des Untersuchers erschwert wird.)

[1] SILVERMANN, L., G. LEE, R. PLOTKIN, L. A. SAWYERS u. A. R. YANCEY: Arch. industr. Hyg. **3**, 461 (1951).

Zur Oberflächenanaesthesie hat sich folgendes Vorgehen bewährt: In einen Meßbecher werden 5 ml 2%iges Pantocain gegeben, 5 Tropfen einer Privin-Lösung 1:1000 hinzugefügt und geschüttelt. Einige Tropfen dieser Lösung werden mittels eines Zerstäubers auf Gaumen, Uvula, Rachenwand, Tonsillen und Zungengrund gesprayt, wobei der Patient aufgefordert wird, die Zunge weit herauszuziehen und ruhig zu atmen. Der Kranke ist zu ermahnen, nichts herunterzuschlucken. Nach jeder einzelnen Manipulation ist er anzuhalten, in die Nierenschale auszuspucken. Sodann wird der Kehlkopfspiegel eingeführt und unter Sicht die Epiglottis besprayt.

Nunmehr wird die Anaesthesielösung mit Aqua dest. auf 10 ml verdünnt, und es werden nochmals 5 Tropfen Privin 1:1000 hinzugefügt. Es wird also für die weitere Anaesthesie eine 1%ige Pantocain-Lösung verwandt. Die Lösung wird

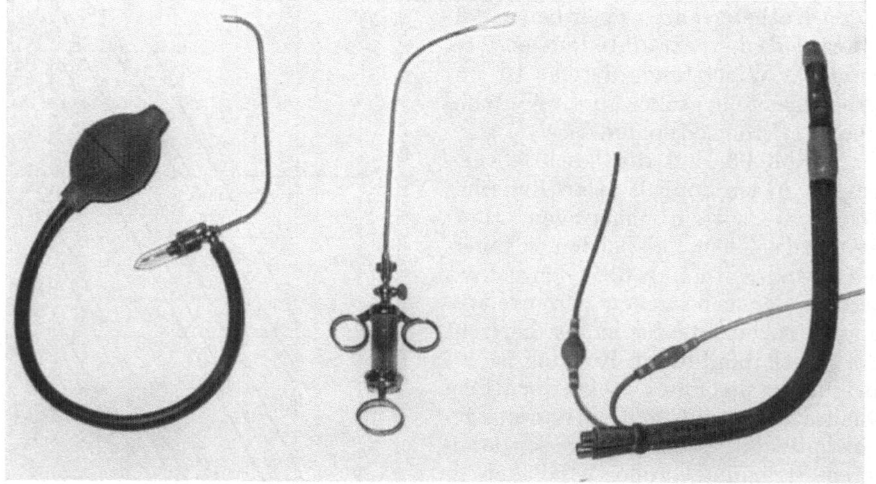

Abb. 94. Zerstäuber zur Anaesthesie von Gaumen, Rachen und Zungengrund; Kehlkopfspritze zur Anaesthesie der oberen und unteren Luftwege; Carlens-Katheter

in eine Kehlkopfspritze mit langer, gebogener Kehlkopfkanüle, die vorn mit Watte umwickelt ist, aufgezogen (Abb. 94).

Mittels des Kehlkopfspiegels wird die Stimmritze eingestellt. Einige Tropfen aus der Spritze werden auf die Epiglottis, die Taschenbänder und die Stimmbänder gebracht. Sodann werden einige Tropfen durch die Stimmbänder hindurch in die Trachea gedrückt. Dies führt zum Hustenreiz; der Husten ist zur Verteilung des Anaestheticums sogar unerläßlich. Sodann wird nach Einführung des umwickelten Kanülenendes zwischen die Stimmbänder der Patient aufgefordert, den Oberkörper möglichst weit nach links herüberzulegen, damit das Anaestheticum in den linken Hauptbronchus gelangt. Wieder tritt Hustenreiz auf; bei Wiederholung desselben Vorgangs wird häufig schon kein Husten mehr ausgelöst (die Anaesthesierung des linken Hauptbronchus ist besonders wichtig, weil der Katheter nachher in diesem Bronchus liegt). Schließlich wird der Patient auf die rechte Seite gelegt und nochmals etwas Anaestheticum eingeträufelt.

Es ist zweckmäßig, auf dem Anaesthesietisch (s. Abb. 95) ein Barbitursäurepräparat bereitzulegen, um bei etwaigem Auftreten von Krämpfen sofort eine intravenöse Narkose einleiten zu können.

Der Patient wird nunmehr noch einmal aufgefordert, alles noch vorhandene Sekret auszuhusten. Sodann erfolgt die Intubation. Der Carlens-Katheter bietet

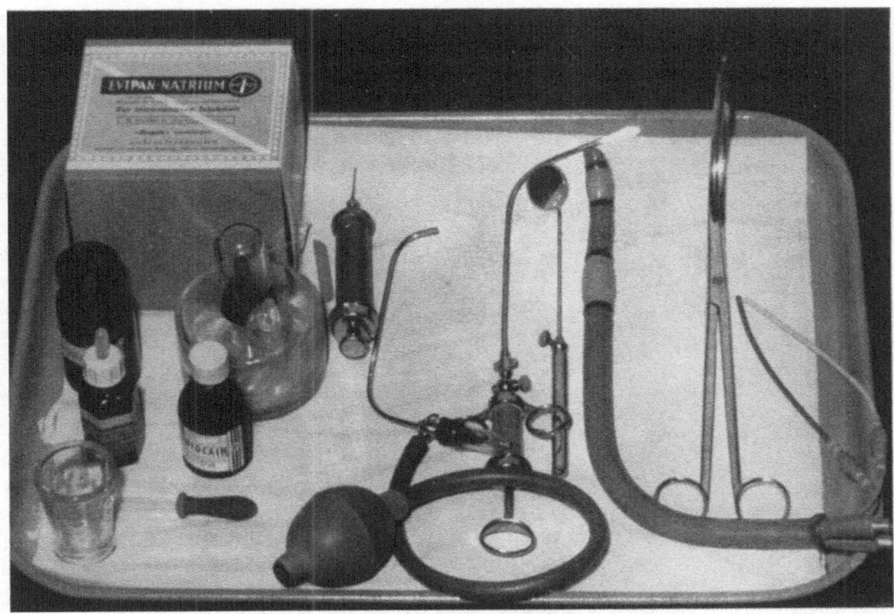


Abb. 95. Anaesthesietischchen für die Bronchospirometrie

hier einige Schwierigkeiten, da für den am Tubus befindlichen Haken die Stimmritze ein Hindernis darstellt. Von den meisten Untersuchern wird er mit einem Faden angeschlungen, der nach dem Passieren der Stimmritze gelöst und herausgezogen wird. Andere drehen den Katheter so lange im Uhrzeigersinne, bis der Haken durch die Stimmritze hindurchrutscht. Dies gelingt jedoch häufig nur nach längeren Bemühungen oder auch gar nicht, und die Stimmbänder werden nicht selten durch die Manipulationen alteriert.

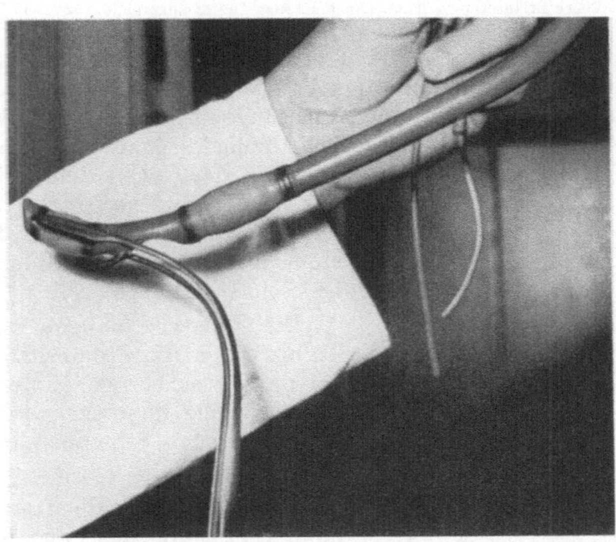

Abb. 96. Erfassen des Katheters mit der Kornzange. Es ist darauf zu achten, daß die Branchen der Zange den Tubus so weit vorn fassen, daß die Enden der Branchen etwa an der äußeren Tubusöffnung liegen. [Nach HERTZ: Thoraxchirurgie **4**, 252 (1956)]

Mit einem einfachen Handgriff[1] wird die Einführung des Carlens-Katheters fast stets völlig mühelos ermöglicht. Der Katheter (ohne Mandrin) wird mit einer gebogenen Kornzange in der in Abb. 96 gezeigten Weise gefaßt. Hierbei sollen die Branchen der Zange den Katheter ganz vorne fassen, so daß sie mit der

[1] HERTZ, C. W.: Thoraxchirurgie **4**, 252 (1956).

distalen Tubusöffnung abschneiden: der Haken des Katheters liegt dann zwischen den Branchen der Zange. Die Zange ist fest zu schließen und auch während der ganzen Einführung sehr fest zu fassen, damit der Katheter seine Lage nicht verändern kann.

Der Patient wird aufgefordert, den Mund *weit* zu öffnen und die Zunge weit herauszuziehen. Er wird ermahnt, gleichmäßig und ununterbrochen zu atmen, vor allem jedes Schlucken oder Würgen zu vermeiden. Sodann wird nach Einstellung der Stimmritze im Kehlkopfspiegel der Katheter in Richtung auf die hintere Rachenwand vorgeschoben. Mit der Katheterspitze stößt man jetzt den Kehldeckel nach vorn und führt sie zwischen den Stimmbändern hindurch (Abb. 97). In diesem Moment muß sehr schnell gehandelt werden: die linke Hand zieht den Kehlkopfspiegel heraus, der zwischen Handfläche und 3. bis 5. Finger eingeklemmt wird, wobei gleichzeitig Daumen und Zeigefinger der gleichen Hand den Katheter ergreifen und den Tubus sofort weiter nach unten vorschieben, während die rechte Hand die Kornzange löst und herauszieht. Der Katheter gleitet jetzt mühelos in die Trachea hinein. Schließlich wird, nachdem der Haken sicher die Stimmritze passiert hat, das nach rechts gerichtete hintere Katheterende nach unten gedreht. Wenn der Katheter auf Widerstand stößt, sitzt der Haken auf der Carina und die Intubation ist beendet (Abb. 98).

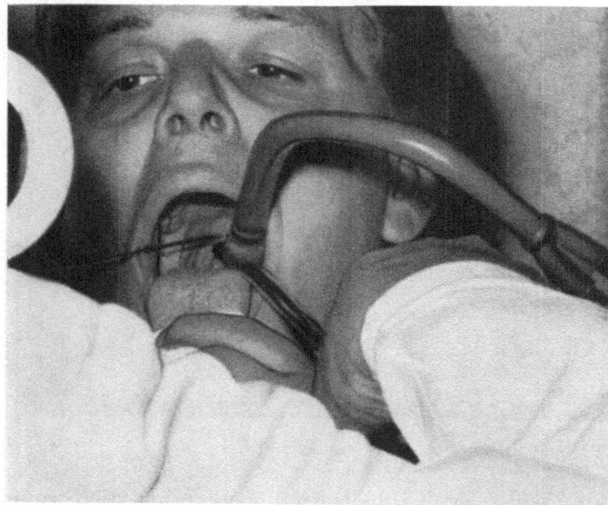

Abb. 97. Der Tubus ist bis zur Stimmritze vorgeschoben. Nähere Erläuterung s. Text. [Nach HERTZ: Thoraxchirurgie **4**, 252 (1956)]

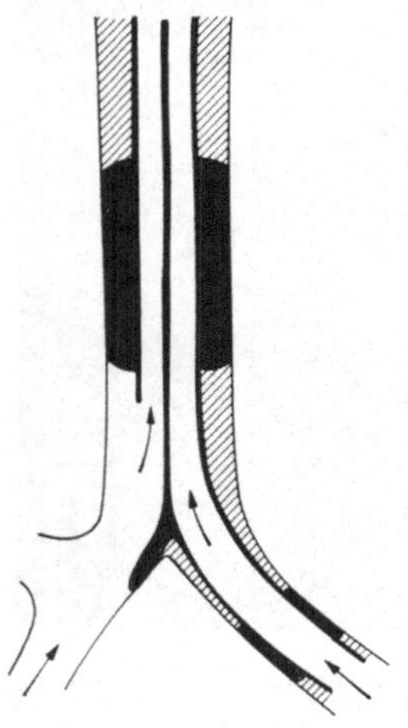

Abb. 98. Carlens-Katheter in situ. Schematische Darstellung nach einem Tomogramm

Die Ursache für das ungehinderte Passieren des Tubus durch die Stimmritze liegt darin, daß der Haken bei der beschriebenen Einführungstechnik sofort in die richtige Lage gebracht wird, um durch die vordere Commissur der Stimmbänder hindurchzugleiten.

Schwierigkeiten bei der Intubation können gelegentlich auftreten, wenn die Trachea stark verzogen ist. Der linke Hauptbronchus kann dann fast rechtwinklig abgehen. Die Einführung der Katheterspitze in den Bronchus wird in solchen Fällen dadurch erleichtert, daß man den Kopf des Patienten seitlich herunterbeugt, so daß sich rechtes Ohr und rechte Schulter einander nähern. Weitere Schwierigkeiten gibt es bei Verengungen des linken Hauptbronchus. Auf keinen Fall soll der Katheter mit Gewalt vorangetrieben werden. Vielmehr ist der Tubus herauszuziehen und ein neuer Versuch mit der kleinsten Kathetergröße (Charr. 35) zu unternehmen. Schlägt auch dieser Versuch fehl, so ist die Bronchospirometrie nicht durchführbar.

Nach beendeter Intubation wird der Patient auf den Untersuchungstisch gelagert. Die Ballons werden jederseits mit einer Spritze aufgeblasen und die Zuleitungen mit je einer Arterienklemme geschlossen. Ein zu brüskes Aufblasen sollte man vermeiden, da hierdurch der Katheter aus dem Bronchus in die Trachea zurückgedrängt werden kann. Den regelrechten Druck kontrolliert man an den Pilotballons.

Vor der Intubation ist bereits der Spirograph für die Bronchospirometrie hergerichtet worden. In beide Spirometersysteme ist reiner Sauerstoff eingefüllt worden und beide Systeme wurden bei laufenden Pumpen mehrfach mit Sauerstoff aufgefüllt und durchgespült. Zehnmaliges Auffüllen jedes Systems mit Sauerstoff ist zu empfehlen (s. auch S. 37), um eine maximale $O_2$-Konzentration zu erreichen.

Auch bei pumpenlosen Modellen mit Ventilen ist eine maximale Sauerstoffkonzentration in beiden Spirometersystemen herzustellen; dies ist darum schwieriger und langwieriger, weil die rasche Durchmischung durch die Pumpen fehlt.

Bei dem Anschließen des Patienten sollen die Pumpen der Spirometersysteme bereits mindestens eine Viertelstunde in Betrieb sein, damit Temperaturkonstanz erreicht ist und die Dichtigkeit beider Systeme erwiesen ist. Sodann werden die beiden Katheterrohre durch möglichst kurze Gummistücke (zur Vermeidung größerer Totraumventilation) mit den Ansätzen des Spirographen verbunden.

**Unbrauchbare Bronchospirogramme** entstehen durch unrichtigen Sitz des Katheters. Ist die Katheterspitze nicht in den Bronchus eingetreten, so daß sich beide distalen Öffnungen in der Trachea befinden, so entstehen Kurvenbilder, die im allgemeinen den Fehler sofort erkennen lassen. Hierbei kann entweder der Kurvenanstieg der behinderten Seite zu steil verlaufen, derjenige der anderen Seite zu flach, oder aber die Kurve der einen Seite steigt an, diejenige der anderen fällt ab. Ein solcher fehlerhafter Sitz beider Katheteröffnungen kommt gelegentlich bei verzogener Trachea oder ungewöhnlich abgewinkeltem Abgang des linken Hauptbronchus vor. Nach weiterem Vorschieben des Tubus unter sanftem Druck und leichtem Hin- und Herdrehen

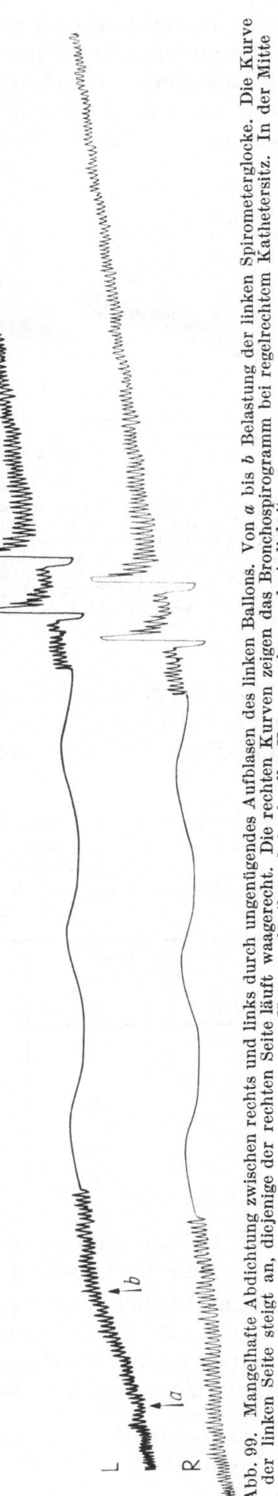


Abb. 99. Mangelhafte Abdichtung zwischen rechts und links durch ungenügendes Aufblasen des linken Ballons. Von *a* bis *b* Belastung der linken Spirometerglocke. Die Kurve der linken Seite steigt an, diejenige der rechten Seite läuft waagerecht. Die rechten Kurven zeigen das Bronchospirogramm bei regelrechtem Kathetersitz. In der Mitte Kurvenschreibung bei schneller Kymographengeschwindigkeit

um seine Achse wird dann meistens ein regelrechtes Kurvenbild erreicht werden. Auflegen eines Gewichtes auf eine der Spirometerglocken läßt stets den richtigen Sitz erkennen. Durch das Gewicht darf das Niveau der entsprechenden Kurve höchstens ein wenig erhöht werden, die Steigung der Kurve darf hierdurch jedoch nicht verändert werden (Abb. 99).

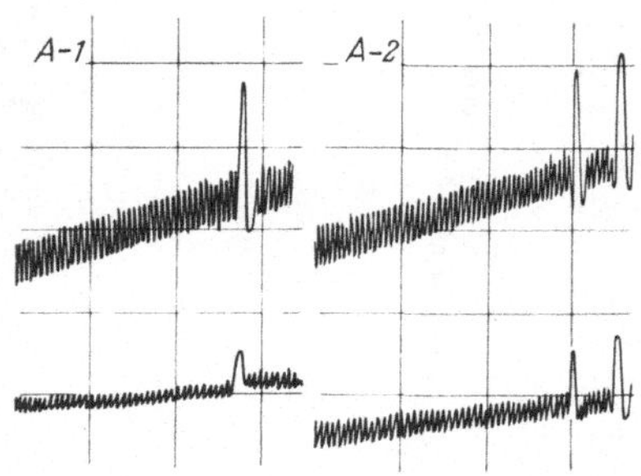


Abb. 100. Gebauer-Katheter in der rechten Lungenseite. *A-1*: Der Katheter ist zu weit vorgeschoben, so daß der rechte Oberlappenbronchus verlegt wird. *A-2*: Durch Zurückziehen des Katheters regelrechte Registrierung. Rechtsseitige Ventilationseinschränkung. [Nach GAENSLER u. WATSON: J. Lab. clin. Med. **40**, 223 (1952)]

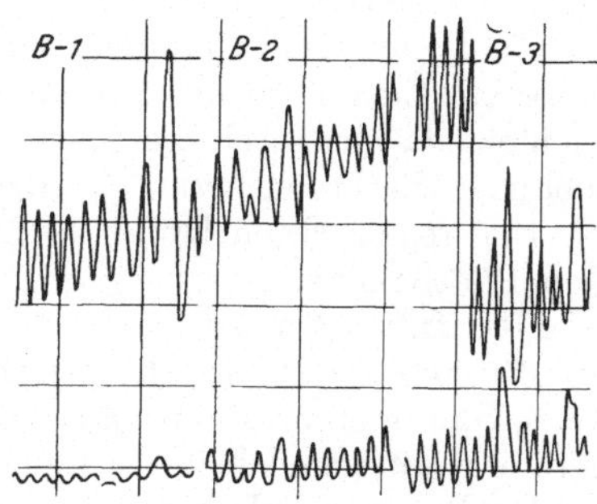


Abb. 101. Gebauer-Katheter in der linken Lungenseite. *B-1*: Der Katheter ist in den linken Oberlappenbronchus, der anormal abgeht, geraten, so daß links nur das Spirogramm des linken Oberlappens registriert wird. *B-2*: Zurückziehen und Wiedervorschieben des Katheters führte zu Verlegung des linken Oberlappenbronchus. *B-3*: Regelrechter Sitz des Katheters. [Nach GAENSLER u. WATSON: J. Lab. clin. Med. **40**, 223 (1952)]

Bei Verwendung anderer als der Carlens-Katheter können Lappenbronchien durch unrichtigen Sitz des Katheters verschlossen werden. Beim Carlens-Katheter kann dieser Fall eigentlich nur dann eintreten, wenn bei großen Luftwegen eine zu kleine Kathetergröße benutzt wird, so daß der Sporn mit in den linken Hauptbronchus hineingerät. Grundsätzlich soll der größtmögliche Katheter verwendet werden, bei Männern fast stets 39 Charr., nur bei sehr kleinen männlichen Personen mit schmaler Stimmritze Größe 37. Bei Frauen soll generell die Größe 37 benutzt werden, in Ausnahmefällen bei besonders grazilen Personen die Größe 35.

Tabelle 27. *Arterielle Sauerstoffsättigung bzw. -spannung vor und nach Einführung des Carlens-Katheters zur Bronchospirometrie bei 6 Patienten*
[Nach HERTZ: Verh. dtsch. Ges. Kreisl.-Forsch. **21**, 447 (1955)]

| Vor Einführung des Katheters | | Mit Katheter | |
|---|---|---|---|
| $O_2$Hb% | $pO_2$ mm Hg | $O_2$Hb% | $pO_2$ mm Hg |
| 90 | — | 90 | — |
| 92 | — | 92,5 | — |
| — | 92 | 97,5 | 91 |
| — | 83 | 96 | 81 |
| — | 90 | 97 | 90 |
| — | 96 | 97 | 96 |

Die *arterielle Sauerstoffspannung bzw. -sättigung* wurde durch Einführung des Bronchospirometrie-Tubus weder beim Zavod-Katheter[1] noch beim Carlens-Katheter[2, 3] vermindert (Tabelle 27).

Ein Beispiel einer *Verlegung von Lappenbronchien* zeigen Abb. 100 und 101. Hier war das Katheterende (Gebauer-Tubus) in den abnorm abgehenden Bronchus des linken Oberlappens geraten, so daß der linke Unterlappen von der Atmung ausgeschlossen wurde. Zurückziehen und Wiedervorschieben des Tubus

[1] SCHERRER, M.: Helv. med. Acta **21**, 598 (1954).
[2] HERTZ, C. W.: Verh. dtsch. Ges. Kreisl.-Forsch. **21**, 447, 1955.
[3] SCHOSTOK, P.: Bronches **5**, 525 (1955).

führte zur Verlegung des linken Oberlappenbronchus, bis endlich nach neuerlichem Zurückziehen des Katheters der richtige Sitz erreicht war. Schon zur Vermeidung derartiger Fehllagen des Katheters ist die Verwendung des Carlens-Tubus empfehlenswert.

Weiter können fehlerhafte Kurven dadurch entstehen, daß *Undichtigkeiten* zwischen beiden Katheterlumina oder beiden Spirometersystemen vorhanden sind. Diese Defekte können in der bereits beschriebenen Weise durch Auflegen eines Gewichtes auf eine der Spirometerglocken aufgedeckt werden. Entstellung der Atemkurven durch Sekretanhäufung wird weiter unten (s. S. 132) beschrieben.

Während der Untersuchung kann die Lage des Katheters gelegentlich durch heftige *Hustenstöße* verändert werden; dies ist stets an dem unrichtigen Verlauf der Kurven zu erkennen.

## D. Bronchospirographen

Mit zwei einfachen Spirographen läßt sich ohne weiteres eine simultane Bronchospirometrie durchführen, indem an jedem Spirographen ein Katheterlumen angeschlossen wird.

Björkman[1] hat zwei *Knipping-Apparate* zusammengebaut und mit einem gemeinsamen Kymographion versehen, so daß beide Atemkurven auf demselben Papier registriert werden. Ein derartiger Doppelspirograph, bestehend aus zwei kombinierten Knipping-Grundumsatzgeräten[2], befindet sich jetzt im Handel (Fa. Dargatz, Hamburg).

Der „*Pulmotest*“ der Fa. Godart (Holland), der sowohl für die Gesamt- wie für die Bronchospirometrie benutzt werden kann, ist auf S. 33 ausführlich beschrieben. Ist der Schalter für die Stabilisation (s. Abb. 37, S. 35) geschlossen, so liegen zwei identische, getrennte Spirometersysteme vor. Beide Systeme sind mit reinem Sauerstoff zu füllen (mehrmaliges Durchspülen erforderlich, s. S. 37!). Zwei Ansatzstücke zum Anschluß an die beiden Enden des Bronchospirometrie-Tubus werden in die entsprechenden Fassungen am Dreiwegehahn eingeschraubt.

Ein weiteres Gerät mit zwei Pumpenkreisläufen ist der Bronchospirograph der Fa. „Almara“ (Holland). Neuerdings bietet die Firma ein Gerät mit vier Spirometerglocken an, das also beidseitige Volumenstabilisation zur simultanen Residualvolumenbestimmung und Luftatmung ermöglicht.

Vielfach, vor allem in Amerika, werden Bronchospirographen vom Benedict-Roth-Typ mit Ventilen, also ohne Pumpen benutzt. Auf dem europäischen Kontinent hat ein derartiger Doppelspirograph der Fa. Lode (Holland) eine gewisse Verbreitung gefunden. Über die Nachteile der Spirographen mit Ventilen (Widerstand, Durchmischung) wurde auf S. 20 berichtet.

## E. Ergebnisse der Bronchospirometrie

### 1. Die Vitalkapazität

Die Summe der bronchospirometrisch bestimmten Vitalkapazitäten jeder Seite liegt erfahrungsgemäß meistens etwas unter der Gesamt-Vitalkapazität, zumal die allgemeine Spirometrie meistens im Stehen, die Bronchospirometrie aber im Liegen durchgeführt wird (s. S. 51). Die Bestimmung der jedseitigen Vitalkapazität sollte mehrmals erfolgen, am besten zu Beginn der Untersuchung

[1] Björkman, S.: Bronchospirometrie, eine Methode, die Funktion der menschlichen Lunge getrennt und gleichseitig zu untersuchen. Acta med. scand. Suppl. **56** (1934).

[2] Bolt, W., H. Rink, H. Valentin u. H. Venrath: Beitr. Klin. Tuberk. **111**, 317 (1954).

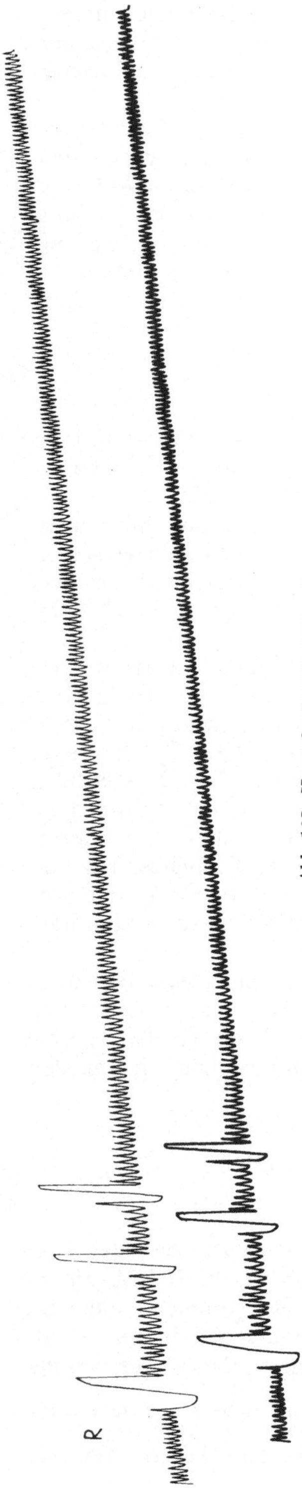

(Abb. 102). Erfahrungsgemäß ist es am günstigsten, zunächst eine tiefe Exspiration durchführen zu lassen und die maximale Inspiration unmittelbar anzuschließen. Auf diese Weise werden die größten Werte erhalten.

Bei der Bestimmung der jedseitigen Vitalkapazität ist nicht die absolute Größe entscheidend, die meistens nicht ganz erreicht wird (s. o.). Die absolute Größe der jedseitigen Vitalkapazität läßt sich dann aus der prozentualen Größe jeder Seite und der Gesamt-Vitalkapazität errechnen. Betrug z. B. die bronchospirometrisch gemessene Vitalkapazität der rechten Seite 2300 ml, diejenige der linken Seite 1400 ml, die im Stehen gemessene Gesamt-Vitalkapazität jedoch 4000 ml, so läßt sich errechnen, daß die absolute Vitalkapazität rechts 62% von 4000, nämlich 2480 ml, diejenige der linken Seite 38% von 4000, nämlich 1520 ml betragen würde. Es ist allerdings für eine derartige Berechnung erforderlich, daß die Summe der jedseitigen Vitalkapazitäten wenigstens annähernd der Gesamt-Vitalkapazität entspricht, denn bei vielen Patienten mit einseitiger Ventilationsbehinderung erfolgt die Eratmung des maximalen In- bzw. Exspiriums nicht gleich schnell (Abb. 103). Es kann also vorkommen, daß z. B. bei maximaler Inspiration die eine Seite schon die Endstellung erreicht hat, während die andere Seite sich noch inspiratorisch ausdehnt. Wird nun vorzeitig die Inspiration z. B. durch Hustenreiz unterbrochen, so resultiert eine falsche Relation beider Seiten zueinander. Hieraus ergibt sich, daß die Summe der jedseitigen Vitalkapazität nicht mehr als 400 ml unter der Gesamt-Vitalkapazität liegen soll.

Besteht eine deutliche Diskrepanz zwischen der Summe der bronchospirometrisch gemessenen jedseitigen Vitalkapazitäten und der Gesamt-Vitalkapazität, ohne daß durch Hustenreiz eine Bestimmung der jedseitigen Vitalkapazität unmöglich gemacht wurde, so kann die Ursache liegen in:

1. Ängstlichkeit des Patienten. Hier läßt sich im allgemeinen durch Zureden ein brauchbares Resultat erzielen;

2. falschem Sitz des Katheters, so daß z. B. ein ganzer Lungenlappen von der Atmung ausgeschlossen wird und demnach das Atemvolumen dieses Lappens an der Vitalkapazität fehlt. Diese Ursache tritt eigentlich nur bei Verwendung anderer als der Carlens-Katheter auf (s. Abb. 100 u. 101, S. 128). In solchen Fällen ist eine Korrektur des Kathetersitzes erforderlich, da auch alle registrierten Ventilationsgrößen und der gemessene jedseitige Sauerstoffverbrauch nicht repräsentativ sind.

Abb. 102. Normales Bronchospirogramm

Die annähernde Übereinstimmung der Summen-Vitalkapazität beider Seiten und der Gesamt-Vitalkapazität kann somit auch als Zeichen für einen regelrechten Kathetersitz angesehen werden, falls nicht beide Katheterenden in der Trachea liegen (s. S. 127).

Normalerweise ist die Vitalkapazität rechts etwas größer als links. HERTZ fand bei 54 Patienten mit minimaler Lungentuberkulose ohne Pleuraschwarten oder operative Eingriffe einen *Mittelwert von 53,3%* $\pm$ *2,6* Standardabweichung für die *rechtsseitige Vitalkapazität*, entsprechend *46,7%* $\pm$ *2,6* für die *linksseitige Vitalkapazität*.

Dem bronchospirometrisch bestimmten inspiratorischen Reservevolumen (Komplementärluft) und exspiratorischem Reservevolumen (Reserveluft) jeder Lungenseite kommt keine besondere Bedeutung zu.

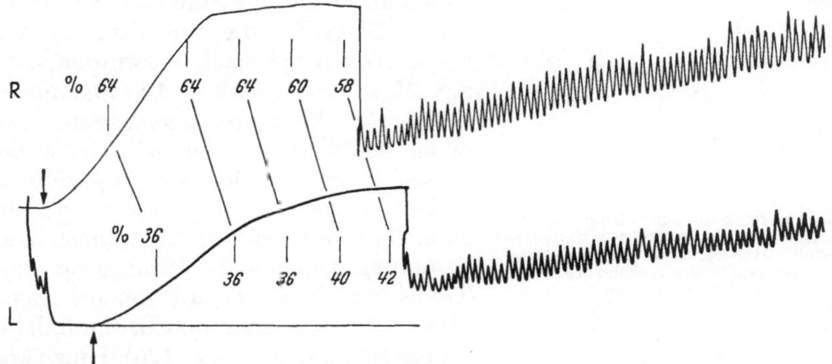


Abb. 103. Ungleiche Ausdehnung der beiden Lungenhälften bei einem Fall von linksseitiger Pleuraschwarte. Man erkennt, daß die richtige prozentuale Relation der jedseitigen Vitalkapazität erst am Ende erreicht wird. Bei → Beginn der maximalen Inspiration von der tiefsten Exspirationslage aus. Die Vitalkapazität wurde bei erhöhter Kymographengeschwindigkeit geschrieben. Nähere Erläuterung s. Text. (Nach HERTZ: Symposion on the Pulmonary Function. Berg en Dal 1957)

Den Einfluß der Körperlage auf die jedseitige Vitalkapazität hat bereits BJÖRKMAN[1] untersucht. Eine Veränderung der relativen Vitalkapazität wurde hierbei nicht gefunden. Andere Untersucher haben diese Befunde bestätigt. STEINMANN[2] fand jedoch bei Seitenlage eine Zunahme der Vitalkapazität der unteren Lunge.

## 2. Das Atemminutenvolumen

Im Gegensatz zur Vitalkapazität ist das bronchospirometrisch bestimmte Atemminutenvolumen von der unbehinderten Durchgängigkeit der Katheterrohre abhängig. Schleimeinlagerungen rufen eine Stenosierung hervor, die sich sehr eindrücklich auf das Atemminutenvolumen der betreffenden Seite auswirken kann (Abb. 104). Das ist nicht verwunderlich, wenn man bedenkt, daß in die Hagen-Poiseuillesche Formel für laminare Strömung der Radius in der 4. Potenz eingeht, in die Fanningsche Formel für turbulente Strömung sogar in der 5 Potenz. Bei derartigen Stenosierungen besteht natürlich stets turbulente Strömung.

Experimentell läßt sich dieses Vorkommen durch künstliche Stenosierung des Zuführungsrohres demonstrieren. Die Abb. 105 zeigt den Einfluß zunehmender Stenosierung eines Atemrohres durch eine Schraubklemme auf das Atemminutenvolumen der betreffenden Seite.

Im allgemeinen ist das Atemminutenvolumen zu Beginn der bronchospirometrischen Untersuchung unruhig wegen der für den Patienten ungewöhnlichen

---

[1] BJÖRKMAN, S.: (s. S. 114)

[2] STEINMANN, E. P.: Praxis 38, 799 (1949).

Situation. Läßt man ihn dann die Vitalkapazität atmen, so fühlt er, daß seine Atembewegungen unbehindert sind und atmet im allgemeinen im Anschluß daran ruhiger. Im Laufe der Untersuchung wird dann die Atmung immer ruhiger und natürlicher. Man sollte also zur Gewinnung brauchbarer Atemkurven die bronchospirometrische Untersuchung lange genug ausdehnen, mindestens über 10 min, nachdem die Atmung ruhig geworden ist. Dies ist auch im Hinblick auf die regelrechte Ausmessung des Sauerstoffverbrauchs unbedingt zu empfehlen (siehe S. 133).

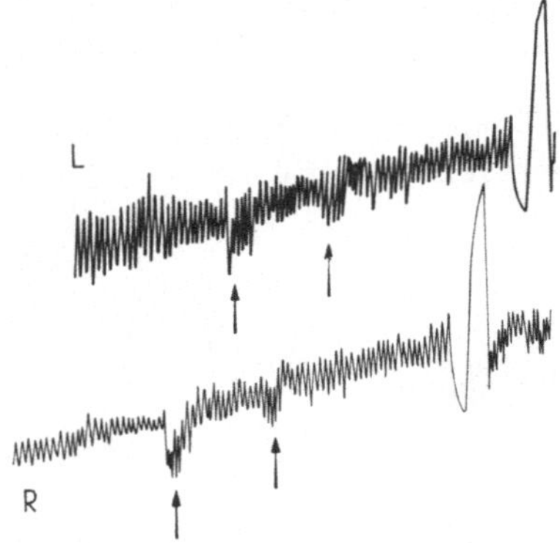

Abb. 104. Ausschnitt aus einem Bronchospirogramm. Durch Sekret im rechten Katheterrohr entstellte Atemkurve (*R*). Bei den Pfeilen erfolgten Hustenstöße, wodurch das Hindernis entfernt wurde und normale Atemkurven resultierten. Das Atemminutenvolumen links wird kleiner, das rechte größer

Die Ausmessung des Atemminutenvolumens geschieht wie auf S. 66 geschildert.

Bei 54 Patienten mit minimaler Lungentuberkulose ohne Pleuraschwarte oder operative Eingriffe, die mit dem Carlens-Katheter bronchospirometriert wurden, betrugen die *Mittelwerte 56,2% ± 4,8 Standardabweichung für die rechte Lungenseite, entsprechend 43,8% ± 4,8 für die linke Lunge*[1]. Dieses gegenüber der Vitalkapazität etwas andere Verhältnis der beiden Seiten zueinander führen wir auf den unterschiedlichen Strömungswiderstand im Bronchospirometrie-Tubus zurück, der nach Untersuchungen von GAENSLER, MALONEY und BJÖRK links etwas größer ist als rechts (s. S. 120). Hinzu kommt, daß etwaige Stenosierungen an dem in dem linken Hauptbronchus hineinragenden Katheterende leichter möglich sind (Sekretfetzen).

Mehrere Untersucher haben einen Einfluß der Körperlage auf das jedseitige Atemminutenvolumen festgestellt (s. a. Abb. 111, S. 139). Häufig fand sich eine Zunahme der Ventilation auf dem unteren Lungenflügel bei Seitenlage. Die

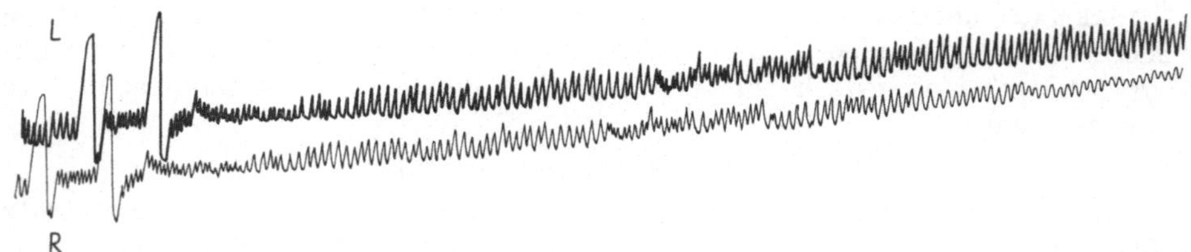

Abb. 105. Bronchospirogramm bei allmählicher Stenosierung der rechten Seite durch eine Schraubklemme. Das Atemminutenvolumen rechts nimmt ab, das linke zu. Man beachte den Unterschied gegenüber dem Anfangsteil der Kurven, wo hypoventiliert wurde und die Atemexkursionen auf *beiden* Seiten klein sind

Erklärung hierfür wird darin gesehen, daß durch die nach unten verlagerten Baucheingeweide die untere Zwerchfellhälfte in den Thoraxraum hineingedrückt wird und somit größere inspiratorische Bewegungen ausführt, die die Behinderung der Rippenexkursionen kompensieren und sogar größere Atemvolumina der Lungenseite bewirken als in Rückenlage.

Bei langsamer Kymographengeschwindigkeit lassen sich Besonderheiten des Atmungsvorganges aufdecken. Bei einseitiger Verschwartung z. B. kann die Exspiration gegenüber der anderen Seite verlängert sein, da bei der exspiratorischen *passiven* Volumenverminderung der Lunge auf der Schwartenseite ein

[1] HERTZ, C. W.: Verh. dtsch. Ges. inn. Med. **62**, 135 (1956).

größerer elastischer und Deformationswiderstand besteht. Durch einseitige Bronchusstenose kann eine gegenüber der anderen Seite verlängerte Exspirationsphase durch den erhöhten Strömungswiderstand hervorgerufen werden.

## 3. Die Sauerstoffaufnahme

Eine besondere Bedeutung kommt der Messung der Sauerstoffaufnahme jeder Lungenseite zu, da hieraus nicht nur auf den *Gasaustausch der beiden Lungenhälften*, sondern bei Sauerstoffatmung auch auf die *prozentuale Durchblutungsgröße* jeder Seite geschlossen werden kann (BJÖRKMAN[1]). Die Messung der Sauerstoffaufnahme geschieht in der bei der gewöhnlichen Spirometrie (unter $O_2$-Atmung) beschriebenen Weise (s. S. 89). Für eine exakte Bestimmung des Sauerstoffverbrauchs jeder Seite ist die genügend lange Untersuchungsdauer erforderlich. Es sollte mindestens über 10 min ruhige Atmung registriert werden, bei Patienten mit einseitiger erheblicher Ventilationsbehinderung über mindestens 15—20 min (wegen der verlängerten $O_2$-Mischungszeit).

Die Voraussetzung für eine regelrechte Bestimmung ist die annähernd gleiche inspiratorische (und somit bei $O_2$-Atmung alveolare) Sauerstoffkonzentration auf beiden Seiten. Da nämlich unter diesen Bedingungen auf beiden Seiten die Sauerstoffdifferenz zwischen dem venösen Mischblut der Lungenarterie und dem die Lungencapillaren verlassenden Blut gleich ist, kann nur so viel Sauerstoff auf jeder Seite aufgenommen werden, als Blut durch die betreffende Seite hindurchfließt:

$$\dot{Q}_\alpha (C_{c'\alpha} - C_{\bar{v}}) = \dot{V}_\alpha$$
$$\dot{Q}_\beta (C_{c'\beta} - C_{\bar{v}}) = \dot{V}_\beta$$

stellen die Fickschen Gleichungen für beide Seiten dar, wobei der Index $\alpha$ die eine, $\beta$ die andere Lunge kennzeichnen soll. $\dot{Q}$ = Kreislaufzeitvolumen, $C_{c'}$ = $O_2$-Endkonzentration im Lungencapillarblut, $C_{\bar{v}}$ = $O_2$-Konzentration im venösen Mischblut (Lungenarterienblut), $\dot{V}$ = Sauerstoffaufnahme in der Zeiteinheit.

Wenn nun $C_{c'\alpha} - C_{\bar{v}} = C_{c'\beta} - C_{\bar{v}}$, was unter den Bedingungen der Bronchospirometrie mit beidseitiger Sauerstoffatmung der Fall ist (im folgenden $= k$), so muß $\dot{Q}_\alpha \cdot k = \dot{V}_\alpha$ und $\dot{Q}_\beta \cdot k = \dot{V}_\beta$ oder $\dot{Q}_\alpha/\dot{Q} = \dot{V}_\alpha/\dot{V}$ und $\dot{Q}_\beta/\dot{Q} = \dot{V}_\beta/\dot{V}$ sein, d. h. die relative (prozentuale) Sauerstoffaufnahme ist gleich der relativen prozentualen Durchblutungsgröße (die Symbole ohne Index beziehen sich auf die Gesamtlunge). Das in beiden Lungenseiten eintretende Lungenarterienblut hat den gleichen Sauerstoffgehalt; beiden Lungenseiten wird bei der Bronchospirometrie reiner Sauerstoff zugeführt, so daß auch das die Lungencapillaren verlassende Blut den gleichen Sauerstoffgehalt haben muß. Nicht erfaßt werden etwaige vasculäre Kurzschlüsse innerhalb der Lunge, deshalb wird mit dem jedseitigen $O_2$-Verbrauch nur die „effektive“ prozentuale Durchblutungsgröße[2] gemessen.

Ist die Sauerstoffkonzentration in beiden Spirometersystemen nicht annähernd gleich, so entspricht die relative Sauerstoffaufnahme jeder Lungenseite nicht mehr der relativen Durchblutungsgröße jeder Lungenseite. Wie groß bei gegebener $O_2$-Differenz zwischen beiden Systemen die Abweichung ist, hängt von dem Durchblutungsverhältnis der beiden Lungenseiten zueinander und von der Größe der $O_2$-Differenz zwischen Lungenarterie und Lungenvenen, also der Größe des Herzminutenvolumens[3] ab. In der Abb. 106 ist der Einfluß verschieden großer

---
[1] BJÖRKMAN, S.: s. S. 114.
[2] HERTZ, C. W.: Klin. Wschr. **1956**, 472.
[3] HERTZ, C. W.: Klin. Wschr. **1956**, 532.

alveolarer Sauerstoffdifferenzen zwischen beiden Seiten dargestellt. Das Diagramm gilt nur unter der Voraussetzung, daß auf keiner Seite die Sauerstoffkonzentration niedriger als 200 mm ist.

Unter diesem Wert kann nicht mehr mit einer 100%igen $O_2$-Sättigung des Blutes gerechnet werden. Eine einseitige alveolare $O_2$-Verminderung wirkt sich dann wesentlich mehr auf die Sauerstoffaufnahme aus, da sie die chemische

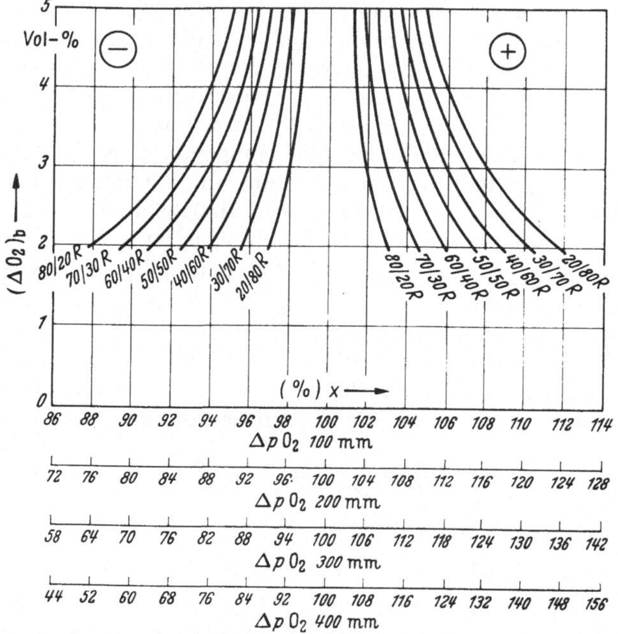


Abb. 106. Einfluß einseitiger Verminderung des alveolaren Sauerstoffdruckes auf die prozentuale $O_2$-Aufnahme jeder Lungenseite. Die Abszisse gibt die prozentuale Änderung an (Prozent vom Ausgangswert) bei alveolaren $O_2$-Differenzen zwischen beiden Seiten von 100, 200, 300 und 400 mm. Die Ordinate stellt die Sauerstoffdifferenz zwischen Lungenarterienblut und Blut des linken Herzens dar. Auf der mit — bezeichneten Seite wird die alveolare $pO_2$-Verminderung angenommen; + Gegenseite. Jede Kurve entspricht einem angenommenen prozentualen Durchströmungsverhältnis beider Lungen, wobei die mit dem Index *R* bezeichnete Ziffer die prozentuale Durchblutungsgröße der Seite mit reduziertem alveolarem $O_2$-Druck anzeigt. Es zeigt sich, daß die Herabsetzung der einseitigen $O_2$-Aufnahme abhängig ist von der Sauerstoffdifferenz zwischen rechtem und linkem Herzen einerseits und von dem prozentualen Durchblutungsverhältnis beider Seiten zueinander andererseits. Die Herabsetzung der relativen $O_2$-Aufnahme auf der Seite mit vermindertem alveolarem $O_2$-Druck ist um so geringer, je größer der Durchströmungsanteil dieser Seite ist, da sich so die $O_2$-Differenz zwischen Lungenarterie und Lungenvene dieser Seite am meisten der $O_2$-Differenz zwischen rechtem und linkem Herzen annähert und umgekehrt. Entsprechendes gilt für die Gegenseite. (Nach HERTZ: Klin. Wschr. **1956**, 532, modifiziert)

Bindung des Sauerstoffs an das Hämoglobin beeinflußt. Alveolare $O_2$-Drucke über 200 mm Hg haben nur einen Einfluß auf den physikalisch gelösten Sauerstoff des Blutes (s. a. S. 10).

Im Gegensatz zum Atemminutenvolumen wird die Sauerstoffaufnahme bei Stenosierung eines Katheterrohres durch Schleimeinlagerungen usw. nicht beeinflußt (Abb. 107), da bei reiner Sauerstoffatmung eine derartige Stenose sich auf die alveolare Sauerstoffkonzentration nicht merklich auswirkt.

Die *relative Sauerstoffaufnahme* betrug bei 54 Personen mit Lungentuberkulose geringer Ausdehnung im Mittel rechts 53,65% $\pm$ 4,5, entsprechend links 46,35%[1]. Diese Angabe entspricht den Ergebnissen anderer Untersucher[2-4].

[1] HERTZ, C. W.: Klin. Wschr. **1956**, 532.
[2] BJÖRKMAN, S.: s. S. 114.
[3] PINNER, M., G. LEINER u. W. A. ZAVOD: J. thorac. Surg. **11**, 241 (1942).
[4] STEINMANN, E. P.: Praxis **38**, 799 (1949).

Zahlreiche Untersucher[1–8] haben übereinstimmend gefunden, daß bei *Seitenlage* der Sauerstoffverbrauch der unteren Lunge gegenüber der Rückenlage deutlich zunimmt. Die Erklärung wird in der hydrostatisch bedingten Zunahme der Durchblutung auf der unteren Seite gesehen.

Auf das Verhalten der Sauerstoffaufnahme jeder Lungenseite bei Fällen, bei denen nicht 100% $O_2$ geatmet wird, soll in einem gesonderten Abschnitt eingegangen werden (s. S. 138).

INADA u. Mitarb.[9] fanden bei Benutzung des Carlens-Katheters während der Bronchospirometrie eine Steigerung des $O_2$-Verbrauches um 9,3% gegenüber der gewöhnlichen Spirographie, bei einem modifizierten Katheter vom Norris-Typ um 33,6%.

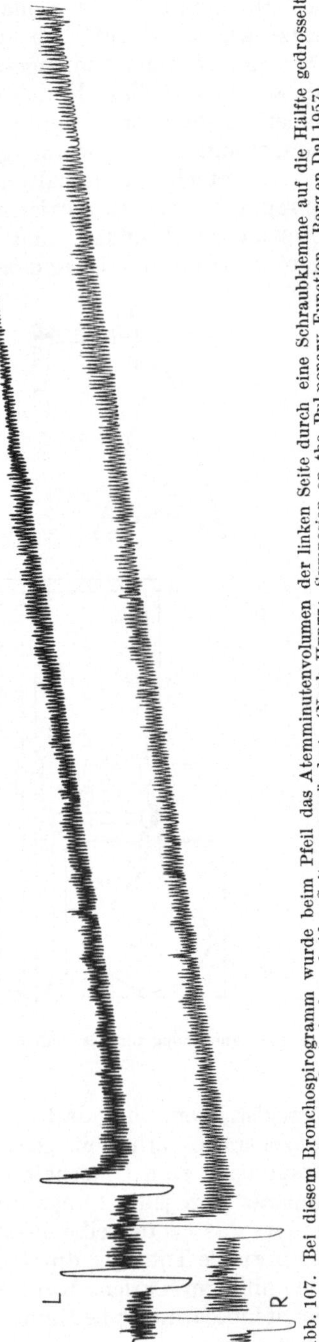


Abb. 107. Bei diesem Bronchospirogramm wurde beim Pfeil das Atemminutenvolumen der linken Seite durch eine Schraubklemme auf die Hälfte gedrosselt. Trotzdem bleibt die $O_2$-Aufnahme beider Seiten unverändert. (Nach HERTZ: Symposion on the Pulnonary Function. Berg en Dal 1957)

## 4. Das Residualvolumen

BJÖRKMAN[10] hat 1934 als erster das Residualvolumen einer Lungenseite bestimmt; die Untersuchungen wurden mit der Wasserstoffmethode (s. S. 62) in 2minutigen Perioden durchgeführt. FRENCKNER[11] hat 1950 Residualvolumina für beide Lungen getrennt, ohne Hinweis auf die Methodik, mitgeteilt.

1952 haben GAENSLER und CUGELL[12] an 25 Patienten das Residualvolumen jeder Lungenseite synchron mit der *Sauerstoffmethode* nach DARLING, COURNAND und RICHARDS[13] mit zwei offenen Systemen bestimmt (s. S. 59).

Diese Methode wurde von GAENSLER und CUGELL insofern modifiziert, als an Stelle

---

1 VACCAREZZA, R. F., A. LANARI, A. E. BENCE u. F. LABOURT: An. Cated. Patol. Tuberc. (B. Aires) 3, 245 (1941).

2 PINNER, M., G. LEINER u. W. A. ZAVOD: Ann. intern. Med. 22, 704 (1945).

3 STEINMANN, E. P.: Praxis 38, 799 (1949).

4 ROTHSTEIN, E., F. B. LANDIS u. B. G. NARODICK: J. thorac. Surg. 19, 821 (1950).

5 HIRDES, J. J.: Schweiz. Z. Tuberk. 8, 392 (1951).

6 INADA, K., S. KISHIMOTO, A. SATO u. T. WATANABE: J. thorac. Surg. 27, 173 (1954).

7 SVANBERG, L.: Bronches 5, 1 (1955).

8 SEMB, C., H. ERIKSON, F. BERGMAN u. C. MÜLLER: Acta chir. scand. 109, 235 (1955).

9 INADA, K., S. KISHIMOTO, A. SATO u. T. WATANABE: J. thorac. Surg. 27, 173 (1954).

10 BJÖRKMAN, S.: Acta med. scand. Suppl. 56 (1934).

11 FRENCKNER, P.: Brit. med. J. 1950, 1166.

12 GAENSLER, E. A., u. D. W. CUGELL: J. Lab. clin. Med. 40, 558 (1952).

13 DARLING, R. C., A. COURNAND u. D. W. RICHARDS jr.: J. clin. Invest. 19, 609 (1940).

des Haldane-Priestley-Schlauches eine „Alveolarluftfalle“ (alveolar trap) benutzt wurde (*E* auf Abb. 108). Das Ende eines Glasrohres von 2 cm innerem Durchmesser taucht in angesäuertes Wasser ein. Die Beobachtung der Gasblasen, die aus diesem Glasrohr austreten, erlauben die Bestimmung des Endes der maximalen Exspiration. Hierdurch wird selbst bei sehr kleinem Atemvolumen einer Lungenseite die Gewinnung von Alveolarluft gewährleistet. Außerdem kann durch einfaches Umschalten eines 5-Wegehahnes Zimmerluft mit gleichzeitiger spirographischer Registrierung (*A* und *B* der Abb. 108) nach dem Prinzip von DUSSER DE BARENNE und BURGER[1] (Box-balloon-Methode, s. S. 49) geatmet werden. Hierdurch ist es möglich, die bronchospirometrischen Ventilationsgrößen

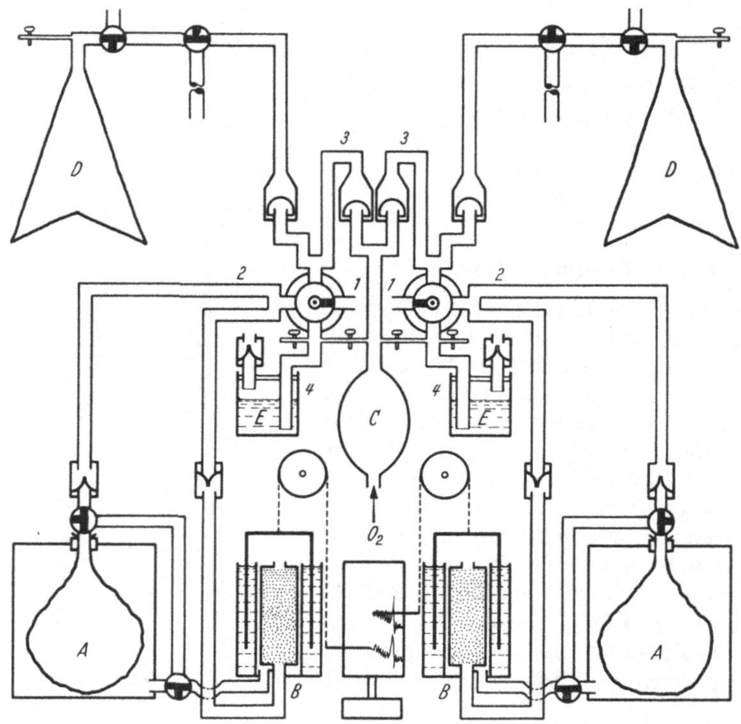


Abb. 108. Anordnung zur Residualvolumenbestimmung jeder Lungenseite von GAENSLER und CUGELL [J. Lab. clin. Med. **40**, 558 (1952)]

zu registrieren, ohne daß die Lungen vor dem Versuch eine erhöhte Sauerstoffkonzentration erhalten. Außerdem ist hiermit der exakte Punkt am Ende einer Exspiration zum Umschalten auf $O_2$-Atmung eindeutig zu erkennen. Durch den Apparat wird jeder Lunge nur ein zusätzlicher Totraum von etwa 20 ml hinzugefügt; das ist derselbe Betrag, um den sich nach Angaben der Autoren etwa der normale Totraum durch den Katheter vermindert. Die Untersuchungen wurden mit dem Carlens-Katheter durchgeführt, da sich gezeigt hatte, daß durch die Stenoseatmung bei anderen Kathetern die Atemmittellage sich erhöhte und somit die funktionelle Residualkapazität sich vergrößerte.

Die Anordnung ist zuverlässig, solange nicht eine Lungenseite so ungenügend ventiliert wird, daß die 7 min nicht zur Auswaschung des Stickstoffs ausreichen. Dies ist aus der Analyse der Alveolarluft am Ende der Untersuchung zu sehen.

[1] DUSSER DE BARENNE, J. G., u. G. C. E. BURGER: Klin. Wschr. **1924**, 395.

Wenn beide Lungen ausreichend atmen, ist auf keiner Seite die $N_2$-Konzentration höher als 1,5%. Wenn die Anlage sicher dicht ist, und beide Seiten einen höheren alveolaren End-$N_2$-Wert haben, so muß eine mangelhafte Gaseinmischung in den Lungen vorliegen, die sich auch bei der Residualvolumenbestimmung der ganzen Lunge manifestieren muß. Ist die $N_2$-Konzentration einer Seite am Ende der Untersuchung höher als 8%, so ist eine ausreichende Einmischung nicht erfolgt; die Resultate sind dann zu verwerfen. Man kann dann noch gewisse Schlüsse auf das Residualvolumen der betreffenden Seite ziehen, indem man das Residualvolumen der Gegenseite von dem Residualvolumen der Gesamtlunge subtrahiert.

Tabelle 28 zeigt, daß bei 4 Normalen der prozentuale Anteil des Residualvolumens an der Totalkapazität (RV/TC · 100) auf beiden Seiten fast identisch ist. Bei vergleichenden Untersuchungen der $O_2$-Einmischung der Gesamtlunge (ohne Bronchospirometriekatheter) wurde gefunden, daß bei der Atmung mit

Tabelle 28. *Bronchospirometrisch bestimmte Residualvolumina jeder Lungenseite bei 4 Normalpersonen*
[Nach GAENSLER u. CUGELL: J. Lab. clin. Med. **40**, 558 (1952)]

| Patient Nr. | Vitalkapazität | | | | Residualvolumen | | | | Totalkapazität | | | | $\frac{\text{Residualvolumen}}{\text{Totalkapazität}} \cdot 100$ | | |
|---|---|---|---|---|---|---|---|---|---|---|---|---|---|---|---|
| | rechts | | links | | rechts | | links | | rechts | | links | | rechts | links | gewöhnliche Spirometrie |
| | cm³ | % | cm³ | % | cm³ | % | cm³ | % | cm³ | % | cm³ | % | % | % | % |
| 1 | 2355 | 50 | 2335 | 50 | 490 | 51 | 470 | 49 | 2845 | 50 | 2805 | 50 | 17 | 17 | 17 |
| 2 | 2320 | 60 | 1580 | 40 | 680 | 55 | 550 | 45 | 4000 | 59 | 2130 | 41 | 23 | 26 | 24 |
| 3 | 2390 | 53 | 2070 | 47 | 610 | 54 | 530 | 46 | 3000 | 54 | 2600 | 46 | 20 | 20 | 20 |
| 4 | 2070 | 54 | 1770 | 46 | 490 | 54 | 410 | 46 | 2560 | 54 | 2180 | 46 | 19 | 19 | 19 |
| | 2284 | 54 | 1939 | 46 | 568 | 54 | 490 | 46 | 2851 | 54 | 2429 | 46 | 20 | 21 | 20 |

gewöhnlichem Mundstück der End-$N_2$-Gehalt immer höher lag als bei der Bronchospirometrie-Untersuchung. Dieser kleine, aber regelmäßig zu findende Unterschied wird von GAENSLER und CUGELL auf Hyperventilation während der Bronchospirometrie zurückgeführt.

Eine ähnliche Methode, jedoch mit kontinuierlicher Registrierung des $N_2$-Gehaltes der Exspirationsluft (nach LUNDIN und ÅKESON) wurde von SVANBERG[1] angewandt.

Auch die *Heliummethode* am geschlossenen System mit Volumenstabilisation (s. S. 23) wird zur bronchospirometrischen Bestimmung der funktionellen Residualkapazität bzw. des Residualvolumens jeder Seite benutzt[2, 3]. Hiermit ist die Bestimmung allerdings nicht gleichzeitig, sondern nur nacheinander möglich (es sei denn, man verfügt über zwei Spirographen mit Volumenstabilisation). Neuerdings wird ein derartiges Gerät (s. S. 129) von der Fa. Almara (Amsterdam) hergestellt. Die andere Seite kommuniziert frei mit der Zimmerluft. Bei guter Anaesthesie besteht in der längeren Untersuchungsdauer keine Schwierigkeit. Die Summenwerte der beidseitigen Residualvolumina differieren bis 300 ml von dem Gesamtresidualvolumen; die Summenwerte liegen im allgemeinen unter dem Gesamtwert. Hauptursachen sind vermutlich die Verkleinerung des Totraums (der in das Residualvolumen mit eingeht) durch den Bronchospiro-

[1] SVANBERG, L.: Bronches 5, 1 (1955).
[2] LÖHR, B.: Klin. Wschr. **1953**, 760.
[3] HERTZ, C. W.: 4. Internat. Kongr. Amer. Coll. Chest Physicians, Köln 1956.

metrietubus und die Verschiebung der Atemmittellage während der Bronchospirometrie; andere Gründe sind oben bei der Beschreibung der Methode von GAENSLER und CUGELL angegeben. Maßgebend ist also auch hier das prozentuale Verhältnis der beiden Seiten zueinander.

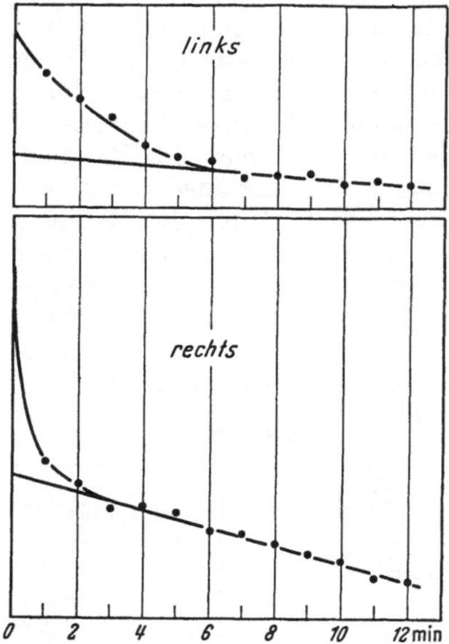


Abb. 109. Helium-Mischdiagramme jeder Lungenseite bei einem Patienten mit erheblicher linksseitiger Pleuraschwarte. (Nach HERTZ: Bad Oeynhausener Gespräche I, 127. Berlin-Göttingen-Heidelberg: Springer 1957)

Man ermittelt hierbei gleichfalls die Mischungszeit jeder Lungenseite. Die Abb. 109 zeigt die jedseitigen Helium-Einmischungskurven bei einem Patienten mit erheblicher Verschwartung einer Seite durch Pleuraempyem. Die Mischzeit auf der befallenen Seite ist deutlich verlängert. Das entsprechende Bronchospirogramm ist in Abb. 110 dargestellt.

Für die klinische Funktionsprüfung ist die Kenntnis des jedseitigen Residualvolumens ohne wesentliche Bedeutung, sie gewinnt jedoch für eingehendere, vor allem wissenschaftliche Untersuchungen an Wert. So hat z. B. SVANBERG den *Einfluß der Körperlage* auf die jedseitige funktionelle Residualkapazität und die Sauerstoffeinmischzeit an 25 Normalpersonen untersucht. Bei Seitenlage war die Mischzeit für die obere Lungenseite gegenüber der Gegenseite verlängert (Abb. 111). Die funktionelle Residualkapazität war auf der unteren Seite verkleinert. Dies ist durch das Höhertreten der unteren Zwerchfellhälfte zu erklären. Auf die vergrößerte funktionelle Residualkapazität der oberen Seite ist die verzögerte $N_2$-Auswaschung zurückzuführen.

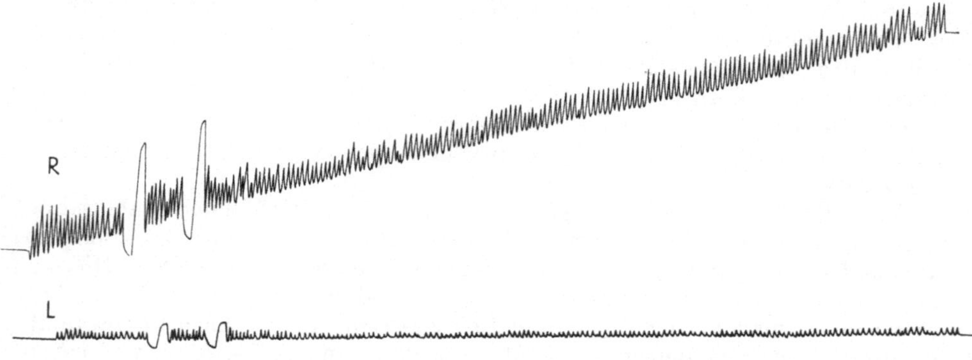


Abb. 110. Bronchospirogramm des Patienten der Abb. 109

## 5. Vergleichende Bronchospirometrie bei Luft- und Sauerstoffatmung

Die Höhe des alveolaren Sauerstoffdruckes ist abhängig von der Höhe des inspiratorischen Sauerstoffdruckes, der Größe des Sauerstoffverbrauchs, der Größe der alveolaren Ventilation (Ventilation minus Totraumventilation) und dem respiratorischen Quotienten. Ist nun eine Lungenseite erheblich ventilationsbehindert, so kann bei der üblichen Bronchospirometrie mit $O_2$-Atmung wegen der hohen alveolaren Sauerstoffkonzentration ein größerer Gasaustausch gemessen werden, als er bei Luftatmung tatsächlich vorhanden ist. Bei Luftatmung kann in solchen Fällen der alveolare Sauerstoffdruck unter der Norm liegen, so daß die prozentuale Sauerstoffaufnahme geringer ist, als bei Sauerstoffatmung gemessen. Bei der Sauerstoffatmung mißt man dann zwar die prozentuale Durchblutungsgröße der Seite, nicht aber den eigentlichen Anteil am Gasaustausch. In Fällen mit erheblicher einseitiger Ventilationseinschränkung fanden BJÖRKMAN und CARLENS[1], sowie GAENSLER und CUGELL[2] in der Tat unter Luftatmung auf der betreffenden Seite eine geringere prozentuale $O_2$-Aufnahme als bei Sauerstoffatmung.

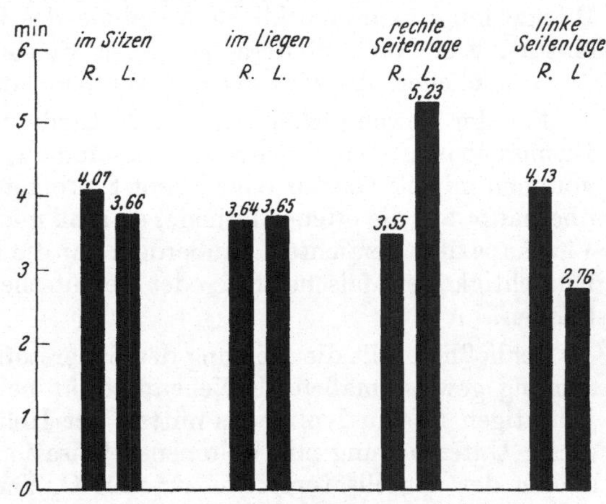


Abb. 111. Mittlere Stickstoffauswaschungszeit jeder Lungenseite bei 25 Patienten in verschiedenen Körperlagen. *R* rechte Lungenseite; *L* linke Lungenseite. [Nach SVANBERG: Bronches 5, 470 (1955)]

Zur Bronchospirometrie bei Luftatmung benutzt man *offene Systeme*[3-5]; legt man Wert auf die Registrierung der Atmung, so sind die offenen Systeme mit einem Spirometer zu kombinieren (s. S. 136). Andernfalls muß man bei *geschlossenen* Systemen für die Konstanz der Zusammensetzung der Inspirationsluft Sorge tragen.

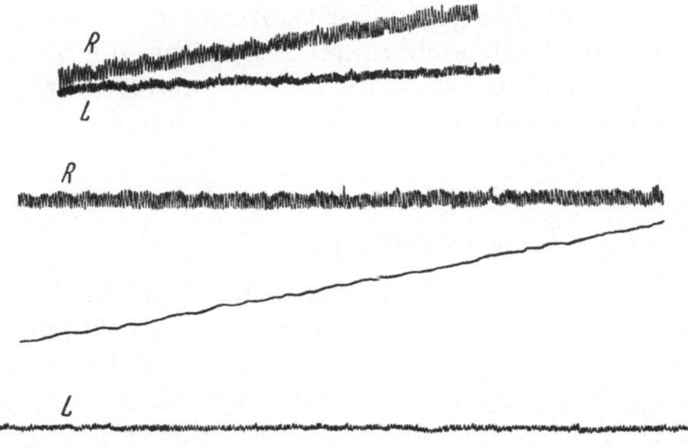


Abb. 112. Bronchospirogramm eines Patienten mit linksseitiger Pleuraschwarte. Oben synchrone Registrierung beider Seiten bei Sauerstoffatmung; unten sukzessive Registrierung beider Seiten bei Luftatmung (mit volumenstabilisiertem Spirographen). Die Untersuchung der linken Seite wurde länger ausgedehnt, um bei dem geringen Atemminutenvolumen und $O_2$-Verbrauch dieser Seite die Zuverlässigkeit der Meßwerte zu erhöhen. Die sukzessive Bronchospirometrie bei Luftatmung diente gleichzeitig zur Ermittlung des jedseitigen Residualvolumens. (Nach HERTZ: IV. internat. Kongr. Amer. Coll. Chest Physicians 1956)

[1] BJÖRKMAN, S., u. E. CARLENS: Acta med. scand. Suppl. **259**, 63 (1951).
[2] GAENSLER, E. A., u. D. W. CUGELL: J. Lab. clin. Med. **40**, 410 (1952).
[3] WRIGHT, G. W., u. W. WOODRUFF: J. thorac. Surg. **11**, 278 (1941).
[4] WHITEHEAD, W. K., N. WHITEMAN u. B. SHACTER: Amer. Rev. Tuberc. **47**, 173 (1943).
[5] HERTZ, C. W.: Bad Oeynhausener Gespräche I: Berlin-Göttingen-Heidelberg: Springer S. 127 (1957).

TULOU[1] hat zur Konstanthaltung des Sauerstoffgehaltes Kästen mit einem Volumen von 200 Litern in die Spirometersysteme eingeschaltet, so daß bei der Rückatmung keine merkliche Abnahme des $O_2$-Gehaltes in der Inspirationsluft eintrat. Der Nachteil derartig großer Spirometersysteme besteht vor allem in der erheblichen Auswirkung von Temperaturveränderungen.

Bei der gewöhnlichen offenen Methode werden zwei Ventile benötigt; die Exspirationsluft jeder Seite wird gesammelt, analysiert und das Atemminutenvolumen mittels Gasuhr oder Tissot-Spirometer gemessen. Beschränkt man sich überhaupt auf die offene Methode, so muß man auf die Messung der jedseitigen Vitalkapazität verzichten. Außerdem hat die Methode den Nachteil, daß etwaige Undichtigkeiten, falscher Sitz oder Verrutschen des Katheters unerkannt bleiben können.

Schließlich fällt die Messung des Sauerstoffverbrauchs jeder Seite unter Luftatmung gewissermaßen als Nebenprodukt bei der sukzessiven Bestimmung des jedseitigen Residualvolumens mittels der Heliummethode (s. S. 137) ab. Da bei dieser Untersuchung mit Volumenstabilisation gearbeitet wird, ist aus dem Absinken der Stabilisatorglocke auf den $O_2$-Verbrauch der untersuchten Seite zu schließen (Abb. 112). Voraussetzung für den Rückschluß auf die prozentuale $O_2$-Aufnahme jeder Lungenseite unter Luftatmung aus diesem Versuch ist jedoch die Konstanz des Grundumsatzes ($O_2$-Gesamtverbrauchs), da beide Seiten nicht gleichzeitig untersucht werden. Dies ist im allgemeinen wahrscheinlich, wenn die gewöhnliche Bronchospirometrie vorher bereits über längere Zeit ruhige Atmung und konstanten $O_2$-Verbrauch erkennen ließ, und kann dann als erwiesen gelten, wenn der Summen-$O_2$-Verbrauch bei Luftatmung etwa demjenigen bei $O_2$-Atmung entspricht. Auch mit dieser Methode konnte gegenüber $O_2$-Atmung verminderte Sauerstoffaufnahme funktionell erheblich eingeschränkter Lungenseiten ermittelt werden[2]. Will man auf diese Weise beidseitig synchron den Sauerstoffverbrauch bei Luftatmung bestimmen, so sind zwei Spirographen mit Volumenstabilisation erforderlich (s. S. 129).

## 6. Einseitiger Hypoxieversuch

Einseitige Hypoxie wurde am Menschen zur Beurteilung der Kompensationsmöglichkeit der anderen Lunge und zur Berechnung der jedseitigen Lungendurchblutung angewandt. JACOBAEAUS und BRUCE[3], WRIGHT und WOODRUFF[4], SCHERRER[5] ließen eine Seite Stickstoff atmen, die andere Außenluft. Hierbei ist allerdings zu bedenken, daß bei Stickstoffatmung Sauerstoff aus dem Blut in die Lungen abgegeben wird, die Verhältnisse sich also umkehren, denn der $O_2$-Druck des Lungenarterienblutes liegt über demjenigen des Inspirationsgases, in dem er Null ist. Folglich muß auf der Gegenseite mehr Sauerstoff aufgenommen werden, als dem Energieumsatz entspricht.

Einseitige Beatmung mit Sauerstoff-Mangelgemischen wurde von WHITEHEAD u. Mitarb.[6] FISHMAN u. Mitarb.[7] durchgeführt. HERTZ[8, 9] schloß auf

[1] TULOU, P.: Rev. Tuberc. (Paris) **11**, 543 (1947).
[2] HERTZ, C. W.: 4. Internat. Kongr. Amer. Coll. Chest Physicians, Köln 1956.
[3] JACOBAEUS, H. C., u. T. BRUCE: Acta med. scand. Suppl. **105**, 211 (1940).
[4] WRIGHT, W. G., u. W. WOODRUFF: J. thorac. Surg. **11**, 278 (1942).
[5] SCHERRER, M.: Helv. med. Acta **21**, 598 (1954).
[6] WHITEHEAD, W. K., N. WHITEMAN u. B. SHACTER: Amer. Rev. Tuberc. **47**, 193 (1943).
[7] FISHMAN, A. P., A. HIMMELSTEIN, H. W. FRITTS u. A. COURNAND: J. clin. Invest. **34**, 637 (1955).
[8] HERTZ, C. W.: Verh. dtsch. Ges. KreislForsch. **21**, 447 (1955).
[9] HERTZ, C. W.: Klin. Wschr. **1956**, 472.

der einen Seite einen Rückatmungsbeutel an, in den ein $O_2$-$CO_2$-Gemisch vorgegeben war, das etwa der erwarteten $O_2$-$CO_2$-Spannung des venösen Mischblutes entsprach. Dieses Gemisch setzte sich dann mit den tatsächlichen Gasspannungen des venösen Mischblutes ins Gleichgewicht. Ähnliche Anordnungen benutzten BÜHLMANN[1] und ULMER[2].

Auch die Bronchusblockade nach ARNAUD[3] ist im Grunde ein einseitiger Hypoxieversuch (s. S. 115). Das Abklemmen eines Leitungsrohres bei der doppelseitigen Bronchospirometrie[4-7] erzeugt unmittelbar eine einseitige Hypoxie nur bei Luftatmung; bei genügend lange vorausgegangener Sauerstoffatmung kann es auf Grund der Absorption des in der blockierten Lunge befindlichen Sauerstoffs zunächst zu einer Volumenverminderung, und erst sehr spät zur Hypoxie kommen, da nur wenig Stickstoff vorhanden ist. Die ventilatorische Reaktion der Gegenseite bei Abklemmen einer Lungenseite hängt von der Atemphase, in der die Abklemmung vorgenommen wird, ab[4, 6].

## 7. Einseitiger $CO_2$-Rückatmungsversuch[8]

Zur präoperativen Beurteilung, ob eine Lungenseite allein zur Abatmung des Kohlendioxyds imstande ist, kann der einseitige $CO_2$-Rückatmungstest Verwendung finden. Hierbei atmen beide Seiten reinen Sauerstoff, es wird also eine einseitige Hypoxie vermieden, nur die $CO_2$-Abgabe wird auf der einen Seite unterbunden. Somit werden die Bedingungen eines etwaigen ungünstigen Zustandes unmittelbar nach der Operation (bei dem $O_2$ gegeben, $CO_2$ aber nicht künstlich entfernt werden kann) erzeugt.

Nach gewöhnlicher Bronchospirometrie wird auf der einen Seite (Operationsseite) die $CO_2$-Absorptionseinrichtung entfernt bzw. abgeschaltet. Es ergibt sich nun auf der $CO_2$ rückatmenden Seite eine zunächst wenig, dann zunehmend ansteigende Atemkurve (Abb. 113). Da das ausgeatmete $CO_2$ nicht absorbiert wird, vermindert sich das Spirometervolumen anfangs um die Differenz zwischen $O_2$-Aufnahme und $CO_2$-Abgabe (abhängig vom RQ), bald steigt die Kurve stärker an, da die Größe der $CO_2$-Abgabe mit zunehmender $CO_2$-Anreicherung des Systems abnimmt. Von einem gewissen Punkte (er sei mit $B$ bezeichnet) läuft die Kurve gradlinig (s. Abb. 113). Von $B$ an ist die Volumenveränderung des Systems in der Zeit ($dV/dT$) vorwiegend eine Funktion der Sauerstoffaufnahme der untersuchten Lungenseite, jedoch wird nunmehr auch eine geringe Menge $CO_2$ aus dem System an das durchströmende Blut der Rückatmungsseite abgegeben. Dies hat seinen Grund darin, daß sich normalerweise die am Punkt $B$ erreichte $CO_2$-Konzentration trotz des (durch den $O_2$-Verbrauch) abnehmenden Spirometervolumens nicht mehr ändert, wie experimentell nachgewiesen werden konnte[8, *].

[1] BÜHLMANN, A.: Helv. med. Acta 1957.
[2] ULMER, W.: 4. Internat. Kongr. Amer. Coll. Chest Physicians, Köln 1956.
[3] ARNAUD, J., P. TULOU u. R. MÉRIGOT: L'exploration de la fonction respiratoire. Paris: Masson & Cie. 1947.
[4] JACOBAEUS, H. C., u. T. BRUCE: Acta med. scand. Suppl. **105**, 211 (1940).
[5] TULOU, P.: Rev. Tuberc. (Paris) **19**, 543 (1949).
[6] PUMP, K. K.: J. clin. Invest. **83**, 611 (1954).
[7] BENZER, A., u. H. STOLZER: Arch. klin. Chir. **281**, 1953 (1955).
[8] HERTZ, C. W.: Klin. Wschr. **1956**, 532.
* Würde unter den genannten Versuchsbedingungen $CO_2$ von dem durchströmenden Blut *nicht* aufgenommen werden, so müßte sich der $CO_2$-Partialdruck ständig erhöhen, da das Gesamtvolumen um den verbrauchten Sauerstoff vermindert würde. Denn eine Verminderung des Gesamtgasvolumens durch Entfernung nur eines Partialgases bei Konstenthaltung des Volumens des anderen Partialgases führt notwendig zu einer Zunahme des Partialdruckes des letzteren.

Der Nachweis wurde folgendermaßen geführt: An das eine Katheterende (d. h. an eine Lungenseite) wurde ein mit Sauerstoff gefüllter Atembeutel ange-

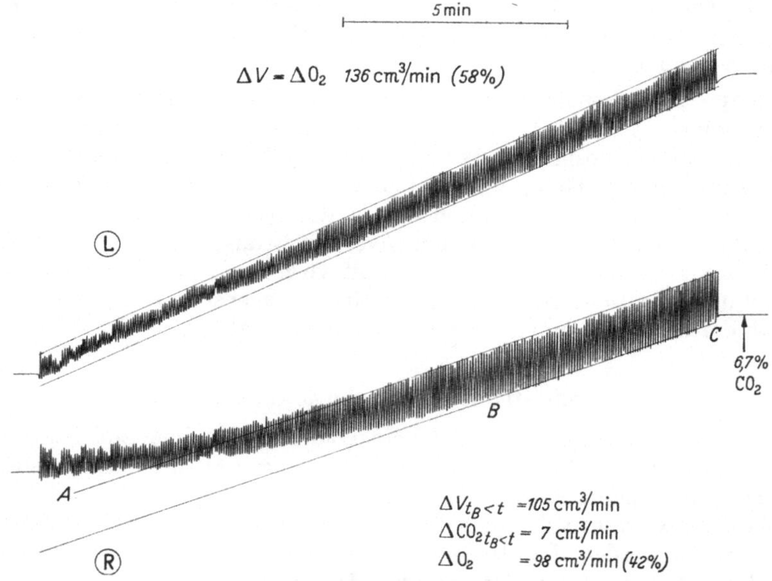


Abb. 113. Bronchospirogramm bei einseitigem (rechtsseitigem) $CO_2$-Rückatmungsversuch. *L* linke Lunge, *R* rechte Lunge. Bei *A* Versuchsbeginn, bei *B* Erreichen des $CO_2$-Gleichgewichtes in der Rückatmungslunge, bei *C* Versuchsende. Man erkennt deutlich die Zunahme des Atemminutenvolumens beider Seiten bei ansteigender $CO_2$-Konzentration der rechten Seite. Nähere Erläuterung s. Text. (Nach HERTZ: Klin. Wschr. **1956**, 532)

schlossen, in dem sich in der gleichen Weise wie beim beschriebenen Versuchsgang allmählich $CO_2$ anreicherte. In 2—3minütigen Abständen wurde während einer Inspiration Beutelgas zur Analyse von $CO_2$ abgenommen. Das Volumen des Beutels verkleinerte sich ständig wegen des $O_2$-Verbrauchs; dennoch blieb der $CO_2$-Gehalt nach einer gewissen Zeit konstant. Die Abb. 114 zeigt ein derartig gewonnenes Diagramm.

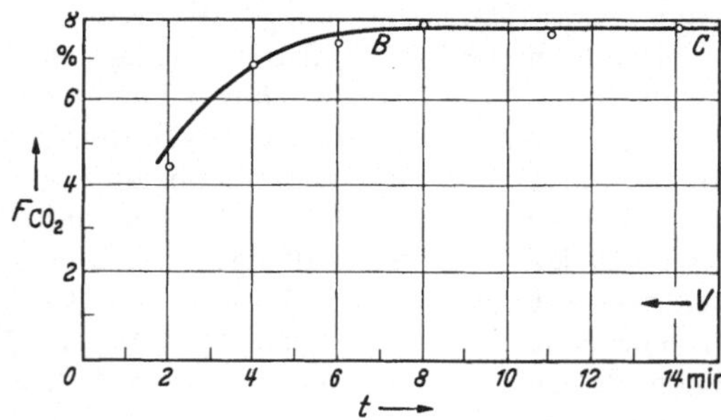


Abb. 114. $CO_2$-Gehalt des Inspirationsgases bei einseitigem $CO_2$-Rückatmungsversuch mit $O_2$-gefülltem Atembeutel. Die Ordinate gibt den $CO_2$-Gehalt des Beutelgases an, die Abszisse die Zeit. Gleichzeitig ist auf der Abszisse die Volumenabnahme des Beutels angedeutet, die allerdings aus den im Text erläuterten Gründen nur zwischen Punkt *C* und *B* linear verläuft. Die Volumenabnahme des Beutels durch $O_2$-Verbrauch betrug hier von der 8. bis zur 15. min ungefähr 1 Liter, das Ausgangsvolumen des Beutels etwa 3 Liter. (Nach HERTZ: Klin. Wschr. **1956**, 532)

Wenn also am Punkt *C* die Untersuchung beendet ist, muß die $O_2$-Aufnahme der Rückatmungsseite dadurch gemessen werden, daß vom Punkt *B* an die durch $CO_2$-Aufnahme bedingte Volumenänderung von der Gesamtvolumenänderung subtrahiert wird.

$$\frac{\Delta O_2}{\Delta t} = \frac{\Delta V}{\Delta t} - \frac{\Delta CO_2}{\Delta t}$$

$$\frac{\Delta V}{\Delta t} = \text{const für } t_B < t.$$

Der letzte Ausdruck besagt, daß $\frac{\Delta V}{\Delta t}$ erst von Punkt *B* der Abb. 113 an konstant ist und verwertet werden kann.

Diese Berechnung geschieht folgendermaßen: man mißt die Volumenabnahme des Spirometers pro Minute aus, wie üblicherweise bei der Berechnung des Sauerstoffverbrauchs. Der $CO_2$-Gehalt des Spirometersystems wird am Schluß der Untersuchung analysiert. Hieraus wird der prozentuale Anteil des ausgemessenen Volumenverlustes berechnet und von dem Volumenverlust subtrahiert; es ergibt sich der $O_2$-Verbrauch pro Minute.

Berechnungsbeispiel: Es wird ein Volumenverlust von 121 ml/min ausgemessen. Die Analyse des Spirometergases ergab 6,6% $CO_2$. 6,6% von 121 ml sind 8 ml. 121 — 8 = 113 ml $O_2$-Aufnahme/min. Die Ausmessung der $O_2$-Aufnahme ist nur zwischen $B$ und $C$ möglich.

Die Berechnung des $O_2$-Verbrauches ist jedoch für diesen Test nicht erforderlich.

Vom Punkt $B$ an bleibt das Atemminutenvolumen, das bis dahin mit steigender $CO_2$-Konzentration zugenommen hat, konstant, weil jetzt der alveolare $CO_2$-Gehalt der Rückatmungsseite sich nicht mehr ändert (Abb. 113 und 114). Die Atmung ist jetzt so einreguliert, daß auf dem kontralateralen Lungenflügel genügend $CO_2$ abgeatmet wird, um den alveolaren $CO_2$-Gehalt der Untersuchungsseite konstant zu halten.

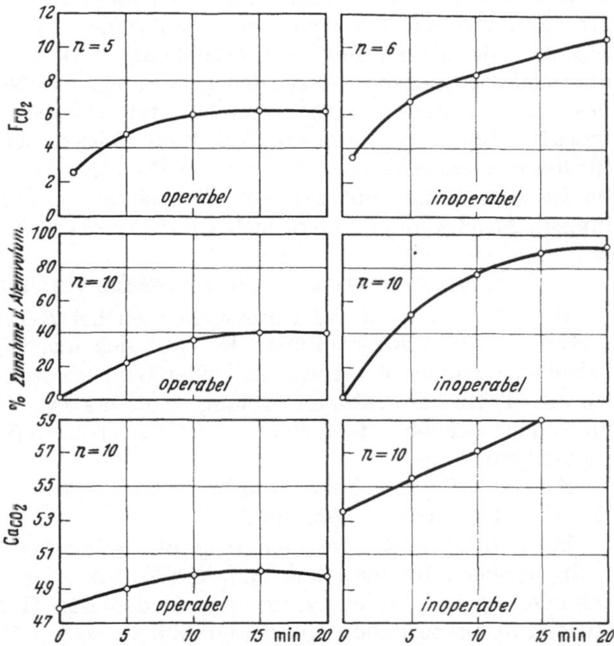


Abb. 115. Mittlerer $CO_2$-Gehalt der Alveolarluft der $CO_2$-Rückatmungsseite, mittlere prozentuale Zunahme des Atemvolumens und mittlerer arterieller $CO_2$-Gehalt in Vol.-% während des einseitigen $CO_2$-Rückatmungsversuches bei operablen und inoperablen Fällen. [Nach WASSNER: Thoraxchirurgie **5**, 71 (1957)]

Die andere Lungenseite kann dann allein die $CO_2$-Ausscheidung besorgen, wenn nach Eintreten des $CO_2$-Gleichgewichtes mit dem venösen Mischblut auf der Rückatmungsseite (Punkt $B$ der Abb. 113) das Atemminutenvolumen auf beiden Seiten konstant bleibt. Steigt jedoch vom Punkt $B$ an beiderseits das Atemminutenvolumen laufend weiter an, so ist anzunehmen, daß die fragliche Lungenseite nicht imstande ist, das Kohlendioxyd allein abzuatmen, weil offenbar die $CO_2$-Spannung des arteriellen Blutes noch zunimmt.

Die Untersuchung läßt sich auch derart durchführen, daß man, anstatt die eine Seite an das Spirometersystem ohne $CO_2$-Absorptionseinrichtung anzuschließen, einen sauerstoffgefüllten Atembeutel benutzt, dessen Volumen größer sein muß als der für die Untersuchungsdauer zu erwartende $O_2$-Verbrauch und in dem sich $CO_2$ durch die Rückatmung anreichert. Die andere Seite wird an den Spirographen angeschlossen. Durch Gasentnahmen aus dem Beutel kann man sich von dem $CO_2$-Gehalt überzeugen, der bei ausreichender Funktion der Gegenseite nach einer gewissen Zeit konstant bleiben muß (s. Abb. 114). Steigt die $CO_2$-Konzentration laufend weiter an, so ist die kontralaterale Funktion nicht ausreichend. Die Gasanalyse kann auch kontinuierlich mit einem entsprechenden Gerät (Wärmeleitfähigkeitsprinzip, Ultrarotabsorptionsprinzip usw.) vorgenommen werden. WASSNER[1] hat während des einseitigen Rückatmungsversuchs bei liegender Arterienkanüle Blutproben entnommen und auf den $CO_2$-Gehalt analysiert. Auch hier fanden sich bei den günstigen Fällen nach Erreichung des Gleichgewichtszustandes konstante Werte, bei den ungünstigen Fällen stieg der arterielle $CO_2$-Gehalt laufend weiter an bis zur Erreichung stark pathologischer Werte, so daß die Untersuchung abgebrochen werden mußte (Abb. 115).

Im allgemeinen wird die $CO_2$-Rückatmung von den Patienten überhaupt nicht bemerkt; die Vergrößerung des Atemminutenvolumens wird nur solchen Kranken bewußt, bei denen eine funktionelle Einschränkung der Gegenseite besteht. Bei Fällen mit sehr erheblicher funktioneller Herabsetzung der $CO_2$ abatmenden Lungenseite, bei denen es zu einer außerordentlichen Vergrößerung des Atemminutenvolumens kommt, kann sich die durch den Carlens-Katheter bewirkte Stenoseatmung subjektiv und objektiv bemerkbar machen. Dies ist für die Brauchbarkeit der Methode als Funktionstest jedoch von Vorteil, da auch im Ernstfall immer mit gewissen Stenosierungen der Luftwege (Sekretansammlungen, Anschwellung der Bronchialwand) gerechnet werden muß.

## 8. Sonstige bronchospirometrische Untersuchungsverfahren

Bronchospirometrische Untersuchungen bei *Belastung* wurden von mehreren Untersuchern[2–6] durchgeführt. Es fand sich hierbei, daß das prozentuale Verhältnis des Sauerstoffverbrauchs beider Lungenseiten zueinander nicht verändert wurde. Trotz des Katheters gelang es BJÖRKMAN und CARLENS[2], den Energieumsatz bis auf 555% des Grundumsatzes zu steigern (im Mittel 324% bei 22 Untersuchungen).

*Alveolarluft* jeder Seite wurde bronchospirometrisch von VACCAREZZA u. Mitarb.[7], BARTH[8] u. a. gewonnen.

BJÖRKMAN[9] bestimmte den respiratorischen Quotienten jeder Seite mit der Knippingschen Methode und fand, daß er, besonders bei einseitiger Ventilationsbehinderung auf beiden Seiten verschieden ist. HERTZ[10] untersuchte den jedseitigen respiratorischen Quotienten mit derselben Methode ebenfalls bei Sauerstoffatmung und berechnete den mittleren alveolaren $CO_2$-Druck jeder Lungenseite[11]. Mit offenen Systemen führte er Bestimmungen des respiratorischen Quotienten bei Luftatmung durch[12]; bei gleichzeitiger Bestimmung der arteriellen $CO_2$-Spannung konnte indirekt auf den mittleren alveolaren $O_2$-Druck jeder Seite geschlossen[12] und der jedseitige Totraum berechnet werden[13].

CURTIS u. Mitarb.[14] wenden den Sauerstofftest von COMROE und FOWLER[15] bronchospirometrisch an. Der Patient wird aufgefordert, tief einzuatmen und

[1] WASSNER, U. J.: Thoraxchirurgie **5**, 71 (1957).
[2] BJÖRKMAN, S., u. E. CARLENS: Acta med. scand. Suppl. **259**, 63 (1951).
[3] BERGAN, F.: Acta chir. scand. **103**, 485 (1952).
[4] INADA, K., S. KICHIMITO, A. SATO u. T. WATANABE: J. thor. Surg. **27**, 173 (1954).
[5] JACOB, W.: Beitr. Klin. Tuberk. **113**, 146 (1955).
[6] FREISLEBEN, R.: Wien. klin. Wschr. **1956**, 918.
[7] VACCAREZZA, R. F., A. LANARI, A. SOUBRIE u. F. LABOURT: Medicina (B. Aires) **3**, 145 (1943).
[8] BARTH, L.: Thoraxchirurgie **3**, 451 (1956).
[9] BJÖRKMAN, S.: Acta med. scand. Suppl. **56** (1934).
[10] HERTZ, C. W.: 4. Internat. Kongr. Amer. Coll. Chest Physicians, Köln 1956.
[11] HERTZ, C. W.: Dtsch. Arch. Klin. Med. **205**, 319 (1958).
[12] HERTZ, C. W.: Bad Oeynhausener Gespräche I: 127. Berlin-Göttingen-Heidelberg: Springer 1957.
[13] HERTZ, C. W.: Unveröffentlichte Untersuchungen.
[14] CURTIS, J. K., E. CREE, H. RASMUSSEN u. J. T. MENDENHALL: J. thorac. Surg. **30**, 702 (1955).
[15] COMROE jr., J. H., u. W. S. FOWLER: Amer. J. Med. **10**, 408 (1951).

dann so tief wie möglich auszuatmen. Sodann wird die eine Lungenseite an ein mit Sauerstoff gefülltes Spirometer angeschlossen. Der Patient atmet erneut tief ein und exspiriert dann langsam und gleichmäßig in die andere Spirometerglocke, während gleichzeitig kontinuierlich die Stickstoffkonzentration im Nitrogen-Meter und die Volumenkurve registriert werden. Anschließend wird mit der anderen Lungenseite die gleiche Untersuchung durchgeführt. Hiermit läßt sich eine etwaige ungleichmäßige Belüftung der jeweiligen Lungenseite nachweisen.

Clark und Maher-Loughnan[1] versuchen durch die forcierte Exspiration nach maximaler Inspiration bronchospirometrisch auf den Atemgrenzwert jeder Lungenseite zu schließen.

Martin u. Mitarb.[2] führten bronchospirometrische Untersuchungen während intrathorakaler Operationen durch (s. a. Wenzl, Strahberger S. 118).

## VI. Andere Verfahren zur Funktionsuntersuchung einzelner Lungengebiete

### A. Die Isotopenthorakographie nach Knipping

Zur Untersuchung der Ventilation einzelner Lungenabschnitte wird von Knipping u. Mitarb.[3, 4] mit radioaktiven Gasen beatmet und die Aktivität über verschiedenen Lungengebieten simultan mittels Geiger-Zählrohren oder Szintillationszählern gemessen. Die Autoren verwenden Xenon$^{133}$. Die Einzelimpulse werden über einen Verstärker einem Integrator zugeleitet, wodurch Summationswerte aufgenommen und als Kurven registriert werden. Der Patient atmet mehrere Atemzüge aus einem abgeschirmten Spirometer, welches ein Gemisch von Sauerstoff und inaktivem Xenon sowie eine Zugabe von aktivem Xenon$^{133}$ enthält. Registriert wird simultan über symmetrischen Lungenfeldern. Die Zählrohre und die Zuleitungsrohre müssen abgeschirmt werden. Normalerweise steigt die Aktivität mit Beginn des Atemzuges über allen Lungenteilen an. Ist die Ventilation in bestimmten Lungenteilen gestört, so erfolgt hier der Anstieg verzögert oder schwächer. Nach Abschaltung des Patienten vom Spirometersystem werden die Entmischungskurven aufgenommen. Die Resorption von Xenon$^{133}$ läßt sich durch vorheriges Aufsättigen des Organismus mit inaktivem Xenon nahezu völlig ausschalten.

Nach den letzten Mitteilungen der Autoren[5, 6] werden neuerdings insgesamt 16 Kurven über der Lunge (auf jeder Seite 8 Zählrohre) aufgenommen.

Exakte Angaben über die quantitative Auswertung der Isotopenthorakogramme liegen bisher nicht vor.

### B. Die Angiopneumographie

Die röntgenologische Darstellung der Lungengefäße mit einem Kontrastmittel wird seit Moniz, Carvalho und Lima[7] „Angiopneumographie" genannt. Sie bedienten sich hierzu eines Herzkatheters, durch den das Kontrastmittel

[1] Clark, J. B., u. G. P. Maher-Loughnan: Tubercle (Lond.) **36**, 198 (1955).
[2] Martin, F. E., F. McDonald u. B. W. Stead: J. thorac. Surg. **29**, 327 (1956).
[3] Knipping, H. W., H. Ludes, H. Valentin u. H. Venrath: Med. Klin. **1953**, 161.
[4] Knipping, H. W., W. Bolt, H. Venrath, H. Valentin, H. Ludes u. P. Endler: Dtsch. med. Wschr. **1955**, 1146.
[5] Knipping, H. W., W. Bolt, H. Venrath, H. Valentin u. P. Endler: Dtsch. med. Wschr. **1957**, 1.
[6] Venrath, H.: Bad Oeynhausener Gespräche, Bd. I, S. 144. Berlin-Göttingen-Heidelberg: Springer 1957.
[7] Moniz, E., L. de Carvalho u. A. Lima: Presse méd. **1931**, 996.

gespritzt wurde. FORSSMANN[1], auf den der Herzkatheterismus zurückgeht, hatte schon vorher mit dem Katheter eine Kontrastdarstellung der menschlichen Herzhöhlen und Lungengefäße versucht, aber — vermutlich wegen der unvollkommenen Röntgentechnik — ohne Erfolg[2].

1932 gingen CARVALHO, MONIZ und SALDANHA[3] dazu über, das Kontrastmittel unter Fortlassung des Katheters direkt in die Cubitalvene zu injizieren, da hierbei die gleichen Ergebnisse erzielt werden konnten. In der Folgezeit wurde die Angiographie der zentralen Blutgefäße vorwiegend zur Herzdiagnostik (Angiokardiographie) verwendet und hat hier vor allem durch CASTELLANO, PEREIRAS und GARCIA[4] sowie durch ROBB und STEINBERG[5] ihre entscheidende Förderung erfahren. Diese bestand vor allem darin, daß große Mengen Kontrastmittel durch weite Kanülen in kurzer Zeit appliziert wurden. Das Verfahren wurde von zahlreichen Autoren auch zum Studium der Lungengefäße unter pathologischen Bedingungen benutzt.

Einige Untersucher bedienten sich jedoch weiterhin der ursprünglichen Methode der Angiopneumographie durch den Katheter[6,7]. JÖNSSON, BRODEN und KARNELL[8] führten den Katheter hierbei bis zur A. pulmonalis vor und nannten die Methode „selektive Angiokardiographie". BOLT und RINK[9] drangen bis in die einzelnen Pulmonalisäste vor und spritzten dort Kontrastmittel, um Einzelheiten der Lungenperipherie besser darzustellen („selektive Angiographie der Lungengefäße").

Es sei jedoch darauf hingewiesen, daß die plötzliche Injektion großer Kontrastmittelmengen nicht ungefährlich ist[10-12] und bereits mehrfach Todesfälle beschrieben sind, so daß eine sorgfältige Auswahl der Patienten für diese Untersuchung notwendig erscheint. Die Applikation des Kontrastmittels durch den Herzkatheter bietet jedoch weniger Gefahren, da die Menge des Präparates geringer gehalten werden kann. Die Technik der Herzkatheterisierung ist auf S. 367ff. beschrieben.

## VII. Atemmechanik

### *Allgemeines*

Unter „Atemmechanik" im speziellen Sinn werden die Druck-Volumen-Beziehungen bei der Atmung verstanden. Die atemmechanischen Untersuchungen werden heute im allgemeinen mittels Pneumotachographie, Oesophagusdruckmessung und gelegentlich Alveolardruckmessung durchgeführt.

Während der Inspiration wird durch die Atemmuskulatur das Thoraxvolumen vergrößert und somit, wie bei einer Kolbenpumpe, ein Unterdruck erzeugt. Von außen strömt soviel Luft in die Lunge ein, wie zum Druckausgleich mit der Atmo-

---

[1] FORSSMANN, W.: Klin. Wschr. **1929**, 2085.
[2] FORSSMANN, W.: Münch. med. Wschr. **1931**, 489.
[3] DE CARVALHO, L., E. MONIZ u. A. SALDAHNA: J. Radiol. Électrol. **16**, 469 (1932).
[4] CASTELLANO, A., R. PEREIRAS u. A. GARCIA: Arch. Soc. Estud. clin. Habana **31**, 523 (1937).
[5] ROBB, G. P., u. I. STEINBERG: J. clin. Invest. **17**, 507 (1938).
[6] AMEUILLE, P., G. RONNEAUX, V. HINAULT, E. DEGREZ u. J. N. LEMOINE: Bull. Soc. méd. Hôp. Paris **52**, 729 (1936).
[7] CHAVEZ, J., N. DORBECKER u. A. CELIS: Amer. Heart J. **33**, 560 (1947).
[8] JÖNSSON, G., B. BRODEN u. J. KARNELL: Acta radiol. (Stockh.) **32**, 486 (1949).
[9] BOLT, W., u. H. RINK: Schweiz. Z. Tuberk. **8**, 380 (1951).
[10] COURNAND, A., R. J. BING, L. DEXTER, C. DOTTER, L. N. KATZ, J. W. WARREN and E. WOOD: Circulation (N.Y.) **7**, 769 (1953).
[11] GRABNER, E., F. KAINDL u. W. WEISSLE: Wien. Z. inn. Med. **35**, 1 (1954).
[12] LÖFFLER, L., u. H. ROTH: Münch. med. Wschr. **1954**, 417.

sphäre erforderlich ist. Bei der Exspiration wird das Thoraxvolumen verkleinert. Normalerweise geschieht das nicht durch die Muskeltätigkeit, sondern durch die *Retraktionskraft* oder „*Elastizität*“ der Lunge. Hierbei entsteht in den Alveolen gegenüber der Außenluft ein Überdruck, so daß Gas aus der Lunge bis zum Druckausgleich entweicht.

Die *inspiratorische Muskelarbeit* muß folgende Widerstände überwinden:

1. den elastischen Widerstand von Lunge und Thorax,
2. den Reibungs- bzw. Deformationswiderstand nichtelastischer Elemente,
3. den Strömungswiderstand in den Luftwegen,
4. den Trägheitswiderstand.

Da die *Exspiration* normalerweise ohne Mitwirkung der Atemmuskulatur durch die Retraktionskraft erfolgt, ist hierbei nur die Überwindung der unter 2—4 aufgeführten Widerstände erforderlich. Bei der Exspiration wird also die inspiratorisch zur Überwindung des elastischen Widerstandes aufgebrachte Energie zurückgewonnen.

Der unter 4. genannte Trägheitswiderstand (zu dessen Überwindung Beschleunigungsarbeit geleistet werden muß) ist außerordentlich klein und praktisch zu vernachlässigen. Er bleibt deshalb in den folgenden Ausführungen unberücksichtigt.

## A. Der elastische Widerstand

Wenn eine Kraft auf einen Körper einwirkt, so tritt eine Formveränderung (Deformation) des Körpers ein. Hört die deformierende Kraft auf zu wirken, so kann der Körper entweder seine ursprüngliche Gestalt vollständig wieder annehmen, oder er behält die veränderte Gestalt bei. Im ersteren Fall nennen wir den Körper *elastisch*, im zweiten *unelastisch*.

Nach dem Hookeschen Gesetz gilt für elastische Formveränderungen allgemein: Die Formveränderungen sind für nicht zu große formverändernde Kräfte den letzteren proportional. Die Grenze, von der ab bei größeren verändernden Kräften das Hookesche Gesetz nicht mehr gilt, bezeichnet man als *Proportionalitätsgrenze*.

Von der Proportionalitätsgrenze ab ist also die Verlängerung des elastischen Körpers nicht mehr der äußeren Kraft proportional. Vergrößert man die Belastung weiter, so kommt man schließlich zu einer Belastung, nach deren Wegnahme der Körper seine ursprüngliche Länge nicht wieder annimmt. Die *Elastizitätsgrenze* des Körpers ist überschritten.

In jedem elastisch gedehnten Körper bestehen innerhalb des Körpers senkrecht zu allen Querschnittsflächen gerichtete, entgegengesetzt wirkende Kräfte, die im Beharrungszustand einander gleich sind und sich daher aufheben. Das sind die *Spannungen* des elastisch gedehnten Körpers (*elastische Spannung*, *Zugspannung* bzw. *Druckspannung*).

Lunge und Thorax sind großenteils elastisch. Diese Gewebe müssen inspiratorisch durch äußere Kraft (Muskelbetätigung) gedehnt werden. Bei Nachlassen der äußeren Kraft gehen die Gewebe in ihre Ausgangslage zurück. Je größer die äußere Kraft, desto größer ist die Dehnung und desto größer die Volumenveränderung des Thoraxinhaltes. Die Beziehung zwischen Kraft und Weg oder Druck und Volumen eines elastischen Körpers ist nur von den unter *statischen Bedingungen* gemessenen Änderungen, nicht von der Geschwindigkeit, mit der das neue Volumen erreicht wird, abhängig.

Die Druck-Volumen-Beziehung, d. h. Steilheit und Verlauf der Druck-Volumen-Kurve ist abhängig von der Größe der Elastizität des betreffenden Materials (s. Abb. 116).

Für die Elastizität der Dehnung gelten folgende Gesetze:

1. Die Verlängerung eines vollkommen elastischen Körpers ist proportional der äußeren Kraft (Hookesches Gesetz).
2. Die Verlängerung ist bei gleicher Belastung der ursprünglichen Länge proportional.
3. Die Verlängerung ist dem Querschnitt des Körpers bei gleicher Belastung umgekehrt proportional.
4. Die Verlängerung hängt ab von dem Material des Körpers.

Die Ergebnisse lassen sich in der Gleichung:

$$\Delta l = \mathscr{E} \frac{l \cdot P}{F}$$

zusammenfassen. $\mathscr{E}$ ist charakteristisch für die stofflichen Eigenschaften und heißt der *Elastizitätskoeffizient* des Materials. In der Technik rechnet man mit dem reziproken Wert von $\mathscr{E}$, der als *Elastizitätsmodul* oder *Dehnungsmaß E* bezeichnet wird. Der Elastizitätsmodul wird technisch in kg/mm² ausgedrückt.

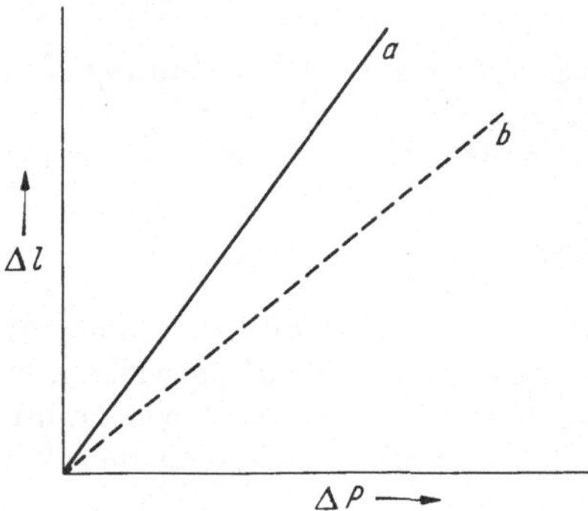


Abb. 116. Kraft-Weg-Diagramm zweier gleichdimensionierter elastischer Körper innerhalb der Proportionalitätsgrenze. Bei dem Material *a* ist die „Dehnbarkeit" (der Elastizitätskoeffizient) größer (bzw. der Elastizitätsmodul kleiner) als bei *b*

Wie aus der oben angeführten Gleichung hervorgeht, ist — unter der Benutzung der physikalisch-technischen Termini — die Dehnbarkeit von Lunge und Thorax bei gegebener Kraft um so größer, je größer ihr Elastizitätskoeffizient, je kleiner also ihr Elastizitätsmodul (hier Volumenelastizitätsmodul) ist. Je größer der Elastizitätsmodul ist, desto größer ist also die „Steifheit" des Materials, je größer der Elastizitätskoeffizient, desto größer die Dehnbarkeit.

Diese Bezeichnungen werden jedoch in der Atemmechanik nicht angewandt, zumal die Messungen der Elastizität als Druck-Volumen-Beziehungen erfolgen und die Werte in den Dimensionen Liter und cm $H_2O$ angegeben werden. Dem Elastizitätsmodul entspricht der „*elastische Widerstand*" („elastance"), der die Gegenkraft bezeichnet, die der Dehnung entgegengesetzt wird und somit ein Maß für die „elastische Spannung" des Gewebes ist. Der reziproke Wert des elastischen Widerstandes ist die *Dehnbarkeit*, der *Volumen-Druck-Koeffizient („compliance")*. Die Dimension ist Liter/cm $H_2O$.

Sowohl die Lunge als auch der Thorax setzen der Volumendehnung elastischen Widerstand entgegen. Eine schematische Darstellung der Verhältnisse am Modell zeigt die Abb. 117. Die elastischen Kräfte werden hier von Spiralen ausgeübt. Die Lunge allein (*a*) befindet sich in der Gleichgewichtslage bei einem Volumen, das kleiner als das Residualvolumen ist (Kollapsvolumen). Der Thorax allein (*b*) hat seine Gleichgewichtslage bei einem Volumen zwischen maximaler Inspirationslage und Atemmittellage (normalerweise etwa 70% der Vitalkapazität). Die elastischen Kräfte von Lunge und Thorax wirken also gegensinnig aufeinander ein und halten sich in einer Gleichgewichtslage, die dem Exspirationsniveau (der funktionellen Residualkapazität) entspricht. Hierbei steht also der Thorax unter einer Druckspannung (s. S. 147), bedingt durch die Retraktionskraft der Lunge, und die Lunge unter einer Zugspannung bedingt durch die Retraktionskraft des Thorax. Um den Gleichgewichtszustand in inspiratorischer oder exspiratorischer Richtung zu verändern, ist äußere Kraft (Muskelarbeit) notwendig.

Die elastischen Eigenschaften der Lunge sind nicht, wie dies früher angenommen wurde[1], nur auf das elastische Fasernetz der Lunge zurückzuführen. Sämtliche Gewebe der Lunge sind dehnbar und elastisch verformbar, nur in sehr verschiedenem Grade[2].

Außer der Elastizität des Lungengewebes kommt als Ursache der Retraktionskraft die *Oberflächenspannung* der Alveolen in Frage[3]. Diese Wirkung der Oberflächenspannung wird folgendermaßen erklärt: Das Alveolarepithel ist wegen der vollständigen Wasserdampfsättigung mit einer dünnen an die Alveolargase

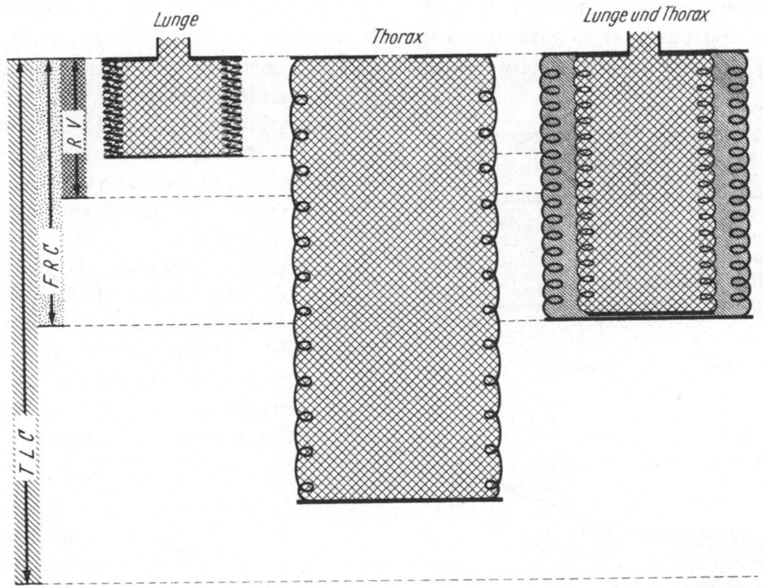


Abb. 117. Schematische Darstellung der elastischen Kräfte von Lunge und Thorax am Modell. a Lungenvolumen allein, sog. „Kollapsvolumen", b Thoraxvolumen allein, c Lunge plus Thorax (Atemmittellage), jeweils in der Gleichgewichtslage. *RV* Residualvolumen, *FRC* funktionelle Residualkapazität, *TLC* Totalkapazität. (Nach Comroe, J. H., R. E. Forster, A. B. Dubois and E. Carlsen: The lung, clinical physiology and pulmonary functions tests. Chicago: The Year Book Publishers 1955)

grenzenden Flüssigkeitsschicht überzogen, die nach den Gesetzen der Oberflächenretraktion nach Verkleinerung strebt. Im Inspirium nun entsprechen nach der Auffassung von Neergaard[3] die Alveolen Kugelkalotten mit größerer Oberflächenretraktion als im Exspirium.

## B. Die sogenannten „viscösen" Widerstände

Im Gegensatz zum elastischen Widerstand sind die übrigen Widerstände eine Funktion der Lungenbewegung, also der Zeit. Hierunter sind zu verstehen:

a) Reibungs- bzw. Deformationswiderstand der Gewebe;

b) der Strömungswiderstand in den Luftwegen.

**Reibungs- und Deformationswiderstand** sind bedingt durch die Bewegungen der extra- und intrapulmonalen Gewebe während der Atmung: knöchernes Thoraxskelet, Thoraxwand, Baucheingeweide usw. Der Widerstand ist null bei Beginn der Inspiration, erreicht sein Maximum während der größten Atemstromgeschwindigkeit etwa in der Mitte der Inspiration (s. Pneumotachographie S. 155)

[1] Tendeloo, N. P.: Ergebn. inn. Med. Kinderheilk. **6**, 1 (1910).

[2] Sternberg, C.: Virchows Arch. path. Anat. **254**, 696 (1928).

[3] Neergaard, K. v.: Dtsch. Z. Chir. **244**, 268 (1935).

und geht gegen Ende der Inspiration wieder gegen null. Am Ende der Inspiration ist also der Reibungswiderstand null, während der elastische Widerstand seinen Maximalwert des Atemcyclus erreicht (s. a. Abb. 120). Bei der Exspiration ist der gleiche Reibungswiderstand zu überwinden wie bei der Inspiration.

**Der Strömungswiderstand in den Luftwegen.** Die zur Bewegung des Luftstroms erforderliche Kraft dient zur Überwindung der inneren Reibung des strömenden Gases und der Reibung zwischen Tracheobronchialbaum und Atemgasen. Diese Kraft ist die Druckdifferenz zwischen Außenluft und Alveolen. Über die Bestimmung des Alveolardruckes s. S. 159.

Der Strömungswiderstand hängt ab von dem Radius der durchströmten Rohre, der Strömungsgeschwindigkeit und der Art der Strömung. Man unterscheidet laminare und turbulente Strömung (Abb. 118). Die laminare Strömung kann man sich derart vorstellen, daß verschiedene koaxiale Gasschichten aneinander vorübergleiten, wobei die wandnahen Schichten gegenüber den zentralen zurückbleiben, da sie zueinander innere Reibung erfahren. Die Druckdifferenz, die eine laminare Strömung erzeugt, ist proportional dem Stromzeitvolumen (Volumengeschwindigkeit),

$$\Delta P = \dot{V} \cdot K_1 ,$$

$K_1$ ist direkt proportional der Viscosität des Gases (jedoch unabhängig von der Gasdichte), der Rohrlänge und umgekehrt proportional der 4. Potenz des Radius des Rohres. Bei einer Verminderung des Rohrquerschnitts auf die Hälfte muß also die Druckdifferenz versechzehnfacht werden!

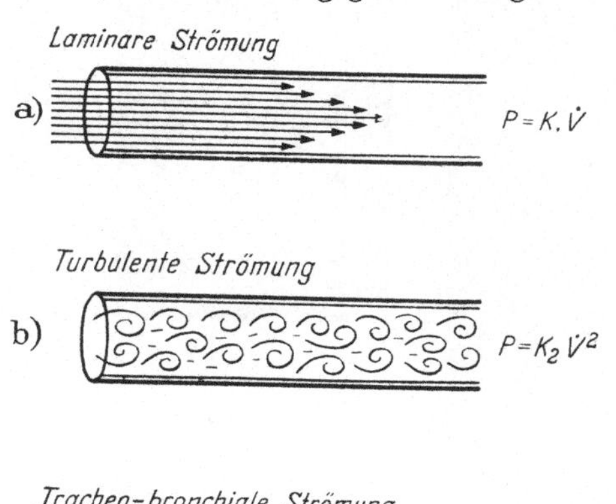


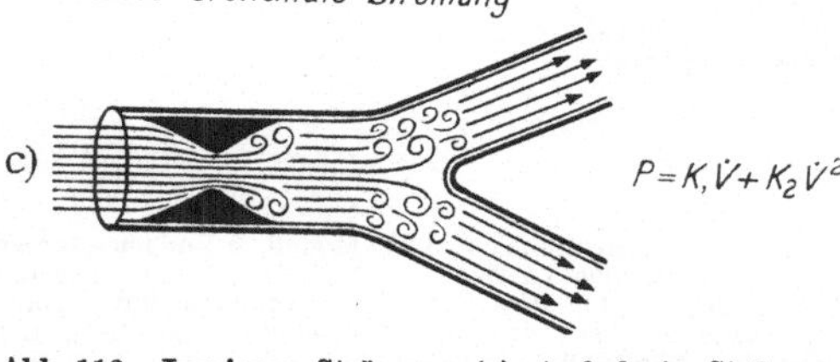


Abb. 118. Laminare Strömung (*a*), turbulente Strömung (*b*) und lokale Turbulenzen (*c*). Schematisch. (Nach COMROE, J. H., R. E. FORSTER, A. B. DUBOIS and E. CARLSEN: The lung, clinical physiology and pulmonary functions tests. Chicago: The Year Book Publisher 1955)

Turbulente Strömung tritt bei geraden, glattwandigen Rohren erst bei hoher Strömungsgeschwindigkeit auf. Da im Tracheobronchialbaum eine Vielzahl von Verzweigungen besteht, sind zumindest *lokale* Turbulenzen auch bei ruhiger Atmung vorhanden[1] (s. Abb. 118). Bei großer Atemstromgeschwindigkeit wie bei Belastung oder bei Bestimmung des Atemgrenzwertes kommt es zu überwiegend turbulenter Strömung. Die zur Überwindung des Strömungswiderstandes bei turbulenter Strömung erforderliche Druckdifferenz ist proportional dem Quadrat der Volumengeschwindigkeit:

$$\Delta P = \dot{V}^2 \cdot K_2 .$$

Hierbei ist $K_2$ u. a. abhängig von der Gasdichte, nicht aber von der Viscosität* (im Gegensatz zu $K_1$ bei laminarer Strömung). Man hat daher Gase verschiedener Dichte und Viscosität (Helium und 20% Sauerstoff[2], Argon und 20% Sauerstoff[3]

[1] ROHRER, R.: Pflüg. Arch. ges. Physiol. **162**, 225 (1915).
[2] OTIS, A. B., u. W. C. BEMBOWER: J. appl. Physiol. **2**, 300 (1949).
[3] FRY, D. L., R. V. EBERT, W. W. STEAD u. C. C. BROWN: Amer. J. Med. **16**, 80 (1954).
* Genau genommen hat die Viscosität einen gewissen kleinen Effekt, der aber für die hier erörterten Probleme vernachlässigt werden kann.

gegenüber Luft) zur Differenzierung der Strömungswiderstände gegen die Gewebswiderstände benutzt.

Die Größe der elastischen und Gewebswiderstände, gegen die Atemarbeit geleistet werden müssen, sind besonders unter pathologischen Bedingungen von der Dehnungslage abhängig.

## C. Die Atemarbeit

Der Begriff der „Arbeit" ist definiert als Produkt aus Kraft mal Weg, also unter den hier betrachteten Verhältnissen als Produkt aus Druck mal Volumen:

$$A = P \cdot V.$$

Die Atemarbeit ist zur Überwindung der beschriebenen Atemwiderstände erforderlich, also

1. des elastischen Widerstandes von Lunge und Thorax,
2. des Gewebsdeformationswiderstandes,
3. des Strömungswiderstandes.

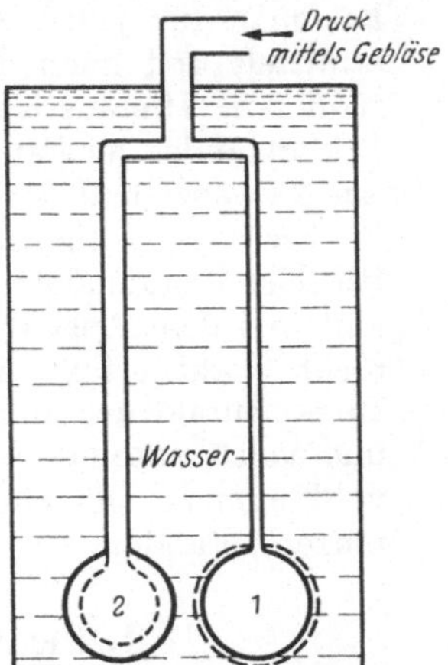

Abb. 119. Modellversuch von ROHRER. Zwei gleich große Gummiballons mit verschiedenen Abflußwiderständen (engkalibriges und weitkalibriges Rohr) sind luftdicht in ein Gefäß mit Wasser eingesetzt. Aufpumpen des Ballons auf einen Druck von 200 bis 250 mm Hg. Bei Druckentlastung zunächst Ausdehnung von Ballon 1, Kompression von Ballon 2, anschließend Druckausgleich mit Volumausgleich. (Aus LOTTENBACH: Handbuch der inneren Medizin, Bd. IV/2. 1956)

Die Bestimmung der zur Überwindung *aller* genannten Widerstände aufgewandten Arbeit ist nur im Respirator möglich[1], um die Elastizität des Thorax mitzuerfassen. Voraussetzung ist völlige Erschlaffung der Atemmuskulatur. Bei Erzeugung eines gegebenen respiratorischen Unterdruckes durch die Pumpe des Respirators kommt es zur Einatmung eines gegebenen Luftvolumens. Mißt man die Differenz zwischen dem im Respirator herrschenden Druck und dem Munddruck und das bei dieser Druckdifferenz inspirierte Luftvolumen, so kann man aus dem Produkt mal Volumen die geleistete Arbeit errechnen. Da die unter statischen Bedingungen gewonnenen Druck-Volumenwerte die zur Überwindung des elastischen Widerstandes aufgewendete Arbeit wiedergeben, entsprechen die Volumen-Druckwerte an den Punkten des Atemstillstandes (in- und exspiratorische Umkehr) den Kräften, die zur Überwindung des elastischen Widerstandes aufgewandt werden. Befinden sich Thorax und Lunge in Bewegung, so kommen die Kräfte zur Überwindung der dynamischen Widerstände, nämlich des Strömungswiderstandes und des Gewebedeformationswiderstandes, hinzu. *Ist also Thorax- und Lungenbewegung gleich null, so sind auch die Gewebs- und Strömungswiderstände gleich null*; an den Wendepunkten von Inspiration zu Exspiration und umgekehrt wird also nur die elastische Kraft gemessen.

Bei Bronchostenosen können jedoch besondere Verhältnisse herrschen. Wie bereits von ROHRER[2] (s. Abb. 119) und neuerdings auch von OTIS u. Mitarb.[3] und RAU u. Mitarb.[4] am Modell gezeigt wurde, kann es unter den Bedingungen der partiellen Stenosierung während des Atemstillstandes an den respiratorischen

[1] OTIS, A. B., W. O. FENN u. H. RAHN: J. appl. Physiol. 2, 592 (1950).

[2] ROHRER, F.: Physiologie der Atembewegung. In Handbuch normale und pathologische Physiologie, Bd. 2, S. 70. 1925

[3] OTIS, A. B., C. B. MCKERROW, R. A. BARLETT, J. MEAD, B. MCILROY, N. J. SELVERSTONE u. F. RADFORD: J. appl. Physiol. 8, 427 (1956).

[4] RAU, G., H. BEHN, W. GEBHARDT, P. H. ROSSIER u. A. BÜHLMANN: Schweiz. med. Wschr. **1957**, 374.

Umkehrpunkten zu einer Luftströmung innerhalb des Tracheobronchialbaumes kommen (Pendelluft).

Im allgemeinen beschränkt man sich auf die Ermittlung der an der *Lunge angreifenden* Kräfte, da diese einer Untersuchung während des Atemcyclus wesentlich einfacher zugänglich sind. Hierzu ist die Bestimmung der Druckdifferenz zwischen Pleuraspalt und Mund erforderlich.

Die direkte Bestimmung des *Intrapleuraldruckes* = Intrathorakaldruckes wird heute dadurch umgangen, daß der *Druck im Oesophagus* gemessen wird. Der Oesophagus ist den gleichen Kräften ausgesetzt wie der Pleuraspalt. Schreibt man also gleichzeitig Oesophagus-Druckkurven und Pneumotachogramm, so hat man für jeden Zeitpunkt des Atemcyclus die Druck-Volumen-Beziehung ermittelt und kann das Druck-Volumen-Diagramm, die sog. *Atemschleife* konstruieren. Hieraus läßt sich die Atemarbeit zur Überwindung 1. des elastischen Widerstandes der Lunge, 2. der sog. „viscösen" Widerstände, nämlich der Summe aus Gewebs- und Strömungswiderständen der Lunge, errechnen.

Die Ermittlung des Arbeitsdiagramms aus Oesophagusdruck und Spirogramm bei schnell laufendem Kymographion ist ungenauer, da die Volumengeschwindigkeit in jedem Augenblick der Atemphase wegen der Trägheit des Spirographen nicht exakt erfaßt werden kann (s. a. S. 155). Vergleichsmessungen zwischen Intrapleuraldruck und Oesophagusdruck sind in neuerer Zeit von FRY u. Mitarb.[1] und von CHERNIAK u. Mitarb.[2] angestellt worden. Während die erstgenannten vollkommene Übereinstimmung fanden, wurden von den letztgenannten Differenzen gefunden.

## 1. Die Atemschleife (Druck-Volumen-Diagramm)

Die Ermittlung der elastischen Gegenkraft (elastance) bzw. der Dehnbarkeit oder des Volumen-Druck-Koeffizienten (compliance) muß unter statischen Bedingungen erfolgen, da, wie oben ausgeführt, die nicht elastischen Gewebs- und Strömungswiderstände nur gleich null sind, wenn keine Lungenbewegung bzw. keine Luftströmung stattfindet. Die „viscösen" Widerstände können daher nur *während* der Atembewegung gemessen werden.

Zur Erläuterung des Prinzips möge eine schematische Darstellung von COMROE, FORSTER, DUBOIS, BRISCOE und CARLENS[3] dienen. Die Abb. 120 zeigt einen Block, der mittels einer Spirale an einer Wand befestigt ist und bei dem ersten Beispiel (*a—d*) auf einer „reibungslosen" Oberfläche, wie etwa Eis, ruht. Der Block wird nunmehr durch äußere Kraft bewegt, die überwundene Wegstrecke ist proportional der Kraft (ausgezogener Pfeil), da die einzig erforderliche Kraft diejenige zur Dehnung der Spirale ist (Hookesches Gesetz s. S. 147). Die Kraft-Weg-Beziehungen sind auf den Diagrammen rechts dargestellt. Das schraffierte Areal stellt die zur Überwindung des elastischen Widerstandes geleistete Arbeit dar (Kraft mal Weg).

Bei dem zweiten Beispiel (*e—h*) ruht der Block auf einer rauhen Oberfläche: Zwei Kräfte sind zu seiner Bewegung notwendig, nämlich diejenige zur Dehnung der Spirale und diejenige zur Überwindung des Reibungswiderstandes. Die Kraft zur Dehnung der Spirale (zur Überwindung des elastischen Widerstandes) ist gleich der in dem ersten Beispiel und ist mit dem ausgezogenen Pfeil ange-

[1] FRY, L. G., W. W. STEAD, R. V. EBERT, R. LUBIN u. H. S. WELLS: J. Lab. clin. Med. **40**, 664 (1952).

[2] CHERNIAK, R. M., F. FARHI, B. W. ARMSTRONG u. D. F. PROCTER: J. appl. Physiol. 8, 203 (1955).

[3] COMROE, J. H., R. E. FORSTER, A. B. DUBOIS, W. A. BRISCOE u. E. CARLSEN: The lung, clinical physiology and pulmonary function tests. Chicago: The Year Book Publishers 1955.

deutet. Die Kraft zur Überwindung des Reibungswiderstandes nimmt zu mit wachsender Geschwindigkeit und wird null, wenn der Block still steht. Sie ist

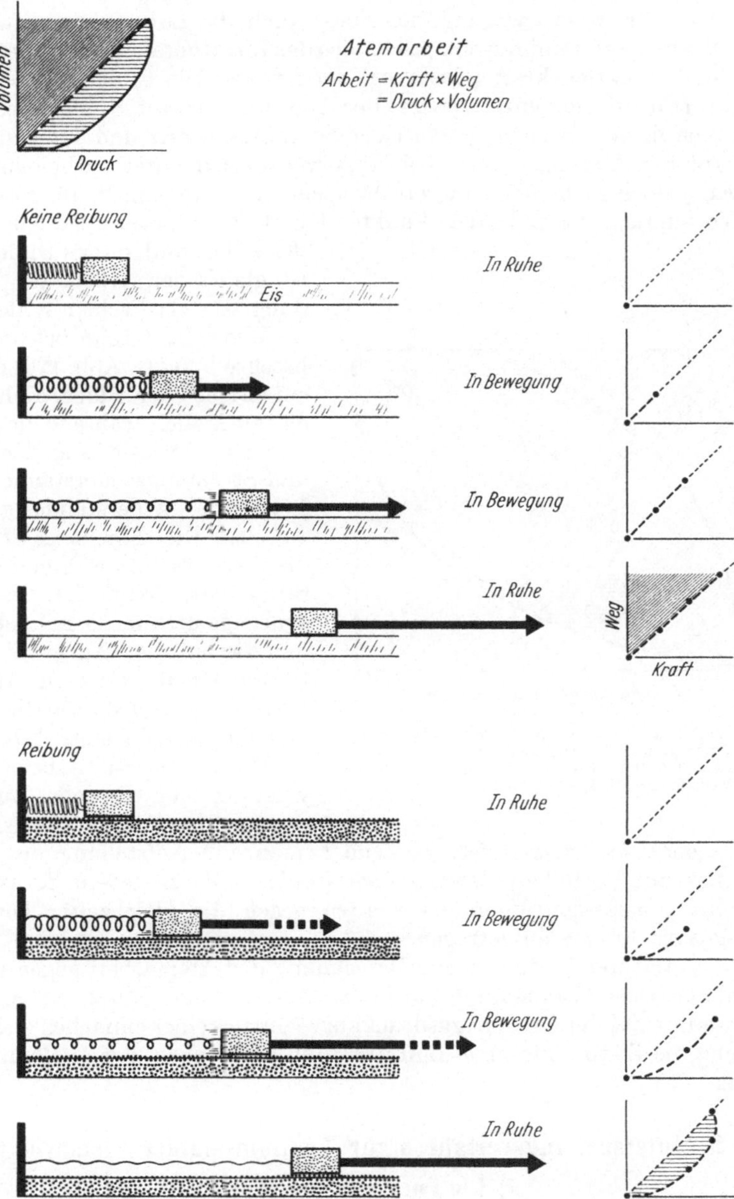


Abb. 120. Schematische Darstellung der zur Überwindung elastischer und viscöser Widerstände wirksamen Kräfte am Modell. Nähere Erläuterung s. Text. (Nach COMROE, J. H., R. E. FORSTER, A. B. DUBOIS and E. CARLSEN: The lung, clinical physiology and pulmonary functions tests. Chicago: The Year Book Publisher 1955)

mit dem durchbrochenen Pfeil gekennzeichnet. Wie die zugehörigen Diagramme zeigen, weicht die Linie von der Geraden ab; das schraffierte Areal entspricht der zusätzlich zur Überwindung des Reibungswiderstandes geleisteten Arbeit.

Entsprechend sind die Verhältnisse bei der Atmung. Abb. 121 zeigt das Druck-Volumen-Diagramm eines Atemzuges. Die inspiratorische Gesamtarbeit ist gleich dem Flächeninhalt *A-i-B-C*. Beim Phasenwechsel (Ende der In- bzw. Exspiration) ist die Atembewegung und somit auch die Luftstromgeschwindigkeit gleich null, an diesen Punkten entspricht also der Intrathorakaldruck (Oesophagusdruck) der Retraktionskraft (elastance) der Lunge. Die beiden Phasenwechselpunkte im Druck-Volumen-Diagramm der Abb. 121 sind mit *A* und *B* bezeichnet. Besteht eine lineare Beziehung zwischen Retraktionskraft und Lungenvolumen, was bei ruhiger Atmung immer (bei Hyperventilation unter pathologischen Bedingungen jedoch nicht ohne weiteres) angenommen werden kann, so ergibt die gerade Verbindung dieser beiden Punkte *A* und *B* die „elastische Achse", d. h. der Flächeninhalt des Dreiecks *ABC* ist gleich der Arbeit zur Überwindung des elastischen Widerstandes.

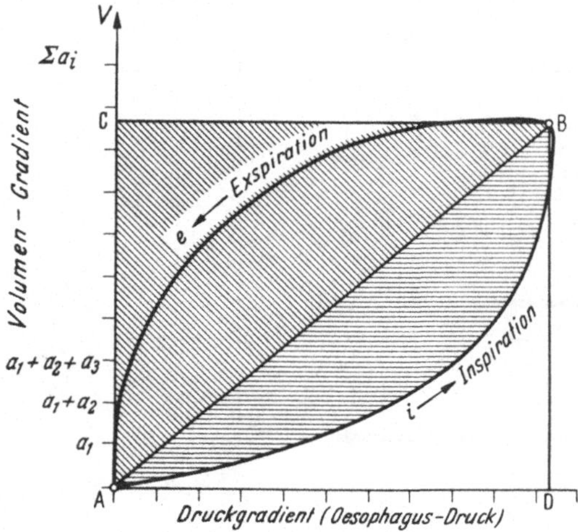


Abb. 121. Schematische Darstellung des Arbeitsdiagramms für einen Atemcyclus. (In Anlehnung an LOTTENBACH, NOELPP-ESCHENHAGEN u. NOELPP, Handbuch der inneren Medizin, Bd. IV/2, 1956, modifiziert)

Wie nun bereits bei der Modellbeschreibung (s. Abb. 120) dargelegt, entspricht der Flächeninhalt *AiB* der zusätzlich während der Inspiration zur Überwindung der Gewebs- und Strömungswiderstände, der sog. „viscösen" Widerstände, geleisteten Arbeit. Die Fläche *AiBC* stellt die Gesamtarbeit während der Inspiration dar. Wird der Oesophagusdruck gemessen, so handelt es sich um die an der *Lunge* angreifende Gesamtarbeit; wird im Respirator gemessen (s. S. 151), um die an Lunge *und* Thorax wirksame Arbeit.

Da die „viscöse" Arbeit (zur Überwindung der Gewebs- und Strömungswiderstände) eine Funktion der Volumen*geschwindigkeit* ist, verwendet man zur Aufstellung des Arbeitsdiagrammes mit Vorteil die *Pneumotachographie.* Die zu jedem Zeitpunkt des Atemcyclus gemessenen Volumina werden gegen die gleichzeitig bestimmten Oesophagusdruckwerte aufgetragen.

Ein vereinfachtes Verfahren zur Berechnung der Atemarbeit gegen elastische und nicht elastische Widerstände wurde von McILROY und ELDRIGDE[1] angegeben. Hierbei werden auf der Oesophagusdruckkurve mittels einer einfachen elektrischen Anordnung die Zeitpunkte ohne Luftstromfluß (Atemphasenwechselpunkte) aufgetragen.

## 2. Untersuchungsverfahren zur Bestimmung der Atemarbeit

### a) Die Pneumotachographie

Während das Spirogramm über Atemvolumen, Atemfrequenz und Regelmäßigkeit der Atmung Auskunft gibt, wird mittels der Pneumotachographie die Luftstromgeschwindigkeit in jedem beliebigen Augenblick der Atmung gemessen. Das Spirogramm stellt die integrale Kurve des Atemvolumens, das Pneumotachogramm die Differentialkurve dar. Zwar kann die Luftstromgeschwindigkeit auch

[1] McILROY, M. B., u. F. L. ELDRIDGE: Clin. Sci. **15**, 325 (1956).

aus dem Spirogramm abgeleitet werden (s. S. 158), feinere Details können hierbei jedoch nicht wiedergegeben werden.

Die Abb. 122 zeigt die gleichzeitige Registrierung eines Pneumotachogramms (Kurve $T$) und eines Spirogramms (Kurve $V$). Das Pneumotachogramm läßt den unmittelbaren Wechsel von Inspiration zu Exspiration erkennen. Die pneumotachographische Kurve steigt rasch an und erreicht ihr Maximum in der ersten Hälfte der Atemphase. Das Spirogramm zeigt die verschiedenen Einzelheiten nicht oder sehr abgeschwächt. Man vergleiche z. B. den Punkt $I$ mit der leichten Eindellung des Spirogramms bei $Ia$. Die Unregelmäßigkeiten der pneumotachographischen Kurve sind z. T. auf die Variationen der bei der Atmung

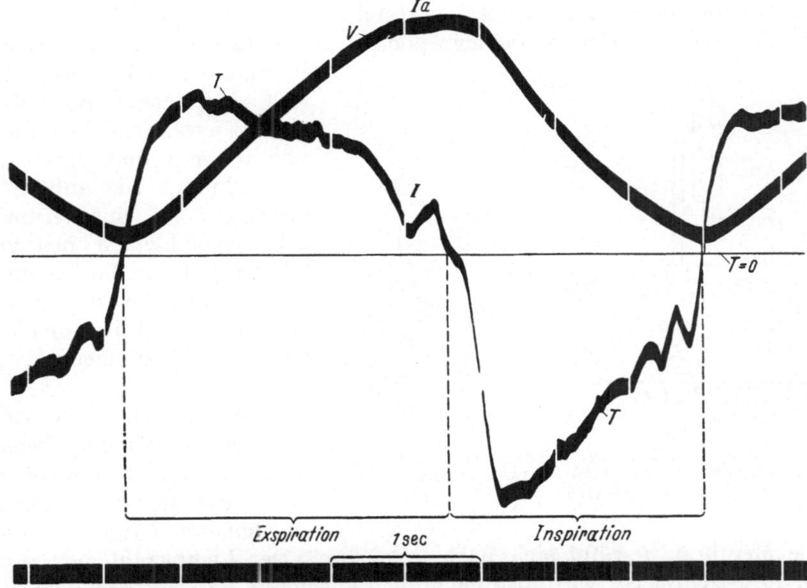


Abb. 122. Gleichzeitige Registrierung eines Spirogramms ($V$) und Pneumotachogramms ($T$). Nähere Erläuterung s. Text. (Nach FLEISCH: Nouvelles méthodes d'études des échanges gazeux et de la fonction pulmonaire. Basel Benno Schwabe & Co. 1955)

wirksamen Kräfte, zum Teil durch Überlagerungen der Herzpulsation auf den Luftstrom, bedingt. Will man nur die Atemvolumina wissen, so kann man diese durch Planimetrie der von $T$ und $T = 0$ begrenzten Fläche des Pneumotachogramms ermitteln, wird sich aber im allgemeinen des Spirogramms bedienen.

1925 hat FLEISCH[1] den „Pneumotachographen“ angegeben; seither sind auch von anderen Autoren verschiedene Modelle publiziert worden[2–6], die alle auf dem gleichen Prinzip beruhen. Das Prinzip ist das Poiseuillesche Gesetz, nach dem bei laminarer Strömung in einer geraden und starren Röhre das Stromzeitvolumen (die Volumengeschwindigkeit) proportional dem Kraftverlust pro Einheit Länge ist. Die kontinuierliche Registrierung des Kraftverlustes, d. h.

[1] FLEISCH, A.: Pflüg. Arch. ges. Physiol. **209**, 713 (1925).
[2] HOCHREIN, M.: Pflüg. Arch. ges. Physiol. **219**, 753 (1928).
[3] PAPPENHEIMER, I. R., u. I. C. LILLY: Research council, Committee on Aviation Medicine Rep. 208, 1943.
[4] LEE, R. C., u. L. SILVERMAN: Rev. sci. Instrum. **14**, 174 (1943).
[5] SILVERMAN, L., u. J. L. WHITTENBERGER: Meth. med. Res. **2**, 104 (1950).
[6] LILLY, I. C.: Meth. med. Res. **2**, 113 (1950).

der Differenz zwischen zwei Punkten der Röhre gibt die Differentialkurve, deren Ordinaten die Luftstromgeschwindigkeit als Volumen pro Zeiteinheit angeben. Die Proportionalität zwischen Geschwindigkeit und Druckdifferenz ist nur gesichert, wenn keine turbulente Strömung auftritt (s. S. 150). FLEISCH hat die Bildung turbulenter Strömung dadurch umgangen, daß der Luftstrom durch eine große Zahl paralleler Röhren geleitet wird. Die amerikanischen Autoren[1-4] benutzen feinmaschige Gitter als Widerstand, vor und hinter dem die Druckdifferenz abgeleitet wird; zur Vermeidung turbulenter Strömung wird dem Pneumotachographen eine konische Form gegeben[2].

Ausführlicher beschrieben sei hier der *Pneumotachograph* von FLEISCH, der inzwischen einige Verbesserungen erfahren hat, und der in den europäischen Funktionslaboratorien am meisten verbreitet ist*. Die Abb. 123 zeigt die neueste Form dieses Pneumotachographen[5]. Die Länge des ganzen Apparates beträgt 6 cm. In ihm befinden sich zahlreiche Luftkanäle mit einem jeweiligen Durchmesser von 0,8 mm und einer Länge von 32 mm. Die äußere Umfassung *3* ist ringsherum mit zahlreichen kleinen Löchern versehen (*4*). Über die Leitungen *6* und *6a* wird die Druckdifferenz zwischen *5* und *5a* auf ein Differenzdruckmanometer übertragen.

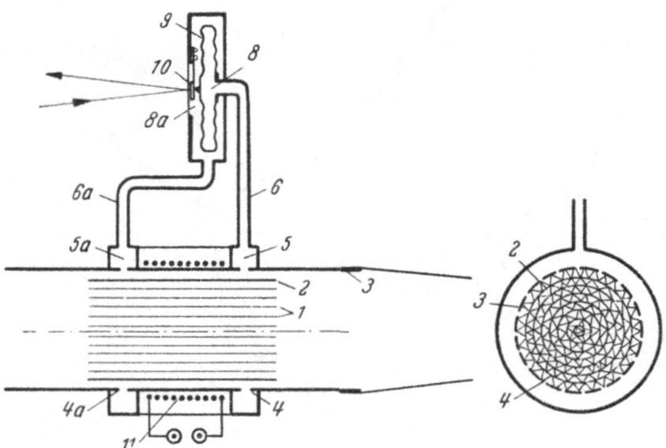

Abb. 123. Neuestes Modell des Pneumotachographen von FLEISCH. Erläuterung s. Text. [Helv. physiol. pharmacol. Acta **14**, 363 (1956)]

Auf der Abb. 123 streicht bei der Ausatmung beispielsweise die Luft von rechts nach links. Hierdurch entsteht bei *5* ein höherer Druck als bei *5a* und die Membran *9* wölbt sich nach links vor. Der Lichtstrahl, der auf den Spiegel *10* gerichtet ist, wird also nach oben abgelenkt. Es sei besonders darauf hingewiesen, daß die Membran *9* eine Druckdifferenz anzeigt, nicht absolute Werte.

Solange die Luftstromgeschwindigkeit nicht einen bestimmten Grenzwert überschreitet, besteht im Pneumotachographen laminare Strömung, die eine strenge Proportionalität zwischen Stromgeschwindigkeit und Ablenkung des Lichtstrahls garantiert. Das Überschreiten dieses Grenzwertes (Auitreten kleiner Turbulenzen) ist an Schwingungen des Lichtstrahls zu erkennen.

Dieser Pneumotachograph besitzt eine Eigenschwingung von etwa 20 Hz; da die physiologischen Schwankungen der Atemstromgeschwindigkeit sehr viel langsamer sind, ist eine regelrechte Registrierung gewährleistet.

Um Wasserdampfkondensation im Kanalsystem zu verhindern, wird der Apparat 5 min vor der Benutzung mit der elektrischen Heizung *11*, die um das Gerät herum angeordnet ist, aufgeheizt.

[1] PAPPENHEIMER, I. R., u. I. C. LILLY: Research council, Commite on Aviation Medicine Rep. 208, 1943.
[2] LEE, R. C., u. L. SILVERMAN: Rev. sci. Instrum. **14**, 174 (1943).
[3] SILVERMAN, L., u. J. L. WHITTENBERGER: Meth. med. Res. **2**, 104 (1950).
[4] LILLY, I. C.: Meth. ned. Res. **2**, 113 (1950).
[5] FLEISCH, A.: Helv. physiol. pharmacol. Acta **14**, 363 (1956).
* Die Pneumotachographen nach FLEISCH sind erhältlich vom: Institut de l'Université, Lausanne/Schweiz.

Die Luftstromgeschwindigkeit variiert mit der Intensität der Atmung. Bei ruhiger Atmung betragen die maximalen Luftstromgeschwindigkeiten 300 bis

Tabelle 29. Daten der drei Modelle des Pneumotachographen von FLEISCH [Helv. physiol. Acta 14, 363 (1956)]

| Nr. | Für Volumengeschwindigkeiten bis l/sec | innerer Durchmesser mm | Länge mm | Totraum $cm^3$ | Gewicht g |
|---|---|---|---|---|---|
| 1 | 1 | 18 | 60 | 15 | 65 |
| 2 | 2,5 | 29 | 60 | 40 | 115 |
| 3 | 6 | 44 | 60 | 92 | 180 |

500 ml/sec, bei stärkster Belastung können sie bis 7000 ml/sec betragen. Da ein einzelnes System bei derartig verschiedenen Luftstromgeschwindigkeiten keine optimalen Registrierungen ermöglichen würde, werden 3 Modelle des Pneumotachographen hergestellt (Tabelle 29). Eichkurven der 3 Geräte sind in Abbildung 124 wiedergegeben.

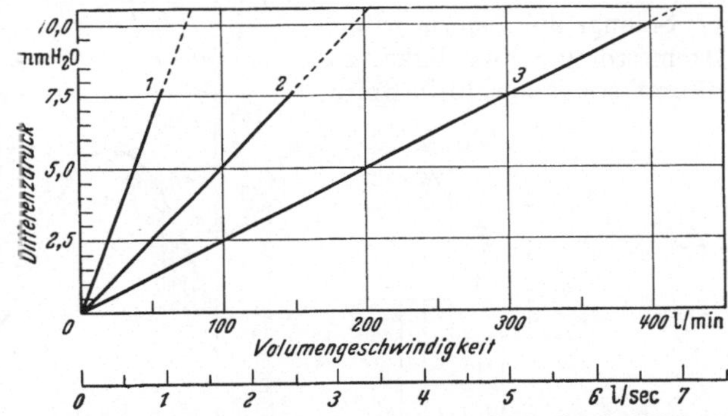


Abb. 124. Eichkurven der drei Pneumotachographen-Modelle von FLEISCH [Helv. physiol. pharmacol. Acta 14, 363 (1956)]

Der Atemwiderstand, der durch den Pneumotachographen hervorgerufen wird, ist minimal: bei maximaler Atmung beträgt er 15 mm $H_2O$. Ein derartiger Widerstand hat auf die Ventilation keinen Einfluß und wird von der Versuchsperson nicht bemerkt.

Die jedem Pneumotachographen beigegebenen Eichkurven sind unabhängig vom Barometerdruck, da der gemessene Differenzdruck nur abhängig ist von Luftstromgeschwindigkeit und Viscosität der Luft. Letztere ist unabhängig vom Druck.

An Stelle der üblichen Membrankapsel können auch im Handel befindliche Druckelemente* benutzt werden, mittels derer über ein hierfür eingerichtetes Verstärkergerät (Elektrokardiographen usw.) Pneumotachogramme registriert werden können.

Für eine detaillierte Beschreibung der in Amerika gebräuchlichen Pneumotachographen sei auf die Literatur verwiesen[1, 2].

## b) Die Messung des Oesophagusdruckes

Zur Messung des Oesophagusdruckes bedient man sich besonderer Ballons oder einfacher Duodenalsonden. Die Ballons haben den Zweck, das Verstopfen der Öffnung der Sonde durch Schleim zu verhüten.

* Zum Beispiel: Statham differential pressure strain gauge transducer, maximum range 0,05 p.s.i.

[1] SILVERMAN, L., u. J. L. WHITTENBERGER: Methods in medical research, Bd. 2, S. 104, Chicago: The Year Book Publishers 1950.

[2] LILLY, I. C.: Methods in medical research, Bd. 2, S. 113, Chicago: The Year Book Publishers 1950.

Die Sonde wird durch die Nase eingeführt. Nach Erreichen des Pharynx wird der Patient aufgefordert zu schlucken; es ist zweckmäßig, hierbei ein Glas Wasser zu reichen.

Der richtige Sitz der Sonde oberhalb des Zwerchfells wird an den Ausschlägen des Manometers auf der Registriereinrichtung kontrolliert. Hierdurch kann sofort eine etwaige Lage der Sondenspitze unterhalb des Zwerchfells erkannt werden.

Um den Intrathorakaldruck regelrecht zu messen, muß der Munddruck berücksichtigt werden. Man leitet hierzu am zweckmäßigsten an der Mundseite des Pneumotachographen den Munddruck ab. Die Aufnahme geschieht, wie bei der Pneumotachographie durch Übertragung auf ein gemeinsames Druckelement*, das somit den Differenzdruck zwischen Oesophagusdruck und Munddruck registriert (Abb. 125)*.

### c) Die Auswertung der Kurven

Solange die inspiratorische Atemstromgeschwindigkeit zunimmt, steigt sowohl die Spirogramm- als auch die Pneumotachogrammkurve (Abb. 122 und 126) an; wenn die Stromgeschwindigkeit abnimmt, steigt die spirographische Kurve weniger steil an, die pneumotachographische Kurve fällt ab. Am Wendepunkt zwischen Inspiration und Exspiration hat die spirographische Kurve den Scheitel, die pneumotachographische Kurve die O-Linie erreicht. Während der Exspiration fällt die Volumenkurve ab, die pneumotachographische zeigt wieder einen ansteigenden und abfallenden Schenkel je nach der Volumengeschwindigkeit, nur daß die Kurve jetzt eine umgekehrte Verlaufsrichtung aufweist.

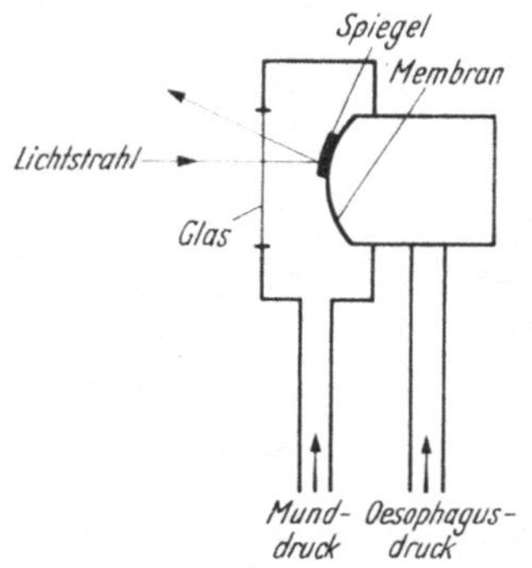


Abb. 125. Registrierung des Differenzdrucks zwischen Oesophagusdruck und Munddruck mittels der Frankschen Differenzkapsel. Schematische Darstellung

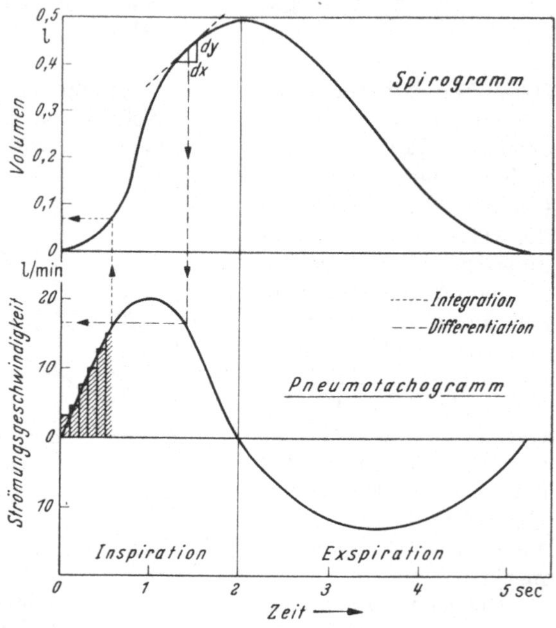


Abb. 126. Auswertung von Spirogramm und Pneumotachogramm. [Nach GAENSLER u. LINDGREN: Scand. J. clin. Lab. Invest. 7, Suppl. 20, 19 (1955).] Nähere Erläuterung s. Text

Im Spirogramm ist die Volumengeschwindigkeit zu einem beliebigen Zeitpunkt während des Atemcyclus durch die Tangente an der Kurve zu diesem Zeitpunkt gegeben; es kann das Pneumotachogramm durch Differentiation konstruiert werden (s. Abb. 126). Beim Pneumotachogramm ist das geförderte Volumen durch die Fläche unter der Kurve gegeben, man kann also aus dem Pneumotachogramm durch Integration ein Spirogramm konstruieren. Auch elektrische

* Zur Registrierung eignen sich außer der beschriebenen Frankschen Differentialkapsel im Handel befindliche Druckelemente, z. B. Statham differential pressure strain gauge transducer (maximum range $\pm$ 0,6 p. s. i.).

Integration wird angewandt[1], ebenso wie die elektrische Differentiation der spirographischen Volumenkurve[2]. Hierdurch ist die gleichzeitige Registrierung von Volumenkurve und Volumengeschwindigkeitskurve möglich.

Zur Aufstellung eines Arbeitsdiagramms ist die Auftragung von Volumengeschwindigkeit und Oesophagusdruck zu jedem beliebigen Zeitpunkt an einem ausgewählten, repräsentativen Atemcyclus erforderlich. Die Volumenwerte je Zeitdifferential werden durch planimetrische Bestimmung der Pneumotachogrammfläche in Teilsegmenten (s. Abbildung 126) entsprechend der Größe des Zeitdifferentials ermittelt. Die Höhe der Ordinate repräsentiert die Volumengeschwindigkeit $dV/dT$. Wird dieser Wert für jedes Segment mit dem Zeitdifferential $dt$ multipliziert, so resultiert daraus der Betrag eines Einzelvolumens. Durch fortlaufende Addition der Einzelvolumina erhält man das inspirierte Volumen. Die zugehörigen Druckwerte sind als vertikale Distanzen von der Null-Linie zur dynamischen Pleuradruckkurve direkt abzulesen. Für die Exspiration wird in gleicher Weise vorgegangen. Die einzelnen Volumenwerte werden vom Inspirationsvolumen subtrahiert. Diese Methode gibt um so genauere Resultate, je feiner die Unterteilung der Pneumotachogrammwerte vorgenommen wird[3].

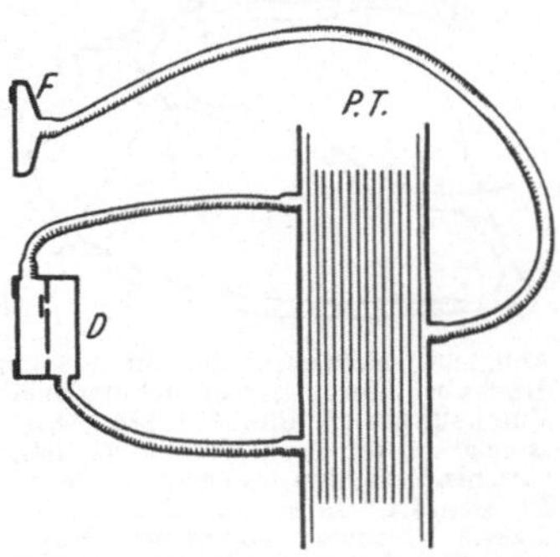


Abb. 127. Meßanordnung zur Bestimmung des Alveolardruckes mittels zweier Manometer. *P.T.* Pneumotachograph, *D* Differenzdruckkapsel, *F* Franksche Kapsel. [Nach v. NEERGAARD u. WIRZ: Z. klin. Med. **105**, 51 (1927)]

Die Registrierung der Druck-Volumenschleife mittels Kathodenstrahl-Oszillographen ist von DUBOIS und ROSS[4] beschrieben worden.

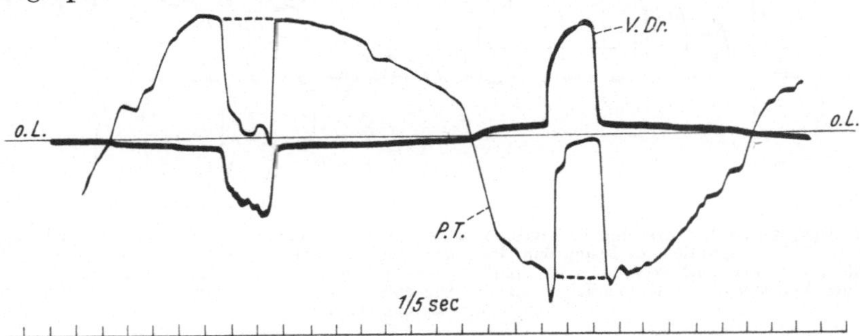


Abb. 128. Messung des Alveolardruckes mit der Verschlußmethode. *V.Dr.* Verschlußdruck, *P.T.* Pneumotachogramm. Links und oberhalb der Nullinie (*o.L.*) Exspirium, rechts und unten Inspirium. [Nach v. NEERGAARD u. WIRZ: Z. klin. Med. **105**, 51 (1927)]

## d) Die Messung des Alveolardruckes

Der *Strömungswiderstand in den Luftwegen* ist gegeben durch die Gleichung:

$$W = \frac{\text{Alveolardruck}}{\text{Strömungsgeschwindigkeit}} .$$

Der Alveolardruck wird dadurch gemessen, daß der Atemstrom plötzlich unterbrochen wird, wobei ein momentaner Druckausgleich in den Luftwegen eintritt: Der Munddruck ist im Augenblick der Unterbrechung gleich dem Alveolardruck[5].

[1] MEAD, J., u. L. J. WHITTENBERGER: J. appl. Physiol. **5**, 779 (1953).

[2] MCILROY, M. B., J. MEAD, J. SELVERSTONE u. E. P. RADFORD: J. appl. Physiol. **7**, 485 (1955).

[3] LOTTENBACH, K., J. NOELPP-ESCHENHAGEN u. B. NOELPP: Handbuch der inneren Medizin, 4. Aufl., Bd. IV, Teil II, S. 488ff. Berlin-Göttingen-Heidelberg: Springer 1956.

[4] DUBOIS, A. B., u. B. B. ROSS: Proc. Soc. exp. Biol. (N.Y.) **78**, 546 (1951).

[5] v. NEERGAARD, E., u. K. WIRZ: Z. klin. Med. **105**, 51 (1927).

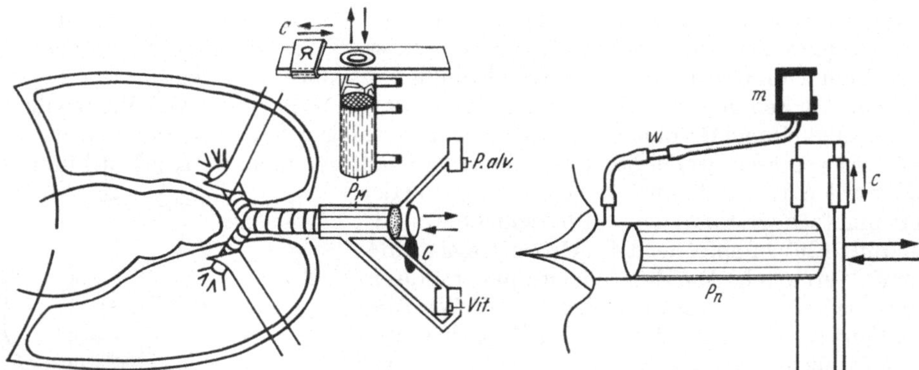


Abb. 129. Meßanordnung zur Bestimmung des Alveolardrucks bei intermittierendem kurzdauerndem Verschluß nach VUILLEUMIER [Z. klin. Med. **143**, 698 (1944)]. $P_M$ Pneumotachograph (im Profil und im Schnitt), *C* Schieber zum periodischen Verschluß des Pneumotachographen, *Vit.* Franksche Differenzdruckkapsel zur Messung der Strömungsgeschwindigkeit (Pneumotachogramm), *P.alv.* gewöhnliche Franksche Kapsel für die Messung des Druckes während der Stromunterbrechung

Abb. 130. Messung des Alveolardrucks mit *einer* Frankschen Kapsel. *Pn* Pneumotachograph, *c* Verschlußvorrichtung, *w* Glasrohr zur Dämpfung, *m* Franksche Kapsel. [Nach VUILLEUMIER: Z. klin. Med. **143**, 698 (1944)]

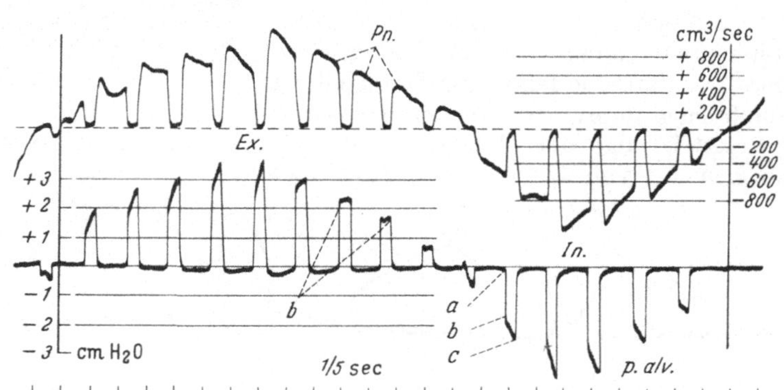


Abb. 131. Gleichzeitige Registrierung des Alveolardrucks und des Pneumotachogramms mittels der Vorrichtung der Abb. 129. *Ex* Exspiration, *In* Inspiration, *Pn* Pneumotachogramm, bei jeder Atemstromunterbrechung in Ruhestellung zurückkehrend. *p.alv.* mit der Frankschen Kapsel ausgeführte Kurve: *a* Beginn des Verschlusses, *c* Ende des Verschlusses, *b* Alveolardruckmaß im Augenblick jeder Unterbrechung. [Nach VUILLEUMIER: Z. klin. Med. **143**, 698 (1944)]

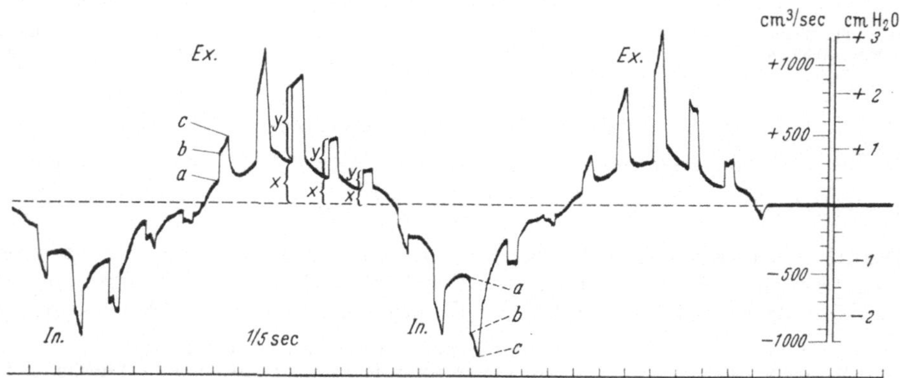


Abb. 132. Mit dem in Abb. 130 dargestellten Apparat registrierte Kurve. *In* Inspiration, *Ex* Exspiration. *a* Beginn des Verschlusses, *c* Ende des Verschlusses, *b* Alveolardruckmessung im Augenblick der Unterbrechung. *x* Teil des Alveolardruckes durch den Stromwiderstand im Pneumotachographen hervorgerufen, der Volumengeschwindigkeit proportional, *y* Teil des Alveolardrucks durch den Strömungswiderstand der Atemwege hervorgerufen. Die Zahlen der Skala geben die Strömungsgeschwindigkeit in $cm^3$/sec (0—1000) und den Druck in cm $H_2O$ (0—3) an. [Nach VUILLEUMIER: Z. klin. Med. **143**, 698 (1944)]

Wahrscheinlich ist in den Meßwerten des „Widerstandes in den Luftwegen" auch der nicht elastische Gewebswiderstand von Lunge und Thorax enthalten[1]. v. NEERGAARD und WIRZ[2] registrierten die Volumengeschwindigkeit pneumotachographisch. Wird die Öffnung des Pneumotachographen plötzlich für kurze Zeit verschlossen, so kommt es zu einer Unterbrechung der pneumotachographischen Kurve; gleichzeitig steigt der Munddruck auf den Wert des „Alveolardruckes" an (s. Abb. 127 und 128).

Von VUILLEUMIER[3] wurde die Methode dahingehend erweitert, daß der Luftstrom mit einer besonderen Vorrichtung mehrfach während des Atemcyclus in regelmäßigen Abständen kurzfristig unterbrochen wird. Die Unterbrechungen sind so kurz, daß sie vom Patienten nicht bemerkt werden und somit die Atmung nicht merklich gestört wird. Die Meßanordnung und die Interpretation der gewonnenen Kurven gehen aus den Abb. 129—132 hervor.

Nach den Angaben von VUILLEUMIER wird, durch die Methodik bedingt, der Alveolardruck wahrscheinlich um 10% zu hoch gemessen.

Neuerdings hat DIRNAGL[4] eine Methode angegeben, bei der nicht eine regelmäßige Unterbrechung des Luftstromes herbeigeführt wird, sondern nur eine regelmäßige Vergrößerung und Verkleinerung des Pneumotachographenwiderstandes. Hieraus läßt sich der Alveolardruck an den entsprechenden Punkten zwar nicht direkt ablesen, aber mit einer einfachen Formel errechnen.

# Methoden zur Gewinnung und Gasanalyse von Gas- und Blutproben

*Allgemeines*

Die Zusammensetzung der Atemgase und des Blutes wird von einer Reihe von Faktoren beeinflußt. Die vorausgegangene Ernährungsart und Muskeltätigkeit, die Tageszeit[5] und psychische Erregungen spielen für die Meßdaten in den Atemgasen und im Blut eine Rolle. Man sollte deshalb, wenn irgend möglich, die Patienten unter Grundumsatzbedingungen, d. h. morgens, nüchtern und 1 bis 3 Tage vorher eiweißfrei ernährt, untersuchen. In jedem Falle müssen die Patienten vor der Untersuchung mindestens 30 min ruhig und entspannt auf dem Untersuchungsbett liegen. Sie sollen mindestens 10 Std vorher nicht geraucht haben, da sonst bis zu 15% des Hämoglobins an CO gebunden sein können[6].

Da Gas- und Blutproben aus dem Körper sich in ihrer Gaszusammensetzung meist erheblich von der $O_2$-, $CO_2$- und $N_2$-Konzentration der Zimmerluft unterscheiden, müssen geeignete Maßnahmen ergriffen werden, um eine Berührung bzw. Vermischung der Probe mit der Zimmerluft bei der Gewinnung, Aufbewahrung und Überführung zur Analyse zu verhindern oder einzuschränken.

## I. Methoden zur Gewinnung, Aufbewahrung und Analyse von Gasproben

*Allgemeines*

Für die meisten Vorhaben genügt die Gewinnung von *Einzelproben.* Zur Steuerung des Gasstromes sind Atemventile mit möglichst geringem Widerstand

[1] COMROE, J. H., R. E. FORSTER, A. B. DUBOIS u. E. CARLSEN: The lung, clinical physiology and pulmonary functions tests. Chicago: The Year Book Plublishers 1955.

[2] v. NEERGAARD, E., u. K. WIRZ: Z. klin. Med. **105**, 51 (1927).

[3] VUILLEUMIER, P.: Z. klin. Med. **143**, 698 (1944).

[4] DIRNAGL, K.: Z. Aerosol-Forsch. **2**, 475 (1953).

[5] BROWN, A., u. A. L. GOODALL: J. Physiol. (Lond.) **104**, 404 (1945/46).

[6] COURTICE, F. C., u. W. J. SIMMONDS: J. Physiol. (Lond.) **107**, 300 (1948).

erforderlich. Die Sammlung der Gasproben kann in Spirometern, Douglas-Säcken oder Glasbüretten erfolgen. Zur Gewinnung von Alveolarluft sind spezielle Verfahren erforderlich (HALDANE-PRIESTLEY, Rahnsches Ventil). *Fortlaufende Gasprobengewinnung* erfordern im allgemeinen Absaugvorrichtungen.

*Analysen von Einzelproben* sind am genauesten und mit geringstem Kostenaufwand mit den Apparaten von SCHOLANDER bzw. HALDANE durchzuführen. *Fortlaufende Analysen* sind damit nicht möglich. Für diesen Zweck stehen auf unterschiedlichen physikalischen Prinzipien beruhende Geräte zur Verfügung (Pulmoanalysor: $O_2$, $CO_2$, He; Uras-M: $CO_2$; Massenspektrograph: $O_2$, $CO_2$, CO, $N_2$, He; Beckman-Analyzer, Oxytest und Magnos 5: $O_2$; Nitrogenmeter: $N_2$). Fortlaufende Analysen sind erforderlich bei der Bestimmung der Einmischzeit, des anatomischen Totraumes und zur fortlaufenden Kontrolle der $CO_2$-Konzentration in der Alveolarluft z. B. bei künstlicher Beatmung. Mit diesen Geräten lassen sich natürlich auch Einzelgasproben analysieren. Es muß aber nachdrücklich darauf hingewiesen werden, daß die Meßgenauigkeit allgemein geringer ist als beim Scholander- bzw. Haldane-Apparat und außerdem von Zeit zu Zeit die Eichung dieser Geräte mit dem Scholander- oder Haldane-Apparat erforderlich ist.

## A. Exspirationsluftgewinnung

Die Gewinnung von Exspirationsluft geschieht am besten mit einem *ventilgesteuerten Atemmundstück* und Nasenklemme. Atemmasken können wegen ihres großen Totraumes nur in den geschlossenen Systemen (s. S. 19 ff.) verwendet werden, bei denen durch Pumpen die ausgeatmeten Gase sofort weitergespült werden. Exspirations- und Alveolarluftgewinnung sind deshalb nicht möglich. Einen Vergleich der Eigenschaften von Atemmasken und Mundstücken in Hinblick auf die verschiedenen Vorhaben zeigt die Tabelle 30.

*Tabelle 30*

| | Atemmundstück, ventilgesteuert mit Nasenklemme | Atemmaske |
|---|---|---|
| Totraum | ~50 ml, im geschlossenen und offenen System verwendbar | sehr viel größer, deshalb nur im geschlossenen System mit Pumpe verwendbar |
| Atemwiderstand | bei Glimmerventilen vernachlässigbar klein | zu vernachlässigen |
| Alveolarluftgewinnung | möglich | nicht möglich |
| Dichtigkeit | gut | muß häufig überprüft werden |
| Subjektiv | besonders bei langer Versuchsdauer (z. B. mehr als 30 min) unangenehm und dadurch Atmungsbeeinflussung zu befürchten | angenehm für relativ lange Zeit (Stunden) |

Mundstücke mit Gummiventilen haben einen relativ großen Atemwiderstand, der bei hohen Atemminutenvolumina (Arbeitsversuch) nachteilig ist und einen erhöhten $O_2$-Verbrauch verursacht[1], außerdem sind die Ventile schlecht sterilisierbar. Mit Glimmerventilen ist der Atemwiderstand vernachlässigbar klein und das Mundstück ohne Schwierigkeiten sterilisierbar. Mit dem in Abb. 133 dargestellten von Draeger in Lübeck nach eigenen Angaben verfertigten Atemventil können Exspirations- und Alveolarluft (s. u.) gesammelt werden. Die

[1] GIULIO, L.: Arch. Fisiol. **50**, 391 (1951).

Atemventile steuern die Ein- und Ausatmungsluft in der Weise, daß aus der Zimmerluft, einem Douglas-Sack oder Spirometer eingeatmet und in Douglas-Säcke oder Spirometer ausgeatmet wird. Neuerdings wurde ein Plexiglas-Ventil angegeben[1], das für hohe Atemminutenvolumina geeignet ist und bei 300 l/min Luftdurchfluß erst etwa 10 mm $H_2O$ Druckdifferenz ergibt. Allerdings beträgt der Totraum 240 ml.

Die Schlauchverbindungen vom Atemmundstück bzw. von der Maske zu den Sammelvorrichtungen (Douglas-Sack, Spirometer) sollen glattwandig sein und mindestens 2,5 cm Innendurchmesser haben, um die Reibung und damit den Atemwiderstand auch bei hohen Atemminutenvolumina klein zu halten. Die

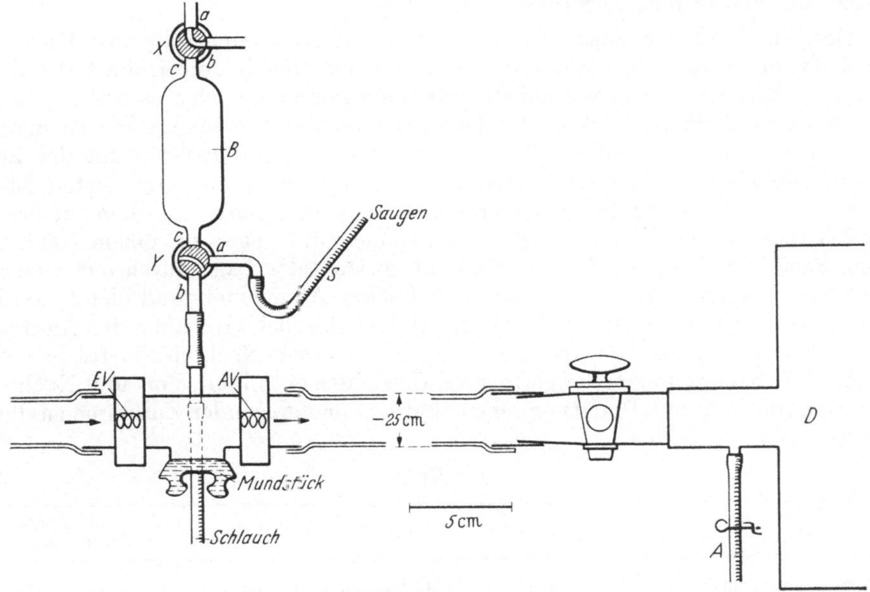


Abb. 133. Anordnung zur Gewinnung von Exspirations- und Alveolarluft. Die Exspirationsluft wird in dem Douglas-Sack *D* gesammelt, die Alveolarluft in der Bürette *B*. Der Schlauch *S* dient zum Durchspülen des Totraumes von Hahn *Y* durch das Mundstück bis in den Schlauch, der sich im Mund der Versuchsperson befindet

früher verwendeten Faltenschläuche sind wegen ihrer hohen Strömungswiderstände abzulehnen. Die Bohrungen zwischengeschalteter Hähne sollen 2,5 cm Durchmesser nicht unterschreiten.

Zur Gasaufbewahrung (für Beatmung oder Sammlung von Ausatmungsluft) dienende *Spirometer* (Prinzip jedoch ohne $CO_2$-Absorption, s. Abb. 25) müssen gasdicht und die Glocken so ausgewogen sein, daß der Atemwiderstand klein ist. Sie sollen einen geringen Totraum und trotzdem in den zuführenden Rohrverbindungen und Hähnen keine Durchmesser unter 2,5 cm haben. Eine genaue Volumenablesung soll möglich sein. Bei Verwendung von Kunststoff-(Polyamid) oder Kupfer-Glocken (Kupfer korrodiert im Abdichtungswasser nicht) ist Gasdichtigkeit gewährleistet. Für die gute Austarierung der Glocke in jedem Füllungszustand sind vielerlei Systeme angegeben worden (s. S. 19ff.).

Anstatt der Spirometer werden oft sog. *Douglas-Säcke* verwendet. Sie haben ein Fassungsvermögen von etwa 50—200 Liter und gegenüber den Spirometern den Vorteil der leichten Ortsbeweglichkeit. Sie können bei Arbeitsversuchen auf dem Rücken getragen werden. Die Säcke bestehen aus Gummifolien, die mit

[1] McKerrow, C. B., u. A. B Otis: J. appl. Physiol. 9, 497 (1956).

Leinenstoff überzogen sind, und enthalten teilweise eine Kupferfolieneinlage, um den $CO_2$-Verlust zu verringern. Durch das Rollen, das man zur Sackentleerung (s. u.) vornehmen muß, brechen diese Folien sehr bald und schneiden in die Gummifolien ein, die Säcke werden dann undicht. Gummisäcke ohne Kupfereinlage sind wegen der $CO_2$-Abdiffusion nur für kurze Aufbewahrungszeiten verwendbar (nach 15 min etwa 1% Fehler[1]). Diese Nachteile sollen die erheblich leichteren und gasdichten Kunststoff-Säcke, die in Deutschland von der Firma Dr. Grünfeld u. Co.* erhältlich sind, nicht aufweisen. Schon 1937 wurde mit Zellophan-Säcken erfolgreich gearbeitet, da sie keinen $CO_2$-Verlust zeigen[2]. Kritische Auseinandersetzungen besonders über die Gasdichdigkeit, mögliche Aufbewahrungsdauer und Totraumfehler siehe[1, 3].

Der Anschluß der Säcke an die Aus- oder Einatmungsseite des Patienten geschieht in der in Abb. 133 angedeuteten Art. Der abgebildete Hahn soll 3 Wege haben, so daß der Patient vor der endgültigen Sammlung nach außen atmen kann. Der Sack muß durch Rollen oder Durchtreiben durch eine Art Wäschemangel leer gemacht werden. Dies gelingt nie vollkommen und meist saugt der Sack nach Anschalten an den Patienten etwas Gasvolumen an. Am besten ist es deshalb, vor der endgültigen Füllung den Sack mehrmals mit dem zu erwartenden Gasgemisch (Exspirationsluft) zu spülen, d. h. etwa bei einem 100 Liter-Sack 3mal mit 20 Liter. Da der Sack in horizontaler Lage durch das Gewicht der oben liegenden Folienseite einen erheblichen Atemwiderstand bietet, werden die Säcke meist in vertikaler Lage aufgehängt, hierbei wird aber das Ansaugen nach Anschalten des Sackes noch stärker. Dieser Nachteil dürfte bei den Kunststoff-Säcken wegen des geringeren Gewichtes entfallen. Vor- und Nachteile von Spirometern und Douglas-Säcken sind aus nachfolgender Zusammenstellung (Tabelle 31) ersichtlich.

*Tabelle 31*

| | Spirometer | Douglas-Sack alter Art | Douglas-Sack Kunststoff |
|---|---|---|---|
| Gasdichtigkeit | gut | oft besonders für längere Zeiten (30 min und mehr) nicht befriedigend | ausreichend |
| Atemwiderstand | gering | größer als bei Spirometern | gering |
| Totraum | genau meßbar (und rechnerisch zu berücksichtigen) | undefiniert, wird deshalb vor endgültiger Füllung am besten mehrmals ausgespült | gering |
| Volumenmessung | möglich | nicht möglich (Spirometer oder Gasuhr erforderlich) | |
| Registrierung der Atemvolumina | möglich | nicht möglich | nicht möglich |

Gasproben aus Druckflaschen entnimmt man gewöhnlich in Gummibeuteln (Fußballblasen), da hierbei genügend Gas vorhanden ist. Man füllt den Beutel 5mal etwa zur Hälfte, bevor man ihn endgültig füllt. Wegen der Gasdurchlässigkeit besonders für $CO_2$ ($\alpha_{22\,°C} = 0{,}93$) dürfen die Gasproben in dem Gummibeutel nur

[1] SHEPHARD, R. J.: J. Physiol. (Lond.) **127**, 515 (1955).

[2] SIMONSON, E., u. H. HEBESTREIT: Handbuch der biologischen Arbeitsmethoden, Bd. IV, Teil 13, S. 1550. Berlin u. Wien: Urban & Schwarzenberg 1937.

[3] ENGHOFF, E., u. H. ENGHOFF: Kgl. Sv. Vetenskapsakad. Hdl., Ser. IV, **4**, 3 (1953).

* Hamburg-Altona, Willebrandstr. 31—33.

wenige Minuten aufbewahrt werden. Wenn nicht sofort analysiert werden kann, müssen Haldane-Büretten oder Bailey-Flaschen bzw. andere gasdichte Gefäße verwendet werden (s. S. 167/168).

## B. Alveolarluftgewinnung

Es gibt zwei Prinzipien:

1. Sammlung unter Mithilfe des Patienten.
2. Sammlung durch automatische Entnahmeapparate ohne Mithilfe des Patienten.

Das erste Verfahren von HALDANE und PRIESTLEY[1] wird heute modifiziert[2, 3] meist nur bei gesunden Versuchspersonen angewendet. Man kann die in Abb. 133 dargestellte Anordnung benützen. Zur Sammlung einer Alveolarprobe schließt die Versuchsperson die Augen, um von den Manipulationen nicht beeinflußt zu werden. Der Hahn *Y* der evakuierten Bürette *B* wird bei der am Schlauch *S* saugenden Wasserstrahl- oder Membranpumpe am Ende einer normalen Exspiration aus der in der Abb. 133 gezeichneten Stellung *e* über *ab* in eine Stellung *d* gedreht, bei der die Bohrungsöffnungen zwischen *c* und *a* bzw. *a* und *b* stehen. Am Ende der nächsten Exspiration wird der Hahn über *a b* wieder in Stellung *e* gebracht. Dies wiederholt man 3—4mal zur Durchspülung des Totraumes. Der Versuchsperson wird etwa bei der Hälfte der Exspiration „Aus" zugerufen. Sie soll dann so stark wie möglich weiter ausatmen. Vor dem Ende dieser tiefen Exspiration wird der Hahn *Y* über *d* in Stellung *b c* gebracht. Die Bürette saugt von der noch ausströmenden Alveolarluft einen Teil ab. Danach wird Hahn *Y* über *d* in Stellung *a b* gestellt.

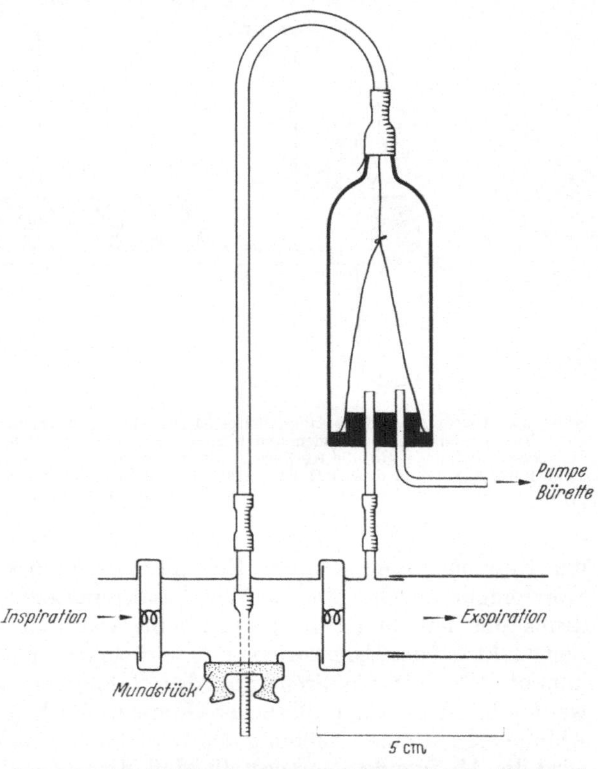


Abb. 134. **Alveolarluftgewinnung nach RAHN und OTIS. Die Anordnung sorgt für eine automatische Lieferung endständiger Exspirationsluft ohne Totraumluftzumischung**

Nachteilig an der Methode ist, daß der gute Wille und eine verständige Mitarbeit des Patienten erforderlich sind. Bei Störungen der Ventilation ist sie ebenfalls kaum anwendbar.

---

[1] HALDANE, J. S., u. J. G. PRIESTLEY: J. Physiol. (Lond.) **32**, 225 (1905).

[2] BECKER-FREYSENG, H., u. H. G. CLAMANN: Klin. Wschr. **1939**, 1274.

[3] BARTELS, H., u. G. RODEWALD: Pflüg. Arch. ges. Physiol. **258**, 163 (1953).

Methoden zur automatischen Alveolarluftsammlung sind von der Mitarbeit der Patienten unabhängig. Alle Methoden[1-3] beruhen darauf, daß durch atmungsbedingte Druckdifferenzen mechanische oder elektrische Systeme geschaltet werden, die von jedem Ausatmungsvolumen wenige ml des letzten Teiles sammeln. Die einfachste Methode stammt von RAHN und OTIS[3]. Die Apparatur ist in Abb. 134 dargestellt. Ihre Arbeitsweise ist folgende: Bei der Einatmung wird im Mundstück ein Unterdruck erzeugt, der sich über das gebogene Glasrohr auf die Glasglocke fortpflanzt und den dort aufgespannten Kondomgummi expandiert. Dadurch wird von den in der Exspirationsseite des Atemmundstückes stehenden letzten Kubikzentimetern der Exspirationsluft ein kleines Volumen in

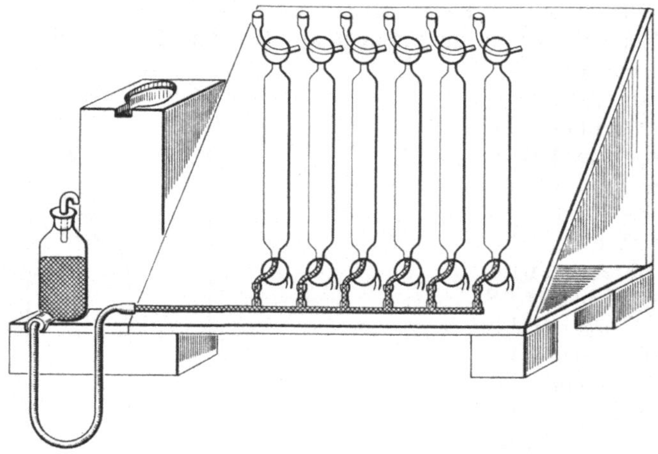

Abb. 135. Anordnung von Gassammelbüretten zur Alveolarluftsammlung nach RAHN und OTIS. Sie sind mit einer Hg-Vorratsflasche verbunden und können, wenn diese auf den Klotz gestellt wird, gefüllt werden. Bei geschlossenen Hähnen wird die Hg-Flasche wieder herabgestellt (wie abgebildet). Öffnet man nun beide Hähne einer Bürette, so kann diese mit Gas gefüllt werden. Die Sauggeschwindigkeit kann durch die Hahnstellung variiert werden

den Kondomgummi gesaugt. Eine Membranpumpe saugt kontinuierlich aus dem Kondomgummi Gas ab. Bei der Ausatmung entsteht im Mundstück ein Überdruck, der den Gummi zusammenpreßt. Dadurch wird vermieden, daß zu diesem Zeitpunkt auf der Exspirationsseite vorüberströmende Totraumluft zur Sammlung kommt. Die für die Steuerung des Rahnschen Ventils erforderlichen Drucke werden bei Benützung käuflicher Glimmerventile (s. S. 162) häufig nicht erreicht. Abhilfe schafft eine Erhöhung des Widerstandes in den Atemwegen. Gewöhnlich wird die Absaugung so eingestellt, daß etwa 150 ml endständige Exspirationsluft je Minute, d. h. also etwa 10—15 ml pro Atemzug gesammelt werden. Eine für Absaugung und Aufbewahrung von Alveolarluft geeignete Anordnung ist in Abb. 135 gezeigt. Auch die Bailey-Flaschen (s. Abb. 136) kann man zur Sammlung und Aufbewahrung benützen.

Bei gesunden Versuchspersonen ergibt die Methode von RAHN und OTIS mit derjenigen von HALDANE und PRIESTLEY gut übereinstimmende Werte[4, 5]. Bei

[1] BENZINGER, T., u. F. BRAUCH: Klin. Wschr. **1934**, 1852.
[2] LOESCHCKE, H. H., E. OPITZ u. W. SCHOEDEL: Pflüg. Arch. ges. Physiol. **243**, 126 (1940).
[3] RAHN, H., u. A. B. OTIS: J. appl. Physiol. **1**, 717 (1949).
[4] KOEPCHEN, H.-P.: Pflüg. Arch. ges. Physiol. **257**, 144 (1953).
[5] BARTELS, H., R. BEER, H.-P. KOEPCHEN, J. WENNER u. I. WITT: Pflüg. Arch. ges. Physiol. **261**, 133 (1955).

Steigerung des Atemminutenvolumens erhält man unzuverlässige Werte[1-3]. So ergab der Vergleich mit arteriellen $CO_2$-Drucken bei Steigerung des Atemminutenvolumens um das 4—6fache während körperlicher Arbeit um ca. 3 mm Hg zu hohe $CO_2$-Drucke[4]. Die Ursache ist, daß der Anstieg der $CO_2$-Konzentration während der Sammelphase bei Arbeit steiler ist als bei Ruhe. Auch bei Patienten mit unregelmäßiger Atmung liefert die Methode häufig unbrauchbare Resultate.

Ein automatischer Sammler von Endexspirationsluft ist auch für Überdruckatmung angegeben[5].

Mit dünnen Kathetern (Ausführliches s. S. 114) gelingt es aus einzelnen Lungenabschnitten Alveolarluft zu sammeln. Einflüsse von Änderungen des Atemwiderstandes durch Katheter und Anaesthesie lassen sich dabei schwer abschätzen. Bei Kindern kann durch dünne Nasenkatheter Alveolarluft gewonnen werden. Bei Tierversuchen hat man Katheter zur Gasentnahme ebenfalls durch den Nasenraum geführt, bei tracheotomierten Tieren legt man Katheter durch die Trachealkanüle ein, so daß die Mündung etwa in der Gegend der Bifurkation liegt.

Wegen der genannten Schwierigkeiten bei der Alveolarluftgewinnung entschließen sich in jüngerer Zeit immer mehr Untersucher dazu, die Konzentration von $O_2$ und $CO_2$ in der Alveolarluft indirekt zu bestimmen (s. S. 339).

## C. Aufbewahrung von Gasproben

Am häufigsten werden Proben der in Spirometern oder Douglas-Säcken gesammelten Gasgemische zur Analyse in Glasbüretten überführt. Auf diese Weise ist eine langzeitige gasdichte Aufbewahrung und eine einfache Umfüllung in die Analysenapparate gewährleistet.

Meistens werden Glasbüretten (auch *Haldane-Büretten* genannt) wie in Abbildung 133 verwendet. Sie fassen etwa 50—100 ml und haben an beiden Enden 120° Dreiweghähne („Karlsruher Hähne"). Solche Büretten kann man über ein Niveaugefäß mit Quecksilber füllen (s. Abb. 135) und durch Senken des Niveaugefäßes aus dem Douglas-Sack am seitlichen Gummischlauch *A* (Abb. 133) das Gasgemisch in die Bürette einsaugen. Einfacher und sauberer (ohne Quecksilber!) ist die Verwendung mittels Vakuumpumpe (z. B. S 2 von Leybold, Köln), evakuierter Büretten. Man kontrolliert beim Auspumpen der Bürette an einem zwischengeschalteten Hg-Manometer das Vakuum. Wenn 1 mm Hg erreicht ist, dreht man den Hahn, der zur Pumpe führt, in Stellung *a b* (s. Abb. 133) und bringt die Bürette anschließend in ein Wasserbecken, wo sie bis zur Füllung aufbewahrt wird. Dies hat den Vorteil, daß in undichte Büretten Wasser eingesaugt wird und solche Büretten deshalb nicht irrtümlich verwendet werden. Zur Entnahme aus einem Douglas-Sack wird, z. B. der Ansatz *b* des Hahnes *Y* (s. Abb. 133) an den seitlichen Gummischlauch *A* angeschlossen und die Bohrung des Hahnes in der Stellung *a b* (nach Öffnen der Schlauchklemme) mit dem Schlauch *S* über eine Wasserstrahl- oder Membranpumpe mit Gas aus dem Sack durchgesaugt. Erst nachdem man den Totraum genügend durchspült hat, wird *Y* durch Drehung im Uhrzeigersinn in Stellung *b c* gebracht. Die Bürette saugt

[1] Lundgren, N. P. V.: Nicht publiziert.

[2] Suskind, M. R., R. A. Bruce, M. E. McDowell, P. N. G. Yu u. F. W. Lovejoy jr.: J. appl. Physiol. **3**, 282 (1950).

[3] Rahn, H.: Studies in respiratory physiology, Wright air development center, p. 299. Ohio 1955.

[4] Bartels, H., R. Beer, H.-P. Koepchen, J. Wenner u. I. Witt: Pflüg. Arch. ges. Physiol. **261**, 133 (1955).

[5] Capel, L. H., u. D. C. Hodgson: Lancet **1956**, 609.

vom Sackinhalt an. Danach wird die Schlauchklemme geschlossen und Hahn *Y* in Stellung *a b* gebracht. Die Bürette wird bis zur Analyse unter Wasser aufbewahrt.

Gleiche Büretten werden in besonderer Anordnung auch zur Gewinnung und Aufbewahrung von Alveolarluft nach der *Rahnschen* Methode (s. S. 166) benützt.

Eine weitere Möglichkeit der Gasaufbewahrung ist durch die sog. *Bailey-Flaschen* gegeben[1] (s. Abb. 136). Das oben offene Gefäß wird mit Quecksilber gefüllt, wobei Hahn *C* so gestellt ist, daß die Luft aus dem Gefäß *B* über *a* entweichen kann. Durch die Verbindungscapillare *E* tritt Hg nach *B* über. Durch Neigen nach der Seite von *B* kann *B* luftfrei bis zum Ansatz *a* gefüllt werden. Danach wird *C* geschlossen. In horizontaler Stellung wird bei geöffnetem Hahn *C* durch *a* Gas angesaugt, da der Hg-Spiegel in *A* niedriger ist als in *B*. Durch Neigen nach der Seite *A* wird *B* nahezu mit Gas gefüllt und dann der Hahn *C* wieder geschlossen. Das Gas in *B* steht dann — Gefäß in waagerechter Stellung — unter Druck und kann bei *a* nach Öffnung des Hahnes z. B. in eine Scholander-Pipette (s. S. 170) zur Analyse abgefüllt werden. Gegenüber den Haldane-Büretten hat man den Vorteil, daß nicht evakuiert werden muß; die zeit- und quecksilberraubende Umfüllung zur Analyse (s. S. 181) ist vereinfacht.

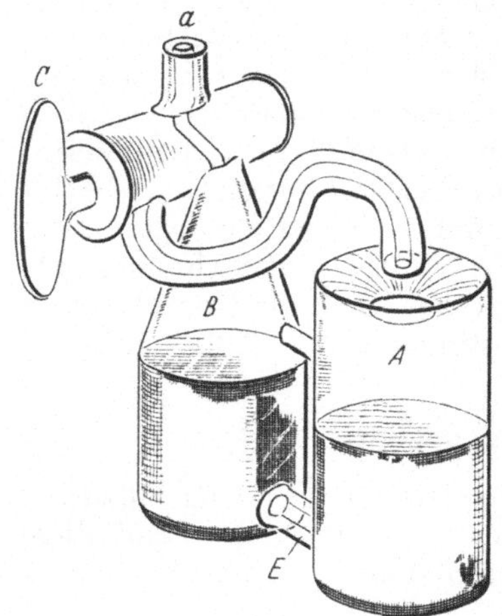


Abb. 136. Bailey-Flasche zur Gasaufbewahrung. Beschreibung im Text

Noch einfacher ist für viele Zwecke folgendes Vorgehen: Man füllt die *Scholander-Pipetten* (s. S. 170) mit dem zu analysierenden Gas und stellt sie mit ihrer Spitze in ein Töpfchen, dessen Boden etwa 2 cm hoch mit Hg bedeckt ist. Damit ist unten abgedichtet und oben dichtet der Hg-Tropfen in der Pipette ab.

## D. Der Apparat nach Scholander*

Im Scholander-Apparat werden 0,5 ml eines Gases auf ihren $O_2$- und $CO_2$-Gehalt mit einer Genauigkeit von $\pm$ 0,015 Vol.-% analysiert. Die zu absorbierenden Anteile können über 99% des Gesamtgasvolumens ausmachen. Die Analyse dauert 6—9 min. Eine ausführliche Beschreibung gibt Scholander[2].

### Prinzip

Eine Reaktionskammer, in die Absorptionsflüssigkeiten ohne Veränderung des Flüssigkeitsinhaltes der Kammer eingebracht werden können, steht mit einer Kompensationskammer über eine Capillare in Verbindung. In der Capillare befindet sich ein Indicatortropfen. Bei der Absorption von Gasen tritt eine Verringerung des Gasvolumens in der Reaktionskammer ein. Die Stellung des Indicatortropfens wird dabei mit einer Mikrobürette konstant gehalten, indem eine entsprechende Quecksilbermenge in die Reaktionskammer getrieben wird. Diese Menge wird mit der Mikrometerschraube gemessen.

---

[1] Bailey, C. V.: J. biol. Chem. **47**, 281 (1921).
[2] Scholander, P. F.: J. biol. Chem. **167**, 235 (1947).
* Hersteller: W. Burger, Kiel, Bartelsallee 4.

## Apparatur

Ein Reaktionskammersystem (s. Abb. 137), eine Mikrobürette und ein Hg-Niveaugefäß bilden die Hauptbestandteile; sie sind über einen Dreiwegehahn miteinander verbunden. Ein Wasserbad, eine Wasserstrahlpumpe, eine Wanne, Pipetten und Gefäße vervollständigen die Apparatur.

**Das Kammersystem** setzt sich zusammen aus der Reaktionskammer *R*, der Kompensationskammer *T* (Thermobarometer) und den beiden seitlichen Schenkeln *B* zur Aufnahme der Absorptionslösungen. Die Verbindung zwischen *R* und *T* stellt eine Capillare mit 1 mm Weite dar. Sie trägt in der Mitte eine Ringmarke. Die Mündung der Capillare in *T* ist trichterförmig vorgewölbt; dies dient zum Einsetzen der Gaseinfüllpipette, außerdem wird ein Nachlaufen von Säure zum Indicatortropfen verhütet. Der Hahn des Thermobarometers dient zum Verschluß von *T* während der Analyse. An die Seitenarme sind Capillarglasrohre angeschmolzen, die über Hähne mit Schrägbohrung in kleine Becher münden. Das Kammersystem trägt am unteren Ende eine Schliffhülse, die auf den Schliffkern des Dreiwegehahnes aufgesetzt wird.

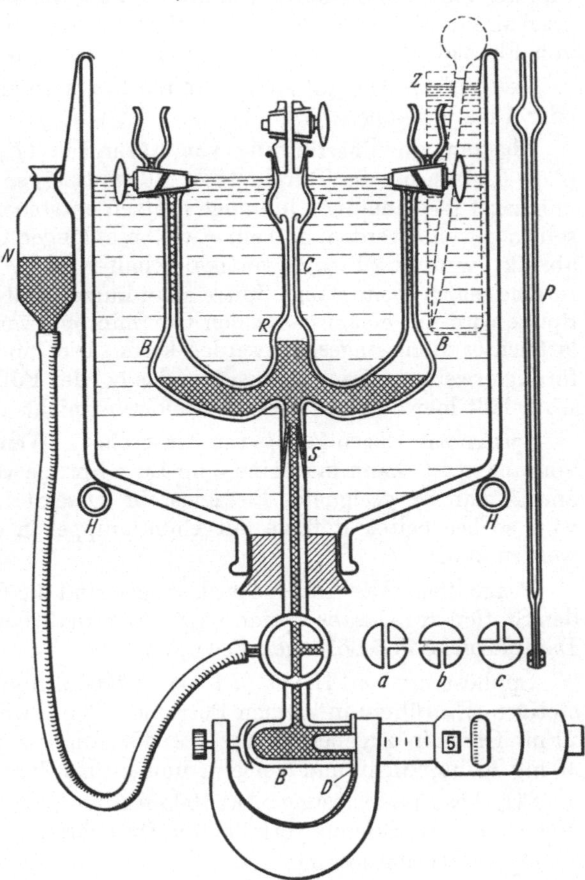


Abb. 137. Gasanalyseapparat nach SCHOLANDER. Erklärung im Text

**Die Mikrobürette** steht über einen Dreiwegehahn und einen Schliff mit dem Reaktionsgefäß in Verbindung. Am seitlichen Hauptabgang ist ein Quecksilberniveaugefäß *N* mit einem Schlauch befestigt. Am unteren Hahnabgang ist in der abgebildeten Weise im rechten Winkel ein Glasrohr angeschmolzen. Das linke Ende ist flach zugeschmolzen. Das Widerlager am Bügel der Mikrometerschraube ist durchbohrt und hat ein Gewinde für eine Rändelschraube. Die Schraube trägt zur Halterung des geschlossenen Glasrohrendes einen vernieteten tellerartigen Ansatz. Die Dichtung am offenen Teil des Glasrohres geschieht mit Dichtungsringen (*D*) aus Schreibmaschinenpapier. Der Apparat wird mit einem Spezialmikrometer Mikrofix der Firma Steinmeyer versehen, das die Möglichkeiten von Fehlern bei der Ablesung verringert.

**Zubehör.** Das Reaktionsgefäßsystem befindet sich in einem Wasserbad, dessen Form einer auf dem Kopf stehenden Glasflasche ohne Boden entspricht. Der Flaschenhals wird von einem Gummistopfen mit 30—50 mm Durchmesser, der den oberen Ansatz des Dreiwegehahnes durchläßt, verschlossen. Durch diese Befestigungsart wird das Kammersystem erschüttert, wenn man leicht an die Mikrometerschraube klopft. Der ganze Apparat ruht auf einem Haltering *H*, der zweckmäßig mit einem Gummischlauch gepolstert und an einem Stativ angebracht ist. Eine Membranpumpe läßt Luft durch das Wasserbad perlen und durchmischt es zum Temperaturausgleich. An der inneren Wand des Wasserbades hängt ein 50 ml-Zentrifugenglas *Z* mit Spülflüssigkeit und eine Saugballon-Pipette zur Flüssigkeitsentnahme. Eine Wasserstrahlpumpe mit zwischengeschalteter Waschflasche und capillar ausgezogenem Ansatz muß zum Absaugen von Flüssigkeit und eventuell verschüttetem Quecksilber bereit sein.

Den ganzen Apparat stellt man am besten in eine große fugenlose Kunststoff- oder Emaillewanne.

**Pipetten zur Überführung von Gasproben** (*P*) werden aus einem Glasrohr (2,5—3,0 mm innerer Durchmesser, 30 cm lang) so ausgezogen, daß dickwandige, möglichst gleichmäßig feinlumige Spitzen entstehen. Die Länge des engen Teiles soll so gewählt werden, daß ein etwa 3 mm langer Quecksilberfaden etwa 1 cm/sec absinkt, wenn die Pipette vertikal gehalten wird. Wegen Verschmutzungsgefahr ist eine relativ weite, lange Spitze einer kurzen und engen Spitze vorzuziehen. Die Spitze wird mit einem passenden Gumminippel versehen, so daß sie in den Capillartrichter dicht eingesetzt werden kann. Die Pipette ist am oberen Ende kugelförmig erweitert. Das Quecksilber, das bei der Füllung der Pipette hochgetrieben wird, läßt hier das Gas passieren und wird nicht aus der Pipette herausgeblasen.

**Spritze zur Überführung von Gasproben.** Wenn genügend Gas zur Analyse vorhanden ist, kann man eine 5 ml-Luer-Spritze verwenden, auf deren Kanülenansatz man ein geeignetes Plexiglasrohr aufsetzt. Die Spitze des Plexiglasrohres wird so bearbeitet, daß sie mit Gumminippel in den Capillartrichter eingesetzt werden kann.

**Reagentien.** Die Absorptionslösungen und die Spülflüssigkeit enthalten außer den Stoffen zur Gasabsorption bzw. deren Inaktivierung Zusätze, die die gleichen Dampfdrucke der Lösungen bewirken.

Spüllösung: 1 ml $H_2SO_4$ (*d* 1,84) ad 400 ml Aqua dest. Zu dieser Lösung unter stetigem Umrühren in kleinen Portionen 72 g $Na_2SO_4$ zufügen. Zu dieser Lösung 21 ml Glycerin zugeben. Kurz vor der Analyse werden 50 ml der Lösung mit 40 mg Kaliumdichromat versetzt und in das Zentrifugenglas eingefüllt.

$CO_2$-Absorptionslösung: Auf 100 ml Aqua dest. 11 g KOH und 40 mg Kaliumdichromat. In Erlenmeyerkolben aufbewahren.

$O_2$-Absorptionslösung:

Lösung A: Auf 100 ml Aqua dest. 6 g KOH. In Erlenmeyerkolben aufbewahren.

Pulver A: Im Mörser 20 g Natriumdithionit p. a. ($Na_2S_2O_4$) mit 0,1 g anthrachinonsulfosaurem Natrium mischen. Pulver in verschlossenem Gefäß verwahren.

Lösung B: In einem Fläschchen von etwa 5,5 ml Fassungsvermögen 5 ml der Lösung A einfüllen, 0,6 g des Pulvers A hinzufügen und die Öffnung des Gefäßes sofort mit einem Stopfen verschließen. Schütteln, bis das Pulver sich gelöst hat.

Quecksilber: Gereinigt nach Vorschrift auf S. 394 ohne Destillation.

Imprägnierungsflüssigkeiten:

Lösung A: 3 g pulverisiertes Picolyte* in 2 ml Toluol lösen.

Lösung B: 1 g pulverisiertes Picolyte in 4 ml Toluol lösen.

* In der Orginalvorschrift wird ein anderes Einbettungsharz (Clarite X) empfohlen, das jedoch nicht mehr erhältlich ist.

**Vorbereitung des Apparates.** Der schlifftragende Ansatz des Dreiwegehahnes wird durch die Bohrung des Stopfens geführt. Der Schlauch des Hg-Niveaugefäßes wird angebracht und gesichert.

**Mikrometerbürette.** Man füllt aus einer Undine in die vertikal (Öffnung oben) gehaltene Bürette bei Stellung *a* des Hahnes Quecksilber ein. Wenn Hg in die Hahnbohrung eingetreten ist, wird der Hahn in Stellung *c* gebracht und die Bürette bis zum Rand gefüllt. Die Mikrometerschraube wird so eingesetzt, daß die Meßtrommel oben ist. Durch Drehung der Rändelschraube wird die Bürette gegen die Dichtung gepreßt. Der Gummistopfen mit der Mikrometerbürette kann jetzt in den Hals des Wasserbadgefäßes eingeführt und gesichert werden.

**Kammersystem.** Nach der Originalvorschrift erhält das Kammersystem an zwei Stellen wasserabstoßende Überzüge. Nach unseren Erfahrungen ist eine für die meisten Zwecke ausreichende Genauigkeit ($\pm 0{,}03$ Vol.-% Gas) auch ohne Überzüge zu erhalten.

Das untere Ende der Capillare der Reaktionskammer erhält einen wasserabstoßenden Überzug von Picolyte-Lösung A. Mit einer Capillarpipette, an die man einen Gummischlauch angeschlossen hat, saugt man Lösung A ohne Luftblasen auf. Man hält das Reaktionsgefäß horizontal und führt die vorher mit Filtrierpapier außen rasch abgewischte Capillarpipette *P* in *R* (Abb. 137) an die Capillarmündung. Dort drücke man einen etwa 1 mm großen Tropfen aus der Pipette. Mit dem Finger wird die Thermobarometeröffnung verschlossen, damit die Lösung nicht in die Capillare läuft. Durch leichten Fingerdruck erreicht man, daß sich die Lösung an der Wandung von *R* ausbreitet. Überflüssige Lösung wird mit einer feinen Pipette, die an die Wasserstrahlpumpe angeschlossen ist, abgesaugt. Sofort saugt man etwas Toluol nach, damit die Pipette nicht verstopft, und läßt den Flüssigkeitsüberzug einige Minuten trocknen. Der Überzug muß in der Capillare eine scharfe Begrenzung haben, da sonst leicht Luftblasen in die Capillare gelangen.

Mit einem Pfeifenreiniger, der in Lösung B getaucht ist, wischt man den Schliffteil und die obere Hälfte des Thermobarometers aus. Dadurch wird die Schlifffläche vor Feuchtigkeit bewahrt und man braucht den Thermobarometerhahn nur selten zu fetten. Der Überzug muß über Nacht bei Zimmertemperatur trocknen und reicht dann für 150—200 Analysen. Er muß erneuert werden, wenn beim Drehen der Mikrometerschraube die geringste Verzögerung in der Bewegung des Indicatortropfens zu beobachten ist. Man entfernt den alten Überzug durch Spülen mit Toluol und anschließend mit Aceton und Wasser sowie Trocknen im Trockenschrank.

Die Hähne der Absorptionsgefäße werden gefettet und schlierenfrei eingesetzt, der Schliffkern des Dreiwegehahnansatzes wird wenig gefettet und das Kammersystem aufgesetzt. Jetzt kann über das Niveaugefäß (*N*) bei offenen Hähnen der Becher das Kammersystem mit Hg gefüllt werden. Wenn die Reaktionskammer halb gefüllt ist, setzt man den Thermobarometerhahn auf und schließt ihn oder verschließt die Thermobarometeröffnung mit dem Finger. Durch Heben des Niveaugefäßes lassen sich jetzt die Absorptionsbehälter bis in die Becher füllen, ohne daß Hg in die Kompensationskammer tritt. Die Hähne der Becher werden geschlossen. Das Niveaugefäß wird am Stativ so angebracht, daß bei offenem Thermobarometerhahn der Hg-Meniscus in der Capillare ungefähr auf der Ringmarke steht.

Um zu prüfen, ob der Apparat luftfrei ist bzw. genügend wenig Luft enthält, dreht man ruckartig an der Mikrometerschraube. Wenn das Quecksilber in der Capillare der Reaktionskammer den Bewegungen der Schraube nicht gleichmäßig folgt, sondern nachschwingt, ist zuviel Luft im System, die durch Auf- und

Absteigenlassen des Hg ausgetrieben werden muß. Die Dichtigkeit der Hähne wird durch Hoch- und Tiefstellen des Niveaugefäßes geprüft. Der Hg-Meniscus in der Capillare darf sich dabei nicht ändern.

**Einfüllung der Absorptionsflüssigkeiten.** Die $CO_2$-Absorptionslösung wird z. B. in den linken Becher eingefüllt. Der Hahn wird kurzzeitig geöffnet und die Lösung bei tiefer Stellung des Niveaugefäßes eingesaugt. Eventuell mitgerissene Luftblasen werden wieder entfernt. Um einer Undichtigkeit des Hahnes vorzubeugen, wird etwas Hg in den Becher eingefüllt und durch kurzes Öffnen des Hahnes in Hahnbohrung und Capillare gelassen. Die $O_2$-Absorptionslösung wird analog auf der anderen Seite eingefüllt. Hierbei ist auf rasches Arbeiten zu achten.

## Analysengang

**Ausspülen des Apparates.** Die Spüllösung (S. 170) wird in das Thermobarometer bis zum Schliffbeginn eingefüllt, der Dreiwegehahn in Stellung *c* gebracht und die eingefüllte Lösung durch Senken des Niveaugefäßes in die Reaktionskammer eingesaugt. Durch Heben und Senken des Niveaugefäßes wird die Lösung hin- und hergespült. Bleibt die Lösung gelb, so ist die Spülung ausreichend; wird sie grün oder entfärbt sie sich, dann muß mit neuer Lösung mehrmals gespült werden. Gelegentlich fallen auch nach ausreichender Spülung rote Kaliumdichromatkristalle aus. Eine Verringerung der Genauigkeit konnten wir dadurch nicht feststellen. Nach genügender Spülung läßt man das Hg so hoch ansteigen, daß ein Tropfen in der trichterförmigen Capillarerweiterung steht. *T* läßt man halb mit Spülflüssigkeit gefüllt, der Dreiwegehahn wird in Stellung *a* gebracht. Einschaltung der Membranpumpe sorgt für Luftdurchperlung des Wasserbades (Temperaturausgleich).

**Überführung von Gasproben.** Mit der o. a. *Pipette* wird das Gas aus den verschiedenen Vorratsbehältern (s. S. 167ff.) entnommen und in den Apparat überführt. Aus Spirometern, Douglas-Säcken und Gasflaschen kann man die Proben direkt in die Pipette überführen, dabei wird der Hg-Tropfen aus dem engen Teil bis zur kugeligen Erweiterung getrieben. Befindet sich das Gas in einer Haldane-Bürette (s. S. 167), so wird die Pipette in den Becheransatz des Hahnes *X* eingesetzt und der Hahn in Stellung *a c* gebracht. Die Füllung geschieht wie für Spirometer usw. angegeben. Man durchströmt die Pipetten etwa mit dem 5fachen Volumen ihres Fassungsvermögens und überführt sie dann offen in senkrechter Stellung rasch in die Lösung von *T* und setzt sie mit ihrem Gumminippel in das Quecksilber der Capillarmündung ein. Bei der Überführung sinkt der Hg-Tropfen langsam nach unten und verhindert so ein Eindringen von Luft. Mit dem Dreiwegehahn in Stellung *a*, wird das Gas durch Herausdrehen der Mikrometerschraube bis zur Ringmarke eingesaugt. Danach bringt man den Hahn in Stellung *b* und dreht die Mikrometerschraube bis zur Marke *3* (oder *5*) der Teilung ($M_0$). Der Dreiwegehahn wird in Stellung *a* gebracht und durch Herausdrehen der Mikrometerschraube saugt man weiter Gas ein, bis etwa soviel Gas eingefüllt ist, wie es in der Abbildung dargestellt ist. Wenn genügend Gas vorhanden ist, stellt man am besten immer auf die Marke 20,0 ein. Die Pipette wird herausgenommen und die Spülflüssigkeit bis auf einen Tropfen im Capillartrichter abgesaugt. Dabei ist es zweckmäßig, eine fein ausgezogene Glascapillare (oder ein entsprechendes Plexiglasrohr) zu verwenden, die über einen Druckschlauch mit der Wasserstrahlpumpe verbunden ist. Der Tropfen wird durch weiteres Herausdrehen des Mikrometers mit seinem unteren Ende bis zur Ringmarke eingesaugt. Man soll so vorgehen, daß bei allen Einstellungen der Tropfen immer von unten oder immer von oben her eingestellt wird. Der Tropfen soll mit seinem oberen Ende nicht über den engen Teil der Capillare hinausreichen.

Die Pipetten müssen sauber gehalten werden. Sie sollen nach Benutzung mit Aqua dest. gespült und getrocknet werden, denn schon kleine Verschmutzungen verstärken die Reibung des Hg-Fadens und blockieren die Capillare. In beiden Fällen entsteht bei der Gasüberführung in der Mikrometerbürette ein Unterdruck, an den Dichtungen wird u. U. Luft angesaugt, und die Folge ist ein fehlerhaftes Analysenergebnis. Die Überführung mit der Luer-Spritze erfordert ausreichende Spülung des Totraumes. Wie bei der Überführung der Pipette der herabgleitende Hg-Tropfen, soll bei der Spritze der sinkende Stempel den Luftzutritt verhindern. Das weitere Vorgehen ist identisch mit dem bei der Pipette beschriebenen.

Der Hahn des Thermobarometers wird offen eingesetzt und nach 1 min Temperaturausgleich geschlossen. Wenn der Meniscus dann nicht auf der Ringmarke bleibt, wird der Hahn zur Korrektur noch einmal kurzzeitig geöffnet. Jetzt erst wird der Mikrometerstand abgelesen und notiert ($M_1$).

**Kohlendioxydabsorption.** Der Apparat wird vorsichtig auf die Seite geneigt, so daß eine möglichst kleine Menge Absorptionslösung in den Reaktionsraum übertritt; gleichzeitig dreht man die Mikrometerschraube, so daß die Abwärtsbewegung des Indicatortropfens kompensiert wird. Die Apparatur wird wieder senkrecht gestellt und durch Klopfen mit dem Finger auf den Dreiwegehahn etwas erschüttert. Wenn der Indicatortropfen sich nicht mehr bewegt, stellt man den unteren Rand der Flüssigkeit auf die Ringmarke ein. Mikrometerstand ($M_2$) wird abgelesen und notiert. Wenn die Gasprobe einen sehr hohen Kohlendioxydgehalt hat, läßt man fraktioniert Spuren der Kalilauge zufließen, damit man mit dem Stellen der Mikrometerschraube nachkommt.

**Sauerstoffabsorption.** Man neigt den Apparat vorsichtig auf die Seite des $O_2$-Absorbens und läßt davon so viel zufließen, daß es über dem Quecksilberspiegel etwa 1 mm hoch steht. Der Apparat wird wieder senkrecht gestellt und wie bei $CO_2$-Absorption in Vibration versetzt (s. o.). Das Reagens muß rot bleiben, sonst ist zu wenig davon in der Kammer und es muß nochmals etwas nachgefüllt werden. Bei der Absorption entwickelt sich Wärme, die sich etwa innerhalb 2 min ausgleicht. Der Indicatortropfen wird wie o. a. auf die Ringmarke eingestellt; $M_3$ wird abgelesen und notiert.

Damit ist die Analyse beendet.

**Kontrolle.** Zur Kontrolle wird nun der Hahn des Thermobarometers geöffnet und herausgenommen. Man treibt den Indicatortropfen und das Gas durch Hineindrehen der Mikrometerschraube aus der Reaktionskammer aus und saugt vorsichtshalber den Indicatortropfen noch mit der Wasserstrahlpumpe ab, dann wird der Meniscus der Absorptionsflüssigkeit auf die Ringmarke eingestellt. Der Mikrometerstand soll auf $\pm 0{,}5$ der kleinsten Teilung derselbe sein wie zu Beginn der Analyse. Wenn die Abweichung größer ist, können undichte Hähne und Luftgehalt des flüssigen Systems die Ursache sein.

**Vorbereitung zur nächsten Analyse.** Der Dreiwegehahn wird in Stellung *c* gebracht; beim Hochsteigenlassen des Hg-Meniscus werden die Absorptionslösungen so abgesaugt, daß diese nicht in die Kompensationskammer übertreten. Das Spülen mit Säurelösung und das Nachfüllen der Absorptionsflüssigkeit geschieht wie oben beschrieben.

Von Zeit zu Zeit empfiehlt sich eine Reinigung der Glasteile in Kaliumdichromatschwefelsäure.

Wenn Absorptionslösungen aus Versehen in die Kompensationskammer gelangt sind, werden sie abgesaugt und zuerst mit Aqua dest. und dann mit Reinigungslösung nachgespült. Wenn der Apparat nicht zur Analyse benutzt wird, füllt man Aqua dest. so ein, daß die halbe Reaktionskammer, die Capillare und ein Teil der Kompensationskammer gefüllt sind.

### Berechnungen

$$\text{Kohlendioxyd, ml/100 ml der Probe, trocken} = \frac{M_1 - M_2}{M_1 - M_0} \cdot 100$$

$$\text{Sauerstoff, ml/100 ml der Probe, trocken} = \frac{M_2 - M_3}{M_1 - M_0} \cdot 100$$

$$\text{Stickstoff, ml/100 ml der Probe, trocken} = \frac{M_3 - M_0}{M_1 - M_0} \cdot 100$$

Doppelanalysen sollen für Sauerstoff, Kohlendioxyd und Stickstoff innerhalb 0,03% übereinstimmen.

**Berechnung des Gasdruckes in Gasproben** (s. S. 226). Jedes in den Apparat eingefüllte Gasgemisch wird mit Wasserdampf gesättigt. Bei der Absorption z. B. von $CO_2$ verschwindet mit dem Volumenanteil $CO_2$ ein entsprechender Anteil Wasserdampf, deshalb bestimmt man mit dem Scholander-Apparat „Trockenprozente"* der Gase.

Hat man eine Alveolarluftprobe bei 37° C entnommen und analysiert 13,5% $O_2$, so errechnet man den $O_2$-Druck wie folgt:

$$\frac{13{,}5}{100} (B - p\,H_2O) = O_2\text{-Druck in mm Hg.}$$

$B$ = Barometerstand,
$p\,H_2O$ = Wasserdampfdruck (beide in mm Hg),
$p\,H_2O$ ist bei 37° C = 47 mm Hg, s. Tabelle 69, S. 406.

Temperaturänderungen während der Analysendauer brauchen nicht berücksichtigt zu werden, da die Durchperlung des Wasserbades dafür sorgt, daß beide Kammern gleiche Temperaturen haben. Temperaturänderungen können so, da sie beide Kammern gleicherweise betreffen, keine Volumenänderungen, sondern nur Druckänderungen hervorrufen, die sich gegenseitig kompensieren. Bei großen Temperaturschwankungen innerhalb der Analysenzeit (besonders im Freien) machen die unterschiedlichen Temperaturen des Quecksilbers in der Bürette, die vom Thermobarometer nicht kompensiert werden können, unerwünschte Fehler. Man hat deshalb eine Bürette von doppelwandigem Glas mit Luftisolation hergestellt**.

### Analysen bei geringem $N_2$-Gehalt der Gasgemische

Eine Gasprobe mit einem $N_2$-Gehalt von weniger als 2% erfährt durch die Absorption eine solche Volumenverminderung, daß nur noch eine kleine Gasblase im Capillarenraum zurückbleibt. Durch die Verkleinerung der Kontaktfläche wird die Absorptionsdauer für Sauerstoff erheblich verlängert. Uns bewährte sich folgendes Verfahren[1]. Man stellt von Analysenbeginn ab nicht auf den unteren, sondern auf den oberen Meniscus des Indicatortropfens ein. Die Zugabe der Absorptionsflüssigkeit erfolgt wie üblich. Gegen Ende der Absorption von Sauerstoff schwimmt das Gas als kleine Blase in der Absorptionsflüssigkeit. Die $O_2$-Absorption geht rasch vor sich. Der Indicatortropfen geht bei diesem Vorgehen am Ende der Analyse in die Absorptionsflüssigkeit über. Um das durch $O_2$-Absorption verminderte Volumen messen zu können, muß der Indicatortropfen auf seine Anfangslänge gebracht werden. Während des Schüttelns kann man Absorptionsflüssigkeit an der Blase vorbei in die Capillare hochdrücken oder in die Kammer zurückgelangen lassen, damit kann man den Indicatortropfen unter

* Wie auch im Haldane-Apparat s. S. 175.
** Hersteller: W. G. Flaig & Sons Ltd, London N.W. 2.
[1] Moll, W.: Diss. Tübingen 1959.

Zuhilfenahme des Mikrometers auf seine Ausgangslänge bringen. Nach Ablesung von $M_2$ läßt man den Indicatortropfen in die Reaktionskammer fallen und liest den Pegel der Absorptionslösung als $M_0$ ab. So sind alle Ablesungen um die Tropfenmenge gleicherweise erhöht und können ohne Abänderungen in die angegebenen Formeln eingesetzt werden.

Da das Absorbens über den Indicatortropfen mit der Luft der Kompensationskammer in Berührung kommen kann, sperrt man die Reaktionskammer durch eine $N_2$-Blase (Restgas der vorhergehenden Analyse in Scholanderpipette) mit aufgesetztem Spülflüssigkeitstropfen gegen die Kompensationskammer ab.

Vorteile des *Scholander-Apparates* sind die gegenüber dem Apparat zur Gasanalyse von HALDANE (siehe unten) größere Handlichkeit, kürzere Analysendauer und einfachere Reinigung bei gleicher Genauigkeit und etwa gleichen Anschaffungskosten. Gasproben mit hohem $O_2$-Gehalt können einfacher und schneller analysiert werden.

## E. Der Apparat nach HALDANE

Der Apparat von HALDANE dient zur Bestimmung des $CO_2$- und $O_2$-Gehaltes in Gasgemischen. Außerdem können Acetylen und mit Hilfe einer Verbrennungskammer Wasserstoff, CO, Methan, Äthylen, Acetylen, Distickstoffoxyd und Benzolgas bestimmt werden. Über die Handhabung des Apparates liegen ausführliche Mitteilungen[1–6] vor, ebenso kritische Zusammenfassungen[7, 8] und Auseinandersetzungen mit den Fehlerquellen[9, 10].

### Prinzip

Ein abgemessenes Volumen eines Gasgemisches wird mit einer Absorptionsflüssigkeit in Kontakt gebracht und nach Absorption die Volumenverminderung in einer Meßbürette abgelesen. Temperatur- und Barometerschwankungen während der Analyse werden durch ein Thermobarometer eliminiert, so daß alle Gasvolumina ohne besondere Korrektur streng miteinander vergleichbar sind.

### Apparatur, Lösungen und Zubehör

Haldane-Apparat (s. Abb. 138).

Reagentien: Beim Ansetzen und Einfüllen der Lösungen in den Apparat sollen Schutzbrillen aufgesetzt werden.

*Zur Absorption von Kohlendioxyd* und als Absperrflüssigkeit: Kalilauge, spezifisches Gewicht 1,55 [454 g KOH (in rotulis) ad 250 ml Aqua dest.; in Pyrex-Kolben ansetzen]. Nur zur Absorption von $CO_2$: KOH 10%ig (Gew./Vol.).

*Zur Absorption von Sauerstoff:* 100 ml der 10%igen KOH-Lösung (s. o.) werden mit 10—15 g Pyrogallol, doppelt sublimiert DAB 6 (RIEDEL DE HAËN,

[1] HALDANE, J. S., u. J. I. GRAHAM: Methods of air analysis, 3. Aufl. London: Chas. Griffin, Ltd. 1920.

[2] Peters-Van Slyke, II, S. 86.

[3] PETERS, J. P., u. D. D. VAN SLYKE: Handbuch biologischer Arbeitsmethoden, Abt. V, IV. Teil 10, S. 113. Berlin u. Wien: Urban & Schwarzenberg 1934.

[4] DOUGLAS, C. G., u. J. G. PRIESTLEY: Human physiology. Oxford: Clarendon Press 1948.

[5] RONA, P.: Praktikum der physiologischen Chemie, Bd. 3, S. 133. Berlin: Springer 1929.

[6] MURALT, A. v.: Einführung in die praktische Physiologie, 3. Aufl., S. 112. Berlin-Göttingen-Heidelberg: Springer 1948.

[7] HENDERSON, Y.: J. biol. Chem. **33**, 31 (1918).

[8] SWIFT, R. W.: J. Lab. clin. Med. **18**, 731 (1933).

[9] RENBOURNE, E. T., u. J. MCELLISON: J. Hyg. (Lond.) **48**, 239 (1950).

[10] KILDAY, M. V.: J. Res. nat. Bur. Stand. **45**, 43 (1950).

ELZE), versetzt. Für besonders hohe Ansprüche erfolgt die Zubereitung der Pyrogallollösung nach KILDAY[1], um die CO-Bildung einzuschränken.

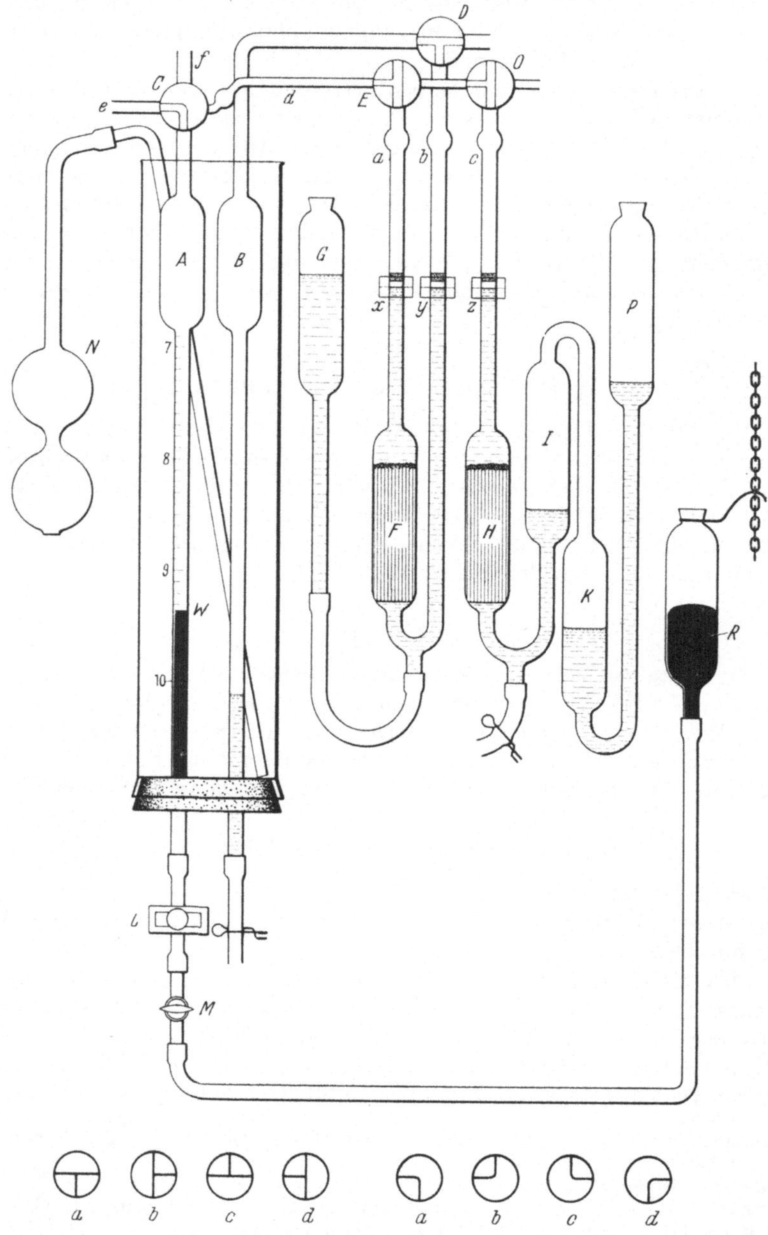


Abb. 138. Haldane-Gasanalyseapparat. Unten sind die Hahnstellungen schematisch angedeutet. Beschreibung und Handhabung im Text

Oder: 14 g Kaliumhydroxyd (in rotulis) werden in 100 ml Aqua dest. gelöst; 16 g Natriumdithionit und 3 g rohes anthrachinonsulfosaures Natrium werden im Mörser zusammengemischt und unter Rühren zur KOH-Lösung zugesetzt.

[1] KILDAY, M. V.: J. Res. nat. Bur. Stand. 48, 43 (1950).

Beide Lösungen dürfen nicht länger als nötig mit der Außenluft in Berührung sein ($O_2$-Absorption!).

Natriumdithionit absorbiert den Sauerstoff vollständiger als Pyrogallol; man erhält mit Natriumdithionit bei Außenluftanalysen bis zu 20,93% $O_2$, bei Pyrogallol nur 20,85% $O_2$. Die Natriumdithionitlösung ist nur wenige Tage haltbar, die Pyrogallollösung hält sich monatelang und kann für 30—50 Analysen verwendet werden[1].

*Zur Absorption von Acetylen:*

Quecksilbercyanid Hg $(CN)_2$ . . . . . . . . . . . . . . . . . . . . . 20,0 g
Natriumhydroxyd . . . . . . . . . . . . . . . . . . . . . . 8,0 g
Aqua dest. . . . . . . . . . . . . . . . . . . . . . . . . . ad 100,0 cm³
mit einigen Tropfen Glycerin versetzt,
$H_2SO_4$ konz. zur Ansäuerung des Wassers in der Meßbürette,
$HNO_3$ konz. zur Reinigung der Meßbürette.
Sonstiges: Hahnfett, Pfeifenreiniger.

## Vorbereitung des Apparates zur Analyse

Schlauch-Glasverbindungen sollen möglichst gering an Zahl und nicht mit Draht, sondern mit Isolierband gesichert sein. Passende Schläuche sitzen so gut, daß meist eine Sicherung, außer bei der Niveaubirne *R*, nicht erforderlich ist.

Zum Fetten werden die Hähne herausgenommen. Die Hahnhülsen entfettet man mit Lappen, desgleichen die Hahnstutzen. Die neu gefetteten Hähne werden eingesetzt und rasch im Stutzen gedreht, bis die ganze Schlifffläche glatt und ohne Schlieren ist. Zu wenig Fett verursacht Schlieren und Undichtigkeiten, zuviel Fett verstopft die Bohrungen. Je nach Zimmertemperatur müssen verschiedene Fette verwandt werden. Hahnbohrungen sollen capillar, jedoch für einen Pfeifenreiniger noch durchgängig sein. Haben sich Fettpfropfen in die Bohrungen gesetzt, so kann man unter Umständen bei den Hähnen *C*, *D* und *O* mit Pfeifenreinigern das Fett aus den Bohrungen stoßen. Durchsaugen von heißem Wasser bei Stellung *c* der Hähne *C*, *E* und *O* löst ebenfalls die Fettpfröpfe.

Der Wassermantel wird mit Aqua dest. gefüllt, bis die aufgetriebenen Teile von *A* und *B* gut eintauchen.

Die Schlauchklemme am unteren Ende von *B* wird geöffnet und über ein Glasverbindungsstück ein Gummischlauch mit Trichter angeschlossen. Bei Stellung *a* von *D* wird Aqua dest. eingefüllt (etwa bis zur Höhe der 10,0 ml-Marke in *A*).

Quecksilber (gereinigt, s. S. 394) wird mit Trichter bei offenem Hahn *M* und Hahn *C* in Stellung *a* in *R* gefüllt und zwar so viel, daß sich noch ein kleiner Teil davon in *R* befindet, wenn *R* so hoch gehalten wird, daß *w* im Hahn *C* steht. Um das etwas mühsame Heben und Senken von *R* bei der Analyse zu erleichtern, sind verschiedene Modelle entwickelt worden, bei denen *R* durch einen Motor bewegt wird[2]. Um die Verschmutzung des Quecksilbers mit Staub zu verringern, setzt man vorteilhaft in die Öffnung des Niveaugefäßes *R* einen Wattebausch ein.

Ein Trichter wird mit Schlauch an *e* angesetzt. Der Hg-Meniscus *w* steht in Hahn *C*. Mit Schwefelsäure leicht angesäuertes Wasser (1 Tropfen auf 200 ml) wird in den Trichter gefüllt. Man senkt *R* und saugt dadurch angesäuertes

---

[1] Neuerdings sind Chromchlorid [DAHLSTRÖM, H., u. H. WAHLUND: Scand. J. clin. Lab. Invest. 1, 86 (1949)] und 1,2,4-Triacetyl-2-oxy-hydrochinon sog. Pyrogallol A [DEVEY, J. D.: Scand. J. clin. Lab. Invest. 5, 104 (1953)] zur $O_2$-Absorption im Haldane-Apparat vorgeschlagen worden. Die Absorption soll rascher sein und es soll keine CO-Bildung auftreten.

[2] GMEINER, G.: Biochem. Z. 188, 285 (1927).

Wasser in *A* ein. *R* wird mehrmals gehoben und gesenkt. Zum Schluß füllt man Ansatz *e* ganz mit Quecksilber, so daß alles überschüssige Wasser abläuft. Angesäuertes Wasser wird eingefüllt, damit einmal das Gas mit Wasserdampf gesättigt wird und zum anderen, damit sich eventuell aus dem Glas lösendes Alkali nicht mit Kohlensäure verbindet.

Alle Hähne werden in Stellung *a* gebracht; mit Trichter wird so viel Kalilauge in *G* eingefüllt, daß die Menisci *x* und *y* etwa so stehen, wie in Abb. 138 gezeigt. Der Schlauch, der *F* mit *G* verbindet, muß geknetet werden, damit Luftblasen entweichen!

Pyrogallol- oder Natriumhydrosulfitlösung wird mit Trichter, Schlauch und Glasverbindungsstück durch Schlauchansatz zwischen *H* und *I* unten eingefüllt. Der Spiegel soll knapp unter dem Ende der Erweiterung in *H* stehen.

Man füllt Absperrflüssigkeit ein (KOH s. S. 175), damit die Absorptionsflüssigkeit keinen Kontakt mit der Außenluft hat. Es wird so viel KOH mit Trichter in *P* eingefüllt, bis der Meniscus *z* etwa auf den in Abb. 138 gezeigten Stand ansteigt. Da der Gasraum in *I* und *K* zunächst noch Zimmerluft enthält, aus der langsam $O_2$ absorbiert wird, rückt der Spiegel in *P* zu Anfang etwas tiefer und muß durch Nachfüllen von KOH wieder auf den alten Stand gebracht werden. Hahn *O* wird in Stellung *d* gebracht.

Der Apparat ist erst analysenbereit, wenn er $O_2$- und $CO_2$-frei ist (s. unten).

## Eichung der Meßbürette

Man kauft das Rohr *A* mit angeschmolzenem Hahn *C* und läßt am unteren Ende des Rohres einen weiteren Hahn anschmelzen. Das Glasrohr unter dem unteren Hahn zieht man so fein aus, daß Hg-Tropfen von nicht mehr als 0,07 g abgelassen werden können. Das Rohr wird mit angesäuertem Wasser gefüllt und durch Anschluß einer Wasserstrahlpumpe (mit Waschflasche!) bei *e* Quecksilber von unten aufgesaugt, bis es in den Schlauch bei *e* austritt. Das Quecksilber wird wieder durch Öffnen des unteren Hahnes abgelassen; dann läßt man es erneut bis in den Saugschlauch ansteigen. Dadurch wird die Menge des angesäuerten Wassers in der Meßbürette so vermindert, daß es nur noch einen dünnen Film an den Wänden bildet, so wie er bei den Messungen vorhanden sein soll. Man läßt Quecksilber ab und saugt wieder auf, bis die Bohrung von Hahn *C* genau ausgefüllt ist; dann wird bis zur 7,0 ml-Marke abgelassen. Das ausgelaufene Quecksilber wird gewogen. Nun läßt man von 7,0—10,0 ml auslaufen und wägt. Schließlich läßt man nach erneutem Aufsaugen von Quecksilber bis zur 7,0 ml-Marke von 7,0—10,0 ml um je 0,1 ml ab und wägt aus. Es ist nicht wichtig, daß das Gesamtvolumen genau 10,0 ml beträgt, sondern daß auf der Teilung 0,1 „ml" möglichst genau 0,01% des Gesamtvolumens beträgt bzw. der Fehler bekannt ist und berücksichtigt wird. Die Korrektur soll auf 0,001 ml angegeben und der Fehler nicht über $\pm 0{,}0001$ sein.

Die Teilung soll ringförmig das ganze Meßrohr umfassen. Ausführlicheres über die Eichung von Glasröhren bei MÜLLER[1].

## Gang der Analyse (Zimmerluft)

Der Apparat befindet sich in dem in Abb. 138 dargestellten Zustand. Hahn *M* wird geöffnet, Hahn *C* in Stellung *a* gebracht. Durch Heben des Quecksilber-Niveaugefäßes *R* steigt das Quecksilber in der Glasbürette *A* an. Nachdem der Meniscus *w* bis in die Bohrung von *C* angestiegen ist, senkt man *R* wieder.

[1] MÜLLER, F.: Handbuch biologischer Arbeitsmethoden, Abt. IV, Teil 10, S. 12. Berlin u. Wien: Urban & Schwarzenberg 1926.

Durch mehrmaliges Heben und Senken von $R$ erreicht man, daß reine Zimmerluft in die Bürette eingesaugt wird. Einstellung von $w$ in $A$ auf die Marke 10,0 ml. Befindet sich am Apparat eine Feineinstellung $L$, so kann der Hahn $M$ schon abgestellt werden, wenn der Meniscus $w$ in der Nähe von 10,0 ml steht. Mit $L$ muß dann die Feineinstellung nachgeholt werden.

Das Niveaugefäß der Kalilauge wird so eingestellt, daß der Meniscus in $G$ mit dem Meniscus $x$ auf gleicher Höhe steht. Dann steht Meniscus $y$ ebenfalls mit $z$ auf gleicher Höhe, da der Hahn $D$ mit der Außenluft Verbindung hat. Die verschiebbaren Marken werden auf die Menisken eingestellt und Hahn $D$ in Stellung $d$ gebracht. Damit ist das Kompensationsgefäß $B$ abgeschlossen. Änderungen des Gasvolumens in $B$ durch Temperaturänderungen machen sich am Meniscus $y$ bemerkbar, ebenso Änderungen des Luftdruckes. Die Flüssigkeit im Wassermantel wird mittels Durchperlen von Luft durch $N$ gerührt.

Hahn $C$ wird in Stellung $d$ gebracht; dabei soll sich der Meniscus $x$ nicht ändern, sonst war die Meßbürette nicht unter Atmosphärendruck gefüllt oder im Gasraum des Rohres $a$ herrschte Unter- bzw. Überdruck. Man läßt Luft durch den Wassermantel perlen und bringt, wenn erforderlich, Meniscus $y$ mit $G$ auf den alten Stand. Meniscus $x$ wird dann, wenn nötig, mit $L$ korrigiert. Es ist deshalb zweckmäßig, die Bürette bis 10,2 ml teilen zu lassen. Der Stand der Meßbürette wird abgelesen und notiert, dann Hahn $M$ geöffnet. Durch Heben von $R$ drückt man Gas in die Absorptionsbürette $F$. In $F$ befinden sich Glasrohre zur Vergrößerung der Berührungsfläche Gas-Kalilauge. Durch etwa fünfmaliges Heben und Senken von $R$ wird das Kohlendioxyd absorbiert. Die Bewegungen von $R$ werden zweckmäßig so ausgeführt, daß sich der Hg-Meniscus in der Meßbürette $A$ nur im erweiterten Teil auf- und abbewegt.

Nach der Absorption wird der Meniscus $x$ durch vorsichtiges Senken von $R$ auf den zu Beginn der Analyse durch die Marke gekennzeichneten Stand eingestellt. Mit dem Gummiball $N$ perlt man Luft durch den Wassermantel um $A$ und $B$. Temperaturdifferenzen im Wasser gleichen sich dadurch aus. Hat sich die Temperatur gegenüber dem Beginn der Analyse erhöht oder erniedrigt, so wird der Meniscus $y$ gesunken bzw. gestiegen sein. Durch Einstellung des alten Standes von $y$ mittels Heben oder Senken von $G$ wird das alte Volumen wieder eingestellt. Da $x$ und $y$ miteinander kommunizieren, ist, wenn man $x$ erneut auf die Marke einstellt, das Gasvolumen in $A$ korrigiert. Ablesungen zu verschiedenen Zeitpunkten sind so miteinander vergleichbar. Änderungen des Barometerstandes werden gleichfalls korrigiert, indem jede endgültige Ablesung am Meniscus $x$ bei korrigierter Einstellung von $y$ vorgenommen wird. Die Korrektionseinrichtung ($B$, $D$, $b$, $y$) wird Thermobarometer genannt.

Der Hg-Meniscus $w$ wird notiert. Dann erfolgt erneutes Absorbieren, wie oben beschrieben (etwa 5mal) und Durchperlen von Luft mit $N$. $x$ und $y$ werden wie oben angegeben eingestellt. Wenn sich der Stand von $w$ nicht mehr ändert, entspricht die Volumenverminderung dem Volumen von Kohlendioxyd in der Gasprobe, z. B.:

| | |
|---|---|
| Ausgangsablesung . . . . . . . . . . . . . . . | 10,000 ml |
| Endablesung . . . . . . . . . . . . . . . . . | 9,995 ml |
| Kohlensäure . . . . . . . . . . . . . . . . . | 0,005 ml |
| | = 0,05% |

Zur Absorption von Sauerstoff wird Hahn $E$ in Stellung $c$ gebracht. Das Absorbieren erfolgt durch Heben und Senken von $R$. Hier gilt besonders, daß der Hg-Meniscus in $A$ nur im erweiterten Teil auf- und abbewegt werden darf, da bei hohem $O_2$-Gehalt der Gasprobe sonst leicht die Absorptionsflüssigkeit aus $H$

(Pyrogallol oder Natriumdithionit) in das Röhrensystem und *A* gesaugt wird (s. „Zwischenfälle“ S. 184).

Man absorbiert etwa 20mal, stellt den Meniscus auf *z* ein und liest *w* in *A* ab. Nach weiteren 10 Absorptionen wird erneut *w* abgelesen. Wenn sich *w* nicht ändert, wird Hahn *E* in Stellung *d* gebracht, und die im Rohr *a* zwischen *E* und *x* befindliche Gasmenge, die noch nicht an der $O_2$-Absorption teilgenommen hat, mit dem $O_2$-freien Rest des Gases durch Heben und Senken von *R* (5mal) gemischt.

Man bringt Hahn *E* in Stellung *c* und absorbiert wiederum in *H*, wie oben beschrieben, bis nach erneutem Ablesen keine Änderung von *w* mehr zu beobachten ist.

Dann mischt man den Gasraum in *a* zum zweiten Mal mit dem übrigen sauerstofffreien Gas und absorbiert bis zur Konstanz von *w*.

*z* wird sorgfältig eingestellt und Hahn *E* in Stellung *d* gebracht. Nach Luftdurchperlung des Wassermantels werden *x* und *y* mittels *R* und *G* (s. o.) eingestellt. Der Stand von *w* wird notiert. Man bringt Hahn *E* in Stellung *c*, absorbiert erneut in *H* (5—10mal), stellt danach *z* ein und bringt Hahn *E* in Stellung *d*. *x* und *y* werden eingestellt, *w* abgelesen und notiert. Wenn sich der Stand von *w* gegenüber der vorherigen Ablesung nicht mehr geändert hat, entspricht die Volumenverminderung gegenüber dem Stand von *w* vor Beginn der $O_2$-Absorption dem Anteil der Gasprobe an Sauerstoff, z. B.:

| | |
|---|---|
| Ausgangsablesung . . . . . . . . . . . . . . . . | 9,995 ml |
| Endablesung . . . . . . . . . . . . . . . . . . | 7,915 ml |
| Sauerstoff . . . . . . . . . . . . . . . . . . | 2,080 ml |
| | = 20,8% |

Den Stickstoffgehalt (einschließlich Argon) errechnet man aus der Differenz 100 — (20,8 + 0,05) = 79,15% Stickstoff. Hat man weniger als 10 ml Gas eingefüllt (es sei z. B. das Ausgangsvolumen 9,700 ml), so werden die Ablesungen bei gleichem prozentualem Sauerstoffgehalt des Gasgemisches wie folgt lauten:

| | | |
|---|---|---|
| Ausgangsablesung . . . . . . . . . . | 9,700 ml | |
| Nach $CO_2$-Absorption . . . . . . . . | 9,698 ml | 0,002 $CO_2$ |
| Nach $O_2$-Absorption . . . . . . . . | 7,681 ml | 2,017 $O_2$ |

$$\frac{2{,}017}{9{,}700} \cdot 100 = 20{,}8\%$$

Der in Abb. 138 dargestellte Apparat ist in der oben angegebenen Weise nur für Gasgemische mit zusammen nicht mehr als 30% $O_2$ und $CO_2$ zu benützen. Gasgemische, deren Anteil an $O_2$ und $CO_2$ mehr als 30% beträgt, können in einem Apparat analysiert werden, dessen Gasbürette (*A*) von 0—10,0 ml durchgeteilt ist.

Der abgebildete Apparat kann für $O_2$-reiche Gemische (bzw. für Gemische mit mehr als 30% absorbierbaren Gasen) auf folgende Art benützt werden: Nach einer beendigten Analyse befindet sich in der Bürette *A* und dem ganzen Absorptionssystem nur Stickstoff. Nach sorgfältiger Einstellung von *y* und *x* (Hahn *D* in Stellung *d*, Hahn *C* in Stellung *d*) wird der Stand von *w* notiert. Den Stickstoff drängt man wie bei der $CO_2$-Absorption in die Bürette *F*. Die Bohrung von *C* wird eben mit Quecksilber gefüllt. Hahn *C* bringt man in Stellung *a*. Von dem $O_2$-reichen Gasgemisch wird etwa so viel eingesaugt, daß die verdrängte $N_2$-Menge und das $O_2$-reiche Gemisch nicht mehr als 10 ml zusammen betragen. Nach Zimmerluftanalysen hat man etwa 8 ml $N_2$ zur Verfügung, man wird also etwa 1,5 ml $O_2$-reiches Gemisch einsaugen. Das ist etwa $^1/_5$ des Bulbusvolumens

bei $A$. Hahn $C$ wird in Stellung $d$ gebracht. Die Einstellung von $x$ erfolgt durch vorsichtiges, aber zügiges Senken von $R$. $w$ wird abgelesen und notiert. Von dem abgelesenen Volumen muß das zuvor notierte $N_2$-Volumen abgezogen werden. Der Rest ist das Volumen des $O_2$-reichen Gemisches. Auf dieses Volumen werden die Prozentanteile bezogen, die die nachfolgende Analyse ergibt. Die Analyse erfolgt wie oben angegeben.

Für den Haldane-Henderson-Bailey-Apparat[1] ist ein anderes Verfahren brauchbar[2].

BAZETT[3] schaltet gegen Ende der Absorption beim Original-Haldane-Apparat eine Bürette mit etwa 5 ml $N_2$ vor, um die vollständige Absorption zu erleichtern.

Wenn der Apparat nicht benutzt wird, läßt man nach der Analyse Hahn $C$ in Stellung $d$ stehen, bringt $E$ und $D$ in Stellung $a$ und drückt durch Heben von $R$ Stickstoff in die Absorptionsbüretten, bis der Hg-Meniscus etwa zur Hälfte in $A$ steht.

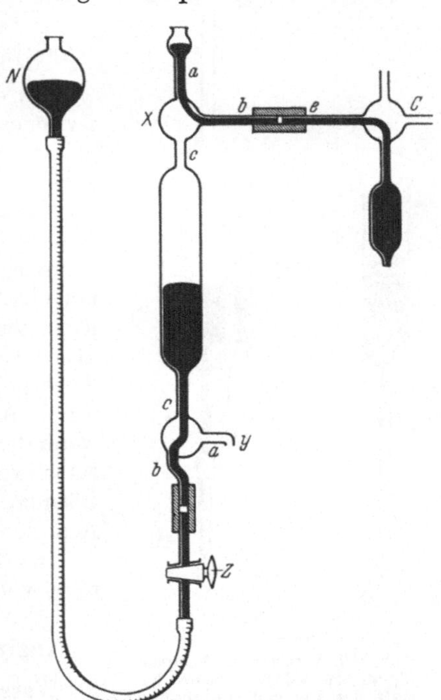

Abb. 139. Einrichtung zur Überführung von Gasproben aus einer Gassammelbürette in den Haldane-Gasanalysenapparat.

### Einfüllung von Gasproben

Gasproben aus Druckgasflaschen oder anderen Gasvorratsbehältern (Douglas-Sack usw.) werden in Probebeutel (z. B. Fußballblase) abgefüllt, indem man den Beutel mehrmals füllt und wieder ausspült, um Vermischungen mit vorher im Beutel befindlichem Gas oder der Zimmerluft zu vermeiden. Der Probebeutel wird wegen der Gefahr des $CO_2$-Verlustes durch Abdiffusion möglichst rasch unter leichtem Ausströmenlassen von Gas auf den Ansatz $e$ von $C$ aufgesetzt. Das Quecksilber in $A$ wurde bis an die Mündung von $e$ vorgetrieben, so daß kein schädlicher Raum besteht. $R$ wird gesenkt, bis $w$ unterhalb der 10,0 ml-Marke steht. Hahn $C$ bringt man in eine Stellung zwischen $d$ und $a$, so daß das Gas in $A$ weder mit der Außenluft noch mit den Absorptionsbüretten in Verbindung steht. Mit der Feineinstellschraube wird $w$ etwa 2 mm unter die 10,0 ml-Marke eingestellt, damit das Gas unter Druck steht. Dann bringt man langsam Hahn $C$ aus seiner $d$-$a$-Stellung über die Stellung $a$ in die $a$-$b$-Stellung. Dadurch kann kurzzeitig ein Druckausgleich mit der Außenluft entstehen. Nun wird $w$ genau auf die 10,0 ml-Marke eingestellt und Hahn $C$ langsam aus der $a$-$b$-Stellung über $a$ in Stellung $d$ gebracht. Beginn der $CO_2$-Absorption wie oben beschrieben.

Gasproben, die mit evakuierten Büretten gewonnen wurden, werden wie folgt an den Apparat angeschlossen (Abb. 139): Die Bürette wird so an einem Stativ befestigt, daß der Ansatz $X\,b$ mittels Druckschlauch mit $C\,e$ verbunden werden kann. Die Enden von $e$ und $b$ sollen sich berühren. Hahn $X$ ist in Stellung $a\,b$. Das Quecksilber aus der Bürette $A$ des Haldane-Apparates (s. Abb. 138) läßt man durch

[1] BAILEY, C. V.: J. Lab. clin. Med. **104**, 575 (1946).
[2] DARLING, R. C., A. COURNAND, J. S. MANSFIELD u. D. W. RICHARDS jr.: J. clin. Invest. **19**, 591 (1940).
[3] BAZETT, H. C.: J. biol. Chem. **139**, 81 (1941).

Heben von $R$ bis nach $X a$ ansteigen; Hahn $M$ wird geschlossen. Der Hahn $Y$ hat vor Beginn der Gasüberführung die Stellung $a b$. Der Druckschlauch vom Niveaugefäß $B$ wird auf $Yb$ aufgesetzt. Unter $Ya$ wird ein Becherglas gehalten, dann Hahn $Z$ geöffnet und wieder geschlossen, wenn Quecksilber bei $Ya$ ausgetreten ist und die Ansätze luftfrei sind. Hahn $Y$ bringt man in Stellung $bc$ und öffnet Hahn $Z$. Man läßt Quecksilber in die Bürette steigen, bringt Hahn $X$ in Stellung $bc$ und öffnet Hahn $M$ bei tief gestelltem $R$. Sobald $w$ unterhalb der 10,0 ml-Marke steht, bringt man Hahn $C$ in $ad$-Stellung, danach Hahn $X$ in Stellung $a b$ und stellt Hahn $Z$ ab. Die Bürette wird bei $Ce$ abgenommen und für eventuelle Doppelanalyse stehengelassen. Die Analyse erfolgt wie oben beschrieben.

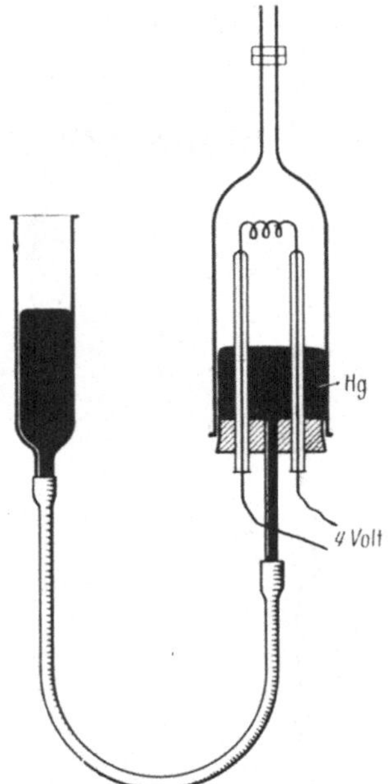


Abb. 140. Verbrennungskammer, die an den Haldane-Apparat anstatt der Pyrogallolabsorptionspipette oder zusätzlich angeschlossen wird. Der Platindraht wird mit 4 V geheizt

## Analysen von Gasgemischen, die Acetylen enthalten

Für diese Analysen muß eine 3. Absorptionspipette zwischen die Absorptionspipetten für $O_2$ und $CO_2$ eingebaut werden oder man benützt den Apparat von LEE[1]. Die Absorptionslösung ist S. 177 beschrieben. Die Analyse wird wie gewöhnlich durchgeführt (s. o.). Lediglich die Zahl der Absorptionen in KOH muß festgelegt und für die gleiche Versuchsreihe streng eingehalten werden, da sich Acetylen in der Kalilauge löst. Nach der $CO_2$-Absorption erfolgt die Acetylenabsorption in Quecksilbercyanid, anschließend die $O_2$-Absorption. Nach SCHWARZ[2] ist die Acetylenanalyse durch Absorption mit Hg-Cyanid nur durchführbar, wenn der Acetylenanteil 15% nicht übersteigt. GROLLMAN[3] verwendet zur $CO_2$-Absorption 10%ige KOH-Lösung, die zur Verminderung der Löslichkeit für Acetylen bei Zimmertemperatur mit NaCl gesättigt ist.

Die Berechnung der prozentualen Gasanteile erfolgt wie S. 180 angegeben.

## Analysen mit Hilfe der Verbrennungskammer[4, 5]

Wasserstoff, Kohlenmonoxyd, Methan, Äthylen, Acetylen, Distickstoffoxyd und Benzolgas können mit Hilfe einer Verbrennungskammer analysiert werden. Abb. 140 zeigt eine solche Einrichtung, die anstatt der Pyrogallol-Absorptionsbürette oder zusätzlich angeschlossen werden kann. Ein Niveaugefäß mit Quecksilber dient zur Abdichtung. Der Platindraht ist in die beiden durch den Stopfen führenden Glasröhrchen eingeschmolzen (Dichtigkeit prüfen!). Zur Ersparnis ist dann innerhalb der Glasröhrchen Kupferdraht angelötet. Man heizt den Platindraht mit 4 V. Der Hahn oberhalb der Verbrennungskammer soll mindestens 10 cm entfernt sein, da sonst bei der Erhitzung die Gefahr des Undichtwerdens besteht.

---

[1] LEE, D. H. K.: J. Physiol. (Lond.) 85, P 38 (1935).

[2] SCHWARZ, H.: Die Mikrogasanalyse und ihre Anwendung, S. 3. Wien u. Leipzig: Haim 1935.

[3] GROLLMAN, A.: Amer. J. Physiol. 88, 432 (1929).

Ausführliche Darstellungen bei:

[4] SCHWARZ, H.: Die Mikrogasanalyse und ihre Anwendung, S. 41—49. Wien u. Leipzig: Haim 1935.

[5] MÜLLER, F.: Handbuch biologischer Arbeitsmethoden, Abt. IV, Teil 10. Berlin u. Wien: Urban & Schwarzenberg 1926.

Da die genannten Gase explosives Gemisch mit Luft ergeben, dürfen sie nur einen bestimmten Prozentsatz in der Meßbürette einnehmen. In Tabelle 32 ist die obere Grenze dieses Prozentgehaltes angegeben. Die Überführung von Gasgemischen erfolgt im Prinzip, wie auf S. 181 angegeben. Man saugt jedoch, wenn der Gehalt des zu analysierenden Gases in der Probe prozentual höher ist als in Tabelle 32 angegeben, vorher ein bestimmtes Volumen Zimmerluft, z. B. bis zur Marke 8,0 ml in die Meßbürette ein. Dann bringt man Hahn *C* in Stellung *b* und schließt die Glasbürette, wie auf S. 181 beschrieben und in Abb. 139 dargestellt, an. Hahn *X* wird in Stellung *bc* gebracht und Gas durch die Bohrung von *C* zur Ausspülung des Totraumes geleitet. Hahn *C* bringt man in Stellung *a* und stellt den Hg-Meniscus *w* durch Senken von *R* bis auf die 10,0 ml-Marke ein. Dies muß gleichmäßig zügig und ohne Hin- und Herschwanken des Hg-Meniscus geschehen. Nach dem Einfüllen des Gases wird Hahn *C* in eine Stellung zwischen *a* und *d* gebracht. Dann erfolgt die Analyse, wie S. 178ff. beschrieben.

Wenn die Probe $CO_2$ enthält, wird zuerst in KOH absorbiert, danach der Rest des Gases in die Verbrennungskammer getrieben und der Platindraht geheizt. Nachdem das Gas mehrmals hin- und hergespült und auch der Raum in der Röhre *a* über der Kalilauge ausgespült und das Gas erneut in die Verbrennungskammer getrieben worden ist, wird die Volumenveränderung nach Abkühlung der Verbrennungskammer bei Einstellung über der Kalilauge abgelesen. Bei Kohlenstoffverbindungen, die bei der Verbrennung $CO_2$ bilden, kann dieses im Apparat analysiert werden. Dabei geht man jedoch, wenn die Ausgangsprobe kein Kohlendioxyd enthält, gleich in die Verbrennungskammer, um den Totraum *a* nicht ausspülen zu müssen. Es würde sonst das entstandene Kohlendioxyd absorbiert.

Tabelle 32. *Verhalten von Gasen bei Verbrennung*

| Gas | Gaskonzentration in Luft, bei der unter Atmosphärendruck eine explosive Mischung entsteht[1] | Reaktion | Verbrennung a | Verbrennung b Volumen entstandenes $CO_2$ / Volumen zu bestimmendes Gas |
|---|---|---|---|---|
| Wasserstoff . . | 9,0 | $2H_2 + O_2 = 2H_2O$ | 2/3 | — |
| Kohlenmonoxyd | 16,0 | $2CO + O_2 = 2CO_2$ | 2 | 1,0 |
| Methan . . . . | 6,0 | $CH_4 + 2O_2 = 2H_2O + CO_2$ | 0,5 | 1,0 |
| Äthylen . . . . | 4,0 | $C_2H_4 + 3O_2 = 2H_2O + 2CO_2$ | 0,5 | 2,0 |
| Acetylen . . . | 3,0 | $2C_2H_2 + 5O_2 = 2H_2O + 4CO_2$ | 2/3 | 2,0 |
| Benzol-Gas . . | 2,5 | $2C_6H_6 + 15O_2 = 6H_2O + 12CO_2$ | 0,4 | 6,0 |

In Tabelle 32 ist das Verhalten von Gasen bei Verbrennung zusammengestellt. Nach dieser Tabelle läßt sich das Volumen des Gases ($V_x$), d. h. sein Prozentanteil am Ausgangsvolumen ($V_0$), wie folgt berechnen:

$$\frac{V_x}{V_0} \cdot 100 = \frac{\mathrm{a}\,\Delta V_1}{V_0} \cdot 100$$

$\Delta V_1$ ist die Volumenverminderung, die man nach dem Verbrennungsprozeß in der Bürette abliest. Aus der entstandenen Kohlendioxydmenge ($V_2$) läßt sich aus den Werten (b) der Tabelle der Prozentanteil des verbrannten Gases wie folgt berechnen:

$$\frac{V_x}{V_0} \cdot 100 = \frac{b\,\Delta V_2}{V_0} \cdot 100\,.$$

Die Genauigkeit solcher Analysen ist etwa $\pm 0{,}1$ Vol.-%.

[1] Haldane, J. S.: Methods of air analysis. London: Murray 1912.

## „Zwischenfälle“ und Reinigung des Apparates

Durch unvorsichtig tiefes Senken von *R* wurde KOH bis in die Bohrung von *E* und *d* gesaugt. Zur Reinigung hat folgendes zu geschehen: Hähne *C*, *E* und *O* bringt man in Stellung *c*. Auf *f* setzt man den Schlauch einer Flasche mit destilliertem Wasser auf und saugt am seitlichen Ansatz von *O* mit der Wasserstrahlpumpe Aqua dest. durch. Wenngleich der Hahn noch dicht ist, muß er trotzdem herausgenommen und neu gefettet werden, da sonst die starke Lauge die Schliff-fläche nach einiger Zeit angreift und der Hahn ohne neues Einschleifen dann nicht mehr benützt werden kann. Nach Entfernen des Hahnes *E* wird die Schliffhülse zuerst mit Zellstoff, dann mit feuchtem und schließlich mit trokkenem Lappen ausgerieben. Mit der Spritzflasche (feine Düse) spritzt man in die Bohrung von *a* am Hahn *E* Aqua dest. und spült KOH abwärts. Die Hahnhülse wird mit Lappen trocken gerieben, der Hahn gefettet und eingesetzt. Die gleichen Maßnahmen gelten sinngemäß für den Fall, daß die $O_2$-Absorptionslösung bis in den Hahn *O* angesaugt wurde.

Absorptionslösungen sind in die Bürette *A* gesaugt worden: *R* wird gehoben, bis in *a* stehende Absorptionslösungen in *F* oder *H* gedrängt sind. Die Hähne *C*, *E* und *O* bringt man in Stellung *c* und saugt mit der Wasserstrahlpumpe $H_2O$ durch (s. o.). Hahn *C* wird in Stellung *a* gebracht, Quecksilber entleert und Wasser durch *A* gesaugt. Die Wasserstrahlpumpe wird an *e* angesetzt und das Quecksilber gewaschen. Die Reinigung von Quecksilber und Bürette reicht aus, wenn das zum Spülen verwendete Wasser neutral ist (mit Indicatorpapier prüfen). Die Hähne werden herausgenommen und samt Hahnhülsen entfettet und gewaschen. Man spritzt Aqua dest. bei *E* und *O* in die Mündung von *a* und *c* (s. o.), trocknet die Hahnhülsen mit Lappen, fettet die Hähne und setzt sie ein. Dann wird angesäuertes Wasser in *A* eingebracht, wie oben beschrieben. Der Apparat ist für neue Analysen erst bereit, wenn der in das Röhrensystem und *A* eingedrungene Sauerstoff und das Kohlendioxyd absorbiert worden sind.

Wenn die Bohrung von *C* mit Fett und Quecksilber verunreinigt ist, kann nach dem Gaseinfüllen in der Bürette ein geringerer Druck als in der Atmosphäre herrschen. Das äußert sich in einem Ansteigen von *x* nach Drehung des Hahnes *C* in Stellung *d*. Stellt man vorsichtig durch Ansteigenlassen von *w* (Feineinstellung) den Spiegel der KOH wieder auf den alten Stand *x* zurück, so kann die Gasprobe noch analysiert werden. Man hat nur ein geringeres Ausgangsvolumen als ursprünglich bei der Berechnung zu berücksichtigen.

Ist man im Zweifel, ob das Gas in *A* tatsächlich unter Atmosphärendruck eingefüllt wurde, so kann man dies prüfen, indem man *R* neben *w* hält und versucht, *R* so einzustellen, daß *w* und der Hg-Spiegel in *R* auf gleicher Höhe sind (Parallaxe!). Ist das erreicht, so stellt man den Hahn *M* ab.

Schwer auffindbare Bruchstellen und Undichtigkeiten an Hähnen oder an den Glas-Gummiverbindungen äußern sich meist in einer dauernden Volumenverminderung beim Absorbieren. Es stellt sich kein konstanter Wert ein. Man wird nach Bruchstellen suchen, Schlauch-Glasverbindungen untersuchen und die Hähne neu fetten.

Zunahme des Gasvolumens findet man, wenn die Bürette *A* trocken ist. Aus der Kalilauge wird Wasserdampf abgegeben. Dieser Vorgang wird eindrucksvoll demonstriert, wenn man eine Analyse von trockenem Gas aus einer Bombe, die kein $CO_2$ enthält, macht. Der Meniscus *w* wird nach Absorption in KOH unter der 10,0 ml-Marke stehen. Das Gasvolumen hat also zugenommen durch die Aufsättigung des eingefüllten trockenen Gases mit Wasserdampf. Anfeuchten der Kammer mit angesäuertem Wasser beseitigt den Fehler.

Auf peinliche Sauberkeit des Meßrohres ist im Hinblick auf die Genauigkeit zu achten. Zur Reinigung läßt man das Quecksilber ab und füllt durch *R* bei Stellung *a* von Hahn *C* ein Gemisch von konz. Salpetersäure und Wasser (1:1) ein. Durch Heben und Senken von *R* bespült die Säure den verschmutzten Bereich. Die Salpetersäure wird nach etwa 30 min abgelassen und mit der Wasserstrahlpumpe (bei *e* angesetzt) Wasser durchgesaugt. Ist das Meßrohr dann noch nicht sauber, muß die Prozedur wiederholt werden.

## Modifikationen des Apparates von HALDANE

Es gibt eine große Zahl von Abänderungen des Haldane-Apparates. Dies rührt nicht etwa von einer prinzipiellen Verbesserungsbedürftigkeit her, sondern von den verschiedenen Problemstellungen der einzelnen Autoren. HENDERSON[1] beschrieb eine Modifikation, die nur einen Hahn und keine Schlauchverbindung hat; dieser Apparat ist von BAILEY[2] weiter modifiziert worden. Der Apparat von LEE[3] unterscheidet sich von dem Standardmodell durch einen Fünfwegehahn, an den drei Büretten angeschlossen sind (Acetylenbestimmung). SIMONSONS[4] Modell enthält einen Hahn weniger als der Originalapparat. Als Abdichtungsflüssigkeit über dem Pyrogallol verwendet der Autor flüssiges Paraffin. Dies halten wir wegen der hohen Löslichkeit von $O_2$ in Paraffin für ungünstig. Diesen Apparat hat OKUYAMA[5] weiter modifiziert.

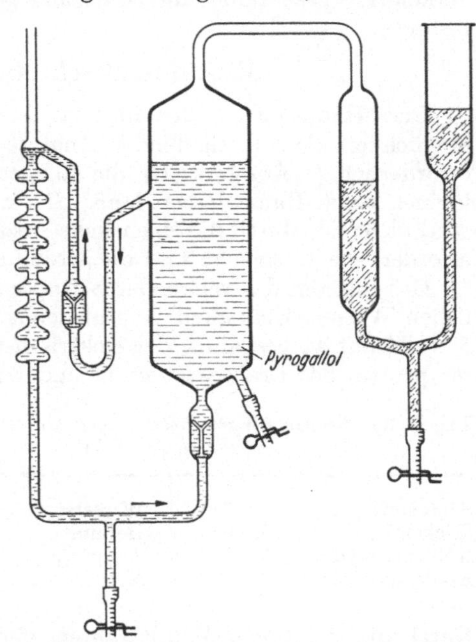


Abb. 141. Spezialabsorptionsbürette für Pyrogallol. Mit dieser Einrichtung wird erreicht, daß das Pyrogallol in dem Absorptionsrohr durch Ventilsteuerung immer wieder erneuert wird. Das Pyrogallol fließt in Pfeilrichtung. Durch den großen Vorrat an Pyrogallol ist es möglich, 300—500 Analysen ohne Erneuerung der Lösung durchzuführen

Der Apparat von CARPENTER[6] ist nach Angaben des Autors genauer als der Originalapparat (Fehler weniger als 0,01 Vol.-%). WOLLSCHITT und KRAMER[7] geben für ihre Modifikation eine Genauigkeit von 0,02 Vol.-% an. NEWCOMER[8] senkt den ganzen Apparat ins Wasserbad, was nur theoretisch Vorteile bringt. In der Industrie wird häufig der Orsat-Apparat[9, 10], ein Vorgänger des Haldane-Apparates verwendet. Weitere Modifikationen geben ANTHONY[11] und VOLLMER[12] sowie

[1] HENDERSON, Y.: J. biol. Chem. **33**, 31 (1918).
[2] BAILEY, C. V.: J. Lab. clin Med. **6**, 657 (1921).
[3] LEE, D. H. K.: J. Physiol. (Lond.) **85**, 38, P. (1935).
[4] SIMONSON, E.: Arbeitsphysiologie **1**, 564 (1929).
[5] OKUYAMA, M.: Arbeitsphysiologie **7**, 536 (1934).
[6] CARPENTER, T. M., E. L. FOX u. A. F. SEREQUE: J. biol. Chem. **83**, 211 (1929).
[7] WOLLSCHITT, H., u. G. KRAMER: Arch. exp. Path. Pharmak. **178**, 378 (1935).
[8] NEWCOMER, H. S.: J. biol. Chem. **47**, 489 (1921).
[9] ORSAT, M.: Ann. Mines (VII) **8**, **4**, 85, 501 (1875).
[10] WAGNER, G.: Gasanalytisches Praktikum, S. 86. Wien: Deuticke 1942.
[11] ANTHONY, A. J.: Z. Biol. **90**, 633 (1930).
[12] VOLLMER, A. G.: Z. ges. exp. Med. **78**, 93 (1931).

SHEPHERD[1] an. Der Apparat von SINGH und MATHUR[2] ist für 5 ml-Proben konstruiert, seine Genauigkeit wird auf ±1% angegeben. Er arbeitet manometrisch.

Um das Pyrogallol nicht zu häufig erneuern zu müssen, werden Absorptionspipetten mit größerem Fassungsvermögen und zum Teil mit einem durch Glasventile gesteuertem Umlaufsystem[3] verwendet (Abb. 141). Bei einem anderen Verfahren werden die Gase durch die Absorptionslösungen geperlt[4]; dadurch wird die Absorptionszeit verkürzt. Bei Apparaten mit Glasventilen muß man meist mit etwas größeren Fehlern rechnen. Wenn die Ventile häufig klemmen, muß man die Pyrogallollösung etwas weniger konzentriert ansetzen (bis herab auf 10 g Pyrogallol/100 g KOH-Lösung).

COTTON[5] empfiehlt einen Spezialhahn mit einem besonders geringen Totraum. BARCROFT[6] beschreibt eine Sicherung gegen das „Überlaufen" der Absorptionslösung.

## F. Automatische Gasanalyseverfahren

Der Hauptvorteil der hier zu besprechenden Analysenapparate ist die Möglichkeit einer fortlaufenden Analyse. Dazu ist eine geeignete Gaszuführung erforderlich (s. Abschnitt B), die für geringe *Anzeigeverzögerung* einen möglichst kleinen toten Raum haben muß. *Das zeitliche Auflösungsvermögen* der Analyse wird nicht nur durch die eigentliche Anzeigeverzögerung, sondern auch durch die erforderliche Gasmenge und die Größe des Zuführungssystems beeinflußt.

Den meisten der verwendeten Apparaturen liegt das Prinzip der unterschiedlichen **Wärmeleitfähigkeit** verschiedener Gase zugrunde. In einem Rohr ist ein Metalldraht ausgespannt, der elektrisch geheizt wird. Die sich einstellende Endtemperatur des Drahtes ist unter anderem abhängig von der Wärmeleitfähigkeit des umgebenden Gases. Ist diese relativ hoch, wie bei Wasserstoff, so wird die Temperatur des Drahtes niedriger sein als z. B. bei $CO_2$, das etwa 10fach schlechter leitet (s. Tabelle 33)

Tabelle 33. *Relatives Wärmeleitvermögen einiger Gase, bezogen auf Luft (= 100)*[7]

| | | | | | |
|---|---|---|---|---|---|
| Sauerstoff . . . . | 89 | 7° C | Wasserstoff . . | 576 | 0° C |
| Stickstoff . . . . | 92 | 0° C | Helium . . . . | 597 | 0° C |
| Kohlendioxyd . . | 54 | 0° C | Argon . . . . | 68,5 | 0° C |
| Kohlenoxyd . . . | 88 | 0° C | Methan . . . . | 114 | 7° C |

Durch die Wahl von Metalldrähten, deren Widerstand stark von der Temperatur abhängig ist, läßt sich der genannte Effekt über eine Widerstandsmessung analytisch verwerten.

In der Praxis wird meist ein Gemisch aus zwei Gasen analysiert, wobei die Wärmeleitfähigkeit der beiden Gase unterschiedlich sein muß. Aus der Änderung des elektrischen Widerstandes kann man auf die Änderung des Verhältnisses der beiden Gase zueinander schließen. Auch bei Gasgemischen aus drei Gasen ist die Messung möglich, wie z. B. bei Exspirationsluft ($N_2$, $O_2$ und $CO_2$), wobei man einmal alle drei Gase und dann nach Absorption von $CO_2$ nur $N_2$ und $O_2$ bestimmt. Bei empfindlichen Schaltungen genügt sogar der geringe Unterschied der Wärmeleitfähigkeit zwischen $N_2$ und $O_2$ für eine zuverlässige Anzeige.

[1] SHEPHERD, M.: J. Res. nat. Bur. Stand. **6**, 121 (1931); **26**, 351 (1941).
[2] SINGH, B. N., u. P. B. MATHUR: Biochem. J. **30**, 321 (1936).
[3] BECKER-FREYSENG, H., u. H. G. CLAMANN: Klin. Wschr. **1939 II**, 1274.
[4] MARGARIA, R.: J. sci. Instrum. **10**, 242 (1935). Biol. Zbl. **270**, 444 (1934).
[5] COTTON, F. S.: J. Lab. clin. Med. **24**, 1178 (1939).
[6] BARCROFT, H.: J. Physiol. (Lond.) **84**, 23 P. (1935).
[7] Berechnet nach Daten aus: Handbook of chemistry and physics, 34. Aufl., S. 2091. Cleveland, Ohio: Chemical Rubber Publishing Co. 1952.

Über die erste biologische Anwendung ($CO_2$-Analyse in der Alveolarluft) berichtet A. V. HILL[1]. Er benutzte eine Apparatur von H. A. DAYNES[2]. KNIPPING[3, 4] hat später mit dem Prinzip Residualvolumen- ($H_2$) und Stoffwechselbestimmungen angestellt. NOYONS[5] gab die Anregung zur Herstellung des „Diaferometers" (s. unten). Durch die Messung des *Wärmeüberganges* zwischen Hitzdraht und strömendem Gas steigerte REIN[6] das zeitliche Auflösungsvermögen für fortlaufende Messungen erheblich. Bei seinem in physiologischen Experimenten erprobten „Stoffwechselschreiber" wird mit einer Pumpe das Gas durch die Meßkammer gesaugt. Der Gasdurchfluß muß etwa 10 ml/min betragen. Kohlendioxyd und Sauerstoff können auf 0,01% genau bestimmt werden. Der Apparat wird im allgemeinen mit fortlaufender Registrierung verwendet. Der Stoffwechselschreiber von REIN ist das empfindlichste und raschest anzeigende Gerät unter denjenigen, die das Wärmeleitfähigkeitsprinzip benützen, jedoch ist er dadurch auch relativ störanfällig und erfordert große Erfahrung in der Bedienung.

Für die meisten klinischen Zwecke kommt man mit geringeren Leistungen aus, die von vier, heute im wesentlichen im Handel befindlichen Geräten, erreicht werden. Das *Diaferometer* von NOYONS* hat zwei Meßsysteme und erlaubt die fortlaufende Ablesung des $O_2$- und $CO_2$-Gehaltes der Ausatmungsluft an einer Galvanometerskala. Die Widerstandsdrähte werden mit Batterien betrieben.

Der *Pulmo-Analysor*** hat nur *ein* Meßsystem, das jedoch durch eine geeignete Hahnschaltung zu $O_2$- und $CO_2$-Analysen verwendet werden kann. Es besitzt ein Zeigerinstrument mit verschiedenen Meßbereichen. Für eine Einzelanalyse werden etwa 30 ml Gas benötigt. Die Anzeigeverzögerung beträgt 15 sec. He- und $N_2O$-Bestimmungen sind ebenfalls möglich. Für den Pulmo-Analysor werden die in Tabelle 34 zusammengestellten Genauigkeiten angegeben. Er hat Netzbetrieb und eine Einrichtung zur Spannungsstabilisierung. Das *Grundumsatzgerät* von Hartmann und Braun, sowie der *Pulmograph**** benützen ebenso das Wärmeleitfähigkeitsprinzip.

Tabelle 34

| | Konzentrationsbereich % | Genauigkeit % |
|---|---|---|
| Sauerstoff . . | 0—100 | 0,50 |
| | 21—50 | 0,15 |
| Kohlendioxyd | 0—16 | 0,08 |
| | 0—10 | 0,05 |
| | 0—4 | 0,02 |
| Helium . . . | 0—3 | 0,015 |
| | 0—1 | 0,005 |

Die Eichung aller dieser Geräte muß mit Gasgemischen erfolgen, die nicht unter Verwendung von sog. reinem Sauerstoff hergestellt sind, da dieser noch einen relativ hohen Argon-Anteil enthält, der die Messung (s. Tabelle 33) stört.

Die Bedienungsweise der Geräte ist bei den entsprechenden Anwendungsgebieten (s. S. 48) besprochen.

Eine Übersicht über die vornehmlich technischen Anwendungen dieses Prinzips gab in der deutschen Literatur zuletzt LIENEWEG[7].

[1] HILL, A. V.: J. Physiol. (Lond.) **56**, Proc. XX (1922).

[2] DAYNES, H. A.: Gas analysis by measurement of thermal conductivity. Cambridge: Univ. Press 1933.

[3] KNIPPING, H. W.: Hoppe-Seylers Z. physiol. Chem. **141**, 1 (1924).

[4] KNIPPING, H. W.: Z. ges. exp. Med. **53**, 1 (1926).

[5] NOYONS, A. K.: Arch. néerl. Physiol. **7**, 488 (1932). — Acta brev. neerl. Physiol. **5**, 23 (1935).

[6] REIN, H.: Naunyn-Schmiedeberg's Arch. exp. Path. Pharmak. **167**, 96 (1932); **171**, 363 (1933).

[7] LIENEWEG, F.: Arch. techn. Messen **138**, 125 (1942); **140**, 17 (1943).

* Hersteller: Kipp und Zonen, Delft, Holland.

** Vertrieb: E. Jaeger, Würzburg, Röntgenring 5.

*** Hersteller: Dargatz, Hamburg, Schopenstehl 15.

**Magnetische Suszeptibilität.** REIN[1] erzielt auf Grund der paramagnetischen Eigenschaft des Sauerstoffes Viscositätsänderungen in Gasgemischen. Die damit in einem Capillarsystem erzeugten Druckdifferenzen werden mit einem Differentialmanometer gemessen. Der Einfluß, den Kohlendioxyd auf die Messung hat, wird zur $CO_2$-Analyse benützt (bis 20% $CO_2$). Analysendauer 12 bis 15 sec, Meßbereich 0—100% $O_2$, erforderliche Gasmenge etwa 1 Liter.

Bei dem Gerät von PAULING u. Mitarb.[2,*] ist in einem Permanentmagneten ein hantelförmiger Testkörper an einem Quarzfaden aufgehängt, der einen Spiegel trägt. Testkörper und Spiegel ändern ihre Stellung im magnetischen Feld durch Variation der Sauerstoffkonzentration. Es gibt verschiedene Modelle, die ziemlich robust und einfach zu bedienen sind. Am verbreitetsten ist das *Modell C* mit Anzeigeskalen für einen Lichtzeiger mit Bereichen von 0—40 bis 0—800 mm Hg Sauerstoffdruck. Die geringste Spanne ist 40 mm Hg, z. B. 80—120 mm Hg. Für die gebräuchlichsten atmungsphysiologischen Untersuchungen am Menschen und am Warmblüter ist der Bereich von 80—160 mm Hg $p_{O_2}$ am geeignetsten. Die Einstellzeit (90% Endausschlag) des Gerätes beträgt beim Normalmodell etwa 30 sec, bei einer Sonderausführung etwa 2 sec. Das Gasfassungsvermögen beträgt beim Normalmodell 9 ml, bei Sonderausführungen 3 ml. Beim ersten sind also etwa 50 ml, beim zweiten etwa 15 ml Gas für eine Einzelanalyse erforderlich, Genauigkeit: 1% der Skala. Andere Modelle sind zum Anschluß an Tintenschreiber eingerichtet. Apparate höherer Genauigkeit arbeiten mit einer Nullmethode (Hand- oder automatische Kompensation). Da man mit einem Bereich allein häufig nicht auskommt, benötigt man meist zwei bis drei Apparate.

Zwei Geräte von Hartmann und Braun verwenden das magnetische Prinzip in folgender Modifikation: Ein Heizdraht erzeugt in einem inhomogenen Magnetfeld ein Temperaturgefälle. $O_2$ hat in einem kalten Gasgemisch eine höhere magnetische Suszeptibilität und wird dadurch in das Gebiet höherer Feldstärke gesaugt. Dort wird es durch den Hitzdraht erwärmt. Mit der Erwärmung nimmt die Suszeptibilität wieder ab, und es strömt neues kaltes Gas nach. So entsteht ein Gasstrom, der von der $O_2$-Konzentration abhängig ist, „der magnetische Wind". Er kühlt den Heizdraht stärker ab als in einem Vergleichsteil. Die beiden Teile sind als Brücke geschaltet und der Widerstand dient als Meßgröße für die Sauerstoff-Konzentration.

Das Gerät *Magnos 5* hat eine Einstellzeit von etwa 15 sec. Die Meßbereiche sind beliebig wählbar, der empfindlichste Meßbereich umfaßt 15—20% $O_2$. Für die klinische Anwendung sind eine Membranpumpe, ein Strömungsmesser, ein Spannungsstabilisator und ein Anzeigeinstrument zusätzlich erforderlich. Bei einem speziellen Aufbau** ist die Anzeigeverzögerung auf 8 sec vermindert. Die Genauigkeit beträgt etwa 0,3% $O_2$.

Ein ähnliches Gerät wird von Siemens u. Halske hergestellt, seine Genauigkeit beträgt etwa 2% des Meßbereiches (wählbar von 0—1% und 0—100% $O_2$).

Zur Kontrolle der Inspirationsluft bei Inhalationsnarkosen wurde das magnetische Prinzip von FREY und GÖPFERT[3] verwendet (*Oxytest*, Hartmann und Braun). Das Gerät hat zwei Meßbereiche: 0—30% und 0—100% Sauerstoff, beim ersten Meßbereich ist die Genauigkeit etwa 1% $O_2$. $N_2O$-Anwesenheit stört nicht[4].

---

[1] REIN, H.: Pflüg. Arch. ges. Physiol. **247**, 576 (1944).
[2] PAULING, L., R. E. WOOD u. J. H. STURDIVANT: Science **103**, 338 (1946).
[3] FREY, R., u. H. GÖPFERT: Anaesthesist **2**, 99 (1953).
[4] OEHMIG, H.: Anaesthesist **3**, 142 (1954); **4**, 45 (1955).
* Hersteller: Beckman, Pasadena, Cal., USA.
** Hersteller: E. Jaeger, Würzburg, Röntgenring 5.

Über weitere Anwendungsmöglichkeiten dieses Prinzips berichtet SCHWARZ[1].

**Ultrarotabsorption.** Hauptsächlich für die Analyse von Kohlendioxyd wurde das von LUFT[2] bei der Badischen Anilin- und Sodafabrik entwickelte Verfahren des Ultrarotabsorptionsschreibers (*Uras*) herangezogen. Zwei hintereinander geschaltete Heizdrähte (Abb. 142) schicken ihre Wärmestrahlen durch die Analysen- und Vergleichskammer. Eine Sektorenscheibe unterbricht die Wärmestrahlen für beide Kammern gleichzeitig in kurzen Abständen. Das zu analysierende Gas absorbiert z. B. die Strahlung stärker als das Gas in der Vergleichskammer. Dadurch werden die periodischen Erwärmungen der beiden Meßkammern unterschiedlich stark sein. Daraus resultieren rhythmische Druckschwankungen, die eine als Membrankondensator ausgebildete Trennwand bewegen. Die Kapazitätsänderungen des Kondensators können fortlaufend registriert werden. Durch entsprechende Wahl der Vergleichskammern kann man Empfindlichkeit und Meßbereich der Methode in weiten Grenzen variieren. LISTON-BECKER (USA) stellt ein Gerät (zur Zeit Modell 15a) her, das schon vielfältig angewendet worden ist[3-5]. Durch die Initiative von FREY, GÖPFERT und ULMER[6-8] hat Hartmann und Braun in Zusammenarbeit mit Godart-Holland den Bau eines *Uras-M* für medizinische Zwecke übernommen*. Die Meßgenauigkeit wird mit 1% des Skalenbereiches angegeben bei einer Anzeigeverzögerung von 0,2 sec.

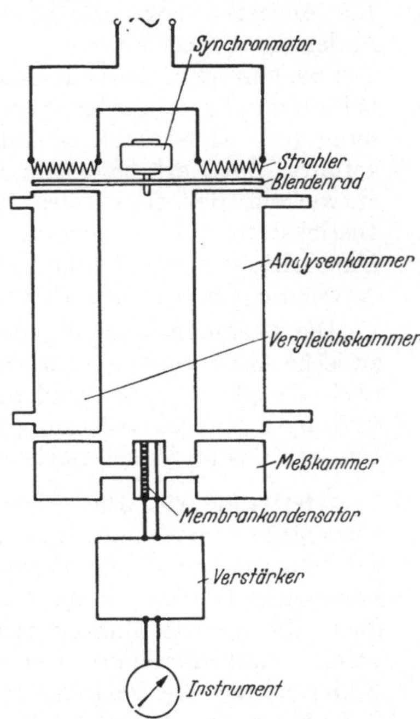


Abb. 142. Schematische Darstellung des Ultrarot-Absorptionsschreibers. Erklärung im Text

Für Kleintiere wurde eine Spezialanordnung zur Bestimmung des Kohlendioxydgehaltes in der Alveolarluft entwickelt[9].

Zur Bestimmung von Kohlenoxyd in Gasgemischen (z. B. zur $DF_{CO}$-Bestimmung) und in Flüssigkeiten (s. S. 255) ist das Verfahren ebenfalls geeignet[10, 11]; Hierfür kommt der *Uras-C* von Hartmann und Braun in Frage, der Uras-M ist nicht anwendbar.

**Massenspektrometrie.** Das zu analysierende Gas wird in eine Hochvakuumröhre geleitet. Von einem geheizten Wolframdraht ausgesandte Elektronen ionisieren das Gas. Die Gasionen erhalten durch ein angelegtes elektrisches Feld kinetische Energie und werden anschließend entsprechend ihrer Masse und ihrer Ladung durch einen Magneten aus ihren Bahnen abgelenkt. Ein Auffänger am anderen Ende der Vakuumröhre hat eine so enge Eintrittsblende, daß nur eine

---

[1] SCHWARZ, N.: Appl. sci. Res., den Haag A 1, 47 (1947).
[2] LUFT, K. F.: Z. techn. Physik. **24**, 97 (1943).
[3] FOWLER, R. C.: Rev. sci. Instrum. **20**, 175 (1949).
[4] SPOOR, H. J.: J. appl. Physiol. **1**, 369 (1948).
[5] COLLIER, C. R., J. E. AFFELDT u. A. F. FARR: J. Lab. clin. Med. **45**, 526 (1955).
[6] GÖPFERT, H., u. R. FREY: Arch. klin. Chir. **279**, 803 (1954).
[7] MATTHES, K., u. W. ULMER: Jb. 1954, Wiss. Ges. Luftfahrt, S. 201.
[8] BRUCK, A., PH. HAAS u. W. ULMER: Pflüg. Arch. ges. Physiol. **259**, 142 (1954).
[9] BLINN, K. A., u. W. K. NOELL: Proc. Soc. exp. Biol. (N.Y.) **71**, 141 (1949).
[10] ROSSMANN, H.: Klin. Wschr. **1949**, 280.
[11] JÄGER, A., u. W. GREBE: Glückauf **85**, 294 (1949).
* Vertrieb: E. Jaeger, Würzburg, Röntgenring 5.

bestimmte Ionensorte mit dem gleichen Verhältnis Masse/Ladung eingelassen wird. Durch Änderung der Ionenenergie (Ziehspannung) oder Änderung der Feldstärke des Magneten lassen sich verschiedene Ionen nacheinander zum Auffänger führen. Umständlicher ist es, mit mehreren Auffängern zu arbeiten, wodurch allerdings die gleichzeitige fortlaufende Registrierung des Gehaltes an verschiedenen Ionensorten möglich ist[1].

Massenspektrometer zur Gasanalyse sind besonders in USA entwickelt worden[2, 3]. Für physiologische Zwecke hat diese Methode den Vorteil, daß Mengen von weniger als 1 ml Gas (bei Atmosphärendruck) erforderlich sind. Die Anzeigeverzögerung beträgt 0,2 sec und erlaubt so die Untersuchung der Änderung der Gaskonzentration in einzelnen Atemzügen. Für die Analysierbarkeit der einzelnen Gase gilt einschränkend nur, daß ihre Massenzahlen nicht zu nahe beisammen liegen dürfen, wenngleich es auch hier noch Möglichkeiten der Trennung gibt. HITCHCOCK u. Mitarb.[4–6] haben die Methode in die Physiologie eingeführt. Zur Narkoseüberwachung haben NIER u. Mitarb.[7–9] ein fahrbares Gerät entwickelt, das fünf Gase (unter anderem Sauerstoff, Kohlendioxyd, Äther, Distickstoffoxyd) registriert. Man erhält alle 20 sec durch eine automatische Umschaltung einen Meßpunkt für ein bestimmtes Gas. Über eine weitere klinische Anwendung berichteten FOWLER und HUGH-JONES[10].

Die Beckman-Company bietet neuerdings ein Massenspektrometer für medizinische Anwendungen („*Multi-Gas Breath Analyzer*“) an. Das Gerät kann praktisch alle physiologisch und pathologisch interessierenden Gase analysieren, hat nur eine Anzeigeverzögerung von 0,2 sec und kommt mit geringen Probemengen aus. Es ist jedoch noch wenig erprobt.

**Interferometrie.** Dieses Verfahren nützt das unterschiedliche Lichtbrechungsvermögen der Gase aus. An einem Spalt werden Interferenzerscheinungen hervorgerufen, die mit einem Fernrohr beobachtet werden. Man benützt eine zweikammerige Bürette für die Gase und beobachtet, wenn in den beiden Kammern nicht die gleiche Zusammensetzung herrscht, eine Verschiebung der beiden Interferenzstreifenbilder gegeneinander. Einen Kompensator, der die beiden Bilder wieder übereinander stellt, kann man direkt in Prozenten oder Druckeinheiten des zu bestimmenden Gases eichen. Zeiß liefert ein Gasinterferometer mit drei Kammern für fortlaufende Sauerstoff- und Kohlendioxydanalysen zu Stoffwechseluntersuchungen. HEIM[11] konnte noch 0,05% $CO_2$ und 0,12% $O_2$ analysieren. Von den anderen analysierbaren Gasen sind für physiologische Zwecke wichtig Kohlenoxyd, Wasserstoff, Stickstoff, Distickstoffoxyd und Methan.

---

[1] DUBLIN, W. B., W. M. BOOTHBY u. M. D. MARVIN: Science **90**, 399 (1939).

[2] NEUERT, H.: Angew. Chem. **61**, 369 (1949).

[3] HIPPLE, J. A.: J. appl. Physics **13**, 551 (1942).

[4] HITCHCOCK, F. A., u. R. W. STACY: 18. Internat. Congr. Physiol. Kopenhagen, S. 257. 1950.

[5] KYD, G. H., u. F. A. HITCHCOCK: Fed. Proc. 8, 89 (1949).

[6] HUNTER, J. A., R. W. STACY u. F. A. HITCHCOCK: Rev. sci. Instrum. **20**, 333 (1949).

[7] NIER, A. O., T. A. ABBOTT, J. K. PICKARD, W. T. LELAND, J. T. TAYLOR, C. M. STEVENS, D. L. DUKEY u. G. GOERTZEL: Analyt. Chem. **20**, 188 (1948).

[8] MILLER, F. A., H. HEMINGWAY, A. O. NIER, R. T. KNIGHT, E. B. BROWN u. R. L. VARCO : J. thorac. Surg. **20**, 714 (1950).

[9] BICKLEY, J. J., F. H. VAN BERGEN, A. HEMINGWAY, H. L. DEMOREST, F. A. MILLER, R. T. KNIGHT u. R. L. VARCO: Anaesthesiology **13**, 455 (1952).

[10] FOWLER, K. T., u. P. HUGH-JONES: Brit. med. J. **1957**, 1205.

[11] HEIM, R.: Z. klin. Med. **78**, 501 (1913).

Ausführliche Beschreibungen der vielleicht zu Unrecht fast vergessenen Methode[1-3] und ihre Anwendungen[4-9] sind zitiert.

**Emissionsspektroskopie.** Beim „Nitrogenmeter" von LILLY und ANDERSON[10] dient eine auf 1—4 mm Hg evakuierte Ionisationskammer, in die zwei Elektroden eingebaut sind, zur Gasaufnahme. Wenn eine Spannung an die Elektroden angelegt wird, beginnt das zu analysierende Gas im Bereich von 310—480 m$\mu$ zu leuchten. Die Strahlen werden auf eine Photozelle gegeben. Über einen Verstärker kann man mit einer Verzögerung von nur 0,02 sec eine Anzeige mit einem geeigneten Galvanometer oder einem Oszillographen erhalten. $O_2$, $CO_2$ und Wasserdampf stören nicht. Das Gerät wurde verschiedentlich modifiziert[11-14] und hauptsächlich zur Bestimmung der Lungenclearance herangezogen.

Eine Anwendung der Emissionsspektroskopie zur $CO_2$-Bestimmung ist nicht befriedigend gelungen[15], da sich dabei das Verhältnis $O_2/N_2$ nur geringfügig ändern darf.

Helium kann mit dem Emissionsspektrum nach Absorption von $O_2$ und $N_2$ an Silicagel gemessen werden. Mit der Apparatur von SCHRÖDER[16] können maximal 2 ml Helium in 500 ml Gas mit $\pm$0,3—0,5% bestimmt werden.

Außer dem genannten gibt es noch eine Reihe physikalischer Verfahren, die von geringer Bedeutung sind. Zusammenfassende Übersicht bei[17].

Von den *chemischen* Verfahren zur fortlaufenden Analyse von Gaskonzentrationen in Gasgemischen ist nur dasjenige von BRINKMAN* zu nennen. Das Gerät ist zur fortlaufenden Registrierung des $CO_2$-Gehaltes der Ausatmungsluft und anderer Gasproben angegeben, es arbeitet colorimetrisch. Die Genauigkeit wird mit $\pm$0,2 Vol.-% $CO_2$ angegeben, für Funktionsprüfungen ist das zu ungenau, zur überschlägigen Kontrolle des $CO_2$-Gehaltes in der Alveolarluft kann sie u. U. genügen. Andere chemische Verfahren sind bei OPITZ und BARTELS[17] (s. dort S. 210) zusammengestellt.

---

1 BERL, E., u. A. RANIS: Die Anwendung der Interferometrie in Wissenschaft und Technik. Berlin: Gebr. Borntraeger 1928.

2 LÖWE, F.: Optische Messungen des Chemikers und des Mediziners, 6. Aufl. Dresden u. Leipzig: Steinkopff 1954.

3 MÜLLER, F.: Handbuch der biologischen Arbeitsmethoden, Abt. IV, Teil 10, S. 123. Berlin u. Wien: Urban & Schwarzenberg 1926.

4 MURALT, A. v.: Praktische Physiologie, 3. Aufl., S. 114. Berlin-Göttingen-Heidelberg: Springer 1948.

5 WOLLSCHITT, H., W. BOTHE, H. RUSKA u. E. G. SCHENK: Arch. exp. Path. Pharmak. **177**, 635 (1935).

6 NOTHDURFT, H., u. J. HOFF: Pflüg. Arch. ges. Physiol. **242**, 97 (1939).

7 WILBRANDT, W.: Pflüg. Arch. ges. Physiol. **240**, 708 (1938).

8 ANTHONY, A. J.: Z. ges. exp. Med. **106**, 561 (1939).

9 DIERKESMANN, H.: Z. ges. exp. Med. **107**, 736 (1940).

10 LILLY, J. C., T. F. ANDERSON u. J. P. HEWEY: Nat. Res. Council CMR-CAM Rep. Nr 399, 1943.

11 BOOTHBY, W. M., G. LUNDIN u. H. F. HELMHOLZ jr.: Proc. Soc. exp. Biol. (N.Y.) **67**, 558 (1948).

12 EKEROOT, S., u. G. LUNDIN: 18. Internat. Congr. Physiol. Kopenhagen, S. 540, 1950.

13 LUNDIN, G.: Scand. J. clin. Lab. Invest. **4**, 71 (1952).

14 LUNDIN, G., u. L. ÅKESSON: Scand. J. clin. Lab. Invest. **6**, 250 (1954).

15 WHITE, C. S., H. WARREN, H. LOCKYEAR u. L. L. SMITH: J. Aviat. Med. **26**, 104 (1955).

16 SCHRÖER, E.: Z. anal. Chem. **111**, 161 (1937).

17 OPITZ, E., u. H. BARTELS: Gasanalyse. In Handbuch der physiologisch- und pathologisch-chemischen Analyse, Bd. II/2, S. 183. Berlin-Göttingen-Heidelberg: Springer 1955.

* „Carbovisor" hergestellt von der Fa. Kipp, Delft (Holland).

## G. Mikrogasanalysemethoden

Als Mikroanalyse sei hier, im Gegensatz zur Technik, eine Analyse bezeichnet, die im allgemeinen weniger als 1 ml-Gasproben erfordert.

KROGH[1] hat mit seinem Mikrogasanalysenapparat die Analyse von Gasblasen mit 1—7 mm³ Volumen ermöglicht. Die Gasblasen werden in einer geeichten Thermometercapillare vor und nach Absorption gemessen. Die Volumenabnahme gibt den Prozentanteil der absorbierten Gase an. Kohlendioxyd, Sauerstoff, Kohlenoxyd und Wasserstoff können analysiert werden. Für $O_2$ und CO ist die Genauigkeit $\pm 0{,}2\%$, für $H_2$ $\pm 1{,}5\%$, für $CO_2$ $\pm 2\%$.

Proben von 1—0,01 mm³ können unter dem Mikroskop durch Ausmessung vor und nach den einzelnen Absorptionen analysiert werden.

Ein ähnliches Verfahren[2] entwirft von einer Gasblase durch Mikroprojektion ein Bild auf einem Schirm. Auch hier wird die Größenänderung nach Absorption bestimmt (Kohlendioxyd und Sauerstoff). Genauigkeit $\pm 0{,}3$ Vol.-%.

SCHMIT-JENSEN[3] hat einen Mikroverbrennungsanalysenapparat angegeben. Kohlendioxyd, Sauerstoff, Wasserstoff und Methan können auf etwa 1% genau bestimmt werden.

Eine vielseitige Methode (allerdings benötigt man bei dem Originalapparat 5 ml Gasproben) hat SCHMIDT[4] angegeben. Man kann Kohlendioxyd, Sauerstoff, Kohlenoxyd, Wasserstoff und Methan zum Teil auf 0,05% genau bestimmen.

Die Methoden von BLACET und LEIGHTON[5], sowie von PRESCOTT[6] benötigen 5—25 mm³-Proben und analysieren Kohlendioxyd, Sauerstoff, Kohlenstoff, Wasserstoff und Methan. Die Genauigkeit der ersten Methode beträgt $\pm 1\%$, die der zweiten 2—5%. Die Analyse dauert etwa 2 Std.

DIRKEN und HEEMSTRA[7] haben einen einfachen Apparat für Proben von 200 mm³ entwickelt. Für Kohlendioxyd- und Sauerstoffanalysen beträgt die Genauigkeit 0,05—0,08 Vol.-%. Dauer der Analyse 10 min.

LOESCHCKE[8] hat das Prinzip des cartesianischen Tauchers zur Gasanalyse verwendet und kann 15 mm³ in etwa 20 min auf Kohlendioxyd und Sauerstoff mit etwa 0,1 Vol.-% Genauigkeit analysieren.

Proben bis herab zu nur 0,07 mm³ können in einem Apparat von SCHOLANDER und EVANS[9] auf $\pm 0{,}5$ Vol.-% für Kohlendioxyd und Sauerstoff in 4—6 min analysiert werden.

Der von SHEPHERD und SPERLING[10] modifizierte van Slyke-Apparat benötigt als Mindestgasmenge 0,1 ml. In 10 min kann man Kohlendioxyd und Sauerstoff auf 0,1% genau analysieren. CO-Analysen an Proben bis herab zu 0,02 ml gelangen LINDERHOLM und SJÖSTRAND[11].

Mit der Methode von SCHOLANDER und ROUGHTON[12], mit der außer Kohlendioxyd und Sauerstoff auch Kohlenoxyd bestimmt werden kann, analysiert man in 40 mm³ in 10 min mit einer Genauigkeit von $\pm 0{,}2$ Vol.-%.

---

[1] KROGH, A.: Skand. Arch. Physiol. **20**, 279 (1908). — Handbuch der biologischen Arbeitsmethoden, Abt. IV, Teil 10, S. 179. Berlin u. Wien: Urban & Schwarzenberg 1926.
[2] LEWIS, H. E., u. O. C. J. LIPPOLD: J. Physiol. (Lond.) **117**, P 16 (1952).
[3] SCHMIT-JENSEN, H. O.: Biochem. J. **14**, 4 (1920).
[4] SCHMIDT, A.: Gas- u. Wasserfach **73**, 1137 (1930).
[5] BLACET, F. E., u. P. A. LEIGHTON: Industr. Engng. Chem., analyt. Ed. **3**, 266 (1931).
[6] PRESCOTT, C. H.: Amer. Soc. **50**, 3237 (1928).
[7] DIRKEN, M. N. J., u. H. HEEMSTRA: Quart. J. exp. Physiol. **34**, 181 (1948).
[8] LOESCHCKE, H. H.: Ber. ges. Physiol. **154**, 291 (1953).
[9] SCHOLANDER, P. F., u. H. J. EVANS: J. biol. Chem. **169**, 551 (1947).
[10] SHEPHERD, M., u. E. O. SPERLING: J. Res. nat. Bur. Stand. **26**, 341 (1941).
[11] LINDERHOLM, H., u. T. SJÖSTRAND: Acta physiol. scand. **37**, 240 (1956).
[12] SCHOLANDER, P. F., u. F. J. W. ROUGHTON: J. industr. Hyg. **24**, 218 (1942).

Die Methode von BERG[1] benötigt 0,4 mm³-Proben zur Kohlendioxyd- und Sauerstoffanalyse. Die Analyse ist auf $\pm 0{,}3\%$ genau und dauert 15 min.

Zur Analyse von Gasblasen in Glas und Gesteinen wurde KROGHs Blasenmethode modifiziert[2]. Die Blase wird unter Glycerin aufgestochen und unter dem Mikroskop die Größe vor und nach Absorption gemessen. Es können damit noch Blasen mit einem Volumen von 0,004 mm³ (!) auf Kohlendioxyd, Sauerstoff, Kohlenoxyd, Wasserstoff und Schwefelwasserstoff analysiert werden.

Zur Bestimmung von Sauerstoffpartialdrucken bis herab zu $10^{-4}$ Atmosphären wurde eine spezielle Methode angegeben[3].

## II. Methoden zur Gewinnung, Aufbewahrung und Analyse von Blutproben

*Allgemeines*

Zu Beginn des Abschnittes findet man eine zusammenfassende Darstellung der verschiedenen Möglichkeiten der Blutentnahme und Aufbewahrung. Bei den einzelnen Vorhaben wird auf die jeweils geeigneten hingewiesen.

In Plasma- und Blutproben interessieren der Gehalt an $CO_2$ und $O_2$, das Verhältnis des mit $O_2$ gesättigten Hämoglobins zum Gesamthämoglobingehalt (prozentuale $O_2$-Sättigung des Hämoglobins $S_{O_2}$), die $O_2$-Kapazität des Blutes (d. i. die maximal von 100 ml Blut chemisch bindbare $O_2$-Menge), das Standardbicarbonat (d. i. die chemisch gebundene $CO_2$-Menge in 100 ml Blut oder Plasma bei 40 mm Hg $CO_2$-Druck, voller $O_2$-Sättigung des Hämoglobins und 37° C) und der CO-Gehalt des Blutes.

Für die Bestimmung von $CO_2$, $O_2$, $N_2$, CO (sowie u. U. $N_2O$, Cyclopropan, Äthylen) in Plasma und Blut dient vor allem der *manometrische Apparat* von VAN SLYKE, dabei wird sowohl der chemisch gebundene wie physikalisch gelöste Teil der Gase analysiert. Die chemisch gebundene $O_2$- und $CO_2$-Menge kann mit der *Ferricyanidmethode* von HALDANE bestimmt werden. *Spektrophotometrische Methoden* erlauben die Bestimmung der $O_2$-Kapazität und der prozentualen $O_2$-Sättigung. Die prozentuale $O_2$-Sättigung kann mit dieser Methode am uneröffneten Gefäß (Ohr, Stirn) unter Einbuße an Genauigkeit fortlaufend registriert werden.

Es gibt noch eine Reihe anderer Verfahren (s. S. 254), die jedoch an Bedeutung zurückstehen.

Mit Hilfe der im manometrischen Apparat bestimmbaren Meßwerte lassen sich alle übrigen interessierenden Größen (z. B. $CO_2$-Druck, pH; Standardbicarbonat usw.) errechnen bzw. nomographisch ermitteln. Wenn die Sauerstoffdaten spektrophotometrisch oder mit der Ferricyanidmethode gewonnen werden, ist man für die $CO_2$-Werte jedoch auf den manometrischen Apparat angewiesen. Fortlaufende unblutige Registrierung der arteriellen $O_2$-Sättigung kommt für Lungenfunktionsprüfungen vor allem beim Arbeitsversuch in Frage.

### A. Gewinnung und Aufbewahrung von arteriellem und venösem Mischblut

Da sich auch anaerob aufbewahrte Blutproben verändern (Gerinnung, Glykolyse, Autoxydation, Sedimentierung) müssen Maßnahmen zur Konstanterhaltung der Zusammensetzung bis zur Analyse getroffen werden. Die erforderlichen Zusätze sollen ihrerseits jedoch das Blut nicht verändern.

[1] BERG, W. E.: Science **104**, 575 (1946).
[2] PRICE, W. B., u. L. WOODS: Analyst **69**, 117 (1944).
[3] WARBURG, O., u. F. KUBOWITZ: Biochem. Z. **202**, 387 (1928).

## Gerinnungs-, Glykolyse- und Autoxydationshemmung

Für Blutproben, die unmittelbar zur Analyse kommen, eignet sich zur Gerinnungsverhütung am besten der Zusatz von Heparin, flüssig (Verdünnungsfaktor berücksichtigen s. S. 196) oder pulverisiert. 0,5 Teile der Lösungen von Heparin-Novo (Boehringer und Sohn, Ingelheim am Rh.), Liquemin (Hoffmann-La Roche, Grenzach in Baden) oder Thrombophob (Nordmark-Werke, Hamburg) auf 100 Teile Blut genügen für 2—4 Std.

Das für die Bestimmung der Blutkörperchensenkungsgeschwindigkeit bekannte Verfahren: 0,4 ml Na-citricum-Zusatz zu 1,6 ml Blut ist für gasanalytische Zwecke völlig abzulehnen.

Für Blutproben, die erst nach Stunden analysiert werden können, setzt man zur Glykolyse- und Autoxydationshemmung Natriumfluorid zu. Man verwendet 10%ige NaF-Lösung und mischt sie zu gleichen Teilen mit Heparinlösung. Mit dieser Mischung füllt man den Totraum der Entnahmespritzen. Anstatt Heparin kann auch Kaliumoxalat benutzt werden, man löst 10 g Kaliumoxalat und 5 g Natriumfluorid in Aqua dest., Endvolumen 100 ml. In eine 1—2 ml-Probe der Lösung wird tropfenweise n HCl gegeben, bis die Lösung sauer reagiert (Indicator Methylrot 0,2%ig in 60%igem Alkohol). Anschließend fügt man n NaOH zu, bis Phenolphthalein (0,1%ig in 60%igem Alkohol) Farbumschlag zeigt. Das gefundene Volumenverhältnis n HCl bzw. n NaOH: Probenmenge rechnet man auf die Menge der Hauptlösung um und setzt es dieser zu. Die Aufbewahrung erfolgt in einem paraffinierten Erlenmeyerkolben. Vor der Entnahme muß die Lösung geschüttelt werden. 0,02 ml der Lösung werden auf 1 ml Blut verwendet. Zusatz der genannten Salze ist nicht statthaft, wenn Elektrolyte bestimmt werden sollen.

## Blutentnahme

Venöses Blut aus peripheren Subcutanvenen ist für Lungenfunktionsprüfungen meist unbrauchbar, weil sein Gasgehalt von äußeren, wenig kontrollierbaren Faktoren abhängt. So kann die prozentuale $O_2$-Sättigung des Blutes einer ungestauten Armvene, je nach Umgebungstemperatur zwischen 25 und 91% schwanken[1-3]. Dieses Blut kann allerdings zur Bestimmung der $O_2$-Kapazität und des Standardbicarbonats sowie zur Eichung von Spektrophotometern und Hämoxytensiometern verwendet werden.

**Venöses Mischblut** für gasanalytische Zwecke wird aus der A. pulmonalis mit Kathetern gewonnen. Die Technik der Katheterisierung ist S. 367 beschrieben.

Vor der Blutentnahme zur Analyse muß aus dem Katheter etwa das 5fache Volumen seines Fassungsvermögens abgesaugt und verworfen werden. Die zur Analyse abzunehmende Blutprobe muß in eine vorher präparierte Spritze (s. S. 196) eingesaugt werden. Die Spritze kann entweder direkt auf den Katheter aufgesetzt werden oder man kann die in Abb. 210 und 211 (s. S. 362) gezeigte Anordnung verwenden. Mit Hilfe eines 3-Wegehahnes wird über einen Weg Blut in eine Spritze *A* angesaugt und von dort in die eigentliche Aufbewahrungsspritze *B* gedrückt. Bei jeder Blutentnahme ist die Aspiration von Luft sorgfältig zu vermeiden.

---

[1] Keys, A.: Amer. J. Physiol. **124**, 13 (1938).

[2] Gibbs, E. L., W. G. Lennox, L. F. Nims u. F. A. Gibbs: J. biol. Chem. **144**, 325 (1942).

[3] Love, A. H. G.: J. Physiol. (Lond.) **127**, P 13 (1955).

Für die Gewinnung venösen Blutes aus einzelnen Organen in vivo sind spezielle Verfahren entwickelt worden (Coronarvenensinus[1-3], Venen der Bauchorgane[4, 5], Gehirnvenensinus[6]).

**Arterielles Blut** wird durch Punktion der A. femoralis, brachialis oder radialis (eventuell A. carotis) gewonnen. Der Eingriff wird heute bei sachgemäßer Durchführung als ungefährlich angesehen[7-12].

Die Punktion darf keine Schmerzen verursachen. Die Punktionsstelle wird mit 2%igem Novocain (ohne Suprareninzusatz) anaesthesiert, wobei nicht nur die Haut, sondern auch die Gefäßumgebung infiltriert werden soll. Den Argumenten, die Punktion sei nicht schmerzhafter als die Anaesthesie, ist entgegenzuhalten, daß die Sammlung des Blutes schmerzlos erfolgen muß, um Atmungsveränderungen auszuschalten. Am einfachsten und sichersten punktiert man die A. femoralis dicht unterhalb des Leistenbandes. Wenn Arbeitsversuche mit Tretarbeit durchgeführt werden sollen, ist die Punktion der A. brachialis erforderlich. Bei kleineren Gefäßen besteht die Gefahr der Kontraktion, so daß man kein Blut gewinnen kann. In diesem Fall muß man nach dem Einstich einige Minuten warten, bis sich das Gefäß wieder öffnet. Die Kanülengrößen 1 und 2 sind im allgemeinen geeignet. Der Schliff soll möglichst kurz sein (etwa 60°). *Verweilkanülen* für mehrere Blutabnahmen müssen gut fixiert werden. Sofern dazu gewöhnliche Injektionskanülen verwendet werden, ist zum Freihalten ihres Lumens wiederholtes Durchspülen mit Heparinlösung nötig. In Spezialkanülen wird ein Mandrin eingeschoben. Neuerdings hat man Kunststoffschläuche in die Gefäße eingeführt, sie haben den Vorteil der guten Beweglichkeit, so daß sie auch bei Arbeit ihre Lage im Gefäß beibehalten. Es hat sich nicht sehr bewährt, sie durch das Lumen der Kanüle hindurchzuschieben[13], weil nach deren Entfernung das Loch in der Gefäßwand größer als der äußere Schlauchdurchmesser ist und sich erhebliche Hämatome bilden können. Günstiger ist die Methode von SELDINGER[14], weil hierbei der äußere Schlauchdurchmesser dem der Kanüle entspricht. Dabei wird zunächst ein flexibler Draht durch das Kanülenlumen in die Arterie eingeführt. Dieser dient nach Entfernung der Kanüle als „Führer" für den über sie in die Arterie zu schiebenden Schlauch. Bei der Methode von MASSA[15] u. Mitarb. wird ein vorher über die Punktionskanüle gebrachter Plastikschlauch nach intravasaler Lage der Kanülenspitze in das Arterienlumen vorgeschoben. Danach kann die Kanüle wieder herausgezogen werden. Man hat bei diesem Vorgehen die Möglichkeit, über mehrere Tage arterielles Blut zu entnehmen. Komplikationen sind anhaltende Arterienspasmen und Hämatome.

---

1 GOODALE, W. T., M. LUBIN, J. E. ECKENHOFF, J. H. HAFEKENSCHIEL u. W. G. BANFIELD: Amer. J. Physiol. **152**, 340 (1948).

2 ECKSTEIN, R. W., J. A. McEACHEN, J. DANNING u. A. W. D. NEWBERY: Science **113**, 385 (1951).

3 BRETSCHNEIDER, H. J., u. E. KANZOW: Erscheint in Pflüg. Arch. ges. Physiol.

4 JUNGBLUT, P.W., B. LOHMANN, R. SCHOBER u. F. TURBA: Experientia (Basel) **11**, 241 (1955).

5 FRIEDMANN, E. W., u. R. S. WEINER: Amer. J. Physiol. **165**, 527 (1951).

6 WENNER, J., R. BEER u. E. DOLL: Klin. Wschr. **1956**, 1152.

7 HÜRTER, J.: Dtsch. Arch. klin. Med. **108**, 1 (1912).

8 STADIE, W. C.: J. exp. Med. **30**, 215 (1919).

9 FRASER, F. R., G. GRAHAM u. R. HILTON: J. Physiol. (Lond.) **58**, P 34 (1923/24).

10 BARTELS, H., u. G. RODEWALD: Pflüg. Arch. ges. Physiol. **256**, 113 (1952).

11 MAURATH, J., u. P. UHLBACH: Beitr. Klin. Tuberk. **107**, 2, 143 (1952).

12 FRIEHOFF, F., u. K. KARRASCH: Beitr. Silikose-Forsch. **1954**, 26.

13 BERNÉUS, B., A. CARLSTEN, A. HOLMGREN u. S. J. SELDINGER: Scand. J. clin. Lab. Invest. **6**, 217 (1954).

14 SELDINGER, S. J.: Acta radiol. (Stockh.) **39**, 368 (1953).

15 MASSA, D. J., J. S. SUNDY, A. FAULCONER jr., u. R. W. RIDLEY: Proc. Mayo Clinic **25**, 413 (1950).

Nach der Punktion wird 3—5 min ein starker massierender Druck auf die Punktionsstelle ausgeübt. Nach Entfernung von Verweilkanülen ist ein Kompressionsverband empfehlenswert.

Man kann u. U. die Arterienpunktion umgehen und Blut gewinnen, das im Hinblick auf den Gasgehalt arteriellem Blut ähnlich ist. So kann z. B. die Hand 10 min in ein Wasserbad von 45—47° C gehalten werden und anschließend eine der stark gefüllten Handrückenvenen zur Punktion (Kanüle in Richtung der Fingerspitzen[1, 2]) dienen. So gewonnenes Blut differiert gegenüber arteriellem Blut um +0,2 bis —0,7% $HbO_2$. Durch tiefe Punktion der Fingerbeere[3] oder des Ohrläppchens[4] kann man für Mikromethoden (s. S. 255) ausreichende Blutmengen, die nur geringfügig vom Gasgehalt des arteriellen Blutes abweichen, erhalten.

Weitere Möglichkeiten der Blutgewinnung sind andernorts[5] mitgeteilt.

## Entnahmevorrichtungen

**Entnahme in Spritzen.** Man verwendet Ganzglas-(Luer-) oder Rekord-Spritzen, deren Totraum mit den o. a. Lösungen (s. S. 194) gefüllt wird. Die Spritze wird auf die Kanüle (bei arteriellem Blut) dann aufgesetzt, wenn diese sich mit Blut gefüllt hat. Damit wird vermieden, daß eine Luftblase in die Spritze kommt. Das Blut wird aus der Spritze sofort in die Analysenapparatur überführt. Anderenfalls muß der Spritzenconus mit einer Gummikappe verschlossen werden. Diese wird mit Hg gefüllt und der Spritzenconus hineingedrückt. So wird vermieden, daß Luftblasen mit dem Blut in Berührung kommen. Außerdem kommt ein Hg-Tropfen ins Blut, der vor der Umfüllung in die Analysenapparatur beim Schütteln des Blutes für eine gute Durchmischung sorgt (bei hohen Blutkörperchensenkungsgeschwindigkeiten wichtig!).

Man kann auch auf die gefüllte Spritze eine Kanüle aufsetzen, diese mit Blut aus der Spritze füllen und in einen Gummistopfen stechen.

Der Verdünnungsfehler, den man durch Ausfüllung des Totraumes macht, soll bei der Bestimmung des $O_2$- und $CO_2$-Gehaltes sowie der $O_2$-Kapazität berücksichtigt werden. Bei 10 ml Ganzglas-Spritzen muß man z. B. mit einer Erniedrigung der $O_2$-Kapazität um 0,2—0,5 Vol.-% (bei 20 Vol.-%) rechnen, das können 1—3% $O_2$-Sättigungsfehler und 20—30 mm Hg $O_2$-Druckfehler bedeuten. Man muß deshalb den Totraum der Spritzen mit Wasser auswiegen und bei der Berechnung des Analysenergebnisses berücksichtigen.

Ferner ist hierbei zu beachten, daß die Metallteile der Rekordspritzen Sauerstoff aufnehmen und dadurch besonders bei arteriellem Blut im Hinblick auf den $O_2$-Druck meßbare Fehler entstehen können[6].

Wenn sofort nach der Blutentnahme analysiert wird, kann man für van Slyke-Analysen Ostwald-Pipetten direkt an die Kanüle anschließen. Etwas Heparinstaub, den man vorher in die Pipette einsaugt, genügt zur Gerinnungsverhütung.

Aufbewahrung von Blut unter Paraffin ist auch bei Gerinnungs-, Glykolyse- und Autoxydationshemmung (GGA-Hemmung) nur statthaft, wenn die Aufbewahrungszeit kurz ist. Anderenfalls wird der Nachteil höherer Löslichkeit der

---

[1] GOLDSCHMIDT, S., u. A. B. LIGHT: J. biol. Chem. **64**, 53 (1925).

[2] WEINER, R. S., u. P. COOPER: J. thorac. Surg. **30**, 683 (1955).

[3] LUNDSGAARD, C., u. E. MÖLLER: J. exp. Med. **36**, 559 (1922).

[4] LILIENTHAL jr., J. L., u. R. L. RILEY: J. clin. Invest. **23**, 904 (1944). — J. Lab. clin. Med. **31**, 99 (1946).

[5] OPITZ E. u. H. BARTELS: Handbuch der physiologisch- und pathologisch-chemischen Analyse, Bd. II, S. 183. Berlin-Göttingen-Heidelberg: Springer 1955.

[6] WIESINGER, K.: Helv. physiol. pharmacol. Acta Suppl. **7** (1950).

Gase in Paraffin als in Blut (für $O_2$ 4mal größer!) trotz des niederen Diffusionskoeffizienten wirksam[1-3]. Man füllt das Blut mit einer langen Kanüle in ein Zentrifugenglas unter Paraffin ein. Aus diesem Gefäß kann man z. B. mit der Ostwald-Pipette Blut zur Analyse aufsaugen. Um eine geringere Kontaktfläche zwischen Paraffin und Blut herzustellen, kann man die in Abb. 145 dargestellten Gefäße verwenden. Weitere Verfahren siehe [4].

### Anaerobe Gewinnung von Serum und Plasma

Das einfachste und zuverlässigste Verfahren besteht darin, das Blut in der Entnahmespritze selbst zu zentrifugieren. Man verschließt den Conus wie o. a. mit einer Gummikappe. Die abgebildeten (Abb. 143) Halterschalen werden aufgesetzt und die Spritze so zentrifugiert, daß die Zellen sich stempelaufwärts absetzen[5].

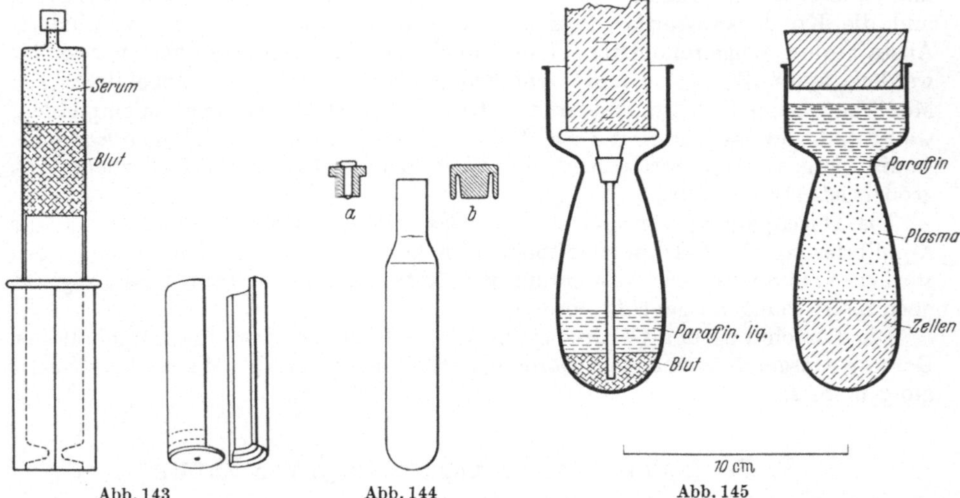


Abb. 143. Spritze zum anaeroben Zentrifugieren. Die rechts abgebildeten Schalen werden um den herausgezogenen Stempel gelegt. Die Spritze wird so in das Zentrifugenglas eingesetzt, daß die Blutzellen sich stempelwärts absetzen

Abb. 144. Glas zum Zentrifugieren von Blut (mit zwei Gummistopfen)

Abb. 145. Gefäß zur anaeroben Gewinnung von Plasma bzw. Serum

Bei geringen Ansprüchen an die Genauigkeit und wenn das Blut nur kurzzeitig aufbewahrt wird, können folgende Verfahren angewendet werden.

Das Blut wird unter Paraffin. liquid. in das Röhrchen Abb. 144 eingefüllt, und zwar so viel, bis das Paraffin wieder praktisch vollkommen ausgelaufen ist. Dann wird ein Stopfen *a* oder *b* aufgesetzt. Bei dem Stopfen *a* wird zum Schluß der abgebildete Glasnippel eingedrückt. Nach dem Zentrifugieren wird sofort nach der Abnahme der Gummikappe wieder Paraffin. liquid. aufgetropft und das Serum entnommen. Bei dem Gefäß der Abb. 145 befindet sich das Blut während des Zentrifugierens in Kontakt mit Paraffin. liquid. Die Austauschfläche ist durch die Einschnürung des Gefäßes klein gehalten.

---

[1] Rodnight, R.: Biochem. J. **57**, 661 (1954).

[2] Kubie, L. S.: J. biol. Chem. **72**, 545 (1927).

[3] Looney, J. M., u. H. M. Childs: J. biol. Chem. **104**, 53 (1934). [10 ml Blut können z. B. unter Paraffin. liqu. in Spritzen 1,9 Vol.-% $CO_2$ verlieren und durchschnittlich 1,3 Vol.-% $O_2$ innerhalb 30—60 min gewinnen.]

[4] Opitz E., u. H. Bartels: Handbuch der physiologisch- und pathologisch-chemischen Analyse, Bd. II, S. 183. Berlin-Göttingen-Heidelberg: Springer 1955.

[5] Gabardi, A., u. H. W. Davenport: J. Lab. clin. Med. **34**, 1169 (1949).

## B. Äquilibrierung von Blut oder Plasma mit Gasen

Prinzip: In sog. Tonometern wird Blut oder Plasma durch Schütteln, Rotieren oder Durchperlen mit Gasgemischen ins Gleichgewicht gebracht. Je größer das Verhältnis Gas/Blut pro Zeiteinheit ist, desto rascher erfolgt die Äquilibrierung. Da für die meisten Vorhaben eine bestimmte Äquilibriertemperatur gewünscht wird, befinden sich die Tonometer in Wasserthermostaten. Die Vorwärmung und Wasserdampfsättigung sowie die Gasableitung müssen so erfolgen, daß das Blut nicht durch Flüssigkeitszu- oder -abgabe verändert wird.

Ein Beispiel einer brauchbaren Äquilibriereinrichtung ist bei der potentiometrischen $O_2$-Druckmessung beschrieben (s. S. 266). Das Prinzip dieser Anordnung erlaubt die fortlaufende Gasdurchströmung und damit eine rasche Äquilibrierung (7—15 min). Durch die Gasflaschen vor dem Tonometer wird Gasvorwärmung und Wasserdampfsättigung gewährleistet, durch die Glashaube *S* (s. Abb. 166) und die Kondenswasserflasche *3* die Wasseraufnahme des Blutes verhindert. Anstatt des Kugeltonometers kann auch ein Erlenmeyerkolben verwendet werden, wenn die Gaszu- und -abführung ebenso erfolgt wie abgebildet. Die Modifikation des Kugeltonometers von BJÖRK und HILTY[1] ist nicht zu empfehlen, weil Kondenswasser ins Blut tritt. Bei den älteren Äquilibriersystemen kann das Äquilibriergas nicht fortlaufend durchströmen, weshalb die erforderliche Zeit größer ist (15—45 min).

Die Durchperlung von Plasma mit Gas mittels Glasfrittenscheiben ist zur Äquilibrierung ebenfalls möglich, beim Blut bestehen Schwierigkeiten wegen des starken Schäumens. Die Anwendung von Antischaummitteln für diese Frage ist noch nicht genügend geprüft worden.

Die Berechnung der Gasdrucke im Blut erfolgt aus dem Prozentgehalt der Gase im Gasgemisch und dem Barometerstand abzüglich der Wasserdampfsättigung (s. S. 226).

## C. Der manometrische Apparat nach VAN SLYKE

(Ausführliche Darstellung
außer den unten angegebenen Originalmitteilungen s. a.[2, 3])

*Allgemeines*

Der Vorläufer dieses Apparates ist der auch heute noch verwendete volumetrische Apparat nach VAN SLYKE[4], der später einige Verbessungen erfuhr[5, 6]. Obgleich der volumetrische Apparat vor allem zur Bestimmung des Standardbicarbonats viel in der Klinik gebraucht wird, soll hier deshalb auf seine Beschreibung verzichtet werden, weil für blutgasanalytische Untersuchungen im Zusammenhang mit Lungenfunktionsprüfungen heute allgemein der manometrische Apparat[7] benutzt wird.

Einzelheiten über die Entwicklung und über die Vor- und Nachteile beider Methoden findet man bei[2, 3].

---

[1] BJÖRK, V. O., u. H. J. HILTY: J. appl. Physiol. **6**, 800 (1954).

[2] PETERS, J. P., u. D. D. VAN SLYKE: Quantitative clinical chemistry, Vol. II, Methods. Baltimore: Williams & Wilkins Company 1932.

[3] Deutsche Übersetzung von [2]: PETERS, J. P., u. D. D. VAN SLYKE: Handbuch der biologischen Arbeitsmethoden, Abt. V, Teil 10, S. 203ff. Berlin u. Wien: Urban & Schwarzenberg 1938.

[4] VAN SLYKE, D. D.: J. biol. Chem. **30**, 347 (1917).

[5] VAN SLYKE, D. D., u. W. C. STADIE: J. biol. Chem. **49**, 1 (1921).

[6] STADIE, W. C.: J. biol. Chem. **49**, 43 (1921).

[7] VAN SLYKE, D. D.: J. biol. Chem. **73**, 121 (1927).

## 1. Prinzip

Blut und Reagentien werden in eine Extraktionskammer eingebracht. Die chemisch gebundenen Blutgase werden durch die Reagentien aus ihren Verbindungen ausgetrieben und zusammen mit dem kleineren Teil der physikalisch gelösten Gase durch ein in der Kammer mittels Quecksilberpumpe erzeugtes Vakuum extrahiert und anschließend auf ein bestimmtes Volumen $a$ gebracht. Der Gesamtgasdruck $p_1$ beim Volumen $a$ wird mit einem angeschlossenen Manometer gemessen. Nach Absorption oder Entfernung einer Gasfraktion wird der Druck $p_2$ der Restgase bei dem gleichen Volumen $a$ bestimmt. Der Druckabfall $p_1—p_2$ entspricht dem Druck, den das absorbierte Gas bei dem Volumen $a$ ausübte. Das Volumen dieses Gases bei 0° C und 760 mm Hg wird durch Multiplikation der zugehörigen Druckdifferenz mit einem temperaturabhängigen Faktor errechnet. Korrekturen für die Wasserdampfspannung in der Kammer und für die Capillarattraktion des Quecksilbers im Manometerrohr sind nicht notwendig, da diese Faktoren während des Analysenganges konstant bleiben. Der Barometerdruck wird nicht berücksichtigt, weil die Messungen in einem geschlossenen System erfolgen.

## 2. Meßgenauigkeit[1, 2]

Der *Meßwert* des Gasgehaltes, den man in einer Blutprobe bestimmt, kann vom *richtigen Wert* des Gasgehaltes dieser Probe abweichen. Die Differenz zwischen beiden Werten ist der *Fehler des Meßwertes*, der positiv oder negativ sein kann. Wiederholt man die Messungen unter gleichen Bedingungen mehrfach, dann gewinnt man eine Meßreihe. Die Meßwerte streuen um das arithmetische Mittel dieser Meßreihe. Diese Streuung ist die Folge *zufälliger Fehler*, die bei den einzelnen Messungen gemacht wurden.

Es bestehen zwei Möglichkeiten, um zu prüfen, ob der gefundene Mittelwert einer Meßreihe dem gesuchten richtigen Wert entspricht:

Man kann das Ergebnis einer Messung bzw. einer Meßreihe mit einem *Eichverfahren*, bei dem der richtige Wert bekannt ist, vergleichen. Stimmen Meß- und Eichwerte überein, dann liefert das Meßverfahren richtige Werte. Abweichungen des einzelnen Meßwertes vom richtigen Wert sind durch zufällige Fehler bedingt. Stimmen Meß- und Eichwerte nicht überein, dann liegt bei dem Meßverfahren ein *systematischer Fehler* vor.

Man kann die Messungen mit einem zweiten Meßverfahren wiederholen. Stimmen beide Meßwerte überein, so darf man *annehmen*, daß beide Meßverfahren richtige Werte liefern. Stimmen beide Meßwerte nicht überein, so muß man annehmen, daß zumindest bei einem Meßverfahren ein systematischer Fehler vorliegt.

**Zufällige Fehler** sind u. a. die Folge unkontrollierter Temperatursteigerungen, von Ablesefehlern, die beim Abmessen der Blutproben und Lösungen sowie beim Einstellen bzw. Ablesen des Kammer- bzw. Manometermeniscus unterlaufen. Auf diese Fehlermöglichkeiten wird unten im einzelnen hingewiesen.

VAN SLYKE gibt an, daß es möglich sei, bei Proben von 0,5—2,0 ml Blut Doppelresultate zu erreichen, die für $O_2$ durchschnittlich um weniger als 0,05 Vol.-% differieren. Er selbst hat bei 0,5 ml Proben eine Differenz von 0,03 Vol.-% zwischen Doppelanalysen erreicht[3]. In der Originalmitteilung[4] wird für Doppelanalysen in 1,0 ml Blut eine maximale Differenz von 0,2 Vol.-% angegeben.

[1] DIN 1319 Deutscher Normenausschuß, Berlin 1942.

[2] KORTÜM, G.: Kolorimetrie, Photometrie und Spektrometrie. Berlin-Göttingen-Heidelberg: Springer 1955.

[3] PETERS, J. P., u. D. D. VAN SLYKE: Quantitative clinical chemistry. Vol. II. Baltimore: William & Wilkens Company 1932.

[4] VAN SLYKE, D. D., u. J. M. NEILL: J. biol. Chem. **61**, 523 (1924).

BEER[1] erreicht bei 1,0 ml Proben eine Genauigkeit für $O_2$ von $\pm 0{,}05$ Vol-% und für $CO_2$ von $\pm 0{,}1$ Vol.-%.

Man kann für verschiedene Untersucher an verschiedenen Apparaten bei 1,0 ml-Proben eine Genauigkeit für $O_2$ von $\pm 0{,}2$ Vol.-% und für $CO_2$ von $\pm 0{,}5$ Vol.-% annehmen. Es sei noch einmal betont, daß diese Streubreite durch Übung verringert werden kann.

An zwei Beispielen soll gezeigt werden, welche Bedeutung diese Fehlerbreite hat:

In Tabelle 35 sind die richtigen Werte und die bei Berücksichtigung dieser Fehlerbreite möglichen Meßwerte für den $O_2$-Gehalt einer arteriellen Blutprobe ($C_{O_2 \text{comb a}}$) und für die $O_2$-Kapazität dieser Blutprobe ($C_{O_2 \text{sat}}$) sowie die daraus berechneten Sättigungswerte und die zugehörigen, einer Standarddissoziationskurve (s. Abb. 169) bei pH 7,4 entnommenen Sauerstoffdruckwerte eingetragen. Man sieht, daß die Sättigungswerte dann um den richtigen Wert um $\pm 2$% streuen. Die Streuung für die so ermittelten Sauerstoffdruckwerte muß beträchtlich sein[2].

*Tabelle 35*

| Größen | richtige Werte | Meßwerte | | | |
|---|---|---|---|---|---|
| | | Δ | | Δ | |
| $C_{O_2 \text{sat}}$ | 20,0 | +0,2 | 20,2 | −0,2 | 19,8 |
| $C_{O_2 \text{a comb}}$ | 19,2 | −0,2 | 19,0 | +0,2 | 19,4 |
| $S_{O_2 \text{a}}$ | 96 | −2 | 94 | +2 | 98 |
| $p_{O_2 \text{a}}$ | 91 | −12 | 79 | +18 | 109 |

In Tabelle 36 sind die richtigen, sowie die gemessenen Kohlensäurewerte einer Blutprobe eingetragen. Man sieht, daß die berechneten Kohlensäuredruckwerte $\pm 2{,}5$ mm Hg, die berechneten pH-Werte 0,025 Einheiten streuen.

*Tabelle 36*

| Größen | richtige Werte | Meßwerte | | | |
|---|---|---|---|---|---|
| | | Δ | | Δ | |
| $C_{CO_2 \text{stand}}$ | 45,0 | +0,5 | 45,5 | −0,5 | 44,5 |
| $C_{CO_2 \text{a comb}}$ | 45,0 | −0,5 | 44,5 | +0,5 | 45,5 |
| $p_{CO_2 \text{a}}$ | 40,0 | −2,5 | 37,5 | +2,5 | 42,5 |
| $pH_{S \text{a}}$ | 7,375 | 0,027 | 7,402 | 0,024 | 7,351 |

**Systematische Fehler** bei Analysen mit dem manometrischen Apparat werden im wesentlichen durch Eichfehler, sei es an der Kammer oder deren Becher, an der Manometerteilung, dem Thermometer oder den Ostwald-Pipetten, verursacht sein. Außerdem ist auch denkbar, daß der einzelne Untersucher einen systematischen Fehler macht, indem er z. B. ständig infolge eines Ablesefehlers beim Abmessen der Lösungen das festgelegte Flüssigkeitsvolumen erhöht.

### 3. Apparatur (s. Abb. 146)

Die Erfahrung zeigt, daß bei der Konstruktion des manometrischen Apparates Einzelheiten beachtet werden müssen, die nicht jedem Hersteller bekannt sind. Es ist deshalb zweckmäßig, bei der Beschaffung des Gerätes und bei Reparaturen auf die unten angeführten Punkte zu achten.

**Der Becher** ist 8—10 cm lang. Davon sind 8,0 ml mit einer Unterteilung auf 0,1 ml graduiert. Die sorgfältige Graduierung ist notwendig, um das Volumen der Lösungen exakt einfüllen zu können. Der Übergang vom Becher zur Bohrung des Kammerhahns wird zweckmäßigerweise wie in Abb. 147 angefertigt. Diese enge Form besitzt gegenüber der sonst üblichen weiteren den Vorteil, daß alkalische Lösungen bei Drehung des Kammerhahns dessen Fettschicht nur in einem kleinen Bereich angreifen, so daß der Hahn länger dicht bleibt. Der Bechergrund trägt einen Schliff, der das dichte Einsetzen der Ostwald-Pipetten erleichtert.

[1] BEER, R.: Persönliche Mitteilung.

[2] BARTELS, H., u. G. RODEWALD: Pflüg. Arch. ges. Physiol. **256**, 113 (1952).

**Der Kammerhahn** (s. Abb. 147) besitzt zwei Bohrungen, von denen eine zum Becher, die andere zur Auslaßcapillare *A* führt. Da heute die Lösungen aus dem Becher abgesaugt werden, kann man auf die Auslaßcapillare verzichten. Sie wird jedoch benötigt, wenn Gase in Gasgemischen analysiert werden sollen[1, 2]. Der Kammerhahn soll nicht zu klein sein: Gesamtlänge etwa 60 mm, größter Durch-

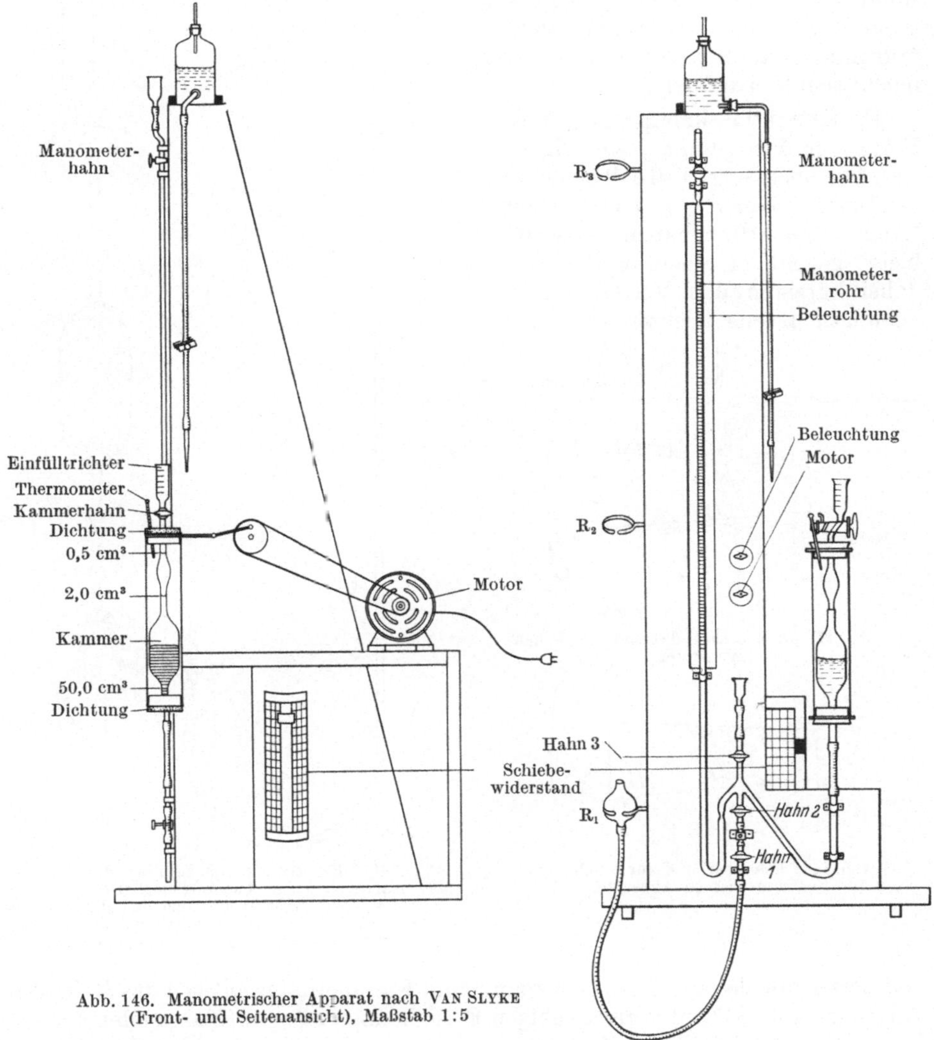


Abb. 146. Manometrischer Apparat nach VAN SLYKE (Front- und Seitenansicht), Maßstab 1:5

messer etwa 20 mm, Länge von *a* in Abb. 147 45 mm, Länge von *b* 12 mm. Kleinere Hähne werden zu leicht undicht. Die zum Becher führende Bohrung soll 1,2—1,3 mm weit sein. Ist sie weiter, dann gelingt es nur schwer, sie zur Dichtung kontinuierlich mit Hg zu füllen, ist sie enger, verstopft sie zu leicht. Die zur Auslaßcapillare *A* führende Bohrung soll etwa 1,5 mm weit sein. Wesentlich ist die Form des Übergangs von den Bohrungen auf den Stopfen.

[1] l. c. 2. S. 198.

[2] OPITZ, E., u. H. BARTELS: Gasanalyse. In Handbuch der physiologisch- und pathologisch-chemischen Analyse, Bd. II/2, S. 183ff. Berlin-Göttingen-Heidelberg: Springer 1955.

Abb. 147 zeigt die richtige, Abb. 148 eine fehlerhafte Ausführung, die den Nachteil hat, daß sich in den Trichtern stets Fett sammelt und hier Luftblasen hängenbleiben können, die Analysenfehler verursachen. Die Form nach Abb. 147 ist nur dadurch zu erreichen, daß der Stopfen geblasen wird und als Bohrungen Capillaren eingeschmolzen werden. Der Stopfen soll bei allen am Apparat verwendeten Hähnen eine gleichmäßig stumpfe Oberfläche aufweisen, andernfalls muß er, am besten vom Glasbläser, nachgeschliffen werden.

**Die Extraktionskammer** liegt in ihrer Form für Blutgasanalysen allgemein fest. Der obere enge Teil soll einen inneren Durchmesser von 5—6 mm bei einer Länge von 8—10 cm haben. Dieses Rohr bietet gegenüber einem weiteren und dabei kürzeren den Vorteil, daß der Lösungsmeniscus leichter einzustellen und besser abzulesen ist. Am Übergang zum Kammerhahn soll sich das Rohr verjüngen (s. Abb. 147). Bei einer eckigen Form können hier Luftblasen oder Flüssigkeitsreste hängenbleiben. ZÖLLNER[1] hat eine neue Form für die Extraktionskammer angegeben, bei der statt der bisherigen Schüttelfrequenz von 300/min eine solche von 140/min für die vollständige Extraktion der Gase ausreicht.

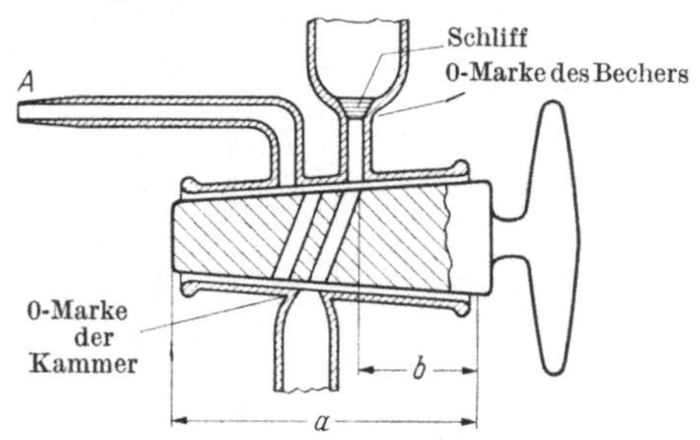


Abb. 147. Kammerhahn des manometrischen Apparates

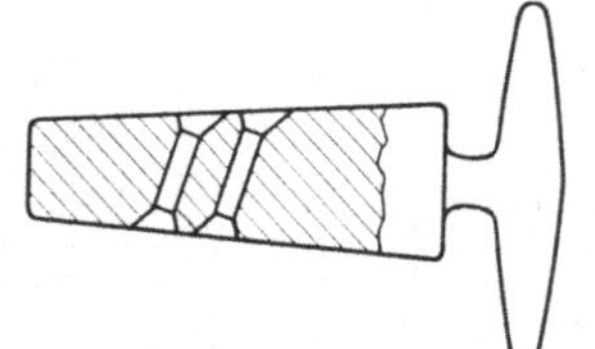

Abb. 148. Fehlerhafter Kammerhahn des manometrischen Apparates

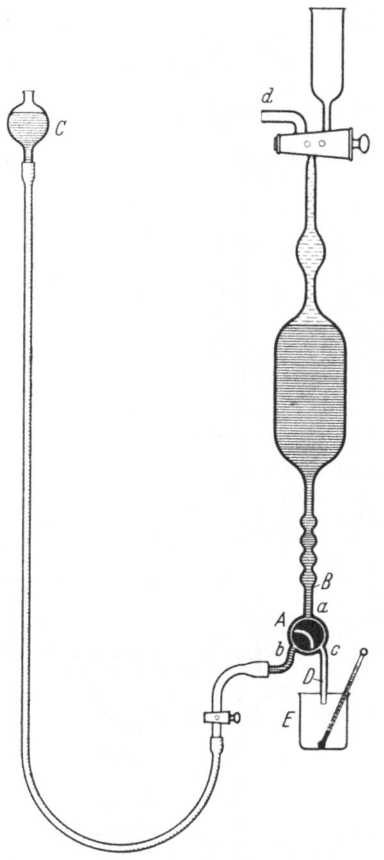


Abb. 149. Einrichtung zur Eichung der Kammer des manometrischen Apparates. *A* Dreiwegehahn, *B* Schmelzstelle zwischen Kammer und Hahn, *C* Hg-Niveaugefäß, *D* Capillare, *E* Becherglas mit Thermometer, *a*/*b*/*c* Hahnmündungen (Einzelheiten s. S. 203)

**Kammereichung.** Die Extraktionskammer wird an 3 Punkten kalibriert: bei 0,5 ml, bei 2,0 ml und bei 50,0 ml. Der Nullpunkt ist durch den unteren Abschluß des Kammerhahnes gegeben (s. Abb. 147). Drei Eichmethoden sind möglich:

mit Wasser,
mit Quecksilber,
mit Wasser über Quecksilber.

[1] ZÖLLNER, N., u. E. ZELLINGER: Naturwissenschaften **41**, 423 (1954).

Die hier beschriebene Eichung mit Wasser über Quecksilber ist deshalb die beste Methode, weil der auf die jeweilige Eichmarke eingestellte Wassermeniscus dem Meniscus der wäßrigen Lösung bei der Analyse entspricht, während die Eichung mit einem konvexen Hg-Meniscus eine Korrektur[1] erfordert, die von der inneren Weite des Rohres abhängig ist. Während die Einstellung der Marken mit einem Wassermeniscus vorgenommen wird, wird das Gewicht des abgelesenen Volumens mit Quecksilber bestimmt, was genauer ist als das Auswiegen von Wasser.

Zur Eichung geht man folgendermaßen vor (s. Abb. 149): Das untere Ende der Extraktionskammer wird mit einem Kalibrierungshahn $A$ versehen. Dieser Hahn muß angeschmolzen sein. Es genügt nicht, wenn man ihn durch ein Stück Druckschlauch mit der Kammer verbindet, da dieser sich ausdehnt, wenn die Kammer mit Quecksilber gefüllt wird. Obgleich nicht üblich, ist es zweckmäßig, vom Hersteller zu verlangen, die Kammer in der in Abb. 149 gezeigten Form getrennt vom Apparat zu liefern. Nach der Eichung trennt man dann den Kalibrierungshahn bei $B$ ab und baut die Kammer nach Abschmelzen der Trennstelle in den Apparat ein. Die Kammer wird senkrecht an einem Stativ aufgehängt. Zum Füllen wird die Auslaßcapillare $d$ mit einer Wasserstrahlpumpe verbunden und durch die Capillare $D$ (Hahn $A$ in Stellung $a/c$) Wasser aufgesaugt. Ist die Kammer luftblasenfrei mit Wasser gefüllt, dann wird die Wasserstrahlpumpe abgestellt, der Kammerhahn und Hahn $A$ werden geschlossen. Jetzt wird vom Niveaugefäß $C$ her die Capillare $D$ mit Quecksilber gefüllt (Hahn $A$ in Stellung $b/c$), bis sie wasserfrei ist. Hahn $A$ bringt man in Stellung $a/b$ und öffnet den Kammerhahn zur Auslaßcapillare $d$. Die Kammer wird bis kurz unterhalb des engen Rohres mit Hg gefüllt. Das verdrängte Wasser wird durch die Auslaßcapillare $d$ verworfen. Hahn $A$ wird geschlossen und der Kammerhahn zum Becher hin geöffnet. Dabei darf kein Wasser in die zum Becher führende Hahnbohrung steigen. Hahn $A$ bringt man nun in Stellung $a/c$ und fängt das auslaufende Quecksilber in einem Becherglas $E$ (mit Thermometer) auf. Da das Volumen bei der 0,5 ml-Marke auf 0,002 ml und das bei der 2,0 ml-Marke auf 0,004 ml genau bestimmt werden müssen, ist es notwendig, die Capillare $D$ entweder sehr fein auszuziehen oder mit einem Schliff zu versehen, auf den eine dünne, horizontalgeschliffene Injektionskanüle[2] aufgesetzt wird (s. Abb. 150). Das Volumen der Hg-Tropfen kann so auf 0,001 ml reduziert werden, entsprechend einem Gewicht von etwa 14 mg. Da die Kammer im allgemeinen bereits vom Hersteller kalibriert wird, ist es zweckmäßig, sich auf die angebrachten Marken zu beziehen und gegebenenfalls hierzu Korrekturfaktoren zu ermitteln. Der untere Rand des Wassermeniscus wird von oben auf die 0,5 bzw. 2,0 ml-Marke eingestellt, wobei die Endablesung erst erfolgen soll, wenn das Wasser von der Kammerwand bis auf einen dünnen Film nachgelaufen ist. Die Eichung der 50 ml-Marke erfolgt ausschließlich mit Quecksilber, da bei Analysen von Gasen in Gasgemischen die Ablesung an dieser Marke mit dem Hg-Meniscus durchgeführt wird. Das Vorgehen ist das gleiche wie bei der Kalibrierung der 0,5- bzw. 2,0 ml-Marke, jedoch wird die Kammer sofort bis zur Auslaßcapillare mit Hg gefüllt. Das jeweils nach Einstellung der Marken im Becherglas aufgefangene Quecksilber wird ausgewogen, die ermittelten Gewichte werden zusammen mit der Temperatur $t^0$ notiert.

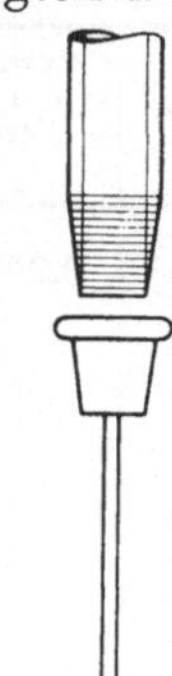

Abb. 150. Schliff mit aufzusetzender Kanüle, an Stelle der Capillare $D$ in Abb. 149

[1] l. c. 2. S. 198.
[2] SHOHL, A. T.: J. Amer. chem. Soc. **50**, 417 (1928).

*Berechnung.* Gesuchtes Volumen in ml = Hg-Gewicht in g · (Volumen von 1 g Hg bei $t^0$).

Das Volumen von 1 g Hg bei $t^0$ ist aus Tabelle 37 ersichtlich. Weicht das so ermittelte gemessene Volumen von dem mit 0,5 bzw. 2,0 ml markierten Volumen ab, so ist die Einführung eines Korrekturfaktors notwendig:

$$\text{Korrekturfaktor} = \frac{\text{gemessenes Volumen in ml}}{\text{markiertes Volumen in ml}}\,.$$

Erhält man z. B. an der 2,0 ml-Marke ein Volumen von 1,980 ml, so ergibt sich ein Korrekturfaktor von 0,99. Mit diesem Faktor müssen die gemessenen Werte (s. S. 222) multipliziert werden, die durch Analysen bei einem Volumen von 2,0 ml ermittelt wurden. Die Kammereichung muß mehrere Male durchgeführt werden.

Wird an der Kammer eine Veränderung vorgenommen, so empfiehlt sich eine Neueichung.

Tabelle 37. *Gewicht und Volumen von Wasser und Quecksilber (gewogen in Luft) für die Eichung der Kammer des manometrischen Apparates*

| Temperatur °C | Gewicht von 1 cm³ Wasser g | Volumen von 1 g Wasser cm³ | Gewicht von 1 cm³ Quecksilber g | Volumen von 1 g Quecksilber cm³ |
|---|---|---|---|---|
| 15 | 0,9979 | 1,0021 | 13,558 | 0,07376 |
| 16 | 78 | 22 | 55 | 77 |
| 17 | 77 | 23 | 53 | 78 |
| 18 | 75 | 25 | 51 | 79 |
| 19 | 73 | 27 | 49 | 81 |
| 20 | 72 | 28 | 47 | 82 |
| 21 | 70 | 30 | 45 | 83 |
| 22 | 68 | 32 | 43 | 84 |
| 23 | 66 | 34 | 41 | 85 |
| 24 | 64 | 36 | 39 | 86 |
| 25 | 61 | 39 | 37 | 87 |
| 26 | 59 | 41 | 34 | 89 |
| 27 | 56 | 44 | 32 | 90 |
| 28 | 54 | 46 | 30 | 91 |
| 29 | 51 | 49 | 28 | 92 |
| 30 | 48 | 52 | 26 | 93 |

**Die Verbindung** zwischen Kammer und Rohrsystem wird an Stelle der früher üblichen Hg-Dichtung[1] durch einen gasdichten Kunststoff-Schlauch* geeigneter Dicke und Elastizität hergestellt. Das Schlauchstück wird mit heißem Wasser erwärmt und kann dann leicht über Rohr- und Kammeransatz, die „Glas auf Glas“ stehen sollen, gezogen werden. Beim Erkalten bildet sich ein dichter Verschluß. Falls die Kammer ausgebaut werden muß, wird der Schlauch am besten abgeschnitten.

**Die Form des Rohrsystems,** das Kammer, Niveaubirne und Manometer miteinander verbindet, geht aus Abb. 151 hervor (s. a. Abb. 146). An manchen Apparaten ist das von der Kammer zum Kreuzpunkt (*A* in Abb. 151) führende Rohr nicht mit Rundungen, sondern mit einem oder mehreren Winkeln zum Kreuz-Punkt geführt. Bei diesen winkligen Formen ist die Reinigung des Apparates sowie das Austreiben von Luftblasen erschwert. Hahn $H_3$ dient dazu, Luftblasen zu entfernen. Diese gelangen nur dann leicht unter den Hahn, wenn die am Kreuz-Punkt aufeinander treffenden Rohre nicht rechtwinklig, sondern wie in Abb. 151 abgerundet sind. Hahn $H_1$ hat eine 4 mm-Bohrung und führt einen durchsichtigen Kunststoff-Schlauch zum Niveaugefäß. Der Schlauch soll so lang sein, daß das Niveaugefäß über den das Manometerrohr schließenden Hahn gehoben werden kann. Die Ringe $R_1$, $R_2$ und $R_3$ (s. Abb. 146) dienen zur Aufnahme der Niveaubirne. $R_1$ soll etwa 10 cm oberhalb von Hahn $H_1$, $R_2$ etwa 10 cm oberhalb des Kammerhahnes angebracht werden. Über Hahn $H_1$ befindet sich eine Vorrichtung zur Feineinstellung *F*. Das Glasrohr ist hier auf etwa 2 cm Länge durch gasdichten Druckschlauch ersetzt, an dem ein Quetschhahn angebracht

[1] VAN SLYKE, D. D., u. J. M. NEILL: J. biol. Chem. **61**, 523 (1924).

* Wir verwenden durchsichtigen, dickwandigen Kunststoffschlauch.

ist. Dieses erleichtert die genaue Justierung des Lösungsmeniscus in der Kammer ebenso wie „das Austreiben von Gas ohne Verlust von Lösung" (s. S. 216). Beides ist jedoch vom Geübten auch ohne Feineinstellung durchführbar und von manchen wird diese Einrichtung deshalb abgelehnt, weil sie eine weitere Möglichkeit zur Entstehung von Undichtigkeit bedeutet. Eine Einengung auf 1,5 mm (*St* in Abb. 151) findet sich zwischen dem Fußpunkt des Manometers und dem Kreuz-Punkt, um die Manometeroscillationen bei den Ablesungen zu dämpfen.

**Das Manometerrohr** hat einen inneren Durchmesser von 4—5 mm. Der in Millimeter graduierte Teil ist 700 mm lang. Um Analysen von Gasen in Gasgemischen durchführen zu können, muß der Nullpunkt einige Millimeter unterhalb der 50,0 ml-Marke der Kammer liegen. Die 5- und 10 mm-Marken sollen zur besseren Ablesung des Manometerstandes ringförmig ausgeführt sein. Unterhalb des Manometerhahnes ist das Rohr auf 1,5 mm eingeengt, um die Kraft des gegen den Hahn steigenden Quecksilbers zu mindern. Der Manometerhahn soll zur Sicherheit gegen Undichtigkeit eine Schrägbohrung haben. An manchen Apparaten ist das Manometer an seinem unteren Ende mit einem Schliff versehen, um es zur Reinigung ausbauen zu können. Dieser Vorteil wiegt den Nachteil nicht auf, daß hier eine weitere Möglichkeit zur Entstehung von Undichtigkeit gegeben ist. Manche Apparate sind mit einer fest montierten Lupe versehen, die längs des Manometerrohres zur genaueren Ablesung verschoben werden kann.

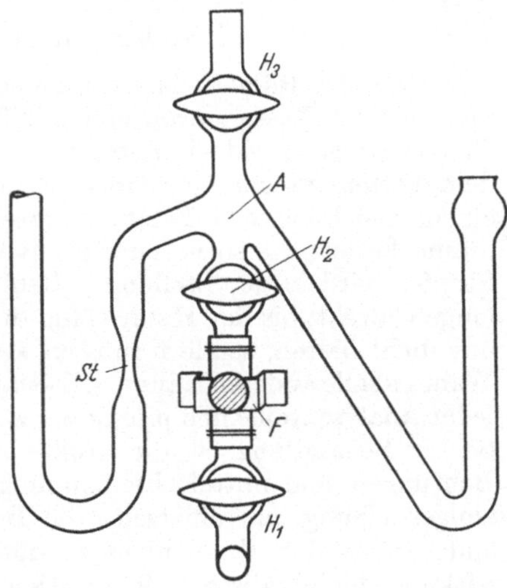


Abb. 151. Verbindung zwischen Manometerrohr, Kammer und Hg-Niveaugefäß beim manometrischen Apparat. $H_1$, $H_2$ und $H_3$ Hähne. *A* +Punkt, *F* Feineinstellung, *St* Einengung (Einzelheiten s. S. 204)

Berücksichtigt man, daß bei der kombinierten Bestimmung von $CO_2$ und $O_2$ in 1,0 ml Blut bei 20° C ein Druck von 1 mm Hg 0,2662 Vol.-% $CO_2$ bzw. 0,2450 Vol.-% $O_2$ entspricht, dann ist die Forderung nach Ablesung auf 0,1 mm verständlich. Korrekt ist sie nur mit einer Lupe durchzuführen. Dem gleichen Zweck dient auch die Manometerbeleuchtung durch zwei hinter einer Milchglasscheibe montierte Soffittenlampen. Eine weitere Milchglaslampe ist bei manchen Apparaten hinter der Kammer zur besseren Einstellung des dunkel gefärbten Lösungsmeniscus angebracht. Auch diese Beleuchtung ist notwendig, kann jedoch durch eine transportable Lichtquelle, die etwa 0,5 m hinter der Kammer aufgestellt wird, ersetzt werden.

**Als Schüttelvorrichtung**[1] für die Extraktionskammer dient ein Exzenter, der durch einen Elektromotor angetrieben wird. Die Amplitude soll in Höhe des Kammerhahnes 5—6 cm betragen. Zur Regelung der Geschwindigkeit des Motors wird ein veränderlicher Widerstand eingebaut, der es gestattet, die Schüttelfrequenz auf 300—400/min einzustellen. Die Verbindung zwischen dem Exzenter und dem Wassermantel der Kammer muß stabil und zum Auswechseln der Kammer leicht demontierbar sein. Alle drehbaren Teile sollen auf Kugellagern laufen und Ölnippel besitzen. Es ist besser, den Motor wegen der Verschmutzungsgefahr durch Quecksilber nicht auf der Bodenplatte des Stativs,

[1] STADIE, W. C.: J. biol. Chem. **49**, 43 (1921).

sondern in Höhe der Extraktionskammer auf einer Schiene verschieblich anzubringen, und zwar, um die Spannung des Transmissionsriemens regeln zu können.

Eine neue Anordnung* besteht aus einem elektromagnetischen Rührer: ein Glasstück, das Eisen enthält, ist in die Kammer eingebracht und wird von außen durch einen Elektromagneten bewegt. Damit entfällt die Schüttelvorrichtung. Der ganze Apparat kann starr montiert werden, da auch die bewegliche Verbindung zwischen der Kammer und dem übrigen Rohrsystem nicht mehr benötigt wird.

**Das Stativ** soll so stabil ausgeführt sein, daß der Apparat bei laufendem Motor ruhig steht. Die Bodenplatte soll mit einer Hohlkehlenleiste versehen sein, um herabfallendes Quecksilber aufzufangen.

## 4. Vorbereitung des Apparates zur Analyse

**Fetten der Hähne.** Alle Hähne sind zu reinigen. Alte Fettreste entfernt man mit heißem Wasser, eventuell mit Toluol. Die Stopfenbohrungen werden mit Pfeifenreinigern, jedoch *niemals* mit Draht gesäubert. Die Hähne müssen vor dem Fetten vollkommen trocken sein. Die Stopfen werden an jedem Ende mit einem gleichmäßigen Fettring versehen und beide Ringe werden durch zwei dünne Fettstriche so verbunden, daß die Bohrungsmündungen frei bleiben. Der Stopfen wird in der Stellung „offen" in die Hahnhülse eingeführt und dann so lange gedreht, bis der Hahn völlig durchsichtig erscheint. Die Hähne sollen nicht nur dicht halten, sondern müssen sich auch leicht und mühelos drehen lassen. Während alle anderen Hähne bei Bedarf gefettet werden, muß der Kammerhahn vor jeder Analysenreihe neu präpariert werden, denn er wird am meisten beansprucht. Seiner Behandlung ist die größte Sorgfalt zu widmen. Auch die zuführenden Bohrungen sind mittels Pfeifenreiniger zu säubern und zu trocknen. Es bedarf einiger Übung, um einerseits die Bohrungen beim Fetten nicht zu verstopfen, andererseits den Hahn nicht zu dünn zu fetten, damit die Fettschicht der Einwirkung der alkalischen Reagentien längere Zeit widersteht. Um Fettpfropfen aus den Bohrungen des Kammerhahnes zu entfernen, spült man diese mit Wasser aus der Kammer durch. Darum muß die Kammer vor Entnahme des Stopfens mit Wasser gefüllt sein. Nach dem Fetten werden die Auslaßcapillare und die zu dieser führende Hahnbohrung mit Hg gefüllt.

Ein richtig gefetteter Kammerhahn kann für etwa 10 Analysen benutzt werden. Wird er vorher undicht, so kann das folgende Ursachen haben:

Ungeeignetes Hahnfett,
zu dünn gefettet,
Hahn als solcher entweder ungeeignet (s. S. 201) oder unbrauchbar geworden.

Wenn am quecksilbergefüllten Apparat einzelne Hähne gefettet werden müssen, ist es nicht notwendig, das Hg vorher abzulassen. Im einzelnen geht man dann am besten folgendermaßen vor:

Kammerhahn s. o.

Manometerhahn: Man bringt das Niveaugefäß in Stellung *I* (Stellung *I—III* s. S. 212), öffnet und entnimmt den Hahn. Nach dem Wiedereinsetzen läßt man das Hg über den offenen Hahn steigen, schließt das Manometer, evakuiert es und treibt dann die überstehende Luft aus. Dies wird mehrfach wiederholt.

Hahn $H_1$: Niveaugefäß in Stellung *I* bringen und Hahn $H_2$ schließen. Niveaugefäß so aufhängen, daß sein Hg-Spiegel etwas unterhalb von Hahn $H_1$ steht, er kann nun ohne wesentlichen Hg-Verlust entfernt werden. Den gefetteten Hahn nimmt man in die rechte Hand, hebt das Niveaugefäß langsam, so daß das Hg unmittelbar

* Hersteller: A. H. Thomas Company Philadelphia.

vor die Einmündung in die Hahnbohrung zu stehen kommt und führt den Hahn ein. Mit Niveaugefäß in Stellung *I* werden Hahn $H_2$ und Hahn $H_3$ geöffnet. Der größte Teil der Luft tritt mit dem überlaufenden Hg aus, der Rest wird wie unten beschrieben ausgetrieben.

Hahn $H_2$ und $H_3$: Man bringt das Niveaugefäß in Stellung *I*, Hahn $H_1$ schließen. Niveaugefäß in Stellung *II*. Hahn $H_2$ und $H_3$ können jetzt ohne wesentlichen Hg-Verlust entfernt werden, da der Barometerdruck die Hg-Säule im Manometer bzw. in der Kammer im Gleichgewicht hält. Nach dem Einsetzen der Hähne in Stellung „offen" wird die Niveaubirne in Stellung *I* gebracht und Hahn $H_1$ geöffnet. Dabei tritt auch hier der größte Teil der im System befindlichen Luft mit dem überlaufenden Hg durch Hahn $H_3$ aus.

**Einfüllen von Hg und Austreiben von Luft.** Das gereinigte Hg (s. S. 394) wird von der Niveaubirne her eingefüllt, Hahn $H_1$ und $H_2$, Manometer- und Kammerhahn geöffnet. Hahn $H_3$ ist geschlossen. Wenn genügend Quecksilber im Apparat ist, läßt man unter Anheben der Niveaubirne etwas davon in den Becher steigen, schließt den Kammerhahn, läßt dann das Hg im Manometer bis über dessen Hahn steigen und schließt auch diesen. Hahn $H_1$ schließen, Niveaubirne in Stellung *II* (s. S. 212). Der Apparat ist so zwar mit Hg gefüllt, doch muß nun die Luft ausgetrieben werden, die sich teils als Film zwischen Hg und Wandungen, teils in Blasen im Hg befindet. Man entfernt sie am besten folgendermaßen:

Hahn $H_1$ öffnen, Niveaugefäß in Stellung *III*. Das Hg läuft in die Niveaubirne zurück. Oberhalb der Hg-Menisken im Manometer und in der Kammer entstehen Vakua. Die im Manometer sowie in und unter der Kammer stehende Luft steigt dorthin, die in den zum Kreuz-Punkt führenden Schenkeln befindliche Luft wird vom strömenden Hg mitgerissen und gelangt unter Hahn $H_3$. Wenn das Quecksilber unter Hahn $H_3$ absinkt, Hahn $H_1$ schließen, und das Niveaugefäß in Stellung *II* hängen. Unter graduiertem Öffnen von Hahn $H_1$ läßt man das Hg *langsam* wieder steigen, da nur so die noch im Schlauch befindliche Luft nicht mit in das System gerissen wird, sondern in der Nähe des Kreuz-Punktes verbleibt. Wenn die Kammer mit Hg gefüllt ist, wird das Niveaugefäß in Stellung *I* gebracht. Um die angesammelte Luft auszutreiben, werden Hahn $H_3$ und der Kammerhahn sowie unter entsprechendem Anheben der Niveaubirne der Manometerhahn nacheinander geöffnet und wieder geschlossen. Jetzt beginnt man erneut: schnelles Senken der Niveaubirne in Stellung *III*, wobei man das Aufsteigen der Luft bzw. deren Ansammlung unter Hahn $H_3$ durch kräftige Schläge auf die Bodenplatte des Stativs fördert, langsames Anheben der Niveaubirne in Stellung *I* und Ablassen der Luft.

Schließlich schlägt man den Niveaubirnenschlauch auf die Stativkante: befindet sich im Schlauch noch Luft, dann steigt sie unter Hahn $H_3$. Auf diese Weise gelingt es *allmählich*, den Apparat luftleer zu machen.

**Trocknen des Manometerrohres.** Nach der Reinigung des Apparates und dem Einfüllen des Hg sowie nach einer längeren Analysenreihe ist das Manometerrohr nicht sicher wasserdampffrei. Der Wasserdampfdruck beeinflußt den Manometerstand. Um diese Fehlerquelle auszuschließen, muß in das Manometer von oben etwas sog. „Trockenflüssigkeit" zur Wasserdampfabsorption eingebracht werden. VAN SLYKE zieht Dimethylenglykol oder Trimethylenglykol der konzentrierten Schwefelsäure vor, da letztere zu schnell das Fett am Manometerhahn zerstöre. Die Verwendung von Glykol führt aber auf Grund seiner klebrigen Beschaffenheit zur Bildung einer Emulsion und damit zu starker Verunreingung im oberen Teil des Manometers, die die Ablesegenauigkeit beeinträchtigt. Da Schwefelsäure diesen Nachteil nicht zeigt, ist es einfacher, den Manometerhahn häufiger zu fetten, als öfter den ganzen Apparat zu säubern.

Man bringt das Niveaugefäß in Höhe des Manometerhahnes und füllt *vorsichtig* einige Tropfen $H_2SO_4$ (konz.) in den Ansatz des Manometerrohres. Der Hahn wird geöffnet, die Säure unter Senken der Niveaubirne etwa 10 cm weit eingesaugt und sofort wieder ausgetrieben. Der Hahn wird geschlossen, die Schwefelsäure aus dem Ansatz abgesaugt. Das Manometerrohr wird dann erneut luftfrei gemacht.

Um die Funktion der Trockenflüssigkeit zu prüfen, stellt man den Hg-Meniscus in der Kammer auf die 2,0 ml-Marke ein, ohne daß sich Luft oder Flüssigkeit in der Kammer befinden, mit Ausnahme der Feuchtigkeitsspuren an der Wand. Hahn $H_1$ wird geschlossen, man vergleicht nun den Stand des Manometermeniscus mit der Höhe des Hg-Meniscus in der Kammer. Zweckmäßigerweise bringt man hierzu neben dem Manometerrohr eine Marke an, die der Höhe der 2 ml-Marke an der Kammer, vom Stativboden aus gemessen, entspricht. Der Manometermeniscus muß über der 2,0 ml-Marke stehen, weil der Wasserdampf in der Kammer einen der Temperatur entsprechenden Druck ausübt und damit das Quecksilber im wasserdampffreien Manometer um etwa 12—25 mm (s. Tabelle 69) hochdrückt. Ist dies nicht der Fall, dann muß die Trockenflüssigkeit erneuert werden.

**Prüfung des Apparates auf Dichtigkeit.** In den Becher werden etwa 5 ml Wasser gefüllt, von denen man 2—3 ml in die Kammer saugt. Die zum Becher führende Bohrung wird mit Hg abgedichtet (s. S. 212). Die Kammer wird unter Einstellung des Hg-Meniscus auf die 50 ml-Marke evakuiert. Nun wird 3 min geschüttelt, anschließend der Flüssigkeitsmeniscus auf die 0,5 ml-Marke eingestellt, und der entsprechende Manometerdruck als $p_1$ notiert. Dies wird 2mal wiederholt, dabei werden $p_2$ und $p_3$ notiert. Sind die drei Druckwerte gleich, dann ist der Apparat dicht. Steigt der Druck, dann muß während des Evakuierens Luft in die Kammer gelangt sein. Die Ursache liegt meist am Kammerhahn. Ist dieser dicht, so kommen als weitere Gründe in Frage: andere Hähne undicht. Apparat nicht luftfrei, Schlauchverbindungen undicht, Defekte an Glasteilen der Apparatur usw.

Das Eindringen von Luft *während* der Analyse ist schwer festzustellen, doch merke man sich: Am Ende einer kombinierten Bestimmung von $CO_2$ und $O_2$ stellt sich als $p_3$ ein Druck ein, der nur noch von dem im Gasraum befindlichen $N_2$ und u. U. auch CO ausgeübt wird. $p_3$ ist zwar temperaturabhängig, aber bei einem gegebenen Apparat weitgehend konstant. Man hat durch die Kontrolle von $p_3$ also einen gewissen Anhalt für die Dichtigkeit während der Analyse. Schließlich kann auch Luft in das Manometerrohr gelangen, und zwar durch den Manometerhahn oder aus dem Apparat. Man findet dann bei der Dichtigkeitsprüfung abnehmende Werte für den Druck oder bei der Analyse ungewöhnlich tiefe $p_3$-Werte.

### 5. Reagentien und Lösungen

Hier sind die Lösungen für die kombinierte Bestimmung von $CO_2$ und $O_2$ und für die Bestimmung der $O_2$-Kapazität nach SENDROY beschrieben. Die Angaben über die Zusammensetzung der Lösungen sind nicht einheitlich. Die hier angegebenen Lösungen sind erprobt.

**Saure Saponin-Ferricyanid-Lösung** (im Text = SF-Lösung). Diese Lösung enthält:

*Kaliumferricyanid* zur Freisetzung von Sauerstoff aus dem Hämoglobin nach:

$$K_3Hb(O_2) + K_3Fe(CN)_6 \rightarrow K_2Hb + K_4Fe(CN)_6 + O_2$$ [1].

[1] CONANT, J. B., u. N. D. SCOTT: J. biol. Chem. **69**, 575 (1926).

*Saponin zur Hämolyse.* Nicht alle Saponinpräparate bewirken vollständige Hämolyse. In Gegenwart von Milchsäure wird die hämolytische Wirkung von Saponin verbessert[1]. Es ist daher zweckmäßig, Milchsäure auch dann zuzusetzen, wenn nur der Sauerstoffgehalt bestimmt werden soll. Am besten verwendet man Saponin Merck + Milchsäure[2].

*Aqua dest. als Lösungsmittel.*

*Milchsäure zur Freisetzung von $CO_2$.*

*Harnstoff* verhütet die Bildung störender Eiweißniederschläge und wird deshalb von manchen zugesetzt. Er zerfällt jedoch in alkalischer Lösung, wobei Stickstoff frei wird. Ferner kann unter Einwirkung ureasehaltiger Bakterien $CO_2$ entstehen. Es empfiehlt sich daher, die Lösung ohne Harnstoff anzusetzen.

*Octylalkohol,* um das Schäumen der Blut-Reagens-Mischung zu verhindern.

Für die kombinierte Bestimmung von $CO_2$ und $O_2$ werden aus diesen Reagentien zwei Stammlösungen angesetzt:

| | | |
|---|---|---|
| *Lösung a:* | Kaliumferricyanid . . . . . | 32,0 g |
| | Saponin . . . . . . . . . . . | 8,0 g |
| | Octylalkohol . . . . . . . . | 4,5 ml |
| | Aqua dest. . . . . . . . | ad 1000,0 ml |
| *Lösung b:* | Konz. Milchsäure (d 1,2) . . | 10,0 ml |
| | Aqua dest. . . . . . . . | ad 1000,0 ml |

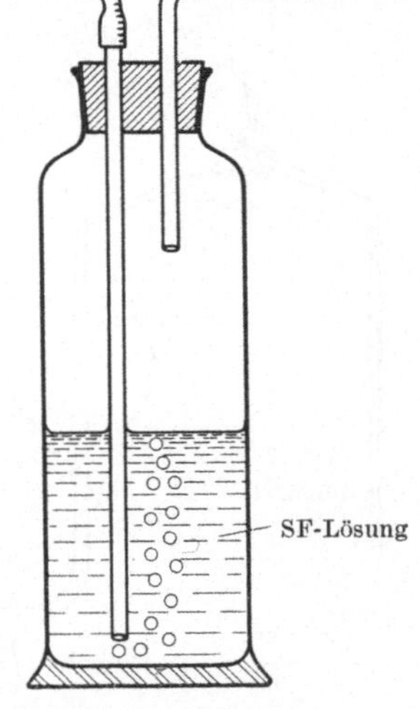

Abb. 152. Waschflasche zum Äquilibrieren der Saponin-Ferricyanidlösung

Kaliumferricyanid zersetzt sich im Sonnenlicht unter Bildung von Kaliumferrocyanid und Eisen (III)-hydroxyd. Lösung a muß deshalb in einer dunkel gefärbten Flasche aufbewahrt werden. Die Trennung von Lösung a und b ist erforderlich, weil Kaliumferrocyanid und Eisen(III)-hydroxyd in Gegenwart von Milchsäure die Berliner Blaureaktion eingehen, wodurch die SF-Lösung unbrauchbar wird.

Für etwa 10 Analysen setzt man unmittelbar vor einer Analysenreihe 100 ml an, und zwar 50,0 ml der Lösung a und 50,0 ml der Lösung b. Diese Mischung ist einen halben Tag lang brauchbar. Sie soll vor Gebrauch 15 min mit Luft in einem Gefäß, wie es Abb. 152 zeigt, durchperlt werden. Auf diese Weise erhält man einen bestimmten $CO_2$- und $O_2$-Gehalt der SF-Lösung, der sehr konstant ist, wie man an der *c*-Korrektur feststellen kann.

Für die Bestimmung der $O_2$-Kapazität nach SENDROY[3] werden aus den Reagentien ebenfalls zwei Stammlösungen angesetzt. Da nur die Verwendung einer angesäuerten SF-Lösung bei der Sendroy-Methode brauchbare Resultate liefern soll, ist der Zusatz konzentrierter Milchsäure in einer Endkonzentration von 0,5% erforderlich[1]:

| | | |
|---|---|---|
| *Lösung a:* | Kaliumferricyanid . . . . . . . . . . | 23,0 g |
| | Saponin . . . . . . . . . . . . . . . | 8,0 g |
| | Aqua dest. . . . . . . . . . . . . | ad 100,0 ml |
| *Lösung b:* | Konz. Milchsäure (d 1,2) | |

[1] KING, R. M.: J. biol. Chem. **184**, 485 (1950).
[2] BARTELS, H., u. G. RODEWALD: Pflüg. Arch. ges. Physiol. **256**, 113 (1952).
[3] SENDROY jr., J.: J. biol. Chem. **91**, 307 (1931).

Man setzt von einer Analysenreihe 5,0 ml der Lösung a und 0,025 ml der Lösung b an. Das Gemisch muß in einer dunkel gefärbten Flasche aufbewahrt und am Ende einer Analysenreihe verworfen werden.

**Natronlauge.** Da die Natronlauge zur Absorption des freigesetzten Kohlendioxyds verwendet werden soll, ist es notwendig, sie $CO_2$-frei herzustellen. Gewöhnliche n NaOH ist ungeeignet, weil sie stets Hydrogencarbonat enthält. Beim Evakuieren solcher Lauge wird zwar ein Teil der gebundenen Kohlensäure freigesetzt, doch bleibt stets Carbonat zurück. Wird solches Reagens zur Analyse verwendet, dann treibt die in der sauren SF-Lösung enthaltene Milchsäure $CO_2$ aus Carbonat aus und die Genauigkeit wird beeinträchtigt. Man setzt daher als Stammlösung 18 n NaOH an. Sie enthält in dieser Konzentration kein Hydrogencarbonat. Läßt man die Lauge einige Tage stehen, so setzt sich die geringe Menge vorhandener Carbonate als weißer Niederschlag ab. Bei größeren Untersuchungsreihen ist es zweckmäßig, 2 Gefäße mit Lauge anzusetzen.

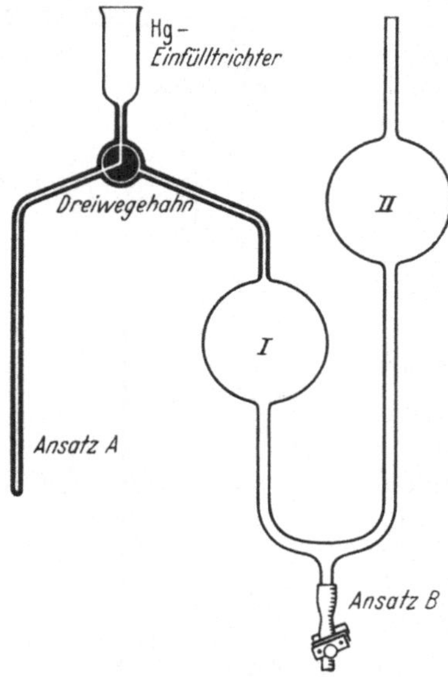


Abb. 153. Hempel-Pipette zur Aufbewahrung von NaOH, Na-Dithionit oder CO-Gas. Durch das Quecksilber ist die gefüllte Pipette sehr schwer. Sie sollte deshalb an einem geeigneten Holzbrett so befestigt sein, daß die beiden Kugeln gut unterstützt werden, und man andererseits die Überführung von Lösungen durchführen kann

*Stammlösung* 18 n NaOH:

NaOH (chemisch rein) in rotulis
Aqua dest. zu gleichen Teilen

Wegen der starken Wärmeentwicklung muß ein Pyrexkolben oder ein Porzellangefäß verwendet werden. Ein Standzylinder wird zum Schutz des Glases gegen die konzentrierte Lauge mit Paraffin präpariert. Die Lauge wird erst nach Abkühlung eingefüllt, da sonst der Paraffinfilm abschmelzen würde. Ein paraffinierter Korken dient als Verschluß. Das Arbeiten mit der konzentrierten Lauge erfordert Vorsicht! Zur Entnahme aus dem Standzylinder nimmt man Sicherheitspipetten. Laugenspritzer auf Haut und Kleidung werden mit schwachen Säuren neutralisiert.

Für 10 Analysen setzt man n NaOH aus der Stammlösung an:

| | |
|---|---|
| 18 n NaOH . . . . . . . . . | 2,75 ml |
| Aqua dest. ($CO_2$-frei) oder | |
| Aqua bidest. (frisch) . . . . | ad 50,0 ml |

**Natriumdithionitlösung.** Diese Lösung enthält:
Natriumdithionit ($Na_2S_2O_4$) zur $O_2$-Absorption
$\beta$ anthrachinonsulfosaures Natrium als Katalysator
n NaOH als Lösungsmittel.

Für 10 Analysen setzt man daraus an:

| | |
|---|---|
| a) Natriumdithionit . . . . . . . . . . . . . | 5,0 g |
| b) $\beta$ anthrachinonsulfonsaures Natrium . . . . . . | 0,5 g |
| c) n NaOH ($CO_2$-frei) . . . . . . . . . . . . . | 25,0 ml |

a) und b) werden in einem Becherglas abgewogen und mit einem Glasstab durchmischt. Unmittelbar vor dem Evakuieren der Lösung (s. u.) wird c) hinzugefügt und das Ganze einige Sekunden kräftig verrührt. Die Lösung muß sich dunkelrot färben. Wird sie orangefarbe oder gelb, dann ist sie durch Oxydation unbrauchbar geworden.

**Isotonische NaCl-Lösung** (0,90%) für die Bestimmung der $O_2$-Kapazität nach SENDROY.

**Reinigungsflüssigkeiten:**

Milchsäure 3%ig

Aqua dest.

**Entgasen der Absorbentien.** Die Absorptionslösungen müssen durch Evakuierung in der Kammer des Apparates gasfrei gemacht werden. Die Natriumdithionitlösung wird unmittelbar nach dem oben beschriebenen Verrühren durch einen mit Watte beschickten Trichter in den Becher des manometrischen Apparates filtriert. Das Filtrat wird in die Kammer gesaugt. Es können bis zu 25,0 ml in die Kammer eingebracht werden. Die zum Becher führende Hahnbohrung wird mit Hg abgedichtet (s. S. 212). Durch Senken des Hg-Meniscus auf die 50 ml-Marke der Kammer und 5 min Schütteln wird die Lösung evakuiert und danach das ausgetriebene Gas aus der Kammer entfernt. Dies wird zweimal wiederholt. Beim dritten Mal muß die Lösung praktisch gasfrei sein und deshalb nach dem Ansteigen hörbar an den Kammerhahn anschlagen. Eine Hempel-Pipette (s. Abb. 153) wird mittels eines Niveaugefäßes vom Ansatz *B* her so mit Quecksilber beschickt, daß der Arm *A*, der Dreiwegehahn und die Kugel *I* vollständig, der Hg-Becher zur Hälfte und die Kugel *II* nicht gefüllt sind. Der mit einem Gumminippel versehene Arm *A* der Pipette wird luftdicht in den Bechergrund des manometrischen Apparates eingesetzt. Unter Heben der Niveaubirne und Öffnen des Kammerhahnes wird die evakuierte Lösung durch den Arm *A* bei entsprechender Stellung des Dreiwegehahnes in die Kugel *I* getrieben, bis diese unter Verdrängung des Hg nach Kugel *II* fast vollständig gefüllt ist. Aus dem Hg-Becher werden der zur Kugel *I* führende Arm teilweise und der Ansatz *A* vollständig mit Hg gefüllt. Die so gefüllte Hempel-Pipette wird zweckmäßigerweise an einem entsprechend gearbeiteten Brett aufgehängt. Die Natronlauge wird ohne Filtration evakuiert und in eine zweite Hempel-Pipette gefüllt.

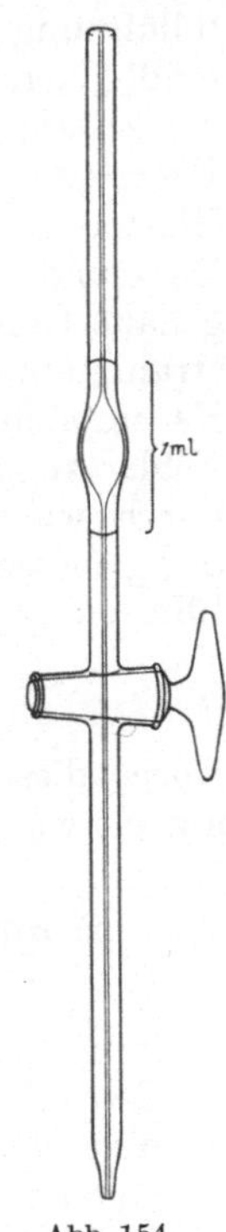

Abb. 154. Ostwald-Pipette zur Überführung des Blutes in den manometrischen Apparat. Eine ähnliche Pipette mit nur 0,13 cm³ Fassungsvermögen dient bei der Sendroy-Methode (s. S. 223) zum Einbringen von Saponin-Ferricyanidlösung in die Kammer

So aufbewahrte Natriumdithionitlösung hält sich etwa 14 Tage, Natronlauge noch länger. Die teilweise übliche Aufbewahrung entgaster Lösungen in sog. Schütteltrichtern unter Paraffinöl gewährleistet keinen luftdichten Abschluß. Es sollten deshalb besser Hempel-Pipetten verwendet werden.

## 6. Analysengang

Zur Analyse überführt man das Blut in die Ostwald-Pipette (s. Abb. 154) entweder durch Aufsaugen aus dem Zentrifugenglas oder dem Tonometer oder durch Auffüllen aus der Spritze. Hierzu verbindet man den Spritzenkonus und die Pipette durch einen dünnen Gummischlauch. Stativhalterung für die Pipette erleichtert die Überführung. Das Blut wird einige Millimeter über die obere Eichmarke eingefüllt. Man stellt dann unter Schräghalten der Pipette durch vorsichtiges Öffnen des Hahnes auf die obere Eichmarke ein, fängt das auslaufende Blut in Zellstoff auf und wischt am Ende vorsichtig die Mündung ab. Diese wird mit einem Gumminippel versehen, der mit Hilfe einer feinen Schere und mit Sandpapier so bearbeitet wird, daß er konisch zur Auslaufmündung verläuft. Hat man das Blut aus einer Spritze entnommen, so schneidet man den Verbindungsschlauch an der Pipettenmündung ab. Der Nippel muß fest sitzen und sein unterer Rand muß nach dem Einsetzen der Pipette in den Becher dicht schließen.

Bei den Ostwald-Pipetten sind folgende Punkte zu beachten: Die Auslaufmündung soll leicht zugespitzt und angeschliffen sein, damit der Gumminippel fest sitzt. Der Abstand von der Auslaufmündung zum Hahn muß so lang sein, daß man die Pipette in den Becher einsetzen kann, ohne mit dem Hahn aufzusitzen. Der Schaft der Pipette soll dünn genug sein, um Blut aus der Einfüllöffnung der Kugeltonometer (s. S. 266) entnehmen zu können. Es ist zweckmäßig, den Hahn und das Hahnküken zu markieren, um sich nach der Reinigung das Zusammensetzen der Pipetten zu erleichtern. Die Olive soll von längsovaler Form sein. Bei scharfen Übergängen von der Olive zur Capillare können größere Blutmengen zurückbleiben. Wenn der Abstand zwischen dem unteren Ende der Olive und der unteren Eichmarke nicht zu kurz ist, dann erleichtert man sich das genaue Einstellen. Die Pipette wird nach Gebrauch gespült und an der Wasserstrahlpumpe getrocknet. Der Hahn muß zu jeder Analyse neu gefettet werden. Es empfiehlt sich, jede Ostwald-Pipette zu eichen, um größere systematische Fehler zu vermeiden. Die Eichung führt man am zweckmäßigsten mit Hg so durch, wie es oben für die Kammereichung beschrieben wurde (s. S. 202). Weicht das gemessene von dem markierten Pipettenvolumen ab, so ist auch hier die Einführung eines Korrekturfaktors notwendig:

$$\text{Korrekturfaktor} = \frac{\text{gemessenes Volumen in ml}}{\text{markiertes Volumen in ml}}.$$

Durch diesen Faktor müssen die gemessenen Werte, die mit dieser Pipette ermittelt wurden, dividiert werden (S. 222).

### a) Kombinierte Bestimmung des $CO_2$- und $O_2$-Gehaltes in 1,0 ml Blut.

**Lösungen (s. S. 208)**

Saure SF-Lösung für die kombinierte Bestimmung von $CO_2$- und $O_2$.
Octylalkohol;
nNaOH, luftfrei in Hempel-Pipette;
Natriumdithionitlösung, luftfrei in Hempel-Pipette;
Reinigungslösungen.

| Ausführung | Einzelheiten und Fehlerquellen |
|---|---|
| 7,5 ml SF-Lösung in den Becher füllen, mit einigen Tropfen Octylalkohol überschichten. Niveaubirne in Stellung II, $H_1$ öffnen und Lösung so weit in die Kammer saugen, daß etwas Octylalkohol mit eingebracht wird. Kammerhahn schließen und mit Hg dichten. | Niveaubirnenstellungen (s. Abb. 146): Birne in $R_2$ = Stellung I; Birne in $R_1$ = Stellung II; Birne 76 cm, unter $R_1$ = Stellung III. Keine Luftblasen in die Kammer einbringen. Hg aus einer Tropfflasche in den Becher füllen und mit einem dünnen Draht nachstoßen, um mitgerissene Luftblasen zu entfernen. |
| Durch Senken des Hg-Meniscus auf die 50,0 ml-Marke und 3 min Schütteln SF-Lösung evakuieren. | Dabei darf das Hg nicht im unteren Teil der Kammer rotieren, da sonst das Ferricyanid reduziert würde. |
| Niveaubirne in Stellung I. Unter Öffnen von $H_1$ entgaste Lösung mit überstehender Luftblase steigen lassen. Kammerhahn öffnen und unter Aus- | Während des Entgasens Ostwald-Pipetten vorbereiten (s. o.). |

treibung der Luftblase die Lösung in den Becher pressen, bis der Hg-Meniscus die 2,0 ml-Marke der Kammer erreicht. Flüssigkeitsmeniscus im Becher ablesen. Den Becherinhalt um 0,5 ml steigen lassen, so daß 1,5 ml entgaster SF-Lösung in der Kammer verbleiben. Kammerhahn schließen. Meniscusstand der SF-Lösung im Becher ablesen und merken.

Niveaubirne in Stellung II, $H_1$ offen.

Vorbereitete Ostwald-Pipette fest in den Becher einsetzen.

Unter Umständen sedimentiert das Blut in der Pipette. Es empfiehlt sich deshalb, die Pipette liegend aufzubewahren und gegebenenfalls die Sedimentation durch Rotation zu beseitigen.

Wenn die Pipette dicht im Becher sitzt, steigt das Blut über deren obere Eichmarke wenn der Pipettenhahn geöffnet wird. Ist dies nicht der Fall, dann gelangt beim Einfüllen der Probe neben dem Blut aus der Pipette auch Lösung aus dem Becher in die Kammer: die Analyse wird unbrauchbar.

Pipettenhahn öffnen, Kammerhahn vorsichtig so öffnen, daß das Blut aus der Pipette gleichmäßig und ohne Hinterlassung wesentlicher Rückstände an der Pipettenwand in die Kammer läuft. Bevor die Blutsäule die untere Eichmarke der Pipette erreicht, Kammerhahn schließen.

Untere Eichmarke in der Pipette genau einstellen.

Bei geschlossenem Kammer- und geöffnetem Pipettenhahn kann man durch verschieden starken Druck auf die Pipette die Blutsäule genau auf die untere Eichmarke einstellen.

Pipettenhahn schließen, Pipette vorsichtig entfernen, dabei das noch im unteren Becherteil und in der Hahnbohrung befindliche Blut mit 1,0 ml SF-Lösung aus dem Becher in die Kammer spülen.

### Schwierigster Schritt der Analyse

Es kommt darauf an, das Einspülen des restlichen Blutes in die Kammer mit dem Entfernen der Pipette so zu verbinden, daß das Blut *restlos* in die Kammer gelangt. Eine etwaige „Wolkenbildung“ des Blutes im Becher beeinträchtigt die Genauigkeit.

Am besten geht man folgendermaßen vor: Die linke Hand hält die geschlossene Pipette, die rechte den geschlossenen Kammerhahn. Während die Pipette durch leichtes Drehen gelockert wird, öffnet die rechte Hand in dem Augenblick den Kammerhahn, in dem die Pipette sich loslöst. Der Kammerhahn muß aber sofort wieder geschlossen werden, um nicht zuviel SF-Lösung in die Kammer zu bringen. Das Öffnen und Schließen des Kammerhahnes ist praktisch *eine* Bewegung. Wenn der Kammerhahn geschlossen und die Pipette entfernt ist, liest man den vor der Einführung der Pipette kontrollierten Bechermeniscus erneut ab und läßt, wenn notwendig, noch so viel SF-Lösung nachlaufen, bis 1,0 ml aus dem Becher in die Kammer gebracht sind.

Wird der Kammerhahn zu spät geöffnet, dann steigt das Blut im Becher nach oben, bleibt er zu lange offen, dann fließt mehr als 1,0 ml SF-Lösung nach. Beides beeinträchtigt die Genauigkeit der Analyse.

Kammerhahn schließen und mit Hg dichten.

*Kammerinhalt* (= $S$): 2,5 ml SF-Lösung + 1,0 ml Blut = 3,5 ml.

Niveaubirne in Stellung III, $H_1$ öffnen, Hg-Meniscus in der Kammer bis auf die 50,0 ml-Marke senken, $H_1$ schließen.

Unter Umständen kommt es beim Zusammenfließen von Blut und SF-Lösung zur Bildung feiner Niederschläge, die beim Evakuieren an der Kammerwand hängenbleiben. Sie werden dadurch abgespült, daß der Kammerinhalt mehrfach gehoben und gesenkt wird.

Kammerinhalt 3 min schütteln. Niveaubirne in Stellung II, $H_1$ vorsichtig so öffnen, daß der Kammerinhalt langsam und gleichmäßig ansteigt. Flüssigkeitsmeniscus u. U. mit Hilfe der Feineinstellung auf die 2,0 ml-Marke einstellen.

Schüttelfrequenz 300/min.

Das Ansteigen der Lösung soll ungefähr 30 sec dauern. Der Meniscus muß von unten eingestellt werden, gerät er über die 2,0 ml-Marke, dann muß erneut evakuiert und 1 min geschüttelt werden. Andernfalls wird durch Reabsorption von $CO_2$ die Analyse beeinträchtigt.

Im Gegensatz zum sonstigen Vorgehen bei der Einstellung dunkel gefärbter Lösungsmenisken auf Eichmarken muß hier der *untere* Rand des konkaven Meniscus eingestellt werden (s. a. S. 203).

Den bei dem Volumen $a$ = 2,0 ml bestehenden Druck $p_1$ der extrahierten Gase am Manometer ablesen, zusammen mit der Temperatur des Wassermantels in der Kammer notieren.

Ablesung an der beleuchteten Manometerskala mit einer Lupe auf 0,1 mm. Parallaxe beachten! Temperatur auf 0,1° ablesen. Beleuchtung des Manometers abschalten.

Niveaubirne in Stellung III, $H_1$ öffnen. Kammerinhalt so weit senken, daß der Flüssigkeitsmeniscus an der Grenze zwischen mittlerem und oberem Drittel des erweiterten Kammerteiles steht. $H_1$ schließen, Niveaubirne in Stellung III.

Aus der Hempel-Pipette 3,0 ml der n NaOH in den Becher füllen.

Der Dreiwegehahn der Hempel-Pipette (s. Abb. 153) wird auf Verbindung zwischen Arm $A$ und Kugel $I$ gestellt. Die überlaufende Lauge treibt das Hg in Arm $A$ aus. Dann wird der Arm $A$ soweit in den Becher eingeführt, daß seine Mündung in die auslaufende Lauge eintaucht.

1,0 ml der n NaOH unter graduiertem Öffnen des Kammerhahns langsam in die Kammer laufen lassen.

Dauer des Einlaufens der Lauge mindestens 30 sec.

Kammerhahn schließen und mit Hg abdichten.

Dabei etwas Hg in die Kammer laufen lassen, um die Lauge vollständig hineinzuspülen.

Kammer mit der Hand *mäßig* 2—3mal schütteln, um die Durchmischung von Blut/SF-Lösung und NaOH zu vervollständigen.

Bei zu heftigem Schütteln kann ein Teil des freigesetzten $O_2$ reabsorbiert werden.

$H_1$ vorsichtig so öffnen, daß die Lösung in der Kammer langsam und gleichmäßig ansteigt.

Lösungsmeniscus mit Hilfe der Feineinstellung auf die 2,0 ml-Marke einstellen.

Einstellung wie oben.

Den bei dem Volumen $a = 2{,}0$ ml bestehenden Druck $p_2$ der nach $CO_2$-Absorption verbleibenden Restgase ablesen und zusammen mit der Temperatur des Wassermantels der Kammer notieren.

Ablesung wie oben.

Niveaubirne in Stellung III, $H_1$ öffnen. Kammerinhalt senken wie oben vor der Einführung der NaOH beschrieben. $H_1$ schließen, Niveaubirne in Stellung II.

Aus der Hempel-Pipette 3,0 ml der Natriumdithionitlösung in den Becher füllen.

Vorgehen wie oben.

Man läßt die Absorptionslösung unter vorsichtigem Öffnen des Kammerhahns tropfenweise in die Kammer laufen und beobachtet dabei den Meniscus, der mit Beginn der $O_2$-Absorption zuerst schnell, dann langsamer absinkt. Tritt kein deutlicher Abfall mehr ein, dann läßt man den Kammerinhalt bei geschlossenem Kammerhahn, Niveaubirne in Stellung II durch vorsichtiges Öffnen von $H_1$ langsam ansteigen. Der Kammerinhalt kommt kurz vor dem Kammerhahn zum Stehen.

Etwa nach Zusatz von 0,75 ml der Lösung.

Diese Einengung des Volumens der Restgase erleichtert die $O_2$-Absorption.

$H_1$ bleibt offen. Der an 1,0 ml insgesamt zuzusetzender Natriumdithionitlösung noch fehlende Rest wird durch vorsichtiges Öffnen des Kammerhahns in die Kammer gelassen. Kammerhahn schließen und mit Hg dichten.

Dauer der $O_2$-Absorption mindestens 1 min.

Lösungsmeniscus von oben auf die 2,0 ml-Marke einstellen.

Hierzu $H_1$ schließen, Niveaubirne mit der linken Hand in Stellung III bringen. $H_1$ unter Beobachtung des Manometermeniscus vorsichtig öffnen, bis das Hg im Manometer langsam absinkt. Jetzt Lösungsmeniscus in der Kammer beobachten. Kurz vor Erreichen der 2,0 ml-Marke $H_1$ schließen, dann Feineinstellung vornehmen. Da von der Kammerrohrwand noch Flüssigkeit nachläuft, muß die Meniscuseinstellung kontrolliert und korrigiert werden.

Den bei dem Volumen $a = 2{,}0$ ml bestehenden Druck $p_3$ der Restgase ($N_2$ u. u. U. CO) ablesen und zusammen mit der Temperatur des Wassermantels der Kammer notieren.

Soll noch das Volumen der Restgase bestimmt werden, dann muß deren Volumen auf $a = 0{,}5$ ml eingeengt werden. Hierzu wird der Flüssigkeitsmeniscus unter Öffnen von $H_1$ auf die 0,5 ml-Marke eingestellt. Der Manometerdruck wird als $p_4$ zusammen mit der Temperatur notiert.

Die Restgase werden nun ohne Verlust von Lösung aus der Kammer ausgetrieben.

„Austreiben von Gas ohne Verlust an Lösung“:

$H_1$ öffnen, Niveaubirne mit der linken Hand so neben die Kammer heben, daß der Meniscus des Gefäßes etwas über dem Hg-Meniscus in der Kammer steht. Bei dieser Stellung der Hg-Menisken $H_1$ schließen. Niveaubirne in Stellung II. Der Kammerhahn kann nun zum Austreiben der überstehenden Gasblase geöffnet werden, ohne daß im System eine Verschiebung eintritt, da überall praktisch Atmosphärendruck herrscht. Mit der Feineinstellung treibt man die überstehende Gasblase aus, bis die zum Becher führende Kammerhahnbohrung, *aber nur diese*, mit der Blut-Reagens-Mischung gefüllt ist. Kammerhahn schließen, $H_1$ öffnen, Kammerhahn mit Hg dichten.

Wenn der Apparat keine Feineinstellvorrichtung hat, geht man folgendermaßen vor:

Einstellung des Niveaubirnen- und Kammermeniscus wie oben. $H_1$ schließen. Niveaubirne in Stellung I. Kammerhahn öffnen. $H_1$ graduiert so öffnen, daß der Kammerinhalt allmählich steigt und die überstehende Gasblase langsam ausgetrieben wird, bis die zum Becher führende Kammerhahnbohrung mit Lösung gefüllt ist. $H_1$ schließen, Kammerhahn schließen. Niveaubirne in Stellung II, $H_1$ öffnen, Kammerhahn mit Hg dichten.

Nach dem Austreiben der Restgase $H_1$ schließen, Niveaubirne in Stellung III, $H_1$ graduiert so öffnen, daß der Lösungsmeniscus von oben auf die 0,5 ml-Marke eingestellt wird.

Den bei dem Volumen $a = 0{,}5$ ml abgelesenen Manometerstand als $p_5$ zusammen mit der Temperatur notieren.

**Ende der Analyse.** Niveaubirne in Stellung I, $H_1$ öffnen, Kammerhahn öffnen. Den aufsteigenden Kammerinhalt mit der Wasserstrahlpumpe aus dem Becher absaugen.

Nach Beendigung der Analyse wird die Kammer mit 3%iger Milchsäure aus der Vorratsflasche auf dem Apparat gereinigt. Milchsäure in den Becher füllen, in die Kammer laufen lassen, Kammerhahn schließen, Reinigungslösung *evakuieren*. Bereits unter dem Absinken des Kammerinhalts läßt man den Motor laufen, um die Reinigung durch die Hg-Bewegung zu erleichtern. Bei fest haftenden Niederschlägen kann man den Hg-Meniscus in deren Höhe einstellen und die Kammer einige Zeit so schütteln lassen. Zur Auflösung solcher Niederschläge empfiehlt sich auch die Verwendung alkalischer Na-dithionitlösung ohne Zusatz von ß-anthrachinonsulfonsaurem Natrium. Die Reinigung muß gewöhnlich 2—3mal durchgeführt werden, bis die Kammer sauber ist. Am Ende läßt man das Quecksilber in der Kammer langsam steigen, um möglichst alle Reinigungsflüssigkeit aus der Kammer auszutreiben, denn der Verbleib größerer Reste würde bei der folgenden Analyse eine Änderung des Flüssigkeitsvolumens bedingen. Der Hg-Meniscus wird bis in den unteren Becherteil getrieben, der Kammerhahn geschlossen.

Am Ende einer Analysenreihe wird die Kammer ebenso gereinigt und mit ca. 20,0 ml Wasser gefüllt. Der Hg-Meniscus wird etwa in das untere Drittel eingestellt. $H_1$ wird geschlossen, das Niveaugefäß in Stellung *II* aufgehängt, der Hg-Schlauch auf das Stativ gelegt. Der Kammerhahn wird nun entfernt, gereinigt und getrennt aufbewahrt. Bei diesem Vorgehen erübrigt sich das Austrocknen von Bechereinmündung, Auslaßcapillare und Kammereinmündung. Man braucht am anderen Tag nur den gefetteten Hahn einzusetzen und benutzt das eingefüllte Wasser zum Durchspülen der Hahnbohrungen.

### b) Ermittlung der c-Korrektur für die kombinierte Bestimmung des $CO_2$ und $O_2$-Gehaltes in 1,0 ml Blut

Die Druckdifferenzen $p_1 - p_2$ bzw. $p_2 - p_3$ werden bei der Analyse größer gemessen als die tatsächlichen den einzelnen Blutgasfraktionen zugehörigen Differenzen sind. Um genaue Ergebnisse zu erhalten, ist die Verminderung der gemessenen Werte um einen Korrekturfaktor — die $c$-Korrektur — erforderlich. Diese Erhöhung der Druckdifferenzen hat folgende Ursachen:

1. Nach dem Entgasen der SF-Lösung bleibt ein kleiner, aber meßbarer Teil $CO_2$, $O_2$ und $N_2$ gelöst zurück. Im eigentlichen Analysengang werden diese Gase bei der Vakuumextraktion ausgetrieben und dann zusammen mit den extrahierten Blutgasen absorbiert. Der Druckabfall muß also etwas größer werden als der nur durch die Absorption der Blutgase bewirkte.

2. Außer durch die im SF-Reagens gelösten Gase wird allein durch die zusätzliche Einführung des NaOH- und des Nadithionitvolumens eine Senkung des Manometerstandes verursacht, also ebenfalls eine Erhöhung der Druckdifferenz. Da der *Flüssigkeits*meniscus auf die $a$-Marke eingestellt wird, muß mit Zunahme des Flüssigkeitsvolumens des Hg-Meniscus in der Kammer tiefer stehen. Da die darüber befindliche Flüssigkeit in Folge kleineren spezifischen Gewichtes einen

geringeren hydrostatischen Druck ausübt, als zuvor das Hg, sinkt der Hg-Meniscus auch im Manometerrohr ab.

Die Summe der beiden Komponenten 1. und 2. ergibt die $c$-Korrektur. Man bestimmt diese Größe durch eine Leeranalyse, d. h. ohne Blut, folgendermaßen: 7,5 ml SF-Lösung werden durch 3 min Schütteln entgast. Das extrahierte Gas wird ausgetrieben und der Hg-Meniscus auf die 2,0 ml-Marke eingestellt. Von der in den Becher getriebenen SF-Lösung läßt man 1,5 ml wieder in die Kammer laufen. Der Kammerhahn wird mit Hg abgedichtet. Der Kammerinhalt beträgt jetzt 3,5 ml SF-Lösung wie bei einer Vollanalyse, nur daß bei der Leeranalyse 1,0 ml Blut durch 1,0 ml SF-Lösung ersetzt wird. Das weitere Vorgehen entspricht dem bei einer kombinierten Analyse (s. S. 212).

Es ist dann: $c_{CO_2} = p_1 - p_2$

$$c_{O_2} = p_2 - p_3$$

$$c_{N_2} = p_4 - p_5$$

$c_{N_2}$ resultiert nur aus gelöstem, zwischen $p_4$ und $p_5$ ausgetriebenem $N_2$.

Die häufige Ermittlung der $c$-Korrektur ist ein Test für die Analysengenauigkeit.

### c) Berechnungen für die kombinierte Bestimmung des $CO_2$- und $O_2$-Gehaltes in 1,0 ml Blut

Um die jeweiligen Anteile der Gase in Vol.-% oder mMol/Liter zu erhalten, müssen die Druckwerte der Gase mit Faktoren ($f$) multipliziert werden, die für $O_2$, CO und $N_2$ aus Tabelle 38, für $CO_2$ aus Tabelle 39 zu entnehmen sind.

Tabelle 38. *Faktoren (f) für die Berechnung des $O_2$-, CO- oder $N_2$-Gehaltes im Blut*
Faktoren, mit denen $P_{O_2}$, $P_{CO}$ oder $P_{N_2}$ multipliziert werden müssen.

| Temperatur | mMole $O_2$, CO oder $N_2$/Liter Blut | | | | | | Vol.-% $O_2$, CO oder $N_2$ im Blut | | | | | |
|---|---|---|---|---|---|---|---|---|---|---|---|---|
| | Probe $=0,2\ cm^3$ $S=2,0\ cm^3$ | Probe $=0,5\ cm^3$ $S=2,0\ cm^3$ | Probe $=1\ cm^3$ $S=3,5\ cm^3$ | | Probe $=2\ cm^3$ $S=7\ cm^3$ | | Probe $=0,2\ cm^3$ $S=2,0\ cm^3$ | Probe $=0,5\ cm^3$ $S=2,0\ cm^3$ | Probe $=1\ cm^3$ $S=3,5\ cm^3$ | | Probe $=2\ cm^3$ $S=7\ cm^3$ | |
| °C | $a=0,5\ cm^3$ $i=1,00$ | $a=0,5\ cm^3$ $i=1,00$ | $a=0,5\ cm^3$ $i=1,00$ | $a=2,0\ cm^3$ $i=1,00$ | $a=0,5\ cm^3$ $i=1,00$ | $a=2,0\ cm^3$ $i=1,00$ | $a=0,5\ cm^3$ $i=1,00$ | $a=0,5\ cm^3$ $i=1,00$ | $a=0,5\ cm^3$ $i=1,00$ | $a=2,0\ cm^3$ $i=1,00$ | $a=0,5\ cm^3$ $i=1,00$ | $a=2,0\ cm^3$ $i=1,00$ |
| 15 | 0,1389 | 0,05556 | 0,02780 | 0,1113 | 0,01396 | 0,0558 | 0,312 | 0,1246 | 0,0623 | 0,2495 | 0,0317 | 0,1251 |
| 16 | 84 | 38 | 70 | 09 | 90 | 56 | 10 | 42 | 21 | 86 | 15 | 46 |
| 17 | 80 | 20 | 61 | 05 | 85 | 54 | 09 | 37 | 19 | 77 | 14 | 42 |
| 18 | 75 | 00 | 51 | 01 | 80 | 52 | 08 | 33 | 17 | 68 | 12 | 37 |
| 19 | 70 | 0,05480 | 41 | 0,1097 | 75 | 50 | 07 | 29 | 15 | 59 | 11 | 32 |
| 20 | 65 | 60 | 31 | 93 | 70 | 48 | 07 | 24 | 13 | 51 | 09 | 28 |
| 21 | 60 | 40 | 21 | 89 | 65 | 46 | 06 | 20 | 10 | 41 | 08 | 24 |
| 22 | 55 | 20 | 11 | 85 | 60 | 44 | 05 | 16 | 08 | 33 | 06 | 19 |
| 23 | 50 | 00 | 02 | 81 | 55 | 42 | 03 | 11 | 06 | 24 | 05 | 15 |
| 24 | 45 | 0,05380 | 0,02692 | 77 | 50 | 40 | 02 | 07 | 04 | 16 | 03 | 10 |
| 25 | 40 | 60 | 83 | 74 | 45 | 38 | 01 | 03 | 02 | 07 | 02 | 06 |
| 26 | 35 | 40 | 73 | 70 | 41 | 36 | 00 | 0,1199 | 00 | 0,2398 | 01 | 02 |
| 27 | 31 | 22 | 64 | 67 | 36 | 34 | 0,299 | 95 | 0,0598 | 90 | 0,0299 | 0,1198 |
| 28 | 26 | 04 | 55 | 63 | 31 | 32 | 98 | 91 | 96 | 82 | 98 | 93 |
| 29 | 22 | 0,05286 | 47 | 59 | 27 | 30 | 97 | 87 | 93 | 74 | 96 | 89 |
| 30 | 18 | 70 | 38 | 55 | 22 | 29 | 96 | 83 | 92 | 66 | 95 | 85 |
| 31 | 13 | 52 | 29 | 52 | 18 | 27 | 95 | 79 | 90 | 58 | 94 | 81 |
| 32 | 09 | 34 | 20 | 48 | 14 | 25 | 94 | 75 | 88 | 50 | 92 | 77 |
| 33 | 04 | 16 | 11 | 44 | 09 | 24 | 93 | 71 | 86 | 42 | 91 | 73 |
| 34 | 00 | 00 | 02 | 41 | 05 | 22 | 92 | 67 | 83 | 33 | 90 | 69 |

Tabelle 39. *Faktoren (f) zur Berechnung des $CO_2$-Gehaltes von Blut*
Faktoren, mit denen $P_{CO_2}$ multipliziert werden muß.

| Temperatur | mMole $CO_2$/Liter Blut | | | | | Vol.-% $CO_2$ im Blut | | | | |
|---|---|---|---|---|---|---|---|---|---|---|
| | Probe = 0,2 cm³ | Probe = 1,0 cm³ | | | | Probe = 0,2 cm³ | Probe = 1,0 cm³ | | | |
| | $S$=2,0 cm³ | $S$ = 3,5 cm³ | | $S$ = 7,0 cm³ | | $S$=2,0 cm³ | $S$ = 3,5 cm³ | | $S$ = 7,0 cm³ | |
| °C | $a$=0,5 cm³ $i$=1,037 | $a$=0,5 cm³ $i$=1,037 | $a$=2,0 cm³ $i$=1,017 | $a$=0,5 cm³ $i$=1,037 | $a$=2,0 cm³ $i$=1,017 | $a$=0,5 cm³ $i$=1,037 | $a$=0,5 cm³ $i$=1,037 | $a$=2,0 cm³ $i$=1,017 | $a$=0,5 cm³ $i$=1,037 | $a$=2,0 cm³ $i$=1,017 |
| 15 | 0,1514 | 0,0313 | 0,1229 | 0,0341 | 0,1335 | 0,3370 | 0,0697 | 0,2736 | 0,0758 | 0,2974 |
| 16 | 07 | 11 | 22 | 38 | 25 | 54 | 93 | 20 | 52 | 50 |
| 17 | 0,1499 | 10 | 15 | 35 | 15 | 38 | 89 | 05 | 46 | 28 |
| 18 | 92 | 08 | 08 | 33 | 06 | 22 | 86 | 0,2690 | 41 | 06 |
| 19 | 86 | 06 | 02 | 31 | 0,1297 | 07 | 82 | 76 | 36 | 0,2886 |
| 20 | 79 | 05 | 0,1196 | 28 | 88 | 0,3292 | 78 | 62 | 31 | 66 |
| 21 | 72 | 03 | 90 | 26 | 79 | 78 | 75 | 48 | 26 | 48 |
| 22 | 66 | 02 | 83 | 24 | 70 | 63 | 71 | 35 | 21 | 28 |
| 23 | 59 | 00 | 77 | 22 | 62 | 48 | 68 | 21 | 16 | 08 |
| 24 | 53 | 0,0299 | 71 | 19 | 53 | 34 | 65 | 08 | 11 | 0,2790 |
| 25 | 46 | 97 | 65 | 17 | 45 | 20 | 61 | 0,2595 | 07 | 72 |
| 26 | 40 | 96 | 60 | 15 | 37 | 06 | 58 | 81 | 02 | 53 |
| 27 | 34 | 94 | 54 | 13 | 29 | 0,3193 | 55 | 69 | 0,0698 | 36 |
| 28 | 28 | 93 | 49 | 11 | 22 | 79 | 52 | 57 | 93 | 20 |
| 29 | 22 | 91 | 43 | 10 | 15 | 66 | 49 | 45 | 89 | 04 |
| 30 | 16 | 90 | 38 | 08 | 08 | 53 | 46 | 33 | 85 | 0,2688 |
| 31 | 11 | 89 | 33 | 06 | 01 | 40 | 43 | 22 | 82 | 74 |
| 32 | 05 | 88 | 28 | 05 | 0,1195 | 28 | 40 | 11 | 78 | 59 |
| 33 | 00 | 86 | 23 | 03 | 88 | 15 | 37 | 00 | 74 | 44 |
| 34 | 0,1394 | 85 | 18 | 01 | 82 | 03 | 34 | 0,2489 | 71 | 30 |

Für Proben, die ein anderes Volumen als 1 ml haben, dividiert man die oben angegebenen Faktoren durch die ml der analysierten Probe. Für 2 ml Blut halbieren sich demnach die oben angegebenen Faktoren. Voraussetzung ist allerdings, daß $S$, $A$ (Gesamtkammervolumen) und $a$ gleichbleiben (s. unten).

Die Berechnung dieser Faktoren geschieht nach folgendem Muster:

$$f = \frac{0{,}1316 \cdot i \cdot a}{(\text{ml-Probe})} \cdot \frac{1}{(1 + 0{,}00384 \cdot t)} \cdot \left(1 + \frac{S \cdot \alpha'}{A - S}\right)$$

$i$ = Korrekturfaktor für Reabsorption von $CO_2$[1].
wenn $a = 2{,}0$ ml, ist $i = 1{,}017$
wenn $a = 0{,}5$ ml, ist $i = 1{,}037$

$a$ = Gasvolumen, bei dem der Gasdruck gemessen wird
$S$ = Volumen der wäßrigen Lösung im Apparat
$A$ = Gesamtvolumen der Extraktionskammer
$\alpha'$ = Das Verhältnis, in dem die Gase sich auf gleiche Volumina der wäßrigen und gasförmigen Phase verteilen, wenn die Extraktion beendet ist[2].
$t$ = Temperatur in °C.

Berechnung des Faktors für $CO_2$ bei Temperatur $t = 15°$ C:
Probe = 1,0 ml (Volumen der Blutprobe)
$A = 50{,}0$ ml
$S = 3{,}5$ ml (2,5 ml SF-Lösung + 1,0 ml Blut)

[1] van Slyke, D. D., u. J. Sendroy jr.: J. biol. Chem. **73**, 127 (1927).
[2] van Slyke, D. D., u. J. M. Neill: J. biol. Chem. **61**, 523 (1924).

Tabelle 40. *Faktoren (f) zur Berechnung des $O_2$-Gehaltes von Blut in Vol.-% für Probe 1,0 ml, S = 3,5 ml, a = 2,0 ml und i = 1,0 von 5° C bis 26°* C *interpoliert auf* $^1/_{10}$° *C*

| | | | | | | |
|---|---|---|---|---|---|---|
| 5,0°=0,2591 | 6,0°=0,2581 | 7,0°=0,2571 | 8,0°=0,2561 | 9,0°=0,2552 | 10,0°=0,2542 | 11,0°=0,2533 |
| 5,1°=0,2590 | 6,1°=0,2580 | 7,1°=0,2570 | 8,1°=0,2560 | 9,1°=0,2551 | 10,1°=0,2541 | 11,1°=0,2532 |
| 5,2°=0,2589 | 6,2°=0,2579 | 7,2°=0,2569 | 8,2°=0,2559 | 9,2°=0,2550 | 10,2°=0,2540 | 11,2°=0,2531 |
| 5,3°=0,2588 | 6,3°=0,2578 | 7,3°=0,2568 | 8,3°=0,2558 | 9,3°=0,2549 | 10,3°=0,2539 | 11,3°=0,2530 |
| 5,4°=0,2587 | 6,4°=0,2577 | 7,4°=0,2567 | 8,4°=0,2557 | 9,4°=0,2548 | 10,4°=0,2538 | 11,4°=0,2529 |
| 5,5°=0,2586 | 6,5°=0,2576 | 7,5°=0,2566 | 8,5°=0,2556 | 9,5°=0,2547 | 10,5°=0,2537 | 11,5°=0,2528 |
| 5,6°=0,2585 | 6,6°=0,2575 | 7,6°=0,2565 | 8,6°=0,2556 | 9,6°=0,2546 | 10,6°=0,2537 | 11,6°=0,2527 |
| 5,7°=0,2584 | 6,7°=0,2574 | 7,7°=0,2564 | 8,7°=0,2555 | 9,7°=0,2545 | 10,7°=0,2536 | 11,7°=0,2526 |
| 5,8°=0,2583 | 6,8°=0,2573 | 7,8°=0,2563 | 8,8°=0,2554 | 9,8°=0,2544 | 10,8°=0,2535 | 11,8°=0,2525 |
| 5,9°=0,2582 | 6,9°=0,2572 | 7,9°=0,2562 | 8,9°=0,2553 | 9,9°=0,2543 | 10,9°=0,2534 | 11,9°=0,2524 |
| 12,0°=0,2523 | 13,0°=0,2414 | 14,0°=0,2504 | 15,0°=0,2495 | 16,0°=0,2486 | 17,0°=0,2477 | 18,0°=0,2468 |
| 12,1°=0,2522 | 13,1°=0,2513 | 14,1°=0,2503 | 15,1°=0,2494 | 16,1°=0,2485 | 17,1°=0,2476 | 18,1°=0,2467 |
| 12,2°=0,2521 | 13,2°=0,2512 | 14,2°=0,2502 | 15,2°=0,2493 | 16,2°=0,2484 | 17,2°=0,2475 | 18,2°=0,2466 |
| 12,3°=0,2520 | 13,3°=0,2511 | 14,3°=0,2501 | 15,3°=0,2492 | 16,3°=0,2483 | 17,3°=0,2474 | 18,3°=0,2465 |
| 12,4°=0,2519 | 13,4°=0,2510 | 14,4°=0,2500 | 15,4°=0,2491 | 16,4°=0,2482 | 17,4°=0,2473 | 18,4°=0,2464 |
| 12,5°=0,2518 | 13,5°=0,2509 | 14,5°=0,2499 | 15,5°=0,2490 | 16,5°=0,2481 | 17,5°=0,2472 | 18,5°=0,2463 |
| 12,6°=0,2518 | 13,6°=0,2508 | 14,6°=0,2499 | 15,6°=0,2490 | 16,6°=0,2481 | 17,6°=0,2472 | 18,6°=0,2463 |
| 12,7°=0,2517 | 13,7°=0,2507 | 14,7°=0,2498 | 15,7°=0,2489 | 16,7°=0,2480 | 17,7°=0,2471 | 18,7°=0,2462 |
| 12,8°=0,2516 | 13,8°=0,2506 | 14,8°=0,2497 | 15,8°=0,2488 | 16,8°=0,2479 | 17,8°=0,2470 | 18,8°=0,2461 |
| 12,9°=0,2515 | 13,9°=0,2505 | 14,9°=0,2496 | 15,9°=0,2487 | 16,9°=0,2478 | 17,9°=0,2469 | 18,9°=0,2460 |
| 19,0°=0,2459 | 20,0°=0,2451 | 21,0°=0,2441 | 22,0°=0,2433 | 23,0°=0,2424 | 24,0°=0,2416 | 25,0°=0,2407 |
| 19,1°=0,2458 | 20,1°=0,2450 | 21,1°=0,2440 | 22,1°=0,2432 | 23,1°=0,2423 | 24,1°=0,2415 | 25,1°=0,2406 |
| 19,2°=0,2457 | 20,2°=0,2449 | 21,2°=0,2439 | 22,2°=0,2431 | 23,2°=0,2422 | 24,2°=0,2414 | 25,2°=0,2405 |
| 19,3°=0,2457 | 20,3°=0,2448 | 21,3°=0,2439 | 22,3°=0,2430 | 23,3°=0,2422 | 24,3°=0,2413 | 25,3°=0,2405 |
| 19,4°=0,2456 | 20,4°=0,2447 | 21,4°=0,2438 | 22,4°=0,2429 | 23,4°=0,2421 | 24,4°=0,2412 | 25,4°=0,2404 |
| 19,5°=0,2455 | 20,5°=0,2446 | 21,5°=0,2437 | 22,5°=0,2428 | 23,5°=0,2420 | 24,5°=0,2411 | 25,5°=0,2403 |
| 19,6°=0,2454 | 20,6°=0,2445 | 21,6°=0,2436 | 22,6°=0,2428 | 23,6°=0,2419 | 24,6°=0,2411 | 25,6°=0,2402 |
| 19,7°=0,2453 | 20,7°=0,2444 | 21,7°=0,2435 | 22,7°=0,2427 | 23,7°=0,2418 | 24,7°=0,2410 | 25,7°=0,2401 |
| 19,8°=0,2453 | 20,8°=0,2443 | 21,8°=0,2435 | 22,8°=0,2426 | 23,8°=0,2418 | 24,8°=0,2409 | 25,8°=0,2401 |
| 19,9°=0,2452 | 20,9°=0,2442 | 21,9°=0,2434 | 22,9°=0,2425 | 23,9°=0,2417 | 24,9°=0,2408 | 25,9°=0,2400 |
| | | | | | | 26,0°=0,2398 |

$$a = 2{,}0 \text{ ml}$$
$$\alpha' = 1{,}075$$
$$i = 1{,}017$$
$$t = 15^0\,\text{C}$$

$$f_{CO_2} = \frac{0{,}1316 \cdot 1{,}017 \cdot 2{,}0}{1{,}0} \cdot \frac{1}{1 + 0{,}00384 \cdot 15} \cdot \left(1 + \frac{3{,}5 \cdot 1{,}075}{50 - 3{,}5}\right)$$
$$= 0{,}26767 \cdot \frac{1}{1 + 0{,}0576} \cdot \left(1 + \frac{3{,}7625}{46{,}5}\right)$$
$$= 0{,}26767 \cdot 0{,}9455 \cdot 1{,}0809$$
$$= 0{,}25308 \cdot 1{,}0809 = \mathit{0{,}2736}$$

Berechnung des Faktors für $O_2$ bei Temperatur $t = 15^0$ C:
$\alpha' = 0{,}0365$, $i = 1{,}0$, da keine Rückabsorption

Übrige Faktoren unverändert:

$$f_{O_2} = \frac{0{,}1316 \cdot 2{,}0}{1{,}0} \cdot \frac{1}{1 + 0{,}00384 \cdot 15} \cdot \left(1 + \frac{3{,}5 \cdot 0{,}0365}{50 - 3{,}5}\right)$$
$$= 0{,}2632 \cdot \frac{1}{1 + 0{,}0576} \cdot \left(1 + \frac{0{,}12775}{46{,}5}\right)$$
$$= 0{,}2632 \cdot 0{,}9455 \cdot 1{,}0027$$
$$= 0{,}24885 \cdot 1{,}0027 = \mathit{0{,}2495}$$

Tabelle 41. *Faktoren (f) zur Berechnung des $CO_2$-Gehaltes von Blut in Vol.-% für Probe 1,0 ml, $S = 3{,}5$ ml, $a = 2{,}0$ ml und $i = 1{,}017$ von 5° C bis 26° C, interpoliert auf $^1/_{10}$° C*

| | | | | | | |
|---|---|---|---|---|---|---|
| 5,0° = 0,2913 | 6,0° = 0,2893 | 7,0° = 0,2875 | 8,0° = 0,2855 | 9,0° = 0,2836 | 10,0° = 0,2818 | 11,0° = 0,2800 |
| 5,1° = 0,2911 | 6,1° = 0,2891 | 7,1° = 0,2873 | 8,1° = 0,2853 | 9,1° = 0,2834 | 10,1° = 0,2816 | 11,1° = 0,2898 |
| 5,2° = 0,2909 | 6,2° = 0,2889 | 7,2° = 0,2871 | 8,2° = 0,2851 | 9,2° = 0,2832 | 10,2° = 0,2814 | 11,2° = 0,2897 |
| 5,3° = 0,2907 | 6,3° = 0,2888 | 7,3° = 0,2869 | 8,3° = 0,2849 | 9,3° = 0,2831 | 10,3° = 0,2813 | 11,3° = 0,2895 |
| 5,4° = 0,2905 | 6,4° = 0,2886 | 7,4° = 0,2867 | 8,4° = 0,2847 | 9,4° = 0,2829 | 10,4° = 0,2811 | 11,4° = 0,2893 |
| 5,5° = 0,2903 | 6,5° = 0,2884 | 7,5° = 0,2865 | 8,5° = 0,2845 | 9,5° = 0,2827 | 10,5° = 0,2809 | 11,5° = 0,2891 |
| 5,6° = 0,2901 | 6,6° = 0,2882 | 7,6° = 0,2863 | 8,6° = 0,2844 | 9,6° = 0,2825 | 10,6° = 0,2807 | 11,6° = 0,2890 |
| 5,7° = 0,2899 | 6,7° = 0,2880 | 7,7° = 0,2861 | 8,7° = 0,2842 | 9,7° = 0,2823 | 10,7° = 0,2805 | 11,7° = 0,2888 |
| 5,8° = 0,2897 | 6,8° = 0,2879 | 7,8° = 0,2859 | 8,8° = 0,2840 | 9,8° = 0,2822 | 10,8° = 0,2804 | 11,8° = 0,2886 |
| 5,9° = 0,2895 | 6,9° = 0,2877 | 7,9° = 0,2857 | 8,9° = 0,2838 | 9,9° = 0,2820 | 10,9° = 0,2802 | 11,9° = 0,2885 |
| 12,0° = 0,2783 | 13,0° = 0,2767 | 14,0° = 0,2751 | 15,0° = 0,2736 | 16,0° = 0,2720 | 17,0° = 0,2705 | 18,0° = 0,2690 |
| 12,1° = 0,2781 | 13,1° = 0,2765 | 14,1° = 0,2749 | 15,1° = 0,2734 | 16,1° = 0,2718 | 17,1° = 0,2703 | 18,1° = 0,2689 |
| 12,2° = 0,2780 | 13,2° = 0,2764 | 14,2° = 0,2748 | 15,2° = 0,2733 | 16,2° = 0,2717 | 17,2° = 0,2702 | 18,2° = 0,2687 |
| 12,3° = 0,2778 | 13,3° = 0,2762 | 14,3° = 0,2746 | 15,3° = 0,2731 | 16,3° = 0,2715 | 17,3° = 0,2700 | 18,3° = 0,2686 |
| 12,4° = 0,2777 | 13,4° = 0,2761 | 14,4° = 0,2745 | 15,4° = 0,2730 | 16,4° = 0,2714 | 17,4° = 0,2699 | 18,4° = 0,2684 |
| 12,5° = 0,2775 | 13,5° = 0,2759 | 14,5° = 0,2743 | 15,5° = 0,2728 | 16,5° = 0,2712 | 17,5° = 0,2697 | 18,5° = 0,2683 |
| 12,6° = 0,2773 | 13,6° = 0,2757 | 14,6° = 0,2742 | 15,6° = 0,2726 | 16,6° = 0,2711 | 17,6° = 0,2696 | 18,6° = 0,2682 |
| 12,7° = 0,2772 | 13,7° = 0,2756 | 14,7° = 0,2740 | 15,7° = 0,2725 | 16,7° = 0,2709 | 17,7° = 0,2694 | 18,7° = 0,2680 |
| 12,8° = 0,2770 | 13,8° = 0,2754 | 14,8° = 0,2739 | 15,8° = 0,2723 | 16,8° = 0,2708 | 17,8° = 0,2693 | 18,8° = 0,2679 |
| 12,9° = 0,2769 | 13,9° = 0,2753 | 14,9° = 0,2737 | 15,9° = 0,2722 | 16,9° = 0,2706 | 17,9° = 0,2691 | 18,9° = 0,2677 |
| 19,0° = 0,2676 | 20,0° = 0,2662 | 21,0° = 0,2648 | 22,0° = 0,2635 | 23,0° = 0,2621 | 24,0° = 1,2608 | 25,0° = 0,2595 |
| 19,1° = 0,2675 | 20,1° = 0,2661 | 21,1° = 0,2647 | 22,1° = 0,2634 | 23,1° = 0,2620 | 24,1° = 0,2607 | 25,1° = 0,2594 |
| 19,2° = 0,2673 | 20,2° = 0,2659 | 21,2° = 0,2645 | 22,2° = 0,2632 | 23,2° = 0,2618 | 24,2° = 0,2605 | 25,2° = 0,2592 |
| 19,3° = 0,2672 | 20,3° = 0,2658 | 21,3° = 0,2644 | 22,3° = 0,2631 | 23,3° = 0,2617 | 24,3° = 0,2604 | 25,3° = 0,2591 |
| 19,4° = 0,2670 | 20,4° = 0,2656 | 21,4° = 0,2643 | 22,4° = 0,2629 | 23,4° = 0,2616 | 24,4° = 0,2603 | 25,4° = 0,2590 |
| 19,5° = 0,2669 | 29,5° = 0,2655 | 21,5° = 0,2641 | 22,5° = 0,2628 | 23,5° = 0,2614 | 24,5° = 0,2601 | 25,5° = 0,2588 |
| 19,6° = 0,2668 | 20,6° = 0,2654 | 21,6° = 0,2640 | 22,6° = 0,2627 | 23,6° = 0,2613 | 24,6° = 0,2600 | 25,6° = 0,2587 |
| 19,7° = 0,2666 | 20,7° = 0,2652 | 21,7° = 0,2639 | 22,7° = 0,2625 | 23,7° = 0,2612 | 24,7° = 0,2599 | 25,7° = 0,2586 |
| 19,8° = 0,2665 | 20,8° = 0,2651 | 21,8° = 0,2638 | 22,8° = 0,2624 | 23,8° = 0,2611 | 24,8° = 0,2598 | 25,8° = 0,2585 |
| 19,9° = 0,2663 | 20,9° = 0,2649 | 21,9° = 0,2636 | 22,9° = 0,2622 | 23,9° = 0,2609 | 24,9° = 0,2596 | 25,9° = 0,2583 |
| | | | | | | 26,0° = 0,2581 |

Berechnung des Faktors für $N_2$ erfolgt entsprechend dem Vorgehen für $O_2$. Beachte, daß dann $a = 0{,}5$ ml!

Man sollte die Wassermanteltemperatur auf 0,1° C genau ablesen und die Faktoren der Tabellen 38 und 39 für 0,1° C interpolieren. Für die Berechnung bei der kombinierten Bestimmung in 1 ml Blut sind die Faktoren zwischen 5 und 26° C in Tabellen 40 und 41 auf 0,1° C interpoliert. Ohne diese Interpolation ergeben sich Fehler zwischen den tatsächlichen und den berechneten Werten, die u. U. größer sind als die Streubreite des manometrischen Apparates.

Berechnungsbeispiel für die kombinierte Bestimmung des $CO_2$- und $O_2$-Gehaltes in 1,0 ml Blut:

Druckwerte und Wassermanteltemperaturen:

$$p_1 = 364{,}9$$
$$p_2 = 188{,}3 \qquad t = 15{,}0^0\,\mathrm{C}$$
$$p_3 = 110{,}0 \qquad t = 15{,}0^0\,\mathrm{C}$$

$c$-Korrekturwerte:

$$c_{CO_2} = 2{,}0 \qquad c_{O_2} = 1{,}0$$

Dann ist

$$p_{CO_2} = p_1 - p_2 - c_{CO_2} = 364{,}9 - 188{,}3 - 2{,}0 = 174{,}6$$

und

$$p_{O_2} = p_2 - p_3 - c_{O_2} = 188{,}3 - 110{,}0 - 1{,}0 = 77{,}3$$

Unter Verwendung der oben berechneten Faktoren $f$ für $CO_2$ und $O_2$ erhält man für

$$CO_2: \; p_{CO_2} \cdot f_{CO_2} = 174{,}6 \cdot 0{,}2736 = 47{,}77 \text{ Vol.-\% } CO_2$$
$$O_2: \; p_{O_2} \cdot f_{O_2} = 77{,}3 \cdot 0{,}2495 = 19{,}29 \text{ Vol.-\% } O_2$$

Die so errechneten Werte geben den Gesamtgasgehalt an. Um den chemisch gebundenen $CO_2$- bzw. $O_2$-Gehalt zu bestimmen, muß von den errechneten Werten der physikalisch gelöste Anteil subtrahiert werden. Für $CO_2$ bringt man bei 37° C und etwa 20 Vol.-% $O_2$-Kapazität 0,0692 ml $CO_2$/100 ml Blut/mm Hg $pCO_2$, für $O_2$ bei 37° C und etwa 20 Vol.-% $O_2$-Kapazität 0,0031 ml $O_2$/100 ml Blut/mm Hg $pO_2$ in Abzug, um den chemisch gebundenen Anteil des entsprechenden Gases zu erhalten. Beispiel:

$$pCO_2 = 40 \text{ mm Hg, dann sind physikalisch gelöst } 2{,}77 \text{ Vol.-\% } CO_2$$
$$pO_2 = 92 \text{ mm Hg, dann sind physikalisch gelöst } 0{,}29 \text{ Vol.-\% } O_2$$

Die chemisch gebundenen Gasgehalte sind dann

$$47{,}77 \text{ Vol.-\% } CO_2 - 2{,}77 \text{ Vol.-\% } CO_2 = 45{,}00 \text{ Vol.-\% } CO_2$$
$$19{,}29 \text{ Vol.-\% } O_2 - 0{,}29 \text{ Vol.-\% } O_2 = 19{,}00 \text{ Vol.-\% } O_2$$

Wenn nach den Eichverfahren die Einführung von Korrekturfaktoren für die Kammer des manometrischen Apparates und für die verwendete Ostwaldpipette notwendig wurde, dann müssen die ermittelten Werte wie folgt korrigiert werden:

$$\text{ermittelter Gasgehalt} \times \frac{\text{Korrekturfaktor für die Kammer}}{\text{Korrekturfaktor für die Pipette}} = \text{korrigierter Gasgehalt.}$$

### 7. Bestimmung der $O_2$-Kapazität

**Definition.** Unter $O_2$-Kapazität versteht man die an das Hämoglobin gebundene Sauerstoffmenge des Blutes bei einem Sauerstoffdruck von 150 und mehr mm Hg. Die Sauerstoffkapazität wird im allgemeinen in Vol.-% angegeben.

Im Prinzip wird eine Blutprobe mit Luft (Sendroy-Methode) oder mit Gasgemischen, die etwa 30% $O_2$ enthalten, äquilibriert (s. S. 198) und dann auf ihren $O_2$-Gehalt analysiert. Der Gesamtsauerstoffgehalt, den man so bestimmt, besteht aus 2 Komponenten:

1. dem an das Hb gebundenen $O_2$,
2. dem physikalisch gelösten $O_2$.

Für die Bestimmung der $O_2$-Kapazität muß daher der physikalisch gelöste Anteil vom Gesamtsauerstoffgehalt abgezogen werden.

ROUGHTON u. Mitarb.[1] haben Gründe dafür angeführt, daß die $O_2$-Kapazität zu hoch bestimmt wird: während des Äquilibrierens in einem Tonometer wird Hämoglobin, das in vivo keinen Sauerstoff binden konnte (inaktives Hb) reaktiviert, ferner wird CO, sofern es im Blut war (Raucher!), abgegeben und schließlich bleibt an der Tonometerwand mehr Plasma als Zellen zurück, so daß das Analysenblut zellreicher als das Blut in vivo ist. Diese drei Faktoren sollen die in vitro-Kapazität um etwa 2,5% gegenüber der in vivo erhöhen. Diese Differenz zwischen der tatsächlichen und der gemessenen Kapazität soll dazu

[1] ROUGHTON, F. W. J., R. C. DARLING u. W. S. ROOT: Amer. J. Physiol. **142**, 708 (1944).

führen, daß die prozentuale Sauerstoffsättigung des Blutes in vivo immer zu tief berechnet wird.

Manche Autoren benutzen daher eine „Roughton-Korrektur“ und geben so die prozentuale $O_2$-Sättigung des arteriellen Blutes von Gesunden bei Luftatmung mit 98% an, andere verwenden sie nicht und finden 96%. Es empfiehlt sich daher die Angabe: „ohne bzw. mit Korrektur“. BARTELS und RODEWALD[1] konnten bei Benützung eines Kugeltonometer nur etwa 0,8% Steigerung finden.

Blut in einem Erlenmeyerkolben mit Luft zu äquilibrieren, um so die $O_2$-Kapazität zu bestimmen, kann Fehler verursachen. Hierbei tritt eine Zunahme der Hämoglobinkonzentration durch Verdunstung und durch Zurückbleiben von Plasma an der Kolbenwand ein. Silikonisieren des Gefäßes vermindert den zweiten Fehler.

### a) Bestimmung der Sauerstoffkapazität nach Äquilibrieren des Blutes mit Luft in der Kammer des manometrischen Apparates

(Methode nach SENDROY[2, 3])

**Prinzip.** Mit isotonischer NaCl-Lösung verdünntes Blut behält seine normale Sauerstoffaffinität und kann mit Luft vollständig oxygeniert werden. SENDROY verwendet daher (a) die offene Kammer zum Äquilibrieren des Blutes und (b) die geschlossene Kammer zur manometrischen Analyse.

**Lösungen** (s. a. S. 209).
Isotonische NaCl-Lösung 0,9 %
Saure SF-Lösung für Sendroy-Methode
n NaOH, luftfrei in Hempel-Pipette
Na-Dithionitlösung, luftfrei in Hempel-Pipette
Octylalkohol
Reinigungslösungen

Die saure SF-Lösung wird kurz vor der Analyse in eine Ostwald-Pipette mit einem Fassungsvermögen von 0,13 ml eingefüllt.

| Ausführung | Einzelheiten und Fehlerquellen |
|---|---|
| **a) Äquilibrieren des Blutes mit Luft.** 2,5 ml NaCl-Lösung in den Becher füllen, davon 0,5 ml in die Kammer fließen lassen. 1,0 ml Blut aus der Ostwald-Pipette zusetzen. Nach Schließen des Pipettenhahnes wird das noch in Becher und Hahnbohrung stehende Blut mit den restlichen 2,0 ml NaCl-Lösung aus dem Becher in die Kammer gespült. Der Hg-Meniscus wird auf die 50,0 ml-Marke eingestellt, dabei bleibt der Kammerhahn *offen*. Die Blut-NaCl-Lösung wird 5 min geschüttelt. | Siehe auch oben unter „Kombinierte Bestimmung des $CO_2$- und $O_2$-Gehaltes in 1,0 ml Blut“. Schüttelfrequenz der Kammer: 350 bis 400/min. |

[1] BARTELS, H., u. G. RODEWALD: Pflüg. Arch. ges. Physiol. **256**, 113 (1952).
[2] SENDROY, jr., J.: J. biol. Chem. **91**, 307 (1931).
[3] SENDROY jr., J., R. T. DILLON u. D. D. VAN SLYKE: J. biol. Chem. **105**, 629 (1934).

**b) Analyse.** Nach dem Äquilibrieren Niveaugefäß in Stellung $I, H_1$ öffnen und Kammerinhalt bei offenem Kammerhahn langsam steigen lassen. Unmittelbar bevor die Lösung den Kammerhahn erreicht, $H_1$ schließen. Die zum Becher führende Hahnbohrung, *aber nur diese*, mit Hilfe der Feinstellschraube vollständig mit Lösung füllen. Kammerhahn schließen. Etwa 1,0 ml Octylalkohol in den Becher füllen. Niveaugefäß in Stellung $II$, $H_1$ öffnen. Etwas Octylalkohol in die Kammer fließen lassen, Kammerhahn schließen.

Das Vorgehen ist hier gegenüber der Originalmethode etwas vereinfacht, doch ergeben Vergleichsanalysen keine meßbaren Differenzen.

Pipette mit 0,13 ml SF-Lösung in den Becher einsetzen und mit dieser Lösung den Octylalkohol unterschichten.

Stellt man nach dem Aufsaugen der SF-Lösung in die Pipette auf die obere Eichmarke ein, so empfiehlt es sich, die Lösung einfach *abtropfen* zu lassen und nach Schließen des Hahnes die Pipette kurz abzuwischen, um das Aufsteigen von Luftblasen zu verhindern.

Die SF-Lösung quantitativ in die Kammer fließen lassen, Kammerhahn mit Hg dichten.

Hierzu noch etwas Octylalkohol mit einführen.

Lösung evakuieren und 3 min schütteln.

Der Analysengang ist nun derselbe wie oben für die Bestimmung des $CO_2$- und $O_2$-Gehaltes in 1,0 ml Blut beschrieben mit folgenden *Unterschieden:*

Für $CO_2$ braucht man keine Druckwerte abzulesen. Man läßt also nach dem Evakuieren den Kammerinhalt nur bis in das obere Drittel der Kammer steigen und absorbiert $CO_2$ mit NaOH. Anschließend Flüssigkeitsmeniscus auf die 0,5 ml-Marke einstellen und $p_1$ mit der Temperatur notieren. Dann in der üblichen Weise $O_2$-Absorption und Ablesung von $p_2$.

Die Sendroy-Analyse wird mit einem Gasvolumen von 0,5 ml ($a = 0{,}5$ ml) durchgeführt.

Austreibung der Blut-Reagens-Mischung und Reinigung der Kammer.

**Bestimmung der c-Korrektur** für die Sendroy-Methode.

Die nach $O_2$-Absorption gemessene Druckdifferenz ist aus folgenden Ursachen zu hoch:

1. physikalisch in der NaCl-Lösung gelöster $O_2$,
2. physikalisch im Blut gelöster $O_2$,
3. physikalisch in der SF-Lösung gelöster $O_2$,
4. der durch Änderung des Flüssigkeitsvolumens bedingte Manometerabfall.

Ermittlung des Wertes für die *c*-Korrektur:

1 und 2 (= *a*) werden aus dem Nomogramm der Abb. 155 entnommen. Zum Beispiel wäre bei einem Barometerdruck von 760 mm Hg und einer Temperatur von 17° C für eine Blutprobe von 1,0 ml $a = 38{,}5$.

Die Komponenten 3 und 4 (= *b*) werden durch eine Leeranalyse ermittelt: 3,5 ml NaCl-Lösung werden eingefüllt, evakuiert und 3 min geschüttelt (also nicht wie bei der eigentlichen Analyse mit Luft geschüttelt!). Das extrahierte

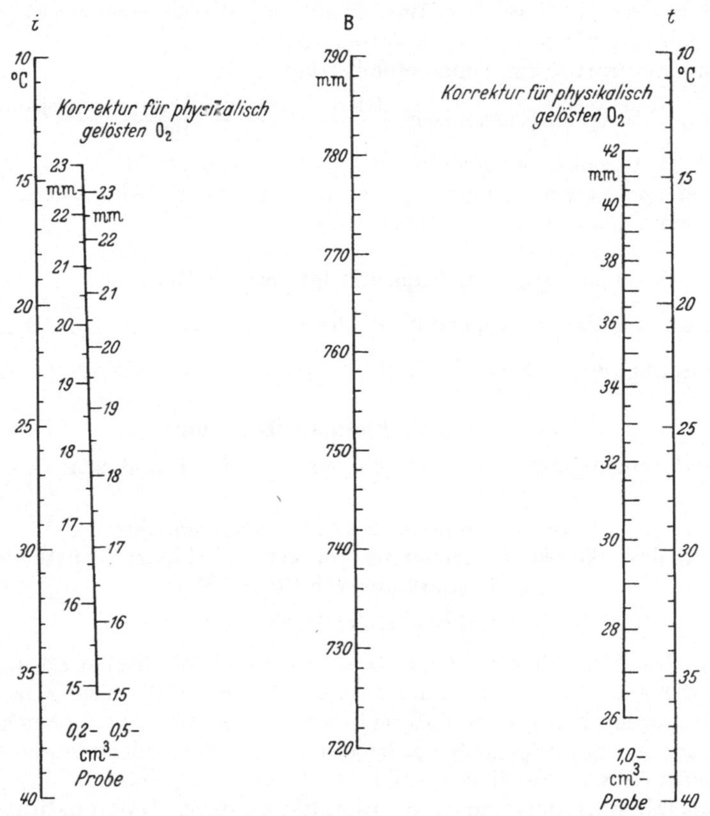


Abb. 155. Nomogramm zur Bestimmung von physikalisch gelöstem Sauerstoff bei der $O_2$-Kapazitätsbestimmung nach SENDROY (s. S. 223). [Nach J. SENDROY jr., R. T. DILLON u. D. D. VAN SLYKE: J. biol. Chem. **105**, 629 (1934).] Barometerstand und Temperatur ergeben für die entsprechende Probenmenge die erforderliche Korrektur an, um den chemisch gebundenen Sauerstoff errechnen zu können

Gas wird ohne Verlust von Lösung ausgetrieben (s. S. 216), 0,13 ml SF-Lösung werden zugesetzt. Nach Evakuieren und 3 min Schütteln erfolgt ohne vorherige Druckablesung $CO_2$-Absorption, danach wird $p_1$ bei der Marke $a = 0{,}5$ ml notiert. Nach Zusatz von Natriumdithionit wird $p_2$ gemessen und notiert.

$$b = p_1 - p_2 \text{ und die } c\text{-Korrektur ist } c = a + b.$$

## Berechnung für die Sendroy-Methode

$$\text{Vol.-\% } O_2 = (p_1 - p_2 - c) \cdot f$$

Der Faktor (*f*) wird der Tabelle 38 unter $a = 0{,}5$ ml entnommen. Man erhält durch Abzug der *c*-Korrektur die $O_2$-Kapazität.

### b) Bestimmung der $O_2$-Kapazität mit der Tonometermethode

Man äquilibriert Blut 15 min mit einem 30% $O_2$ enthaltendem Gasgemisch in einem Tonometer (s. S. 198). Unter geeigeneten Bedingungen (40 mm Hg $pCO_2$ und 37° C) kann aus der gleichen Blutprobe auch das Standardbicarbonat (s. S. 321) ermittelt werden. Das Blut wird mit der Ostwald-Pipette aus dem Tonometer entnommen. Man führt die kombinierte Bestimmung des $CO_2$- und $O_2$-Gehaltes in 1,0 ml Blut durch (s. S. 212). Auf die Ablesung von $p_1$ vor $CO_2$-Absorption kann verzichtet werden. Man erhält den *Gesamtsauerstoffgehalt* in Vol.-% und muß den physikalisch gelösten Anteil abziehen.

Der Sauerstoffdruck im Tonometer beträgt:

$$p_{O_2\,\mathrm{Ton}} = \%\ O_2 \text{ im Gasgemisch} \cdot \frac{\text{Barometerdruck} - \text{Wasserdampfspannung}}{100}$$

und Vol.-% $O_2$ physikalisch gelöst $= p_{O_2\,Ton} \cdot 0{,}0031$ bei 37° C.

Bei einem $p_{O_2\,\mathrm{Ton}}$ von 200 mm Hg wären demnach 0,62 Vol.-% $O_2$ physikalisch gelöst und vom Gesamtsauerstoffgehalt abzuziehen.

### Bestimmung der $O_2$-Kapazität mit der CO-Methode (s. u.)

### Bestimmung der $O_2$-Kapazität mit der Ferricyanidmethode (s. S. 233)

### Bestimmung der $O_2$-Kapazität mit photometrischen Methoden (s. S. 239)

### Analysen im Plasma oder Serum

Der Analysengang entspricht demjenigen bei Vollblutanalysen.

## 8. Bestimmung des gesamten Hämoglobins und des aktiven Hämoglobins mit der CO-Kapazitätsmethode und Bestimmung von CO im Blut

(Methode nach VAN SLYKE[1])

**Prinzip.** Die Affinität von Hb zu CO ist in schwach alkalischer Lösung so groß, daß eine CO enthaltende Dinatriumtetraborat-Hämoglobinlösung im Vakuum geschüttelt werden kann, ohne daß meßbare Mengen von CO entweichen[2].

Die Bestimmung des *gesamten Hämoglobins* erfordert folgende Schritte:

1. Reduktion von Ferrihämiglobin (Inaktives Hb; Hämiglobin) zu Ferrohämoglobin (Hämoglobin) und Absorption des $O_2$ durch Natriumdithionit.
2. Sättigung des Hb mit CO.
3. Extraktion von physikalisch gelöstem CO und $N_2$ aus der Lösung.
4. Extraktion von $CO_2$ und gebundenem CO nach Hinzufügen von saurer Ferricyanid-Acetatlösung.
5. Absorption von $CO_2$ und Messung des ausgetriebenen CO.

Bei der Bestimmung des *aktiven Hämoglobins* ist das Vorgehen das gleiche, es entfällt jedoch Schritt 1.

Die Bestimmung des *CO-Gehaltes* einer anaerob entnommenen Blutprobe wird wie die Bestimmung des gesamten Hb durchgeführt, jedoch entfällt Schritt 2. Die Druckablesungen werden in diesem Fall bei der 0,5 ml-Marke vorgenommen, auch wenn die Blutprobe 2,0 ml beträgt.

Genauigkeit der Hb-Bestimmung: Sie beträgt für 1,0 ml Proben $\pm 0{,}07$ g Hb pro 100 ml Blut.

---

[1] VAN SLYKE, D. D., A. HILLER, J. R. WEISIGER u. W. O. CRUZ: J. biol. Chem. **166**, 121 (1946).

[2] HORVATH, S. M., u. F. J. W. ROUGHTON: J. biol. Chem. **144**, 747 (1942).

**Reagentien, Lösungen, CO-Gas:**

1. *Natriumdithionit* ($Na_2S_2O_4$), fein pulverisiert.

2. *Saponin-Dinatriumtetraboratlösung:* 1 g Saponin und 3 g Dinatriumtetraborat ($Na_2B_4O_7 \cdot 10\,H_2O$) werden in 100 ml Aqua dest. gelöst. 0,1 ml Octylalkohol werden hinzugefügt, um das Schäumen der Lösung zu verhindern.

3. *Kaliumferricyanidlösung:* 32 g $K_3Fe\,(CN)_6$ auf 100 ml Aqua dest.

4. *Essigsäurepuffer* mit einem pH von angenähert 6 : 75 g Natriumacetat ($NaC_2H_3O_2 \cdot 3\,H_2O$) werden in 100 ml Aqua dest. gelöst und 15 ml Eisessig hinzugefügt.

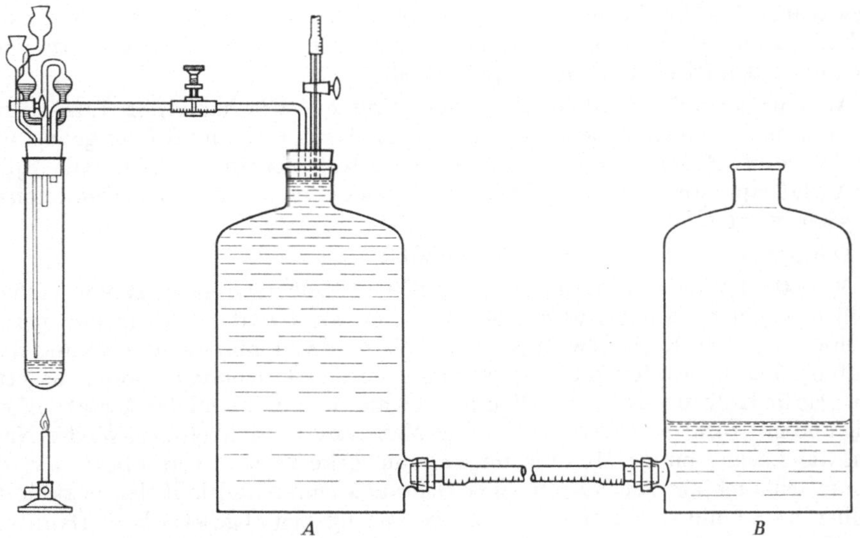


Abb. 156. Apparat zur Herstellung und Aufbewahrung von CO-Gas. [Nach D. D. VAN SLYKE u. A. HILLER: J. biol. Chem. 78, 807 (1928).] In den beiden 7,5 Liter-Flaschen befindet sich Wasser mit 5% NaOH zur $CO_2$-Absorption. In dem Reagensglas ist Ameisensäure, der unter vorsichtigem Erwärmen tropfenweise $H_2SO_4$ zugesetzt wird. Das entstehende CO-Gas wird in *A* gesammelt und später in eine Hempel-Pipette (s. Abb. 153) zur Aufbewahrung überführt

5. *n NaOH*, luftfrei in Hempel-Pipette (s. S. 210).

6. *Octylalkohol.*

7. *Kohlenmonoxyd:* Es wird durch Erwärmen einer Mischung von Ameisensäure und Schwefelsäure gewonnen. Nach $HCOOH \rightarrow CO—H_2O$ erhält man aus 1 ml Ameisensäure 500 ml CO. Abb. 156 zeigt eine einfache Anordnung zur Herstellung und Aufbewahrung von 3 Litern Gas (reicht für 1500 Analysen). Zwei Fünfliterflaschen sind durch einen Gummischlauch verbunden, dessen innerer Durchmesser 1,5 cm betragen soll. Die Flasche *A* wird vollständig mit Wasser gefüllt, dem etwa 5% NaOH zur Absorption von $CO_2$ zugefügt werden. Schwefelsäure wird tropfenweise in das mit Ameisensäure beschickte Reagensglas zugegeben, welches mit einem Mikrobrenner vorsichtig erwärmt wird. Wenn etwa 300 ml Gas in der Flasche *A* aufgefangen sind, wird dieses Gasgemisch (Luft und CO) durch den Auslaßhahn von *A* durch Heben der Flasche *B* verworfen. Erst dann sammelt man reines CO. Hat man genügend davon, so wird der Gummischlauch zwischen Reagensglas und Flasche *A* verschlossen und das Reagensglas abgenommen. Aufbewahrung des Gases in der Hempel-Pipette (s. S. 211) unter Wasserabschluß. Wegen der Giftigkeit des CO-Gases sollte man die Herstellung mit einer Schutzmaske oder besser unter einem Abzug vornehmen.

*8. Ferricyanid in Acetatpuffer:* 5 ml der Acetatpufferlösung (Lösung 4) und 15 ml der Ferricyanidlösung (Lösung 3) werden am Analysentag gemischt und entweder mit Luft gesättigt (s. S. 209) oder luftfrei gemacht. Die luftgesättigte Lösung kann bei geringeren Ansprüchen an die Genauigkeit für Hämoglobinbestimmung benutzt werden. Der Gasgehalt der Lösung ändert sich während eines Tages nicht wesentlich, wenn nicht ungewöhnliche Temperatur- oder Luftdruckschwankungen auftreten. Die luftfreie Lösung ist erforderlich für genaue Bestimmungen, z. B. für die Bestimmung von inaktivem Hämiglobin aus der Differenz zwischen gesamtem und aktivem Hämoglobin. Das gewöhnliche Verfahren des Entgasens und der Aufbewahrung kann nicht benutzt werden, da das Quecksilber das Ferricyanid zu Ferrocyanid reduzieren würde. Die Lösung wird deshalb in einem Vakuumkolben entgast und in eine Spritze aufgezogen, deren Totraum mit luftfreiem Mineralöl gefüllt ist.

An eine graduierte 20 ml-Glasspritze sind ein Glashahn mit 1,0—1,5 mm Bohrung und eine Auslaßcapillare angeschmolzen. Diese muß lang genug sein, um bis zum Boden eines 250 ml Vakuum-Kolbens zu reichen. Die Spitze der Auslaßcapillare soll entsprechend der Ostwald-Pipette mit einem Gumminippel versehen werden.

Die Spritze wird folgendermaßen gefüllt:

50—60 ml Mineralöl werden in einem 250 ml-Kolben entgast. Hierzu wird der Kolben in einem Wasserbad auf 60—70° C erwärmt und das Öl in ihm herumgeschwenkt. Der Kolben wird mit einer Wasserstrahlpumpe evakuiert und dann geöffnet. 5 ml Öl werden in die Spritze gezogen. Die Luftblasen werden ausgetrieben. Das im Kolben verbliebene Öl unterschichtet man mit 5 ml der Acetatpufferlösung und mit 15 ml der Ferricyanidlösung. Man evakuiert und entgast wieder. Nachdem die Lösung einige Minuten im Vakuum gekocht hat, verschließt man den Gummischlauch am Auslaß mit einer Schraubklemme und läßt den evakuierten Kolben 5—10 min stehen, bis die wäßrige Lösung sich abgesetzt hat. Dann wird der Kolben geöffnet und die Lösung in die Spritze unter Öl aufgezogen. Die Spritze wird mit der Spitze in Hg gestellt.

**Analysengang.** (Für die Bestimmung des gesamten Hämoglobins in 1 ml Blut. Auf anderes Vorgehen bei der Bestimmung von aktivem Hämoglobin oder CO im Blut wird hingewiesen.)

**Einbringen der Blutprobe in die Kammer des Apparates.** Einige Tropfen Octylalkohol werden in den Becher eingefüllt und soweit in die Kammer gezogen, daß die Capillare zum Becher noch gefüllt bleibt. 3 ml der Saponin-Dinatriumtetraboratlösung werden in den Becher gegeben und davon 0,5 ml in die Kammer gesaugt. Der Kammerhahn bleibt offen. Die Beschickung mit Lösung und mit Blut wird durch den Hahn $H_1$ reguliert. Die Blutprobe wird in eine 1 ml-Pipette, ohne Hahn, kalibriert für vollständige Entleerung, aufgesaugt. Die Pipettenspitze wird mit dem Gumminippel dicht in den Becher eingesetzt (s. S. 213). Das Blut wird langsam, innerhalb 2 min in die Kammer eingelassen, bis die Bechercapillare gefüllt ist. Der Kammerhahn wird geschlossen. Die Luftblase am Bechergrund wird mit einem dünnen, in Octylalkohol getauchten Draht entfernt. Etwas Saponin-Dinatriumtetraboratlösung wird noch in die Kammer eingelassen, um das Blut aus der Bechercapillare und der Hahnbohrung auszuwaschen.

**Zugabe von $Na_2S_2O_4$.** (Entfällt bei Bestimmung von aktivem Hämoglobin.) $35 \pm 5$ mg $Na_2S_2O_4$ werden in die im Becher befindliche Dinatriumtetraboratlösung gegeben und rasch durch Rühren mit einem Glasstab aufgelöst. Bevor $Na_2S_2O_4$

vom Sauerstoff der Luft nennenswert oxydiert werden kann, wird die Lösung in die Kammer gesaugt, so daß nur die Capillare zum Becher gefüllt bleibt. Zur Abdichtung werden beim Einsetzen der Hempel-Pipette 0,5 ml Hg in den Becher gegeben.

**Einfüllen von CO in die Kammer des Apparates.** (Entfällt bei der Bestimmung des CO-Gehaltes einer anaerob entnommenen Blutprobe.) Man füllt etwa 10 ml ± 1 ml CO-Gas in die Kammer (Abb. 146). Hierzu wird Hahn $H_1$ geschlossen, Niveaugefäß in Stellung *II*. Die Hempel-Pipette wird luftdicht in den Boden des Bechers eingesetzt (s. S. 214). Man merkt sich den Manometerstand, öffnet vorsichtig den Kammerhahn und läßt das Gas einströmen, bis das Manometer um 150 mm Hg gestiegen ist. Das entspricht der geforderten Menge.

**Äquilibrierung mit CO.** (Entfällt bei Bestimmung des CO-Gehaltes in einer anaerob entnommenen Blutprobe.) Bei geschlossenem, abgedichtetem Kammerhahn wird der Hg-Meniscus auf die 50 ml-Marke eingestellt und die Kammer $1^1/_2$—2 min geschüttelt. Bei längerem Schütteln kommt es durch Kontakt zwischen Hämoglobin und der alkalischen Lösung wahrscheinlich durch Eiweißdenaturierung zu einer Erniedrigung des HbCO-Gehaltes.

Da Sonnenlicht oder helles, diffuses Licht die Affinität von Hb zu CO herabsetzt, muß die Kammer u. U. mit einem schwarzen Tuch bedeckt werden.

Nach dem Schütteln wird das Gas, das sich aus Stickstoff, $CO_2$ und dem Überschuß an CO zusammensetzt, ohne Verlust von Lösung aus der Kammer ausgetrieben (s. S. 216).

**Extraktion von ungebundenem CO und restlichem $N_2$ aus der Lösung.** Nach Abdichten des Kammerhahnes wird der Hg-Meniscus wieder auf die 50 ml-Marke eingestellt und die Kammer 2 min mit einer Frequenz von 300 bis 400/min geschüttelt. Das extrahierte Gas wird ohne Verlust von Lösung ausgetrieben und der Kammerhahn wieder abgedichtet. An Gasen befindet sich jetzt noch in der Lösung CO in Form von HbCO sowie $CO_2$.

**Extraktion von $CO_2$ und CO aus HbCO.** Man stellt den Flüssigkeitsmeniscus in den weiten Teil der Kammer ein, damit beim Zusatz der Ferricyanid-Acetatlösung keine Niederschläge von Methämoglobin im Kammerrohr entstehen. 5 ml Hg werden in den Becher eingefüllt. Die Spritze mit der luftfreien Ferricyanid-Acetatlösung (vorher einen Tropfen verwerfen) wird dicht in den Becher eingesetzt. 1,5 ml der Lösung werden in die Kammer eingelassen. Nach Abdichten des Kammerhahnes und Reinigung des Bechers mit Wasser wird der Hg-Meniscus wieder auf die 50 ml-Marke eingestellt und die Kammer 3 min geschüttelt, um CO und $CO_2$ zu extrahieren.

**Absorption von $CO_2$ und Messung von CO.** Man läßt den Hg-Spiegel steigen, bis der in der Kammer vorhandene Gasraum 3,5 ml beträgt. Hierzu bringt man zweckmäßigerweise eine Marke am Wassermantel der Kammer an. 3 ml der nNaOH-Lösung werden aus der Hempel-Pipette in den Becher gefüllt und 1,5 ml zur $CO_2$-Absorption in 30—60 sec in die Kammer eingelassen. Die Lauge bildet eine klare Schicht über der Hämoglobinlösung. Der Kammerhahn wird abgedichtet. Man wartet 1 min, damit die Natronlauge möglichst vollständig an der Kammerwand herabläuft. Der Flüssigkeitsmeniscus wird auf die 0,5 ml-Marke eingestellt, am Manometer $p_1$ abgelesen. Das Gas wird ohne Verlust von Lösung aus der Kammer ausgetrieben. Nach Abdichten des Kammerhahnes wird der Flüssigkeitsmeniscus auf die 0,5 ml-Marke eingestellt und $p_0$ am Manometer abgelesen.

**Kammerreinigung.** Es darf kein Methämoglobin zurückbleiben, da es sonst bei der nächsten Analyse durch $Na_2S_2O_4$ reduziert wird und Fehler verursacht. Nachdem $p_0$ notiert ist, füllt man 10 ml Wasser in die Kammer. Durch leichtes Schütteln wird das Wasser mit der Blutlösung gemischt und anschließend aus der Kammer ausgetrieben.

In den Becher wird nNaOH gefüllt, in der etwa 70 mg $Na_2S_2O_4$ gelöst werden. Diese Lösung und etwa 20 ml-Wasser werden in die Kammer eingelassen. Nach Einstellung des Hg-Meniscus auf die 50 ml-Marke wird geschüttelt, bis alle an der Kammerwand haftenden Partikel gelöst sind. $Na_2S_2O_4$ reduziert das unlösliche Methämoglobin zu dem löslicheren Hb. Nach Entfernung dieser Lösung aus der Kammer wird einmal mit Wasser nachgespült. Anschließend wird die Kammer mit 20 ml Wasser und 2 ml 2n$H_2SO_4$ beschickt und geschüttelt, wobei der Hg-Meniscus in den weiten unteren Teil der Kammer eingestellt wird. Die Säure reinigt das Hg von kolloidalen Stoffen, die bei der vorangegangenen Spülung der Kammer mit der alkalischen Lösung entstanden sind. Nach der Entfernung der sauren Lösung wird zweimal mit 20 ml Wasser gespült.

Tabelle 42. *Faktorentabelle zur Berechnung des CO-Gehaltes im Blut*
$P_{CO} \cdot f$ = ml CO/100 ml Blut (bzw. mMole CO/Liter Blut).

| Temperatur | $cm^3$ CO/100 $cm^3$ Blut | | | | | mMole CO/Liter Blut | | | | |
|---|---|---|---|---|---|---|---|---|---|---|
| °C | Probe $=2\,cm^3$ $S=7{,}5\,cm^3$ $a=2{,}0\,cm^3$ $i=1{,}00$ | Probe $=2\,cm^3$ $S=7{,}5\,cm^3$ $a=0{,}5\,cm^3$ $i=1{,}00$ | Probe $=1\,cm^3$ $S=5{,}5\,cm^3$ $a=0{,}5\,cm^3$ $i=1{,}00$ | Probe $=0{,}5\,cm^3$ $S=3\,cm^3$ $a=0{,}5\,cm^3$ $i=1{,}00$ | Probe $=0{,}2\,cm^3$ $S=1{,}7\,cm^3$ $a=0{,}5\,cm^3$ $i=1{,}00$ | Probe $=2\,cm^3$ $S=7{,}5\,cm^3$ $a=2{,}0\,cm^3$ $i=1{,}00$ | Probe $=2\,cm^3$ $S=7{,}5\,cm^3$ $a=0{,}5\,cm^3$ $i=1{,}00$ | Probe $=1\,cm^3$ $S=5{,}5\,cm^3$ $a=0{,}5\,cm^3$ $i=1{,}00$ | Probe $=0{,}5\,cm^3$ $S=3\,cm^3$ $a=0{,}5\,cm^3$ $i=1{,}00$ | Probe $=0{,}2\,cm^3$ $S=1{,}7\,cm^3$ $a=0{,}5\,cm^3$ $i=1{,}00$ |
| 15 | 0,1248 | 0,03120 | 0,06240 | 0,1246 | 0,3113 | 0,05569 | 0,01392 | 0,02784 | 0,05558 | 0,1389 |
| 16 | 43 | 08 | 16 | 41 | 02 | 50 | 87 | 74 | 38 | 84 |
| 17 | 39 | 0,03097 | 0,06194 | 37 | 0,3091 | 30 | 82 | 64 | 19 | 79 |
| 18 | 35 | 86 | 72 | 32 | 80 | 10 | 77 | 54 | 0,05499 | 74 |
| 19 | 30 | 75 | 50 | 28 | 69 | 0,05490 | 72 | 44 | 80 | 69 |
| 20 | 26 | 63 | 26 | 24 | 57 | 71 | 67 | 34 | 60 | 64 |
| 21 | 22 | 53 | 06 | 19 | 47 | 51 | 62 | 24 | 40 | 59 |
| 22 | 18 | 42 | 0,06084 | 15 | 36 | 32 | 57 | 14 | 20 | 54 |
| 23 | 13 | 31 | 62 | 10 | 25 | 12 | 53 | 05 | 00 | 50 |
| 24 | 09 | 26 | 41 | 06 | 14 | 0,05392 | 48 | 0,02695 | 0,05381 | 45 |
| 25 | 04 | 10 | 19 | 02 | 04 | 73 | 43 | 85 | 62 | 40 |
| 26 | 01 | 00 | 0,05999 | 0,1198 | 0,2993 | 54 | 38 | 76 | 42 | 35 |
| 27 | 0,1196 | 0,02989 | 78 | 94 | 83 | 36 | 34 | 67 | 24 | 31 |
| 28 | 92 | 79 | 57 | 89 | 73 | 18 | 29 | 58 | 05 | 26 |
| 29 | 88 | 68 | 36 | 85 | 62 | 0,05299 | 25 | 49 | 0,05287 | 22 |
| 30 | 83 | 58 | 15 | 81 | 51 | 79 | 20 | 39 | 68 | 17 |
| 31 | 79 | 48 | 0,05895 | 77 | 41 | 62 | 15 | 30 | 50 | 13 |
| 32 | 75 | 37 | 74 | 73 | 31 | 44 | 11 | 21 | 33 | 08 |
| 33 | 71 | 27 | 54 | 69 | 21 | 26 | 06 | 12 | 15 | 04 |
| 34 | 67 | 17 | 33 | 65 | 11 | 08 | 02 | 03 | 0,05198 | 0,1299 |

Für 0,1 ml-Proben benutze man den 10fachen Wert des Faktors für 1,0 ml-Proben.

**Bestimmung der *c*-Korrektur** (s. a. S. 217). Die Leeranalyse wird wie die Blutanalyse durchgeführt, statt des Blutes wird Wasser verwendet. Der $p_1 - p_0$-Wert der Leeranalyse ist die *c*-Korrektur. Bei Analysen von 1 ml Blut sollte der gemessene *c*-Wert bei Bestimmung von gesamtem Hämoglobin nicht 1,5 mm und bei Bestimmung von aktivem Hämoglobin nicht 3,5 mm überschreiten.

**Berechnung.** $p_{CO} = p_1 - p_0 - c$. Das Ergebnis in Vol.-% oder mMol/Liter oder g Hämoglobin/100 ml Blut wird erhalten durch Multiplikation von $p_{CO}$ mit dem entsprechenden Faktor ($f$) in Tabelle 42 bzw. Tabelle 43.

Analysen von Blutproben verschiedener Volumina: Der beschriebene Analysengang gilt für 1,0 ml Blutproben. Für Proben von 2, 1, 0,5, 0,2 und 0,1 ml gibt die Tabelle 44 die zu benutzenden Mengen der Reagentien und das Gasvolumen an, bei welchen $p_1$ und $p_0$ abgelesen werden müssen.

Tabelle 43. *Faktorentabelle zur Berechnung des Hämoglobingehaltes in 100 ml Blut*
$P_{CO} \cdot f$ = g Hb/100 ml Blut.

| Temperatur °C | Probe = 2 cm³, $S$ = 7,5 cm³, $a$ = 2,0 cm³, $i$ = 1,00 | Probe = 2 cm³, $S$ = 7,5 cm³, $a$ = 0,5 cm³, $i$ = 1,00 | Probe = 1 cm³, $S$ = 5,5 cm³, $a$ = 0,5 cm³, $i$ = 1,00 | Probe = 0,5 cm³, $S$ = 3 cm³, $a$ = 0,5 cm³, $i$ = 1,00 | Probe = 0,2 cm³, $S$ = 1,7 cm³, $a$ = 0,5 cm³, $i$ = 1,00 |
|---|---|---|---|---|---|
| 15 | 0,09147 | 0,02288 | 0,04575 | 0,09129 | 0,2281 |
| 16 | 14 | 79 | 58 | 0,09097 | 73 |
| 17 | 0,09082 | 70 | 40 | 64 | 65 |
| 18 | 50 | 62 | 23 | 32 | 57 |
| 19 | 18 | 53 | 06 | 00 | 49 |
| 20 | 0,08986 | 45 | 0,04489 | 0,08968 | 40 |
| 21 | 54 | 37 | 73 | 36 | 33 |
| 22 | 20 | 29 | 57 | 02 | 25 |
| 23 | 0,08888 | 21 | 42 | 0,08870 | 17 |
| 24 | 56 | 13 | 26 | 38 | 09 |
| 25 | 24 | 06 | 11 | 06 | 01 |
| 26 | 0,08792 | 0,02198 | 0,04396 | 0,08776 | 0,2193 |
| 27 | 62 | 90 | 80 | 46 | 85 |
| 28 | 32 | 83 | 65 | 15 | 78 |
| 29 | 02 | 75 | 50 | 0,08684 | 70 |
| 30 | 0,08671 | 68 | 35 | 54 | 63 |
| 31 | 42 | 60 | 19 | 24 | 55 |
| 32 | 14 | 52 | 04 | 0,08594 | 48 |
| 33 | 0,08584 | 45 | 0,04290 | 66 | 40 |
| 34 | 54 | 38 | 75 | 37 | 33 |

Für 0,1 ml-Proben benutze man den 10fachen Wert des Faktors für 1,0 ml-Proben.

## 9. Analysen in ätherhaltigen Blutproben

Analysen von $CO_2$ und $O_2$ sind mit dem manometrischen Apparat auch bei Anwesenheit von Äthyläther (bis 0,7 mg/ml Blut) möglich[1]. Die Analyse wird durchgeführt wie bei der kombinierten Bestimmung des $CO_2$- und $O_2$-Gehaltes in 1,0 ml Blut. Nach der Messung des Druckes $p_1$ der extrahierten Gase wird NaOH zugesetzt und der Hg-Meniscus

Tabelle 44. *Mengen der einzelnen Reagentien für die Bestimmung von Hämoglobin bei Blutproben verschiedener Größe*

| Blutprobe cm³ | Capryl-alkohol Tropfen | Saponin-Dinatrium-tetra-boratlösung cm³ | $Na_2S_2O_4$* cm³ | CO-Gas in der Kammer zur Sättigung von Hb** cm³ | Ferricyanid-Acetatlösung cm³ | n NaOH: Einfüllmenge in den Becher cm³ | n NaOH: Einlaßmenge in die Kammer cm³ | Gasvolumen bei Ablesung von $p_1$ und $p_0$ cm³ |
|---|---|---|---|---|---|---|---|---|
| 2 | 3 | 4 | 35 ± 5 | 10 | 1,5 | 3,0 | 1,5 | 2,0 |
| 1 | 2 | 3 | 35 ± 5 | 10 | 1,5 | 3,0 | 1,5 | 0,5 |
| 0,5 | 1 | 1,5 | 18 ± 2 | 10 | 1,0 | 2,0 | 1,0 | 0,5 |
| 0,1–0,2 | 1 | 1,0 | 7 ± 1 | 10 | 0,5 | 2,0 | 0,5 | 0,5 |

* Bei Bestimmung von aktivem Hämoglobin wird der Analysenschritt „Hinzufügen von $Na_2S_2O_4$" ausgelassen; in allen anderen Einzelheiten wird wie bei der Bestimmung von Gesamthämoglobin verfahren.

** Bei der Bestimmung des CO-Gehaltes einer anaerob entnommenen Blutprobe wird der Analysenschritt „Sättigung mit 10 ml CO" ausgelassen, in allen anderen Einzelheiten wird wie bei der Bestimmung von Gesamthämoglobin verfahren. Die Druckablesungen werden bei einem Gasvolumen von 0,5 ml vorgenommen, auch bei der Analyse einer Blutprobe von 2 ml.

[1] GOLDSTEIN, F., J. H. GIBBON, F. F. ALLBRITTEN jr., u. J. W. STAYMAN jr.: J. biol. Chem. **182**, 815 (1950).

in der Kammer bis zur 50,0 ml-Marke gesenkt. Dann wird 1 min geschüttelt und bei der 2,0 ml-Marke $p_2$ $(I)$ abgelesen. Der Hg-Meniscus wird wieder gesenkt, erneut 1 min geschüttelt und dann $p_2$ $(II)$ abgelesen. Die erhaltene Differenz $p_2(I) - p_2(II)$ dient zur Korrektion von $p_2$.

$$p_2 \text{ korrigiert} = p_2(I) + [p_2(I) - p_2(II)].$$

Der $CO_2$-Gehalt des Blutes wird wie folgt berechnet:

$$\text{Vol.-\% } CO_2 = (p_1 - p_2 \text{ korr.} - c_{CO_2}) \cdot f\,.$$

$c$ und $f$ sind die gleichen Werte wie bei der kombinierten Analyse (s. S. 212).

Die Sauerstoffabsorption geschieht in der üblichen Weise. Vor Ablesung von $p_3$ wird jedoch der Hg-Meniscus auf die 50,0 ml-Marke gesenkt und wieder 2 min geschüttelt. Der $O_2$-Gehalt des Blutes wird wie folgt berechnet:

$$\text{Vol.-\% } O_2 = (p_2 \text{ korr.} - p_3 - c_{CO_2}) \cdot f.$$

Das Evakuieren vor Ablesung von $p_2(I)$ und $p_3$ ist notwendig, um den reabsorbierten Äther wieder zu extrahieren. Beim Schütteln nach Zugabe von NaOH verschwindet $O_2$ aus der Gasphase, da Octylalkohol und Saponin durch Ferricyanid im alkalischen Milieu oxydiert werden. Um die Menge des Sauerstoffverlustes während des Schüttelns zu bestimmen, wird diese Prozedur wiederholt und durch oben angegebene Formel korrigiert. Die Genauigkeit der Methode stimmt mit derjenigen der kombinierten Bestimmung überein.

## 10. Bestimmung von $CO_2$ und $O_2$ zusammen mit Cyclopropan, Äthylen oder $N_2O$ (Distickstoffoxyd, Lachgas) in 1,0 ml Blut[1]

**Prinzip.** Cyclopropan, Äthylen oder Distickstoffoxyd werden in ähnlicher Weise wie Stickstoff bei der kombinierten Analyse von $CO_2$ und $O_2$ bestimmt.

**Genauigkeit.** Fehlerbreite für die $CO_2$- und $O_2$-Bestimmung wie bei der kombinierten Bestimmung. Das Anaesthesiegas wird auf 0,2 Vol.-% genau bestimmt.

**Reagentien.** Siehe bei der kombinierten Bestimmung (S. 208).

**Analysengang.** Die kombinierte Bestimmung wird dadurch modifiziert, daß nach Hinzufügen der Lauge und des $O_2$-Absorbens die Lösung in Höhe der 50,0 ml-Marke erneut 2 oder 3 min evakuiert wird. Hierdurch wird der Teil des Anaesthesiegases, welcher bei der Absorption von $CO_2$ und $O_2$ in Lösung gegangen war, wieder evakuiert. Nach Ablesung von $p_3$ wird das jetzt noch über der Flüssigkeit befindliche Anaesthesiegas ohne Verlust von Lösung ausgetrieben. Der Flüssigkeitsspiegel wird auf die 2,0 ml-Marke zurückgebracht und $p_4$ abgelesen.

Tabelle 45. *Faktoren zur Berechnung des $C_3H_6$-, $C_2H_4$- oder $N_2O$-Gehaltes im Blut*

| Temperatur °C | in mMol/Liter | | | in Volumenprozenten | | |
|---|---|---|---|---|---|---|
| | $C_3H_6$ Probe $= 1\,cm^3$ $S = 3{,}5$ $a = S$ $i = 1{,}01$ | $C_2H_4$ Probe $= 1\,cm^3$ $S = 3{,}5$ $a = 2$ $i = 1{,}08$ | $N_2O$ Probe $= 1\,cm^3$ $S = 3{,}5$ $a = 2$ $i = 1{,}03$ | $C_3H_6$ Probe $= 1\,cm^3$ $S = 3{,}5$ $a = 2$ $i = 1{,}01$ | $C_2H_4$ Probe $= 1\,cm^3$ $S = 3{,}5$ $a = 2$ $i = 1{,}08$ | $N_2O$ Probe $= 1\,cm^3$ $S = 3{,}5$ $a = 2$ $i = 1{,}03$ |
| 20 | 0,1146 | 0,1201 | 0,1191 | 0,2572 | 0,2690 | 0,2673 |
| 21 | 0,1141 | 0,1195 | 0,1186 | 0,2560 | 0,2676 | 0,2661 |
| 22 | 0,1136 | 0,1188 | 0,1181 | 0,2548 | 0,2662 | 0,2649 |
| 23 | 0,1131 | 0,1182 | 0,1176 | 0,2536 | 0,2648 | 0,2637 |
| 24 | 0,1126 | 0,1176 | 0,1171 | 0,2525 | 0,2635 | 0,2626 |
| 25 | 0,1121 | 0,1170 | 0,1166 | 0,2514 | 0,2622 | 0,2615 |
| 26 | 0,1117 | 0,1165 | 0,1162 | 0,2503 | 0,2608 | 0,2604 |
| 27 | 0,1112 | 0,1159 | 0,1157 | 0,2493 | 0,2596 | 0,2594 |
| 28 | 0,1108 | 0,1154 | 0,1153 | 0,2483 | 0,2585 | 0,2584 |
| 29 | 0,1103 | 0,1148 | 0,1148 | 0,2473 | 0,2573 | 0,2574 |
| 30 | 0,1099 | 0,1143 | 0,1144 | 0,2463 | 0,2561 | 0,2564 |

**Berechnung.** Die Konzentration des Anaesthesiegases wird durch Multiplikation von $p_3 - p_4$ mit dem zugehörigen Faktor aus Tabelle 45 berechnet.

**Voraussetzung für die Anwendbarkeit der Methode.** Wenn das Einatmungsgemisch nur aus dem Anaesthesiegas und $O_2$ besteht und dieses Gemisch

[1] ORCUTT, F. S., u. R. M. WATERS: J. biol. Chem. **117**, 509 (1937).

mindestens $^1/_2$ Std geatmet wurde, ist eine Korrektur für den im Blut gelösten Stickstoff nicht nötig. Man nimmt an, daß nach dieser Zeit der Stickstoff praktisch abgeatmet ist.

Wird ein geschlossenes System mit $CO_2$-Absorption benutzt, so genügt es, das System von Zeit zu Zeit mit $O_2$ und dem Anaesthesiegas sorgfältig zu durchströmen, um den $N_2$-Gehalt des Systems und damit des Blutes zu vermindern.

Für die Durchblutungsmessungen ist es erforderlich, den Gehalt des Fremdgases im Blut nach kurzzeitiger Einatmung zu bestimmen. Die Versuchsperson atmet 20—30 min vorher reinen $O_2$. Eine Modifikation der Methode von ORCUTT und WATERS[1] erlaubt die Bestimmung von $N_2O$ im Blut auf 0,05 Vol.-% genau[1-3]. Dabei können allerdings nicht wie oben $CO_2$ und $O_2$ mitbestimmt werden. Diese Methode gestattet auch, ohne vorherige $O_2$-Atmung den $N_2O$-Gehalt im Blut innerhalb der ersten 10 min der Einatmung zu bestimmen, wenn ein Gemisch von 21% $O_2$, 64% $N_2$ und 15% $N_2O$ verwendet wird. Weitere Modifikationen sind angegeben worden[4-6]. Die Methode wird vornehmlich zur Bestimmung der coronaren[7-9] und cerebralen[4, 5, 10-12] Durchblutungsgrößen benutzt.

## D. Die Ferricyanidmethode von HALDANE

$O_2$- und $CO_2$-Gehalt des Blutes wurden lange Zeit mit der volumetrischen Ferricyanidmethode von HALDANE[13] bzw. deren Modifikation von BARCROFT und HALDANE[14, 15] (diese Methode ist von STRAUB[16] ausführlich beschrieben), sowie VERZÁR und VÁSÁRHELYI[17] bestimmt. Nach der Einführung des manometrischen Apparates von VAN SLYKE zeigte sich, daß die genannten Methoden zu niedrige $O_2$-Werte liefern. Dies beruht auf einer sekundären Oxydation der Lipoide und eventuell der Proteine. Dieser Fehler wurde von COURTICE und DOUGLAS[18] durch die Einführung eines neues Puffergemisches beseitigt. In dieser modifizierten Form liefert die hier beschriebene Methode von HALDANE mit dem manometrischen Apparat nach VAN SLYKE gut übereinstimmende Werte für den $O_2$-Gehalt des Blutes. Diese Angaben wurden von anderen Untersuchern[19, 20] bestätigt.

---

[1] KETY, S. S., u. C. F. SCHMIDT: Amer. J. Physiol. **143**, 53 (1945).
[2] KETY, S. S.: Meth. med. Res. **1**, 204 (1948).
[3] KETY, S. S., u. C. F. SCHMIDT: J. clin. Invest. **27**, 476 (1948).
[4] BERNSMEIER, A., u. K. SIEMONS: Z. Kreisl.-Forsch. **41**, 21 (1952).
[5] BERNSMEIER, A., u. K. SIEMONS: Dtsch. Z. Nervenheilk. **169**, 421 (1953).
[6] BERNSMEIER, A., u. K. SIEMONS: Klin. Wschr. **1953**, 166.
[7] ECKENHOFF, J. E., J. H. HAFKENSCHIEL, M. H. HARMEL, W. T. GOODALE, M. LUBIN, R. J. BING u. S. S. KETY: Amer. J. Physiol. **152**, 356 (1948).
[8] ECKENHOFF, J. E., J. H. HAFKENSCHIEL, E. L. FOLTZ u. R. L. DRIVER: Amer. J. Physiol. **152**, 545 (1948).
[9] BING, R. J., W. T. GOODALE, J. E. ECKENHOFF, J. C. HANDELSMAN, J. O. CAMPBELL, H. E. GRISWOLD, L. D. VANDAM, M. H. HARMEL, J. H. HAFKENSCHIEL, M. LUBIN u. S. S. KETY: Proc. Soc. exp. Biol. (N.Y.) **66**, 239 (1947). — J. clin. Invest. **27**, 525 (1948).
[10] KETY, S. S., u. C. F. SCHMIDT: Amer. J. Physiol. **143**, 53 (1945).
[11] KETY, S. S.: Meth. med. Res. **1**, 204 (1948).
[12] KETY, S. S., u. C. F. SCHMIDT: J. clin. Invest. **27**, 476 (1948).
[13] HALDANE, J. S.: J. Physiol. (Lond.) **25**, 295 (1900). — J. Path. Bact. **23**, 443 (1920).
[14] BARCROFT, J., u. J. S. HALDANE: J. Physiol. (Lond.) **28**, 232 (1902).
[15] BARCROFT, J.: J. Physiol. (Lond.) **37**, 12 (1908).
[16] STRAUB, H.: Handbuch der biologischen Arbeitsmethoden, Abt. IV, Teil 10, S. 213. Berlin u. Wien: Urban & Schwarzenberg 1926.
[17] VERZÁR, F., u. B. VÁSÁRHELYI: Biochem. Z. **151**, 246 (1924).
[18] COURTICE, F. C., u. C. G. DOUGLAS: J. Physiol. (Lond.) **105**, 345 (1947).
[19] CHASTONAY, J. L. DE: Schweiz. Z. Tuberk. **7**, 117 (1950).
[20] BARTELS, H., u. G. RODEWALD: Pflüg. Arch. ges. Physiol. **256**, 113 (1952).

Eine Modifikation der Methode von HALDANE gaben MAEGRAITH u. Mitarb.[1] an. Sie liefert nach den Verfassern nicht nur zuverlässige Daten für den Sauerstoffgehalt, sondern auch für den Kohlendioxydgehalt des Blutes.

Hier wird die ursprünglich von HALDANE angegebene, von COURTICE und DOUGLAS modifizierte und von DOUGLAS und PRIESTLEY[2] ausführlich beschriebene Methode dargestellt. Der Vorteil des verwendeten Apparates ist, daß sowohl seine Konstruktion als auch seine Handhabung erheblich einfacher sind als Apparat und Methode von VAN SLYKE. Außerdem kann man mit geringem zeitlichem und apparativem Mehraufwand Doppel- und Vierfachanalysen machen. Ein weiterer Vorteil ist, daß an derselben Blutprobe von z. B. 1 ml der $O_2$-Gehalt

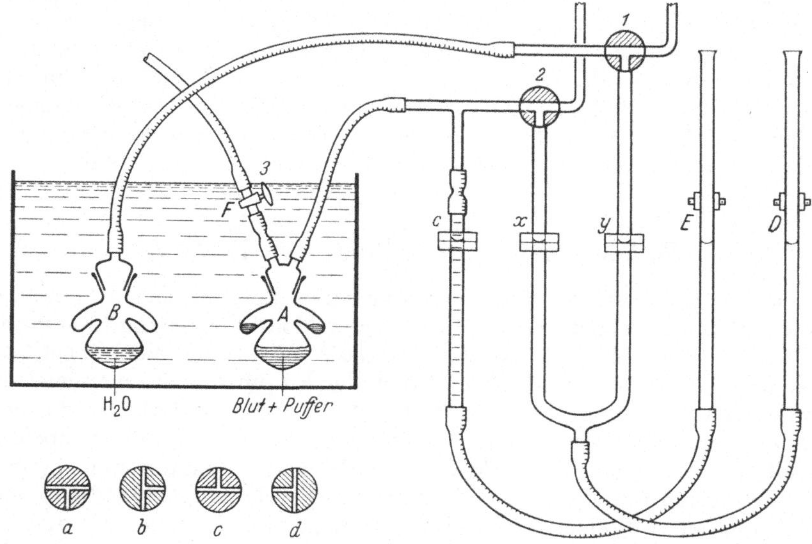


Abb. 157. Apparatur zur Bestimmung des Sauerstoff- und Kohlendioxydgehaltes im Blut nach HALDANE. Im Reaktionsgefäß (*A*) ist Blut unter einen Borat-NaOH-Puffer unterschichtet. In den beiden Seitenarmen befinden sich Kaliumferricyanid- bzw. Weinsäurelösung zum Austreiben von Sauerstoff bzw. Kohlendioxyd aus dem Blut. Der Ansatz *F* dient zum Durchblasen von $CO_2$-freier Luft. Während der Analyse ist Hahn 3 abgestellt. Volumenänderungen machen sich bei *c* bemerkbar. Temperaturschwankungen, die beide Gefäße betreffen, werden durch das Gefäß *B* über *y* kompensiert (Thermobarometer). Ein Miteintauchen des Röhrensystems in das Wasserbecken erhöht die Genauigkeit

und die $O_2$-Kapazität und damit die prozentuale $O_2$-Sättigung des Blutes bestimmt werden können. Nachteilig ist, daß die Methode ungenauer (für $O_2$ wird $\pm 0{,}2$ Vol.-% angegeben) ist als die manometrische Bestimmung.

**Prinzip.** In einem Reaktionsgefäß wird Blut geschüttelt, bis es voll mit Sauerstoff gesättigt ist. Dann wird Kaliumferricyanid zugesetzt, wodurch das Oxyhämoglobin unter Freisetzung von $O_2$ in Hämoglobin umgewandelt wird.

Das Volumen des aufgenommenen bzw. ausgetriebenen Gases wird bei konstantem Druck (bei Einrichtung des Apparates mit Thermostat auch bei konstanter Temperatur) gemessen. Ein Entweichen von Kohlendioxyd während der $O_2$-Analyse wird durch eine Boratpufferlösung verhindert. Die Bestimmung der Kohlensäure ist mit dem vorliegenden Apparat zu ungenau, das Vorgehen soll der Vollständigkeit halber jedoch einschließlich der $CO_2$-Bestimmung beschrieben werden.

---

[1] MAEGRAITH, B. G., E. S. JONES u. H. H. SCULTHORPE: Ann. trop. Med. Parasit. **44**, 101 (1950).

[2] DOUGLAS, C. G., u. J. G. PRIESTLEY: Human physiology, S. 148. Oxford: Clarendon Press 1948.

**Apparatur.** Das Prinzip der Einrichtungen ist aus Abb. 157 zu ersehen. In einem Wasserbad befinden sich das Reaktionsgefäß *A* und das Kompensationsgefäß *B* (Volumen etwa 35 ml). In die Seitenarme von *A* werden die Lösungen zum Austreiben von $O_2$ bzw $CO_2$ eingefüllt; wenn nur Sauerstoff bestimmt wird, genügt ein Seitenarm. Die Lösungen werden zur gegebenen Zeit durch Neigen des Gefäßes zum Blut-Puffergemisch zugesetzt, ohne daß sich dadurch das Volumen im System ändert. Das freiwerdende Gas drückt den Meniscus *c* im Volumeter nach unten. Um konstanten Druck beizubehalten, senkt man *E* entsprechend, bis *x* und *y* wieder auf gleicher Höhe stehen. Temperaturschwankungen teilen sich beiden Gefäßen *A* und *B* in gleicher Weise mit, d. h. *B* funktioniert als Thermobarometer (s. a. HALDANEs Gasanalysenapparat S. 179). Bei der Endablesung müssen *x* und *y* durch Verschieben von *E* und *D* auf den Ausgangsstand gebracht werden. Das vom Blut abgegebene oder aufgenommene Gasvolumen kann man dann am Volumeter ablesen. Durch den Ansatz *F* kann bei offenem Hahn *3* und Stellung *a* des Hahnes *2* Luft durch das System getrieben werden, die zuvor durch eine 10%ige NaOH-Lösung geleitet wurde. Dadurch wird das System $CO_2$-frei gemacht, wodurch zu Beginn der Analyse die Absorption von $CO_2$ aus der Luft entfällt. Man erzielt so eine raschere Konstanz der Menisci. Die Schlauchverbindungen von den Gefäßen *A* und *B* zum Manometersystem sollen aus dickwandigem (3 mm), englumigem (2 mm) Druckschlauch oder gasundurchlässigem Kunststoffschlauch sein. Das Volumeter soll eine geeichte 1 ml-Meßröhre (Teilung 0,01 ml) sein. In Volumeter und Manometer befindet sich als Ablese-flüssigkeit Wasser mit einem Zusatz von Natriumtaurocholat. Durch die Herabsetzung der Oberflächenspannung des Wassers stellen sich die Menisci besser ein.

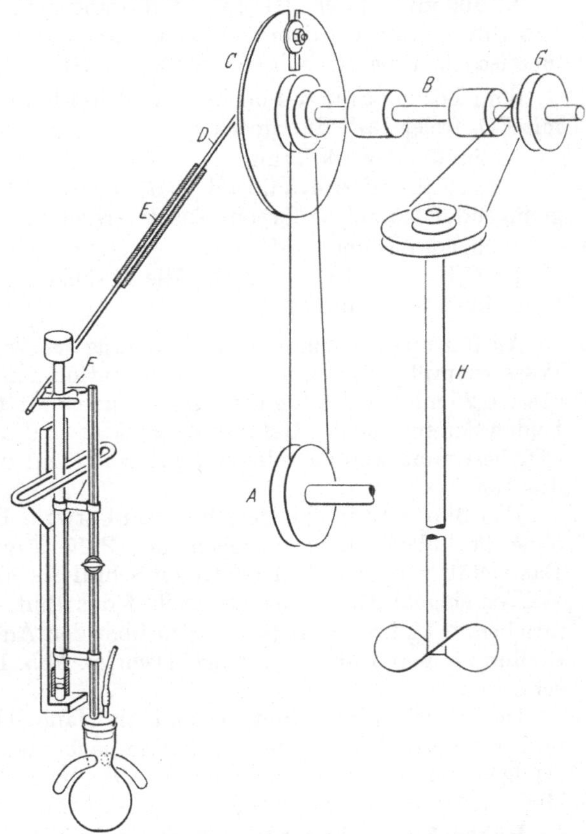


Abb. 158. Schüttelmechanismus für den Apparat zur Blutgasanalyse nach HALDANE. Das von einem Motor angetriebene Rad *A* treibt die Welle *B* und über *G* den Rührer *H* zur gleichmäßigen Durchmischung des Thermostatenwassers. In dem ebenfalls angetriebenen Rad *C* befindet sich ein Einschnitt, in dem die Stange *D* verschiebbar befestigt ist. Dadurch ist es möglich, die Exkursion von *F* und damit das Schütteln zu regulieren. (Nach C. G. DOUGLAS u. J. G. PRIESTLEY: Human Physiology. Oxford: Clarendon Press 1948)

Reaktions- und Kompensationsgefäß sollen etwa gleiches Volumen haben. Das Volumen der Reaktionsgefäße muß bekannt sein, wenn man $CO_2$-Bestimmungen machen will. Um die $O_2$-Aufnahme bzw. Gasaustreibung zu beschleunigen, werden die Reaktionsgefäße zweckmäßig mit einem Antrieb geschüttelt. Der Mechanismus soll so sein, daß das Blut-Puffergemisch gut geschüttelt wird, ohne daß Kaliumferricyanid- bzw. Weinsäurelösung in das Blut gelangen. Es muß möglich sein, die Gefäße zu neigen, damit Kaliumferricyanid- bzw. Weinsäurelösung dem Blut-Puffergemisch zugesetzt werden können, ohne daß Blut in die Seitenarme läuft. Ein Beispiel einer solchen Einrichtung zeigt Abb. 158.

**Lösungen.** Pufferlösung (pH 10,0):

a) 12,404 g Natriumborat ($NaH_2BO_3$) ad 1000,0 ml $H_2O$.

b) 100 ml 0,1 n NaOH (NaOH-Lösung aus 18 n NaOH nach PETERS und VAN SLYKE kurz vor dem Gebrauch ansetzen; s. Arbeitsvorschrift für den manometrischen Apparat nach VAN SLYKE S. 210).

6 ml Lösung a) und 4 ml Lösung b) werden kurz vor Gebrauch gemischt und mit $CO_2$-freier Luft durchperlt.

Kaliumferricyanidlösung:

0,6 g Kaliumferricyanid ad 10,0 ml $H_2O$, 0,05 g Saponin zusetzen. Bei ungenügender Hämolyse Saponinzusatz erhöhen.

Weinsäurelösung: 10%ig.

1 g $C_4H_6O_6$ ad 10,0 ml $H_2O$. Alle Lösungen werden vor der Analyse mit $CO_2$-freier Luft (s. o.) durchperlt.

**Ausführung der Analyse. Vorbereitung der Apparatur.** 3,0 ml $H_2O$ werden zur Wasserdampfsättigung in das Kompensationsgefäß *B* eingefüllt. Dann gibt man etwa 0,25 ml der Kaliumferricyanidlösung mit gebogener Pipette in einen der beiden Seitenarme des Gefäßes *A* (sowie etwa 0,25 ml der Weinsäurelösung, wenn $CO_2$ bestimmt werden soll) und zuletzt 1,5 ml der Pufferlösung auf den Boden des Gefäßes.

Das Blut wird in eine geeichte 1 ml-Ostwald-Pipette aufgesaugt und langsam, ohne Turbulenz zu verursachen, der Pufferlösung in Gefäß *A* unterschichtet. Das Gefäß wird mit dem gefetteten Schliff geschlossen und in das Thermostaten-Wasser eingebracht. Auch dabei darf das Blut sich nicht mit der Pufferlösung mischen. $CO_2$-freie Luft (s. o.) wird über den Ansatz *F* bei offenem Hahn *3* und Stellung *a* von Hahn *2* durchgeblasen (s. Abb. 157). Danach wird Hahn *3* geschlossen.

Die Menisken im Volumeter und im Manometer (*x* und *y*) werden eingestellt und markiert. Die Einstellung hat je nach Reduktionsgrad des Blutes so zu erfolgen, daß die zu erwartende $O_2$-Aufnahme, die sich in einem Ansteigen des Meniscus äußert, noch abgelesen werden kann.

Hähne *1* und *2* bringt man in Stellung *d*. Danach beobachtet man die Menisken. Sie verändern sich noch etwas nach Abschluß der Hähne von der Außenluft, bis Temperaturausgleich zwischen Gefäßinhalt und Thermostatenwasser erfolgt ist. Wenn bei 37° C gearbeitet wird, stellt man das Reaktionsgefäß schon zur Einfüllung von Pufferlösung und Blut so weit ins Wasser, daß sie sich erwärmen können. Bei Zimmertemperatur ist darauf zu achten, daß die Wassertemperatur nicht zu viel von der Zimmertemperatur abweicht. Durch kurzzeitiges Öffnen von Hahn *1* und *2* (Stellung *a*) werden die alten Stände der Menisken wiederhergestellt.

**Bestimmung der prozentualen $O_2$-Sättigung des Blutes.** Hähne *1* und *2* sind in Stellung *d*. Die Marke wird auf den Stand des Meniscus *c* eingestellt und der Stand notiert.

Der Schüttelmechanismus wird eingeschaltet. Je nach dem Reduktionsgrad des Blutes verringert sich das Volumen im System durch Aufsättigung des Blutes mit $O_2$ aus der Luft im Apparat. Der Meniscus *c* steigt und erreicht nach 3—8 min einen konstanten Wert, der notiert wird, nachdem *x* und *y* durch Verschieben der Rohre *E* und *D* auf den Ausgangsstand gebracht worden sind.

Der Schüttelmechanismus wird abgestellt und das Gefäß *A* so geneigt, daß die Ferricyanidlösung zum Blut-Puffergemisch tritt. Nach dem Schütteln senkt der ausgetriebene Sauerstoff den Meniscus *c*. Die Ablesung erfolgt, wenn Konstanz erreicht ist (5—10 min) und *x* und *y* auf den Ausgangsstand gebracht sind. Soll nur die $O_2$-Kapazität bestimmt werden, so entfällt die erste Ablesung. Wenn kein Thermostat verwendet wird, muß bei jeder Ablesung die Temperatur des Wasserbades notiert werden (Berechnung s. u.).

**Bestimmung des Kohlendioxydgehaltes.** Vor der Bestimmung von Kohlendioxyd müssen Leeranalysen gemacht werden. Man sieht dann, ob und wieviel $CO_2$ in der Pufferlösung gelöst ist, und kann diesen Effekt bei der Berechnung eliminieren.

Hahn *2* wird in Stellung *a* gebracht. Durch Heben von *E* stellt man den Meniscus *c* bis auf die 0,05 ml-Marke ein, da man damit rechnen muß, daß 0,5—0,6 ml $CO_2$ ausgetrieben werden. Nach Schließen von Hahn *2* (*d*) erfolgt Kontrolle der Konstanz der Menisken *c*, *x* und *y*. Der Meniscusstand *c* wird notiert.

Nach Zuführung der Weinsäurelösung wird geschüttelt und die größte Veränderung von *c* nach Korrektur der Meniscusstände in *x* und *y* abgelesen. Der Meniscus in *C* steigt häufig wieder etwas an, da das ausgetriebene Kohlendioxyd nach einiger Zeit in das Schlauchsystem diffundiert und in den Gummi eindringt.

**Reinigung.** Das Gefäß *A* wird vom Schliffkern getrennt und gespült. Niederschläge lösen sich mit nNaOH-Lösung. Man entfettet die Schliffhülse mit einem Tuch und trocknet sie.

## Berechnungen

**Sauerstoffkapazität.** Die nach Zugabe der Ferricyanidlösung abgelesene Volumenveränderung sei 0,212 ml bei 19° C Thermostatentemperatur. Der Barometerstand sei 758 mm Hg. Aus Tabelle 64 entnimmt man bei oben angeführtem Barometerstand und Temperatur den Reduktionsfaktor 0,9125, der, mit 0,212 multipliziert, das feuchte Gas auf sein Volumen bei 0° C, 760 mm Hg und Trockenheit reduziert. Das ergibt 0,1935 ml $O_2$ und bei Umrechnung auf 100 ml Blut eine Sauerstoffkapazität von 19,35 Vol.-%. Arbeitet man im Thermostaten bei 37° C, und 758 mm Hg Barometerstand, so muß der Faktor 0,8238 benützt werden.

**Prozentuale Sauerstoffsättigung des Hämoglobins.** Die nach Schütteln mit Luft abgelesene Volumenveränderung gibt noch nicht die $O_2$-Aufnahme von Hämoglobin an, da sich mehr $O_2$ physikalisch im Blut löst: Erstens auf Grund der tieferen Temperatur und zweitens wegen des höheren $O_2$-Druckes in der Apparatur (etwa 150 mm Hg). Außerdem nimmt in gleichem Sinne die Löslichkeit für Stickstoff zu. Nur Kohlendioxyd braucht nicht berücksichtigt zu werden, da es in der Pufferlösung chemisch gebunden wird. Nimmt man an, das zu analysierende Blut sei im Tonometer (37° C) bei 45 mm Hg $pCO_2$, 40 mm Hg $pO_2$ und 628 mm Hg $pN_2$ (zusammen 713 + 47 mm Hg $pH_2O$ = 760 mm Hg) äquilibriert worden, dann wären in 100 ml Blut

$$\frac{40 \cdot 0{,}0236}{760} \cdot 100 = 0{,}124 \text{ ml } O_2$$

und

$$\frac{628 \cdot 0{,}013}{760} \cdot 100 = 1{,}143 \text{ ml } N_2$$

gelöst, zusammen 1,268 ml. Die Löslichkeit ($\alpha$) der einzelnen Gase im Blut bei verschiedenen Temperaturen kann man aus den Tabellen 72, 74 und 76 entnehmen.

Die Temperatur bei der Analyse sei 15° C. Dabei löst sich mehr Gas physikalisch im Blut und außerdem sind die Partialdrucke der Gase in der Apparatur andere (Besprechung s. S. 11), z. B. bei Sauerstoff bei 760 mm Hg Barometerstand 156 mm Hg $pO_2$ und für Stickstoff 591 mm Hg $pN_2$. Daraus errechnen sich folgende Mengen physikalisch gelöster Gase:

$$\frac{156 \cdot 0{,}038}{760} \cdot 100 = 0{,}78 \text{ ml } O_2$$

$$\frac{590 \cdot 0{,}018}{760} \cdot 100 = 1{,}4 \text{ ml } N_2$$

$$\text{zusammen} \quad = 2{,}18 \text{ ml gelöstes Gas}$$

Es müßte danach von der berechneten $O_2$-Aufnahme 2,18—1,268 = 0,912 ml abgezogen werden.

Ist der $O_2$-Druck des zu analysierenden Blutes nicht bekannt, so kann man nur näherungsweise aus einer Standard-$O_2$-Dissoziationskurve (s. Abb. 169) den $O_2$-Druck ermitteln und in die Rechnung einsetzen. Dies gilt auch für die $O_2$-Sättigungsbestimmung mit dem manometrischen Apparat (s. S. 271). Arbeitet man bei 37° C, so ist nur die Druckänderung für Stickstoff und Sauerstoff zu berücksichtigen, da die Löslichkeit der Gase gleich der im Körper ist. Die Reduktion des Gases auf Normalbedingungen ist ebenfalls vereinfacht, da nur der Barometerstand berücksichtigt werden muß, der Temperaturfaktor ist 0,881, er muß mit dem Barometerfaktor multipliziert werden. Dieser errechnet sich wie folgt (s. a. S. 397).

$$\frac{\text{Barometerstand} - \text{Wasserdampfdruck}}{760}$$

Die Berechnung der prozentualen Sauerstoffsättigung des Blutes geschieht unter Berücksichtigung der $O_2$-Kapazität, deren Berechnung oben angegeben wurde. Zuerst wird der Sauerstoffgehalt des analysierten Blutes berechnet:

$$\text{Vol.-\% } O_2\text{-Gehalt} = \text{Vol.-\% } O_2\text{-Kapazität} - \text{Aufsättigungs-Vol.-\%}$$

$$\text{Prozentuale } O_2\text{-Sättigung} = \frac{\text{Vol.-\% } HbO_2\text{-Gehalt}}{\text{Vol.-\% } O_2\text{-Kapazität}} \cdot 100$$

Blut, das einen höheren $O_2$-Druck als die Zimmerluft hat (z. B. Versuchspersonen und Tiere unter $O_2$-Atmung), kann nicht ohne weiteres mit der oben angegebenen Methode analysiert werden.

**Kohlensäuregehalt.** Von dem reduzierten, ausgetriebenen Volumen (ohne unten angegebene Korrektur) muß der reduzierte Leerwert (s. S. 237) abgezogen werden. Nach der Austreibung von Kohlendioxyd aus Blut und Pufferlösung bleibt eine beträchtliche Menge $CO_2$ in Lösung. HALDANE fand, daß bei 13° C ebensoviel $CO_2$ in der Volumeneinheit der Flüssigkeit sich löst, wie sich in der Volumeneinheit des Gases befindet. Wenn also das Volumen des Reaktionsgefäßes 35 ml beträgt, und 3 ml Flüssigkeit im Reaktionsgefäß sind (1,5 ml Pufferlösung, 1,0 ml Blut, 0,25 ml Kaliumferricyanid und 0,25 ml Weinsäure), muß bei 50 ml Kohlendioxyd für 100 ml Blut, wenn die Analyse bei 13° C ausgeführt wurde, die in der Flüssigkeit gelöst gebliebene Menge Kohlendioxyd wie folgt berücksichtigt werden:

$$50{,}0 \cdot \frac{35{,}0}{35{,}0 - 3{,}0}\,.$$

Die Löslichkeit von Kohlendioxyd im Blut-Puffergemisch ändert sich pro 1° C bei Temperaturen von 13° C um 1/40 des Wertes bei 13° C. Die Löslichkeit nimmt zu bei abnehmender Temperatur. Das $CO_2$-Volumen läßt sich demnach wie folgt korrigieren[1]:

$$V\,CO_2 = a\left[1 + \frac{(k-1)(40-t')}{40}\right],$$

wobei $a$ = abgelesenes $CO_2$-Volumen, $k = \frac{V}{V_1}$, $V$ = Volumen des Gefäßes, $V_1$ = Volumen des Gefäßes — Volumen der Flüssigkeit und $t' = 13$ (°C) ist.

## E. Die Oxymetrie

Unter Oxymetrie versteht man die Bestimmung der prozentualen Sauerstoffsättigung des Hämoglobins mit Hilfe photoelektrischer Methoden. Das Verfahren kann an Blutproben (sog. Cuvettenmethoden) sowie „unblutig" an der Haut, hier vor allem am Ohr, aber auch an der Stirn und an den Fingern, ferner an uneröffneten Gefäßen angewandt werden.

1862 entdeckte Hoppe-Seyler[2] zwei charakteristische Absorptionsstreifen im Spektrum des Blutfarbstoffes von verdünntem Tierblut. Stokes[3] berichtete 1864, daß sich oxydiertes und reduziertes Hämoglobin mit Hilfe des Spektralapparates nachweisen ließen. Vierordt[4–6], Noorden[7] und Dennig[8] setzten diese Untersuchungen fort. Hüfner[9] entwickelte 1900 eine Methode der Sättigungsbestimmung mit Hilfe der Untersuchung einer Blutprobe bei zwei Wellenlängen. Drabkin und Austin[10] veröffentlichten 1932 spektrophotometrische Konstanten für Menschen- und Tierblut.

Kramer[11] entwickelte 1934 seine Cuvettenmethode, die bei Rotlicht unter Verwendung von Langeschen Photoelementen die Bestimmung der prozentualen Sauerstoffsättigung des Hb ermöglicht. Er prüfte die Anwendbarkeit des Beerschen Gesetzes auf Lösungen höherer Hb-Konzentrationen (bis 16%), um festzustellen, ob hier eine gradlinige Abhängigkeit des Logarithmus der Lichtdurchlässigkeit sowohl vom Hb- als auch vom Sauerstoffgehalt bestünde. Schon vorher hatten Netter und Ørskov[12] Langesche Selenhalbleiterzellen[13, 14] zur objektiven Registrierung der Hämolyse verwendet und auf weitere Anwendungsmöglichkeiten dieser Instrumente hingewiesen (s. a. Nicolai[15]).

Zur gleichen Zeit entwickelte Matthes[16] seine Methode der lichtelektrischen Hb-Bestimmung.

In der Folgezeit ist die Methode der Bestimmung von % $HbO_2$ und Hb-Gehalt bei einer, zwei und mehr Wellenlängen von mehreren Untersuchern

---

[1] Rona, P.: Praktikum der physiologischen Chemie, Teil 2, S. 40. Berlin: Springer 1929.
[2] Hoppe-Seyler: Arch. path. Anatom. Physiol. **23**, 446 (1862).
[3] Stokes: Phil. Mag., Ser. IV, **28**, 190, 391 (1864).
[4] Vierordt, K.: Die Anwendung des Spektralapparates zur Photometrie der Absorptionsspektren und zur quantitativen chemischen Analyse. Tübingen: H. Lauppsche Buchhandlung 1873.
[5] Vierordt, K.: Z. Biol. **11**, 187 (1875).
[6] Vierordt, K.: Z. Biol. **14**, 422 (1878).
[7] Noorden: Hoppe-Seyl. Z. physiol. Chem. **4**, 9 (1880).
[8] Dennig, A.: Z. Biol. **1** (19) 483 (1883).
[9] Hüfner, G.: Arch. f. Physiol. **1900**, 39—48.
[10] Drabkin, D. L., u. J. H. Austin: J. biol. Chem. **98**, 719 (1932).
[11] Kramer, K.: Z. Biol. **95**, 126 (1934).
[12] Netter, H., u. S. L. Ørskov: Pflüg. Arch. ges. Physiol. **231**, 135 (1932).
[13] Lange, B.: Physik. Z. **31**, 139, 964 (1930).
[14] Lange, B.: Die Photoelemente und ihre Anwendung. Berlin: Johann Ambrosius Barth 1940.
[15] Nicolai, L.: Pflüg. Arch. ges. Physiol. **229**, 327 (1932).
[16] Matthes, K.: Naunyn-Schmiedeberg's Arch. exp. Path. Pharmak. **176**, 683 (1934).

weiterentwickelt und geprüft worden. Zusammenfassende Darstellungen darüber siehe[1-4].

Die heute angewandten blutigen und unblutigen Methoden verfahren nach dem Transmissions- oder Reflexionsprinzip:

## 1. Blutige Transmissionsmethoden

Hier wird bei einer oder mehreren Wellenlängen die Extinktion des Gemisches $HbO_2$: Hb-red. in einer Blutprobe bestimmt. Daraus kann die prozentuale $O_2$-Sättigung des Hb berechnet werden, wenn die gesamte Hb-Konzentration des betreffenden Blutes bekannt ist. Hierzu bestehen zwei Möglichkeiten: man bestimmt entweder den gesamten Hb-Gehalt an derselben Blutprobe durch Messung der Extinktion bei einer anderen, sog. isosbestischen Wellenlänge (s. u.) oder man bestimmt die Hb-Konzentration an einer weiteren Blutprobe mit einem gasanalytischen oder anderen spektrophotometrischen Verfahren.

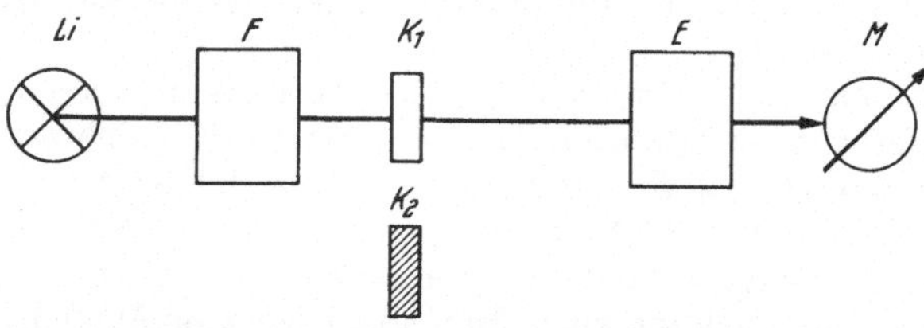

Abb. 159. Schema der lichtelektrischen Photometrie nach der „Einzellenausschlagmethode". *Li* Lichtquelle; *F* Filter; $K_1$, $K_2$ Lösungsmittel bzw. Lösung enthaltende Küvetten; *E* Empfänger; *M* Meßinstrument. Einzelheiten s. Text

Auch im Falle der photometrischen Bestimmung von %-$HbO_2$ und Hb-Gehalt an derselben Blutprobe ist ein Eichverfahren mit einer anderen, z. B. gasanalytischen Methode deshalb notwendig, weil die Photometrie nur relative Werte liefert, die auf Absolutwerte bezogen werden müssen. Das Eichverfahren ist allerdings dann nicht mehr bei jeder Messung erforderlich.

Im folgenden soll die Transmissionsmethode am Beispiel der Cuvettenmessung bei zwei Wellenlängen, einer isosbestischen und einer weiteren dargestellt werden.

Bezüglich der theoretischen Grundlagen folgen wir der Monographie von Kortüm[5].

Die Absorption von Strahlung ist eine konzentrationsabhängige optische Eigenschaft des Hämoglobins. Wird die Messung der Strahlungsabsorption an einer hämolysierten Blutprobe bei mehreren Wellenlängen mit Hilfe von Photozellen oder -elementen durchgeführt, so handelt es sich um lichtelektrische Absorptionsphotometrie in definierten Bereichen des Spektrums. Das Verfahren der Absorptionsphotometrie soll am Beispiel der sog. „Einzellenausschlagsmethode" dargestellt werden. Ein Teil der zur Oxymetrie verwendeten Spektrophotometer arbeitet nach diesem Prinzip. Andere photometrische Verfahren siehe[5].

Licht einer Strahlenquelle (*Li*) (s. Abb. 159) fällt auf einen Empfänger (*E*), im allgemeinen ein Photoelement, das mit einem Meßinstrument (*M*) verbunden ist. Man bringt nacheinander eine Cuvette mit dem Lösungsmittel ($K_1$) und eine Cuvette mit der zu untersuchenden Lösung ($K_2$) in den Strahlengang. Der Photostrom und damit die Ausschläge des Meßinstrumentes sind im Idealfall

[1] Zijlstra, W. G.: Fundamentals and applications of clinical oxymetry. Assen: Van Gorcum & Comp. 1953.

[2] Drabkin, D. L.: Spectroscopy, photometry, spectrophotometry. Medical physics, edit. by Otto Glasser, Vol. 2, p. 1039. Chicago: The Year book publishers 1950.

[3] Drabkin, D. L.: Meth. med. Res. 2. Chikago: The Year book publishers 1953.

[4] Matthes, K.: Kreislaufuntersuchungen am Menschen mit fortlaufend registrierenden Methoden. Stuttgart: Georg Thieme 1951.

[5] Kortüm, G.: Kolorimetrie, Photometrie und Spektrometrie. Berlin-Göttingen-Heidelberg: Springer 1955.

den durchgelassenen Lichtintensitäten proportional. Um Licht bestimmter Wellenlänge zu erhalten, werden Filtereinrichtungen ($F$) zwischen Strahlungsquelle und Cuvette geschaltet. Dies können Monochromatoren, Farbglas-, Flüssigkeits- oder Interferenzfilter sein.

Das aus der Strahlungsquelle austretende Licht wird an den Phasengrenzflächen der Cuvette teilweise reflektiert, teilweise durch die Lösung absorbiert werden. Die Vergleichsmessung zwischen der das Lösungsmittel enthaltenden Cuvette $K_1$ und der die Lösung enthaltenden Cuvette $K_2$ ermöglicht die Ausschaltung der Reflexion.

Man kann so den das Lösungsmittel in Cuvette $K_1$ passierenden Lichtstrom $\Phi_0$ mit dem durch das absorbierende Medium in Cuvette $K_2$ geschwächten Lichtstrom $\Phi$ vergleichen und erhält

$$\frac{\Phi}{\Phi_0} \equiv \vartheta.$$

$\vartheta$ ist definiert als (innere) Durchlässigkeit oder (innerer) Durchlässigkeitsgrad. Bei Ausschlagmethoden bestimmt man praktisch stets die Durchlässigkeit.

Hierzu wird nach der Nullpunkteinstellung am Galvanometer $\Phi_0$ mit Cuvette $K_1$ im Strahlengang ermittelt und der zugehörige Galvanometerausschlag 100 ($\Phi_0 = 100$) eingestellt. Mit Cuvette $K_2$ im Strahlengang wird dann $\Phi$ ermittelt

$$O \leqq \frac{\Phi}{\Phi_0} \leqq 1.$$

Die Beziehung zwischen $\Phi_0$ und $\Phi$ sowie der Konzentration des absorbierenden gelösten Stoffes $c$ und der inneren Schichtdicke $d$ der Cuvette werden durch das Beersche Gesetz[1] (s. a.[2]) ausgedrückt:

$$\Phi = \Phi_0 \cdot 10^{-\varepsilon\lambda \cdot c \cdot d} \quad (1)$$

und

$$\log \frac{\Phi_0}{\Phi} = \mathscr{E}_\lambda \cdot c \cdot d = E_\lambda \quad (2)$$

$E_\lambda$, der Logarithmus des Quotienten $\Phi_0/\Phi$, ist die eigentliche dimensionslose Meßgröße bei der Photometrie. Man bezeichnet $E_\lambda$ als dekadische *Extinktion*. $\mathscr{E}_\lambda$, die Proportionalitätskonstante, wird als molarer dekadischer *Extinktionskoeffizient* bezeichnet, wenn man $c$ in Mol/Liter angibt und die innere Schichtdicke der Cuvette $d = 1$ cm beträgt. Bei Hämoglobinkonzentrationsbestimmungen gibt man im allgemeinen $\mathscr{E}_\lambda$ für 1 mMol/Liter und 1 cm innere Cuvettendicke an. Da $E_\lambda$ und $\mathscr{E}_\lambda$ eine Funktion der Wellenlänge $\lambda$ des durchgelassenen Lichtes sind, werden sie stets entsprechend indiziert.

Aus Gl. (2) ergibt sich, daß $c$ berechnet werden kann, wenn $E_\lambda$, $\mathscr{E}_\lambda$ und $d$ bekannt sind. Die Extinktion $E_\lambda$ wird gemessen, $d$ ist bekannt, $\mathscr{E}_\lambda$ erhält man dadurch, daß man einmal in einem weiteren Analysengang die Extinktion $E_\lambda$ bei *bekannter* Konzentration $c$ bestimmt. Die Konzentration selbst wird dazu in einem anderen Eichverfahren, z. B. gasanalytisch, ermittelt.

In Abb. 160[3] sind die Werte für $\mathscr{E}_\lambda$ ($c$ = Mol/Liter, $d$ = 1 cm) von $HbO_2$ und Hbred. sowie COHb und MetHb gegen die Wellenlängen $\lambda$ in m$\mu$ aufgetragen. Man sieht, daß die Kurven sich mehrfach überschneiden, so z. B. bei 506 und 805 m$\mu$. Hier haben $HbO_2$ und Hbred. den gleichen Extinktionskoeffizienten. Solche Schnittpunkte der Extinktionskurven verschiedener Stoffe bezeichnet

[1] Beer, A.: Ann. Physik 86, 78 (1856).

[2] Kortüm, G.: Kolorimetrie, Photometrie und Spektrometrie. Berlin-Göttingen-Heidelberg: Springer 1955.

[3] Nach Lemberg: In Zijlstra, W. G., Fundamentals and applications of clinical oxymetrie. Assen: Van Gorcum & Comp. 1953.

man als isosbestische Punkte[1]. Da die Extinktion hier offensichtlich nur vom Gesamtgehalt an Hb und nicht vom Verhältnis $HbO_2$: Hbred abhängig ist, kann bei isosbestischen Wellenlängen also die Hb-Konzentration unabhängig vom Sättigungszustand bestimmt werden. Bei der Wahl der Wellenlänge für einen isosbestischen Punkt ist zu berücksichtigen:

1. Der Verlauf der Extinktionskurven am Schnittpunkt. Je flacher diese sind, um so höher wird die Meßgenauigkeit sein. Dies ist z. B. bei 506 und 805 m$\mu$ der Fall.

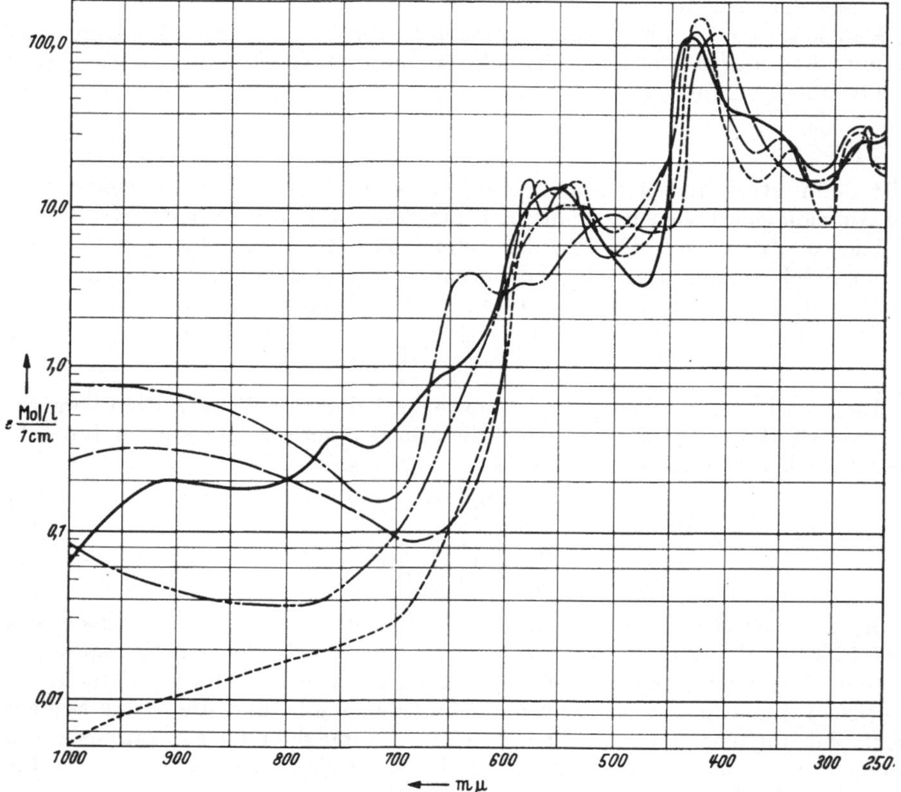


Abb. 160. *Extinktionskurven verschiedener Hb-Derivate.* Ordinate: Extinktionskoeffizienten ($\varepsilon_{1\,cm}^{Mol/l}$). Abszisse: Wellenlänge $\lambda$ in m$\mu$. ——— Hämoglobin; —·— Methämoglobin; — — — Oxyhämoglobin; ---- CO-Hämoglobin; —··— Cyanmethämoglobin. (Nach LEMBERG aus ZIJLSTRA, W. G.: Fundamentals and applications of clinical oximetrie. Van Gorcum u. Comp. Assen 1953)

2. Bei 506 m$\mu$ ist die Extinktion sehr hoch. Um meßbare Lichtströme zu erhalten, wird man also mit Cuvetten sehr geringer Schichtdicke arbeiten müssen. Hierzu sind Spezialcuvetten von 0,1—0,25 mm innerer Dicke angegeben worden[2-8]. Eine andere Möglichkeit bei an sich hoher Extinktion meßbare Lichtströme zu

[1] THIEL, A., DASSLER, A., u. F. WÜLFKEN: Fortschr. Chem., Physik u. physik. Chem. **18**, 79 (1924).
[2] DRABKIN, D. L., u. J. H. AUSTIN: J. biol. Chem. **112**, 105 (1935).
[3] NAHAS, G. G.: Science **113**, 723 (1951).
[4] PIIPER, J.: Beitr. Silikose-Forsch. **45**, 45 (1956).
[5] ZIJLSTRA, W. G.: Klin. Wschr. **1956**, 384.
[6] JONXIS, J. H. P.: Acta med. scand. **94**, 467 (1938).
[7] KLUNGSY, L., u. K. F. STOA: Scand. J. clin. Lab. Invest. **6**, 270 (1954).
[8] LOWRY, O. H., C. A. SMITH u. D. L. COHEN: J. biol. Chem. **146**, 519 (1942).

erhalten, bestünde in einer Verdünnung der Blutprobe. Eine Verdünnung auf das Hundertfache würde dabei den gleichen Effekt wie eine Schichtdickenverringerung auf 0,1 mm haben. Der $O_2$-Gehalt des Verdünnungsmittels würde dabei aber die prozentuale Sauerstoffsättigung des Hb der Blutprobe beeinflussen. Da man an derselben Blutprobe bei einer zweiten Wellenlänge auch das Verhältnis $HbO_2$: Hbred bestimmen will, sind Verdünnungen solcher Größenordnungen praktisch nicht durchführbar. Die Messung bei 805 m$\mu$ bietet den Vorteil stärkerer Lichtströme infolge geringerer Extinktion. So wählt z. B. NILSSON[1] diese Wellenlänge und mißt bei einer vergleichsweise geringen Blutverdünnung und bei einer inneren Cuvettendicke von 5 mm.

Beispiel für die Bestimmung von $\varepsilon$ ($c$ = mMol/Liter, $d$ = 1 cm) bei $\lambda = 805\,\text{m}\mu$ für hämolysiertes Blut nach dem Verfahren von NILSSON[1].

Die innere Schichtdicke der Cuvette beträgt $d = 0{,}5$ cm. Die Meßcuvette $K_2$ enthält bei einem Gesamtvolumen von 3,2 ml:

0,16 ml Na-Citricum 3,8%ig
1,44 ml Blut
1,60 ml Saponin-Ammoniaklösung zur Hämolyse und Verdünnung.

Die Blutkonzentration beträgt demnach $\frac{1{,}44}{3{,}2} \cdot 100 = 45\%$, der Faktor, um Werte für Vollblut zu erhalten, $\frac{100}{45} = 2{,}22$.

Die Vergleichscuvette $K_1$ enthält:

0,16 ml Na-Citricum
1,44 ml Serum
1,60 ml Saponin-Ammoniaklösung

(bzw. ausschließlich 3,2 ml Saponin-Ammoniaklösung, s. a.[1] und unter „Fehlerquellen").

Als Maß für die Hämoglobinkonzentration wird die $O_2$-Kapazität mit der Tonometermethode (s. S. 226) und dem Verfahren nach VAN SLYKE (s. S. 212) bestimmt. Sie betrage 20,4 Vol.-% $O_2$.

$c$ in mMol/Liter beträgt dann $\frac{20{,}4}{2{,}24} = 9{,}1$.

Man mißt z. B. folgende Lichtströme:

$$\Phi_0 = 100$$

$$\Phi = 37.$$

Dann ist

$$E_{\text{Hb}}^{805} = \log \frac{100}{37} = 0{,}431$$

und nach Gl. (2) unter Berücksichtigung des Verdünnungsfaktors, der Schichtdicke und der Konzentration

$$\mathcal{E}_{\text{Hb}}^{805} = \frac{0{,}431}{9{,}1 \cdot 0{,}5} \cdot 2{,}22 = 0{,}21.$$

Mit dem gleichen Apparat und unter gleichen Bedingungen kann man unter Verwendung von $\mathcal{E}_{\text{Hb}}^{805} = 0{,}21$ aus einer gemessenen Extinktion $E_{\text{Hb}}^{805}$ die Konzentration $c$ in mMol $O_2$/Liter berechnen:

$$c = \frac{E_{\text{Hb}}^{805} \cdot 2{,}22}{0{,}21 \cdot 0{,}5}$$

oder

$$c = E_{\text{Hb}}^{805} \cdot (f) \qquad (2a)$$

worin

$$(f) = 21{,}14$$

[1] NILSSON, N. J.: Pflüg. Arch. ges. Physiol. **262**, 595 (1956).

$\mathcal{E}_{\mathrm{Hb}}^{805}$ ist an sich als dekadischer Extinktionskoeffizient für eine Hb-Lösung einer Konzentration von 1 mMol/Liter bei einer Schichtdicke von 1,0 cm und bei der Wellenlänge 805 m$\mu$ eine *apparaturunabhängige Konstante* und könnte daher theoretisch für Hb-Konzentrationsbestimmungen in *jedem* Spektrophotometer bei 805 m$\mu$ verwendet werden. Praktisch muß dieser Wert jedoch für jeden Apparat ermittelt werden. Dies ergibt sich unter anderem daraus, daß die Wellenlänge von 805 m$\mu$ ein Idealwert ist, der nur bei vollständiger Monochromasie des Lichtes erreicht werden könnte. Dem durchfallenden Licht kommt aber eine bestimmte Bandbreite zu. Diese wird bei verschiedenen Spektrophotometern in Abhängigkeit von den Filtereinrichtungen verschiedene Ausdehnung haben. Auch die mittlere Meßwellenlänge kann von der Nennwellenlänge differieren. Beide Faktoren beeinflussen $\lambda$. Einzelheiten siehe[1]. Immerhin kann für $\mathcal{E}_\lambda$ bei einer genügend großen Zahl von Messungen ein Mittelwert $\overline{\mathcal{E}}_\lambda$ angegeben werden. So findet HORECKER[2] z.B. für $\mathcal{E}_{\mathrm{Hb}}^{805}$ 0,21.

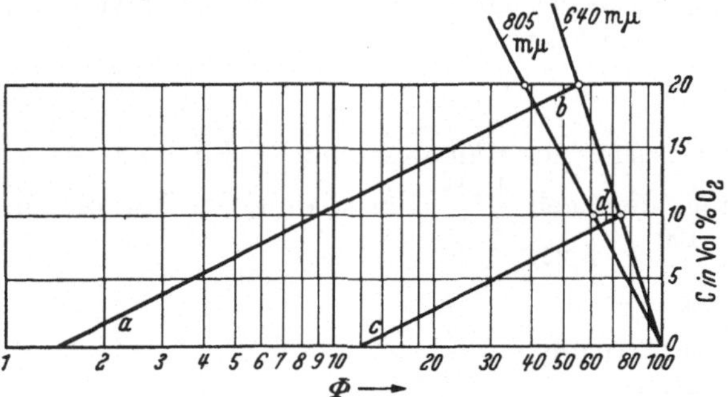


Abb. 161. Das Diagramm gibt die Beziehungen zwischen Galvanometerausschlag $\Phi$ und Hb-Gehalt bzw. % $HbO_2$ (beides gemessen in Vol.-% $O_2$) wieder. Die durch $\Phi = 100$; $c = 0$; verlaufende, mit 805 m$\mu$ bezeichnete Linie gibt die Galvanometerausschläge bei verschiedenem Hb-Gehalt wieder. Die durch $\Phi = 100$; $c = 0$; verlaufende, mit 640 m$\mu$ bezeichnete Linie gibt die Galvanometerausschläge für Blutproben von verschiedenem Hb-Gehalt bei 100% $HbO_2$ wieder. Die Linien *a*—*b* bzw. *c*—*d* geben für Blutproben von 20 Vol.-% $O_2$ bzw. 10 Vol.-% $O_2$-Kapazität die Galvanometerausschläge bei 640 m$\mu$ und verschiedenem $O_2$-Gehalt wieder. Zur Verwendung als Eichdiagramm trägt man die z. B. gasanalytisch gemessenen *c*-Werte gegen die Galvanometerausschläge $\Phi$ auf. Näheres s. KRAMER u. Mitarb.[3]

Mißt man nicht bei einem isosbestischen Punkt, so muß das Mengenverhältnis $HbO_2$ : Hbred die Messung beeinflussen.

Um das Verhältnis $HbO_2$ : Hbred zu bestimmen, muß die Extinktion bei einer zweiten Wellenlänge $\lambda_2$ gemessen werden. Im Gegensatz zur Wahl eines isosbestischen Punktes bei der Wellenlänge $\lambda_1$ für die Hb-Konzentrationsbestimmung sollen hier die beiden Extinktionskoeffizienten für $HbO_2$ und Hbred möglichst unterschiedlich sein. Dies ist z. B. bei $\lambda = 640$ m$\mu$ der Fall (s. Abb. 160). Die Extinktion des Gemisches liegt dann zwischen den Extinktionen der Komponenten. Kennt man $\mathcal{E}_{\mathrm{Hb\,O_2}}^{\lambda_2}$ und $\mathcal{E}_{\mathrm{Hb\,red}}^{\lambda_2}$, so kann bei Kenntnis von $E_{\mathrm{Hb\,O_2:\,Hb\,red}}^{\lambda_2}$ und von $E_{\mathrm{Hb}}^{\lambda_1}$ sowie $\mathcal{E}_{\mathrm{Hb}}^{\lambda_1}$ die prozentuale Sauerstoffsättigung bestimmt werden:

$$\%\,\mathrm{HbO_2} = \frac{c \cdot d \cdot \mathcal{E}_{\mathrm{Hb\,red}}^{\lambda_2} - E_{\mathrm{Hb\,O_2:\,Hb\,red}}^{\lambda_2}}{c \cdot d \cdot (\mathcal{E}_{\mathrm{Hb\,red}}^{\lambda_2} - \mathcal{E}_{\mathrm{Hb\,O_2}}^{\lambda_2})} \cdot 100. \tag{3}$$

Setzt man nach Gl. (2) für $c$:

$$c = \frac{E_{\mathrm{Hb}}^{\lambda_1} \cdot d}{\mathcal{E}_{\mathrm{Hb}}^{\lambda_1} \cdot d}$$

[1] KORTÜM, G.: Kolorimetrie, Photometrie und Spektrometrie. Berlin-Göttingen-Heidelberg: Springer 1955.

[2] HORECKER, B. L.: J. biol. Chem. **148**, 173 (1943).

[3] KRAMER, K., J. O. ELAM, G. A. SAXTON and W. E. ELAM jr.: Report No. 1, Project No. 21-52-002, USAF, School of Aviation Med., Randolph Field, Texas, 1950; Amer. J. Physiol. **165**, 229—241 (1950).

in Gl. (3) ein, so ergibt sich

$$\% \; HbO_2 = \frac{\frac{\mathscr{E}^{\lambda_2}_{Hb\,red}}{\mathscr{E}^{\lambda_1}_{Hb}} \cdot E^{\lambda_1}_{Hb} - E^{\lambda_2}_{Hb\,O_2:Hb\,red}}{\left(\frac{\mathscr{E}^{\lambda_2}_{Hb\,red}}{\mathscr{E}^{\lambda_1}_{Hb}} - \frac{\mathscr{E}^{\lambda_2}_{Hb\,O_2}}{\mathscr{E}^{\lambda_1}_{Hb}}\right) \cdot E^{\lambda_1}_{Hb}} \cdot 100 \tag{4}$$

ist $\lambda_1 = 805$ m$\mu$ und $\lambda_2 = 640$ m$\mu$, so sind die Quotienten:

$$\frac{\mathscr{E}^{640}_{Hb\,red}}{\mathscr{E}^{805}_{Hb}} \text{ und } \frac{\mathscr{E}^{640}_{Hb\,O_2}}{\mathscr{E}^{805}_{Hb}}$$

zu ermitteln. Diese Quotienten sind für einen gegebenen Apparat konstant. $\mathscr{E}^{640}_{Hb\,red}$ und $\mathscr{E}^{640}_{Hb\,O_2}$ werden genau so ermittelt wie für $\mathscr{E}^{805}_{Hb}$ oben beschrieben. Hierzu muß die Extinktion einer Blutprobe, deren Hb-Gehalt mit einem anderen, z. B. gasanalytischen Verfahren ermittelt wurde, bei 100% und bei 0% $O_2$-Sättigung bestimmt werden. Zur Reduktion auf 0% $HbO_2$ kann man $Na_2S_2O_4$ verwenden[1-3].

Man findet so z. B.

$$\mathscr{E}^{640}_{Hb\,red} = 0{,}92$$
$$\mathscr{E}^{640}_{Hb\,O_2} = 0{,}13.$$

Bildet man die Quotienten, dann ergibt sich nach Gl. (4) und unter Verwendung von $\mathscr{E}^{805}_{Hb} = 0{,}21$

$$\% \; HbO_2 = \frac{4{,}38 \cdot E^{805}_{Hb} - E^{640}_{Hb\,O_2:Hb\,red}}{3{,}66 \cdot E^{805}_{Hb}} \cdot 100. \tag{4a}$$

Findet man z. B. in einer Blutprobe unter den für die Bestimmung der Gesamtkonzentration gegebenen Bedingungen (s. o. S. 243)

bei 805 m$\mu$ $E^{805}_{Hb} = 0{,}423$

bei 640 m$\mu$ $E^{640}_{Hb\,O_2:Hb\,red} = 0{,}96$,

so ergibt sich nach Gl. (4a) ein Sättigungswert von 51%. Die Kapazität beträgt dann nach Gl. (2a) 8,95 mMol $O_2$/Liter = 20 Vol.-% $O_2$.

Zur Aufstellung von Eichkurven sind graphische Verfahren angegeben worden. Nach KRAMER[4] trägt man zweckmäßigerweise die gemessenen Galvanometerausschläge $\Phi$ im logarithmischen Maßstab gegen die Konzentration $c$ auf (s. Abb. 161). (Mathematische Grundlagen dieser Darstellung s. KRAMER u. Mitarb.[5].) Für einen gegebenen Apparat kann man zur schnelleren Ermittlung der Ergebnisse ein Nomogramm anlegen[6].

Die Cuvettenmethode bietet gegenüber gasanalytischen Verfahren einige Vorteile:

1. Das Verfahren ist *schneller* durchzuführen als z. B. die manometrische van Slyke-Analyse. Man bestimmt, wenn man nach der oben beschriebenen Methode arbeitet, $O_2$-Kapazität und %$HbO_2$ in *einem* Analysengang. Bei der manometrischen Bestimmung sind dazu zwei Analysen erforderlich. Der Geübte braucht für eine van Slyke-Analyse etwa 20—30 min. Für die Oxymeter-Analyse benötigt man dagegen nur 3—5 min.

---

[1] BRINKMAN, R., u. A. J. H. WILDSCHUT: Acta med. scand. **94**, 459 (1938).
[2] JONXIS, J. H. P.: Acta med. scand. **94**, 467 (1938).
[3] PIIPER, J.: Beitr. Silikose-Forsch. **45**, 45 (1956).
[4] KRAMER, K.: Z. Biol. **95**, 126 (1934).
[5] KRAMER, K., J. O. ELAM, G. A. SAXTON u. W. E. ELAM jr.: Amer. J. Physiol. **165**, 229 (1951).
[6] NILSSON, N. J.: Pflüg. Arch. ges. Physiol. **262**, 595 (1956).

2. Das Verfahren ist *einfacher* als die gasanalytische Methode. Auch der Ungeübte kann die Oxymetermethode in kurzer Zeit erlernen, ohne dann bei der eigentlichen Messung wesentliche Fehler zu machen.

Schnelligkeit und einfache Handhabung haben der Oxymetrie in der Blutgasanalyse ihren Platz gesichert. Bei Herzkatheterungen kongenitaler Vitien z. B. ist die Möglichkeit, durch die Oxymetrie Meßwerte während der Untersuchung zu gewinnen und das weitere Vorgehen davon abhängig zu machen, ein außerordentlicher Vorteil, den die van Slyke-Methode nicht aufweist.

Die Brauchbarkeit der Oxymetrie hängt von ihrer Fehlerbreite ab.

Folgende Ursachen zufälliger und (oder) systematischer Fehler müssen bei der Oxymetrie berücksichtigt werden:

1. Fehlerquellen in der *Blutprobe* bzw. in den zugesetzten Flüssigkeiten.

a) Vorwiegend andere Hb-Derivate außer $HbO_2$ und Hbred, im wesentlichen COHb und MetHb, die ebenfalls Strahlung absorbieren. Im allgemeinen werden diese Farbstoffe keine bedeutende Rolle spielen. Ihr Anteil am Gesamt-Hb wird höchstens 1% betragen[1,2].

Finden sich COHb oder MetHb im Blut, so wird deren Einfluß auf die gemessene Extinktion von der Wellenlänge abhängen. Wird z. B. die Gesamt-Hb-Konzentration bei dem für $HbO_2$ und Hbred isosbestischen Punkt der Wellenlänge 805 m$\mu$ bestimmt und liegt gleichzeitig COHb vor, so wird — analog den für die Bestimmungen von $HbO_2$:Hbred bei 640 m$\mu$ beschriebenen Verhältnissen — die gemessene Extinktion zwischen der für Hb und der für COHb alleine geltenden liegen und (s. Abb. 160) auf jeden Fall geringer sein, als sie bei der tatsächlichen Hb-Konzentration sein müßte. Man würde also die Hb-Konzentration zu niedrig bestimmen. Bei Anwesenheit von MetHb würde die Extinktion zu hoch gemessen werden. Ohne den Einfluß der genannten Hb-Derivate auf die Extinktion bei den verschiedenen Wellenlängen hier im einzelnen zu besprechen, sei auf die gasanalytischen Bestimmungsmöglichkeiten für COHb und „inaktives“ Hb (s. S. 226) verwiesen, ferner auf spektrophotometrische Nachweismethoden[3]. Diese Verfahren sollten angewendet werden, wenn der Verdacht auf solche Hb-Derivate besteht (z. B. COHb bei starken Rauchern).

b) Veränderungen im Serum, die zur Strahlungsabsorption führen können, z. B. Bilirubinämie oder Lipämie. Um den Einfluß solcher Substanzen auszuschalten, empfiehlt es sich, die Vergleichscuvette nicht nur mit Hämolysierungsflüssigkeit oder Ringerlösung oder mit beidem zu füllen, sondern auch zentrifugiertes Serum der Untersuchungsperson der das Lösungsmittel enthaltenden Cuvette $K_1$ entsprechend dem Hämatokritwert zuzusetzen, wobei der Zellanteil durch Ringerlösung ersetzt werden sollte.

c) Unvollständige Hämolyse oder Anwesenheit geronnener Partikel bedingt höhere Extinktionen. Auf die Verwendung brauchbaren Saponins zur Hämolyse ist daher zu achten (s. S. 209). HEILMEYER[4] empfiehlt Ammoniakzusatz zur Klärung hämolysierten Blutes. Man kann durch Extinktionsbestimmungen vor und nach Zentrifugieren feststellen, ob Stromateilchen oder geronnene Partikel vorlagen (beachte jedoch 1e).

d) Gasgehalt der Verdünnungsflüssigkeit. Am zweckmäßigsten verwendet man entgaste Lösungen. Entgasung kann durch Aufkochen oder durch Evakuieren, z. B. in der Kammer des manometrischen van Slyke-Apparates, erreicht werden.

---

[1] ROUGHTON, F. W. J., R. C. DARLING u. W. S. ROOT: Amer. J. Physiol. **142**, 708 (1944).
[2] DRABKIN, D. L.: Meth. med. Res. **12**, 159 (1950).
[3] ZIJLSTRA, W. G.: Klin. Wschr. **1956**, 384.
[4] HEILMEYER, L.: Medizinische Spektrophotometrie. Jena: Fischer 1933.

e) Zeitraum bis zur Messung nach Hämolyse. Mehrere Autoren[1-4] fanden eine zeitliche Abhängigkeit der Extinktion hämolysierter Blutproben im Sinne einer Zunahme. MetHb-Bildung soll die Ursache dafür sein. Diese Zunahme der Extinktion betrug bei NILSSON[2] $E = 0{,}001$/min und dürfte damit für die ersten 10 min innerhalb der Ablesegenauigkeit gelegen haben. Umgekehrt könnte zunehmende Klärung der Blutprobe nach Hämolyse zu einer zeitlich begrenzten Abnahme der Extinktion führen. Denkbar ist auch Autoxydation, die zur Abnahme der prozentualen $HbO_2$-Sättigung führen würde. In jedem Fall empfiehlt sich die Einhaltung einer konstanten Zeit von der Hämolyse bis zur Messung, nach NILSSON[2] und PIIPER[3] etwa 3 min.

2. Fehlerquellen im *Spektrophotometer*. Bei der Einzellenausschlagmethode kommen als Fehlerquellen in Betracht (s. Abb. 159).

a) Schwankungen der Intensität der Lichtquelle (*Li*). Wenn man nicht Akkumulatoren oder Trockenbatterien als Stromquelle verwendet, können solche Schwankungen an Netzgeräten durch Strom- oder Spannungsstabilisatoren verringert werden.

b) Fehlende Parallelität des Strahlenganges zwischen Lichtquelle (*Li*) und Empfänger (*E*).

c) Mangelnde Monochromasie des Lichtes durch ungenügende Wirkungsweise von (*F*). Differenzen zwischen der Nennwellenlänge und der Meßwellenlänge.

d) Cuvettenfehler: Unsaubere oder verkratzte Cuvetten, unterschiedliche Schichtdicken verschiedener Cuvetten, mangelnder Sitz der Cuvetten bei Schlittenhalterungen, dadurch z. B. unterschiedliche Reflexion zwischen Cuvette $K_1$ und $K_2$.

e) Mangelnde Proportionalität zwischen dem durchgelassenen Strahlungsstrom $\Phi$ und dem Photostrom des Empfängers (*E*).

f) Einstellstreuung der Registriereinrichtung (*M*).

g) Ablesestreuung.

Über die Genauigkeit der zur Oxymetrie verwendeten Spektrophotometer selbst werden in der Literatur kaum Angaben gemacht, wenn diese Geräte nicht speziell für die Oxymetrie konstruiert wurden[2, 5]. Nach KORTÜM[6] ist die erreichbare Genauigkeit der lichtelektrischen Photometrie im allgemeinen nicht höher als 1%.

Die Genauigkeit wird in der Literatur bei der spektrophotometrischen Hb-Bestimmung mit etwa $\pm 1$—2% (NAHAS[7] $\pm 3$%) und bei der Bestimmung der prozentualen $O_2$-Sättigung $\pm 1$—2 Sättigungs-% (NAHAS[7] $\pm 2{,}5$%) angegeben. Hierbei wird offenbar vorausgesetzt, daß die obengenannten Fehlerquellen ausgeschlossen sind.

Diese Angaben bedürfen der Kritik. Zwei Umstände schränken die Genauigkeit der Oxymetrie von vornherein ein:

1. Photometer müssen geeicht werden. Bei der Oxymetrie wird im allgemeinen die manometrische Methode nach VAN SLYKE zur Eichung verwendet. Bei der Genauigkeit der manometrischen Gasanalyse (s. S. 199), die man mit

[1] HOLLING, H. E., J. MACDONALD, J. A. O'HALLORAN u. J. VENNER: J. appl. Physiol. 8, 249 (1955).
[2] NILSSON, N. J.: Pflüg. Arch. ges. Physiol. **262**, 595 (1956).
[3] PIIPER, J.: Beitr. Silikose-Forsch. **45**, 45 (1956).
[4] STAINSBY, W. P., J. T. FALES u. J. L. LILIENTHAL jr.: J. appl. Physiol. **7**, 577 (1955).
[5] ZIJLSTRA, W. G.: Fundamentals and applications of clinical oxymetry. Assen: van Gorcum & Comp. 1953.
[6] KORTÜM, G.: Kolorimetrie, Photometrie und Spektrometrie. Berlin-Göttingen-Heidelberg: Springer 1955.
[7] NAHAS, G. G.: Science **113**, 273 (1951).

$\pm 0,2$ Vol.-% $O_2$ veranschlagen kann, ist die Genauigkeit der einzelnen Oxymeteranalysen auf diesen Wert beschränkt. Man könnte durch eine größere Zahl von van Slyke-Analysen an derselben Blutprobe und durch Mittelwertbildung die Genauigkeit steigern. Dieses Verfahren findet aber in der Praxis zeitliche Grenzen.

2. Mit den unter 2f und 2g genannten Fehlerquellen hat man in jedem Fall zu rechnen. Einzelheiten über „Einstell- und Ablesestreuung" s. bei KORTÜM[1]. Die Ablesestreuung wird etwa 0,5 bis 1 Teil vom Skalen*end*wert betragen. Daraus ergibt sich, daß mit zunehmender Extinktion die Ungenauigkeit zunehmen muß, da $\Phi$ kleiner wird. Abb. 161 kann zur Veranschaulichung der zunehmenden Fehlerbreite mit zunehmender Extinktion (= Abnahme von $\Phi$) dienen. Bei der Bestimmung der Hb-Konzentration hat man bei einer Ablesestreuung von $\pm 0,5$ Skalenteilen z. B. bei 20,0 Vol-% $O_2$-Kapazität mit $\pm 0,27$ Vol.-% $O_2$-Streubreite, bei 30,0 Vol.-% $O_2$-Kapazität mit $\pm 0,45$ Vol.-% $O_2$-Streubreite zu rechnen. Bei der Messung der Extinktion des Gemisches $HbO_2$:Hbred bei 640 m$\mu$ z. B. liegen die Verhältnisse ähnlich. Da Hbred die höhere Extinktion aufweist, muß die Streubreite mit abnehmender Sauerstoffsättigung zunehmen. Aus Abb. 161 ist zu entnehmen, daß z. B. bei einer $O_2$-Kapazität von 20 Vol.-% $O_2$ und bei einem Wert für $\Phi = 9,0$ die prozentuale Sauerstoffsättigung 50% beträgt. $\pm 0,5$ Skalenteile ($\Phi = 8,5$—$9,5$) ergeben 47,5—52,5% $HbO_2$.

Daraus folgt, daß man auch unter Vermeidung der meisten der obengenannten Fehlerquellen bei der photometrischen Bestimmung der prozentualen Sauerstoffsättigung in höheren Sättigungsbereichen mit $\pm 1$—2%, um 50% $HbO_2$ mit $\pm 3$% und bei tieferen Werten mit $\pm 3$—4% $HbO_2$ Streubreite zu rechnen hat. Findet man bei Herzkatheterungen oxymetrisch Sättigungsdifferenzen innerhalb dieser Fehlerbreiten, so empfiehlt es sich, mehrere Blutproben nach Entnahme vom gleichen Ort zu messen. In arteriellen Blutproben, die während Luftatmung entnommen wurden, muß also mit $\pm 2$% $HbO_2$ Streubreite gerechnet werden. Bei einem Normalwert von 97% $HbO_2$ würde sich damit für den aus Oxymeterwerten über die Standard-$O_2$-Dissoziationskurve bei pH 7,40 ermittelten $O_2$-Druck eine Streubreite von etwa +30 bzw. —15 mm Hg $pO_2$ ergeben. Verfahren, die wie das zur Bestimmung des Diffusionsfaktors $DF_{O_2}$ auf Sauerstoff*druck*werte angewiesen sind, lassen sich mit Oxymeterwerten also nicht durchführen. Schließlich findet die Oxymetrie arteriellen Blutes bei Atmung sauerstoffreicher Gemische oder bei Atmung reinen Sauerstoffs im allgemeinen ihre Grenzen. Sie kann hier nur größere venöse Beimischungen, im allgemeinen mehr als 25% der Lungendurchblutung, aufdecken. Das Verfahren, venöses Blut bekannten Sauerstoffgehaltes mit arteriellem Blut unbekannten $O_2$-Gehaltes einer sauerstoffatmenden Untersuchungsperson zu mischen, um aus dem Oxymeterwert des Mischblutes den arteriellen $O_2$-Gehalt zu berechnen und so den Sauerstoff*druck* des arteriellen Blutes zu gewinnen[2], ist abzulehnen. Bei einer Meßgenauigkeit von $\pm 0,2$ Vol.-% $O_2$ bedeutet dies, daß der arterielle $O_2$-Druck bei Vollsättigung des Hämoglobins nur mit einer Genauigkeit von etwa $\pm 65$ mm Hg bestimmt werden könnte.

Die sicherste Methode, systematische Fehler auszuschalten und zufällige Fehler klein zu halten, besteht darin, daß man sein Oxymeter selbst eicht, unter den Eichbedingungen die Blutproben mißt und von Zeit zu Zeit zur Kontrolle Nacheichungen vornimmt. Dies ist dann zwangsläufig gegeben, wenn man ein Spektrophotometer auch zur Oxymetrie verwendet. Bei speziell für die Oxymetrie

---

[1] KORTÜM, G.: Kolorimetrie, Photometrie und Spektrometrie. Berlin-Göttingen-Heidelberg: Springer 1955.

[2] HOLLING, H. E., J. MACDONALD, J. A. O'HALLORAN u. J. VENNER: J. appl. Physiol. 8, 249 (1955).

konstruierten Photometern, die mit Eichkurven geliefert werden, ist es zu empfehlen, selbst eine Eichkurve aufzustellen und später Kontrolleichungen vorzunehmen.

## 2. Unblutige Transmissionsmethoden

Mit diesen Methoden wird der Versuch unternommen, die oben beschriebenen, für die Analyse hämolysierten Blutes in Cuvetten geltenden Gesetzmäßigkeiten der lichtelektrischen Absorptionsphotometrie auf durchblutetes Gewebe oder auf isolierte Gefäße anzuwenden. Auch das Verfahren, Vollblut durch Gefäßdrainage in Cuvetten oder Kunststoffschläuche abzuleiten und hier fortlaufend oder intermittierend zu untersuchen, wird dazugerechnet. Die Geräte bezeichnet man allgemein als „Oxymeter“.

VIERORDT[1] hatte 1875 mit der Transmissionsmethode das „Hb-Spektrum“ am Finger beobachtet und NICOLAI[2] hatte 1932 mit Photoelementen ähnliche Untersuchungen unternommen.

KRAMERs grundlegende Arbeiten wurden bereits oben erwähnt (s. S. 239)[3, 4]. Er stellte fest, daß das Beersche Gesetz auch für Vollblut Gültigkeit habe. Nach späteren Untersuchungen von KRAMER u. Mitarb.[5, 6] besteht zwischen der $O_2$-Sättigung und dem Logarithmus der durchgelassenen Lichtmenge bei einer bestimmten Erythrocyten-Konzentration eine lineare Beziehung. Doch sind, anders als im hämolysierten Blut, die Extinktionskoeffizienten für $HbO_2$ und Hb red im strömenden Vollblut von der Erythrocyten-Konzentration und von der Schichtdicke abhängige Größen.

KRAMERs „Sauerstoffuhr“[7] gestattet, mit Rotlicht Änderungen von % $HbO_2$ an uneröffneten, durch das Oxymeter geführten Gefäßen zu erfassen.

Da Änderungen des Blutvolumens die Absorption im Rotlicht beeinflussen müssen und so Sättigungsänderungen vortäuschen können, lag es nahe, die Lichtdurchlässigkeit in einem zweiten Wellenbereich zu messen, in dem diese nur vom Hb-Gehalt, nicht aber vom Sättigungsgrad abhängig war (isosbestischer Punkt, s. S. 242). Dies gelang MATTHES mit rotem und grünem Licht an einem Cuvettenoxymeter[8], nicht aber an einem Ohroxymeter[9]. Es zeigte sich, daß grünes Licht praktisch vollständig vom Gewebe absorbiert wird. Um Blutvolumenänderungen trotzdem erfassen zu können, wendete er Rotlicht an und kontrollierte Volumenschwankungen gleichzeitig plethysmographisch. Später führten MATTHES und GROSS[10] als zweiten Wellenbereich infrarotes Licht (750—900 m$\mu$) ein. Auf diesem Prinzip, bei 2 Wellenlängen zu messen, beruht die weitere Entwicklung der Oxymetrie.

Weite Verbreitung fand das Oxymeter* von MILLIKAN[11]. Eine weiße Lichtquelle durchstrahlt das Ohr. Das durchfallende Licht trifft auf 3 Filter, denen

---

1 VIERORDT, K.: Z. Biol. **11**, 187 (1875).

2 NICOLAI, L.: Pflüg. Arch. ges. Physiol. **229**, 327 (1932).

3 KRAMER, K.: Z. Biol. **95**, 126 (1934).

4 KRAMER, K.: Z. Biol. **96**, 61 (1935).

5 KRAMER, K., J. O. ELAM, G. A. SAXTON u. W. N. ELAM jr.: Amer. J. Physiol. **159**, 577 (1949).

6 KRAMER, K., J. O. ELAM, G. A. SAXTON u. W. N. ELAM jr.: Amer. J. Physiol. **165**, 229 (1951).

7 KRAMER, K.: In Handbuch der biologischen Arbeitsmethoden Abt. V, Teil 8, S. 1085. Berlin u. Wien: Urban & Schwarzenberg 1935.

8 MATTHES, K.: Naunyn-Schmiedeberg's Arch. exp. Path. u. Pharmak. **176**, 683 (1934).

9 MATTHES, K.: Naunyn-Schmiedeberg's Arch. exp. Path. u. Pharmak. **179**, 698 (1935).

10 MATTHES, K., u. F. GROSS: Naunyn-Schmiedeberg's Arch. exp. Path. u. Pharmak. **191**, 523 (1938).

11 MILLIKAN, G. A.: Rev. Sci. Instrum. **13**, 434 (1942).

* Hersteller der Ohreinheit und Eichfilter: Coleman Electric Co., Maywood, Ill. USA.

3 Eisen-Selen-Sperrschichtzellen vorgeschaltet sind. Die zentrale Zelle ist mit einem Rotfilter, die beiden anderen sind mit Grünfiltern bedeckt. WOOD[1] wies später nach, daß MILLIKAN nicht im grünen, sondern tatsächlich im infraroten Bereich gemessen hatte. Dies erklärte den Widerspruch zwischen dem Befund von MATTHES und den praktischen Ergebnissen von MILLIKAN.

Beide Photozellensysteme geben Blutvolumen- und Gewebsdickenänderungen wieder, Änderungen des Oxydationsgrades werden dagegen nur durch das Rotlichtsystem angezeigt. Durch entsprechende Schaltung kompensieren sich die Galvanometerausschläge für die Gewebs- und Blutvolumenänderungen, so daß das Galvanometer ausschließlich Änderungen von % $HbO_2$ anzeigt.

Abgesehen davon, daß in Serie hergestellte Millikan-Oxymeter einige systematische Fehlerquellen aufwiesen[2], gestattet die Methode auch keine absolute Messung von %-$HbO_2$, sondern nur die Feststellung von Sättigungsänderungen. Dies beruht darauf, daß keine individuelle Eichung vorgenommen werden kann. Es wird nämlich zuerst die Extinktion des durchstrahlten Gewebes im ,,Grün" (= Infrarot) ermittelt und mit der Extinktion von 5 Standardfiltern, die fünf verschiedenen Ohrdicken entsprechen sollen, verglichen. Jeweils einem Extinktionsbereich (= Ohrdicke) entspricht eine Galvanometerskala, auf der bei Rotlicht und $O_2$-Atmung der Galvanometerausschlag auf 100% $HbO_2$ eingestellt wird. Der Meßbereich reicht von 100—50% $HbO_2$, die Meßgenauigkeit beträgt nach MILLIKAN $\pm 5$% $HbO_2$ bei 100% $HbO_2$ und $\pm 8$% bei 50% $HbO_2$. Andere[2] fanden beim Vergleich mit manometrischen Analysen nach 500 Messungen zwischen 50—91% $HbO_2$ $\pm 4{,}2$% $HbO_2$ als Standardabweichung, d. h. bei rund 95% aller Bestimmungen beträgt die Genauigkeit $\pm 8$% $HbO_2$.

Mit dem Oxymeter von WOOD und GERACI[3] können absolute Werte für %-$HbO_2$ gemessen werden, ohne daß im Einzelfall ein Ausgangswert bekannt sein muß. Die Ohreinheit enthält eine Kapsel, mit der auf das durchstrahlte Gewebe ein Druck von 200 mm Hg ausgeübt werden kann, um es blutleer zu machen. Nach Auspressen kann im Roten wie im Infraroten — hier wird tatsächlich im infraroten Bereich gemessen — die allein durch das Gewebe bedingte Lichtschwächung bestimmt werden. Aus dieser und aus der Gesamtlichtschwächung am durchbluteten Ohr läßt sich die durch das Blut allein bewirkte Lichtschwächung errechnen. Das Vorgehen entspricht also etwa dem bei der Cuvettenmessung (s. S. 240). Der Quotient, gebildet aus der durch das Blut bedingten Lichtschwächung im roten Bereich einerseits und im infraroten andererseits, ist eine Funktion der Sauerstoffsättigung des Hb, da die Lichtabsorption im Rot vom Oxydationsgrad und vom Gesamt-Hb, diejenige im Infrarot nur vom Gesamt-Hb abhängig ist. Die elektrische Schaltung unterscheidet sich vom Millikan-Oxymeter dadurch, daß die Photoströme beider Systeme getrennt auf 2 Skalen registriert werden, wodurch höhere Genauigkeit erreicht wird. Jede Ohreinheit muß *einmal* geeicht werden. Hierzu wird der oben genannte Quotient gegen die mit einer anderen Methode bestimmten Sättigungswerte, letztere auf einer umgekehrt log. Skala, aufgetragen. Zwischen 20 und 95% $HbO_2$ soll die Eichkurve linear sein. Nacheichungen sind notwendig, wenn die Photozellen ausgewechselt werden. An Hand eines so geeichten Oxymeters fand WOOD bei 20 Versuchspersonen unter $O_2$-Atmung Werte von 97,1—104,2% $HbO_2$ und unter Luftatmung solche von 94,8—101,4% $HbO_2$.

---

[1] WOOD, E. H.: Oximetry. In: Medical physics, Vol. 2, p. 644, edit. by O. GLASSER. Chikago: The Year Book Publishers 1950.

[2] MONTGOMERY jr., G. E., J. E. GERACI u. E. H. WOOD: Fed. Proc. **7**, 81 (1948).

[3] WOOD, E. H., u. J. E. GERACI: J. Lab. clin. Med. **34**, 387 (1949).

Bei 211 vergleichenden manometrischen Analysen an 50 Versuchspersonen betrug die Standardabweichung zwischen 13 und 100% $HbO_2$ $\pm 2{,}4\%$ $HbO_2$, 97% der Messungen streuten weniger als $\pm 5\%$ $HbO_2$.

Nachteile des Wood-Oxymeters sind:

Der Sättigungswert kann nicht direkt abgelesen, sondern muß nach gleichzeitiger Ablesung beider Galvanometerskalen errechnet werden. Letzteres wird durch Nomogramme und Rechenscheiben erleichtert. Die Ablesung ist schwierig. Sie kann durch photographische Registrierung ersetzt werden. Es gibt auch ein Einskalen-Instrument, bei dem, wie beim Millikan-Oxymeter, die Photoströme gegeneinander geschaltet sind, so daß nur %-$HbO_2$-Änderungen gemessen werden. Dies führt jedoch zu einer Zunahme der o. a. Streubreiten um 60%. Wood-Oxymeter sind in verschiedenen Formen im Handel*. Einige Modelle erlauben gleichzeitige bzw. wechselweise Messung mit Ohr- und Cuvettenoxymetern.

Ausgehend von der Tatsache, daß die Spannung von Photoelementen bei unendlich hohem äußeren Widerstand linear mit dem Logarithmus der Beleuchtungsstärke anwächst, entwickelte NILSSON[1] ein Oxymeter**, bei dem die von den Photoelementen abgegebenen Spannungen eine lineare Darstellung der $O_2$-Sättigung ermöglichen. Es wird mit infrarot- und rotempfindlichen Elementen gemessen. NILSSON verzichtet auf das Auspressen des durchstrahlten Gewebes. Er gewinnt den ersten Eichpunkt mit 100% $HbO_2$ unter Sauerstoffatmung, als zweiten verwendet er den bei $O_2$-Atmung gefundenen „Okklusionsendwert", für den er nach seinen Untersuchungsergebnissen eine mittlere Sättigung von 40,3% $HbO_2$ fand (Einzelheiten über Okklusionsendwerte als Eichpunkt s. u.). Beim neuesten Atlasoxymeter wird auf die Okklusion verzichtet[2], da sie 20—30 min dauert und häufig schmerzhaft ist. Statt dessen wird das Gewebe blutleer gepreßt, um ähnlich dem Vorgehen von WOOD, „Leerwerte" zu erhalten.

Beim Vergleich mit 73 van Slyke-Analysen betrug der mittlere Fehler von NILSSONs Originalmethode bei 90% Sättigung $\pm 2{,}9\%$ $HbO_2$, bei 75% $\pm 4{,}4\%$ $HbO_2$ und bei 50% $\pm 7{,}7\%$ $HbO_2$.

Angaben über weitere Transmissionsoxymeter s. bei[3].

Da die unblutige Oxymetrie für Lungenfunktionsprüfungen, vor allem im Arbeitsversuch, weite Verbreitung gefunden hat, sollen einige grundsätzliche Probleme kurz aufgezeigt werden. Ausführliche Darstellungen darüber s.[3-6], ferner auch [7-9].

1. Da das Blut im durchstrahlten *Gewebe* sich in Arterien, Capillaren und Venen befindet, muß der gemessene $O_2$-Gehalt niedriger sein als der im arteriellen Blut. Mit dem Oxymeter registrierte Änderungen der $O_2$-Sättigung können deshalb Folge einer Verminderung des arteriellen $O_2$-Gehaltes, einer erhöhten $O_2$-Aus-

---

[1] NILSSON, N. J.: Pflüg. Arch. ges. Physiol. **263**, 374 (1956).

[2] Persönliche Mitteilung der Hersteller.

[3] ZIJLSTRA, W. G.: Fundamentals and applications of clinical oximetry. Assen: Van Gorcum & Comp. 1953.

[4] COMROE, J. H., u. E. H. WOOD: Meth. med. Res. **2**. Chikago: The Year Book Publishers 1953.

[5] MATTHES, K.: Kreislaufuntersuchungen am Menschen mit fortlaufend registrierenden Methoden. Stuttgart: Georg Thieme 1951.

[6] WOOD, E. H.: Oximetry. In: Medical physics, Vol. 2, p. 644, edit. by O. GLASSER. Chikago: The Year Book Publishers 1950.

[7] KRAMER, K., J. O. ELAM, G. A. SAXTON u. W. N. ELAM jr.: Amer. J. Physiol. **159**, 577 (1949).

[8] KRAMER, K., J. O. ELAM, G. A. SAXTON u. W. N. ELAM jr.: Amer. J. Physiol. **165**, 229 (1951).

[9] NILSSON, N. J.: Pflüg. Arch. ges. Physiol. **263**, 374 (1956).

* Hersteller: The Waters Corporation, Rochester, Minnesota USA.

** Hersteller: Atlaswerke A G., Bremen.

nutzung oder Folge von beidem sein. Um die $AVD_{O_2}$ so klein wie möglich zu halten, muß die Durchblutung gesteigert werden. Dies wird meistens mit Hilfe der Lampenwärme zu erreichen versucht. Nach ELAM[1-3] soll dieses Vorgehen aber nicht zureichend sein, er empfiehlt als allein brauchbares Verfahren die Histaminiontophorese nach MATTHES[4]. WOOD[5] verglich allerdings die Ergebnisse von histaminisierten und erwärmten Ohren, ohne Differenzen zu finden. Ähnliche Ergebnisse hatten LINDGREN[6] und SEKELJ[7]. NILSSON[8] verwendete zur Durchblutungssteigerung eine nicotinsäurehaltige Salbe (Finalgon).

Neben Untersuchungen an histaminisierten und erwärmten Ohrläppchen stellte MATTHES[4] auch Vergleiche über den Einfluß peripherer Gefäßregulation auf die gemessene „arterielle“ $O_2$-Sättigung bei Arbeit an. Sie ergaben, daß die am Finger ermittelten Werte offenbar durch periphere Vorgänge beeinflußt werden, während dies am Ohr nicht der Fall ist.

2. Unter der Voraussetzung, daß die Eichkurve linear verläuft, werden für die unblutige Eichung 2 Eichpunkte benötigt. Im allgemeinen geht man davon aus, daß bei $O_2$-Atmung im arteriellen Blut 100% $HbO_2$ erreicht werden. Bei erhöhter venöser Beimischung kann damit nicht mehr gerechnet werden, wenn diese bei normaler $AVD_{O_2}$ etwa 25% des Herzzeitvolumens und mehr beträgt. Das ist bei kongenitalen Vitien mit Rechts- Links-Shunt ohne weiteres möglich, weniger bei Lungenerkrankungen[9].

Um einen zweiten Eichpunkt zu gewinnen, ist vorgeschlagen worden, den durchstrahlten Bezirk mit Hilfe einer Okklusionsvorrichtung so abzusperren, daß keine Zirkulation mehr möglich ist. Die Vorstellung, daß der „Oklusionsendwert“ der $O_2$-Sättigung 0% $HbO_2$ betragen würde, ist aber nicht zutreffend. Wenn das Blut auch in den Capillaren vollständig reduziert wird, so verbleibt doch ein beträchtlicher Anteil in Arterien und Venen, der am Gasaustausch nicht unmittelbar teilnimmt. Nach MATTHES[4] entstehen damit zwischen Arterien- und Venenblut einerseits und Capillarblut andererseits erhebliche $O_2$-Druckdifferenzen, womit „Diffusionsvorgänge auf den Ablauf des Reduktionsprozesses wesentlichen Einfluß gewinnen“. MATTHES lehnt die Verwendung des Okklusionsendwertes als Eichpunkt ab. NILSSON[8] benutzt den bei $O_2$-Atmung gefundenen mittleren Okklusionsendwert von 40% $HbO_2$ allgemein als 2. Eichpunkt, fand allerdings an 16 Versuchspersonen dabei einen mittleren Fehler von $\pm 8,8\%$ $HbO_2$.

Die unblutige Eichung weist also erhebliche Schwierigkeiten auf. Das sicherste Verfahren zur Aufstellung einer Eichkurve ist, arterielles Blut zu entnehmen, um aus dessen Analyse Werte zu gewinnen, die man in Beziehung zu den z. Z. der Blutentnahme gemessenen Galvanometerausschlägen setzt. Die Linearität der Eichkurve als solcher zwischen 90 und 100% $HbO_2$ ist ein weiteres Problem. Einzelheiten darüber s. [4].

3. Es ist fraglich, ob durch Auspressen der durch das Gewebe allein bedingte Anteil an Lichtschwächung genau bestimmt werden kann, da es praktisch

---

[1] ELAM, J. O., J. F. NEVILLE, W. SLEATOR u. W. N. ELAM jr.: Ann. Surg. **130**, 755 (1949).

[2] SLEATOR, W., J. O. ELAM, D. J. KILLIAN u. W. N. ELAM jr.: Fed. Proc. **8**, 147 (1949).

[3] COMROE, J. H., u. E. H. WOOD: Meth. med. Res. **2** (1950).

[4] MATTHES, K.: Kreislaufuntersuchungen am Menschen mit fortlaufend registrierenden Methoden. Stuttgart: Georg Thieme 1951.

[5] WOOD, E. H., J. R. B. KNUTSON u. B. E. TAYLOR: Amer. J. Physiol. **159**, 597 (1949).

[6] LINDGREN, I.: Cardiologia (Basel) **13**, 226 (1948).

[7] SEKELJ, P.: Amer. Heart J. **48**, 746 (1954).

[8] NILSSON, N. J.: Pflüg. Arch. ges. Physiol. **263**, 374 (1956).

[9] RODEWALD, G.: Bad Oeynhauser Gespräche I. Berlin-Göttingen-Heidelberg: Springer 1957.

nicht möglich ist, Gewebe auch durch höheren Druck vollkommen blutleer zu machen[1].

Nach SLEATOR u. Mitarb.[2] soll darüber hinaus die Messung der durch das Gewebe allein verursachten Lichtschwächung bei den üblichen Oxymetern auch aus technischen Gründen (Streulicht) schlecht reproduzierbar sein.

Beide Faktoren müssen den Eichkurvenverlauf beeinflussen.

4. Über die Veränderlichkeit von Extinktionskoeffizienten im Vollblut s. o.

5. Verschiebungen der Ohreinheit am Ohr während der Arbeit beeinflussen die Messungen.

6. Die oben für die spektrophotometrische Cuvetten-Messung genannten Fehlerquellen können ebenfalls sinngemäß wirksam werden.

### 3. Reflexionsmethoden

VIERORDT[3] und später DENNIG[4] hatten die Änderung des Hb-Spektrums nach Zirkulationsunterbrechung am Finger im reflektierten Licht untersucht. KRAMER[5] fand eine lineare Beziehung auch zwischen dem Log. der Intensität des *reflektierten* Lichtes und der Sauerstoffsättigung des Blutes.

BRINKMAN u. Mitarb.[6] entwickelten nach dem Reflexionsprinzip für blutige Messungen den Hämoreflektor*.

ZIJLSTRA[6] hat Grundlagen, Methode und Fehlerquellen ausführlich beschrieben. Die Reflexionsmethode bietet gegenüber der Transmissionsmethode folgende Vorteile:

Es ist keine Hämolyse erforderlich. Die Intensität des reflektierten Lichtes (600—680 $m\mu$) ist — innerhalb gewisser Grenzen — unabhängig von Zellzahl und Blutschichtdicke.

Mit dem Hämoreflektor kann an Hand einer mitgelieferten Eichkurve, in der die im log. Maßstab angegebenen Galvanometerausschläge gegen die Sauerstoffsättigung aufgetragen sind, %-$HbO_2$ gemessen werden. Der Hb-Gehalt kann mit dem Hämoreflektor nicht bestimmt werden. Kontrollen der Eichkurve bzw. individuelle Eichkurven können mit 2 Punkten für vollgesättigtes bzw. reduziertes Blut aufgestellt werden, wobei die Voraussetzung gilt, daß die Eichkurve zwischen 0 und 100% $HbO_2$ linear verläuft. Nach ZIJLSTRA[6] betrug die Standardabweichung von 36 Messungen mit einem Hämoreflektor verglichen mit spektrophotometrischen Cuvettenmessungen zwischen 38 und 99% $HbO_2$ $\pm 2{,}3$ Sättigungsprozente. In einer weiteren Reihe wurde die Standardabweichung individueller Eichpunkte bei 0 und 100% $HbO_2$ aus 15 verschiedenen Blutproben von der allgemeinen Eichkurve eines Hämoreflektors untersucht. Sie betrug bei 90% Sättigung $\pm 1{,}6$% $HbO_2$, bei 50% $\pm 3$% $HbO_2$ und bei 30% $\pm 4$% $HbO_2$. Individuelle Eichungen werden deshalb für genauere Messungen empfohlen. Auch für den Hämoreflektor gelten die Ausführungen über Fehlerquellen der spektrophotometrischen Cuvettenmessung sinngemäß. RODRIGO[7] entwickelte eine Theorie der Reflexionsmethode, analysierte Fehlerquellen und machte apparative Verbesserungsvorschläge für den Hämoreflektor.

---

[1] MATTHES, K.: Kreislaufuntersuchungen am Menschen mit fortlaufend registrierenden Methoden. Stuttgart: Georg Thieme 1951.

[2] SLEATOR, W., J. O. ELAM, W. N. ELAM u. H. L. WHITE: J. appl. Physiol. **3**, 649 (1951).

[3] VIERORDT, K.: Z. Biol. **14**, 422 (1878).

[4] DENNIG, A.: Z. Biol. **1** (19), 483 (1883).

[5] KRAMER, K.: Z. Biol. **96**, **61** (1935).

[6] ZIJLSTRA, W. G.: Fundamentals and applications of clinical oximetry. Assen: Van Gorcum & Comp. 1953.

[7] RODRIGO, F. A.: Amer. Heart J. **45**, 809 (1953).

* Hersteller: P. J. Kipp und Zonen, Delft, Holland.

Auf dem Reflexionsprinzip beruht auch der Cyclop*, ein Oxymeter derselben Autoren[1], das vorwiegend an der Stirn, aber auch an den Extremitäten angebracht werden kann. Das Gerät arbeitet bei 2 Wellenlängen. Im grünen Bereich wird die Gewebsreflexion, im roten Bereich die Gewebs- und Blutreflektion gemessen. Nach Auspressen der Haut wird die Gewebsreflexion im Grünen und Roten durch entsprechende Änderung der primären Lichtintensität auf den gleichen Wert gebracht. Nach Aufhebung der Zirkulationssperre bleibt die Grünreflexion konstant, die Rotreflexion ändert sich. Die Differenz Rot-Grün ist eine log. Funktion der Sauerstoffsättigung, ferner eine Funktion der reflektierenden Blutoberfläche. Diese zweite Größe wird durch Histaminiontophorese möglichst konstant gehalten. Zur Eichung muß der Galvanometerausschlag bei Rotlicht und $O_2$-Atmung gemessen werden, wenn nicht eine arterielle Blutprobe analysiert wird. Der zweite Eichpunkt für 0% $HbO_2$ wurde bisher mit Hilfe einer für alle Geräte geltenden Konstanten errechnet. Eine Rechenscheibe erleichtert die Ermittlung von %-$HbO_2$ aus den Galvanometerwerten.

Tammeling, Zijlstra und Mook[2] haben das Verfahren einer neuerlichen Prüfung durch Vergleich mit dem Hämoreflektor unterzogen und dabei vorwiegend systematische Fehler gefunden. Die Ursachen liegen darin, daß die Eichkurve selbst nicht linear verläuft und daß die angegebene Konstante nicht allgemein gültig ist, ferner darin, daß die Filterwirkung der Haut einen unkontrollierbaren Einfluß ausüben kann. Sie kamen zu dem Schluß, daß die Genauigkeit des Cyclopen nicht höher ist als die der Transmissionsoxymeter, und daß quantitative Größen mit der Methode nicht gemessen werden können.

Die Tatsache, daß diese Fehlerquellen teilweise in den verschiedenen Charakteristiken der für die einzelnen Apparate verwendeten Photoelemente begründet liegen, unterstreicht nachdrücklich die oben erhobene Forderung, serienmäßig hergestellte Geräte selbst zu eichen bzw. nachzueichen.

Ein weiteres Reflexionsoxymeter konstruierten Bühlmann und Sigrist[3].

Es ergibt sich aus den beschriebenen Fehlerbreiten der im Handel befindlichen Oxymeter, daß die Genauigkeit der Einzelmessungen nicht sehr groß ist.

Der Wert der unblutigen Methoden liegt eher in der Möglichkeit, Änderungen der $O_2$-Sättigung zu erfassen, z. B. im Arbeitsversuch, zur Bestimmung der Kreislaufzeit, des Herzzeitvolumens usw. Für genaue Analysen ist die arterielle Blutgasuntersuchung nicht zu entbehren.

## F. Andere Methoden zur Bestimmung von Gasen in biologischen Flüssigkeiten

**Titrimetrische Methoden** zur Bestimmung des Bicarbonatgehaltes s. S. 319.

**Massenspektrographische Bestimmung** von $O_2$ und $CO_2$ in Blutproben[4] hat Faulconer[5] inauguriert. Die Gase werden chemisch durch Evakuieren aus dem Blut ausgetrieben und mit einem Massenspektrographen wird die Gaskonzentration gemessen. Die Genauigkeit ist erheblich geringer als diejenige des manometrischen Apparates. Das Verfahren ist auch anwendbar, wenn Äther oder Stickoxydul anwesend sind.

* Hersteller: P. J. Kipp u. Zonen, Delft, Holland.

[1] Zijlstra, W. G.: Fundamentals and applications of clinical oximetry. Assen: Van Gorcum & Comp. 1953.

[2] Tammeling, G. J., W. G. Zijlstra u. G. A. Mook: Thoraxchirurgie **5**, 118 (1957).

[3] Bühlmann, A.: Helv. physiol. pharmacol. Acta **9**, 3 (1951).

[4] Patrick, R. T., J. M. Saari, S. Possati u. A. Faulconer: Anesthesiology **15**, 95 (1954).

[5] Faulconer, A.: Anesthesiology **14**, 405 (1953).

**Methoden zur CO-Bestimmung im Blut** sind vor allem durch die gerichtsmedizinischen Interessen außerordentlich zahlreich. Für Lungenfunktionsprüfungen interessieren nur die beiden andernorts beschriebenen Verfahren (s. S. 226 und S. 242).

Außer diesen wird noch die Ultrarotabsorption benützt[1,2]. ROSSMANN[3] extrahiert das Blut (1—5 ml) und bestimmt mit dem Ultrarotabsorptionsschreiber der Badischen Anilin- und Soda-Fabrik (s. S. 189) den CO-Gehalt in dem Gasgemisch. Bei 5 ml Blut kann noch 1% COHb gemessen werden.

Fortlaufende Messung und Registrierung des CO-Anteils im strömenden Blut auf photoelektrischer Grundlage haben MATTHES und GROSS[4] beschrieben.

SCHMIDT[5] bestimmt mit einer Mikro-van-Slyke-Apparatur noch 0,08 Vol.-% CO.

HINSBERG und LANG[6] geben einen guten Überblick und ausführliche Beschreibung der wichtigeren CO-Methoden.

## G. Mikromethoden der Blutgasanalyse

Mikroblutgasanalysen sind hauptsächlich für Blutproben von kleinen Versuchstieren entwickelt, kommen aber zum Teil für den Menschen, besonders für Kinder in Betracht.

Für $CO_2$, $O_2$ und CO-Analysen in 0,01—0,03 ml Blutproben ist der *Kopp-Natelson-Mikrogasometer*[7], * gebaut. Er arbeitet nach dem manometrischen Prinzip und ist in der Hand des Geübten bei gleicher Analysendauer nur wenig ungenauer als der manometrische Apparat nach VAN SLYKE. Verbesserungen[8] und Modifikationen[9] zur Analyse von Fingerspitzenblut mit ihm sind angegeben.

In 0,1 ml Blut können mit einer Spezialpipette[10] der Hämatokritwert, der pH-Wert (colorimetrisch) und der $CO_2$-Gehalt bestimmt werden. Mit den Makromethoden stimmt der Hämatokritwert auf 1%, der pH-Wert auf 0,02 und der $CO_2$-Gehalt auf $\pm 1\%$ überein[11]. Einen Mikro-van Slyke-Apparat hat BERGGREN[12] zur Bestimmung von physikalisch gelöstem Sauerstoff im Plasma entwickelt. Mit 0,2 ml Plasma ist die Fehlerbreite der Einzelmessung nur $\pm 0,04$ Vol.-%.

Eine Mikro-van-Slyke-Methode von WHITELY[13] erfordert 0,1 ml Proben, sie soll auf 0,002 Vol.-% genau sein.

Mit einer Spezialpipette bestimmt GRANT[14] an etwa 40 $mm^3$ Blut die Sauerstoffkapazität auf volumetrischem Wege.

SCHOLANDER[15] hat eine Reihe bemerkenswerter Methoden entwickelt. An 0,7 bzw. 0,14 $mm^3$ Blut, die mit einer Glascapillare gesammelt werden, können $CO_2$ und $O_2$ mit einem Fehler von $\pm 0,6$ bzw. $\pm 1,5$ Vol.-% analysiert werden.

* Hersteller: Scientific Industries, Inc. Springfield, Mass. USA.

1 MERKELBACH, O.: Schweiz. med. Wschr. **1935**, 1142.

2 WEINBACH, A.: Z. ges. exp. Med. **101**, 477 (1937).

3 ROSSMANN, A.: Klin. Wschr. **1949**, 280.

4 MATTHES, K., u. F. GROSS: Naunyn-Schmiedeberg's Arch. exp. Path. u. Pharmak. **191**, 369 (1939).

5 SCHMIDT, O.: Z. klin. Med. **136**, 151 (1939). — Klin. Wschr. **1939**, 938.

6 HINSBERG, K., u. K. LANG: Medizinische Chemie für den klinischen und theoretischen Gebrauch. 2. Aufl., S. 552. München u. Berlin: Urban u. Schwarzenberg 1951.

7 WATELSON, S.: J. clin. Path. **21**, 1153 (1951).

8 HOLADAY, D. A., and M. VEROSKY: J. lab. clin. Med. **47**, 634 (1956).

9 NATELSON, S., and C. M. MENNING: Clinical Chemistry **1**, 165 (1955).

10 SHOCK, N. W., u. A. B. HASTINGS: J. biol. Chem. **104**, 565 (1934).

11 SINGER, R. B., J. SHOHL u. D. B. BLUEMLE: Clin. Chim. **1**, 287 (1955).

12 BERGGREN, S. M.: Acta physiol. scand. **4**, Suppl. 11 (1942).

13 NHITELY, A. H.: J. biol. Chem. **174**, 947 (1948).

14 GRANT, W. C.: Proc. Soc. exp. Biol. (N.Y.) **66**, 60 (1947).

15 SCHOLANDER, P. F., u. L. IRVING: J. biol. Chem. **169**, 561 (1947).

Die Vakuumextraktion der Gase geschieht durch Zentrifugieren. Die ausgetriebenen Gase werden im Mikrogasanalyseapparat von SCHOLANDER[1] analysiert. Analysendauer 20 min. Eine ähnliche Methode von SCHOLANDER[2] arbeitet mit 12 mm Blut. Genauigkeit = 0,7 Vol.-% für $O_2$ $\pm$ 1,0 Vol.-% für $CO_2$.

HOLMES[3] hat das Scholander-Prinzip für $CO_2$-Analysen im Serum modifiziert.

Für 20 mm³ Serum bzw. für dessen extrahierte Gase bei konstanter, auf etwa $^1/_{10}$ Atmosphäre reduziertem Druck gibt LAZAROW[4, 5] neuerdings eine Methode an. Genauigkeit für $CO_2$ 1 Vol.-%.

### H. Bestimmung der Gewebsgase

Durch Einführung einer Gasblase ins Gewebe wird eine Äquilibrierung mit den Gewebsgasen erreicht. Mit einer Modifikation[6] des Kroghschen Apparates analysiert man die Gasblase auf Kohlendioxyd- und Sauerstoffgehalt und kann daraus den Gasdruck im Gewebe berechnen. Die Platinelektrode wurde verschiedentlich zur Messung des Sauerstoffdruckes im Gewebe verwendet[7-9], s. Fußn. [9] von S. 257. Es ist sogar gelungen, Platinelektroden für Wochen ins Gewebe einheilen zu lassen (Gehirn[9]), es ist jedoch bisher nicht möglich, die Elektroden auch für das Gewebe zu *eichen*. Dadurch ist das ganze Verfahren höchstens qualitativ anwendbar. Mit der Platinelektrode soll neuerdings auch der im Gewebe physikalisch gelöste Wasserstoff (bei $H_2$-Atmung) bestimmt werden können[10].

## III. Methoden zur Bestimmung von physikalisch gelösten Gasen im Blut

*Allgemeines*

Prinzipiell sind auch für die physikalisch gelösten Gase die *Evakuierungsmethoden* (manometrischer Apparat nach VAN SLYKE) anwendbar. Da jedoch die gelösten Mengen für die in Betracht kommenden Gase gering sind, benötigt man große Flüssigkeitsmengen, um die erforderliche Genauigkeit zu erzielen. Mit kleinen Mengen (2—5 ml) gelingt die Bestimmung der physikalisch gelösten Gase auf indirektem Wege. Man setzt das Blut mit einer geringen Gasmenge, die möglichst angenähert Blutgasdrucke hat, ins Gleichgewicht und analysiert anschließend die Gaskonzentration in dem äquilibrierten Gas (*Tonometrie*). Bei diesem Vorgehen besteht die Schwierigkeit, die Blutgaskonzentration durch Äquilibrierung mit Gas möglichst nur geringfügig zu verändern. Das wird erzielt durch ein großes Verhältnis Blut/Gas. Da aber die zur Verfügung stehende Blutmenge begrenzt ist, müssen sehr kleine Gasmengen (mm³) analysierbar sein. Die erste Methode hat KROGH[11] angegeben. Sie wurde mehrmals modifiziert[12-15].

[1] SCHOLANDER, P. F., u. H. J. EVANS: J. biol. Chem. **169**, 551 (1947).
[2] SCHOLANDER, P. F., S. C. FLEMISTER u. L. IRVING: J. biol. Chem. **169**, 173 (1947).
[3] HOLMES, F. E.: J. Lab. clin. Med. **36**, 148 (1950).
[4] LAZAROW, A.: Lab. Invest. **2**, 22 (1953).
[5] LAZAROW, A., u. M. R. CLARK: Lab. Invest. **2**, 227 (1953).
[6] CAMPBELL, J. A., u. H. J. TAYLOR: J. Physiol. (Lond.) **84**, 219 (1935).
[7] MONTGOMERY, H., u. O. HORWITZ: J. clin. Invest. **29**, 1120 (1950).
[8] MOCHIZUKI, M.: Res. Biophysics, Sapporo, Monogr. Ser. **2**, 39 (1951).
[9] MISRAHI, G. A., u. L. C. CLARK: 20. Internat. Physiol. Kongr. 1956, Abstr. of coman, S. 650.
[10] CLARK, L. C., u. G. A. MISRAHY: 20. Internat. Physiol. Kongr. 1956, Abstr. of comen. S. 177.
[11] KROGH, A.: Skand. Arch. Physiol. **20**, 279 (1908).
[12] BARCROFT, J., u. M. NAGAHASHI: J. Physiol. (Lond.) **55**, 339 (1921).
[13] FERGUSON, J. K. W.: J. biol. Chem. **95**, 301 (1932).
[14] COMROE jr., J. H., u. R. D. DRIPPS jr.: Amer. J. Physiol. **142**, 700 (1944).
[15] ROOS, A., u. H. BLACK: Amer. J. Physiol. **160**, 163 (1950).

Die Weiterentwicklung von RILEY, PROEMMEL und FRANKE[1] wird hier ausführlich beschrieben (s. S. 258).

Mit *elektrochemischen Methoden* (Reduktion des Sauerstoffs an der tropfenden Quecksilberelektrode oder Platinelektrode) wird der physikalisch gelöste Sauerstoff direkt in Blut und Plasma bestimmt. BAUMBERGER[2], BERGGREN[3], WIESINGER[4] sowie HEEMSTRA[5] haben mit der Tropfelektrode im anaerob abgetrennten Plasma und BARTELS[6] im Vollblut gemessen. Mit blanken Platinelektroden ist die Messung im Vollblut nur bei $O_2$-Drucken über 100 mm Hg hinreichend genau gelungen[7]. Mit Überzügen von Kollodium[8], Cellophan[9] und Polyäthylen[9,10] ist auch die Anwendung im Blut versucht worden.

Über die mit Polyäthylen überzogenen Elektroden liegen bisher nur geringe Erfahrungen vor. Die Elektrode von L. C. CLARK ist in einer Reihe von amerikanischen und europäischen Laboratorien in Erprobung. Die Bezugselektrode ist hier mit der Pt-Elektrode zusammengebaut und mit einer Teflonfolie bedeckt. Das Blut muß wegen des hohen $O_2$-Verbrauchs der Elektrode gerührt werden, manche Laboratorien lassen einen kontinuierlichen Blutstrom an der Elektrode vorüberfließen. Die Messung ist außerordentlich temperaturempfindlich. Die Genauigkeit ist bis jetzt etwa $\pm 4$ mm Hg $pO_2$ nach KREUZER u. Mitarb.[11] Platinelektroden geringen Stromverbrauchs und geringer Temperaturempfindlichkeit mit Kunststofftauchüberzügen wurden neuerdings erprobt[10]. Sie ergaben eine Fehlerbreite von ca. 2,5 mm Hg $pO_2$. Alle Platinelektroden mit Überzügen zeigen Eichkurvenverschiebungen, die zwar erheblich geringer sind als diejenigen bei der potentiometrischen Methode (s. S. 269), aber doch zu groß sind, um eine jeweilige Eichkurvenaufstellung vermeiden zu können.

Die Domäne der mit Kunststoff überzogenen Platinelektroden ist bis jetzt die fortlaufende Messung. Ihre Genauigkeit reicht im physiologisch wichtigen Bereich von 100 mm Hg und weniger noch nicht an die anderen beiden Methoden heran. Es ist ebenso für jedes Blut eine Eichkurve aufzustellen.

Eine Übersicht über alle Möglichkeiten der Messung physiologisch wichtiger Gase in physikalischer Lösung siehe [12].

## Bewertung der Methoden zur Messung des physikalisch gelösten Sauerstoffs

Bisher haben nur die Methoden von RILEY, PROEMMEL und FRANKE (Äquilibriermethode) und diejenige von BARTELS (potentiometrische Methode) nennenswerte Verbreitung gefunden. Vor- und Nachteile sollen hier gegeneinander abgewogen werden.

Der Zeitaufwand und die erforderliche Blutmenge sind für beide Methoden etwa gleich, wenn Einzelanalysen gemacht werden. Je mehr Analysen innerhalb kurzer Zeit erforderlich sind, desto vorteilhafter ist die potentiometrische Methode, da eine Messung nur 2—3 min erfordert, bei der Äquilibriermethode jedoch 20 min. Die Äquilibriermethode wird allgemein als schwieriger angesehen. Sie hat jedoch den Vorteil, daß gleichzeitig der $CO_2$-Druck mitbestimmt wird. $O_2$-Drucke über

[1] RILEY, R. L., D. D. PROEMMEL u. R. E. FRANKE: J. biol. Chem. **161**, 621 (1945).

[2] BAUMBERGER, J. P., G. MARKUS u. K. BARDWELL, Fed. Proc. Amer. Soc. exper. Biol. **8**, 8 (1949).

[3] BERGGREN, S. M.: Acta physiol. scand. **4**, Suppl. 11 (1942).

[4] WIESINGER, K.: Helv. physiol. Acta Suppl. 7 (1950).

[5] HEEMSTRA, H.: Alveolaire zuurstofspanning en longcirculatie. Diss. Groningen 1948.

[6] BARTELS, H.: Pflüg. Arch. ges. Physiol. **254**, 107 (1951).

[7] MOCHIZUKI, M., u. H. BARTELS: Pflüg. Arch. ges. Physiol. **261**, 152 (1955).

[8] DRENKHAHN, F. O.: Pflügers Arch. ges. Physiol. **262**, 169 (1956).

[9] CLARK jr., L. C., R. WOLF, D. GRANGER u. Z. TAYLOR: J. appl. Physiol. **6**, 189 (1953).

[10] BÜRGER, H., u. H. BARTELS: Unveröffentlichte Untersuchungen.

[11] KREUZER, F., T. R. WATSON jr. u. J. M. BALL: J. appl. Physiol. **12**, 65 (1958).

[12] OPITZ E., u. H. BARTELS: Gasanalyse. In: Handbuch der physiologisch- und pathologisch-chemischen Analyse, Bd. II/2 S. 183. Berlin-Göttingen-Heidelberg; Springer 1955.

130 mm Hg können aber nicht gemessen werden. Der Gesamtgasdruck muß gleich dem Atmosphärendruck sein. Die potentiometrische Methode erfordert praktisch für jeden Meßwert, wenn die Blutproben nicht innerhalb kurzer Zeit entnommen wurden, die Aufstellung einer Eichkurve. Medikamente beeinflussen oft die Werte, es muß deshalb nach solchen Gaben erneut geeicht werden.

## A. Bestimmung des Sauerstoff- und Kohlendioxyddruckes im Blut mit der Äquilibriermethode (Riley, Proemmel und Franke[1,2])

**Prinzip.** Eine Gasblase wird mit Blut äquilibriert und anschließend durch Absorption auf ihren $CO_2$- und $O_2$-Gehalt analysiert. Das Verhältnis Blut/Gasblase muß möglichst groß sein, damit beim Äquilibrieren die Gasspannungen des Blutes nicht meßbar verändert werden. Bei arteriellem Blut verwendet man zum Äquilibrieren ein Gas mit Alveolarluftzusammensetzung, um möglichst geringe Unterschiede zwischen den Gasdrucken im Blut und in der Gasblase zu haben. Riley verwendet eine Spritze, an die eine Capillare angeschmolzen ist (Roughton-Scholander-Spritze[3]). In dieser Spritze wird die Gasblase mit dem Blut äquilibriert, in der Capillare die Gasblase vor und nach der Absorption von $CO_2$ und $O_2$ gemessen.

Im Laufe der Jahre sind tatsächliche[4,5] und scheinbare[6,7] Verbesserungen publiziert worden.

**Apparatur und Lösungen.** Roughton-Scholander-Spritze (5 ml) mit einer angeschmolzenen dickwandigen Glascapillare (s. Abb. 162). Der innere Durchmesser der Capillare soll gleichmäßig über die ganze Länge der Bohrung 0,5 mm Durchmesser haben. Die Graduierung weist eine Länge von 200 mm auf und enthält 200 Teilstriche. Die Capillare endet in einem Becher, der etwa 15 mm lang ist und einen Durchmesser von etwa 1,5 mm hat.

Das Verhältnis Blut/Gas beträgt etwa 150/1.

*Thermostat* mit automatischer Temperaturregulation ($\pm 0{,}2^0$ C Genauigkeit). Im Wasserbad befindet sich eine Vorrichtung, die am besten zum Einspannen von 4 Spritzen geeignet ist und durch einen Motor angetrieben wird, so daß die Spritzen rotieren. Der Thermostat wird auf Körpertemperatur eingestellt.

*Apparat zur Einstellung und Messung der Gasblase* in der Capillare. Ein auf einem Schlitten angebrachtes kleines Fernrohr kann an der Capillare entlang geführt werden und dient so, zusammen mit einer am Schlitten befestigten Skala, zur Messung der Blasenlänge.

*Äquilibriergasflasche.* Zur Äquilibrierung von arteriellem Blut verwendet man eine Mischung von 11,6% $O_2$, 6,1% $CO_2$ und 82,3% $N_2$, die Zusammensetzung soll für das einzelne Gas nicht mehr als 0,5% variieren, wenn die angegebenen (s. S. 263) Korrekturwerte verwendet werden.

Drei *Spritzen* für die Reagentien, eine leere Spritze mit 2—10 ml Fassungsvermögen zum Absaugen aus dem Becher und Blutentnahmespritzen (10—20 ml) sowie Kanülen (Nr. 12) werden benötigt. Zur Überführung des Blutes wird die Kanüle durch die Längsachse eines kleinen Gummistopfens, der eben in die

[1] Riley, R. L., D. D. Proemmel u. R. E. Franke: J. biol. Chem. **161**, 621 (1945).

[2] Nach einer unveröffentlichten Arbeitsanleitung, die R. L. Riley in dankenswerter Weise zur Verfügung stellte.

[3] Roughton, F. J. W., u. P. F. Scholander: J. biol. Chem. **148**, 541 (1943).

[4] Lambertsen, C. J., P. L. Bunce, D. L. Drabkin u. C. F. Schmidt: J. appl. Physiol. **4**, 873 (1952).

[5] Brinkman, G. L., C. J. Johns, H. Donoso u. R. L. Riley: J. appl. Physiol. **7**, 340 (1954).

[6] Björk, V. O., u. H. J. Hilty: J. appl. Physiol. **6**, 800 (1954).

[7] Filley, G. F., E. Gay u. G. W. Wright: J. clin. Invest. **33**, 510 (1954).

Becheröffnung paßt, gestochen, bis der Kanülennippel anstößt. Das überstehende Ende der Kanüle wird so abgesägt, daß man die Überführungskanüle mit Stopfen in den Becher einsetzen kann (s. Abb. 162).

*Signaluhr.*

*Lösungen:*

*Heparinlösung:* 5 ml flüssiges Heparin mit 5 ml destilliertem Wasser verdünnen und 0,2 g NaF zusetzen.

*Spülflüssigkeit*: 0,9 g NaCl in 100 ml einer 5%igen Pril- oder Reilösung.

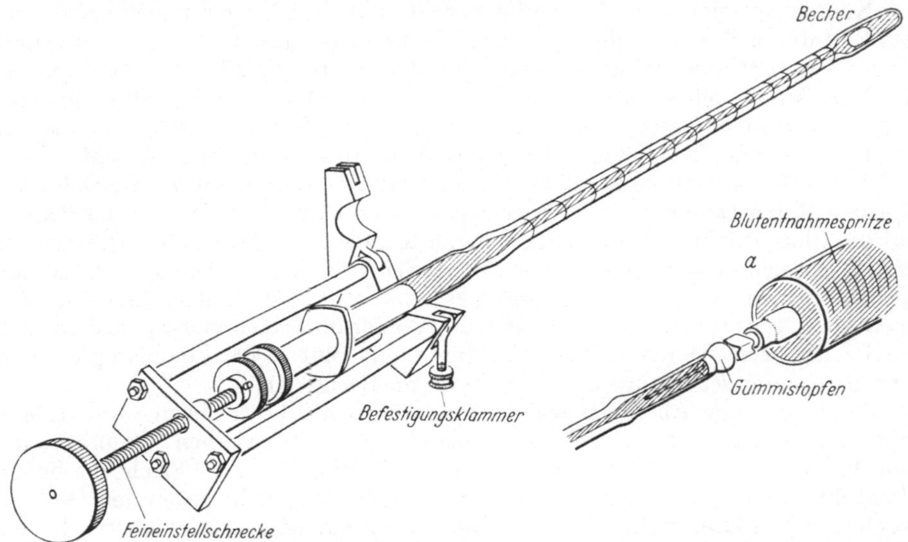


Abb. 162. Roughton-Scholander-Spritze zur Bestimmung des $CO_2$- und $O_2$-Druckes im Blut. Modifikation der Spritze nach J. C. LAMBERTSEN, P. L. BUNCE, D. L. DRABKIN u. C. F. SCHMIDT [J. appl. Physiol. 4, 873 (1952)]. Mit der Feineinstellschraube läßt sich die Gasblase zur Messung zügig und genau einstellen. *a* zeigt die Überführung des Blutes aus der Entnahmespritze in die Roughton-Scholander-Spritze

*Zur Kohlendioxydabsorption*: KOH 11,0 g Kaliumdichromat 0,04 g, Aqua dest. ad 100 ml.

Zur *Sauerstoffabsorption*: 0,6 g Natriumdithionit und 0,003 g $\beta$-anthrachinonsulfosaures Natrium in 5 ml einer 12%igen KOH-Lösung lösen. Die Lösung muß täglich neu angesetzt werden. Nach kurzem Umrühren wird sofort durch Watte in eine 5 ml-Spritze filtriert, der Stempel der Spritze eingesetzt und die Luft ausgetrieben.

Gesättigte Lösung eines der Reinigungsmittel Pril oder Rei, welche die Oberflächenspannung herabsetzen.

Gereinigtes Quecksilber (s. S. 394).

**Ausführung der Analyse.** Vorbereitung der Roughton-Scholander-Spritze. Es ist darauf zu achten, daß keine Blutgerinnsel in die Capillare gelangen. Man läßt deshalb Wasser und Spüllösungen immer von der Tasse aus spritzenwärts fließen, nie umgekehrt. Man säubert die Spritze gründlich mit Pril oder Rei und spült mit Leitungswasser nach. Es darf keine Pril- bzw. Reilösung in der Spritze bleiben, da das Blut sonst hämolysiert.

Um das Eindringen von Wasser aus dem Thermostaten an der Stempelseite zu verhindern, wird mit einem Watteträger ein etwa 2,5 cm breiter Ring am Rande der Spritzenhülse mit Siliconlösung (200 zentistock. Kinematische Zähigkeit) aufgetragen und das überflüssige Silicon sorgfältig entfernt. Dies soll bei täglichem Gebrauch etwa 3 Wochen ausreichen. Die Spritze wird mit 0,9%iger

NaCl-Lösung ausgespült, wovon man zum Schluß etwa 1 ml in der Spritze läßt. Man füllt reines Quecksilber in den Becher und saugt es in die Spritze. Dann treibt man langsam das Quecksilber und die Kochsalzlösung durch Hochschieben des Spritzenstempels aus (Becher oben). Dabei klopft man mit dem Finger an die Spritze, damit sich keine Luftblasen mehr darin befinden. Quecksilber und Kochsalzlösung füllen dann den Totraum der Spritze, der Capillare und des Bechers voll aus.

Die *Blutentnahmespritze.* Sofort nach der Abnahme des arteriellen Blutes wird die Kanüle abgenommen, der Spritzenansatz mit dem Finger verschlossen, und das Blut durch Schütteln der Spritze mit Heparin vermischt. In der Spritze darf sich keine Luftblase befinden. Man spritzt etwa 0,1 ml Blut aus der Spritze, damit im Ansatz keine Gerinnung auftritt. Eine mit Quecksilber gefüllte Spritzenkappe wird so aufgesetzt, daß etwas Quecksilber ins Blut gelangt. Bis zur Analyse läßt man die Spritze rotieren, damit sich das Blut nicht entmischt.

*Anaerobe Überführung des Blutes aus der Entnahme- in die Roughton-Scholander-Spritze.* Man setzt den auf den Becher passenden Gummistopfen mit der Kanüle auf die Blutentnahmespritze und spült die Kanüle mit Blut durch. Quecksilber und Kochsalzlösungen werden aus dem Becher abgesaugt. Die Blutentnahmespritze wird in den Becher eingesetzt (s. Abb. 162), jedoch der Gummistopfen noch nicht fest aufgesetzt. Man hält die Roughton-Scholander-Spritze so, daß der Becher nach oben steht und füllt diesen mit Blut. Der Gummistopfen wird jetzt dicht aufgesetzt, ohne daß Luftblasen im Becher sind.

Dieser wichtige Abschnitt soll noch ausführlicher beschrieben werden: Man faßt den Becher der Roughton-Scholander-Spritze zwischen Daumen und Zeigefinger der linken Hand, während die übrigen Finger und die Fläche der linken Hand ihre Hülse umfassen. Man drückt so die Spritze dicht gegen den Gummistopfen der Blutentnahmespritze. Die so miteinander verbundenen beiden Spritzen hält man derart gegen den Körper, daß der Stempel der Blutentnahmespritze gegen die Brust gerichtet ist. Man hält die Spritzen so geneigt, daß die Roughton-Scholander-Spritze tiefer als die Entnahmespritze gelegen ist, damit Luftblasen, die sich in dem Becher befinden können, nicht in die Capillare gelangen. Durch Eindrücken des Stempels der Blutentnahmespritze wird das Blut in die Roughton-Scholander-Spritze überführt. Dabei dreht man deren Stempel, wobei keinesfalls gesaugt werden darf. Das Blut muß immer unter positivem Druck überführt werden. So werden etwa 5 ml Blut eingefüllt. Man überzeugt sich davon, daß keine Luftblasen in der Roughton-Scholander-Spritze sind. Falls doch eine kleine Luftblase entdeckt wird, kann man sie in aufrechter Stellung der Spritze (Becher oben) durch Klopfen an der Spritze und Ausdrücken von etwas Blut in die Blutentnahmespritze eliminieren. Dies sollte jedoch im allgemeinen nicht nötig sein.

*Einfüllen einer Äquilibrierblase.* Das Blut wird aus dem Becher so vollständig wie möglich abgesaugt. Mit der Mündung eines ausgezogenen Glasrohres läßt man aus der Gasflasche Äquilibriergas in den Becher strömen. Während das Gas strömt, wird durch vorsichtiges Drehen und Zurückziehen des Stempels der Roughton-Scholander-Spritze mit der rechten Hand Gas in die Capillare eingesaugt. Wenn der Blutmeniscus die Marke 110 erreicht hat, ist genügend Gas in der Capillare. Durch Einspritzen von etwas Blut aus der Entnahmespritze dichtet man die Gasblase nach außen ab. Die Äquilibrierblase wird durch Zurückziehen des Spritzenstempels in den Spritzenraum gesaugt und der Blutrest aus dem Becher entfernt. Es ist darauf zu achten, daß nur die Äquilibrierblase und keine anderen Luftbläschen in der Spritze sind. Sonst muß der oben beschriebene Schritt wiederholt werden.

*Äquilibrieren des Blutes mit der Äquilibrierblase.* Man bringt die Roughton-Scholander-Spritze in das Wasserbad, wobei der Becher zuerst eintaucht. Dadurch bildet sich ein Luftkissen im Becher, das ein Ausfließen von Blut oder Reagentien verhindert. Die Spritze (besser 2 Spritzen gleichzeitig) werden im Wasserbad befestigt. Man läßt sie 5 min rotieren. Während dieser Zeit spannt man die bereits wieder verschlossene Blutentnahmespritze in eine Apparatur ein, in der das Blut durch Rotieren gemischt wird. So kann es für eine zweite Analyse noch benützt werden. Die Blutüberführungsnadel wird gespült.

*Einbringen der Gasblase in die Capillare.* Die Spritze wird aus ihrer Halterung im Wasserbad genommen und sofort (Becher zuerst) in einen Meßzylinder, der im Wasserbad steht, eingetaucht. Das Blut und die Gasblase müssen unter Wasser sein, damit keine Temperatur- und damit Gasdruckänderungen auftreten. Die Gasblase steigt nun stempelwärts, und das Quecksilber fällt in Richtung der Capillare. Schiebt man den Spritzenstempel in die Spritzenhülse hinein, so wird Quecksilber und schließlich Blut in den Meßzylinder gespritzt. Man läßt nur noch etwa 0,1—0,2 ml Blut und die Gasblase in der Spritze. Sie wird aus dem Wasserbad genommen und vertikal gehalten (Becher oben). Die Gasblase wird dann in die Capillare gedrückt, bis der obere Meniscus die Marke 50 erreicht. Dies muß so schnell wie möglich geschehen, damit die Gasblase während der Temperaturänderung nur möglichst kurze Zeit mit dem Blut eine große Berührungsfläche hat. Wenn die Gasblase die Capillare erreicht hat, ist die Austauschfläche so klein, daß die resultierenden Fehler gering sind. Das Blut aus dem Becher wird abgesaugt, die Spritze (Becher zuerst) in das Wasserbad gebracht und wieder auf dem Halteschlitten befestigt.

Dieser Schritt muß vom Untersucher bei jeder Analyse in gleicher Weise durchgeführt werden. Die Hülse der Roughton-Scholander-Spritze wird vertikal mit der linken Hand gehalten, während man den Stempel mit Daumen und Zeigefinger der rechten Hand langsam, aber gleichmäßig, eventuell unter Drehen, vorwärtsschiebt. Wenn man während dieser Manipulation die Finger der rechten Hand auch noch an die Spritzenhülse legt, kann man die Bewegung der Gasblase noch besser kontrollieren. Ungleichmäßige, ruckartige Bewegungen beeinflussen das Gasblasenvolumen meßbar. Schließlich betrachtet man die Wandung der Capillare unter dem Fernrohr. Es dürfen keine Flüssigkeitströpfchen oder Blutgerinnsel in der Capillare sein, da sonst das Gasblasenvolumen fehlerhaft gemessen wird. Weiter ist es zweckmäßig, die Gasblase immer möglichst bei der gleichen Marke einzustellen. Dadurch werden Fehler durch eine ungleichmäßige Capillarbohrung verringert. Um zu erreichen, daß bei jeder Ablesung die Gasblase eine konstante Temperatur hat, hält man sich am besten an einen festen Plan. Man arbeitet zweckmäßig mit zwei Spritzen. Nachdem die Gasblase in der ersten Spritze zur Messung vorbereitet wurde, wird die Spritze in das Wasserbad gesenkt. Während die Gasblase die Temperatur des Wasserbades erreicht, wird sie in der zweiten Spritze in die Capillare getrieben. Während die ebenfalls in das Wasserbad gebrachte zweite Spritze sich erwärmt, wird die Gasblase in der ersten und anschließend in der zweiten Spritze gemessen. Die Spritzen müssen gezeichnet sein.

*Messung der Länge der Gasblase.* Um die Ablesegenauigkeit zu erhöhen, kann man das o. a. Fernrohr mit einem Fadenkreuz im Ocular, das auf einem Schlitten befestigt ist, auf dem sich eine Millimeterteilung befindet, verwenden. Mit Hilfe eines Nonius kann die Ablesegenauigkeit weiter gesteigert werden. Die Differenz zwischen den beiden Ablesungen an den Enden der Gasblase ergibt die Länge. Es ist zweckmäßig, das Fernrohr mit seinem Schlitten so einzustellen, daß die erste Ablesung immer denselben Wert ergibt.

Zur Verminderung eines unerwünschten Gasaustausches zwischen der Gasblase und den Reagentien werden diese mit Gasmischungen durchperlt, die in ihrer Zusammensetzung denen ähnlich sind, die man bei der Analyse erwartet. Für arterielles Blut äquilibriert man die Spülflüssigkeit mit dem Gas, das auch für die Gasblase dient. Die $CO_2$-Absorptionslösung durchperlt man mit einem Stickstoffgemisch, das etwa 14% Sauerstoff enthält. Die $O_2$-Absorptionslösung wird dadurch mit Stickstoff äquilibriert, daß man eine kleine Luftblase in der Aufbewahrungsspritze läßt. Der Sauerstoff wird von der Lösung absorbiert, sie steht somit nur noch mit Stickstoff in Berührung. Die äquilibrierten Reagentien werden bei 37° C im Wasserbad in 5 ml Spritzen aufbewahrt. Sie sind mit einer Kanüle, deren Mündung in einem Gummistopfen steckt, verschlossen.

*Absorption von Kohlendioxyd.* Die Spritze wird aus dem Wasserbad genommen und in vertikaler Stellung (Becher nach oben) Blut und Wasser abgesaugt. Der Becher wird zu $^3/_4$ mit nNaOH gefüllt, wobei darauf geachtet werden muß, daß keine Luftbläschen in der Lösung sind. Die Spritze wird, Becher abwärts, ins Wasserbad getaucht und das Blut zwischen Gasblase und NaOH-Lösung langsam aus der Capillare in den Becher gedrückt. Das Blut koaguliert in der Lauge und fällt aus der Capillare. Wenn die Gasblase ans Ende der Capillare kommt, werden Gerinnselreste, die noch am Capillarenende hängen, durch leichtes Antippen der Spritze entfernt. Der Stempel wird rasch so zurückgezogen, daß die klare nNaOH-Lösung 4 mm in der Capillare steht. Nun wird die Spritze wieder aufrecht (Becher oben) gehalten, der Becherinhalt abgesaugt und einmal, eventuell zweimal, neu nNaOH-Lösung eingefüllt. Die Lösung wird langsam in die Spritze eingesaugt, so daß NaOH über die Gasblase herabfließt und dabei $CO_2$ absorbiert. Wenn der obere NaOH-Meniscus bei der Marke 180 angekommen ist, schiebt man den Spritzenstempel wieder aufwärts und preßt die Blase wieder in die Capillare. Die Spritze wird in das Wasserbad gebracht; während der Aufwärmung führt man die $CO_2$-Absorption mit der zweiten Spritze durch. Die Länge der Gasblasen wird gemessen wie oben beschrieben.

*Absorption von Sauerstoff.* NaOH-Lösung und Wasser werden aus dem Becher abgesaugt und Natriumdithionitlösung in den Becher eingefüllt. Einsaugen der Lösung und Absorption, sowie Messung der Blasenlänge, erfolgen wie oben beschrieben.

## Berechnungen

Zum Beispiel (s. Tab. 46): Der Barometerstand sei 758 mm Hg. Bei 37° C und voller Wasserdampfsättigung sind vom Barometerstand 47 mm Hg abzuziehen (siehe Tabelle 69).

*Tabelle 46*

| Blasenlänge | | Anteil der Gase | Partialdruck der Gase (unkorrigiert) |
|---|---|---|---|
| Anfangsablesung | 924 | | |
| Nach $CO_2$-Absorption | 875 | $CO_2 = \frac{924 - 875}{924} = 0{,}053$ | $0{,}053\,(758 - 47) = 37{,}7$ |
| Nach $O_2$-Absorption | 768 | $O_2 = \frac{875 - 760}{924} = 0{,}125$ | $0{,}125\,(758 - 47) = 89$ |

Doppelbestimmungen, die um mehr als 0,005 Einheiten differieren, sollten verworfen werden.

Die hauptsächlichen Fehler bei der Bestimmung der Gasdrucke mit dieser Methode sind folgende:

Bei der Äquilibrierung von Blut niederen $O_2$-Druckes mit einem höheren $O_2$-Druck in der Äquilibrierblase werden die $O_2$-Drucke zu hoch gemessen. Bei höherem $O_2$-Druck im Blut ist es umgekehrt. Die Fehler werden mit zunehmender Abflachung der $O_2$-Dissoziationskurve größer, weshalb mit dieser Methode über 130 mm Hg $pO_2$ keine brauchbaren Werte mehr gewonnen werden. Bei der $CO_2$-Bestimmung treten die genannten Faktoren gegenüber dem Fehler durch Abdiffusion zurück. Der $CO_2$-Druck wird deshalb immer zu tief bestimmt. Für das zitierte Beispiel erhalten wir durch Korrigieren 93 mm Hg $pO_2$ und 40 mm Hg $pCO_2$ (Tabelle 47). Die Genauigkeit beträgt bei diesem Vorgehen $\pm 2$ mm Hg für $CO_2$ und $O_2$ im Bereich zwischen 25 und 100 mm Hg.

Die angebliche Verbesserung von Björk und Hilty[1], die keine Korrekturen mehr erforderlich machen sollte, ist nicht anwendbar. Die Autoren äquilibrierten Blut mit einer Modifikation des Kugeltonometers[2] und benutzten dann für die Blase das Äquilibriergas des Tonometers. Es ist selbstverständlich, daß sie dann keine Korrekturfaktoren benötigten, weil die Drucke im Blut mit den Tonometerdrucken identisch waren[3]. Da man gemeinhin die Gasdrucke nicht kennt, die man messen will, muß man mit Differenzen der Gasdrucke zwischen Blut und Äquilibriergas rechnen, und somit sind die in Tabelle 47 angegebenen Korrekturfaktoren anzuwenden, wenn das Äquilibriergas folgende Zusammensetzung hat: $O_2 = 11{,}65\,\%$, $CO_2 = 6{,}10\,\%$, $N_2 = 82{,}3\,\%$.

*Tabelle 47*

| $pO_2$ Unkorrigiert (mm Hg) | Korrekturfaktor | $pO_2$ Unkorrigiert (mm Hg) | Korrekturfaktor | $pCO_2$ Unkorrigiert (mm Hg) | Korrekturfaktor |
|---|---|---|---|---|---|
| 35—44 | −2 | 86—88 | +2 | 25—39 | +2 |
| 45—74 | −3 | 89—91 | +4 | 40—54 | +3 |
| 75—79 | −2 | 92—93 | +6 | 55—69 | +4 |
| 80—82 | −1 | 94—95 | +8 | 70—84 | +5 |
| 83—85 | 0 | | | 85—99 | +6 |

## B. Bestimmung des Sauerstoffdruckes im Blut mit der potentiometrischen Methode (Bartels[4])

**Prinzip.** An eine Meßkette Quecksilbertropfelektrode/Blut/Kalomelelektrode wird diejenige Spannung angelegt, bei der im Elektrodenkreis im Mittel kein Strom fließt. Der durch die Reduktion von $O_2$ an der Elektrode verursachte Reduktionsstrom und der durch die Aufladung des Quecksilbertropfens entstandene Ladungsstrom sind einander im Bereich von etwa 0—300 mV entgegengerichtet. Bei einer bestimmten, von außen angelegten Spannung heben sich beide Ströme auf. Das Galvanometer zeigt im Mittel keinen Stromfluß. Bei verschiedenen Sauerstoffdrucken im Blut liegt dieser Nullpunkt bei verschiedenen Spannungen. Die Spannungen sind proportional dem Logarithmus des Sauerstoffdruckes im Blut.

Das Blut wird im Tonometer auf einen bekannten $O_2$-Druck gebracht und die Spannung bestimmt, bei der der Stromfluß im Elektrodenkreis im Mittel Null ist. Für verschiedene $O_2$-Drucke erhält man eine Eichkurve, auf der der $O_2$-Druck

[1] Björk, V. O., u. H. J. Hilty: J. appl. Physiol. **6**, 800 (1954).

[2] Laué, D.: Pflüg. Arch. ges Physiol. **254**, 142 (1951).

[3] Das methodische Vorgehen der Autoren erklärt vielleicht die niederen Werte für $pO_2$ und $pCO_2$, die sie im arteriellen Blut gesunder Versuchspersonen gefunden haben [Björk, V. O.: J. thorac. Surg. **26**, 67 (1953)].

[4] Bartels, H.: Pflüg. Arch. ges. Physiol. **254**, 107 (1951).

für Blut unbekannten $O_2$-Druckes abgelesen werden kann. Die Messung ist weitgehend unabhängig von $CO_2$-Druck (zwischen 1 und 100 mm Hg $pCO_2$) und pH, nach KREUZER[1] von 0—120% Hb auch praktisch unabhängig vom Hämoglobingehalt. Die Genauigkeit beträgt $\pm 2\%$ über den geprüften Meßbereich von 10—600 mm Hg $pO_2$.

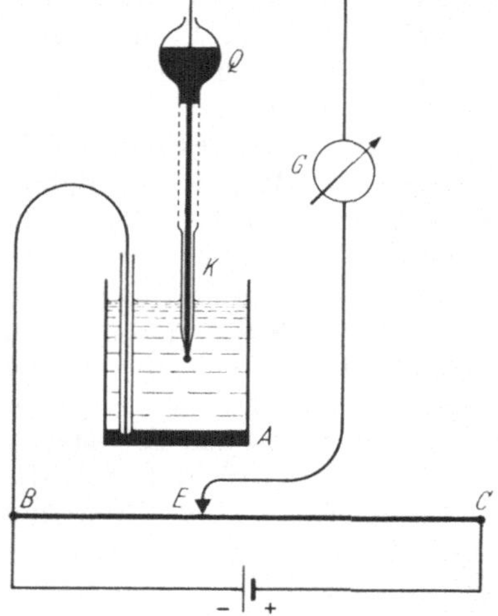


Abb. 163. Prinzip der Schaltung für polarographische Analysen. Das Quecksilbervorratsgefäß (*Q*) endet in der Capillare (*K*), die in die Analysenflüssigkeit taucht. Auf dem Boden des Gefäßes befindet sich Quecksilber als Bezugselektrode (*A*). Vom Meßdraht (*BC*) kann eine bestimmte Spannung abgegriffen (*E*) und an das Elektrodensystem angelegt werden. Mit dem Galvanometer (*G*) registriert man den Stromfluß. Für biologische Zwecke trennt man die Bezugselektrode meist von der Untersuchungsflüssigkeit durch einen Agarheber oder eine Glasfrittenscheibe

**Apparatur und Zubehör.** Prinzipiell ist jede Anordnung zur pH-Messung bzw. die einfache Schaltung der Abb. 163 zur Messung von $pO_2$ verwendbar. Außerdem sind spezielle Apparaturen[2] entwickelt worden: Hämoxytensiometer (HOT) genannt. Sie bestehen aus einem Meßteil und einem Analysenteil mit Thermostat. Zur Eichung sind Tonometer nach LAUÉ[3] eingebaut.

Die beiden im Handel befindlichen Geräte Hämoxytensiometer I und II* unterscheiden sich prinzipiell nur durch ihre elektrische Meßanordnung. HOT I (s. Abb. 167) mißt nach dem Kompensationsverfahren mit einem Spiegelgalvanometer (ca. $3 \times 10^{-9}$ Amp/mm/m) als Nullinstrument, das außerdem noch als Millivoltmeter zur Messung der Kompensationsspannung verwendet wird. HOT II (s. Abb. 164) mißt ebenfalls nach dem Kompensationsverfahren, verwendet aber einen Gegentaktgleichspannungsver-

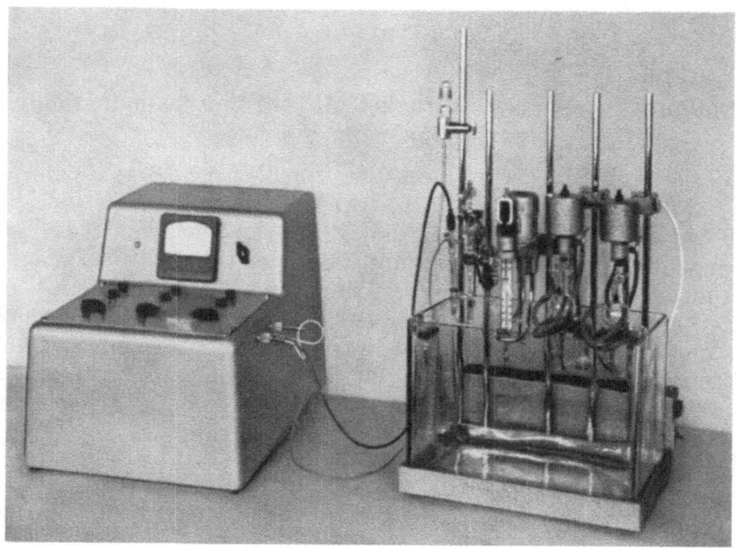

Abb. 164. Hämoxytensiometer II der Fa. L. Eschweiler, Kiel. Links Gleichspannungsverstärker zur Messung des Sauerstoffdruckes und des pH-Wertes im Blut, rechts Thermostat mit Meß- und Äquilibriereinrichtung

[1] KREUZER, F.: Unveröffentlichte Untersuchungen, 1952.

[2] BARTELS, H., W. BURGER, F. ESCHWEILER u. D. LAUÉ: Pflüg. Arch. ges. Physiol. **254**, 137 (1951).

[3] LAUÉ, D.: Pflüg. Arch. ges. Physiol. **254**, 142 (1951).

* Hersteller: L. Eschweiler, Kiel, Mahliusstraße 75.

stärker mit Elektrometerröhre und Zeigerinstrument. Der Eingangswiderstand ist größer als $10^{12}$ Ohm und die Meßgenauigkeit etwa 0,5 mV, wodurch das zweite Gerät auch zur pH-Messung mit der Glaselektrode s. S. 275 geeignet ist.

Außer dem Gerät sind erforderlich:

1. 3—4 Gasdruckzylinder (z. B. mit 10 Liter Inhalt) mit Reduzierventilen.
2. Stoppuhr.
3. Semilogarithmisches Papier (z. B. Schleicher & Schüll Nr. 376 $^1/_2$).
4. Schläuche, Hahnfett, Filtrierpapier.

## Reagentien

1. Quecksilber, doppelt im Vakuum destilliert (s. S. 395).
2. KCl-Lösung, gesättigt.
3. 0,1 n $HNO_3$.
4. Heparin, pulverisiert oder flüssig.

## Beschreibung der Apparatur.

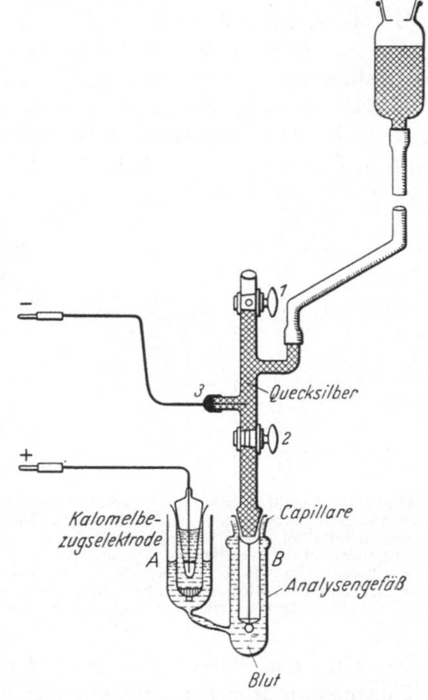

Abb. 165. Elektrodensystem mit Hg-Tropfelektrode, Kalomelbezugselektrode und Analysengefäß. Näheres s. im Text

Abb. 165 zeigt eine schematische Darstellung des Elektrodensystems. Das Vorratsgefäß mit doppelt destilliertem Quecksilber steht über einen Spezialschlauch, der Hg nicht verändert, mit einem Doppelhahngefäß in Verbindung, in das ein Platinkontakt (*3*) eingeschmolzen ist. Das Gefäß verjüngt sich unten in einen konischen Schliffkern, über den die Schliffhülse der Capillare geschoben wird. Hebt man das Niveaugefäß, so steigt bei geschlossenem Hahn $H_1$ der Druck im Gefäß und bei offenem Hahn *2* wird Quecksilber durch die Capillare getrieben. Das Quecksilber steigt bei Druckerhöhung bis zum Hahn *1* und bewirkt einen luftdichten Abschluß. Hähne *1* und *2* sollen nicht gefettet werden, da das Quecksilber sonst verunreinigt werden kann. Sie müssen deshalb gut eingeschliffen sein. Die Capillare setzt man auf, nachdem man den oberen Teil des Schliffkernes am Vorratsgefäß dünn gefettet hat. Die Capillaren müssen etwa 10 cm lang sein und 0,07 mm inneren Durchmesser haben; die Zeit für die Bildung von einem Tropfen beträgt 1—3 sec. Hahn *2* dient zum Abstellen des Hg-Austropfes, wenn nicht gemessen wird.

Die Capillare taucht in den Arm *B* des Analysengefäßes, in dem anderen Arm *A* befindet sich eine *Kalomelelektrode*[1]. Sie besteht aus einem Mantelgefäß mit Glasfrittenfilter und einem eingeschliffenen Einsatz, der die eigentliche Kalomelelektrode darstellt. Die Öffnung im Einsatz dient zur Flüssigkeitskommunikation zwischen diesem und dem Mantelgefäß. Die Elektrode ist mit gesättigter KCl-Lösung gefüllt. Das Glasfrittenfilter darf nicht zu dicht sein, da sonst der elektrische Widerstand zu hoch wird.

Die für die Herstellung der Elektrode benötigten Substanzen (KCl, Kalomel, Hg) müssen analysenrein sein. Man rührt einen Brei aus Quecksilber und Kalomel an, bis die beiden Substanzen sich innig vermengt haben. Dies dauert etwa

[1] Bartels, H., u. G. Rodewald: Pflüg. Arch. ges. Physiol. **256**, 113 (1952).

30 min. Dann wird ein Brei aus Kalomel und gesättigter KCl-Lösung angerührt. Nun füllt man etwas Quecksilber in den inneren Elektrodeneinsatz, so daß der Platinkontakt gut bedeckt ist, schichtet darüber etwas von dem Quecksilber-Kalomel-Brei und hierauf etwas von der Mischung Kalomel-gesättigte KCl-Lösung. Die Schichten sollen etwa je 3 mm dick sein. Nun wird ges. KCl-Lösung auf +45° C erwärmt und das Mantelgefäß mit der Fritte damit gefüllt. Nachdem der Schliffteil eingefettet ist, wird der Einsatz in das Mantelgefäß eingeführt. Es muß Flüssigkeitsverbindung bestehen zwischen dem inneren und dem äußeren Gefäß. Beim Gebrauch der Elektrode diffundiert Hämoglobin in die KCl-Lösung, die von Zeit zu Zeit deshalb erneuert werden muß. Die Verbindung von Blut zu einer Bezugselektrode kann auch durch einen Agarheber hergestellt werden.

Das *Prinzip des Äquilibriersystems* zeigt Abb. 166. Das Gas gelangt vom Reduzierventil der Gasbombe über den Stutzen *I* zur Vorwärmeflasche *1*. Diese ist in ihrem inneren Teil halb mit Wasser gefüllt. Durch die Fritte *F* erhält das

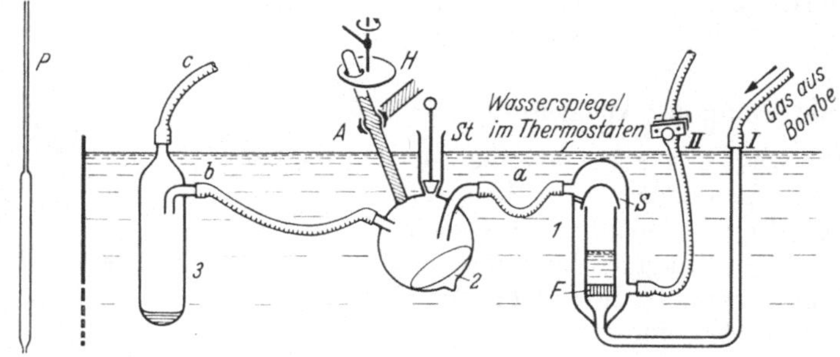


Abb. 166. Äquilibriersystem. [Nach D. LAUÉ: Pflüg. Arch. ges. Physiol. **254**, 142 (1951).] Das Gas aus der Bombe gelangt in die Vorwärmflasche (*1*), wodurch eine Frittenscheibe (*F*) eine große Oberfläche des Gases mit dem eingefüllten Wasser erzeugt wird. Dadurch werden rasche Wasserdampfsättigung und Erwärmung erzielt. Eine Glashaube (*S*) schützt vor Herausschleudern des Wassers ins Tonometer. Über den Schlauch (*a*) gelangt das Gas in das rotierende Kugeltonometer (*2*), in dem das eingefüllte Blut eine große Oberfläche mit dem Gas bildet. Der Stielstopfen (*St*) dient zum Verschluß der Einfüll- bzw. Entnahmeöffnung. Über den Schlauch (*b*) und eine Kondenswasserflasche (*3*) gelangt das Gas ins Freie. Die Pipette (*P*) dient zum Bluteinfüllen

Gas mit dem Wasser eine große Kontaktfläche und wird dadurch rasch auf die Thermostatentemperatur und die zugehörige Wasserdampfspannung gebracht. Damit bei starkem Strömen des Gases kein Wasser in das Kugeltonometer *2* gelangen kann, ist eine Schutzkappe *S* angebracht. Hier abgefangenes Wasser läuft im Außenteil wieder herunter und kann am Stutzen *II* abgesaugt werden, der mit einer Klemme abgeschlossen ist. Das Gas gelangt über den Schlauch *a* in das rotierende Kugeltonometer *2*, an dessen Wänden das Blut einen Film bildet. Über den Schlauch *b* und die Kondenswasserflasche *3* entweicht das Gas durch den Schlauch *c* nach außen. Das Kondenswasser, das sich in *c* bildet, läuft dadurch nicht ins Tonometer zurück, sondern sammelt sich in *3*.

## **Messung und Eichverfahren** (s. Abb. 167)

*Thermostat einschalten:* Solange die geforderte Temperatur noch nicht erreicht ist, brennt die Kontrollampe.

*Einsetzen des Kugeltonometers:* Thermostat abstellen. Die Schläuche *a* und *b* zunächst auf Haltestiften fixiert, werden auf die Tonometeransätze geschoben, ohne daß Wasser eindringt. Nun wird das Tonometer mit Teil *A* am Stiel so in die Halteklammer eingeschoben, daß die Stielspitze in die Ausbohrung der Antriebscheibe reicht. Der Thermostat wird angestellt. Das Tonometer soll mit etwa 250 Touren/min laufen. Man dreht langsam das Reduzierventil der Gasbombe auf, so daß pro sec 2—5 Blasen aus dem zu diesem Zweck kurz ins

Wasser getauchten Schlauchende von $C$ austreten. Um das Tonometersystem mit dem Gas auszuspülen, wird es vor dem Einfüllen des Blutes 5 min durchströmt.

*Einfüllen und Äquilibrieren des Blutes.* 2—5 ml Blut werden eingefüllt, das Tonometer wird verschlossen, der Thermostat angestellt und 10—15 min äquilibriert (s. S. 266). Kontrolle, ob das Gas noch strömt durch Schlauch $c$.

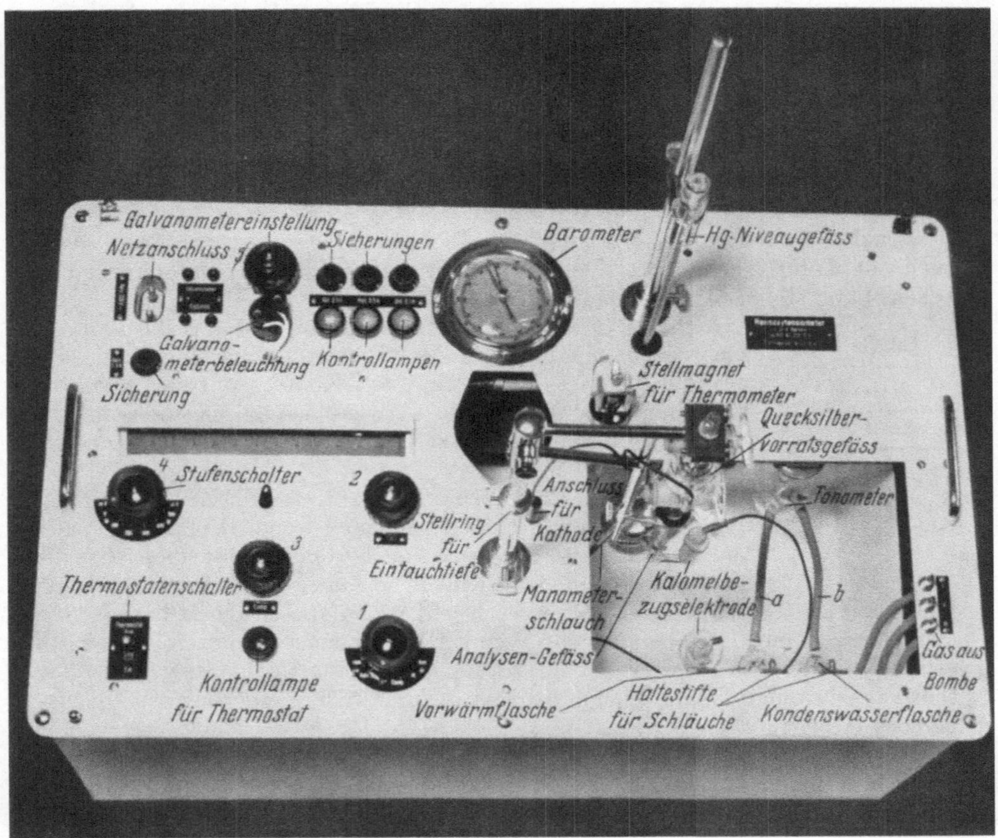


Abb. 167. Frontplatte des Hämoxytensiometers (HOT). Hergestellt nach den Angaben von H. BARTELS, W. BURGER, W. ESCHWEILER u. D. LAUÉ [Pflüg. Arch. ges. Physiol. **254**, 137 (1951)]. Links Meßteil mit Galvanometer, rechts Analysenteil mit Quecksilbertropfelektrode, Kugeltonometer und Thermostat

## Vorbereitung zur Messung

Einstellen der Tropfzeit auf 2 sec durch Regulieren des Hg-Niveaugefäßes (Abb. 165, s. S. 265 und Abb. 167).

Entfernen des Gefäßhalters mit dem $HNO_3$-Gefäß.

Abtrocknen der vorher mit Aqua dest. gespülten Capillare mit Filtrierpapier ohne Berührung der Mündung.

Befestigung eines Analysengefäßes mit seinem dünneren Arm $B$ (Abb. 165, s. S. 199) im Gefäßhalter und Einsetzen des Gefäßes ins Stativ, so daß sich die Mündung der Capillare etwa 3 mm oberhalb des seitlichen Abganges zum Arm $A$ befindet.

Einfahren des Quecksilbervorratsgefäßes mit Analysengefäß in den Thermostaten. Der Rand des Analysengefäßes soll etwa 1 cm über dem Wasserspiegel sein. Die Eintauchtiefe läßt sich am Stellring (Abb. 167) einstellen.

*Einbringen von Blut in das Analysengefäß.* Das mit einer 2 ml Ganzglasspritze (Totraum mit flüssigem Heparin gefüllt) aus dem Blutgefäß entnommene Blut wird nach Abnahme der Kanüle durch Einsetzen der Spritze in den Arm *A* ins Analysengefäß gefüllt. Blut zur Eichung wird mit der Pipette *P* aus dem Tonometer entnommen. Die Pipette wird in den Grund von Arm *A* des Analysengefäßes eingesetzt und das Blut hineingelassen.

*Einsetzen der Kalomel-Bezugselektrode.* Die Elektrode wird aus dem mit gesättigter KCl-Lösung gefüllten Aufbewahrungsgefäß herausgenommen und mit Filtrierpapier abgetrocknet. Sie wird in den Arm *A* des Analysengefäßes eingesetzt.

**Messung mit HOT I** (Abb. 167). Schalter *1* wird auf Galvanometer *0* gestellt und die Nullstellung des Galvanometers eingestellt.

Schalter *1* auf Cal. (Calibrierung). Der Eichausschlag wird geprüft und eventuell mit Knopf *2* korrigiert. Der Lichtzeiger muß auf 110 der unteren Skalenbezeichnung stehen. Dann fallen über diesen Bereich 110 mV ab.

Tabelle 48. *Beispiel einer Messung*

| Tropfzeit | mV |
|---|---|
| 10,0 | 56 |
| 9,8 | 59 |
| 10,1 | 60 |
| 9,9 | 60 |

Schalter *1* auf Comp. (Compensation). Man sieht nun den Lichtzeiger entsprechend der Tropfenbildung hin- und herpendeln. Durch Betätigung des Knopfes *3* stellt man die Galvanometeramplitude so ein, daß sie gleich weit um die Nullmarke der unteren Skalenbezeichnung pendelt. Dies erfordert einige Übung.

Während der Kompensation mißt man die Zeit für die Bildung von 5 Tropfen durch Messung von 5 Vollperioden des Galvanometerausschlages. Am besten drückt man auf die Stoppuhr, wenn der Lichtzeiger seinen Umkehrpunkt rechts von der 0 erreicht hat. Bei der erneuten Rückkehr auf diesen Punkt hat man die erste Periode mit 1 zu bezeichnen. Wenn man bei einer Tropfzeit von 2 sec arbeitet, sollte die Tropfzeit für 5 Tropfen (10 sec) um nicht mehr als $\pm 3\%$ schwanken. Andernfalls muß eine Korrektur durch Höhenänderung des Niveaugefäßes erfolgen.

Schalter *1* auf *M* (Messen). Der Galvanometerstand wird auf der unteren Skala in Millivolt abgelesen. Eventuell muß dazu die auf Schalter *4* angezeigte mV-Zahl addiert werden.

Schalter *1* auf Comp. Es wird erneut gemessen, meist ist der erste Meßwert 2—6 mV tiefer (s. Tabelle 48) als der Endwert der nachfolgenden 2. und 3. Messung (Temperaturangleich und andere Faktoren). Die Messungen sollten in etwa 1minütigem Abstand gemacht werden. Der Anfänger benötigt meist etwas längere Zeit, wobei in höheren Sauerstoffdruckbereichen die Autoxydation des Blutes Fehler verursachen kann. Sedimentation des Blutes äußert sich in einer zunehmenden Vergrößerung des Millivoltwertes. Man kann dies durch vorsichtiges Schütteln des Analysengefäßes beheben. Bei zu langer Meßdauer kann zuviel abgetropftes Quecksilber im Analysengefäß die Messung ebenfalls stören.

In dem Beispiel der Tabelle 48 wird man den Wert von 60 mV für die Analyse verwenden, nicht das Mittel aus allen Messungen oder nur den ersten Wert. Bei Erschütterung des Galvanometers muß der Thermostat während der Kompensation abgeschaltet werden, dies darf wegen möglicher Temperaturfehler nicht zu lange dauern.

**Messung mit HOT II** (Abb. 164) Grob-, dann Feinabgleich der Zeiger-Nullstellung. Feineinstellung der Zeiger auf die Eichausschlagmarke. Betätigung der

Kompensation mit Stufen- und Feineinstellschalter bis der Zeiger gleich weit um die Nullstellung pendelt. Messung der Tropfzeit anhand der Zeigerausschläge sinngemäß wie bei HOT I. Notieren der Millivoltzahl. Wiederholte Messung eventuell nach erneuter Korrektion von 0- und Eichausschlagstellung. Das Beispiel der Tabelle 48 gilt auch für die Messung mit HOT II.

*Herausnehmen der Bezugselektrode.* Das Blut wird mit gesättigter KCl-Lösung abgespült und die Elektrode in das Aufbewahrungsgefäß eingetaucht.

*Nach Entfernen des Analysengefäßes* samt Halter werden Blut und Quecksilber in das Quecksilbersammelgefäß geschüttet. Das Analysengefäß wird in Wasser gelegt.

*Versorgung der Capillare.* Die Capillare soll sofort nach Entfernung des Analysengefäßes mit Hilfe eines kleinen Reagensglases gespült werden. Sofern keine weitere Analyse folgt, taucht man die Capillare in ein Gefäß mit n/10 $HNO_3$. Es ist zweckmäßig, die Capillare tropfen zu lassen, wenn die Messungen kurzzeitig aufeinander folgen.

*Reinigung der Analysengefäße, Pipetten* und des *Tonometers* geschieht mittels Durchsaugen von Wasser, dann von destilliertem Wasser. Für den Schlauch einer Wasserstrahlpumpe besitzt das Analysengefäß eine Olive. Reinigen in Dichromat-Schwefelsäure ist nur von Zeit zu Zeit erforderlich.

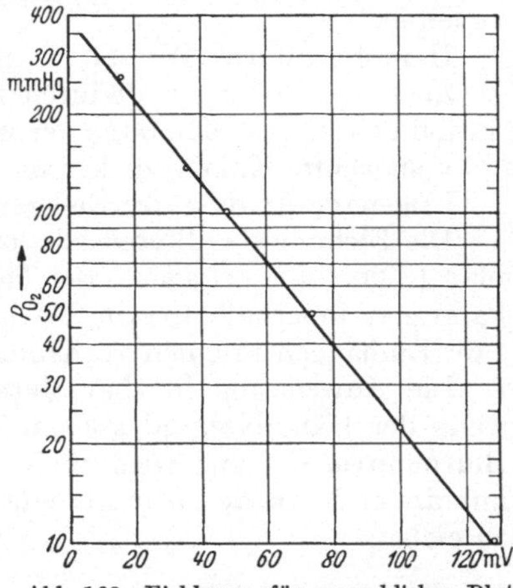

Abb. 168. Eichkurve für menschliches Blut bei 37° C. Ordinate: log $p_{O_2}$ in mm Hg, Abszissen: mV

## Berechnung

Hat man mit drei verschiedenen Gasgemischen je zwei Messungen gemacht, so kann man eine Eichkurve zeichnen, wie sie in Abb. 168 dargestellt ist. Auf der Abszisse stehen die mV-Werte, auf der Ordinate logarithmisch die $p_{O_2}$-Werte. Berechnung des Sauerstoffdruckes im Gasgemisch s. S. 226. Sollen im Blut Sauerstoffdrucke zwischen 10 und 150 mm Hg gemessen werden, hält man sich drei Eichgemische in Zehnlitergasflaschen mit etwa folgenden Sauerstoffkonzentrationen vorrätig: 5%, 12% und 25%. Die $CO_2$-Konzentration soll zwischen 3 und 6% liegen. Der Rest ist Stickstoff. Die $O_2$-Konzentration der Gasgemische muß auf 0,1% genau bekannt sein. Man analysiert sie am besten nach SCHOLANDER oder HALDANE (s. S. 168 und 175). Die Eichkurve gestattet für die in einer Blutprobe gemessene mV-Zahl die Ablesung des $O_2$-Druckes

*Behandlung des Blutes.* Da die Analyse nur an der kleinen Elektrodenoberfläche erfolgt, braucht man das Blut im Analysengefäß nicht gegen Außenluft abzuschließen. Es muß aber sofort nach der Entnahme analysiert werden.

*Einfluß von Medikamenten.* Verschiedene Medikamente haben Einfluß auf Messung und Eichkurvenverlauf. Inaktin und jodhaltige Kontrastmittel wie Perabrodil verursachen Verschiebungen der Eichkurve zu höheren mV-Werten. Die nach Injektion der genannten Mittel gemessenen Sauerstoffdruckwerte stimmen mit den vor der Injektion gewonnenen dann innerhalb der Fehlergrenze überein, wenn man von dem Blut, das die Medikamente enthält, eine neue Eichkurve aufstellt und die nach Anwendung der Mittel gemessenen Werte auf diese neue Eichkurve bezieht. Bluttransfusionen aus Blutkonserven mit Zusatz des

ACD-Stabilisators und wechselnder Hämoglobinkonzentration haben in den in der Klinik in Betracht kommenden Mengen keinen Einfluß auf die Messung und den Eichkurvenverlauf[1].

### Fehlerquellen[2]

Ungenaue Einstellung der Nullage des Galvanometers.

Ungenaue Einstellung der Eichung (Cal auf 110).

Zu wenig Quecksilber im Vorratsgefäß, so daß der Platinkontakt nicht eintaucht. Bei Stellung *Comp* von Schalter *1* kein Ausschlag.

Inkonstanz der Tropfzeit (Capillare verschmutzt).

Sedimentation des Blutes während der Messung.

Ungenaue Kompensation der Galvanometerausschläge.

Eichausschlag erreicht bei Stellung Cal. (HOT I) nicht 110. Batterie ist neu zu leiten.

Hämolyse durch Wasser im Kugeltonometer.

Zu lange Meßdauer, dadurch zuviel Quecksilber im Analysengefäß, Autoxydation des Blutes (Zunahme der mV-Werte).

Fehlerhafte Kalomelelektrode.

Ungenaue Analyse der Eichgasgemische.

Die Eichung des Blutes soll sofort nach der Entnahme und nach einem Zeitplan (Signaluhr) erfolgen. Bei Thermostatenanordnung mit 2 Kugeltonometern kann man innerhalb 40 min 2 Messungen machen. Es gibt auch Kugeltonometer zum Einhängen in einen vorhandenen Thermostaten (Kutofix*).

Die Anwendung bei hämolytischem Blut ist bis jetzt nur reproduzierbar, wenn der Hämolysegrad konstant ist. In Tierversuchen, bei denen Blut durch Blutpumpen lief und wiederholt reinfundiert wurde, war die Messung von $p_{O_2}$ mit dieser Methode ebenfalls möglich. Es empfiehlt sich dann jedoch häufiger zu eichen.

### Messung von $O_2$-Drucken über 300 mm Hg

Mit der Methode sind Messungen bis 600 mm Hg ausgeführt worden[3, 4], jedoch ist für so hohe Werte die Messung mit Platinelektroden[5-9] vorzuziehen.

## IV. Sauerstoffsättigung, Sauerstoffgehalt, Sauerstoffkapazität, Sauerstoffdruck des Blutes

Die Beziehung zwischen $O_2$-Druck ($p_{O_2b}$) und ans Hämoglobin chemisch gebundener $O_2$-Menge ($C_{O_2b,\,comb}$) gibt die $O_2$-Dissoziationskurve des Blutes wieder (s. Einleitung). Bei etwa 150 mm Hg $O_2$-Druck ist das gesamte Hämoglobin des Blutes mit $O_2$ beladen. Man bezeichnet die unter dieser Bedingung

---

[1] Rodewald, G.: Anaesthesist **3**, 4 (1954).

[2] Vergleich der Vor- und Nachteile der Methode mit derjenigen von Riley, Proemmel und Franke s. S. 257.

[3] Bartels, H., u. G. Rodewald: Pflüg. Arch. ges. Physiol. **258**, 163 (1953).

[4] Hertz, C. W.: Klin. Wschr. **1956**, 472.

[5] Mochizuki, M., u. H. Bartels: Pflüg. Arch. ges. Physiol. **262**, 473 (1956).

[6] Bartels, H., H. P. Koepchen, I. Lühning, M. Mochizuki u. I. Witt: Pflüg. Arch. ges. Physiol. **261**, 535 (1955).

[7] Bartels, H., R. Beer, M. Mochizuki u. G. Rodewald: Z. ges. exp. Med. **126**, 582 (1956).

[8] Kreuzer, F., T. R. Watson jr. and J. M. Ball: J. oppl. Physiol. **12**, 65 (1958).

[9] Bartels, H., u. H. Bürger: Erscheint in Pflüg. Arch. ges. Physiol.

* Hersteller: L. Eschweiler, Kiel, Muhliusstraße 75.

in 100 ml Blut gefundene chemisch gebundene $O_2$-Menge als *$O_2$-Kapazität* ($C_{O_2 sat}$) des Blutes. Dabei ist das Hämoglobin voll mit $O_2$ *gesättigt*, weshalb man diesen Wert auch 100% *$O_2$-Sättigung* nennt.

Bei $O_2$-Drucken unter 150 mm Hg wird der Wert der $O_2$-Kapazität nicht erreicht, die $O_2$-Sättigung ist geringer als 100%, z. B. 97% im arteriellen Blut und etwa 75% im venösen Mischblut ($S_{O_2 \bar{v}}$) des Gesunden. Bei der Analyse einer Blutprobe mit dem manometrischen Apparat nach VAN SLYKE wird außer dem chemisch gebundenen der physikalisch gelöste Sauerstoff mitbestimmt, beide Anteile zusammen bezeichnet man als *$O_2$-Gehalt* einer Probe ($C_{O_2 b\,tot}$).

Zur *Berechnung der prozentualen $O_2$-Sättigung* des Blutes muß vom $O_2$-Gehalt der physikalisch gelöste Anteil ($C_{O_2 b\,diss}$) abgezogen werden. Wenn der $O_2$-Druck direkt gemessen wurde, geschieht dies nach der Gleichung:

$$C_{O_2 b\,comb} = C_{O_2 b\,tot} - p_{O_2 b} \cdot \frac{\alpha}{760} \cdot 100 ,$$

$$\left(\frac{\alpha}{760} \cdot 100 = 0{,}0031^*\right).$$

Wenn der $O_2$-Druck nicht gemessen wurde, ermittelt man ihn unter der Berücksichtigung des pH-Wertes mit der Standard-$O_2$-Dissoziationskurve durch ein auf S. 343 ff. beschriebenes Näherungsverfahren und wendet ebenfalls o. a. Gleichung an.

$$S_{O_2, b} = \frac{C_{O_2 b\,comb}}{C_{O_2,\,sat}} \cdot 100 .$$

Die Verwendung der prozentualen $O_2$-Sättigung hat den Vorteil von Unterschieden der $O_2$-Kapazität unabhängig zu machen; dies zeigt die Tabelle 49.

Tabelle 49

| $c_{O_2 cap}$ | $c_{O_2 a\,comb}$ | $s_{O_2 a}$ | |
|---|---|---|---|
| 20 | 19 | 95 | normal |
| 10 | 9,5 | 95 | Anämie |
| 30 | 28,5 | 95 | Polyglobulie |

## Bestimmung der $O_2$-Kapazität

1. Mit dem manometrischen Apparat.
a) Nach SENDROY (Äquilibrierung in der Kammer). S. S. 223.
b) Mit kombinierter Analyse (nach Äquilibrierung bei 37° C mit etwa 200 mm Hg $p_{O_2}$, eventuell zusammen mit Standardbicarbonatbestimmung). S. S. 212.
2. Mit der Ferricyanidmethode nach HALDANE. S. S. 233.
3. Spektrophotometrisch.
a) Durch Bestimmung der Oxy-Hb-Menge nach Äquilibrierung.
b) Durch Bestimmung der Hb-Menge $\left(\frac{\text{g Hb}}{\text{100 ml Blut}}\right) \cdot 1{,}34$ Vol.-% = $O_2$-Kapazität).
4. CO-Methode. S. S. 226.
5. Berechnung aus dem Hämatokritwert. S. S. 305.

## Bestimmung des $O_2$-Gehaltes einer Blutprobe

1. Mit dem manometrischen Apparat (chemisch gebunden und physikalisch gelöste Menge gemeinsam). S. S. 212.
2. Mit der Ferricyanidmethode (nur chemisch gebundener $O_2$). S. S. 233.
3. Spektrophotometrisch (nur chemisch gebundener $O_2$). S. S. 239.

---
* Bei 37° C.

**Bestimmung des $O_2$-Druckes einer Blutprobe**

1. Mit der Äquilibriermethode (RILEY, PROEMMEL und FRANKE). S. S. 258.
2. Mit der potentiometrischen Methode (BARTELS). S. S. 263.
3. Mit Platinelektroden. S. S. 257.
4. Nomographische Ermittlung aus $O_2$-Sättigung und pH-Wert des Blutes. Man geht mit der $O_2$-Sättigung beim entsprechenden pH-Wert in die Standard-

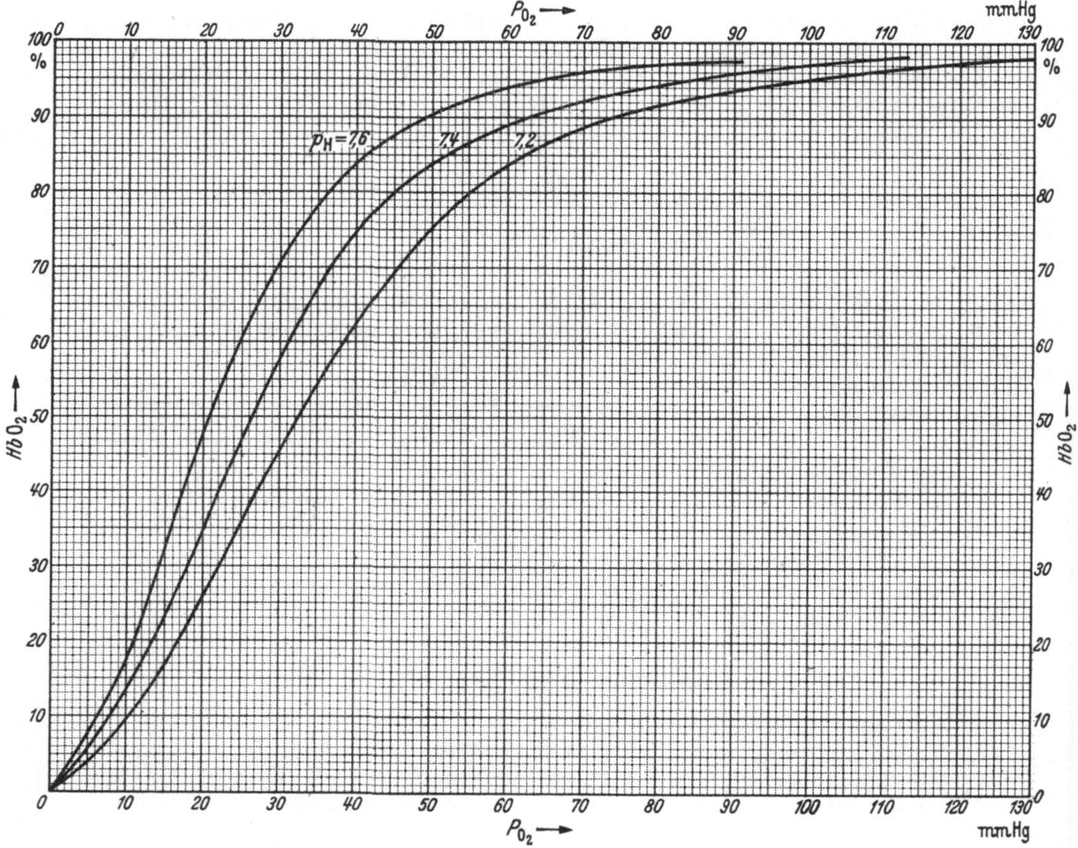


Abb. 169. Sauerstoffbindungskurven des menschlichen Blutes bei pH 7,2, 7,4 und 7,6 (37° C). Ordinate: Prozentuale $O_2$-Sättigung, Abszisse: Sauerstoffdruck in mm Hg. Die Daten findet man in Tabelle 79, S. 410. (Nach: Handbook of Respiratory Data in Aviation Medicine. National Research Council Washington 1944)

$O_2$-Dissoziationskurve (Abb. 169) ein und liest den $O_2$-Druck an der Abszisse ab. Man sieht, daß Fehler bei der Sättigungs- und pH-Bestimmung im oberen flachen Teil der Kurve größere Ungenauigkeiten des $O_2$-Druckes hervorrufen als im steilen Teil der Kurve. Man kann das Verfahren bei einwandfreien Methoden zur Sättigungs- und pH-Bestimmung von etwa 85% $S_{O_2}$ abwärts anwenden. Oberhalb dieses Wertes muß man mit zunehmenden Fehlergrößen rechnen, bei 100 mm Hg etwa mit $\pm 10$ mm Hg.

Die Verwendung der abgebildeten $O_2$-Dissoziationskurve ist für die Zwecke der Lungenfunktion geeignet, wenngleich neuerdings auch eine um etwa 1 Sättigungsprozent höher liegende Kurve benutzt wird[1]. Die Unterschiede machen sich

---

[1] LAMBERTSEN, C. J., P. L. BUNCE, D. L. DRABKIN u. C. F. SCHMIDT: J. appl. Physiol. **4**, 873 (1952).

nennenswert nur von 80 mm Hg $p_{O_2}$ aufwärts an bemerkbar, wo ohnehin die direkte Messung vorzuziehen ist. Bei Blut von Säuglingen und Kleinkindern[1,2] Anämikern und Patienten mit angeborenen Herzfehlern, die eine Cyanose haben, trifft die Standarddissoziationskurve nicht zu.

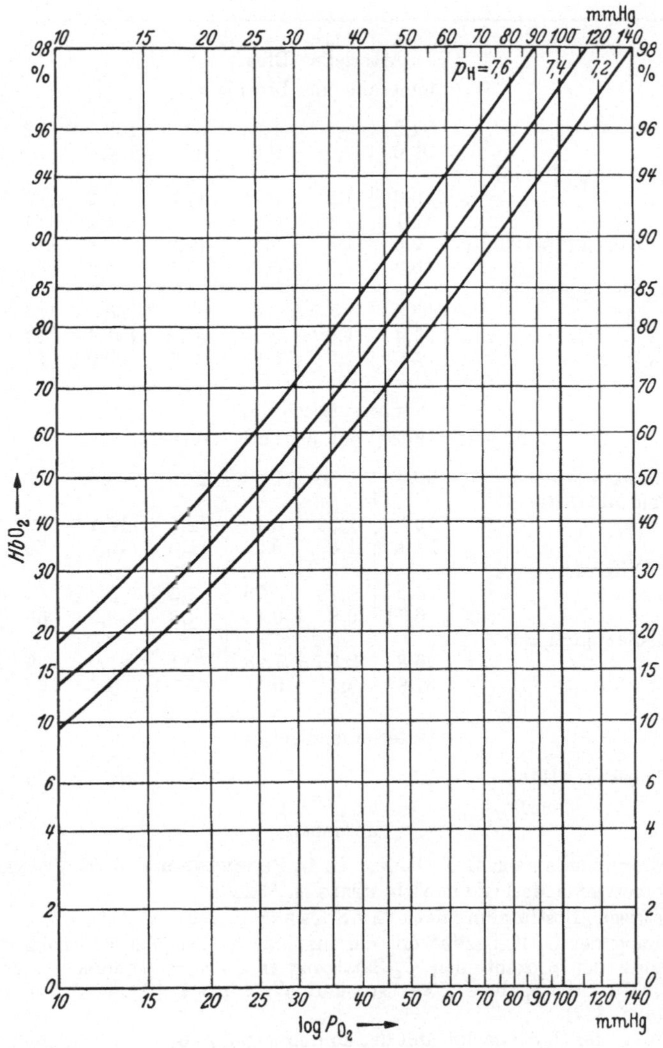


Abb. 170. Ausschnitte aus Sauerstoffbindungskurven des menschlichen Blutes bei pH 7,2; 7,4 und 7,6 (37° C). Ordinate: % $HbO_2$ (als log 100 Hb/$HbO_2$). Abszisse: $P_{O_2}$ (als log $P_{O_2}$) in mm Hg. Diese Art der Darstellung ermöglicht eine einfachere Interpolation für verschiedene pH-Werte als die Darstellung der Abb. 169

Abb. 170 und 171 ermöglichen eine lineare pH- und Temperaturinterpolation.

Tabelle 50 zeigt eine Zusammenstellung von Normalwerten. Für venöses Mischblut aus der A. pulmonalis gibt es Versuchsreihen mit größerer Versuchszahl, jedoch handelt es sich dabei meist nicht um gesunde Versuchspersonen,

[1] Morse, M., D. E. Cassels u. M. Holder: J. clin. Investig. **29**, 1091 (1950).

[2] Beer, R., E. Doll u. J. Wenner: Pflüg. Arch. ges. Physiol. **265**, 526 (1958).

Tabelle 50. *Sauerstoff-Normwerte gesunder Männer unter Ruhebedingungen (auf Meereshöhe)*

| | Mittelwert | $\pm s_{\dot{x}}$ | $\pm s_{\bar{x}}$ | Minimum | Maximum | Zahl der Untersuchungen | Methode | Literatur |
|---|---|---|---|---|---|---|---|---|
| **Arterielles Blut — A. femoralis oder brachialis** | | | | | | | | |
| Sauerstoffdruck mm Hg | 94,2 | 5,3 | 1,5 | 83 | 102 | 13 | I | 6 |
| . . . . . | 93,0 | 5,6 | 0,7 | 80 | 104 | 59 | II | 1 |
| Sauerstoffgehalt ml $O_2$/100 ml Blut | 19,6 | 1,2 | 0,2 | 17,3 | 22,3 | 50 | III | 4 |
| . . . . . | 19,1 | 1,1 | 0,2 | 17,6 | 21,2 | 31 | III | 1 |
| Sauerstoffkapazität ml $O_2$/100ml | 19,6 | 1,6 | 0,3 | 17,0 | 23,1 | 29 | III | 8 |
| . . . . . | 19,9 | 1,3 | 0,2 | 17,8 | 21,6 | 42 | III | 1 |
| Prozentuale $O_2$-Sättigung des Blutes | 95,8 | — | — | 93 | 98 | 154 | III | 5 |
| . . . . . | 97,4 | 1,8 | 0,4 | 93,2 | 101,4 | 17 | IIIa | 3 |
| . . . . . | 95,6 | 2,7 | 0,5 | 90,5 | 99,0 | 31 | IIIb | 1 |
| **Venöses Mischblut — A. pulmonalis (Vena jugularis interna+)** | | | | | | | | |
| Sauerstoffdruck mm Hg | 39,4 | 5,76 | 1,9 | 29,5 | 48,5 | 9 | I | 2 |
| Sauerstoffgehalt ml $O_2$/100 ml Blut | 15,0 | 1,20 | 0,4 | 12,6 | 16,4 | 9 | III | 2 |
| . . . . . | 12,99+ | 1,3 | 0,2 | 11,0 | 16,1 | 50 | III | 4 |
| Arteriovenöse Differenz ml $O_2$/100 ml Blut | 4,2 | 0,78 | 0,26 | 3,2 | 5,8 | 9 | III | 2 |
| . . . . . | 6,7+ | 0,8 | 0,1 | 4,5 | 8,5 | 50 | III | 4 |
| Prozentuale $O_2$-Sättigung des Blutes | 76,8 | 3,85 | 1,28 | 70,1 | 81,9 | 9 | III | 2 |
| . . . . . | 61,8+ | 3,7 | 0,5 | 55,3 | 70,7 | 50 | III | 4 |
| **Unterhautzellgewebe** | | | | | | | | |
| 1. Sauerstoffdruck mm Hg | 22 | — | — | 15 | 24 | 5 | IV | 7 |

Methoden

I. Äquilibriermethode nach R. L. Riley, D. D. Proemmel und R. E. Franke (s. S. 258).

II. Potentiometrische Methode nach Bartels (s. S. 263).

III. Manometrische Bestimmung nach van Slyke (s. S. 212).

IIIa. Bestimmung der $O_2$-Kapazität mit der manometrischen Methode nach Sendroy und Berechnung der prozentualen $O_2$-Sättigung mit einer „Tonometerkorrektur" nach F. W. J. Roughton, R. C. Darling und W. S. Root [Amer. J. Physiol. **142**, 708 (1944)] (s. S. 222).

IIIb. Bestimmung der $O_2$-Kapazität mit der kombinierten Analyse im manometrischen Apparat von van Slyke nach Tonometrierung im Kugeltonometer nach Laué, s. a. Bartels und Rodewald[1].

IV. Äquilibrierung einer unter die Haut eingebrachten Gasblase.

[1] Bartels, H., u. G. Rodewald: Pflüg. Arch. ges. Physiol. **256**, 113 (1952).

[2] Bartels, H., R. Beer, E. Fleischer, H. J. Hoffheinz, J. Krall, G. Rodewald, J. Wenner u. I. Witt: Pflüg. Arch. ges. Physiol. **261**, 99 (1955).

[3] Comroe jr., J. H., u. P. Walker: Amer. J. Physiol. **152**, 365 (1948).

[4] Gibbs, E. L., W. G. Lennox, L. F. Nims u. F. A. Gibbs: J. biol. Chem. **144**, 325 (1942).

[5] Harvard Fatigue Lab. unveröffentlichte Daten zit. nach Roughton, F. W. J., R. C. Darling u. W. S. Root: Amer. J. Physiol. **142**, 708 (1944).

[6] Lilienthal jr., J. L., R. L. Riley, D. D. Proemmel u. R. E. Franke: Amer. J. Physiol. **147**, 199 (1946).

[7] Seevers, M. H.: Amer. J. Physiol. **115**, 38 (1936).

[8] Wood, E. H.: J. appl. Physiol. **1**, 567 (1949).

sondern nur um „an Lunge und Kreislauf" Gesunden. Deshalb wurde die Versuchsreihe von Bartels u. Mitarb.[1] gewählt.

$S_{\dot{x}}$ = mittlerer Fehler der Einzelmessung.

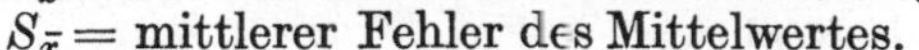

$S_{\bar{x}}$ = mittlerer Fehler des Mittelwertes.

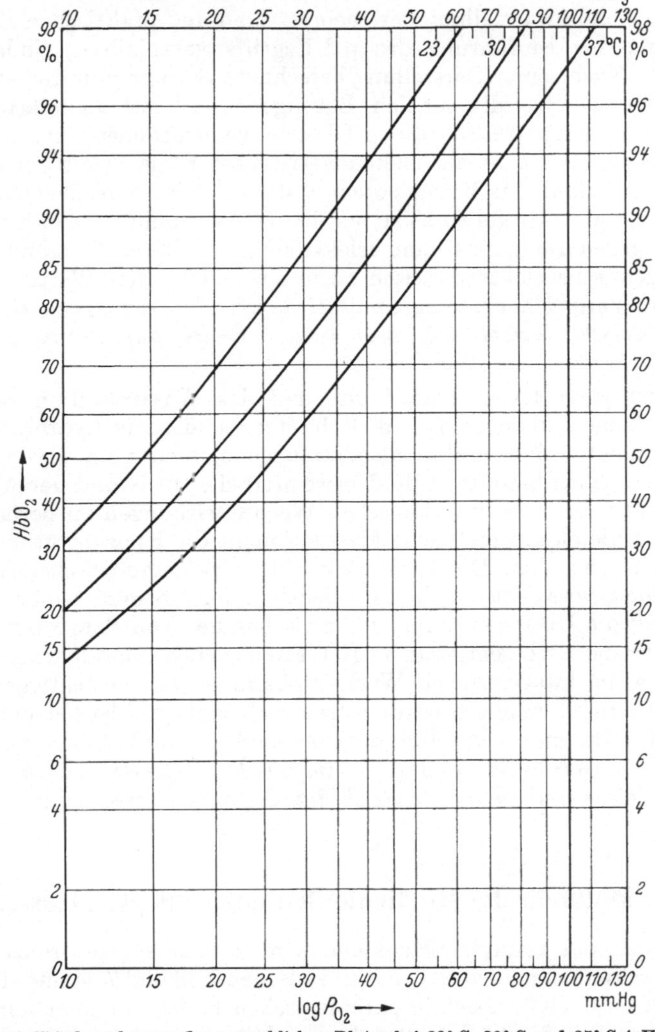


Abb. 171. Sauerstoffbindungskurven des menschlichen Blutes bei 23° C, 30° C und 37° C (pH 7,4). Ordinate: % $HbO_2$ (als log 100 Hb/$HbO_2$). Abszisse: $P_{O_2}$ (als log $P_{O_2}$) in mm Hg. [Nach D. B. Dill u. W. H. Forbes: Amer. J. Physiol. **132**, 685 (1941)]

# Methoden zur Messung des pH-Wertes in Vollblut und Plasma

## I. Definition des pH-Begriffs

Die Einführung des pH-Begriffs in die Chemie und Biologie verdankt man S. P. L. Sørensen[2], der ihn im Jahre 1909 durch die Beziehung festlegte

$$pH = -\log c_{H^+} . \tag{1}$$

[1] Bartels, H., R. Beer, E. Fleischer, H. J. Hoffheinz, J. Krall, G. Rodewald, J. Wenner u. I. Witt: Pflüg. Arch. ges. Physiol. **261**, 99 (1955).

[2] Sørensen, S. P. L.: Biochem. Z. **21**, 131, 201 (1909); **22**, 352 (1909).

Die Sørensensche pH-Skala erstreckt sich von 0—14, umfaßt also 14 Einheiten, die einem Konzentrationsbereich von 14 Zehnerpotenzen entsprechen. pH-Werte zwischen 0 und 7 kennzeichnen saure, zwischen 7 und 14 alkalische Flüssigkeiten, der in der Mitte liegende Wert neutrale Reaktion.

Eine eingehende Darstellung der theoretischen und praktischen Erwägungen, die SØRENSEN zur Einführung des pH-Begriffs veranlaßten, findet man bei JØRGENSEN[1]. Nach seiner Darstellung berechnete SØRENSEN unter Annahme der Gültigkeit der Gesetze der idealen Lösungen aus Leitfähigkeitsangaben von KOHLRAUSCH und ARRHENIUS die pH-Werte verschiedener Salzsäurelösungen. Mit Hilfe dieser, also nicht auf elektrometrischem Wege ermittelten Standard-pH-Werte wurde dann das Bezugspotential der 0,1 n Kalomelelektrode gegen die Normalwasserstoffelektrode zu 330,0 mV bei 18° bestimmt. Danach war es möglich, mit der gegen die 0,1 n Kalomelelektrode geschalteten Wasserstoffelektrode auch Puffergemische elektrometrisch zu untersuchen. Ihre Werte sind seitdem als Eich- oder Vergleichswerte bekannt. *Jede pH-Messung, sei sie elektrometrisch oder colorimetrisch, bezieht sich also letzten Endes auf Messungen mit der Wasserstoffelektrode.*

JØRGENSEN weist ferner darauf hin, daß das Wasserstoffion oder Proton in Lösungen keine Existenzmöglichkeit besitzt, sondern in hydratisierter Form als $H_3O^+$ vorliegt. Man müßte also strenggenommen vom Hydroxoniumion sprechen. Schließlich betonte er die Notwendigkeit, auf Grund der Arbeiten von LEWIS, BJERRUM u. a. die interionischen Wechselwirkungen zu berücksichtigen. Danach erfaßt die elektrometrische Messung nicht die Konzentration $c$, sondern die Aktivität $a$ von Ionen. Die Abhängigkeit der elektromotorischen Kräfte von $a$ statt $c$ und eine gewisse Unsicherheit hinsichtlich der Korrekturen der Diffusionspotentiale sind die Ursachen dafür, daß zwischen den von SØRENSEN definierten und den elektrometrisch gemessenen pH-Werten geringe Abweichungen bestehen. Solange keine die interionischen Wechselwirkungen berücksichtigende und zugleich auch thermodynamisch einwandfreie pH-Skala geschaffen und allgemein anerkannt ist, sollte man sich weiter der konventionellen pH-Skala von SØRENSEN bedienen. *Entscheidend ist, daß eine einheitliche Meßmethodik zu reproduzierbaren Werten führt und so ein Vergleich der Ergebnisse verschiedener Untersucher möglich ist.*

## II. Methodische Möglichkeiten der Blut-pH-Messung

Das Blut-pH des gesunden Menschen wird in sehr engen Grenzen konstant gehalten. Es schwankt im arteriellen Blut zwischen 7,38 und 7,44 mit einem Mittelwert von 7,41 (s. S. 303). Auch in pathologischen Fällen kommen selten größere Abweichungen als 0,2—0,3 pH von diesem Mittelwert vor. Eine hinreichend genaue Messung stellt daher höchste Anforderungen an die Methodik, wie sie vergleichsweise auf anderen Gebieten des pH-Meßwesens nicht verlangt werden. Um die hohe Meßgenauigkeit der heute vorhandenen Geräte voll ausnützen zu können, müssen aber zahlreiche, oft nicht beachtete Faktoren berücksichtigt werden.

Über die allgemeinen Grundlagen und Möglichkeiten der pH-Messung finden sich zahlreiche Darstellungen, von denen die Monographien von BATES[2], KOR-

---

[1] JØRGENSEN, H.: Wasserstoffionen-Konzentration (pH). Wiss. Forschungsber., naturwiss. Reihe, Bd. 34. Dresden u. Leipzig: Steinkopff 1935.

[2] BATES, R. G.: Electrometric pH determinations. New York: John Wiley & Sons 1954.

DATZKI[1], KRATZ[2], SCHWABE[3] und die Abhandlung von ENDER[4] erwähnt seien. Leider enthält keine dieser Abhandlungen eine ausreichende Erörterung der besonderen bei der Blut-pH-Messung vorliegenden Verhältnisse. Die folgenden Ausführungen werden sich daher nur wenig mit den theoretischen und allgemeinen meßtechnischen Grundlagen, jedoch ausführlich mit den die Blut-pH-Messung betreffenden Problemen befassen.

Zunächst soll ein kurzer Überblick der zur Verfügung stehenden Methoden gegeben werden, wobei die Möglichkeiten der indirekten Bestimmung vorangestellt werden. Das Blut-pH kann bestimmt werden:

1. Mit Hilfe der Meßgrößen *$CO_2$-Gehalt* und *$CO_2$-Druck* ($p_{CO_2}$) unter Anwendung der *Henderson-Hasselbalchschen Gleichung bzw. der darauf basierenden Nomogramme*, z. B. desjenigen von SINGER und HASTINGS[5]. Die Einzelheiten über die Messung von $CO_2$-Gehalt und $p_{CO_2}$ finden sich andernorts (s. S. 212ff. und 304ff.); sie werden hier nur insoweit gestreift, als sie für die vorliegende Fragestellung von Bedeutung sind. $p_{CO_2}$ kann mikrotonometrisch nach RILEY, PROEMMEL und FRANKE[6] oder mit Hilfe von $CO_2$-Dissoziationskurven gewonnen werden. Die mikrotonometrische Methode ist schwer erlernbar und ergibt nur in der Hand des Erfahrenen zuverlässige Werte. Die Bestimmung von $p_{CO_2}$ über $CO_2$-Dissoziationskurven ist sowohl bei experimenteller Ausführung mit 3 äquilibrierten Blutproben wie auch bei rechnerischer Konstruktion nach Äquilibrierung nur einer Blutprobe etwas umständlich. Auch fehlen bisher größere Vergleichsuntersuchungen des so gewonnenen mit dem direkt gemessenen pH-Wert.

Handelt es sich um *Bestimmung des arteriellen pH*, kann $p_{CO2}$ auch durch *Alveolarluft-Analyse* unter der Annahme der Identität des alveolaren mit dem arteriellen $p_{CO_2}$ ermittelt werden. Die Nachteile dieser Methode liegen darin, daß bei Störungen der Atmung und des Lungenkreislaufs repräsentative Alveolarluft schwer oder gar nicht zu gewinnen ist. Dieses Vorgehen kann daher gerade bei pathologischen Fällen meist nicht angewendet werden. Aus diesem Grunde ist der Wunsch nach direkter Bestimmung des Blut-pH-Wertes verständlich.

2. *Colorimetrische* bzw. *photometrische Bestimmung.* 1924 gaben HASTINGS und SENDROY[7] eine colorimetrische Methode mit Phenolrot als Indicator an, mit der sie das Plasma-pH bis auf 0,02 genau messen konnten. 1949 berichteten VAN SLYKE u. Mitarb.[8], daß sich diese Methode nach verschiedenen Abänderungen auch für die spektrophotometrische Messung eigne. Sie fanden eine mittlere Abweichung der so gemessenen gegenüber den elektrometrisch mit der Wasserstoffelektrode gefundenen Werten von $\pm 0{,}02$ pH. Beide Methoden verlangen, abgesehen von zahlreichen zu beobachtenden Einzelheiten, die Messung im abgetrennten Plasma. Weicht die bei der Abtrennung des Plasmas von den Erythrocyten herrschende Temperatur von der ursprünglichen Bluttemperatur ab, was ohne großen Aufwand (Zentrifugenthermostat) meist nicht zu vermeiden ist, so entstehen Fehler, die später ausführlich besprochen werden. Aus diesen Gründen dürften die erwähnten beiden Methoden kaum weitere Verbreitung erlangen.

---

[1] KORDATZKI, W.: Taschenbuch der praktischen pH-Messung. München: Müller u. Steinicke 1949.

[2] KRATZ, L.: Die Glaselektrode und ihre Anwendungen. Wissenschaftl. Forschungsber., naturwiss. Reihe, Bd. 59. Frankfurt a. M.: Steinkopff 1950.

[3] SCHWABE, K.: Fortschritte der pH-Meßtechnik. Berlin: Verl. Technik 1953.

[4] ENDER, F.: Wasserstoffionenkonzentration. In Handbuch der physiologisch- und pathologisch-chemischen Analyse, Bd. I, S. 527. Berlin-Göttingen-Heidelberg: Springer 1953.

[5] SINGER, R. B., u. A. B. HASTINGS: Medicine (Baltimore) **27**, 223 (1948).

[6] RILEY, R. L., D. D. PROEMMEL u. R. E. FRANKE: J. biol. Chem. **161**, 621 (1945).

[7] HASTINGS, A. B., u. J. SENDROY jr.: J. biol. Chem. **61**, 695 (1924).

[8] VAN SLYKE, D. D., J. R. WEISINGER u. K. K. VAN SLYKE: J. biol. Chem. **179**, 743 (1949).

3. Die *elektrometrische Messung mit Glaselektrode und Röhrenverstärker* ist heute am weitesten verbreitet. Sie soll daher im folgenden ausführlich besprochen werden.

# III. Elektrometrische pH-Bestimmung

Die elektrometrische Bestimmung setzt sich aus zwei Hauptoperationen zusammen, nämlich dem Aufbau einer galvanischen Kette mit pH-Indicatorfunktion und der Messung des Potentials dieser Kette.

## A. Glaselektrodenkette

**Aufbau und Funktionsweise.** Als *galvanische Kette* kommt für die Blut-pH-Messung nur die *Glaselektrodenkette* in Frage. Bei der *Glaselektrode* wirkt eine dünne Membran eines Glases bestimmter Eigenschaften wie ein Diaphragma, das nur für $H^+$-Ionen durchlässig ist. Werden zwei Lösungen verschiedenen pH-Wertes durch eine solche Glasmembran getrennt, so tritt zwischen ihnen eine Potentialdifferenz (Membranpotential) auf, die von dem beiderseits der Membran bestehenden pH-Unterschied abhängt (s. Abb. 172). Hält man demnach den pH-Wert auf der einen Seite konstant und variiert den der anderen Seite, so ist die Potentialdifferenz in einem großen pH-Bereich eine ausschließliche und eindeutige Funktion des variablen pH-Wertes. Dabei *verhält sich die Glaselektrode in einem pH-Gebiet von pH 2—8*, bei Anlegen eines weniger strengen Maßstabes zwischen pH 1—9, *im allgemeinen wie eine Wasserstoffelektrode*, gehorcht also der von NERNST für die elektrische Energie galvanischer Ketten gefundenen Beziehung.

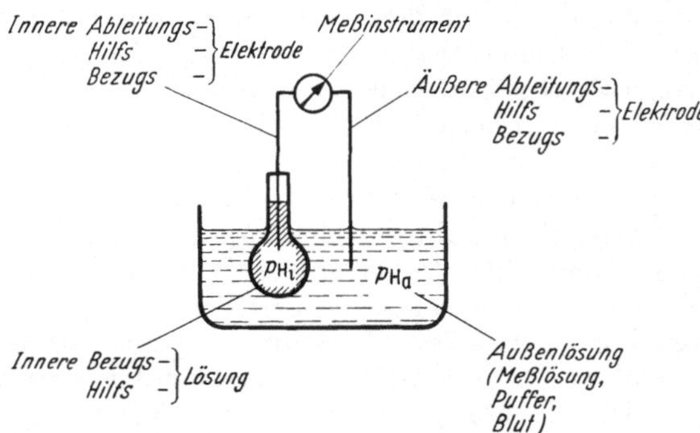


Abb. 172. Schematischer Aufbau einer Glaselektrodenkette

NERNST* schuf im Jahre 1889 unter Anwendung des 2. Hauptsatzes die osmotische Theorie der elektromotorischen Kräfte (EMK) von galvanischen oder Konzentrationsketten. Die Beziehung von NERNST für eine Konzentrationskette aus zwei gleichen Elektroden und zwei Lösungen ihrer Salze mit den Ionenkonzentrationen $c_1$ und $c_2$ lautet:

$$E = E_1 - E_2 = \frac{RT}{nF} \ln \frac{c_1}{c_2} = \frac{RT}{nF} 2{,}303 \log \frac{c_1}{c_2} . \tag{2}$$

In dieser Gleichung ist $E$ die EMK der Konzentrationskette, $R$ die Gaskonstante, $F$ die Äquivalentladung, $n$ die Wertigkeit des potentialbestimmenden Ions und $T$ die absolute Temperatur. Durch Einsetzen der Zahlenwerte für $R$ und $F$ geht die Gl. (2) für $n = 1$ über in

$$E = E_1 - E_2 = 0{,}1983\, T \log \frac{c_1}{c_2} = K_t \log \frac{c_1}{c_2} . \tag{3}$$

$K_t$ wird auch *Nernstsche Konstante* oder Nernstscher Potentialfaktor genannt.

* Die folgende Darstellung schließt sich eng an L. KRATZ, s. S. 277 an.

Dieselben Gleichungen gelten sinngemäß *auch für den speziellen Fall der Wasserstoffionen, also der pH-Messung.* Man kann daher die Beziehung (3) mit Hilfe der Definitionsgleichung für den pH-Wert schreiben als

$$E = E_1 - E_2 = -0{,}1983\, T\,(\mathrm{pH}_x - \mathrm{pH}_b) = -K_t\,(\mathrm{pH}_x - \mathrm{pH}_b) \qquad (4)$$

$\mathrm{pH}_x$ entspricht dabei dem unbekannten pH-Wert, $\mathrm{pH}_b$ dem bekannten der sog. Bezugslösung.

Die Temperaturabhängigkeit von $K_t$ wird gewöhnlich in folgender Form geschrieben

$$\left.\begin{aligned} K_t = 58{,}1 + \\ + 0{,}1983\,(t - 20^0)\,. \end{aligned}\right\} \quad (5)$$

Für die Mehrzahl der praktischen Aufgaben genügt es, 0,1983 auf 0,2 aufzurunden.

Die Gl. (4) ist der mathematische Ausdruck für die lineare Abhängigkeit zwischen der gemessenen Potentialdifferenz und dem zu bestimmenden pH-Unterschied der Meßlösung gegen die Bezugslösung. Wie in Abb. 173 dargestellt ist, wird nach Gl. (4) die Potentialdifferenz $E$ in Abhängigkeit vom pH-Wert für eine vorgegebene Temperatur durch eine Gerade wiedergegeben, deren Neigung gegen die positive pH-Achse

$$\operatorname{tg} \varphi = \frac{dE}{d\mathrm{pH}} = -K_t \qquad (6)$$

dem negativen Wert der Nernstschen Konstante entspricht. Ihr Achsenabschnitt auf der $E$-Achse

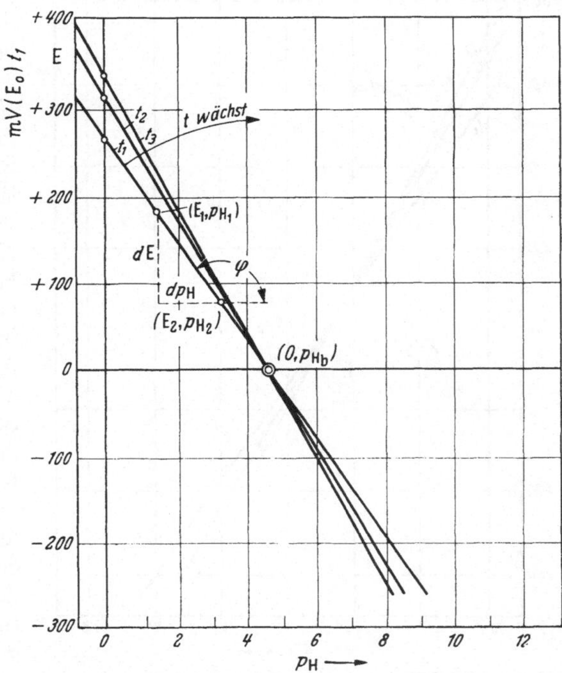


Abb. 173. *E-pH-Diagramm einer symmetrischen galvanischen Kette mit pH-Indicatorfunktion (Wasserstoff- oder Glaselektrodenkette) für verschiedene Temperaturen ($t_1, t_2, t_3$).* (Aus L. KRATZ: Die Glaselektrode und ihre Anwendungen. Wiss. Forschungsber., Naturwiss. Reihe, Bd. 59. Frankfurt a. M.: Steinkopff 1950.) Einzelheiten s. Text

$$E_0 = E\,(\mathrm{pH} = 0) = -K_t \cdot \mathrm{pH}_b \qquad (7)$$

ist eine vom Aufbau der Bezugsseite der Konzentrationskette bestimmte Systemkonstante. Mit ihrer Hilfe wird die Gl. (4) oft in folgender Form angegeben

$$E = -K_t\,\mathrm{pH}_x + E_0\,. \qquad (8)$$

Für $E = 0$ wird $\mathrm{pH}_x = \mathrm{pH}_b$, für alle $K_t$ und damit für alle $t$. Das Potential einer in bezug auf Elektroden und Flüssigkeiten vollkommen symmetrischen Kette ist also temperaturunabhängig gleich Null. Ferner geht daraus hervor, daß man bei Veränderungen von $t$ eine Geradenschar erhält mit den für alle Temperaturen gleichen Schnittpunktskoordinaten $O$ und $\mathrm{pH}_b$. Da man die *E-pH-Kurve* — auch *Kennlinie* genannt — *für eine bestimmte Temperatur* als *Isotherme* bezeichnet, heißt dieser Punkt *Isothermenschnittpunkt.*

Sind die beiden Elektroden der Meßkette nicht gleich, so geht in die EMK dieser Kette zusätzlich die Potentialdifferenz $E'$ ein, die die Bezugselektrode gegen die Normalwasserstoffelektrode hat. Ist das Bezugspotential nicht temperaturabhängig, so gilt

$$E = -K_t (\mathrm{pH}_x - \mathrm{pH}_b) + E' \text{ und} \tag{9}$$

$$E = -K_t \mathrm{pH}_x + E'_0. \tag{10}$$

Die graphische Darstellung von Gl. (9) bzw. (10) (Abb. 174) ergibt wiederum eine Geradenschar mit der Temperatur als Parameter. Der Schnittpunkt liegt aber nicht mehr auf der pH-Achse, sondern hat die Koordinaten ($E'$, $\mathrm{pH}_b$).

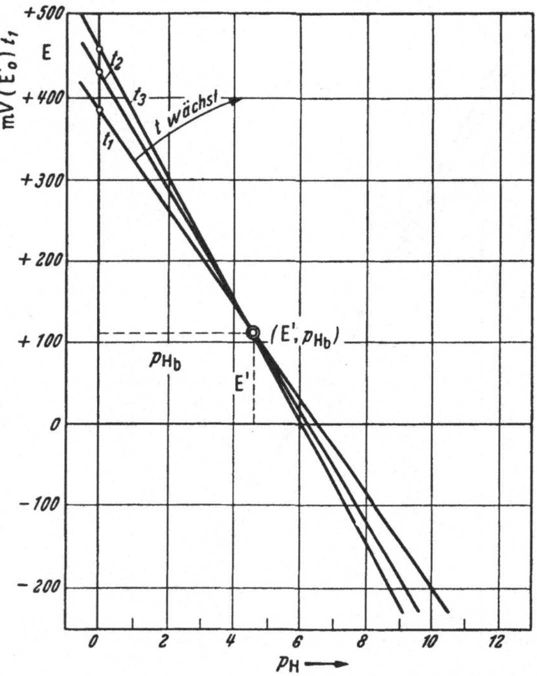


Abb. 174. *E-pH-Diagramm einer asymmetrischen galvanischen Kette mit pH-Indicatorfunktion (Wasserstoff oder Glaselektrodenkette) für verschiedene Temperaturen* ($t_1$, $t_2$, $t_3$). (Aus L. KRATZ: Die Glaselektrode und ihre Anwendungen. · Wiss. Forschungsber., Naturwiss. Reihe, Bd. 59. Frankfurt a. M.: Steinkopff 1950.) Einzelheiten s. Text

Es ist nun von großer Bedeutung, daß die *Kennliniensteilheit der Glasmembran* ($K_g$) *im allgemeinen mit der theoretischen Steilheit der Wasserstoffelektrode* ($K_t$) *befriedigend übereinstimmt.* Sie liegt bei 96—98% des theoretischen Wertes (58,1 mV bei 20° C). Freilich kann die Abweichung von $K_g$ gegenüber $K_t$ je nach Dicke, Herstellung, Alterung usw. der Glasmembran 10% und mehr betragen. Dabei wird stets eine Abnahme von $K_g$, nie eine Zunahme, also eine verminderte Steilheit der Glaselektrodenkennlinie gegenüber der theoretischen Kennlinie gefunden.

Zur Messung der Potentialdifferenz an der Glasmembran, des sog. Membranpotentials, werden in beide Lösungen Ableitungselektroden eingebracht, die gegeneinander gleiches Potential (symmetrische Kette) oder eine konstante, bekannte Potentialdifferenz (asymmetrische Kette) haben. So entsteht die *Glaselektrodenkette* (Abb. 172). Die innere Hilfs-, Ableitungs- oder Bezugselektrode kann, muß aber nicht pH-unabhängig sein. Eine etwaige pH-Abhängigkeit ist durch den pH-Wert der Innen- (innere Bezugs-) Lösung definiert. Bei der Auswahl der Innenlösung hat man einen breiten Spielraum, so daß meßtechnische Sonderwünsche verwirklicht werden können. Häufig ist die innere Hilfselektrode eine gesättigte Kalomel- oder eine Silberchloridelektrode, die Innenlösung eine verdünnte Salzsäure- oder gepufferte Chloridlösung. Die innere Hilfslösung wird meist so gewählt, daß die Glaselektrodenkette bei einem vorgegebenen pH-Wert der Außenlösung, z. B. pH 1,5 oder 4,0 oder 7,0, ein Potential um 0 mV abgibt. Als pH-unabhängige äußere Hilfselektrode wird praktisch nurmehr die *gesättigte Kalomelelektrode* benutzt. Darunter versteht man eine Elektrode, die Kalomel (Quecksilber(I)-Chlorid) als schwerlösliches Salz in Lösung mit Bodenkörper enthält. Als elektromotorisch wirksames Elektrodenmaterial dient demzufolge Quecksilber. Als leichtlöslicher Elektrolyt mit demselben Anion wie der Bodenkörper kann irgendein Alkalichlorid, meist KCl, benützt werden. Je nach der

Konzentration der KCl-Lösung, mit der die Kalomelelektrode gefüllt wird, unterscheidet man die 0,1 n und 1 n und gesättigte Kalomelelektrode, wovon praktisch nurmehr die gesättigte Kalomelelektrode benützt wird. Die früher verwendeten Flüssigkeitsbrücken mit einer Füllung aus KCl-Agar sind völlig verlassen worden. Die Flüssigkeitsverbindung mit der Meßlösung wird entweder durch einen porösen Stopfen aus keramischem Material, eine Glasfritte bzw. einen Asbestfaden oder durch unmittelbares Eintauchen der KCl-gefüllten Kalomelelektrode in die Meßlösung hergestellt. Bei der letzten Anordnung ist die *Grenzfläche KCl-Lösung/Blut bzw. Meßlösung am eindeutigsten definiert.* Sie verdient daher gerade bei der Blut-pH-Messung den Vorzug.

**Asymmetriepotential.** Zwei Lösungen gleichen pH-Wertes auf der Innen- bzw. Außenseite der Glasmembran sollten mit gleichartigen Ableitungselektroden keine Potentialdifferenz an der Glasmembran erzeugen. Dies ist jedoch praktisch nicht der Fall. Das entstehende Potential wird *Asymmetriepotential* genannt. Es ist erfahrungsgemäß bei einer frisch hergestellten Glaselektrode am größten und nimmt nach Wässern der Membran in einigen Tagen auf einen allerdings nicht gleichbleibenden Wert ab. Die Ausbildung von Asymmetriepotentialen stellt den Hauptgrund dafür dar, daß man mit einer Glaselektrodenkette absolute Potentialmessungen nicht vornehmen kann, sondern stets Vergleichsmessungen an Pufferlösungen bekannten pH-Wertes zugrunde legen muß. Schon hier soll darauf hingewiesen werden, daß das Asymmetriepotential in die Vergleichs-(Eich-)Werte und in die Meßwerte nur dann mit demselben Betrag eingeht und damit wegfällt, wenn die pH-Werte der Vergleichslösungen denen der Meßlösungen möglichst nahekommen.

**Gleichungen der Glaselektrodenkette** (nach Kratz). Eine *Glaselektrodenkette* weist demnach mehrere *potentialbildende Grenzflächen* auf. Ihre EMK setzt sich aus verschiedenen Teilpotentialen zusammen. Im einzelnen sind a) die Differenz der Potentiale $E_i$ und $E_a$ ($E' = E_i - E_a$), welche die innere und äußere Ableitungselektrode in ihren jeweiligen Lösungen gegen die normale Wasserstoffelektrode zeigen, b) das Potential der Glasmembran ($E_m$) und c) das Asymmetriepotential ($E_{as}$) in Rechnung zu stellen. Da gewissermaßen beide Oberflächen der Glasmembran als Wasserstoffelektroden wirken, läßt sich das zwischen der Außen- und Innenlösung zu erwartende Membranpotential entsprechend der für eine Kette aus zwei Wasserstoffelektroden gültigen Gl. (4) darstellen als

$$E_m = E_1 - E_2 = -K_g\,(\mathrm{pH}_x - \mathrm{pH}_b)\,. \tag{11}$$

Das Potential einer Glaselektrodenkette ist also gegeben durch den Ausdruck

$$E = E' + E_m + E_{as} = E_i - K_g\,(\mathrm{pH}_a - \mathrm{pH}_i) + E_{as} - E_a\,. \tag{12}$$

Dabei ist vorausgesetzt, daß sich die Bezugslösung im Innern der Glaselektrode befindet, daß also $\mathrm{pH}_b = \mathrm{pH}_i$ und $\mathrm{pH}_x = \mathrm{pH}_a$ ist. Sind die beiden Hilfselektroden einander gleich, so sind auch ihre Potentiale $E_i$ und $E_a$ gleich und heben sich infolge ihrer entgegengesetzten Vorzeichen auf. Kann man außerdem das Asymmetriepotential vernachlässigen, so bleibt von den Summanden auf der rechten Seite der Gl. (12) lediglich der Ausdruck für das Membranpotential entsprechend der Gl. (11) übrig, das man mit

$$E_0 = E\,(\mathrm{pH} = 0) = K_g \cdot \mathrm{pH}_b \tag{13}$$

in Abhängigkeit vom pH der Meßlösung schreiben kann als

$$E = -K_g\,\mathrm{pH}_x + E_0\,. \tag{14}$$

Entsprechend Abb. 173 sind also auch die $E$-pH-Kurven der symmetrischen Glaselektrodenkette für konstantes $K_g$ Geraden, die von der $E$-Achse den Abschnitt $E_0$ und auf der pH-Achse unter der Voraussetzung der Temperaturinvarianz von $pH_b$ für alle Temperaturen den gemeinsamen Schnittpunkt (0, $pH_b$) besitzen: *Isothermenschnittpunkt.*

Werden die Potentiale der Lösungen innerhalb und außerhalb der *Membran* im allgemeinen Fall durch zwei verschiedene Elektroden abgeleitet, deren Potentiale sich um den nicht oder wenig temperaturabhängigen Betrag $E' = E_i - E_a$ unterscheiden, so wird das Isothermensystem lediglich in Richtung der $E$-Achse

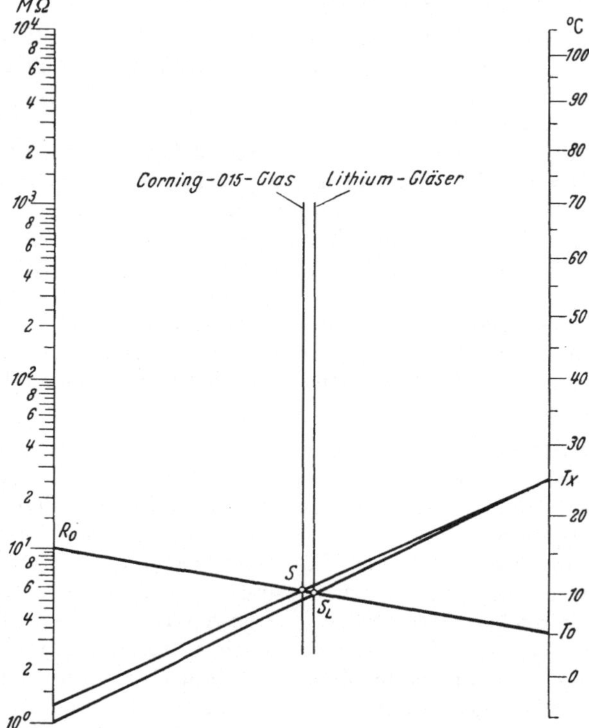


Abb. 175. *Nomogramm zur Bestimmung des elektrischen Widerstandes von Elektrodengläsern.* [Aus E. L. ECKFELDT u. G. A. PERLEY: J. electrochem. Soc. **98**. 37 (1951).] Einzelheiten s. Text

um den Betrag $E'$ parallel verschoben. Aus Gl. (12) erhält man in Analogie zu den für die Wasserstoffelektrode gegebenen Gleichungen die Beziehungen

$$E = -K_g (pH_x - pH_b) + E' \qquad (15)$$

$$E_0' = E\,(pH = 0) = K_g\, pH_b + E' \qquad (16)$$

$$E = -K_g\, pH_x + E_0'. \qquad (17)$$

Ihre graphische Darstellung stimmt für konstantes $K_g$, für temperaturunabhängiges $pH_b$ und $E'$ mit der Abb. 174 überein. Ist das Asymmetriepotential nicht vernachlässigbar, so erfahren die Isothermensysteme in beiden Fällen zusätzlich eine Parallelverschiebung um $E_{as}$ in Richtung der $E$-Achse.

**Widerstand der Glaselektrode.** Er ist je nach Art der Gläser und Dicke der Glasmembran sehr unterschiedlich. Bei Widerständen bis zu 10 Megohm ($10^7$ Ohm) spricht man von niederohmigen, bei Widerständen zwischen 10 bis

100 Megohm ($10^7$—$10^8$ Ohm) von mittelohmigen und bei Widerständen über 100 Megohm ($>10^8$ Ohm) von hochohmigen Glaselektroden. Wegen des robusten Baus und der dadurch gegebenen längeren Haltbarkeit haben sich die hochohmigen Glaselektroden mehr und mehr durchgesetzt. Sie kommen auch für die speziellen Aufgaben der Blut-pH-Messung in Frage. Sie verlangen allerdings einen erheblichen Aufwand bei der Konstruktion der zur Messung geeigneten Geräte (s. später). Auch die Isolation der Zuleitungen und die Sicherung gegen Nebenschlüsse stellen hohe Anforderungen. Die üblichen Angaben über den Widerstand von Glaselektroden beziehen sich auf Zimmertemperatur. Mit abfallender Temperatur nimmt der Widerstand zu, mit ansteigender Temperatur ab. Man kann überschlägig annehmen, daß die Widerstandsabnahme/Grad Temperatursteigerung etwa 10% beträgt.

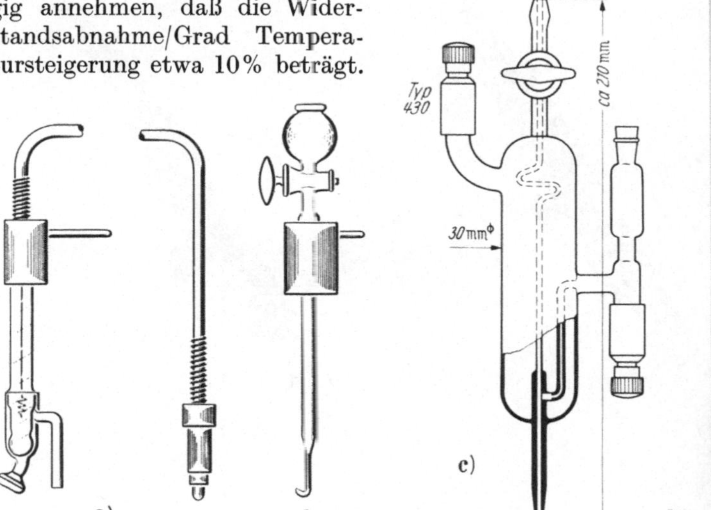


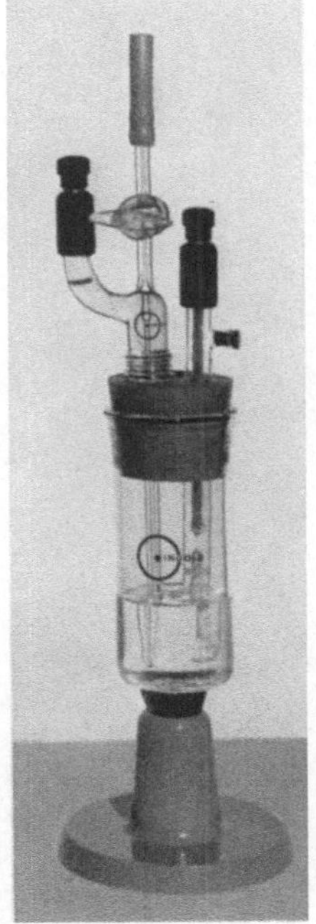


Abb. 176a—f. *Gebräuchliche Glas-, Kalomel- und kombinierte Glaselektroden.* a abgeschirmte Glaselektrode der Fa. Radiometer, mit Blutmeßgefäß; b Kalomelelektrode der Fa. Radiometer; c Kombinierte Capillarglaselektrode der Fa. Dr. Ingold; d Capillarglaselektrode und Kalomelelektrode der Fa. Dr. Ingold in meßfertiger Anordnung

Die Abb. 175 gibt ein von Eckfeldt und Perley[1] angegebenes Nomogramm wieder. Es gestattet, den Elektrodenwiderstand für eine beliebige Temperatur $T_x$ abzulesen, wenn er für die Temperatur $T_0$ bekannt ist ($R_0$). Man zieht durch den Schnittpunkt der Verbindungslinie $R_0\,T_0$ mit der zu dem betreffenden Glas gehörenden Vertikalen ($S$ bzw. $S_L$) und $T_x$ eine Gerade. Diese schneidet dann auf der Widerstandsleiter den gesuchten Widerstand $R_x$. Dieses Nomogramm ist allerdings nur für die angeführten Glassorten verwendbar, da die chemische Zusammensetzung des Glases die Temperaturabhängigkeit des Widerstandes erheblich ändern kann.

**Kombinierte Glaselektroden.** Werden äußere Ableitungselektrode, in diesen Fällen meist eine Silberchloridelektrode in gesättigter KCl-Lösung, und Glaselektrode räumlich in einer Meßeinheit vereinigt, so spricht man von kombinierter Glaselektrode. Zweifellos stellt diese bei vielen Meßproblemen eine erwünschte Vereinfachung der Handhabung dar. Ein großer Nachteil ist aber, daß die Verbindung zwischen KCl-Lösung und Meßlösung nicht unmittelbar, sondern über ein Diaphragma aus keramischem Material, eine Glasfritte- oder einen Asbest-

[1] Eckfeldt, E. L., u. G. A. Perley: J. electrochem. Soc. **98**, 37 (1951).

faden erfolgt. Die hier auftretenden Störpotentiale können zu systematischen Meßfehlern, besonders bei proteinhaltigen Lösungen wie Blut, führen.

Die meisten Firmen, die sich mit der Herstellung von pH-Meßgeräten befassen, bringen auch die zugehörigen Glas- und Kalomelelektroden in den Handel. Auf die umfangreichen Elektrodenprogramme der Firmen Dr. *Ingold**, Frankfurt-Zürich, *Radiometer***, Kopenhagen, *Metrohm****, Herisau (Schweiz) und *Beckman***** (USA) sei hingewiesen. Einzelheiten der verschiedenen Ausführungsformen sind aus den Prospekten der erwähnten Firmen zu entnehmen.

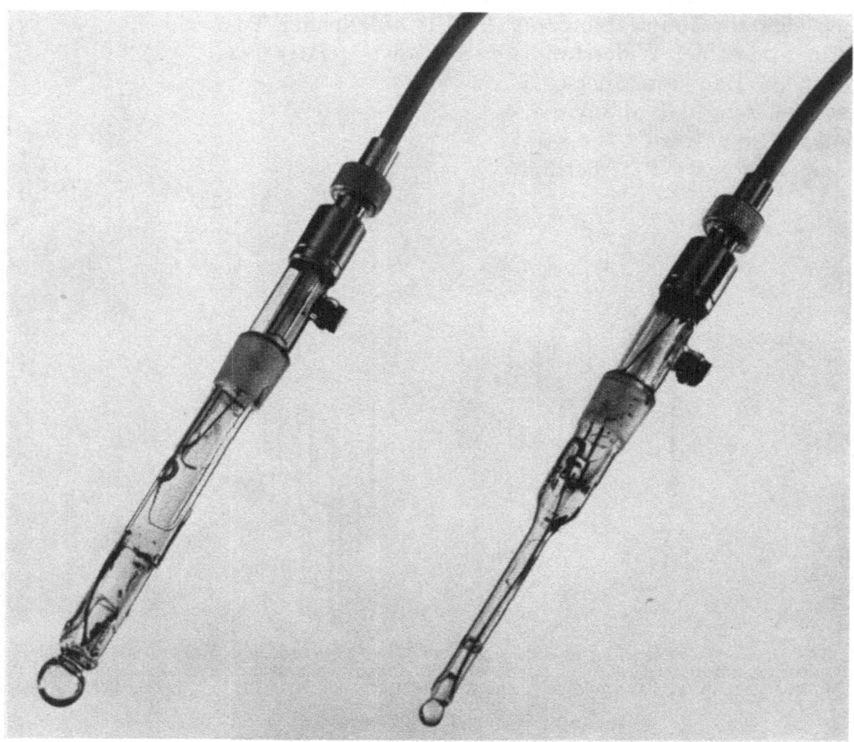

Abb. 176e. Kombinierte Glaselektrode der Fa. Metrohm

Die Abb. 176 vermittelt einen äußeren Eindruck gebräuchlicher Glas-, Kalomel- und kombinierter Elektroden, die auch für die Blut-pH-Messung anwendbar sind.

**Behandlung der Glaselektrode.** Vor der ersten Benutzung müssen die meisten Glaselektroden gewässert werden. Das anfangs hohe Asymmetriepotential vermindert sich dadurch zunehmend bis auf einen mehr oder weniger konstanten Endwert. Da die diesbezüglichen Vorschriften der einzelnen Firmen unterschiedlich sind, hält man sich am zweckmäßigsten an die entsprechenden Angaben.

---

* Dr. INGOLD, W.: (a) Frankfurt a. M., Brönnerstr. 5—9; (b) Zürich 1, Waaggasse 7; (c) durch Polymetron A.G., Zürich 8, Kreuzbühlstr. 8

** *Radiometer*, Kopenhagen; Deutsche Vertretung: Kurt Hillerkus, Krefeld, Ürdingerstraße 463.

*** *Metrohm*, Herisau (Schweiz); (a) Deutsche Metrohm: Fuisting & Co., K.G., Stuttgart-Echterdingen, Christophstr. 35; (b) Colora GmbH, Lorch (Württ.).

**** *Beckman*, USA; Deutsche Zweigstelle: München 45, Frankfurter Ring 115

Gleiches gilt für die Aufbewahrung und die Reinigung der Elektroden während der meßfreien Zeit. Bei sorgfältiger Behandlung können Glaselektroden mehrere Jahre störungsfrei arbeiten.

## B. Auswertung der Messungen mit Glaselektrodenketten

Praktisch wird ganz überwiegend die graphische Auswertung benutzt. Trotzdem soll hier die *rechnerische Auswertung* vorangestellt werden, da sie wichtige Einsichten vermittelt. Man hat die Gl. (12) oder eine der aus ihr folgenden Beziehungen nach $pH_x$ aufzulösen. Für Ketten mit gleichen Ableitungselektroden erhält man

$$pH_x = pH_b - \frac{E_x - E_{as}}{K_g}, \tag{18}$$

für ungleiche Ableitungselektroden gilt:

$$pH_x = pH_b - \frac{(E_x - E_{as}) - E'}{K_g}. \tag{19}$$

Bei bekanntem $K_g$ und $E'$ läßt sich also aus dem gemessenen Potential das gesuchte $pH_x$ dann errechnen, wenn man das $pH_b$ der Elektrodenfüllung und das Asymmetriepotential kennt. Das ist für meßfertig gefüllte und verschlossene Glaselektroden aber nicht ohne weiteres möglich. Man arbeitet daher nach einer *Vergleichsmethode*, bei der $pH_b$ zwar konstant, aber nicht bekannt sein muß. Setzt man die Gl. (12) einmal für eine Lösung von bekanntem $pH_v$ (Vergleichs- bzw. Eichlösung) und ferner für die zu untersuchende Lösung ($pH_x$) an und subtrahiert die beiden Ausdrücke voneinander, so heben sich in allen Fällen der Bezugswert $pH_b$, eine etwaige Potentialdifferenz $E'$ und mit guter Annäherung auch das Asymmetriepotential heraus. Man gewinnt dann die für Messungen mit Glaselektroden fundamentale Beziehung

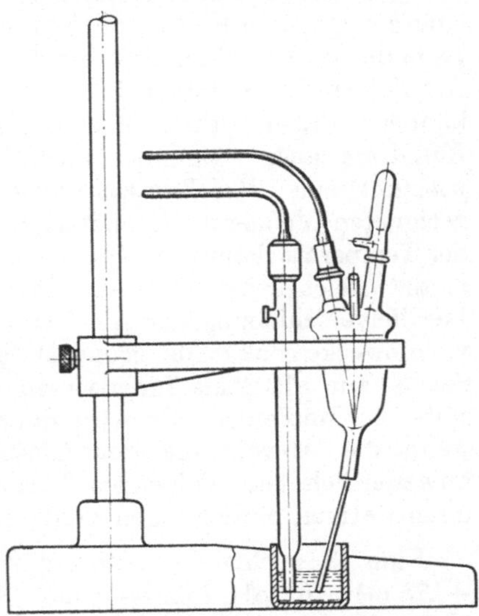

Abb. 176f. Capillarglaselektrode mit Mantelgefäß für Anschluß an Zirkulationsthermostaten und Kalomelelektrode der Fa. Metrohm in meßfertiger Anordnung

$$\boxed{pH_x = pH_v - \frac{E_x - E_v}{K_g}.} \tag{20}$$

$K_g$ läßt sich nach Gl. (20) so bestimmen, daß man von zwei bezüglich ihres pH-Wertes bekannten Pufferlösungen die zugehörigen $E$-Werte in mV mißt und daraus $K_g$ berechnet. Die pH-Werte der benutzten Lösungen sollen dabei angemessen weit auseinander liegen, etwa bei pH 4 und pH 7. Ist $K_g$ bekannt, benötigt man also für die Eichung nur die Festlegung eines Kurvenpunktes ($E_v$; $pH_v$). Immerhin sollte $K_g$ von Zeit zu Zeit überprüft werden.

Sehr viel häufiger wird das *graphische Auswertungsverfahren* herangezogen. Man stellt mit Hilfe von bekannten Pufferlösungen eine das interessierende pH-Gebiet einschließende Eichkurve auf und entnimmt für den festgestellten mV-Wert der unbekannten Lösung den zugehörigen pH-Wert. Diese Methode führt immer zum Ziel. $K_g$ braucht nicht bekannt zu sein. Auch ist es gleichgültig, ob $K_g$ mit $K_t$ übereinstimmt. Es ist nur notwendig, daß $K_g$ während der Eichung und Messung konstant bleibt. Man wird die Eichlösungen dabei so auswählen, daß ihre pH-Werte denen der unbekannten Lösung entsprechen oder naheliegen. Erwartet man z. B. normale Blut-pH-Werte, wird man mit den Puffern 7,1, 7,4 und 7,7 die Eichkurve aufnehmen. Da kurzfristige Änderungen von $K_g$ im allgemeinen nicht zu erwarten sind, genügt nach mehrfacher Aufnahme einer Eichkurve die Messung des Puffers 7,4.

Eine große Vereinfachung bedeutet es, wenn das benutzte Meßgerät *zusätzliche direkte pH-Skalen* besitzt. Dabei können jedoch erhebliche Fehler vorkommen. Für jede Glaselektrodenkette gibt es für eine bestimmte Temperatur jeweils nur eine einzige Zuordnung von Spannung und Konzentration, also pH-Wert. Die Lage der im Einzelfall zutreffenden Kennlinie wird also je nach Temperatur und Art der Innenfüllung sowie der Ableitungselektroden recht unterschiedlich sein können. Dabei wirkt sich eine *Änderung* der *Temperatur* auf die *Steilheit der Kennlinie* aus, während *Innenfüllung*, *Ableitungselektroden* und *Asymmetriepotential* eine *Parallelverschiebung* bedingen. Die für die Blut-pH-Messung geeigneten Meßgeräte (s. später) sind daher so eingerichtet, daß man mit Hilfe der Temperaturkompensation die Steilheit der Kennlinie und mit einem Potentiometer, welches als AP- (Asymmetriepotential-) Abgleich bezeichnet wird, die Parallelverschiebung der Eichkurve vornehmen kann. Es muß aber auf die für viele Zwecke genügende, grundsätzlich aber begrenzte Genauigkeit der Zuordnung der $E$- zur pH-Skala hingewiesen werden. Weicht $K_g$ von $K_t$ ab, so entsteht stets ein Meßfehler. Er wird dann klein und eventuell vernachlässigbar sein, wenn die Abweichung der Glaselektrodensteilheit vom theoretischen Wert unwesentlich ist. Folgendes Beispiel soll den Sachverhalt klarlegen und die quantitativen Beziehungen verdeutlichen.

Eine Glaselektrodenkette ergibt für eine Pufferlösung von pH 4,00 bei 20° +175 mV, für pH 7,02 + 1 mV. $\Delta$ mV beträgt also 174,0 mV für $\Delta$ pH 3,02. Hieraus ergibt sich ein $K_g$ von 174,0/3,02 = 57,6 mV/pH bei 20° C. Die Abweichung von der theoretischen Steilheit (= 58,1 mV/pH) beträgt demnach 0,5 mV/pH, also etwa 1%. Der Meßfehler, den diese Glaselektrodenkette gibt, hängt nun linear von der pH-Differenz zwischen Eichwert und Meßwert ab. Beträgt diese pH-Differenz 1 pH, dann ergibt sich ein Meßfehler von ~0,01 pH. Beträgt die pH-Differenz 3 pH (z. B. bei Eichung mit Standardacetat [pH = 4,64]), dann beträgt der Fehler bereits ~0,03 pH. Hieraus folgt, daß die geringe Abweichung von $K_g$ gegenüber $K_t$ von 1% bei unzweckmäßigen Eichbedingungen einen merklichen Meßfehler ergeben kann. Beträgt die Abweichung 10%, dann mißt man unter den angenommenen Eichbedingungen mit Standardacetat bereits um 0,3 pH falsch. Hieraus folgt, daß bei Messungen größter Genauigkeit der Eich-pH-Wert dem zu messenden pH-Wert möglichst nahekommen soll. Dies ist ferner deshalb notwendig, weil nur unter diesen Bedingungen das Asymmetriepotential als bedeutungslos angesehen werden kann.

Kennt man die Steilheitsabweichung der Glaselektrodenkette, im vorstehenden Beispiel 0,5 mV/pH, und ist diese mit Sicherheit nur auf die Abweichung von $K_g$ gegenüber $K_t$, nicht etwa auf mangelhafte Isolierung, Diffusionspotentiale usw. zu beziehen, dann kann man sie auf folgende Weise berücksichtigen. Der Temperaturgradient der theoretischen Steilheit beträgt 0,2 V/1° C. Die im Beispiel angeführte Glaselektrodenkette hat bei 20° eine Steilheit, die einer idealen Elektrode schon bei 17,5° $\left(20^0 - \frac{0{,}5\,\text{mV}/1^0\text{C}}{0{,}2\,\text{mV}/1^0\text{C}}\right)$ zukäme. Man braucht also im vorliegenden Falle bei einer Meßtemperatur von 20° die Temperaturkompensation nur auf 17,5°, bei einer Meßtemperatur von 37° die Temperaturkompensation nur auf 34,5° einzustellen. Auf diese Weise lassen sich die Meßfehler bei direkter Ablesung in pH-Anteilen vermeiden.

Benutzt man Glaselektroden mit Nullpunktslagen, die nicht ohne weiteres zu dem verwendeten Gerät passen, deren Innenfüllung also nicht auf das Meßgerät abgestellt ist, so braucht man nur so viel pH-Einheiten abzuziehen bzw. zuzuzählen, wie die Differenz zwischen dem pH-Wert der Innenfüllung der benutzten zu der ursprünglich für das Gerät vorgesehenen Elektrode beträgt. Dem erhaltenen Meßwert sind die entsprechenden pH-Einheiten dann wieder zuzuzählen bzw. abzuziehen.

Dies ist z. B. bei der Benutzung der Blutmeßkammer nach Astrup-Schrøder in Verbindung mit der kombinierten Glaselektrode GK 264 BT und dem pH-Meter 3 (neuerdings ersetzt durch das pH-Meter 4, für das diese Angaben nicht mehr zutreffen) der Fa. Radiometer der Fall. Dieses Gerät ist an sich auf Glaselektroden mit dem elektrischen Nullpunkt bei einem pH von 1,5 eingestellt. Die kombinierte Glaselektrode KG 264 BT hat jedoch ihren elektrischen Nullpunkt bei pH 6,5. Will man direkt in pH-Einheiten ablesen, so hat man also lediglich auf dem Stufen-Potentiometer, welches die grobe pH-Einteilung trägt, pH 2 an Stelle von pH 7 einzustellen. Die abgezogenen 5 pH-Einheiten sind dem Ergebnis zuzuzählen.

## C. Messung der EMK der Glaselektrodenkette

*Übersicht der Meßverfahren.* Die von der Glaselektrodenkette abgegebene EMK (Potential; Potentialdifferenz) kann grundsätzlich auf einem der folgenden Wege gemessen werden:

### 1. Stromlose Messung

a) Nullmethode: Poggendorffsche Kompensationsmethode;

b) Spannungsmessung nach der Ausschlagmethode ohne oder praktisch ohne Stromfluß;

c) Kombination von a) und b): Gegenschalten eines bekannten Spannungsbetrages und Bestimmung der nichtkompensierten Restspannung nach der Ausschlagmethode ohne Stromdurchgang bzw. praktisch stromlos.

### 2. Stromverbrauchende Messung

a) Spannungsmessung nach der Ausschlagmethode mit Hilfe stromverbrauchender Imstrumente;

b) Gegenschalten eines bekannten Spannungsbetrages und Bestimmung der nichtkompensierten Restspannung nach der Ausschlagmethode unter Verwendung eines stromverbrauchenden Instrumentes.

Für die bei der Blut-pH-Messung zu verlangende Genauigkeit kommen nur die unter 1a—c genannten Verfahren in Betracht.

*Röhrenpotentiometer.* Als Geräte zur Messung der von der Elektrodenkette abgegebenen Gleichspannung erfüllen nur *Röhrenverstärker (Röhrenvoltmeter, Röhrenpotentiometer)* die zu fordernden Ansprüche. Die Abb. 177 zeigt die Prinzipschaltung eines solchen Gerätes.

Im Idealfall soll die Glaselektrodenkette das Röhrengitter nur statisch aufladen; denn jeder Energieaustausch zwischen ihr und dem Röhrenvoltmeter bedingt, daß statt der EMK die Klemmenspannung der arbeitenden Meßkette bestimmt wird. Ein Spannungsverlust läßt sich nur durch einen hinreichend hohen Gitter-Kathodenwiderstand vermeiden, der jeden Stromfluß im Gitterstromkreis unterbindet. Je nach Röhrengüte wird diese Bedingung mehr oder weniger streng, jedoch nie vollkommen erfüllt. Daher nehmen die Röhrenvoltmeter mit hohem Eingangswiderstand eine Zwischenstellung zwischen den elektrostatischen und den mit Stromfluß arbeitenden Spannungsmessern ein. Die

*Höhe des zu fordernden Eingangswiderstandes* ergibt sich aus folgender Überlegung. Infolge des Gitterstromes $i_G$ wird die EMK der Glaselektrodenkette von gegebenem Widerstand $W$ um den Wert $\Delta E = W \cdot i_G \cdot 1000$ mV zu klein gefunden. Beträgt also der Widerstand der Glaselektrode $10^9$ Ohm (1000 Megohm), so muß $i_G$ und damit die Strombeanspruchung der Elektrodenkette kleiner als $10^{-12}$ Ampere sein, wenn der Meßfehler unter 1 mV $\sim$0,02 pH betragen soll. Daraus folgt, daß der Eingangswiderstand eines für Messungen mit hochohmigen Glaselektroden geeigneten Röhrenvoltmeters $10^{12}$ Ohm und mehr betragen muß, wenn die verlangte Meßgenauigkeit erreicht werden soll. Als Faustregel gilt, daß der Eingangswiderstand drei Zehnerpotenzen über dem Widerstand der Elektrodenkette liegen soll. Selbstverständlich müssen auch die Zuleitungswege (Ableitungskabel, Stecker usw.) bestens isoliert sein, damit Nebenschlüsse vermieden werden. *Die Höhe des Eingangswiderstandes ist also von entscheidender Bedeutung für die Eignung eines Meßgerätes zur Blut-pH-Messung.* Eingangswiderstände der erwähnten Größenordnung werden mit Hilfe von *Elektrometerröhren* erreicht. Durch beste Isolation, niedrige Heizspannungen zur Vermeidung von Thermoionisation, hochgradiges Vakuum und geringe Anodenspannung zur Unterbindung der Gasrestionisation durch Elektronenstoß läßt sich ein Gitterstrom von weniger als $10^{-12}$ Ampere erreichen. Nur eine so weitgehende Senkung des Gitterstromes erlaubt auch den Übergang zum Ausschlagverfahren (s. oben unter 1c). Höchste Meßgenauigkeiten werden sich dann erreichen lassen, wenn nach der Kompensationsmethode gearbeitet wird und ein Röhrenvoltmeter mit Elektrometerröhre im Eingang als Verstärker benutzt wird.

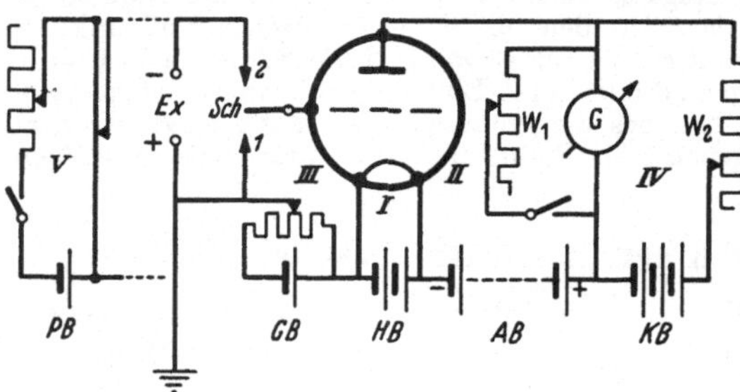


Abb. 177. *Prinzipschaltung eines Röhrenvoltmeters.* (Aus L. KRATZ: Die Glaselektrode und ihre Anwendungen. Wiss. Forschungsber., Naturwiss. Reihe, Bd. 59. Frankfurt a. M. 1950.) In der gezeichneten Mittelstellung des Gitterschalters *Sch* arbeitet die Röhre auf freiem Gitterpotential. Der diesem entsprechende Anodenstrom wird von $G$ angezeigt, dessen Empfindlichkeit mit Hilfe des regulierbaren parallelen Widerstandes $W_1$ verändert werden kann. Bringt man den Gitterschalter in die Stellung *1*, entsteht ein Ausschlag, der durch Verschieben des Abgriffs des Gitterpotentiometers zum Verschwinden zu bringen ist. Jetzt entspricht also die zwischen Gitter und Glühkathode gelegte Vorspannung wieder dem freien Gitterpotential. Beim Übergang in Schalterstellung *2* wirkt zusätzlich die gesuchte Spannung $E_x$ auf das Gitter ein und ruft einen entsprechenden Ausschlag bei $G$ hervor. Mit Hilfe des Potentiometers $V$ läßt sich $E_x$ teilweise (Halbkompensation) oder vollständig (Vollkompensation) kompensieren

Weitere Gesichtspunkte für die Beurteilung der Güte eines Meßgerätes sind die Nullpunktkonstanz und die Speisung aus dem Netz bzw. aus Batterien. Auf die Einzelheiten, die zur Erzielung hoher *Nullpunktkonstanz* von Bedeutung sind, soll hier nicht eingegangen werden. Der Interessierte findet diesbezügliche Ausführungen bei ENDER[1] und SCHWABE[2].

Grundsätzlich verdient die *Stromversorgung aus Batterien* den *Vorzug* vor Speisung aus dem Netz, da erstere mit größerer Sicherheit Spannungskonstanz gewährleistet. Die Unbequemlichkeit gelegentlichen Batteriewechsels sollte demgegenüber nicht wesentlich ins Gewicht fallen. Eine zuverlässige Netzstabilisierung erfordert erheblichen Aufwand, der auch im Mehrpreis dieser Geräte zum Ausdruck kommt. Oft entsprechen die Angaben der Herstellerfirmen, wonach Netzspannungsschwankungen von $\pm 15-20\%$ ohne Bedeutung seien, nicht den

---

[1] ENDER, F.: Wasserstoffionen-Konzentration. In Handbuch der physiologisch- und pathologisch-chemischen Analyse, Bd. I, S. 527. Berlin-Göttingen-Heidelberg: Springer 1953.

[2] SCHWABE, K.: Fortschritte der pH-Meßtechnik. Berlin: Verl. Technik 1953.

Tatsachen. Allerdings sind in letzter Zeit Anordnungen zur Stabilisierung bekannt geworden, die befriedigende Spannungskonstanz gewährleisten.

### 3. Gerätetypen

Folgende Meßgeräte sind in erster Linie für die Anforderungen der Blut-pH-Messung zu empfehlen:

1. pH-Meter 4 der Fa. Radiometer, Kopenhagen;
2. Beckmann-pH-Meter, Modell G und das verbesserte Modell GS;
3. Kompensator E 322 der Fa. Metrohm, Herisau (Schweiz);

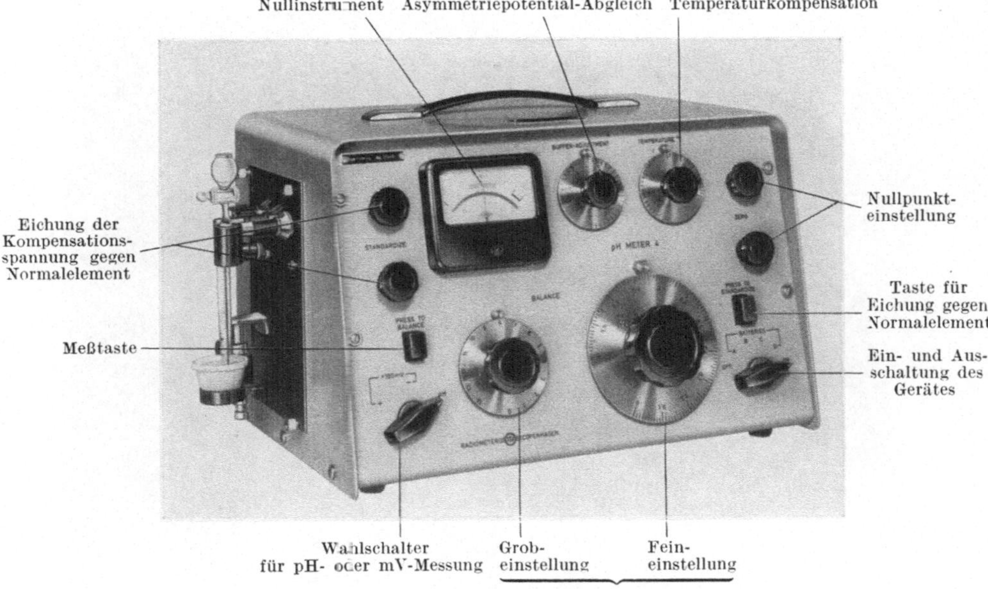


Abb. 178. pH-Meter 4 der Fa. Radiometer

4. Cambridge-pH-Meter, Modell Forschungstyp;
5. HOT II der Fa. Eschweiler, Kiel;
6. Präzisions-pH-Meter Typ 42 B der Fa. Polymetron, Zürich;
7. pH 62 der Fa. Knick Berlin-Nikolassee;
8. pH-Meter 22 der Fa. Radiometer, Kopenhagen.

Die unter 1—5 aufgeführten Geräte arbeiten nach dem unter 1 a beschriebenen Verfahren. Die durch die Meßelektroden gelieferte Spannung wird durch eine Gegenspannung kompensiert. Die Kompensationsspannung kann jederzeit gegen ein eingebautes Normalelement geeicht werden. Ein Verstärker mit Elektrometerröhre im Eingang und Galvanometer im Ausgang dient als Null-Indicator. Fehler, die bei direkt anzeigenden Geräten durch Röhrenalterung, Nichtlinearitäten usw. entstehen können, fallen weg. Die Meßgenauigkeit wird bei entsprechender Schaltempfindlichkeit ausschließlich durch die drahtgewickelten Widerstände und das Normalelement bestimmt.

Eine Kombination des Ausschlagverfahrens mit der Kompensationsmethode, die unter 1 c besprochen wurde, stellt das pH-Meter Typ 42 B der Fa. Polymetron, Zürich, dar.

Außer diesen Gleichspannungsverstärkern kommen Geräte in Betracht, welche die EMK der Glaselektrodenkette in eine *Wechselspannung* umwandeln und diese *verstärken*. Hierzu gehören das Universal-pH-Meßgerät GM 4491 der Fa. Philips, das pH 62 der Fa. Knick und das pH-Meter 22 der Fa. Radiometer. Da das Philipsgerät neuerdings nicht mehr hergestellt wird, soll auf seine Besprechung verzichtet werden. Das Gerät pH 62 der Fa. Knick wandelt mit Hilfe einer Elektronenröhre, das pH-Meter 22 von Radiometer mit Hilfe eines Zerhackers Gleichspannungen in Wechselspannungen um, die dann verstärkt werden. Die

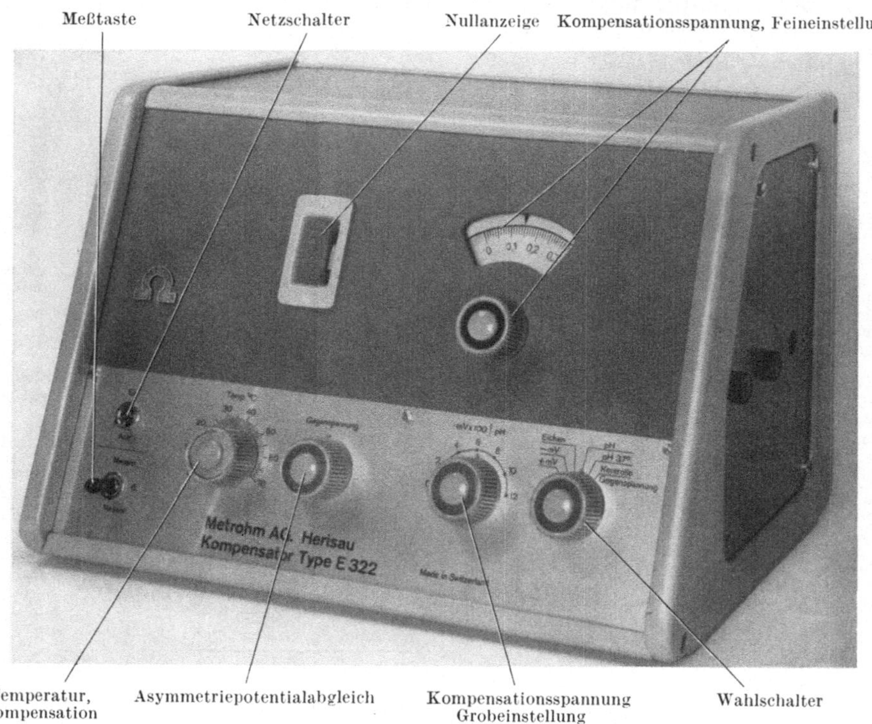


Abb. 179. Kompensator E 322 der Fa. Metrohm

Ablesegenauigkeit des pH-Meters 22 reicht aber für die Zwecke der Blut-pH-Messung nur dann aus, wenn es mit dem zusätzlichen Anzeigegerät PHA 621 benutzt wird. Die Meßgenauigkeit wird dann mit 0,01 pH angegeben. Der Vorteil des Gerätes ist die völlige Nullpunktkonstanz, wodurch Nullpunkteinstellungen überflüssig werden. Die Einzelheiten der technischen Daten sind aus Tabelle 51 zu ersehen.

Die Abb. 178 und 179 zeigen als Beispiele Geräte, die mit dem Kompensationsverfahren arbeiten: das pH-Meter 4 von Radiometer und den Kompensator E 322 von Metrohm; die Abb. 180 stellt das mit Halbkompensation arbeitende Gerät 42 B von Polymetron dar.

## 4. Meßgenauigkeit

Die Fehler der elektrometrischen Messung setzen sich aus Fehlern der Meßkette, des Meßgerätes und der zur Eichung verwendeten Pufferlösungen zusammen. Schließlich ist noch die Art der zu untersuchenden Lösung von Bedeutung. Grundsätzlich kann die Messung nicht genauer sein als die zur Eichung verwendete Pufferlösung. Auf ihre Herstellung ist daher besondere Sorgfalt zu verwenden. Es soll später auf diese Frage ausführlich eingegangen werden. Man unterscheidet daher zweckmäßig eine *Relativgenauigkeit*, bei der etwaige Fehler der Eichlösung außer Betracht bleiben, von einer *Absolutgenauigkeit*, bei der auch

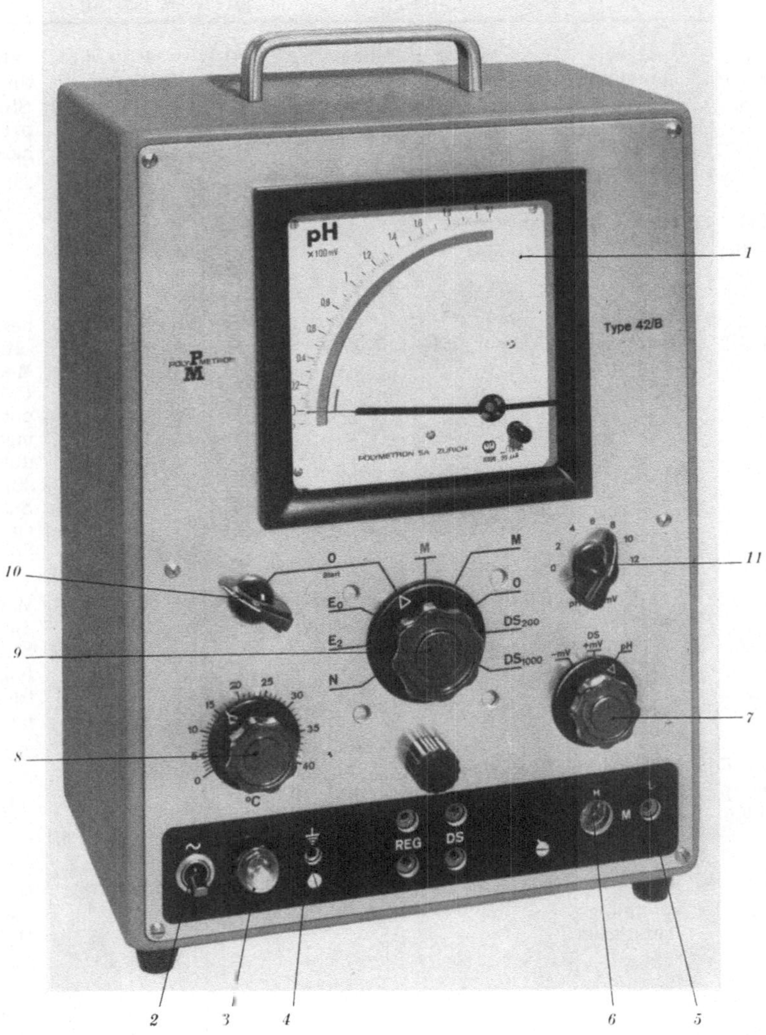


Abb. 180. Präzisions-pH-Meter, Typ 42 B der Fa. Polymetron. *1* Anzeigeinstrument, 0—2 pH; *2* Netzschalter; *3* Netzkontrollampe; *4* Erdanschluß; *5* Bezugselektroden-Anschluß; *6* Glaselektroden-Anschluß; *7* Wahlschalter für ± mV und pH; *8* Temperaturkompensation; *9* Bedienungsschalter für Eichung und Messung mit Lochscheibe zur zwangsläufigen Freigabe von 4 Abgleichpotentiometern; *10* Potentiometer für den elektrischen Nullpunkt (Feineinstellung; Grobeinstellung auf der Rückseite des Gerätes); *11* Kompensator-Stufenschalter für je 2 pH-Einheiten oder 200 mV

die Eichlösung selbst mit eingeschlossen ist. Erlaubt die Empfindlichkeit des verwendeten Meßgerätes Potentialmessungen mit einer Genauigkeit von 0,5 mV ~0,01 pH, so sind bei der mit 0,1—0,3 mV angegebenen Reproduzierbarkeit der EMK von Glaselektrodenketten (KRATZ[1]) unter sehr günstigen Bedingungen

[1] KRATZ, L.: Die Glaselektrode und ihre Anwendungen. Wissenschaftl. Forschungsber., naturwiss. Reihe, Bd. 59. Frankfurt: Steinkopff 1950.

Tabelle 51. *Technische Daten der zur Blut-pH-Messung geeigneten Meßgeräte*

| Gerät Hersteller | Art der Verstärkung | Meß-verfahren | Eingangs-widerstand Ohm | Strom-versorgung | Meß-bereich pH | Temperatur-kompensation °C | Meß-genauigkeit pH | Bemerkung |
|---|---|---|---|---|---|---|---|---|
| pH-Meter 4 Radiometer, Kopenhagen | Gleich-spannungs-verstärker | Kompen-sation | $>10^{12}$ | Batterien | 0—15 | 0—40 | 0,005 | Wird neuerdings an Stelle des pH-Meters 3 hergestellt |
| pH-Meter, Modell G Beckman, USA | Gleich-spannungs-verstärker | Kompen-sation | $>10^{12}$ | Batterien | 0—13 | 10—40 | 0,02 | |
| pH-Meter, Modell GS Beckman | Gleich-spannungs-verstärker | Kompen-sation | $>10^{12}$ | Batterien | 0—13 | 10—40 | 0,0025 | besitzt zusätzlich zu Modell G ein Präzisions-potentiometer; dadurch 20fache Schalt-empfindlichkeit |
| Kompensator E 322 C, Metrohm, Herisau (Schweiz) | Gleich-spannungs-verstärker | Kompen-sation | $\sim 10^{12}$ | Netz-anschluß | 0—14 | 0—70 | 0,01 | Wird neuerdings an Stelle des Kompensators 148 C hergestellt |
| pH-Meter, Forschungstyp, Cambridge, New York | Gleich-spannungs-verstärker | Kompen-sation | $>10^{12}$ | Netz-anschluß | 0—14 | 10—40 | 0,01 | |
| HOT II Eschweiler, Kiel | Gleich-spannungs-verstärker | Kompen-sation | $\sim 10^{12}$ | Netz-anschluß | 0—14 | 10—40 | 0,01 | Gleichzeitige Messung des $O_2$-Druckes im Blut möglich |
| pH-Meter, Forschungstyp 42 B, Polymetron, Zürich | Gleich-spannungs-verstärker | Halb-kompen-sation | $\sim 10^{12}$ | Netz-anschluß | 0—14 | 0—50 | 0,01 | |
| pH-Meter 22 mit Anzeigegerät PHA 621 Radiometer | Zerhacker-Verstärker | Aus-schlag-methode | $\sim 10^{11}$ | Netz-anschluß | 0—8 | 15; 20; 25; 30; 35; 40 | 0,01 | |
| pH 62, Knick, Berlin-Nikolassee | elektronisch modulierter Verstärker | Aus-schlag-methode | $>10^{11}$ | Netz-anschluß | 0—14<br>1—8 | 0—100 | 0,02 | Typ mit „erhöhter Genauigkeit“ |

Relativgenauigkeiten zu erreichen, die der Meßgenauigkeit des verwendeten Meßgerätes entsprechen. Dies wird z. B. dann der Fall sein, wenn man pH-Änderungen an denselben Meßlösungen unter Konstanz aller anderen Meßbedingungen beobachtet. Dabei ist allerdings angenommen, daß sog. Diffusionspotentiale ohne Bedeutung sind. Meist, gerade bei biologischen Flüssigkeiten, wird man jedoch mit Diffusionspotentialen in der Größenordnung von 0,5 mV rechnen müssen, die zudem noch zeitlich inkonstant sind. Schließt man die Absolutgenauigkeit mit

Tabelle 52. *pH-Werte von m/15 Phosphatpuffermischungen. Originale Meßwerte von* HASTINGS *und* SENDROY[1]

| m/15 $Na_2HPO_4$ ml | m/15 $KH_2PO_4$ ml | pH 20° | pH 38° | pH 20°—38° |
|---|---|---|---|---|
| 49,6 | 50,4 | 6,809 | 6,781 | −0,028 |
| 52,5 | 47,5 | 6,862 | 6,829 | −0,033 |
| 55,4 | 44,6 | 6,909 | 6,885 | −0,024 |
| 58,2 | 41,8 | 6,958 | 6,924 | −0,034 |
| 61,1 | 38,9 | 7,005 | 6,979 | −0,026 |
| 63,9 | 36,1 | 7,057 | 7,028 | −0,029 |
| 66,6 | 33,4 | 7,103 | 7,076 | −0,027 |
| 69,2 | 30,8 | 7,154 | 7,128 | −0,026 |
| 72,0 | 28,0 | 7,212 | 7,181 | −0,031 |
| 74,4 | 25,6 | 7,261 | 7,230 | −0,031 |
| 76,8 | 23,2 | 7,313 | 7,288 | −0,025 |
| 78,9 | 21,1 | 7,364 | 7,338 | −0,026 |
| 80,8 | 19,2 | 7,412 | 7,384 | −0,028 |
| 82,5 | 17,5 | 7,462 | 7,439 | −0,023 |
| 84,1 | 15,9 | 7,504 | 7,481 | −0,023 |
| 85,7 | 14,3 | 7,561 | 7,530 | −0,031 |
| 87,0 | 13,0 | 7,610 | 7,576 | −0,034 |
| 88,2 | 11,8 | 7,655 | 7,626 | −0,029 |
| 89,4 | 10,6 | 7,705 | 7,672 | −0,033 |
| 90,5 | 9,5 | 7,754 | 7,726 | −0,028 |
| 91,5 | 8,5 | 7,806 | 7,776 | −0,030 |
| 92,3 | 7,7 | 7,848 | 7,825 | −0,023 |
| 93,2 | 6,8 | 7,909 | 7,877 | −0,032 |
| 93,8 | 6,2 | 7,948 | 7,919 | −0,029 |
| 94,7 | 5,3 | 8,018 | 7,977 | −0,041 |
| | | | Mittelwert | −0,029 |

ein, so dürfte bei optimalen Arbeitsbedingungen im allgemeinen der Meßfehler kaum unter 0,02 pH herunterzudrücken sein.

## D. Eichpuffer für die Blut-pH-Messung

Wie oben ausführlich dargelegt wurde, können Glaselektroden nur nach vorheriger Eichung mit Vergleichslösungen von bekanntem pH zur Messung von Lösungen mit unbekanntem pH benutzt werden. Dabei sollen die pH-Werte von Eich- und Meßlösungen möglichst nahe beieinander liegen, da nur dann ein übereinstimmendes Asymmetriepotential angenommen werden kann. Man verwendet deshalb 1/15 *molare Phosphatpufferlösungen*, die sich bezüglich ihres pH-Wertes den normalen und pathologischen Blut-pH-Werten eng anpassen lassen. Die zuverlässigsten Messungen der pH-Werte von 1/15 molaren Phosphatpufferlösungen finden sich bei HASTINGS und SENDROY[1]. Diese Autoren untersuchten Phosphatpuffer im Bereich von pH 6,8—8,0 in Zwischenstufen von etwa 0,05 pH bei 20 und 38° C. Die gefundenen Werte sind in Tabelle 52 wiedergegeben. Nun

[1] HASTINGS, A. B., u. J. SENDROY jr.: J. biol. Chem. **61**, 695 (1924).

wird heute als normale Körpertemperatur meist 37°, nicht mehr 38° C zugrunde gelegt. Da der pH-Unterschied derselben Puffermischungen bei 20 und 38° C aber nur 0,03 pH im Mittel beträgt, also 0,0017 pH/1° Temperaturänderung, können die für 38° angegebenen Werte ohne weiteres auch bei 37°-Messungen benutzt werden. Die Messungen von HASTINGS und SENDROY wurden mit der Wasserstoff- und der gesättigten Kalomelelektrode vorgenommen. Dabei wurde für eine 0,1 normale HCl-Lösung ein pH von 1,08 bei beiden Temperaturen zugrunde gelegt. Auf den von HASTINGS und SENDROY angegebenen pH-Werten für 1/15 molare Phosphatpufferlösungen basiert auch die Bestimmung von pK' der Henderson-Hasselbalchschen Gleichung für Bicarbonatlösungen (HASTINGS und SENDROY[1]), Blutplasma (CULLEN, KEELER und ROBINSON[2]; HASTINGS, SENDROY und VAN SLYKE[3], ROBINSON, PRICE und CULLEN[4]) und Urin (SENDROY, SEELIG und VAN SLYKE[5]). Sollte eine spätere Normung des pH-Meßwesens einen anderen Standard-pH-Wert als den von HASTINGS und SENDROY mit 1,08 für 0,1 n HCl-Lösung benützten Wert festlegen, so sind die dann notwendigen Korrekturen ohne weiteres durchzuführen.

Eine sehr zweckmäßige Erweiterung der Pufferwerte von HASTINGS und SENDROY gewinnt man auf folgende Weise. VAN SLYKE u. Mitarb.[6] berechneten aus den originalen Meßwerten der Tabelle 52 die am besten angepaßte Kurve. Durch weitere mathematische Umformung kamen sie zu folgenden Gleichungen:

$$\log R_{20^\circ} = 1{,}0450\ \mathrm{pH}_{20^\circ} - 7{,}125 \tag{21}$$

und

$$\log R_{38^\circ} = 1{,}0467\ \mathrm{pH}_{38^\circ} - 7{,}107\,; \tag{22}$$

dabei ist

$$R = \frac{Na_2HPO_4}{KH_2PO_4}\,. \tag{23}$$

Daraus läßt sich nun entweder für einen gewünschten pH-Wert das erforderliche Mischungsverhältnis von sekundärem und primärem Phosphat $\left(\frac{Na_2HPO_4}{KH_2PO_4}\right)$, oder für ein gewünschtes Mischungsverhältnis der sich ergebende pH-Wert berechnen. Die Tabelle 53 enthält die pH-Werte für verschiedene Mischungsverhältnisse von sekundärem und primärem Phosphat, wobei das Gesamtvolumen stets 100 ml beträgt. Die Tabelle 54 ergibt für pH-Werte zwischen 6,8—8,0 in Stufen von 0,02 pH das Mischungsverhältnis, wobei im Zähler des Bruches $\frac{Na_2HPO_4}{KH_2PO_4}$ stets 50 ml eingesetzt wurden. Die Tabellen 52—54 dürften allen praktischen Anforderungen, die im Zusammenhang mit der Blut-pH-Messung auftreten können, gerecht werden. Sie sollten daher bei Eichungen zugrunde gelegt werden.

Aus diesen Ausführungen folgt, daß die von verschiedenen Autoren mitgeteilten Blut-pH-Werte sich nur dann beurteilen und vergleichen lassen, wenn gleichzeitig die Zusammensetzung der Eichpuffer und der diesen zugeordnete pH-Wert mitgeteilt wird. Leider wird oft gegen diese Forderung verstoßen.

In den USA werden häufig Puffer des NBS (Nationalbureau of Standards) verwendet. Diese sind in der Monographie von BATES[7] ausführlich besprochen

[1] HASTINGS, A. B., u. J. SENDROY jr.: J. biol. Chem. **65**, 445 (1925).
[2] CULLEN, G. E., H. R. KEELER u. H. W. ROBINSON: J. biol. Chem. **66**, 301 (1925).
[3] HASTINGS, A. B., J. SENDROY jr. u. D. D. VAN SLYKE: J. biol. Chem. **79**, 183 (1928).
[4] ROBINSON, H. W., J. W. PRICE u. E. CULLEN: J. biol. Chem. **106**, 7 (1934).
[5] SENDROY jr., J., S. SEELIG u. D. D. VAN SLYKE: J. biol. Chem. **106**, 463 (1934).
[6] VAN SLYKE, D. D., J. R. WEISIGER u. K. K. VAN SLYKE: J. biol. Chem. **179**, 743 (1949).
[7] BATES, R. G.: Electrometric pH determinations. New York: John Wiley & Sons 1954.

und in Tabellen wiedergegeben. Leider sind die dort aufgenommenen Phosphatpuffer 0,025, nicht 0,067 (1/15) molar, so daß die angegebenen pH-Werte nicht ohne weiteres mit den hier empfohlenen Werten von HASTINGS und SENDROY vergleichbar sind. Ob Messungen, die auf den Phosphatpuffern des NBS basieren, dieselben Werte ergeben wie Messungen, welche die Hastings-Sendroy-Puffer zur Grundlage haben, ist nicht untersucht.

Tabelle 53. *pH-Werte von m/15 Phosphatpuffermischungen.* Die Werte wurden nach den von VAN SLYKE u. Mitarb.[1] aus den Originalwerten von HASTINGS und SENDROY (Tabelle 52) abgeleiteten Gleichungen berechnet

| m/15 $Na_2HPO_4$ ml | m/15 $KH_2PO_4$ ml | pH 20° | pH 38° | m/15 $Na_2HPO_4$ ml | m/15 $KH_2PO_4$ ml | pH 20° | pH 38° |
|---|---|---|---|---|---|---|---|
| 52 | 48 | 6,851 | 6,823 | 76 | 24 | 7,297 | 7,268 |
| 54 | 46 | 6,885 | 6,857 | 78 | 22 | 7,344 | 7,315 |
| 56 | 44 | 6,918 | 6,890 | 80 | 20 | 7,394 | 7,365 |
| 58 | 42 | 6,952 | 6,924 | 82 | 18 | 7,448 | 7,419 |
| 60 | 40 | 6,987 | 6,958 | 84 | 16 | 7,507 | 7,478 |
| 62 | 38 | 7,022 | 6,993 | 86 | 14 | 7,573 | 7,543 |
| 64 | 36 | 7,057 | 7,029 | 88 | 12 | 7,646 | 7,617 |
| 66 | 34 | 7,094 | 7,065 | 90 | 10 | 7,731 | 7,702 |
| 68 | 32 | 7,131 | 7,103 | 92 | 8 | 7,833 | 7,803 |
| 70 | 30 | 7,170 | 7,141 | 94 | 6 | 7,962 | 7,932 |
| 72 | 28 | 7,211 | 7,182 | 96 | 4 | 8,139 | 8,109 |
| 74 | 26 | 7,253 | 7,224 | | | | |

Tabelle 54. *ml von primärem Phosphat ($KH_2PO_4$), die mit 50 ml sekundärem Phosphat ($Na_2HPO_4$) die angegebenen pH-Werte ergeben* (Berechnung entsprechend Tabelle 53)

| pH | m/15 $KH_2PO_4$ | | pH | m/15 $KH_2PO_4$ | | pH | m/15 $KH_2PO_4$ | | pH | m/15 $KH_2PO_4$ | |
|---|---|---|---|---|---|---|---|---|---|---|---|
| | 20° | 38° | | 20° | 38° | | 20° | 38° | | 20° | 38° |
| 6,82 | 49,8 | 46,5 | 7,12 | 24,2 | 22,6 | 7,42 | 11,8 | 11,0 | 7,72 | 5,7 | 5,3 |
| 6,84 | 47,4 | 44,3 | 7,14 | 23,1 | 21,5 | 7,44 | 11,2 | 10,4 | 7,74 | 5,4 | 5,1 |
| 6,86 | 45,2 | 42,2 | 7,16 | 22,0 | 20,5 | 7,46 | 10,7 | 9,9 | 7,76 | 5,2 | 4,8 |
| 6,88 | 43,1 | 40,2 | 7,18 | 20,9 | 19,5 | 7,48 | 10,2 | 9,5 | 7,78 | 4,9 | 4,6 |
| 6,90 | 41,1 | 38,3 | 7,20 | 20,0 | 18,6 | 7,50 | 9,7 | 9,0 | 7,80 | 4,7 | 4,4 |
| 6,92 | 39,2 | 36,5 | 7,22 | 19,0 | 17,7 | 7,52 | 9,2 | 8,6 | 7,82 | 4,5 | 4,2 |
| 6,94 | 37,3 | 34,8 | 7,24 | 18,1 | 16,9 | 7,54 | 8,8 | 8,2 | 7,84 | 4,3 | 4,0 |
| 6,96 | 35,5 | 33,2 | 7,26 | 17,3 | 16,1 | 7,56 | 8,4 | 7,8 | 7,86 | 4,1 | 3,8 |
| 6,98 | 33,9 | 31,6 | 7,28 | 16,5 | 15,3 | 7,58 | 8,0 | 7,4 | 7,88 | 3,9 | 3,6 |
| 7,00 | 32,3 | 30,1 | 7,30 | 15,7 | 14,6 | 7,60 | 7,6 | 7,1 | 7,90 | 3,7 | 3,4 |
| 7,02 | 30,8 | 28,7 | 7,32 | 14,9 | 13,9 | 7,62 | 7,3 | 6,8 | 7,92 | 3,5 | 3,3 |
| 7,04 | 29,3 | 27,4 | 7,34 | 14,2 | 13,3 | 7,64 | 6,9 | 6,4 | 7,94 | 3,4 | 3,1 |
| 7,06 | 27,9 | 26,1 | 7,36 | 13,6 | 12,7 | 7,66 | 6,6 | 6,1 | 7,96 | 3,2 | 3,0 |
| 7,08 | 26,6 | 24,9 | 7,38 | 12,9 | 12,1 | 7,68 | 6,3 | 5,9 | 7,98 | 3,1 | 2,8 |
| 7,10 | 25,4 | 23,7 | 7,40 | 12,3 | 11,5 | 7,70 | 6,0 | 5,6 | 8,00 | 2,9 | 2,7 |

Mit Hilfe der in Tabelle 53 enthaltenen Werte lassen sich ohne Schwierigkeit die Angaben in anderen Tabellenwerken vergleichen. So weichen z. B. die bei KÜSTER-THIEL[2] angegebenen pH-Werte für Phosphatpufferlösungen im Gebiet des normalen Blut-pH, also 7,4, um etwa 0,04 nach der sauren Seite hin ab. Im Bereich von pH 7,7 bzw. 7,9 sind die Abweichungen noch größer, sie betragen etwa 0,1 bzw. 0,15. Dagegen sind die pH-Werte der Phosphatpuffermischungen

[1] VAN SLYKE, D. D., J. R. WEISIGER u. K. K. VAN SLYKE: J. biol. Chem. **179**, 743 (1949).
[2] KÜSTER, F. W., u. A. THIEL: Logarithmische Rechentafeln, Berlin: W. de Gruyter 1947 (ausführliche Puffertabelle); 1955 (Auszug der Puffertabelle).

in den Geigy-Tabellen[1] und in der Druckschrift von *Merck* über *Puffertitrisole* nur um höchstens 0,015 pH saurer angegeben, als sie sich aus Tabelle 53 ermitteln lassen.

**Herstellung der Pufferlösungen.** Man geht von sog. *Pufferstammlösungen* aus. Die Pufferstammlösung „Sekundäres Phosphat", 1/15 molar, enthält 11,876 g $Na_2HPO_4 + 2\,H_2O$, die entsprechende Stammlösung „Primäres Phosphat" 9,078 g $KH_2PO_4$ auf 1 Liter Lösung. Zum Lösen und Verdünnen ist durch Auskochen von $CO_2$ befreites destilliertes Wasser zu verwenden. Busch[2] empfiehlt, das ausgekochte destillierte Wasser mit Stickstoff zu durchperlen, da nur so letzte $CO_2$-Reste entfernt werden können, und in folgender Weise auf $CO_2$-Freiheit zu prüfen: Einige Milliliter Kalkmilch ($Ca(OH)_2$) werden zu einer Wasserprobe gegeben; tritt eine Trübung des Wassers ein, ist noch $CO_2$ vorhanden.

Will man die Einwaagen umgehen, sind die *Puffer-Titrisole* der Fa. Merck, Darmstadt, sehr bequem: Puffertitrisol für 1 Liter Pufferstammlösung „Sekundäres Natriumphosphat" (Art. Nr. 9871) und „Primäres Kaliumphosphat" (Art. Nr. 9872). Sie kommen in Polyäthylen-Ampullen in den Handel. Nach einer auf der Faltschachtel angegebenen Anweisung können die gebrauchsfertigen Lösungen mit frisch ausgekochtem destillierten Wasser hergestellt werden. Man bewahrt sie am besten in einer Polyäthylenflasche oder einer Flasche aus Jenaer Glas auf. Schließlich bringt die Fa. Merck auch *gebrauchsfertige Pufferstammlösungen* von sekundärem (Art. Nr. 6587) und primärem Phosphat (Art. 4875) in den Handel. Sie werden auf Wunsch in Polyäthylenflaschen abgegeben.

**Haltbarkeit der Stammlösungen.** Die Fa. Merck[3] rät, den gebrauchsfertigen Stammlösungen einige Körnchen Thymol zum Schutz vor Pilzbefall zuzusetzen. Sie sollen dann in normal temperierten Räumen mindestens 6 Monate haltbar sein. Busch[4] empfiehlt 0,5 ml Desogen (Geigy) auf 1 Liter Stammlösung zum Schutz vor Pilzbefall. Treten Niederschläge auf, so sind die Lösungen unbrauchbar. Die *aus den beiden Stammlösungen hergestellten Mischungen* sollten im Eisschrank aufbewahrt und nach *2—3 Wochen neu angesetzt werden.* Beachtet man diese Vorsichtsmaßregeln, so ist der Übergang zu den von van Slyke u. Mitarb.[5] aus Gründen längerer Haltbarkeit empfohlenen konzentrierten 0,5 molaren Stammlösungen entbehrlich.

## E. Bedeutung der Meßtemperatur

Da das Blut-pH temperaturabhängig ist, sollte die Messung bei Körpertemperatur durchgeführt werden. Später wird jedoch ausgeführt werden, daß für bestimmte praktische Belange die Messung bei Zimmertemperatur ausreichend, ja manchmal vorzuziehen ist. Stets sind die Eichlösungen bei derselben Temperatur wie die Blutproben zu messen.

### 1. Messung bei Körpertemperatur

Die Messung bei Körpertemperatur erfordert, daß das Blut während des Meßvorganges auf dieser Temperatur gehalten wird. Dazu ist ein erheblicher apparativer Aufwand nötig. Man kann entweder einen Luft- oder Flüssigkeitsthermostaten verwenden.

---

[1] Geigy-Tabellen: **1955**, 101.
[2] Busch, A.: Persönliche Mitteilung.
[3] Persönliche Mitteilung.
[4] Persönliche Mitteilung.
[5] van Slyke, D. D., J. R. Weisiger u. K. K. van Slyke: J. biol. Chem. **179**, 743 (1949).

**Luftthermostat.** Benutzt man einen Luftthermostaten, so sind Glas- und Kalomelelektrode sowie Eichpuffer und Spülflüssigkeit darin unterzubringen. Der Thermostat soll eine erdbare Metallauskleidung besitzen und damit als Faradaykäfig zur Abschirmung der Meßanordnung dienen. Auch der Temperaturregler selbst sollte abgeschirmt sein. Mit einem eingebauten Ventilator läßt sich eine wirkungsvolle Luftumwälzung erreichen, so daß im allgemeinen die Temperaturkonstanz ausreicht. Von großem Vorteil sind ferner hinter der Fronttür *seitlich verschiebbare* Glasfenster anstelle von Flügelfenstern, da so eine Durchwirbelung der temperierten Innenluft mit der kälteren Außenluft in stärkerem Maße verhindert werden kann. An einer der Seitenwände soll der Thermostat eine Öffnung zur Durchführung der Ableitungskabel besitzen. Sie wird mit einem passenden Gummistopfen verschlossen, der Bohrungen für die Ableitungskabel besitzt. Ein Luftthermostat eignet sich aber nur dann, wenn die benutzte Glaselektrode eine geringe Blutmenge zur Füllung benötigt, die in wenigen Minuten die Thermostatentemperatur erreicht. Dies ist z.B. bei der Capillarglaselektrode nach MICHAELIS der Fall. Die elektrisch nicht abgeschirmte Elektrode wird am zweckmäßigsten in der aus Abb. 176d ersichtlichen Anordnung verwendet[1]. Diese Meßanordnung verbleibt während der Messung im Thermostaten; lediglich die Glaselektrode wird zur Füllung mit Blut dem Thermostaten entnommen und anschließend wieder zurückgebracht. Nach 3—4 min sind Blut, Elektroden und Thermostat im Temperaturgleichgewicht, so daß die Messung vorgenommen werden kann. Ein großer Vorzug dieser Anordnung ist die Einfachheit und Schnelligkeit, mit der sich sowohl die *anaerobe Füllung* als auch die Reinigung durchführen läßt. Bei anders gestalteten Elektroden mit größerem Bedarf an Meßgut kann jedoch nach eigenen Erfahrungen der Temperaturausgleich relativ lange (10—15 min) dauern. Bei Verwendung von Vollblut ohne glykolysehemmenden Zusatz (s. u.) kann man pH-Zeitkurven aufnehmen und das Anfangs-pH durch Extrapolation auf die Zeit Null gewinnen (WILSON[2], SCHWAB[3]). Dadurch entsteht aber ein unerwünschter Zeitverlust; ferner setzt die Methode voraus, daß das Blut-pH auch in der ersten nicht durch Messung verfolgten Zeit in gleicher Weise abfällt wie später. Dies ist aber nicht der Fall (s. u.). Bei Verwendung von Plasma, das nur unwesentliche Glykolyse zeigt, ist die Aufnahme von pH-Zeitkurven unnötig. Man muß dann aber die Abtrenntemperatur des Plasmas kennen und berücksichtigen. Aus diesen Gründen ist für Messungen im Luftthermostaten die auf Abb. 176d wiedergegebene Anordnung zu empfehlen.

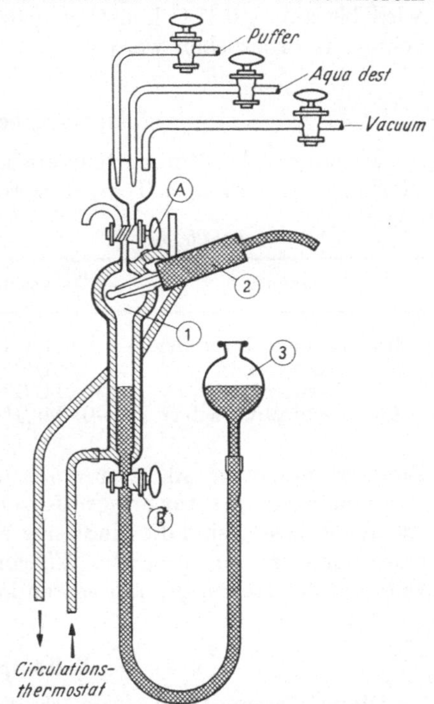


Abb. 181. *Blutmeßkammer nach* ASTRUP-SCHRØDER. *1* Raum zur Aufnahme der Meßlösung, *2* kombinierte Glaselektrode, *3* Quecksilber-Niveaugefäß, *A*, *B* Hähne. Einzelheiten s. Text

[1] ROSSIER, P. H., A. BÜHLMANN u. K. WIESINGER: Physiologie und Pathophysiologie der Atmung. Berlin-Göttingen-Heidelberg: Springer 1956.
[2] WILSON, R. H.: J. Lab. clin. Med. 37, 129 (1951).
[3] SCHWAB, M.: Unveröffentlichte Untersuchungen.

**Flüssigkeitsthermostat.** Eine praktisch gut brauchbare Lösung bei Verwendung eines Flüssigkeitsthermostaten ist die Blutmeßkammer nach ASTRUP und SCHRØDER[1] (Abb. 181). Die eigenen Untersuchungen bei 37° wurden ausschließlich mit dieser Meßkammer durchgeführt. Es handelt sich dabei um ein Mantelgefäß, das von einem Zirkulationsthermostaten* aus mit temperiertem Wasser durchspült wird. In seinem Inneren befindet sich eine kombinierte Glaselektrode. Die *anaerobe Einfüllung von Blut* erfolgt mit Hilfe einer Quecksilber-Niveaubirne, ähnlich wie bei der van Slyke-Apparatur. 5 min nach Einfüllung des Meßgutes ist das Temperaturgleichgewicht mit der Elektrode erreicht. Die Temperatur wird bis auf $\pm 0{,}1^\circ$ C konstant gehalten. Weitere Einzelheiten werden im Abschnitt G besprochen werden.

## 2. Messung bei Zimmertemperatur

Messungen bei Zimmertemperatur sollten in Räumen durchgeführt werden, die keine wesentlichen Temperaturänderungen zeigen. Nach Möglichkeit sollte der Experimentator allein im Meßraum sein. Häufigeres Öffnen und Schließen der Türen und Fenster ist zu vermeiden. Die gesamte Meßanordnung, Eichpuffer, Blut und Spülflüssigkeit müssen mit der äußeren Umgebung im Temperaturgleichgewicht sein. Das frisch entnommene oder vorher in Eiswasser aufbewahrte Blut nimmt am schnellsten Zimmertemperatur an, wenn man die blutgefüllten Spritzen in ein Wasserbad von Zimmertemperatur bringt. Je vollständiger Temperaturgleichgewicht erreicht ist, um so besser sind die Meßwerte reproduzierbar. In nächster Nähe der Meßanordnung ist ein geeichtes Thermometer anzubringen, um die Temperatur während der Messungen ablesen zu können.

*Tabelle 55*

| Autoren | $\frac{\Delta\,\mathrm{pH}}{\Delta\,t}$ Vollblut |
|---|---|
| MICHAELIS und DAVIDOFF[2] | −0,011/1° C |
| SCOTNICKY[3] | −0,021/1° C |
| ROSENTHAL[4] | −0,0147/1° C |
| CRAIG und Mitarbeiter[5] | −0,0149/1° C |

## 3. Temperaturfaktoren

Die bei Zimmertemperatur erhaltenen pH-Werte müssen auf Körpertemperatur umgerechnet werden. Vorstehende Tabelle 55 enthält einige in der Literatur angegebene Temperaturfaktoren. Nach eigenen Erfahrungen ist der von ROSENTHAL mitgeteilte am besten brauchbar. Er wird heute in USA allgemein benutzt. Nach ROSENTHAL hat man folgende Möglichkeiten zu unterscheiden:

**a) Messung von Vollblut.** Stimmt die Meßtemperatur ($t$) mit der Körpertemperatur ($k$) nicht überein, dann ist folgende Umrechnung erforderlich:

$$\text{Blut-pH}_K = \text{pH}_t - 0{,}0147\,(k - t)\,.$$

Dieser Umrechnungsfaktor gilt nicht nur für menschliches Blut, sondern auch für Hunde-, Katzen- und Kaninchenblut.

[1] ASTRUP, P., u. S. SCHRØDER: Scand. J. clin. Lab. Invest. 8, 31 (1956). s. auch Klin. Wschr. **1957**, 749.
[2] MICHAELIS, C., u. W. DAVIDOFF: Biochem. Z. **46**, 131 (1912).
[3] SCOTNICKY, J.: Z. physik. Chem. A **191**, 180 (1942).
[4] ROSENTHAL, T. B.: J. biol. Chem. **173**, 25 (1948).
[5] CRAIG, F. A., K. LANGE, J. OBERMAN u. S. CARSON: Arch. Biochem. **38**, 357 (1952).
* Als Zirkulationsthermostat eignet sich das Gerät „Thermomix" der Fa. Braun, Melsungen.

**b) Messung von Plasma, das bei Körpertemperatur vom Vollblut abgetrennt wurde.** Stimmt die Meßtemperatur mit der Körpertemperatur nicht überein, ist folgende Umrechnung erforderlich:

$$\text{Blut-pH}_K = \text{pH}_t - 0{,}011\,(k - t).$$

Hier besteht keine Übereinstimmung zwischen Plasma von Menschen und verschiedenen Tierarten.

**c) Messung von Plasma, das bei anderer Temperatur (c) als Körpertemperatur vom Vollblut abgetrennt wurde.** Stimmt die Meßtemperatur nicht mit der Körpertemperatur überein, dann ist folgende Umrechnung erforderlich:

$$\text{Blut-pH}_K = \text{pH}_t - 0{,}011\,(k - t) - 0{,}0029\,(k - c).$$

Nicht bei Körpertemperatur abgetrenntes Plasma ergibt also, auch wenn es bei Körpertemperatur gemessen wird, keineswegs den pH-Wert des Vollblutes, der mit dem des sog. wahren Plasmas identisch ist. Beträgt die Abtrenntemperatur z. B. 20° C, dann ergibt sich bei ihrer Vernachlässigung und Messung bei 37° C ein um 0,05 zu alkalischer Wert. Bei 25° beträgt der Fehler nur noch 0,02 pH. Da viel benutzte Zentrifugen in ihrem Inneren meist Temperaturen haben, die einige Grad über Zimmertemperatur liegen, dürfte der so begangene Fehler oft gering sein. Am sichersten lassen sich diese Schwierigkeiten dadurch vermeiden, daß man *Vollblut, nicht abgetrenntes Plasma*, mißt. Zur Klärung der Frage, ob Konzentrationsänderungen der wichtigsten Puffersysteme des Blutes (Hb, Bicarbonat, Proteine) diese Temperaturkoeffizienten beeinflussen, änderte ROSENTHAL die Hb-, Bicarbonat- und Proteinkonzentration um $\pm 50\%$. Er fand keine Beeinflussung der Temperaturkoeffizienten und schloß daraus, daß sie auch in pathologischen Fällen benutzt werden können. Es ist aber auf den nicht unerheblichen Unterschied des Temperaturfaktors für Vollblut und Plasma hinzuweisen, der doch einen Einfluß der Hb-Konzentration nahelegt. Vergleichende Untersuchungen bei hochgradigen Anämien sind zur Entscheidung dieser Frage nötig.

SCHWAB[1] fand sowohl bei 37° C- als auch bei Zimmertemperatur-Messung identische Blut-pH-Werte, falls die Umrechnung der bei Zimmertemperatur gemessenen Werte mit Hilfe des Rosenthal-Faktors durchgeführt wurde. Man wird die Messung bei Zimmertemperatur und die Umrechnung mit dem Rosenthal-Faktor dann empfehlen müssen, wenn die Voraussetzungen für die Messung bei Körpertemperatur, also meist 37°, nicht sicher erfüllt sind. Zunehmende Bedeutung erlangt die Blut-pH-Messung für die Steuerung der Beatmung bei *Hypothermie.* Da in diesen Fällen die Körpertemperatur zwischen 37° und etwa 25° schwankt, mißt man am zweckmäßigsten bei Zimmertemperatur und rechnet auf die jeweilige Körpertemperatur um. Größere Meßungenauigkeiten als 0,05 pH im Einzelfall sind bei diesem Vorgehen kaum zu erwarten und bei dem vorliegenden Problem auch ohne Bedeutung.

[1] SCHWAB, M.: Unveröffentlichte Untersuchungen. Die untersuchten 50 Blutproben stammen von 23 Probanden, die teils gesund waren, teils metabolische oder respiratorische Acidosen hatten. Die nachfolgende Tabelle enthält die Mittelwerte und mittleren Fehler der Mittelwerte dieser Untersuchungsreihe. In 5 Fällen lag eine Polyglobulie vor. Auch in diesen Fällen war die Übereinstimmung zwischen 37° C- und Zimmertemperatur-Messung gut. Hochgradige Anämien sind dagegen in dem Kollektiv nicht enthalten.

| $\text{pH}_{37°}$ (*A*) | $\text{pH}_{\text{Zimmert.}}$ (*B*) | $\Delta$ *A—B* |
|---|---|---|
| 7,389 | 7,387 | −0,001 |
| ±0,002 | ±0,0018 | ±0,0001 |

## F. Behandlung und Aufbewahrung der Blutproben

Die Gewinnung arteriellen oder venösen Blutes ist auf S. 193ff. beschrieben.

Die *Verhinderung der Blutgerinnung* geschieht am zweckmäßigsten mit Heparin. Man zieht etwa 1—2 ml einer handelsüblichen Heparinlösung, z.B. Liquemin-Roche in die zur Aufnahme des Blutes vorgesehene 5 bzw. 10 ml-Spritze auf. Durch Bewegen des Spritzenstempels bringt man die Lösung mit der Innenseite des Glaszylinders in Kontakt. Dann spritzt man sie durch eine aufgesetzte Kanüle so aus, daß der Spritzenansatz luftblasenfrei gefüllt ist. Diese bei üblichen 5 ml- bzw. 10 ml-Glas- oder Rekordspritzen zurückbleibende Heparinmenge beträgt etwa 0,1—0,15 ml. Sie reicht zur Ungerinnbarmachung des anschließend aufgezogenen Blutes aus, ohne daß das Blut-pH verändert wird. Nach luftblasenfreier Füllung der Spritze mit Blut wird die mit Gummistopfen versehene Kanüle aufgesetzt und so die Spritze luftdicht abgeschlossen. Obwohl so präparierte Blutproben bis zu $^1/_2$ Std nach Entnahme bei Zimmertemperatur keine

Tabelle 56. *Der Einfluß von Temperatur, Aufbewahrungszeit und Blutkonservierung auf das Blut-pH*

Die Zahlenangaben sind Mittelwerte von jeweils 5 untersuchten Proben.

| | | Zeit nach Entnahme (Stunden) | | | | | |
|---|---|---|---|---|---|---|---|
| | | $^1/_2$ | 1 | 2 | 6 | 12 | 24 |
| Δ pH bei 4° C | Heparin | −0,010 | −0,015 | −0,011 | −0,020 | −0,030 | −0,055 |
| | Heparin + NaF (10%) | −0,004 | −0,005 | −0,009 | −0,010 | −0,012 | −0,017 |
| Δ pH bei Zimmertemperatur | Heparin | | | −0,020 | −0,080 | −0,144 | −0,233 |
| | Heparin + NaF (10%) | | | −0,015 | −0,01 | −0,012 | −0,03 |

merkliche pH-Änderung zeigen, sollte die Aufbewahrung der Spritzen stets in Eiswasser erfolgen. Durch die Abkühlung des Blutes auf etwa 4° C sinkt der $CO_2$-Druck erheblich ab, so daß gegenüber der Außenluft nurmehr ein geringer Druckunterschied besteht. Etwaige Undichtigkeit der Spritze kann sich dann sehr viel weniger auswirken als bei höheren Temperaturen mit entsprechend erhöhtem $CO_2$-Druck. In Eiswasser aufbewahrte, nur mit Heparinlösung präparierte Blutproben zeigen innerhalb von 2 Std nur unwesentliche pH-Änderungen. Bei längerer Aufbewahrung ist jedoch eine meßbare Säuerung festzustellen.

Kann man aus besonderen Gründen innerhalb von 2 Std die Messung nicht durchführen, so ist die *Atmung der Blutzellen und die Glykolyse durch Zusatz von Natriumfluorid zu hemmen.* Am zweckmäßigsten werden gleiche Teile von Liquemin und 10%igem Natriumfluorid (gesättigte Lösung! Bodensatz gut aufschütteln!) gemischt. Mit dieser kombinierten Lösung präpariert man die für die Blutaufnahme vorgesehenen Spritzen in der beschriebenen Weise. Der Zusatz von Natriumfluorid bewirkt weder bei 37° C noch bei Zimmertemperatur nachweisbare Veränderungen des Blut-pH (Schwab[1]). So präparierte Blutproben zeigen auch bei Zimmertemperatur nach mehreren Stunden nur unwesentliche pH-Änderungen. Trotzdem sollte aus den oben erwähnten Gründen die Aufbewahrung in Eiswasser erfolgen.

Die Tabelle 56 zeigt den Einfluß von Temperatur, Aufbewahrungszeit und Art der Blutkonservierung auf das Blut-pH (Schwab[1]).

[1] Schwab, M.: Unveröffentlichte Untersuchungen.

## G. Praktische Durchführung der Blut-pH-Messung

Abschließend soll das eigene Vorgehen bei 37°C- und Zimmertemperatur-Messungen im einzelnen beschrieben werden. Es bietet sich dabei Gelegenheit, verschiedene, bisher nur kurz behandelte Faktoren eingehender zu besprechen. Die Ausführungen beziehen sich dabei auf die Blutmeßkammer nach ASTRUP-SCHRØDER und das pH-Meter 3 von Radiometer*. Sie können sinngemäß aber auch auf andere Meßanordnungen, z. B. die Capillarglaselektrode im Luftthermostaten (s. S. 297) angewendet werden.

### 1. 37° C-Messung

*Überprüfung der Temperatur in der Meßkammer.* Bevor routinemäßige Messungen durchgeführt werden können, sind folgende Vorarbeiten nötig. Die Meßkammer wird mit temperiertem Wasser aus einem Zirkulationsthermostaten (z. B. Thermomix der Fa. Braun, Melsungen) umspült und so der Meßkammerinhalt auf 37° C gebracht. Da sich an der Skala des Kontaktthermometers die gewünschte Temperatur nicht genau genug einstellen läßt und außerdem auf dem Wege vom Wasserbassin bis zur Meßkammer ein geringer Temperaturverlust eintritt, geht man am zweckmäßigsten wie folgt vor: Man führt ein auf $^1/_{10}$° C geeichtes Thermometer in den Meßraum ein und reguliert so lange am Kontaktthermometer, bis das eingeführte Thermometer 37° C anzeigt. Nunmehr wird die vorliegende Einstellung des Kontaktthermometers fixiert. Eine laufende Kontrolle der Temperatur im Meßraum ist bei den folgenden Messungen überflüssig, gelegentlich sind jedoch Kontrollen wünschenswert. Die Temperatur des Meßgutes in der Kammer beträgt nach 5 min 37° und schwankt höchstens um ± 0,1° C.

**Aufstellung von Eichkurven.** Man nimmt zunächst mehrfach mV-pH-Kurven mit mindestens drei Pufferlösungen unterschiedlichen pH-Wertes auf. Erwartet man normale Blut-pH-Werte, so eignen sich z. B. die Pufferlösungen pH 7,103 (68 ml $Na_2HPO_4$, 32 ml $KH_2PO_4$), 7,419 (82 ml $Na_2HPO_4$, 18 ml $KH_2PO_4$) und 7,702 (90 ml $Na_2PO_4$, 10 ml $KH_2PO_4$). Abgesehen von gelegentlichen Überprüfungen genügt später die Festlegung eines Punktes der Eichkurve, also z. B. die Eichung mit dem Puffer 7,419. Der Grund für diese Vereinfachung liegt darin, daß bei intakter Glaselektrodenkette die Eichkurven-Steilheit keine kurzfristigen Änderungen zeigt, die vorkommenden Parallelverschiebungen jedoch mit der Messung eines Puffers berücksichtigt sind. Erwartet man pH-Werte, die z. B. mehr nach dem sauren Bereich verschoben sind (metabolische bzw. respiratorische Acidose), so wird man die Eichung statt mit dem Puffer 7,419 mit 7,315 oder 7,365 vornehmen.

Liest man mV-Werte ab, so spielen die Temperaturkompensation und der AP-Abgleich keine Rolle; beide sind dann außer Funktion. Will man dagegen direkt in pH-Einheiten ablesen, so sind zunächst Glaselektrodenkette und Meßgerät aufeinander abzustimmen. Dies geschieht dadurch, daß man für Messungen bei 37°C die Temperaturkompensation auf 37° einstellt, den Puffer 7,419 einfüllt und durch Betätigung des AP-Abgleichs das Gerät auf 7,419 einstellt. Ist die Zuordnung der mV- zu den pH-Werten hinreichend genau (bezüglich der hierfür maßgebenden Faktoren wird auf S. 286 verwiesen), wird das Meßgerät bei Vorlage der Puffer 7,103 bzw. 7,702 Abweichungen von nicht mehr als 0,01 angeben.

Die Eichung mit Standardacetat — pH-Wert 4,64 bei 20°; 4,65 bei 37° C — ist nicht zweckmäßig. Liest man unmittelbar in pH-Einheiten ab, so sind bei dem

* Neuerdings wird statt des pH-Meters 3 das pH-Meter 4 hergestellt.

großen pH-Abstand zwischen Standardacetat und dem Blut-pH Fehler möglich. Sie entstehen dadurch, daß $K_g$ von $K_t$ abweicht und das Asymmetriepotential bei Eichung und Messung unterschiedlich sein kann. Letzteres ist nur dann zu vernachlässigen, wenn sich Eichlösung und Meßlösung in ihren pH-Werten nicht viel voneinander unterscheiden. Will man in mV ablesen, benötigt man zur Aufstellung einer Eichkurve mindestens zwei, besser drei Pufferlösungen unterschiedlichen pH-Wertes, man kommt also sowieso nicht mit Standardacetat aus. Aus den oben erwähnten Gründen sollen die pH-Werte der Eichlösungen das zu erwartende Blut-pH eingabeln. Standardacetat ist dafür also nicht brauchbar. Handelt es sich dagegen um die experimentelle Prüfung von $K_g$ gegenüber $K_t$, wobei die pH-Werte der verwendeten Pufferlösungen hinreichend weit auseinanderliegen sollen, kann Standardacetat selbstverständlich verwendet werden (s. S. 285).

Benutzt man Glaselektroden mit Nullpunktslagen, die nicht zu dem verwandten Meßgerät passen, ist nach den auf S. 287 gegebenen Anweisungen zu verfahren.

*Routinemessungen*

**a) Vorbereitung der Apparatur.** Der „Thermomix" wird 1 Std vor der beabsichtigten Messung angestellt. In dieser Zeit ist mit Sicherheit Temperaturgleichgewicht der kombinierten Glaselektrode erzielt. Das Meßgerät selbst wird etwa ½ Std vor Meßbeginn eingeschaltet. Ob eine Erdung des Gerätes zweckmäßig ist, muß die Erfahrung entscheiden.

**b) Einstellen des Meßgerätes und der Glaselektrode auf den Puffer pH 7,419.** Nach mehrfacher Spülung mit Aqua dest. und zweimaliger Spülung mit dem Eichpuffer füllt man letzteren in die Meßkammer. Nach 5 min wird das Gerät mit Hilfe der AP-Abgleichung auf den Puffer eingestellt. In den folgenden 10 min sollte man noch mehrfach die Einstellung kontrollieren; sie ist im allgemeinen weitgehend konstant. Will man in mV ablesen, nimmt man die 1. Ablesung ebenfalls nach 5 min vor und kontrolliert in den folgenden Minuten noch mehrmals. Wie oben dargelegt, sind bei Ablesung in mV AP-Abgleich und Temperaturkompensation außer Funktion.

**c) Blut-pH-Messung.** Anschließend wird der Puffer entfernt und nach 3maliger Spülung mit Aqua dest. die Blutprobe (etwa 2 ml) unter *streng anaeroben Bedingungen* eingefüllt. Dabei wird der mit einem Gummischlauch überzogene Spritzenansatz unter Quecksilber auf den Boden des Füllbeckens aufgesetzt (Abb. 181). Durch langsames Öffnen des Hahnes *B* bei geöffnetem Hahn *A* und tiefstehender Quecksilberniveaubirne läßt sich unter sanftem Druck auf den Spritzenstempel das Blut streng anaerob in die Meßkammer überführen. Nach 5 und 7 min wird der pH-Wert abgelesen. Man kann aber auch noch bis 10 min nach Einfüllung der Blutprobe ablesen, ohne Änderungen des pH-Wertes befürchten zu müssen (BARTELS und Mitarb.[1], SCHWAB[2]).

Anschließend wird die Blutprobe ausgetrieben und die Kammer mit Aqua dest. mehrfach gereinigt. Dann kann eine weitere Blutprobe gemessen werden. Am Schluß der Meßreihe sollte man durch erneute Messung des Eichpuffers kontrollieren, ob die Eichkurvenlage konstant geblieben ist. Anschließend wird Aqua dest. in die Meßkammer eingefüllt und die Elektrode so aufbewahrt.

[1] BARTELS, H., R. BEER, H.-P. KOEPCHEN, G. RODEWALD, J. WENNER u. I. WITT: Unveröffentlichte Untersuchungen.

[2] SCHWAB, M.: Unveröffentlichte Untersuchungen. Bei 11 nur mit Heparinlösung behandelten Blutproben wurde das pH im Abstand von 2 min über insgesamt 20 min gemessen. Dabei fand sich bis 10 min nach Einfüllung in die Meßkammer keine Änderung des Blut-pH; nach 14 min betrug die pH-Abnahme im Mittel 0,005 pH, nach 20 min 0,013 pH.

### 2. Messungen bei Zimmertemperatur

Zunächst sind die auf S. 298 gemachten Ausführungen zu beachten. Da das Blut-pH bei Zimmertemperatur um etwa 0,25 pH alkalischer ist, empfehlen sich zur Aufstellung von Eichkurven Puffer um pH 7,3, 7,6 und 7,9; man kann z. B. die Puffer 7,297 (76 ml $Na_2HPO_4$, 24 ml $KH_2PO_4$), 7,646 (88 ml $Na_2HPO_4$, 12 ml $KH_2PO_4$) und 7,962 (94 ml $Na_2HPO_4$, 6 ml $KH_2PO_4$) verwenden. Die Eichlösungen müssen ebenfalls in dem Blutgefäß, nicht etwa in einem offenen Gefäß vorgelegt werden. Anderenfalls können nach eigenen Erfahrungen folgende Störungen auftreten: Spült man die Elektrode mit Aqua dest. bzw. Pufferlösung ab, so werden auch Teile oberhalb der Meßkugel benetzt, die bei Vorlage der Eichlösung in einem offenen Gefäß dann nicht in die Eichlösung eintauchen. Die einsetzende Verdunstung erzeugt Temperaturänderungen mit entsprechenden Gängen in der EMK der Meßkette. *Man muß daher grundsätzlich die Eichung unter denselben Bedingungen wie die Messung der unbekannten Proben selbst vornehmen.* Das gilt sowohl für die Temperatur wie auch die Geometrie der gesamten Anordnung. Zur luftblasenfreien Füllung empfiehlt sich die Halterung der Elektroden in einem Stativ, das die Bewegung der Elektroden in die für die Füllung zweckmäßigste Position gestattet.

### 3. Normalwerte des Blut-pH

Bei Anwendung der vorstehend geschilderten Methodik fand SCHWAB[1] bei 17 gesunden Versuchspersonen ein Blut-pH von $7{,}414 \pm 0{,}003$ (Mittelwert und mittlerer Fehler). Übereinstimmende Werte geben SINGER und HASTINGS[2] sowie WILSON[3] an.

### 4. Störungen

Je nach der benutzten Anordnung können diese sehr verschieden und vielfältig sein. Hier wird ein Überblick über solche Störungen gegeben, die bei Benutzung der unter 1. und 2. besprochenen Methodik vorkommen können.

**a) Die Nulleinstellung ist nicht möglich.** Man hat zu prüfen, ob die Batterien des Gerätes die vorgeschriebene Spannung besitzen. Die Störung kann außerdem an einem Nebenschluß zwischen einer der Batterien und dem Gehäuse liegen. Kurzfristige Nullpunktswanderungen sind im allgemeinen auf mangelhaften Kontakt der Batterien, Wackelkontakte an den Schaltern oder mangelhafte Glaselektroden zurückzuführen.

**b) Das Gerät kann nicht gegen das Normalelement geeicht werden.** Dies ist im allgemeinen auf eine Entladung der entsprechenden Batterie zurückzuführen.

**c) Die Einstellung des Gerätes mit einem vorgelegten Puffer** verlangt bei direkter Ablesung in pH-Einheiten sehr *häufiges Nachstellen der AP-Abgleichung.* Als Ursache können dafür in Frage kommen: Elektrodenfehler, Luftblasen in der Kalomelelektrode, Nebenschlüsse über feuchte Oberflächen der Glaselektroden, schlechte Isolierung in beschmutzten Elektrodenhaltern usw. Schließlich kann auch die der Speisung des AP-Potentiometers dienende Batterie entladen sein.

**d) Der Elektroden-Nullpunkt ist so stark verschoben,** daß sich das pH-Meßgerät für die unmittelbare Ablesung in pH-Einheiten nicht mehr eineichen läßt, obwohl die Meßkette auf pH-Änderung konzentrationsrichtig anspricht. Diese Störung ist durch Glaselektrodenfehler bedingt.

[1] SCHWAB, M.: Unveröffentlichte Untersuchungen.
[2] SINGER, R. B., u. H. B. HASTINGS: Medicine (Baltimore) **27**, 223 (1948).
[3] WILSON, R. H.: J. Lab. clin. Med. **37**, 129 (1951).

**e) Die Meßkette zeigt mit verschiedenen Pufferlösungen** mehr oder weniger *gleiche Werte* um den jeweiligen Elektroden-Nullpunkt an. Dies wird durch eine defekte Glasmembran und den dadurch bedingten Schluß zwischen Glaselektroden-Ableitungssystem und Bezugselektrode verursacht.

**f) Die Elektrode zeigt stark verminderte Steilheit, die Anzeige ist schleichend.** Als Ursache kommen nasse Elektrodenkörper und verschmutzte Glasmembranen in Frage.

**g) Der Anzeiger am pH-Meter macht sehr rasche zittrige Anschläge.** Störfelder und ungenügende Abschirmung der Meßapparatur und des pH-Meters können die Ursache sein.

**h) Der Anzeiger am pH-Meter schlägt ganz auf eine Seite aus.** Dafür ist eine Unterbrechung im Elektrodenmeßkreis verantwortlich zu machen; z. B.: kein Kontakt zwischen Meßgut und KCl-Brücke (Luftblase usw.), Verbindungskabel nicht angeschlossen, Bruch des Ableitkabels in der Steckerfassung.

# Methoden zur Bestimmung des $CO_2$-Druckes in Blut und Plasma

Unter $CO_2$-Druck versteht man den Druck des trockenen $CO_2$ in mm Hg, mit welchem die gelöste $H_2CO_3$ im Gleichgewicht steht. Er ist daher ein Maß für die gelöste $H_2CO_3$.

Der $CO_2$-Druck von Vollblut und wahrem Plasma ist identisch. Als *wahres Plasma* bezeichnet man das mit den Erythrocyten in physikalisch-chemischem Gleichgewicht stehende Plasma. Davon ist das *abgetrennte Plasma* zu unterscheiden. Wenn die Abtrennung bei einer anderen Temperatur als der ursprünglichen Körpertemperatur stattfand, stimmt der im abgetrennten Plasma bei Körpertemperatur gemessene $CO_2$-Druck nicht ohne weiteres mit dem des Vollblutes bzw. wahren Plasmas überein. Diese Tatsache muß beachtet werden, wenn Fehler vermieden werden sollen.

Für analytische Zwecke stehen Vollblut und abgetrenntes Plasma zur Verfügung. Im folgenden werden daher die einzelnen Bestimmungsmethoden getrennt für Vollblut und abgetrenntes Plasma als Ausgangsmaterial dargestellt.

## I. Verwendung von Vollblut zur Analyse.

**A. Mikrotonometrische Methode** nach Riley, Proemmel und Franke. Sie ist bereits im Rahmen der $O_2$-Druckbestimmung ausführlich besprochen worden (s. S. 258ff.). Sie kann sowohl im voll oxygenierten als auch im partiell oxygenierten Blut durchgeführt werden. Der Nachteil der Methode liegt darin, daß sie schwer erlernbar ist.

**B. Mit Hilfe von $CO_2$-Gehalt und pH** unter Benutzung der Henderson-Hasselbalchschen Gleichung. Dazu sind folgende Meßwerte erforderlich: $CO_2$-Gehalt, pH, $O_2$-Kapazität (oder Hämatokrit) und $O_2$-Sättigung des Hb.

Die für die $CO_2$-Druckberechnung erforderliche Umformung der Henderson-Hasselbalchschen Gleichung lautet:

$$p_{CO_2}\,[\text{mm Hg}] = \frac{CO_2\text{-Gehalt [mMol/Liter Plasma]}}{S\,[\text{mMol/Liter Plasma/mm Hg}]\cdot(10^{\text{pH}-\text{pK}'}+1)}\,*$$

* Für andere Berechnungen sind folgende Umformungen der Henderson-Hasselbalchschen Gleichung zweckmäßig:

(1) $H_2CO_3\,[\text{mMol/Liter Plasma}] = S\,[\text{mMol/Liter Plasma/mm Hg}]\cdot p_{CO_2}[\text{mm Hg}]$

Für den Gebrauch dieser Formel ist die Kenntnis des $CO_2$-Gehaltes im Plasma und der Werte für $S$ und pK′ erforderlich.

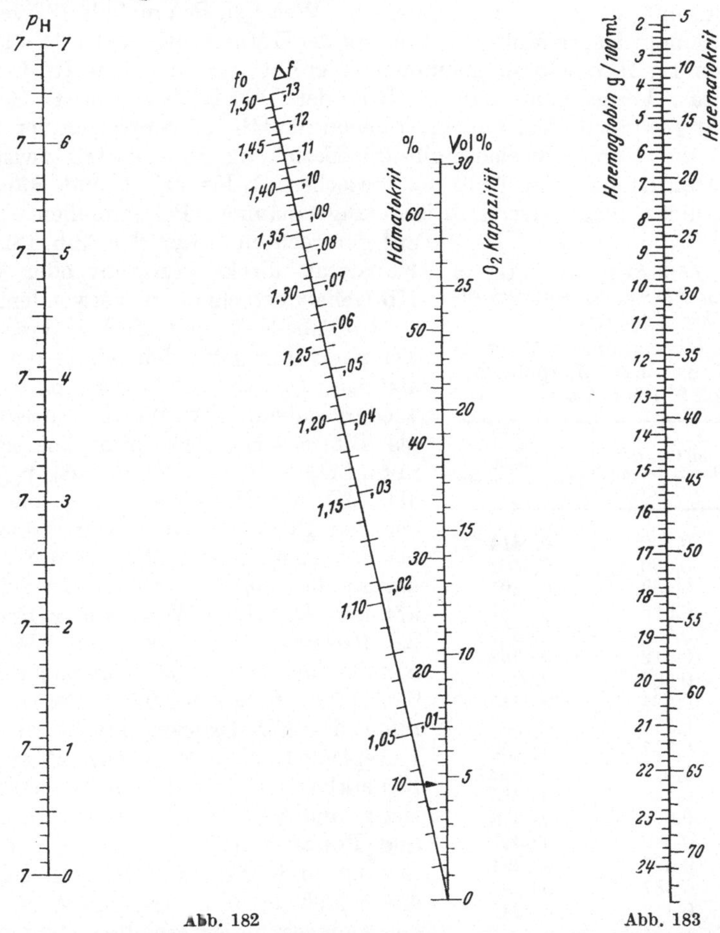


Abb. 182 Abb. 183

Abb. 182. Nomogramm zur Ermittlung von Faktoren für die Umrechnung des $CO_2$-Gehalts im Vollblut auf den des Plasmas. Die Verbindung des Wertes auf der pH-Leiter mit dem auf der Leiter für die $O_2$-Kapazität bzw. dem Hämatokrit ergibt einen Wert für $f_0$ und $\Delta f$.

$$CO_2\,(\text{Vollblut}) \cdot \left(f_0 - \Delta f\,\frac{100 - \%\,HbO_2}{100}\right) = CO_2\,(\text{Plasma}).$$

Bei voller $O_2$-Sättigung des Blutes wird der Substrahend der linken Seite der Gleichung 0, d.h. $CO_2$ (Vollblut) $\cdot f_0 = CO_2$ (Plasma). [Nach D. D. VAN SLYKE u. J. SENDROY jr: J. biol. Chem. **79**, 78 (1928)]

Abb. 183. Beziehungen zwischen Hämatokrit und Hämoglobin. (Nach Geigy-Tabellen 1955, S. 290)

---

(2) $$HCO_3^-\,[\text{mval/Liter Plasma}] = CO_2\text{-Gehalt}\,[\text{mMol/Liter Plasma}] - S\,[\text{mMol/Liter Plasma/mm Hg}] \cdot p_{CO_2}\,[\text{mm Hg}]$$

(3) $$HCO_3^-\,[\text{mval/Liter Plasma}] = CO_2\text{-Gehalt}\,[\text{mMol/Liter Plasma}] \cdot \left(1 - \frac{1}{10^{pH - pK'} + 1}\right)$$

(4) $$HCO_3^-\,[\text{mval/Liter Plasma}] = CO_2\text{-Gehalt}\,[\text{mMol/Liter Plasma}] \cdot \frac{1}{1 + 10^{pK' - pH}}$$

(5) $$pH = pK' + \log \times \frac{CO_2\text{-Gehalt}\,[\text{mMol/Liter Plasma}] - S\,[\text{mMol/Liter Plasma/mm Hg}] \cdot p_{CO_2}\,[\text{mm Hg}]}{S\,[\text{mMol/Liter Plasma/mm Hg}] \cdot p_{CO_2}\,[\text{mm Hg}]}$$

(6) $$pK' = pH - \log \times \frac{CO_2\text{-Gehalt}\,[\text{mMol/Liter Plasma}] - S\,[\text{mMol/Liter Plasma/mm Hg}] \cdot p_{CO_2}\,[\text{mm Hg}]}{S\,[\text{mMol/Liter Plasma/mm Hg}] \cdot p_{CO_2}\,[\text{mm Hg}]}$$

Den $CO_2$-Gehalt im Plasma erhält man mit Hilfe des Nomogramms der Abb. 182. Sind weder $O_2$-Kapazität noch Hämatokrit, jedoch der Hb-Gehalt direkt bestimmt, so kann man auf folgende Weise zu den in Abb. 182 verlangten Werten kommen. Durch Multiplikation mit der Hüfnerschen Zahl 1,34—1,34 ml $O_2$ werden von 1 g Hämoglobin gebunden — ergibt sich aus dem Hb-Gehalt die $O_2$-Kapazität. Ferner kann man mit Hilfe der Abb. 183 aus dem Hb-Gehalt den Hämatokrit gewinnen. Bei Fällen, in denen die Hb-Konzentration der Erythrocyten von der Norm abweicht, gilt die Beziehung der Abb. 183 (zwischen Hb und Hämatokrit) und der Abb. 182 (zwischen $O_2$-Kapazität und Hämatokrit) allerdings nicht mehr streng: Eisenmangelanämien, Polyglobulien. Dann ist auf der rechten Leiter der Abb. 182 die $O_2$-Kapazität, direkt bestimmt oder aus dem Hb-Gehalt berechnet, zu verwenden.

Tabelle 57. *Löslichkeit von $CO_2$ in menschlichem Plasma bei unterschiedlicher Temperatur*

[Nach J. W. SEVERINGHAUS, M. STUPFEL u. A. F. BRADLEY: J. appl. Physiol. **9**, 189 (1956)]

| °C | α ml $CO_2$/ml Plasma/760 mm Hg $P_{CO_2}$ | S mMol/Liter Plasma/mm Hg |
|---|---|---|
| 25* | 0,700 | 0,0414 |
| 26 | 0,680 | 0,0402 |
| 27* | 0,662 | 0,0391 |
| 28 | 0,645 | 0,0381 |
| 29* | 0,628 | 0,0371 |
| 30 | 0,612 | 0,0362 |
| 31 | 0,597 | 0,0353 |
| 32 | 0,584 | 0,0345 |
| 33 | 0,570 | 0,0337 |
| 34 | 0,557 | 0,0329 |
| 35 | 0,545 | 0,0322 |
| 36 | 0,533 | 0,0315 |
| 37 | 0,521 | 0,0308 |
| 38 | 0,509 | 0,0301 |
| 39 | 0,497 | 0,0294 |
| 40 | 0,487 | 0,0288 |
| 41* | 0,477 | 0,0282 |

* Interpolierte Werte.

In Tabelle 57 sind die bei verschiedenen Temperaturen geltenden Werte der *Löslichkeit von $CO_2$* nach SEVERINGHAUS u. Mitarb.[1] wiedergegeben. Die Werte wurden einmal als Bunsenscher Absorptionskoeffizient (α) in ml $CO_2$/ml Plasma/760 mm Hg $p_{CO_2}$, ferner als „$S$" in mMol/Liter Plasma/mm Hg angegeben. Der Vorteil dieser Dimensionsangabe besteht darin, daß die Werte für $S$ unmittelbar in die obige Formel eingesetzt werden können. Dieselben Werte für α finden sich bei ROSSIER, BÜHLMANN und WIESINGER[2]. SINGER und HASTINGS[3] verwenden für 37°C 0,0311 an Stelle von 0,0308. Für die Berechnung des $CO_2$-Druckes macht sich dieser Unterschied bei sonst gleichen Werten wenig bemerkbar. $pK'$ wurde von HASTINGS, SENDROY und VAN SLYKE[4] sowie DILL, DALY und FORBES[5] bei 38° C mit 6,10 ermittelt. SINGER und HASTINGS setzten auf Grund dieser Meßwerte für 37° C den Wert von 6,11 an. Demgegenüber erhielten CULLEN, KEELER und ROBINSON[6] bei 15 pathologischen Menschenseren als Mittelwert 6,095 bei 38° C. Da der Temperaturkoeffizient von ihnen mit —0,005 pK'/1° C bestimmt wurde, ergibt sich für 37°C der Wert von 6,10. Für α$CO_2$ verwandten sie allerdings den von BOHR mit 0,541 ml $CO_2$/ml Plasma/760 mm Hg bestimmten Wert. Setzt man dagegen den heute allgemein benutzten Wert $\alpha = 0{,}510$ bzw. $S = 0{,}0301$ für 38°C ein, so bekommt man ein pK' für 38°C von 6,064. Sie fanden die Art der Erkrankung, veränderte Salz- und Proteinkonzentrationen sowie veränderte pH-Werte ohne Einfluß auf den Wert von pK'. WIESINGER u. Mitarb.[7] erhielten bei 37° 6,09.

[1] SEVERINGHAUS, J. W., M. STUPFEL u. A. F. BRADLEY: J. appl. Physiol. **9**, 197 (1956).

[2] ROSSIER, P. H., A. BÜHLMAN u. K. WIESINGER: Physiologie und Pathophysiologie der Atmung. 2. Aufl. Berlin-Göttingen-Heidelberg 1958.

[3] SINGER, R. B., u. A. B. HASTINGS: Medicine (Baltimore) **27**, 223 (1948).

[4] HASTINGS, A. B., J. SENDROY jr., u. D. D. VAN SLYKE: J. biol. Chem. **79**, 183 (1928).

[5] DILL, D. B., C. DALY u. W. H. FORBES: J. biol. Chem. **117**, 569 (1937).

[6] CULLEN, G. E., H. R. KEELER u. H. W. ROBINSON: J. biol. Chem. **66**, 301 (1925).

[7] WIESINGER, K., P. H. ROSSIER, E. SABOZ, u. G. SAMPAOLO: Helv. physiol. pharmacol. Acta **7**, 28 (1948).

In Übereinstimmung mit den Angaben von CULLEN u. Mitarb. finden auch sie einen Temperaturkoeffizienten von $-0{,}005$ pK'/1° C. SEVERINGHAUS u. Mitarb. geben die Abhängigkeit des pK'-Wertes von Temperatur und pH in dem Nomogramm der Abb. 184 wieder. Für praktische Belange ist dieses Nomogramm sehr zu empfehlen. Auch hieraus ergibt sich bei 37° und einem normalen pH-Wert von 7,4 ein pK' von 6,093. Verwendet man zur Berechnung des $CO_2$-Druckes für pK' an Stelle von 6,11 den Wert 6,09, so erhält man den $CO_2$-Druck um 1,2 mm Hg niedriger. Die Daten von SEVERINGHAUS u. Mitarb. sind z. Z. als die am besten fundierten Werte anzusehen.

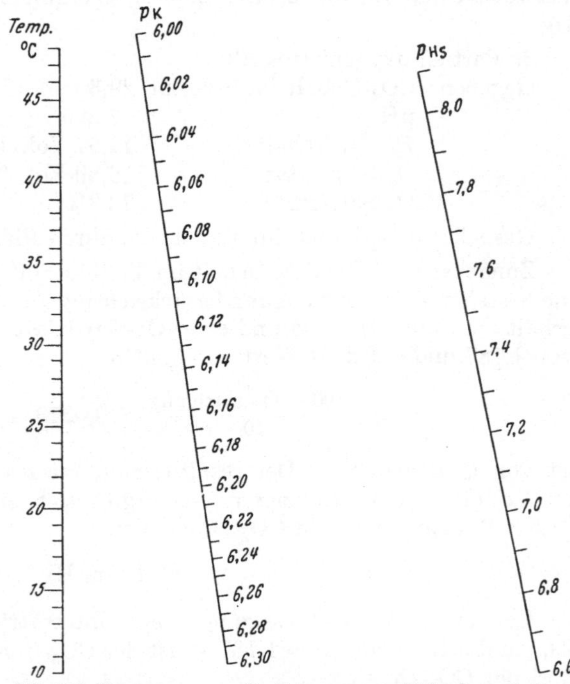


Abb. 184. Nomogramm zur Bestimmung von pK' im Serum bei verschiedenen Temperaturen und pH-Werten.. [Nach J. W. SEVERINGHAUS, M. STUPFEL u. A. F. BRADLEY: J. appl. Physiol. 9, 197 (1956)]

Diese Methode der $CO_2$-Druckbestimmung aus $CO_2$-Gehalt und pH wird als Methode der Wahl angesehen, wenn der $CO_2$-Gehalt mit dem manometrischen Apparat von VAN SLYKE (s. S. 212ff). und das pH elektrometrisch mit Glaselektrode und Röhrenverstärker gemessen werden (s. S. 275ff.) Die Genauigkeit der Methode hängt ganz überwiegend von der Genauigkeit der pH-Messung ab. So bewirkt im Bereich normaler $CO_2$-Drucke ein Fehler der pH-Messung von 0,02 pH einen Fehler in der $CO_2$-Druckbestimmung von etwa 1,5 mm Hg. Bei niedrigem $CO_2$-Druck (30 mm Hg) beträgt der Fehler etwa 1,0 mm Hg, bei hohem $CO_2$-Druck (50 mm Hg) etwa 1,7 mm Hg. Dagegen bewirkt ein Fehler der $CO_2$-Gehaltsbestimmung im normalen Bereich von 0,5 Vol.-% (0,225 mMol) nur einen Fehler beim $CO_2$-Druck von 0,25 mm Hg. Im niedrigen Bereich sind es 0,18 mm Hg, in hohen Bereichen 0,4 mm Hg.

Folgende *Rechenbeispiele* sollen das bis jetzt geschilderte Vorgehen klarmachen.

1. Normal oxygeniertes Blut.

| Gegeben: | $CO_2$-Gehalt im Vollblut | 22,1 mMol/Liter |
|---|---|---|
| | pH | 7,365 |
| | $O_2$-Kapazität | 20,2 Vol.-% |
| | $O_2$-Sättigung | 95,6% |

Gesucht: $CO_2$-Druck im Vollblut (wahren Plasma).

Zunächst wird der $CO_2$-Gehalt im Vollblut auf Plasma umgerechnet: aus dem Nomogramm der Abb. 182 erhält man mit pH 7,365 und einer $O_2$-Kapazität von 20,2 Vol.-% einen $f_0$-Wert von 1,209. $1{,}209 \cdot 22{,}2$ ergibt einen $CO_2$-Gehalt im Plasma von 26,8 mMol/Liter. Liegt die $O_2$-Sättigung des Hb über 90%, so kann auf die Benutzung der $\Delta f$-Skala verzichtet werden. Für pK' findet man in dem

Nomogramm der Abb. 184 bei pH 7,365 und 37° C einen Wert von 6,094. Demnach ist der $CO_2$-Druck bei einem $S$ von 0,0308

$$p_{CO_2} = \frac{26,8}{0,0308\,(10^{7,365-6,094} + 1)},$$

$$p_{CO_2} = 44,2 \text{ mm Hg}.$$

Verwendet man für pK′ 6,11 (s. S. 306), so ergibt sich ein $CO_2$-Druck von 45,8 mm Hg.

2. Partiell oxygeniertes Blut.

Gegeben: $CO_2$-Gehalt im Vollblut 29,3 mMol/Liter
pH 7,295
Hb-$O_2$-Gehalt 14,57 Vol.-%
$O_2$-Kapazität 19,89 Vol.-%
$O_2$-Sättigung 73,3%

Gesucht: $CO_2$-Druck im Vollblut (wahren Plasma).

Zunächst wird der $CO_2$-Gehalt im Vollblut auf Plasma umgerechnet und dabei die bestehende Untersättigung berücksichtigt. Aus dem Nomogramm der Abb. 182 erhält man mit pH 7,295 und einer $O_2$-Kapazität von 19,89 Vol.-% einen $f_0$-Wert von 1,187 und einen $\Delta f$-Wert von 0,0378.

$$\Delta f \cdot \frac{100 - O_2\text{-Sättigung}}{100} = 0,0378 \cdot 0,2675 = 0,0101$$

ist von $f_0$ abzuziehen. Der resultierende Wert 1,1769 ist mit dem $CO_2$-Gehalt im Vollblut zu multiplizieren. Es ergibt sich ein $CO_2$-Gehalt im Plasma von 34,5 mMol/Liter und ein $CO_2$-Druck von

67,1 mm Hg.

Bei einer Vernachlässigung der Untersättigung — Multiplikation von 29,3 mMol/Liter mit $f_0 = 1,187$ — ist der $CO_2$-Gehalt im Plasma 34,8 mMol/Liter und der $CO_2$-Druck

67,7 mm Hg.

Beträgt die Körpertemperatur 37° C, so kann mit Vorteil das Nomogramm von Singer und Hastings (Abb. 185) verwendet werden. Es stellt eine Kombination der Henderson-Hasselbalchschen Gleichung, die ja nur für Plasma gilt, mit den Verhältnissen im Vollblut unterschiedlichen Hämatokrits dar.

Das Nomogramm besteht aus 7 Leitern: 1. $CO_2$-Gehalt im Vollblut unterschiedlichen Hämatokrits, 2. Plasmabicarbonat, 3. Pufferbasen im Vollblut unterschiedlichen Hämatokrits und Plasma, 4. Plasma-pH, 5. $CO_2$-Druck und $H_2CO_3$ im Plasma, 6. Hilfs-pH-Skala für den Gebrauch mit 7., einer Skala für Korrekturfaktoren des $CO_2$-Gehaltes im Vollblut und der Pufferbasen im Vollblut. Die Leitern 6 und 7 werden nur benutzt, wenn partiell oxygeniertes Blut vorliegt.

Die Autoren erläutern den Gebrauch des Nomogramms an folgenden 4 Beispielen.

NB! Aus den auf S. 325 dargelegten Gründen sollte die Bezeichnung „Pufferbasen" nicht mehr gebraucht werden. Sie kann ohne weiteres durch die äquivalente Pufferanionenkonzentration ersetzt werden!

1. Gegeben: $CO_2$ im Plasma = 11,1 mMol/Liter, pH = 7,59. Gesucht: $p_{CO_2}$, Bicarbonat und Pufferbasen im Plasma. Man verbindet 11,1 auf Leiter 1 bei Hämatokrit 0,0 (Plasma) mit pH 7,59 auf Leiter 5. Auf Leiter 6 kann man $p_{CO_2}$ (11,8 mm Hg) und auf der „Plasmalinie" (0,0) der Leiter 3 die Pufferbasen (29,5 mval/Liter) ablesen. Leiter 2 ergibt den Bicarbonatgehalt des Plasmas (10,9 mval/Liter).

2. Voll oxygeniertes Blut; gegeben: $CO_2$ im Vollblut = 28,8 mMol/Liter, pH = 7,48, Hämatokrit 0,48. Man verbindet 28,8 bei 0,48 auf Leiter 1 mit 7,48 auf Leiter 4. Auf Leiter 5 ermittelt man $p_{CO_2}$ (48 mm Hg), auf 3 $BB^+b$ (58,5 mval/Liter), wobei man wieder

bei 0,48 ablesen muß. Auf Leiter 1 und 3 können bei 0,0 auch die entsprechenden Plasmawerte abgelesen werden, auf 2 der Bicarbonatgehalt.

3. Plasmadaten von nur partiell oxygeniertem Blut: $CO_2$ im Plasma = 11,1 mMol je Liter, pH = 7,59, Hämatokrit 0,59, 80% $HbO_2$. Es sollen berechnet werden: $p_{CO_2}$, $CO_2$ und $BB^+$ im Vollblut. Wie unter 1 liest man $p_{CO_2}$ (11,8 mm Hg) ab und erhält auf Leiter 1 unter 0,59 für $CO_2$ (8,3 mMol/Liter) und auf Leiter 3 für $BB^+$ (45 mval) im Vollblut *vorläufige* Werte: sie gelten für voll oxygeniertes, nicht für partiell oxygeniertes Blut. Die Werte für partiell oxygeniertes Blut erhält man mit den Korrekturfaktoren $f_{CO_2}$ ($CO_2$-Gehalt) und

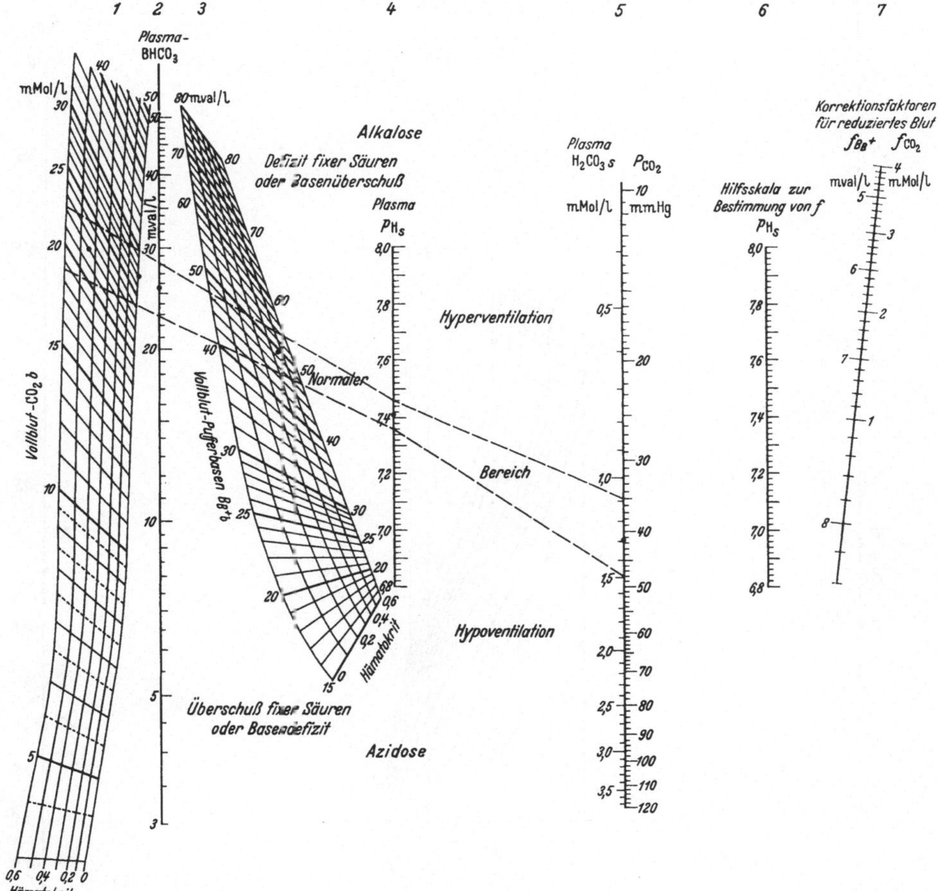


Abb. 185. Nomogramm zur Bestimmung des Säure-Basen-Gleichgewichts des menschlichen Blutes bei 37°C. Beschreibung s. Text. [Nach R. B. SINGER, u. A. B. HASTINGS: Medicine **27**, 223 (1948)]

$f_{BB^+}$ (Pufferbasen). Die Korrekturfaktoren gewinnt man mittels Leiter 5 (11,1 mm Hg) und 6 (pH 7,59). Auf 7 liest man $f_{BB^+}$ (7,6) und $f_{CO_2}$ (0,9) ab. Die $O_2$-Untersättigung (U) erhält man wie folgt: 100—80/100 = 0,2. Die Korrektur lautet dann: U · Hämatokrit · $f_{CO_2}$ (0,2 · 0,59 · 0,9) bzw. U · Hämatokrit · $f_{BB^+}$(0,2 · 0,59 · 7,6). Die Korrektur für $CO_2$ (0,1 mMol je Liter) muß dem vorläufig erhaltenen und für voll oxygeniertes Blut geltenden Wert hinzugezählt werden, um den $CO_2$-Gehalt bei der vorliegenden Untersättigung zu erhalten: 8,2 + 0,1 = 8,3. Die Korrektur für $B_B^+$ (0,9 mval) muß von dem zuerst abgelesenen Wert abgezogen werden: 45 — 0,9 = 44,1.

4. Partiell oxygeniertes Blut; gegebene Werte im Vollblut: $CO_2$ = 31,2 mMol/Liter, alveolarer $p_{CO_2}$ = 62,3 mm Hg (hier als identisch angesehen mit dem $CO_2$-Druck im Blut), Hämatokrit 0,59, 89% $HbO_2$. Es sollen berechnet werden: pH, $CO_2$-Gehalt für voll oxygeniertes Blut und $B_B^+$. Mit 31,2 (Leiter 1) und 62,3 (Leiter 5) findet man einen vorläufigen pH von 7,41. Wie in Beispiel 3 wird mit $p_{CO_2}$ und $p_H$ der Korrekturfaktor $f_{CO_2}$ (= 2,8) auf Leiter 7 abgelesen. Zusammen mit U (= 0,11) ergibt die $CO_2$-Korrektur (0,11 · 0,59 · 2,8)

0,2 mMol/Liter: sie muß von 31,2 ($CO_2$-Gehalt des partiell oxygenierten Blutes bei 62,3 mm Hg $p_{CO_2}$!) abgezogen werden, da voll oxygeniertes Blut bei gleichem $CO_2$-Druck weniger $CO_2$ enthält: $31{,}2 - 0{,}2 = 31{,}0$ mMol/Liter. Mit $p_{CO_2} = 62{,}3$ mm Hg und dem korrigierten $CO_2$-Gehalt $= 31{,}0$ mMol/Liter kann man auf Leiter 3 $B_B^+$ mit 60,5 mval/Liter und pH mit

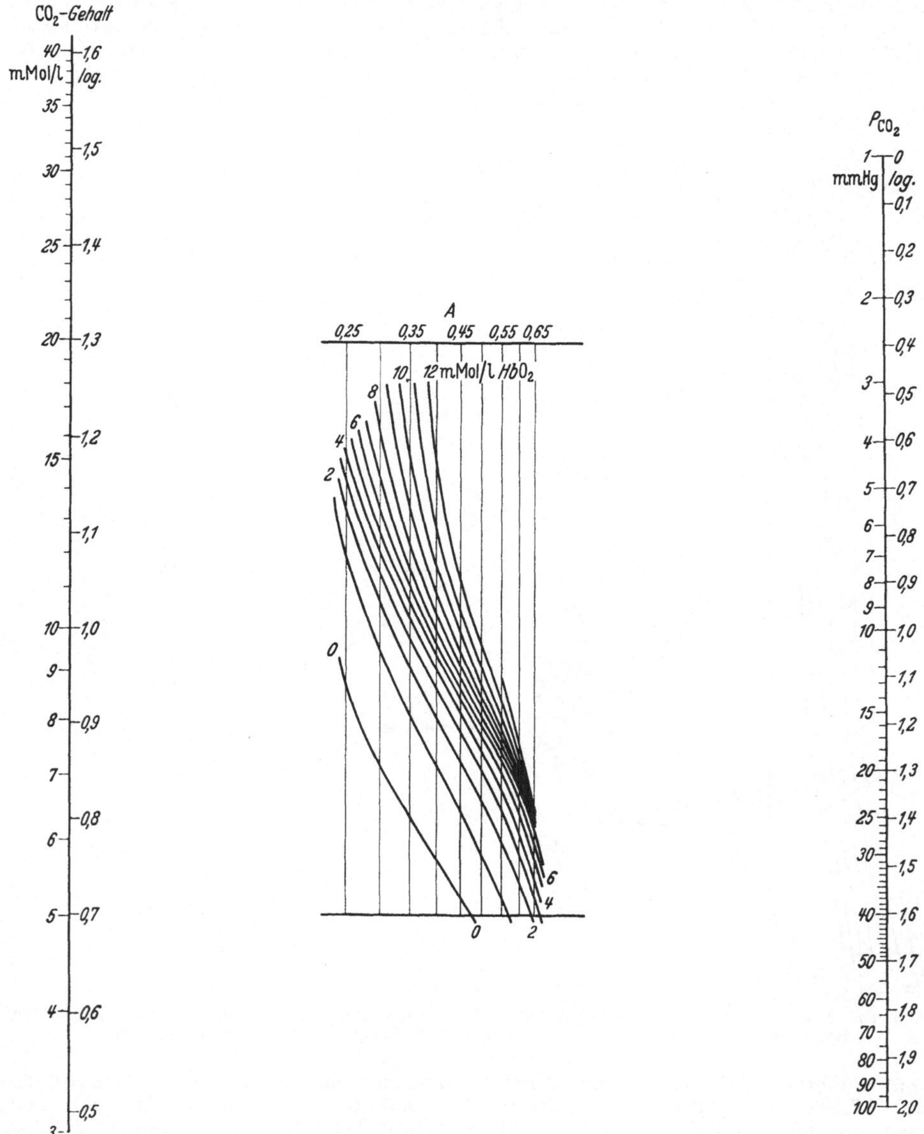


Abb. 186. Nomogramm zur Aufstellung von $CO_2$-Dissoziationskurven für voll oxygeniertes Blut in Abhängigkeit vom Hb-Gehalt (mMol/Liter). (Nach HENDERSON: Blut, S. 270.) Zum Gebrauch mindestens auf $40 \times 50$ cm vergrößern

7,41 ablesen. Da die Korrektur klein war, hat sich der $p_H$-Wert nicht geändert. Auf Leiter 7 erhält man für $B_B^+$ 5,7 mMol/Liter und somit die Korrektur: $0{,}11 \cdot 0{,}59 \cdot 5{,}7 = 0{,}5$. $B_B^+ = 60{,}5 - 0{,}5 = 60$ mval/Liter.

Liegt die $O_2$-Sättigung des Hb unter 90%, so muß vor Benutzung des Nomogramms der $CO_2$-Gehalt des Vollbluts entsprechend dem auf S. 308 in Rechenbeispiel 2 geschilderten Vorgehen auf Plasma umgerechnet werden. Die Berücksichtigung der Untersättigung kann *nicht* mit den Zusatzskalen des Nomogramms selbst vorgenommen werden. Diese sind lediglich dann zu benutzen, wenn aus Plasmadaten des untersättigten Blutes der $CO_2$-Gehalt in der untersättigten Vollblutprobe (s. Beispiel 3 der Beschreibung zu Abb. 185) gewonnen werden soll.

Folgende Rechenbeispiele sollen die Benutzung des Nomogramms von SINGER und HASTINGS bei der Gewinnung des $CO_2$-Drucks veranschaulichen.

1. Normal oxygeniertes Blut.

| | | |
|---|---|---|
| Gegeben: | $CO_2$-Gehalt im Vollblut | 22,2 mMol/Liter |
| | pH | 7,365 |
| | $O_2$-Kapazität | 20,2 Vol.-% |
| | $O_2$-Sättigung | 95,6% |
| Gesucht: | $CO_2$-Druck im Vollblut. | |

Zuerst errechnet man aus der $O_2$-Kapazität den Hb-Gehalt: 20,2/1,34 = 15,1 g-% Hb. Aus Abb. 183 erhält man mit 15,1 einen Hämatokrit von 44,7%. Nunmehr geht man auf Leiter 1 unter Hämatokrit 0,45 mit 22,2 und auf Leiter 4 des Nomogramms von SINGER und HASTINGS mit 7,365 ein und erhält als $CO_2$-Druck auf Leiter 5 45,4 mm Hg.

2. Partiell oxygeniertes Blut.

| | | |
|---|---|---|
| Gegeben: | $CO_2$-Gehalt im Vollblut | 29,3 mMol/Liter |
| | pH | 7,295 |
| | Hämatokrit | 44,7% |
| | $O_2$-Sättigung | 73,3% |
| Gesucht: | $CO_2$-Druck im Vollblut. | |

Ohne Berücksichtigung der Untersättigung, d. h. mit den oben angegebenen Werten, erhält man aus dem Nomogramm einen $CO_2$-Druck von 67,4 mm Hg.

Zur Berücksichtigung der Untersättigung wird entsprechend dem Rechenbeispiel 2 auf S. 308 der $CO_2$-Gehalt im Plasma berechnet: 34,5 mMol/Liter. Mit 34,5 auf Leiter 1 unter Hämatokrit 0 und 7,295 auf Leiter 4 erhält man auf Leiter 5 einen $CO_2$-Druck von 68 mm Hg.

**C. Mit Hilfe von $CO_2$-Dissoziationskurven.** Folgende Meßgrößen sind erforderlich: $CO_2$-Gehalt der aktuellen Probe, $CO_2$-Gehalte von 2 oder 3 mit verschiedenen $CO_2$-Drucken (z. B. $p_{CO_2}$ = 20, 40, 60 mm Hg) und zu voller $O_2$-Sättigung ausreichendem $O_2$-Druck äquilibrierten Blutproben. Aus Gründen der Zeitersparnis kann man auch nur eine Blutprobe äquilibrieren (z. B. mit $p_{CO_2}$ = 40 mm Hg) und die beiden anderen $CO_2$-Gehalte mit Hilfe des Nomogramms von HENDERSON (Abb. 186) gewinnen. Für den Gebrauch dieses Nomogramms ist die Kenntnis des Hb-Gehalts in mMol/Liter erforderlich. Man erhält ihn wie folgt: $O_2$-Kapazität/2,223.

Bei einer $O_2$-Sättigung von weniger als 90% benötigt man diejenige Dissoziationskurve, die der vorliegenden Untersättigung entspricht. Sie wird mit Hilfe des Nomogramms der Abb. 187 oder 188 gewonnen.

Folgende Rechenbeispiele sollen das Vorgehen bei normal und partiell oxygeniertem Blut klarmachen.

1. Normal oxygeniertes Blut (Abb. 189).

| | | |
|---|---|---|
| Aktuelle Blutprobe: | $CO_2$-Gehalt | 22 mMol/Liter |
| | Hb-Gehalt | 9 mMol/Liter |
| | $O_2$-Sättigung | 95% |
| Äquilibrierte Blutprobe ($p_{CO_2}$ = 40 mm Hg): | $CO_2$-Gehalt | 22,5 mMol/Liter |
| Gesucht: | $CO_2$-Druck der aktuellen Probe. | |

Da nur eine Blutprobe äquilibriert wurde, müssen die beiden anderen zur Konstruktion der Dissoziationskurve erforderlichen $CO_2$-Gehalte mit dem Henderson-Nomogramm gewonnen werden. Man erhält mit 22,5 (linke Leiter) und 40 (rechte Leiter) eine Gerade, die den Hb-Gehalt (9 mMol/Liter) schneidet. Um den Schnittpunkt mit der Hb-Gehalt-Linie als Drehpunkt erhält man bei $p_{CO_2} = 20$ mm Hg den $CO_2$-Gehalt von 17,2, bei $p_{CO_2} = 60$ mm Hg den $CO_2$-Gehalt 26,2 mMol/Liter. Die gewonnenen Wertepaare werden auf doppelt-logarithmischem

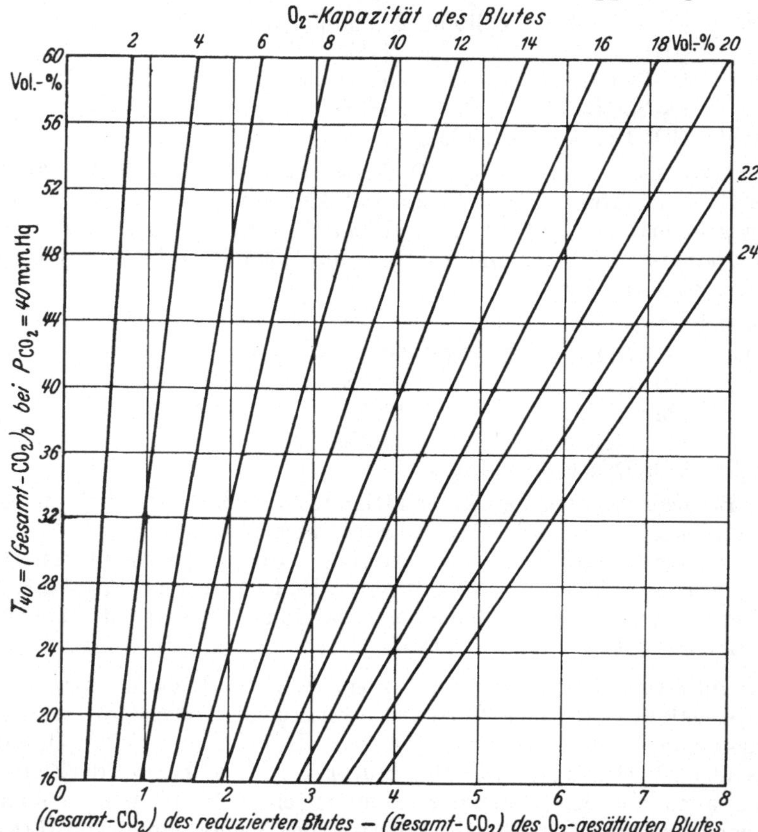


Abb. 187. Diagramm zur Ermittlung des $CO_2$-Gehaltes im reduzierten Blut aus dem $CO_2$-Gehalt des oxygenierten Blutes. $T$ 40 = $CO_2$ Vol.-% bei 40 mm Hg $p_{CO_2}$ und voll mit $O_2$ gesättigtem Hb. Man liest $T$ 40 ab und zieht eine Parallele zur Abszisse. Der Schnittpunkt mit der Konturlinie für die $O_2$-Kapazität in Vol-% liefert, wenn man von dort das Lot auf die Abszisse fällt, auf dieser den Wert in Vol.-%, um den der $CO_2$-Gehalt des oxygenierten Blutes ($T$ 40) erhöht werden muß, damit man den Wert für völlig reduziertes Blut erhält. Liegt nur teilweise reduziertes Blut vor, muß der Wert für völlig reduziertes Blut entsprechend der vorliegenden $O_2$-Sättigung mit dem Ausdruck 100 — % $HbO_2$/100 multipliziert werden. [Nach D. B. DILL, A. GRAYBIEL, A. HURTADO u. A. TAQUINI: Z. Alternsforsch. 2, 20 (1939)]

Papier mit dem $CO_2$-Gehalt als Ordinate und dem $CO_2$-Druck als Abszisse aufgetragen (Abb. 189). Mit dem $CO_2$-Gehalt von 22 mMol/Liter ergibt sich ein $CO_2$-Druck der aktuellen Blutprobe von 38,6 mm Hg.

2. Partiell oxygeniertes Blut (Abb. 190).

| | | |
|---|---|---|
| Aktuelle Blutprobe: | $CO_2$-Gehalt | 25,0 mMol/Liter |
| | $O_2$-Kapazität | 24 Vol-% |
| | $O_2$-Sättigung | 83% |
| | Hb-Gehalt | 10,8 mMol/Liter |
| Äquilibrierte Blutprobe: ($p_{CO_2} = 42,1$ mm Hg) | $CO_2$-Gehalt | 22 mMol/Liter |
| Gesucht: | $CO_2$-Druck der aktuellen Blutprobe. | |

Zunächst erhält man entsprechend dem Vorgehen in Rechenbeispiel 1 mit dem Henderson-Nomogramm für $p_{CO_2} = 20$ mm Hg einen $CO_2$-Gehalt von 16,1, für $p_{CO_2} = 60$ mm Hg einen $CO_2$-Gehalt von 25,5 mMol/Liter. Diese für volle $O_2$-Sättigung geltende Dissoziationskurve wird in folgender Weise auf die vorliegende Untersättigung umgerechnet: Der bei $p_{CO_2} = 40$ mm Hg vorliegende

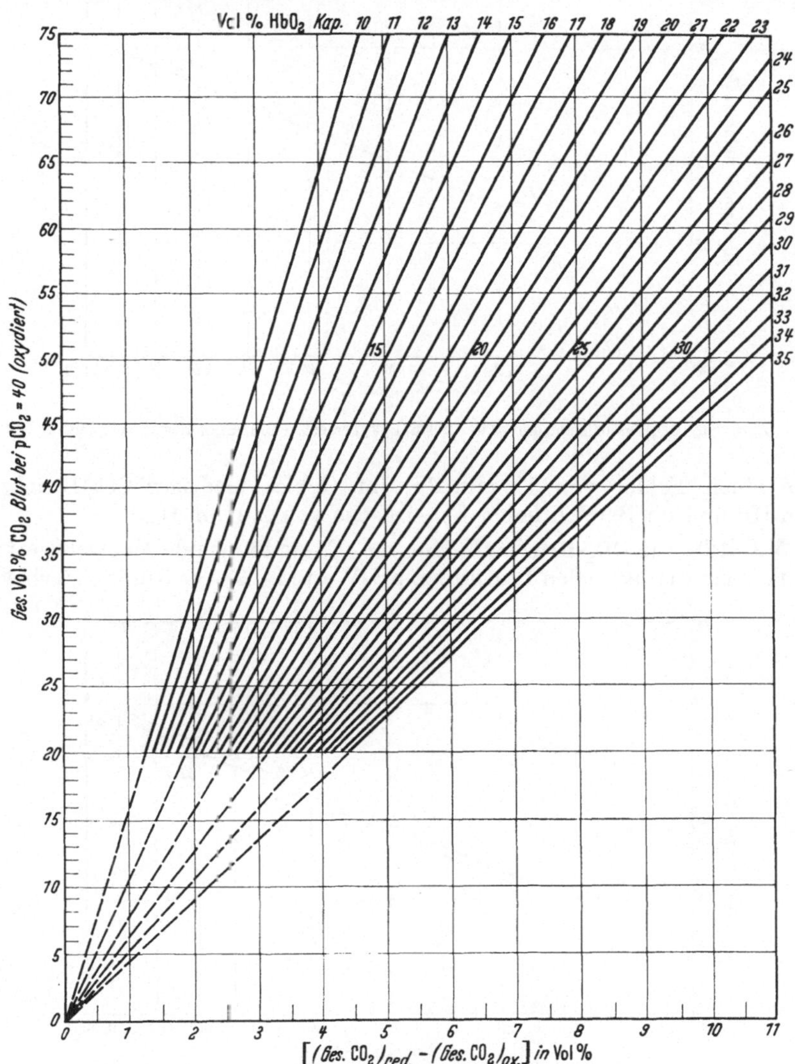


Abb. 188. Diagramm zur Ermittlung des $CO_2$-Gehaltes im reduzierten Blut aus dem $CO_2$-Gehalt des oxygenierten Blutes. Dieses Diagramm entspricht der Abb. 187 und wird so benützt, wie dort beschrieben. Nach neueren Untersuchungen (H. BARTELS u. H. HARMS: Pflügers Arch. ges. Physiol. 1959) ist das hier gezeigte Diagramm für menschliches Blut demjenigen der Abb. 187 vorzuziehen. [Nach A. KEYS, F. G. HALL u. E. S. G. BARRON: Amer. J. Physiol. **115**, 92 (1936)]

$CO_2$-Gehalt (21,5 mMol/Liter = 47,8 Vol.-%) wird mit Hilfe des Nomogramms der Abb. 187 oder 188 auf 83% Sättigung korrigiert. Die sich aus dem Nomogramm ergebende Korrektur von 0,55 mMol/Liter wird dem $CO_2$-Gehalt bei 40 mm (21,5) zugerechnet: 22,1 mMol/Liter. Durch diesen Punkt wird eine Parallele zur Dissoziationskurve bei voller Sättigung gezogen: Dissoziationskurve bei 83% $O_2$-Sättigung. Mit dem $CO_2$-Gehalt der aktuellen Probe (25,0) ergibt sich ein

$CO_2$-Druck von 54 mm Hg. Die Genauigkeit dieser Methode ist schon aus Gründen der Ablesung geringer als die unter IB beschriebene. So verursacht eine Fehlbestimmung des $CO_2$-Gehaltes von 0,5 Vol.-% im Gebiet normaler $CO_2$-Drucke einen Fehler von 1,2 mm Hg, im Gebiet niedriger $CO_2$-Drucke von 0,7 mm Hg und im Bereich hoher $CO_2$-Drucke von 2,0 mm Hg.

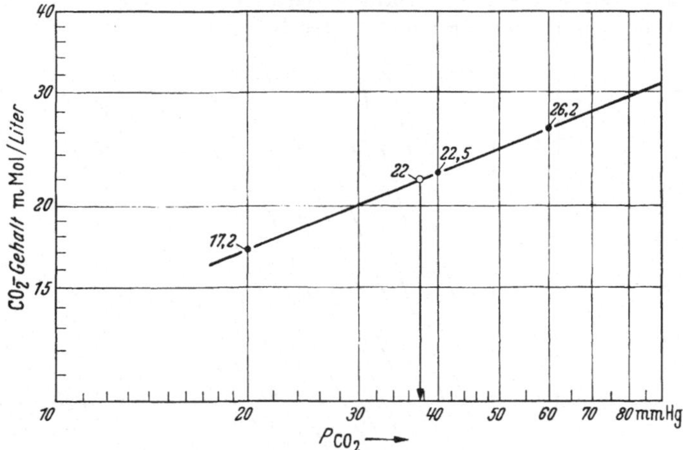


Abb. 189. $CO_2$-Dissoziationskurve der normal oxygenierten Blutprobe des 1. Beispiels, S. 311

**D. Mit Hilfe von $CO_2$-Druck-pH-Kurven.** Es sind folgende Meßwerte erforderlich: pH-Wert der aktuellen Blutprobe, pH-Werte in 2 oder 3 mit verschiedenen

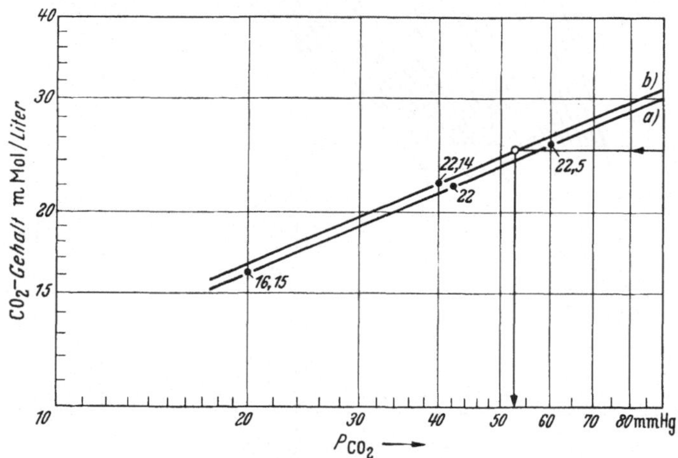


Abb. 190. $CO_2$-Dissoziationskurve der Blutprobe des 2. Beispiels, S. 312.
*a* Voll oxygeniertes Blut; *b* $O_2$-Sättigung 83%

$CO_2$-Drucken (z. B. $p_{CO_2} = 20$, 40, 60 mm Hg) und zu voller $O_2$-Sättigung ausreichendem $O_2$-Druck äquilibrierten Blutproben. Man geht mit dem pH-Wert der aktuellen Blutprobe in die aufgestellte $CO_2$-Druck-pH-Kurve ein und erhält so den $CO_2$-Druck der aktuellen Probe.

In Laboratorien, in denen man rasch und sicher (Vermeidung von Hämolyse!) äquilibrieren (s. S. 266) und pH im Vollblut messen kann, erspart dieses Vorgehen die oben unter IB und IC erforderlichen van Slyke-Analysen.

Kennt man zusätzlich Hämatokrit und Hb-Gehalt, so kann man sich auf die Äquilibrierung nur einer Blutprobe beschränken — zweckmäßigerweise wählt man für die Äquilibrierung einen $CO_2$-Druck von 40 mm Hg — und die zu $P_{CO_2} = 20$ bzw. 60 mm Hg gehörenden pH-Werte in folgender Weise gewinnen: Aus dem Nomogramm von SINGER und HASTINGS ergibt sich mit dem bei $P_{CO_2} = 40$ mm Hg (Leiter 5) gemessenen pH-Wert (Leiter 4) der $CO_2$-Gehalt im oxygenierten Vollblut (Leiter 1). Mit diesen Werten erhält man aus dem Henderson-Nomogramm um Hb als Drehpunkt die $CO_2$-Gehalte für $P_{CO2} = 20$ und 60 mm Hg. Damit lassen sich aus dem Singer-Hastings-Nomogramm die zugehörigen pH-Werte ermitteln. Man kommt bei diesem Vorgehen also mit der pH-Messung der aktuellen und einer äquilibrierten Blutprobe aus. Da man aus $CO_2$-Druck (40 mm Hg) und pH der äquilibrierten Blutprobe gleichzeitig Standardbicarbonat (s. S. 320ff.) erhält, ist dieses Verfahren sehr rationell. Gute Werte sind aber nur dann zu erwarten, wenn im äquilibrierten Blut keine Hämolyse auftritt.

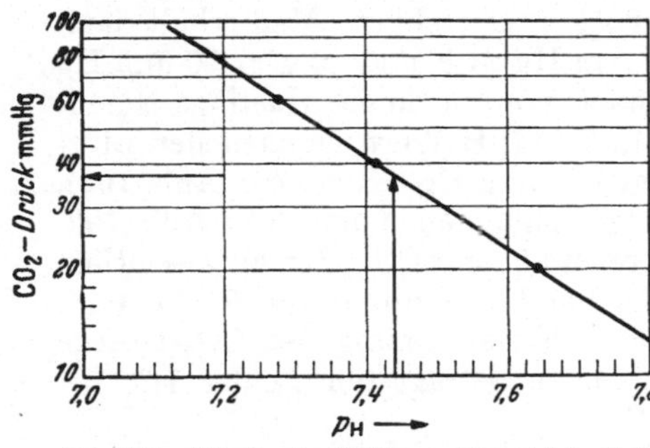


Abb. 191. $CO_2$-Druck-pH-Kurve (Beispiel I, S. 315: normal oxygeniertes Blut)

Abb. 192. $CO_2$-Druck-pH-Kurven (Beispiel 2, S. 315: *a* normal oxygeniertes Blut; *b* $O_2$-Sättigung 80%)

Vergleichsuntersuchungen zwischen dieser Methode und der als Methode der Wahl bezeichneten, unter IB beschriebenen Methode sind bisher noch nicht bekannt geworden.

Entstammt der aktuelle pH-Wert einer nicht voll oxygenierten Blutprobe, dann muß die $CO_2$-Druck-pH-Kurve für die vorhandene Untersättigung ermittelt werden. Dazu müssen neben der $O_2$-Sättigung Hb-Gehalt und Hämatokrit bekannt sein. Man konstruiert zunächst entsprechend dem eben geschilderten Vorgehen die $CO_2$-Dissoziationskurve für voll oxygeniertes Blut. Nach dem unter IC geschilderten Vorgehen ermittelt man die Dissoziationskurve für die vorliegende Untersättigung. Mit den Wertepaaren letzterer findet man im Singer-Hastings-Nomogramm die korrigierten pH-Werte. Mit dem pH-Wert der aktuellen Probe erhält man nunmehr den zutreffenden $CO_2$-Druck. Folgende Rechenbeispiele sollen das Vorgehen für normal und partiell oxygeniertes Blut erläutern.

1. Normal oxygeniertes Blut (Abb. 191).

| | | |
|---|---|---|
| Aktuelle Blutprobe: | pH | 7,440 |
| | $O_2$-Sättigung | 95% |
| Äquilibrierte Blutproben: | pH bei $p_{CO_2} = 20$ mm Hg | 7,645 |
| | pH bei $p_{CO_2} = 40$ mm Hg | 7,415 |
| | pH bei $p_{CO_2} = 60$ mm Hg | 7,280 |
| Gesucht: | $CO_2$-Druck der aktuellen Blutprobe. | |

Auf halblogarithmischem Papier trägt man als Ordinate die $CO_2$-Drucke, als Abszisse die pH-Werte analog der Abb. 191 auf. Für pH 7,440 ergibt sich ein $CO_2$-Druck der aktuellen Blutprobe von 37,0 mm Hg.

2. Partiell oxygeniertes Blut (Abb. 192).

| | | |
|---|---|---|
| Aktuelle Blutprobe: | pH | 7,440 |
| | $O_2$-Sättigung | 80% |
| | Hämatokrit | 50% |
| | Hämoglobin | 10,5 mMol/Liter |
| | $O_2$-Kapazität | 23,3 Vol.-% |
| Äquilibrierte Blutprobe: ($p_{CO_2} = 42{,}1$ mm Hg) | pH | 7,400 |
| Gesucht: | $CO_2$-Druck der aktuellen Blutprobe. | |

Zunächst erhält man aus dem Singer-Hastings-Nomogramm mit 42,1 (Leiter 5) und 7,400 (Leiter 4) den $CO_2$-Gehalt im Vollblut bei Hämatokrit 50% (Leiter 1): 21,5 mMol/Liter. Mit diesen Werten (21,5; 42,1) findet man im Henderson-Nomogramm um Hb als Drehpunkt (10,5) für $p_{CO_2} = 20$ mm Hg einen $CO_2$-Gehalt von 15,8, für $p_{CO_2} = 60$ mm Hg einen $CO_2$-Gehalt von 25,2 mMol/Liter. Diese für voll oxygeniertes Blut geltende Dissoziationskurve wird in bekannter Weise auf die vorliegende $O_2$-Sättigung von 80% umgerechnet. Man erhält dann für $p_{CO_2} = 20$ mm Hg 16,25, für $p_{CO_2} = 40$ mm Hg 21,8 und $p_{CO_2} = 60$ mm Hg 25,8 mMol/Liter. Mit diesen Wertepaaren findet man im Singer-Hastings-Nomogramm die pH-Werte 7,63, 7,43 und 7,315. Mit 7,44 (pH-Wert der aktuellen Blutprobe) ergibt sich nunmehr ein $CO_2$-Druck von 38,7 mm Hg (Kurve *b* in Abb. 192). Ohne Berücksichtigung der $O_2$-Untersättigung erhält man Kurve *a* in Abb. 192.

Die Genauigkeit dieser Methode ist im Bereich höherer $CO_2$-Drucke wesentlich geringer als die Methode IB. So ergibt eine Fehlbestimmung von 0,02 pH im Bereich hoher $CO_2$-Drucke (60 mm Hg) eine Fehlbestimmung des $CO_2$-Drucks von 3 mm Hg. Im Bereich normaler $CO_2$-Drucke beträgt der Fehler 1,7, bei niedrigen $CO_2$-Drucken (20 mm Hg) 1 mm Hg.

**E. Mit Hilfe der $CO_2$-Elektrode**[1, 2]. Eine übliche Glaselektrode wird mit einem Überzug aus Polyäthylen oder Teflon versehen, der für $CO_2$ leicht, für Wasser und gelöste Substanzen einschließlich $H^+$-Ionen praktisch undurchlässig ist. Der capillare Spalt zwischen Elektrode und Überzug wird mit m/1000 $NaHCO_3$-Lösung gefüllt. Die pH-Anzeige der Glaselektrode ist direkt proportional dem Logarithmus des $CO_2$-Druckes der zu messenden Lösung. Für Routinemessungen geeignete Ausführungen sind vorerst noch nicht erhältlich.

Der $CO_2$-Druck im arteriellen Blut kann schließlich mit Hilfe des *alveolaren $CO_2$-Drucks* unter der Annahme einer Identität von alveolarem und arteriellem $CO_2$-Druck gewonnen werden. Diese Voraussetzung ist bei Störungen der Lungenfunktion aber oft nicht erfüllt. Im übrigen wird auf S. 165 verwiesen.

## II. Verwendung von abgetrenntem Plasma zur Analyse

Die Abtrenntemperatur entspricht dabei meist der Zimmertemperatur.

Der $CO_2$-Druck im Vollblut (wahren Plasma) kann dann auf folgenden Wegen bestimmt werden*.

**A. Mit Hilfe von $CO_2$-Gehalt und pH** unter Benutzung der Henderson-Hasselbalchschen Gleichung. Dabei wird der $CO_2$-Gehalt im Plasma nach VAN SLYKE bestimmt. Die Messung im Plasma hat den Vorteil, daß bei bestehender $O_2$-Untersättigung keine Korrekturen erforderlich sind. Ferner lassen sich van Slyke-Analysen im Plasma genauer als im Vollblut durchführen. Wurde das Plasma bei anderer Temperatur als Körpertemperatur abgetrennt, so muß der gemessene

---

* Die mikrotonometrische Methode kann nur im Vollblut, nicht im Plasma durchgeführt werden.

[1] STOW, R. W., R. F. BAER u. B. F. RANDALL: Arch. Phys. Med. **38**, 646 (1957).

[2] GERTZ, K. H., u. H. H. LOESCHCKE: Die Naturwissenschaften **45**, 160 (1958).

pH-Wert auch dann, wenn die Messung bei Körpertemperatur stattfand, auf Körpertemperatur umgerechnet werden (s. Abschnitt „Blut-pH-Messung"). Um diese Schwierigkeit zu vermeiden, wird die pH-Messung meist im Vollblut durchgeführt.

Die Einzelheiten des Vorgehens ergeben sich aus Abschnitt IB.

**B. Mit Hilfe von $CO_2$-Dissoziationskurven im abgetrennten Plasma.** Es sind folgende Meßgrößen erforderlich: $CO_2$-Gehalt der aktuellen Plasmaprobe, $CO_2$-Gehalte in zwei oder drei mit verschiedenen $CO_2$-Drucken äquilibrierten Plasma-

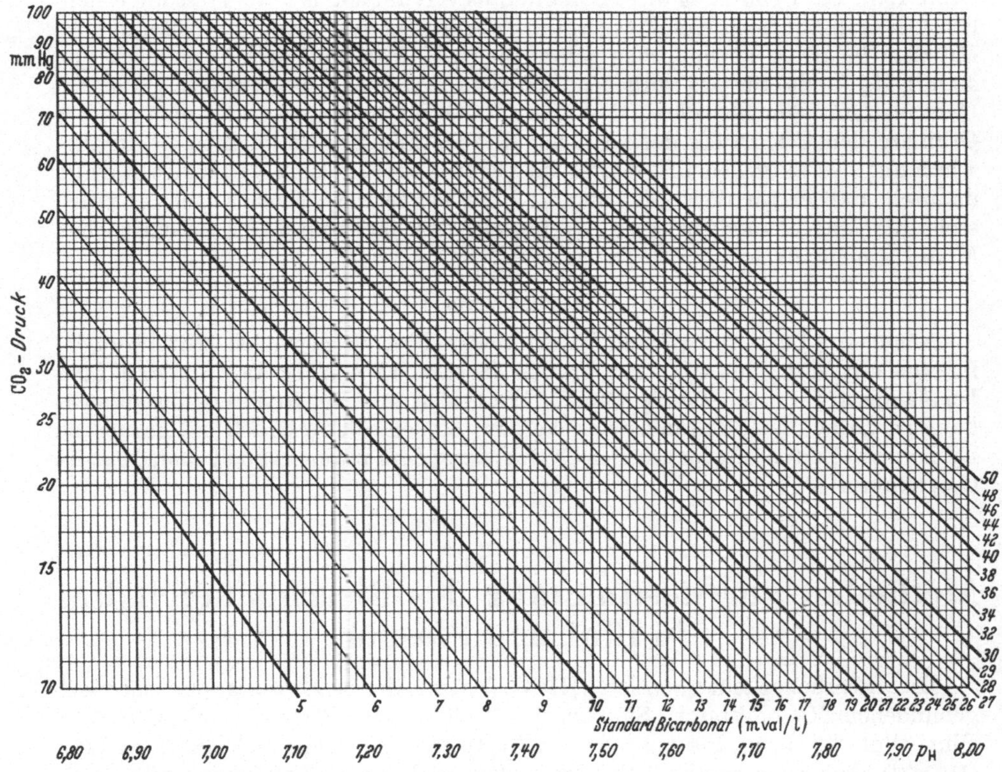


Abb. 193. Beziehungen zwischen $CO_2$-Druck und pH im Plasma normalen Protein-, aber unterschiedlichen Basengehalts. (Nach ASTRUP, P.: Klin. Wschr. 1957, 740)

proben. Die erhaltenen Werte trägt man auf doppelt-logarithmischem Papier auf (s. Abschnitt IC) und geht mit dem $CO_2$-Gehalt der aktuellen Probe in die Dissoziationskurve ein.

Dieses Verfahren wird wenig geübt, da es durch das notwendige Zentrifugieren zeitraubender ist als die Äquilibrierung von Vollblut.

**C. Mit Hilfe von $CO_2$-Druck-pH-Kurven.** Es sind folgende Meßgrößen erforderlich: pH-Wert der aktuellen Probe, pH-Werte in zwei oder drei mit verschiedenen $CO_2$-Drucken äquilibrierten Plasmaproben. Fand die Abtrennung der aktuellen Plasmaprobe bei anderer Temperatur als Körpertemperatur statt, so muß ihr pH-Wert, auch wenn die Messung bei Körpertemperatur stattfand, umgerechnet werden. Dazu ist die Kenntnis der Abtrenntemperatur erforderlich. Bei der pH-Messung der äquilibrierten Plasmaproben besteht diese Schwierigkeit nicht, da Äquilibrierung und Messung bei derselben Temperatur durchgeführt werden.

Die Neigung der Kurven ist von der Pufferfähigkeit des Plasmas abhängig und kann daher durch Änderungen der Protein- und Basenkonzentration verändert werden. ASTRUP[1] fand allerdings Schwankungen derProteinkonzentration innerhalb von 6—8 g-% von so geringem Einfluß, daß eine Berücksichtigung unnötig ist. Er stellte durch Zusatz von Säuren und Basen zum normalen Plasma und Messung der pH-Werte nach Äquilibrierung mit unterschiedlichen $CO_2$-Drucken ein Diagramm auf, das die Beziehungen von $CO_2$-Druck und pH im Plasma normalen Protein-, aber unterschiedlichen Bicarbonatgehalts wiedergibt (Abb. 193). Bei Benutzung dieses Diagramms vereinfacht sich die Messung erheblich. Es muß nur noch eine Plasmaprobe äquilibriert werden ($p_{CO_2} = 40$ mm Hg). Mit dem in dieser Plasmaprobe gefundenen pH-Wert und dem $CO_2$-Druck von 40 mm Hg ist die für das vorliegende Plasma zutreffende Pufferkurve gefunden. Geht man mit dem aktuellen pH-Wert auf diese Kurve ein, so erhält man auf der Ordinate den $CO_2$-Druck der aktuellen Probe. Die Schwierigkeiten in der Bestimmung des aktuellen pH-Wertes im abgetrennten Plasma vermeidet ASTRUP dadurch, daß er für diese Messung Vollblut verwendet. Nach seinen Angaben steht die Meßgenauigkeit dieses Verfahrens der oben unter A2 beschriebenen Methode nicht nach.

### Normalwerte

ALBRITTON[2] gibt für Männer im arteriellen Blut als normalen Mittelwert 41, im venösen Mischblut 46,5, für Frauen 39 bzw. 43 mm Hg an. SCHWAB fand bei Männern[3] für arterielles Blut 40, für Frauen[4] 37 mm Hg. In diesem Zusammenhang ist zu betonen, daß der arterielle bzw. alveolare $CO_2$-Druck bei Frauen zu bestimmten Zeiten des mensuellen Cyclus, besonders prämenstruell erniedrigt ist (LOESCHCKE)[5].

# Methoden zur Bestimmung des Bicarbonatgehaltes in Blut und Plasma

Die Bicarbonatkonzentration ($[HCO_3^-]$) wird durch Messung des chemisch gebundenen $CO_2$ bestimmt. Sie kann für Vollblut oder Plasma in ml $CO_2$/100 ml Blut (Vol.-%) bzw. Plasma oder mMol/Liter oder schließlich in mval/Liter ($HCO_3^-$!) angegeben werden. Bei der großen praktischen Bedeutung, welche die Bestimmung der Kationen und Anionen des Plasmas heute besitzt, sollte die Angabe in mval/Liter für *Plasma* erfolgen.

Je nachdem, ob Vollblut oder abgetrenntes Plasma als Ausgangsmaterial zur Verfügung steht, werden die einzelnen Methoden für Vollblut und abgetrenntes Plasma besprochen.

## I. Verwendung von Vollblut zur Analyse

Bezüglich der anaeroben Behandlung des ungerinnbar gemachten Blutes wird auf S. 197 verwiesen. Dabei bestehen folgende methodische Möglichkeiten:

[1] ASTRUP, P.: (a) Scand. J. clin. Lab. Invest. 8, 33 (1956). — (b) Klin. Wschr. **1957**, 749.

[2] ALBRITTON, E. C.: Standard values in blood. Philadelphia: W. B. Saunders Company 1952.

[3] SCHWAB, M.: Klin. Wschr. **1957**, 157.

[4] SCHWAB, M., u. Mitarb.: Naunyn-Schmiedeberg's Arch. exp. Path. Pharmak. **223**, 425 (1954).

[5] LOESCHCKE, H. H.: Pflüg. Arch. ges. Physiol. **252**, 301 (1950).

**A. Messung des $CO_2$-Gehaltes** mit dem manometrischen Apparat von VAN SLYKE (s. S. 212); Bestimmung des physikalisch gelösten $CO_2$ mit Hilfe von $p_{CO_2}$ (s. S. 304ff.) und $\alpha$; *Abzug des physikalisch gelösten $CO_2$* vom $CO_2$-Gehalt. Soll $[HCO_3^-]$ für Plasma angegeben werden, ist der $CO_2$-Gehalt des Vollblutes auf Plasma umzurechnen (s. S. 306) und dann erst das physikalisch gelöste $CO_2$ abzuziehen. Dieses Verfahren ist als Methode der Wahl zu bezeichnen.

Ist $p_{CO_2}$ nicht bekannt, empfiehlt sich bei der Angabe für Plasma der Abzug von 1,23 mMol/Liter (2,73 ml/100 ml), also des bei 40 mm Hg $p_{CO_2}$ im Plasma gelösten $CO_2$. Auch bei erheblichen Abweichungen vom normalen $CO_2$-Druck, z. B. bei 20 bzw. 60 mm Hg $p_{CO_2}$, übersteigt der dabei gemachte Fehler kaum 0,6 mMol/Liter (1,33 ml/100 ml).

**B.** Will man van Slyke-Analysen vermeiden, so läßt sich aus den **Meßgrößen pH-Vollblut und $pco_2$** mit Hilfe der Henderson-Hassenbalchschen Gleichung oder der darauf basierenden Nomogramme, z. B. desjenigen von SINGER und HASTINGS[1] $[HCO_3^-]$ im Plasma gewinnen. Die pH-Messung wird bei diesem Vorgehen im allgemeinen elektrometrisch durchgeführt (s. S. 278ff.) $P_{CO_2}$ kann mikrotonometrisch (s. S. 304) oder mit Hilfe von $CO_2$-Druck-pH-Kurven (s. S. 314) gewonnen werden. Ist $[HCO_3^-]$ im Vollblut gesucht, benötigt man zusätzlich den Hämatokrit bzw. den Hb-Gehalt oder die $O_2$Hb-Kapazität. Mit Hilfe des Nomogramms von SINGER und HASTINGS ergibt sich aus diesen Meßgrößen der $CO_2$-Gehalt des Vollbluts; hiervon ist das physikalisch gelöste $CO_2$ abzuziehen.

## II. Verwendung von abgetrenntem Plasma zur Analyse

Dann bestehen folgende Möglichkeiten:

**A. Messung des $CO_2$-Gehaltes** mit dem manometrischen Apparat von VAN SLYKE, Bestimmung des physikalisch gelösten $CO_2$ mit Hilfe von $pco_2$ und $\alpha$; *Abzug des physikalisch gelösten $CO_2$*. Die Bestimmung von $pco_2$ im abgetrennten Plasma kann mit Hilfe des $CO_2$-Gehalts und des pH-Wertes vorgenommen werden. Dabei müssen für die pH-Messung im abgetrennten Plasma besondere Vorsichtsmaßnahmen beachtet werden (s. S. 299). Meist wird deshalb die pH-Messung im Vollblut durchgeführt. In dieser Kombination ist das Verfahren der unter IA beschriebenen Methode gleichwertig.

**B.** Eine weitere Möglichkeit ist die Benutzung der **Meßgrößen pH und $CO_2$-Druck.** Die pH-Messung wird wieder elektrometrisch durchgeführt. $pco_2$ erhält man aus $CO_2$-Druck-pH-Kurven (s. S. 317).

**C. Titrimetrische Bestimmung von Bicarbonat.** Das Prinzip der Methode besteht darin, eine abgemessene Plasmaprobe mit einem Überschuß von Säure zu versetzen und so $CO_2$ aus $HCO_3^-$ freizumachen. Anschließend wird das Plasma mit Lauge rücktitriert. Dabei verwenden manche Autoren als Endpunkt der Rücktitration das normale Blut-pH (VAN SLYKE, STILLMAN und CULLEN[2]; SCRIBNER[3]; SEGAL[4]), andere das jeweils vorliegende Blut-pH (JOVY[5]). WOLF und KINZLMEIER[6] haben eine photoelektrische Methode mitgeteilt. Grundsätzlich sollte eine anaerobe Behandlung der Blut- und Plasmaproben verlangt werden.

---

[1] SINGER, R. B., u. A. B. HASTINGS: Medicine (Baltimore) **27**, 223 (1948).
[2] VAN SLYKE, D. D., E. STILLMANN u. G. E. CULLEN: J. biol. Chem. **38**, 167 (1919).
[3] SCRIBNER, B. H.: J. Amer. med. Ass. **155**, 644 (1954).
[4] SEGAL, M. A.: Amer. J. clin. Path. **25**, 1212 (1955).
[5] JOVY, D.: Dtsch. med. Wschr. **1956**, 341.
[6] WOLF, F., u. H. KINZLMEIER: Ärztl. Wschr. **1956**, 584.

Die folgende methodische Anweisung folgt mit geringen Abänderungen[1] der Darstellung von JOVY[2].

a) Reagentien und Zubehör:

n/20 $HNO_3$

n/100 NaOH

Phenolsulfonphthalein 1:1000 als Indicator

5 ml Mikrobürette

Reagensgläser von etwa 3,5 cm Durchmesser und 10 cm Höhe.

b) Ausführung. In ein Reagensglas *A* (Vergleichsprobe) werden 2,5 ml Aqua dest. und 1 Tropfen Phenolsulfonphthalein gegeben und gut gemischt; Abdeckung mit Paraffin; Unterschichten mit 1 ml Plasma, das anaerob gewonnen wurde (s. S. 197). Das Aqua dest. muß neutral reagieren. Andernfalls ist vorherige Neutralisation erforderlich. In ein Reagensglas *B* (unbekannte Probe) werden 1 ml n/20 $HNO_3$, anschließend 1 ml Plasma pipettiert; nach 3 min langem Schütteln ist das freigemachte $CO_2$ entwichen; tropfenweise Zugabe von n/100 NaOH aus Mikrobürette, bis Farbgleichheit mit Röhrchen *A* besteht. Weiße Unterlage und durchfallendes Licht genügen zum Ablesen.

Erwartet man hohe $[HCO_3^-]$-Werte, so sollte man 3 ml Aqua dest., bei niedrigen $[HCO_3^-]$-Werten 2,0 ml Aqua dest. in das Vergleichsröhrchen geben.

Um von geringen Abweichungen in der Normalität der verwendeten $HNO_3$ und NaOH unabhängig zu sein, bestimmt man vor dem Hauptversuch den Titrationsfaktor *F*: ml NaOH berechnet / ml NaOH verbraucht.

c) Berechnung: (ml $HNO_3$ · Normalität der $HNO_3$) — (ml NaOH · Normalität der NaOH · *F*) · 1000 = $[HCO_3^-]$ in mval/Liter.

JOVY fand bei 40 Proben im Vergleich mit der manometrischen Bestimmung im van Slyke-Apparat keine größere Differenz als 2,5 Vol.-% $CO_2$ (1,13 mval/Liter). Allerdings berücksichtigte JOVY nicht die Tatsache, daß bei der manometrischen Bestimmung das gesamte, also das chemisch gebundene und physikalisch gelöste $CO_2$ gemessen wird, daher das physikalisch gelöste $CO_2$ für den Vergleich mit der titrimetrischen Methode abgezogen werden muß.

SCHWAB und WISSER[1] fanden bei 64 Proben keinen signifikanten Unterschied zwischen manimetrischer und titrimetrischer Bestimmung. Auch ikterische Plasmen konnten mit hinreichender Genauigkeit analysiert werden. So empfiehlt sich die titrimetrische Methode besonders für Routineuntersuchungen in kleinen Laboratorien und Krankenhäusern.

### Normalwerte

ALBRITTON[3] gibt als Mittelwerte für arterielles Blut bei Männern 25,2, für venöses Mischblut 26,9, für Frauen 24,1 bzw. 25,5 mval/Liter Plasma an. SCHWAB fand für arterielles Blut bei Männern[4] und Frauen[5] entsprechende Werte. Dabei betrug die Schwankungsbreite $\pm 2$ mval/Liter vom Mittelwert.

## III. Bestimmung von Standardbicarbonat (Alkalireserve)

Unter Alkalireserve versteht man das Alkali, welches bei 40 mm Hg $p_{CO_2}$ und voller $O_2$-Sättigung des Hb bei 37° C als Bicarbonat gebunden vorliegt. Die Alkalireserve wird daher durch Messung des chemisch gebundenen $CO_2$ bestimmt. An

[1] SCHWAB, M., u. H. WISSER: Klin. Wschr. **1958**, 741.

[2] JOVY, D.: Dtsch. med. Wschr. **1953**, 584.

[3] ALBRITTON, E. C.: Standard values in blood. Philadelphia: W. B. Saunders Company 1952.

[4] SCHWAB, M.: Klin. Wschr. **1957**, 157.

[5] SCHWAB, M., R. KOCH, K.-E. KOCH, E. GÖLTNER u. H. RIGGERT: Naunyn-Schmiedeberg's Arch. exp. Path. Pharmak. **223**, 425 (1954).

Stelle der Bezeichnung Alkalireserve empfiehlt ASTRUP[1] „Standardbicarbonat". Zweifellos verdient diese Benennung den Vorzug. Sie bringt einmal zum Ausdruck, daß es sich um eine Messung des Bicarbonatgehalts unter standardisierten Bedingungen ($p_{CO_2} = 40$ mm Hg; volle $O_2$-Sättigung des Hb; 37° C) handelt. Ferner ist die Bezeichnung unabhängig von den Kationen, die auf Grund der heute üblichen physikalisch-chemischen Definition der Säuren und Basen (BRØNSTED)[2] nicht mehr als Basen (Alkali) bezeichnet werden dürfen. Nach BRØNSTED sind Basen dadurch gekennzeichnet, daß sie $H^+$-Ionen aufnehmen, Säuren dadurch, daß sie $H^+$-Ionen abgeben. Aus diesen Gründen wird im folgenden die Bezeichnung Standardbicarbonat bevorzugt. Standardbicarbonat kann für Vollblut oder Plasma, entweder in ml $CO_2$ je 100 ml (Vol.-%) Blut bzw. Plasma, oder in mMol/Liter oder schließlich in mval/Liter ($HCO_3^-$!) angegeben werden. Aus den auf S. 318 erwähnten Gründen empfiehlt es sich, die Angabe in mval/Liter im Plasma anzuwenden.

Die Bestimmungsmöglichkeiten werden in zwei Gruppen unterteilt.

## A. Mit Äquilibrierung

**Vorbemerkung.** Es muß stets arteriell oder venös entnommenes Vollblut mit 40 mm Hg $p_{CO_2}$ und zu voller $O_2$-Sättigung des Hb ausreichendem $p_{O_2}$ (200 mm Hg $p_{O_2}$) äquilibriert werden, niemals abgetrenntes Plasma. Letzteres kann seinen für die $CO_2$-Bindung verfügbaren Kationen-Gehalt im Unterschied zum Vollblut, in dem der Chloridaustausch zwischen Erythrocyten und Plasma den verfügbaren Kationengehalt erhöht, nicht steigern: seine $CO_2$-Bindungskurve verläuft flacher. Wird ohne Rücksicht darauf abgetrenntes Plasma äqulibriert, so entstehen Fehler. Diese sind dann klein, wenn normale respiratorische Verhältnisse vorliegen, also $p_{CO_2}$ am Abtrennungspunkt nicht weit von 40 mm Hg entfernt ist. Es ergeben sich jedoch mehr oder weniger große Fehler, wenn eine respiratorische Acidose bzw. Alkalose vorliegt, also $p_{CO_2}$ am Abtrennungspunkt mehr oder weniger weit von 40 mm Hg entfernt ist (s. S. 323).

Die *Bestimmung* von $[HCO_3^-]$ im äquilibrierten Blut kann im Vollblut nach Abschnitt I (s. S. 318) oder im abgetrennten Plasma nach Abschnitt II (s. S. 319) vorgenommen werden. Bezüglich der Gerinnungshemmung und der hier zusätzlich erforderlichen Glykolysehemmung wird auf S. 300 bezüglich, der Äquilibrierung auf S. 266 verwiesen.

Da die Zusammensetzung des zur Äquilibrierung verwendeten Gasgemisches meist nicht genau den gewünschten Wert hat und Barometerdruckschwankungen zusätzlich den $p_{CO_2}$ im Tonometer mehr oder weniger stark von 40 mm Hg abweichen lassen, muß man für genaue Bestimmungen oft noch mit Hilfe des Henderson-Nomogramms (s. S. 310) den $CO_2$-Gehalt bei 40 mm Hg $p_{CO_2}$ bestimmen. Für praktisch-klinische Fragen wird man allerdings meist darauf verzichten können. Das abzuziehende physikalisch gelöste $CO_2$ bei 40 mm Hg $p_{CO_2}$ beträgt für die Angabe im Plasma 1,25 mMol/Liter (2,77 Vol.-%), wenn man für $S$ 0,0311 mMol/Liter/mm Hg verwendet, 1,23 mMol/Liter (2,73 Vol.-%) bei $S = 0{,}0308$ (s. S. 306).

## B. Ohne Äquilibrierung

Folgende Meßgrößen sind erforderlich: $CO_2$-Druck, $CO_2$-Gehalt, Hb-Gehalt und $O_2$-Sättigung des Hb. Das methodische Vorgehen soll für normal und partiell

[1] ASTRUP, P.: Klin. Wschr. **1957**, 749.
[2] BRØNSTED, J. N.: Rec. Trav. Chim. **42**, 718 (1923).

oxygeniertes Blut — es kann sowohl arterielles wie venöses Blut verwendet werden — getrennt beschrieben werden.

1. Normal oxygeniertes Blut.

Mit dem $CO_2$-Gehalt und dem $CO_2$-Druck wird im Nomogramm von HENDERSON (s. S. 310) um Hb als Drehpunkt der $CO_2$-Gehalt für $pCO_2 = 40$ mm Hg

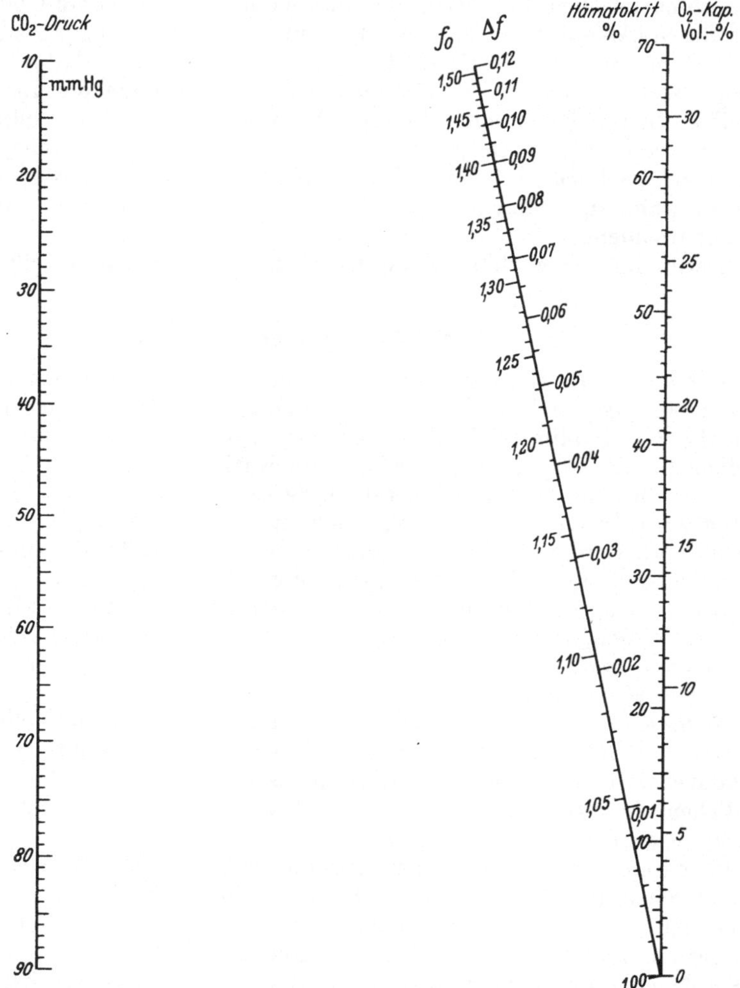


Abb. 194. Nomogramm zur Ermittlung von Faktoren für die Umrechnung des $CO_2$-Gehaltes im Vollblut auf den des Plasmas. Die Verbindung des Wertes auf der $CO_2$-Druck-Leiter mit dem auf der Leiter für die $O_2$-Kapazität bzw. den Hämatokrit ergibt einen Wert für $f_0$ und $\Delta f$.

$$CO_2\ (\text{Vollblut}) \cdot \left(f_0 - \Delta f\,\frac{100 - \%\ HbO_2}{100}\right) = CO_2\ (\text{Plasma}).$$

Bei voller $O_2$-Sättigung des Blutes wird der Subtrahend der linken Seite der Gleichung 0, d. h. $CO_2$ (Vollblut) $\cdot f_0$ = $CO_2$ (Plasma). [Nach D. D. VAN SLYKE, J. SENDROY jr. u. S. H. LIU: J. biol. Chem. **95**, 547 (1932)]

gesucht. Dann wird der $CO_2$-Gehalt des Vollblutes mit dem Nomogramm der Abb. 194 auf Plasma umgerechnet und das physikalisch gelöste $CO_2$ abgezogen.

2. Partiell oxygeniertes Blut.

Meist wird der $CO_2$-Druck aus dem $CO_2$-Gehalt und dem pH-Wert gewonnen. Wurde der $CO_2$-Gehalt im Vollblut bestimmt, so muß zunächst unter Berücksichtigung der vorliegenden Untersättigung auf Plasma umgerechnet werden (s. S. 308, Beispiel 2): Dann erhält man mit dem pH-Wert den $CO_2$-Druck. Für den weiteren Rechengang bestehen zwei Möglichkeiten:

a) Man rechnet den $CO_2$-Gehalt im untersättigten Vollblut mit Hilfe der Zusatzskalen im Singer-Hastings-Nomogramm auf volle Sättigung um (Beispiel 4 in der Beschreibung des Nomogrammes s. S. 309). Dann gewinnt man, wie unter 1. beschrieben, aus dem Henderson-Nomogramm den $CO_2$-Gehalt bei $p_{CO_2}$=40 mm Hg, rechnet auf Plasma um und zieht das physikalisch gelöste $CO_2$ ab.

b) Man geht mit dem im untersättigten Vollblut analysierten $CO_2$-Gehalt und dem gefundenen $CO_2$-Druck in das Henderson-Nomogramm ein und sucht den

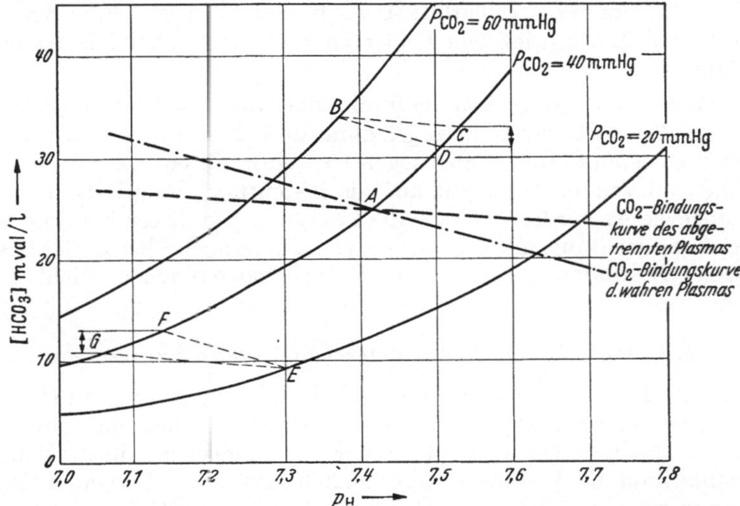


Abb. 195. $CO_2$-Bindungskurve für wahres und abgetrenntes Plasma. Graphische Darstellung der Fehler bei der Bestimmung von Standardbicarbonat, wenn abgetrenntes Plasma äquilibriert wird: Fall einer respiratorischen Acidose (*B*, *C*, *D*), Fall einer metabolischen Acidose (*E*, *F*, *G*). Im Fall der respiratorischen Acidose gelangt man, wenn Vollblut äquilibriert wird, von *B* zu *D*. Wird dagegen abgetrenntes Plasma äquilibriert, so kommt man zu Punkt *C*: Bicarbonat wird also um 2 mval/l zu hoch bestimmt. In analoger Weise wird bei einer metabolischen Acidose Bicarbonat zu niedrig bestimmt, wenn abgetrenntes Plasma anstelle von Vollblut äquilibriert wird. Zur Konstruktion des Diagramms: pK' 6,11; Löslichkeit für $CO_2$ 0,0311 mMol/l/mm Hg $p_{CO_2}$. Die $CO_2$-Bindungskurve für wahres Plasma wurde mit dem Henderson-Nomogramm gewonnen. Dabei wurde für $p_{CO_2}$ = 40 mm Hg ein $CO_2$-Gehalt von 21,5 mMol/l bei einem Hb-Gehalt von 9 mMol/l zugrunde gelegt. Die $CO_2$-Bindungskurve für abgetrenntes Plasma wurde von DAVENPORT übernommen

$CO_2$-Gehalt bei $p_{CO_2}$ = 40 mm Hg. Aus dem Nomogramm der Abb. 187 oder 188 gewinnt man den Betrag, um den der $CO_2$-Gehalt bei $p_{CO_2}$ = 40 mm Hg *vermindert* werden muß (Übergang vom reduzierten zum oxygenierten Blut!). Anschließend erfolgt wieder Umrechnung auf Plasma und Abzug des physikalisch gelösten $CO_2$.

Eine *titrimetrische Bestimmung* von Standardbicarbonat ist ohne Äquilibrierung, strenggenommen, nicht möglich. In den Fällen, da $p_{CO_2}$ nicht wesentlich von 40 mm Hg abweicht, wird man allerdings auch die titrimetrisch bestimmten Werte als Standardbicarbonat gelten lassen können.

## C. Häufige Fehler bei der Bestimmung des Standardbicarbonats (der Alkalireserve)

1. Häufig wird noch entsprechend der ursprünglichen Arbeitsvorschrift von VAN SLYKE und CULLEN[1] abgetrenntes Plasma äquilibriert. Da dieses sehr viel geringere Pufferfähigkeit besitzt, werden Fehler entstehen. Das pH-Bicarbonat-Diagramm (DAVENPORT[2]) erlaubt, die entstehenden Fehler quantitativ

[1] VAN SLYKE, D. D. u. G. E. CULLEN: J. biol. Chem. **30**, 289 (1917).
[2] DAVENPORT, H. W.: The ABC of acid-base chemistry. Chicago; Univ. Press 1956.

abzuschätzen (Abb. 195). Liegt der Abtrennpunkt bei 40 mm $pco_2$ ($A$*), so werden keine oder unwesentliche Fehler entstehen. Je weiter jedoch der Abtrennpunkt von 40 mm Hg entfernt ist, um so größer werden die Fehler werden. Sie betragen z. B. im Falle einer primären respiratorischen Acidose mit sekundärer Basenretention ($B$, $C$, $D$) wie bei einer primären metabolischen Acidose mit sekundärer Hyperventilation ($E$, $F$, $G$) 2—3 mMol/l, also 4,5 bis 7 Vol.-% (s. Abb. 195).

2. Oft wird die Äquilibrierung mit der Alveolarluft des Untersuchers vorgenommen. Ist dieser mit der Methode der Alveolarluftgewinnung nicht hinreichend vertraut, so sind keine brauchbaren Ergebnisse zu erwarten. Praktisch wird dann oft mit einem $pco_2$ äquilibriert, der zwischen dem der Ausatmungsluft (etwa 20 mm Hg) und dem der Alveolarluft (etwa 40 mm Hg) liegt. Eine Kombination der unter 1. und 2. beschriebenen Fehler kann zu einer erheblichen Fehlbestimmung führen.

3. Kleinere Fehler entstehen dadurch, daß die Äquilibrierungstemperatur nicht 37°, sondern z. B. 20° C beträgt, ohne daß dies bei der Ermittlung des physikalisch gelösten $CO_2$, das abgezogen werden muß, berücksichtigt wird.

Abschließend soll noch einmal auf die Bedeutung des pH-Bicarbonat-Diagramms hingewiesen werden. Gerade die Darstellung in dieser Form gestattet es, die Abweichungsrichtung und die Größe von Fehlern, die bei unrichtigem Vorgehen bei der Bestimmung von Standardbicarbonat entstehen, leicht übersehen zu können.

### D. Bedeutung von Standardbicarbonat (der Alkalireserve)

Entsprechend den vorgeschriebenen Meßbedingungen (40 mm Hg $pco_2$ bei völliger $O_2$-Sättigung des Hb) kann Standardbicarbonat allein nur Abweichungen metabolischer, nicht solche respiratorischer Art aufdecken. Es wird in diesem Zusammenhang auf die Ausführung auf S. 320 hingewiesen. Ferner ist eine Unterscheidung von primären und sekundären metabolischen Störungen nicht möglich, da Standardbicarbonat in beiden Fällen erniedrigt ist. Diese Einschränkungen im Informationswert von Standardbicarbonat können allerdings von einem mit der klinischen Problematik vertrauten Untersucher weitgehend ausgeglichen werden. Grundsätzlich sollte man aber durch die Einbeziehung der pH-Messung und die Bestimmung der *aktuellen* $[HCO_3^-]$ — damit ist auch $pco_2$ gegeben — sowohl die metabolischen als auch die respiratorischen Anteile einer Störung im Säure-Basen-Stoffwechsel zu erfassen suchen.

Für manche Fragen ist die Berücksichtigung *aller* Puffersysteme des Blutes (Hb, Bicarbonat, Phosphat, Plasmaproteine) bzw. Plasmas von Bedeutung. Diese werden durch die Bestimmung der Pufferanionen im Vollblut bzw. Plasma erfaßt. SINGER und HASTINGS[1] bezeichnen die äquivalenten Kationenkonzentrationen als Pufferbasen. Um nicht gegen die physikalisch-chemische Definition von Säuren und Basen zu verstoßen, sollte der Ausdruck Pufferbasen jedoch nur für die erwähnten Pufferanionen verwendet werden (s. S. 308).

# Übersicht über die Störungen des Säure-Basen-Stoffwechsels

Für die Beurteilung der normalen und der gestörten Lungenfunktion spielt die Kenntnis des alveolaren bzw. arteriellen $CO_2$-Drucks eine wichtige Rolle.

---

* Die Buchstaben $A$, $B$ usw. beziehen sich auf Abb. 195.

[1] SINGER, R. B., u. A. B. HASTINGS: Medicine (Baltimore) 27, 223 (1948).

Er ist sowohl Ergebnis als auch wesentliche Ursache der Lungenbelüftung. Die Beziehung

$$\dot{V}_A = \frac{\dot{V}_{CO_2} \cdot 863}{pco_2 A}$$

zeigt, daß $pco_2$ von der alveolaren Belüftung ($\dot{V}_A$) und der $CO_2$-Produktion ($\dot{V}_{CO_2}$) abhängt. Ein Absinken von $pco_2$ bedeutet also eine alveolare Hyperventilation, ein Anstieg von $pco_2$ eine alveolare Hypoventilation.

$[H_2CO_3]$ und damit $pco_2$ ($[H_2CO_3] = pco_2 \cdot \alpha_{CO_2}$) sind in gesetzmäßiger Weise mit $[HCO_3^-]$ und $[H^+]$ verknüpft:

$$[H^+] = K \cdot \frac{[H_2CO_3]}{[HCO_3^-]},$$

$$[H_2CO_3] = \frac{[H^+] \cdot [HCO_3^-]}{K}.$$

Hieraus folgt, daß primäre Änderungen von $pco_2$ sich auf den Säure-Basen-Stoffwechsel auswirken müssen. Aber auch Veränderungen von $[HCO_3^-]$ werden über die als Atemreiz wirkende $[H^+]$ sekundär $pco_2$ beeinflussen können. So kommt es, daß bei der *Untersuchung der Lungenfunktion häufig auch Fragen des Säure-Basen-Stoffwechsels aufgeworfen werden.*

Nach Brønsteds[1] allgemein anerkannter Definition sind Säuren dadurch gekennzeichnet, daß sie $H^+$-Ionen abgeben, Basen dadurch, daß sie $H^+$-Ionen aufnehmen können. Danach sind die Kationen des Plasmas — oft als Basen bezeichnet — weder Basen noch Säuren. Die damit mögliche Abtrennung des Kationenstoffwechsels vom Säure-Basen-Stoffwechsel sollte im Interesse begrifflicher und sachlicher Klarheit allgemein durchgeführt werden. $HCO_3^-$, $HPO_4^=$ und Proteinat sind sowohl Säuren als auch Basen, da sie $H^+$-Ionen sowohl abgeben als auch aufnehmen können. *Bei den im Blut vorkommenden pH-Verhältnissen wirken sie jedoch als Basen.*

Es empfiehlt sich, die Bezeichnung „Acidose" und „Alkalose" ohne weiteren Zusatz nur auf Änderungen des Blut-pH-Wertes anzuwenden. Acidose kennzeichnet also einen Zustand mit Anreicherung von Säuren oder Abnahme von Basen, Alkalose einen Zustand mit Anreicherung von Basen oder Abnahme von Säuren.

Eine so definierte Acidose erlaubt noch keine Unterscheidung, ob die Säureanhäufung auf der leicht flüchtigen Kohlensäure (*a*) oder auf nichtflüchtigen, meist im Stoffwechsel gebildeten Säuren (*b*) oder schließlich auf einem Mangel an Basen (*c*) beruht. Liegt Fall a vor, so spricht man von respiratorischer, in den Fällen b und c von metabolischer Acidose. Umgekehrt bezeichnet man einen Mangel an Kohlensäure als respiratorische Alkalose, einen Mangel an fixen Säuren oder einen Überschuß an Basen als metabolische Alkalose. Da durch sekundär-regulatorische Änderungen der Lungenbelüftung und der Nierentätigkeit die Verschiebung des Blut-pH-Wertes oft nicht sehr ausgeprägt ist, legt man neuerdings das Hauptgewicht auf die Veränderungen von $pco_2$ und $[HCO_3^-]$ und bezeichnet einen *Anstieg von* $pco_2$ über die Norm als *respiratorische Acidose,* einen *Abfall* als *respiratorische Alkalose,* einen *Anstieg von* $[HCO_3^-]$ als *metabolische Alkalose,* einen *Abfall* als *metabolische Acidose* (Davenport, Singer und Hastings[2]). Diese Bezeichnungen werden sowohl zur Kennzeichnung der primären Störungen als auch der sekundären Reaktionen

[1] Brønsted, J. N.: Rec. Trav. Chim. **42**, 718 (1923).
[2] Singer, R. B., u. A. B. Hastings: Medicine (Baltimore) **27**, 223 (1948).

benutzt. Man spricht z. B. von primärer respiratorischer Acidose mit sekundärer metabolischer Alkalose. Im Interesse möglichster Klarheit ist es jedoch zweckmäßig, primäre Störungen und sekundäre Reaktionen durch unterschiedliche Bezeichnungen voneinander zu trennen. Die sekundären (kompensatorischen) Veränderungen der Lungenbelüftung sollten als Hyperventilation ($CO_2$-Druck erniedrigt) bzw. Hypoventilation ($CO_2$-Druck erhöht), die sekundären Veränderungen der Basenausscheidung der Nieren mit Basenretention (Bicarbonat erhöht) bzw. Basenverminderung (Bicarbonat vermindert) bezeichnet werden.

In der nachstehenden Übersicht sind die mannigfaltigen Möglichkeiten zusammengefaßt. Sie lassen sich graphisch in dem pH-Bicarbonat-Diagramm (DAVENPORT[1]) übersichtlich darstellen (Abb. 196). Eine ausführliche Darstellung liegt außerhalb des Themas der vorliegenden Monographie.

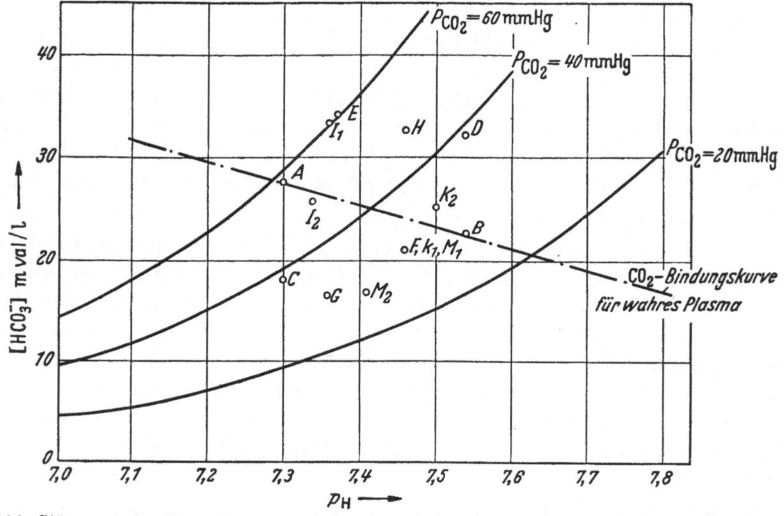


Abb. 196. Störungen des Säure-Basen-Gleichgewichts im pH-Bicarbonat-Diagramm. Einzelheiten s. Text

## I. Einfache Störungen

Sie zeichnen sich durch eindeutige Verschiebung des Blut-pH-Wertes aus. Sekundär-regulatorische (kompensatorische) Veränderungen sind nicht nachweisbar. Man kann sie daher auch als *unkompensierte Störungen* bezeichnen. Sie sind in dieser reinen Form allerdings selten. Die Erklärung ist darin zu suchen, daß bei längerem Bestehen regulatorischer Veränderungen der Lungen- und Nierenfunktion auftreten.

1. Respiratorische Acidose.

Beispiele: $CO_2$-Inhalation; zentrale (Atemzentrum) oder periphere (Atmungsmuskulatur) Atemlähmung.

Zahlenbeispiel: pH 7,30
A* [$HCO_3^-$] 27,5 mval/Liter
$p_{CO_2}$ 57 mm Hg

2. Respiratorische Alkalose.

Beispiele: Willkürliche Überventilation; Stimulation des Atemzentrums durch Salicylate, Euphyllin.

Zahlenbeispiel: pH 7,54

[1] DAVENPORT, H. W.: The ABC of acid-base chemistry. Chicago: Univ. Press 1956.
* Die Buchstaben *A*, *B* usw. beziehen sich auf Abb. 196.

B [$HCO_3^-$] 22,6 mval/Liter
$pco_2$ 27 mm Hg

3. Metabolische Acidose.

Beispiele: $NH_4Cl$-Gabe, $HCO_3^-$-Entzug durch Carboanhydrase-Hemmstoffe.

Zahlenbeispiel: pH 7,30
C [$HCO_3^-$] 17,9 mval/Liter
$pco_2$ 37 mm Hg

4. Metabolische Alkalose.

Beispiele: $NaHCO_3$-Infusion; $H^+$-Ionen-Entzug durch Erbrechen, $Cl^-$Entzug durch Hg-Diuretica usw.

Zahlenbeispiel: pH 7,54
D [$HCO_3^-$] 32,6 mval/Liter
$pco_2$ 39 mm Hg

## II. Gemischte Störungen

### A. Kompensierte Störungen

Sie sind dadurch gekennzeichnet, daß sekundär-regulatorische Änderungen der Lungenbelüftung sowie der Säure- und Basenausscheidung der Niere auftreten, welche die verursachenden Störungen mehr oder minder kompensieren. Eine vollständige Kompensation wird jedoch meist nicht erreicht. Immerhin wird die resultierende pH-Verschiebung dadurch in mäßigen Grenzen gehalten.

1. Primäre respiratorische Acidose mit sekundärer Basenretention.

Beispiel: Lungenemphysem mit $CO_2$-Retention.

Zahlenbeispiel: pH 7,37
E [$HCO_3^-$] 34,0 mval/Liter
$pco_2$ 60 mm Hg

2. Primäre respiratorische Alkalose mit sekundärer Basenverminderung.

Beispiele: Schwangerschaft; Herzinsuffizienz.

Zahlenbeispiel: pH 7,46
F [$HCO_3^-$] 21,2 mval/Liter
$pco_2$ 30,5 mm Hg

3. Primäre metabolische Acidose mit sekundärer Hyperventilation.

Beispiele: Acidotischer Diabetes mellitus.

Zahlenbeispiel: pH 7,34
G [$HCO_3^-$] 16,9 mval/Liter
$pco_2$ 32 mm Hg

4. Primäre metabolische Alkalose mit sekundärer Hypoventilation.

Beispiel: Morbus Cushing.

Zahlenbeispiel: pH 7,46
H [$HCO_3^-$] 32,7 mval/Liter
$pco_2$ 47 mm Hg

### B. Unabhängige Veränderungen respiratorischer und metabolischer Art

Zu den unter I und II, A beschriebenen Störungen des Säure-Basen-Stoffwechsels treten *unabhängige Veränderungen respiratorischer und metabolischer Art*. Dabei sind 4 Kombinationsmöglichkeiten gegeben, die unter 1—4 beschrieben werden. Obwohl in den Fällen 1 und 2 die primären Störungen nach der gleichen Richtung, Acidose bzw. Alkalose, gehen, beobachtet man nur geringe Änderungen des Blut-pH-Wertes. Die Ursache dafür liegt wiederum in der kompensatorischen Tätigkeit von Lunge und Niere. Voraussetzung ist, daß genügend Zeit zur Ausbildung der regulatorischen Vorgänge besteht.

In den Fällen 3 und 4 hängt die endgültige Einstellung des Blut-pH-Wertes davon ab, welche von den beiden primären Störungen im Vordergrund steht. Sind beide gleichstark ausgeprägt, bleibt der Blut-pH-Wert normal.

1. Primäre respiratorische Acidose (meist mit sekundärer Basenretention) und primäre metabolische Acidose (meist mit sekundärer Hyperventilation).

Beispiel: Lungenemphysem mit $CO_2$-Retention unter Diamoxbehandlung.

| Zahlenbeispiel: | vor Diamox | pH | 7,36 |
|---|---|---|---|
| | $I_1$ | $[HCO_3^-]$ | 32,5 mval/Liter |
| | | $pco_2$ | 59,0 mm Hg |
| | nach Diamox | pH | 7,34 |
| | $I_2$ | $[HCO_3^-]$ | 25,6 mval/Liter |
| | | $pco_2$ | 49,0 mm Hg |

2. Primäre respiratorische Alkalose (meist mit sekundärer Basenverminderung) und primäre metabolische Alkalose (oft mit sekundärer Hypoventilation)*.

Beispiel: Herzinsuffizienz unter Behandlung mit Hg-Diureticum.

| Zahlenbeispiel: | vor Hg-Diureticum | pH | 7,46 |
|---|---|---|---|
| | $K_1$ | $[HCO_3^-]$ | 21,0 mval/Liter |
| | | $pco_2$ | 30,5 mm Hg |
| | nach Hg-Diureticum | pH | 7,50 |
| | $K_2$ | $[HCO_3^-]$ | 25,2 mval/Liter |
| | | $pco_2$ | 33,0 mm Hg |

3. Primäre respiratorische Acidose (meist mit sekundärer Basenretention) und primäre metabolische Alkalose (oft mit sekundärer Hypoventilation).

Beispiel: Lungenemphysem mit $CO_2$-Retention unter Behandlung mit Hg-Diureticum.

| Zahlenbeispiel: | vor Hg-Diureticum | pH | 7,36 |
|---|---|---|---|
| | $L_1$ | $[HCO_3^-]$ | 32,6 mval/Liter |
| | | $pco_2$ | 59,0 mm Hg |
| | nach Hg-Diureticum | pH | 7,39 |
| | $L_2$ | $[HCO_3^-]$ | 36,2 mval/Liter |
| | | $pco_2$ | 61,0 mm Hg |

4. Primäre respiratorische Alkalose (meist mit sekundärer Basenverminderung) und primäre metabolische Acidose (meist mit sekundärer Hyperventilation).

Beispiel: Herzinsuffizienz unter Diamoxbehandlung.

| Zahlenbeispiel: | vor Diamox | pH | 7,46 |
|---|---|---|---|
| | $M_1$ | $[HCO_3^-]$ | 21,2 mval/Liter |
| | | $pco_2$ | 30,5 mm Hg |
| | nach Diamox | pH | 7,41 |
| | $M_2$ | $[HCO_3^-]$ | 17,1 mval/Liter |
| | | $pco_2$ | 27,5 mm Hg |

* Die kompensatorische Verminderung der alveolaren Belüftung bei metabolischer Alkalose scheint weniger ausgeprägt zu sein als die kompensatorische Steigerung der alveolaren Belüftung bei metabolischer Acidose.

# Graphische Darstellungen kombinierter $O_2$-$CO_2$-Dissoziationskurven des Blutes und des $O_2$-$CO_2$-Verhältnisses der Atemluft

Das Nomogramm der Abb. 197 gestattet die Ermittlung atmungsphysiologischer Daten für gesunde Versuchspersonen auf Meereshöhe unter Ruhebedingungen. Bei gegebener prozentualer $O_2$-Sättigung (% $HbO_2$) bzw. bekanntem

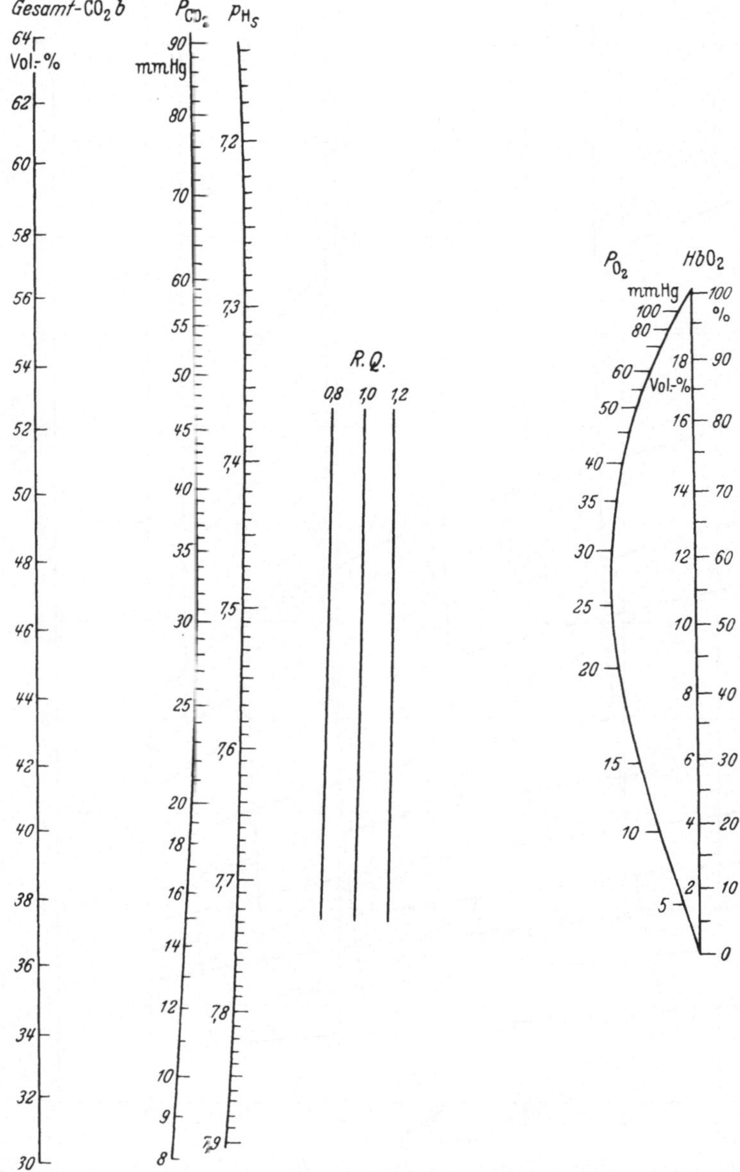


Abb. 197. Nomogramm des Blutes eines gesunden Mannes bei Aufenthalt auf Meereshöhe. Die Abhängigkeit einzelner blutgasanalytischer Größen untereinander kann abgelesen werden. [Nach D. B. DILL, H. T. EDWARDS u. W. F. CONSOLAZIO: J. biol. Chem. **118**, 635 (1937), modifiziert von H. RAHN u. W. O. FENN: The oxygen-carbondioxide diagram. WADC Technical Report 53—255. Ohio 1953]

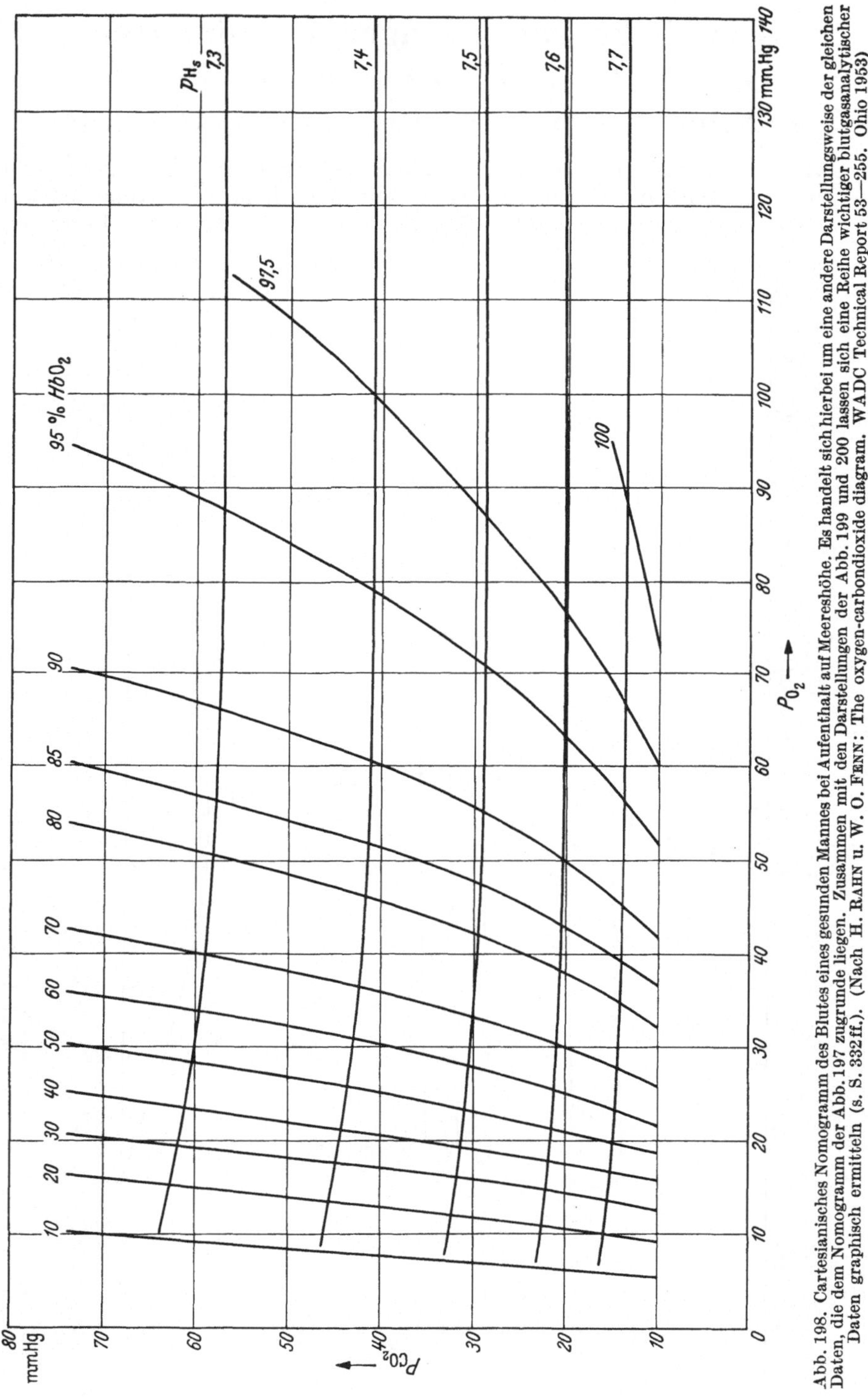


Abb. 198. Cartesianisches Nomogramm des Blutes eines gesunden Mannes bei Aufenthalt auf Meereshöhe. Es handelt sich hierbei um eine andere Darstellungsweise der gleichen Daten, die dem Nomogramm der Abb. 197 zugrunde liegen. Zusammen mit den Darstellungen der Abb. 199 und 200 lassen sich eine Reihe wichtiger blutgasanalytischer Daten graphisch ermitteln (s. S. 332ff.). (Nach H. Rahn u. W. O. Fenn: The oxygen-carbondioxide diagram. WADC Technical Report 53—255. Ohio 1953)

$O_2$-Gehalt (Vol.-% $O_2$) und $CO_2$-Gehalt im Blut lassen sich Kohlendioxyddrucke ($P_{CO_2}$), $p_{Hs}$ und Sauerstoffdruck ($P_{O_2}$) hinreichend genau ermitteln. Die Ermittlung des Sauerstoffdruckes im arteriellen Bereich ist unbefriedigend. Der Schnittpunkt einer arteriellen und venösen Nomogrammlinie schneidet die RQ-Linien und gibt den Blut-RQ an.

Für höhenaklimatisierte Versuchspersonen ist ein anderes Nomogramm[1] erforderlich.

RAHN, FENN und OTIS[2] haben in den letzten Jahren eine Reihe wichtiger graphischer Darstellungen publiziert, die neuerdings zusammengefaßt vorliegen[3] Das Nomogramm der Abb. 197 von DILL u. Mitarb.[1] zeigt Abb. 198 als cartesia-

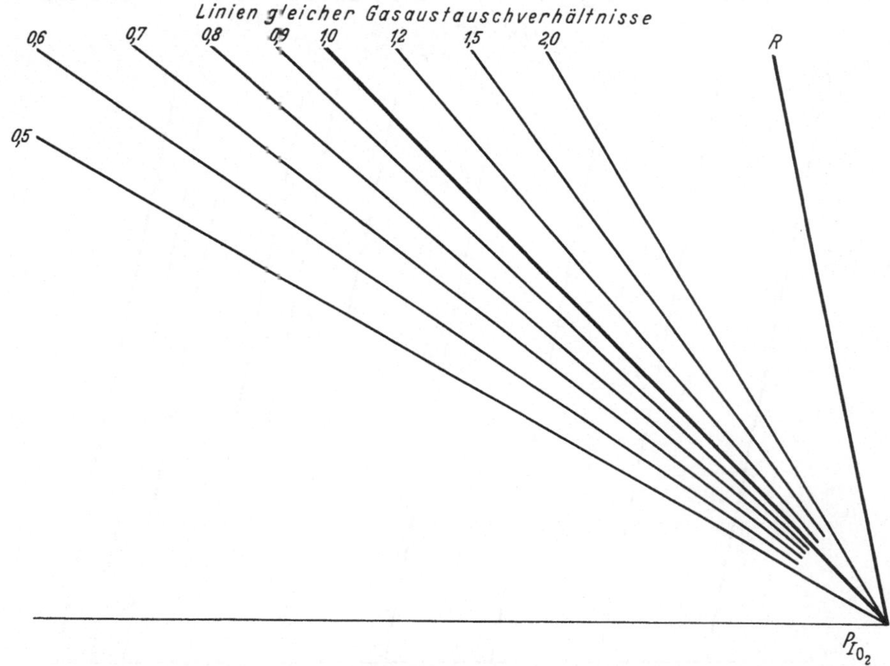


Abb. 199. Linien gleicher Gasaustauschverhältnisse (RQ). $P_I O_2$ = Sauerstoffdruck in der Inspirationsluft Diese Abbildung muß auf durchsichtigem Material gezeichnet werden und dient dann zusammen mit Abb. 198 zur graphischen Ermittlung des RQ (wenn die Zusammensetzung der Inspirationsluft und der Alveolarluft oder der Exspirationsluft bekannt ist). Außerdem kann $p_{O_2} A$, bei gegebenem RQ, bekanntem $P_{I O_2}$ ermittelt werden, es ist die graphische Errechnung nach der Formel 4, S. 339. Man bringt die Abszissenlinie mit der $P_{O_2}$-Achse der Abb. 198 so zur Deckung, daß der $P_{O_2 I}$-Punkt auf den errechneten Wert in mm Hg (s. S. 332) zu liegen kommt. Bei bekanntem RQ ($R$) kann man $P_A O_2$ am Schnittpunkt dieser Linie mit dem Wert für $P_A CO_2$ auf der Abszisse ablesen. Das Verfahren ist bei Luftatmung und auch bei erniedrigtem Barometerstand anwendbar. (Nach A. RAHN u. W. O. FENN: Oxygen-carbondioxide diagram. WADC Technical Report 53—255. Ohio 1953)

nisches Diagramm. Es kann mit Hilfe der Diagramme (Abb. 199 und 200), die man sich am besten auf abgewaschenen Röntgenfilmen aufzeichnet, vielfältig benutzt werden. Hier seien nur einige Anwendungen beschrieben. Das $O_2$-$CO_2$-Diagramm macht es möglich, gleichzeitig die verschiedenen Variablen bei der Atmung in der Gas- und Blutphase in ihrer Abhängigkeit voneinander untersuchen zu können. Die Drucke der Gase in der Atemluft und im arteriellen Blut hängen ab 1. vom $O_2$-Druck in der Inspirationsluft, 2. von der alveolaren

[1] DILL, D. B., H. T. EDWARDS u. W. V. CONSOLAZIO: J. biol. Chem. 118, 635 (1937).

[2] RAHN, H., u. W. O. FENN: The oxygen-carbondioxide diagram. WADC Techn. Rep 53—255. Ohio 1953.

[3] RAHN, H., u. W. O. FENN: A graphical analysis of the respiratory gas exchange: The oxygen-carbondioxide diagram. Amer. Physiol. Soc. Washington 14, D. C. 9560 Wisconsin Ave.

Ventilation, 3. von der venösen Blutgaszusammensetzung und 4. von der Lungendurchblutung.

*Ermittlung des RQ ($R_G$) und der alveolaren Ventilation ($\dot{V}_A$).* Angenommen, $pco_{2A}$ sei 40 mm Hg und $po_{2A}$ sei 100 mm Hg. $po_{2I}$ sei bei einem Barometerstand von 747 mm Hg $\frac{(747-47)\cdot 20{,}93}{100} = 146$ mm Hg. Die Inspirationsluft ist immer mit 37° C und mit Wasserdampf gesättigt (47 mm Hg $pH_2O$) zu berechnen. Legen wir $po_{2I}$ mit der durchsichtigen Abb. 199 auf der Abszisse der Abb. 198 bei 146 mm Hg $po_2$ fest, so sehen wir, daß $poc_{2A} = 40$ mm Hg und

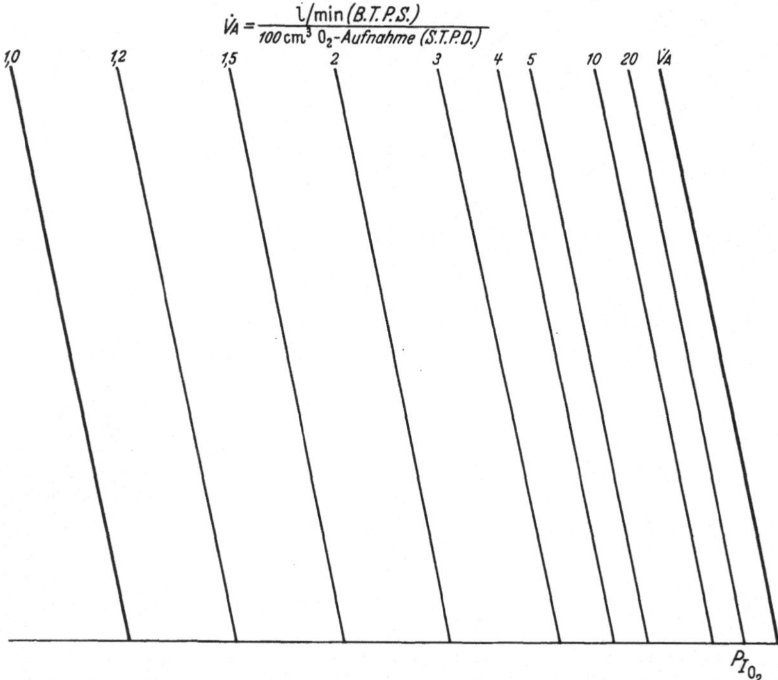


Abb. 200. Linien gleicher alveolarer Ventilation $\dot{V}_A$ in l/min (bei Körpertemperatur, 760 mm Hg und voller Wasserdampfsättigung) je 100 cm³ $O_2$-Verbrauch (bei 0° C, 760 mm Hg und Trockenheit). $P_{IO_2}$ Sauerstoffdruck in der Inspirationsluft. Diese Abbildung muß auf durchsichtigem Material gezeichnet werden und dient dann zusammen mit Abb. 198 zur graphischen Ermittlung der alveolaren Ventilation ($\dot{V}_A$). Für den Punkt *A* oder *E* auf der $R_G$-Linie (s. Abb. 201) liest man ein bestimmtes $\dot{V}_A$ für 100 cm³ $O_2$-Verbrauch/min ab, das bei 300 cm³ $O_2$-Verbrauch/min, mit 3 multipliziert, die alveolare Ventilation ergibt. Zusammen auf die Abb. 198 gelegt, ergeben die Abb. 199 und 200 sechs Parameter: *RQ*, $pco_2A$, $po_2A$, $pco_2a$, $po_2a$ und $\dot{V}_A$. Wenn zwei dieser Größen bekannt sind, kann man die anderen hinreichend genau aus dem Diagramm ablesen. (Nach H. RAHN u. W. O. FENN: The oxygen-carbondioxide diagram. WADC Technical Report 53—25 Ohio 1953)

$po_{2A} = 100$ mm Hg einem RQ von 0,95 entsprechen. Mit der durchsichtigen Abb. 200 ermitteln wir eine alveolare Ventilation ($\dot{V}_A$) von 1,83 l/min für einen $O_2$-Verbrauch von 100 cm³/min. Wenn der $O_2$-Verbrauch 300 ml/min betrug, so erhalten wir eine alveolare Ventilation von $1{,}83 \cdot 3 = 5{,}5$ l/min.

*Ermittlung des alveolaren $O_2$-Druckes* ($po_{2A}$). Im steady state ist der RQ aus den Gaskonzentrationen des Blutes, der Alveolarluft und der Exspirationsluft identisch. Es ist deshalb möglich, aus dem RQ der Exspirationsluft zusammen mit $po_{2I}$ eine RQ-Linie zu ziehen, auf der der Punkt der Alveolarluft liegen muß (Abb. 201). Da es meist nicht ganz einfach ist, Alveolarluft zu gewinnen, genügt es, wenn man einen Schnittpunkt mit der $R_G$-Linie hat, um $po_{2A}$ zu ermitteln. Man muß dazu die RQ-Linie ($R_b$) des Blutes zeichnen. Diese ist wegen der besonderen Gestalt sowohl der $O_2$- als auch $CO_2$-Bindungskurven nicht linear. Mit dem Nomogramm der Abb. 197 kann man für gleiche $\Delta CO_2$ Vol.-%/$\Delta O_2$ Vol.-%-Verhältnisse ($=R_b$) von 30—100 mm Hg $po_2$, die zugehörigen $pco_2$ ablesen und die Wertepaare in das Diagramm Abb. 201 ($= R_b$) eintragen. Im arteriellen Blut ist die $R_b$-Linie der Abszisse fast parallel, weil das Blut nahezu voll mit $O_2$ gesättigt ist (asymptotischer Verlauf der $O_2$-Bindungskurve). Am Schnittpunkt mit der $R_G$-Linie = 0,85-Linie findet man den alveolaren Punkt ($A$) und kann damit $po_{2A}$ aus der Abszisse ablesen.

Noch einfacher ist es, im Experiment nur $R_E$ und $pco_{2a}$ (s. S. 338) zu bestimmen. Man zieht bei $pco_{2a}$ (z. B. 40 mm Hg) eine Parallele zur Abszisse und fällt vom Schnittpunkt mit der $R_G$-Linie das Lot auf die Abszisse, wo man $po_{2A}$ abliest. Man zeichnet also keine $R_b$-Linie, da diese im arteriellen Bereich praktisch parallel zur Abszisse verläuft. Das gleiche drückt auch Gl. (3), S. 339 aus.

*Ermittlung arterieller und venöser $O_2$- bzw. $CO_2$-Drucke* ($po_{2a}$, $po_{2\bar{v}}$, $pco_{2a}$, $pco_{2\bar{v}}$). In dem oben angegebenen Beispiel wurde $po_{2A}$ mit 100 und $pco_{2A}$

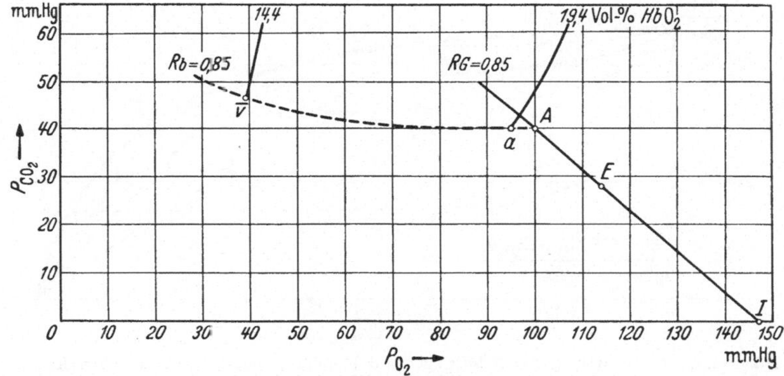


Abb. 201. Anwendungsschema des $O_2$—$CO_2$-Diagramms von H. RAHN und W. O. FENN (The oxygen-carbondioxide diagram. WADC Technical Report 53—255. Ohio 1953). Ordinate: $pco_2$ in mm Hg, Abszisse: $P_{O_2}$ in mm Hg. Erklärung s. S. 332

mit 40 mm Hg angenommen bzw. ermittelt. Bei Luftatmung kann man bei gesunden Versuchspersonen in Ruhe mit einer alveolar-arteriellen $O_2$-Druckdifferenz ($po_{2A} - po_{2a}$) von 5 mm Hg rechnen[1]. Damit ist $po_{2a} = 95$ mm Hg und man gewinnt den arteriellen Punkt $a$ der Abb. 201. Bei diesem Punkt $a$ kann man auf Abb. 198 die prozentuale $O_2$-Sättigung (97%) und pH (7,4) ablesen. Auf der gezeichneten $R_b$-Linie muß der Punkt des venösen Mischblutes ($\bar{v}$) liegen. Bei einer $O_2$-Aufnahme von 300 ml/min und einem Herzminutenvolumen von 6 l/min errechnet man eine arteriovenöse $O_2$-Differenz ($AVD_{O_2}$) von 5 Vol.-% oder bei Annahme einer $O_2$-Kapazität von 20,0 Vol.-% eine $O_2$-Sättigungsdifferenz von 25%. Geht man auf Abb. 201, in der wir die $R_b$-Linie eingezeichnet haben, von Punkt $a$ um 25% $HbO_2$ nach links zu 72% $HbO_2$, dann findet man den Punkt des venösen Mischblutes ($\bar{v}$). Dort kann man dann $po_{2\bar{v}}$ und $pco_{2\bar{v}}$ ablesen, ebenso den pH-Wert.

### *Ermittlung des Belüftungs-Durchblutungsverhältnisses*

Bei konstantem Gasgehalt des venösen Mischblutes und der Inspirationsluft werden die alveolaren und arteriellen (genauer „lungenendcapillaren") Gasdrucke vom Verhältnis der alveolaren Belüftung zur Durchblutung bestimmt

[1] BARTELS, H., u. G. RODEWALD: Pflüg. Arch. ges. Physiol. **256**, 113 (1952) (dort auch Daten anderer Autoren, Tabelle 2).

($\dot{V}_A/\dot{V}_{b\,\text{pulm}}$). Je größer das Verhältnis ist, desto mehr müssen sich die Gasdrucke in Alveolarluft und Blut den inspiratorischen Werten nähern, je kleiner es ist, desto mehr denjenigen des venösen Mischblutes. Die graphische Ermittlung des $\dot{V}_A/\dot{V}_{b\,\text{pulm}}$-Verhältnisses kann mit Abb. 202 geschehen, wobei das Vorgehen für einzelne Lungenteile oder auch für die Gesamtlunge angewandt werden kann.

Man zeichnet hierzu, nachdem der Inspirations- und venöse Mischblutpunkt (große schwarze Punkte der Abb. 202) fixiert sind, *RQ*-Linien für die Gasphase vom Inspirationspunkt ausgehend (s. o.) und für die Blutphase vom venösen Mischblutpunkt ausgehend ein. Für einen bestimmten Wert des *RQ*, der im steady state für Blut- und Gasphase identisch sein muß, gibt es nur einen gemeinsamen Schnittpunkt, der das $\dot{V}_A/\dot{V}_{b\,\text{pulm}}$ Verhältnis angibt. Die Abb. 202 zeigt (stark ausgezogene Linie) die verschiedenen $\dot{V}_A/\dot{V}_{b\,\text{pulm}}$-Verhältnisse bei konstanten venösen und inspiratorischen Ausgangsbedingungen, sowie die Belüftungs-

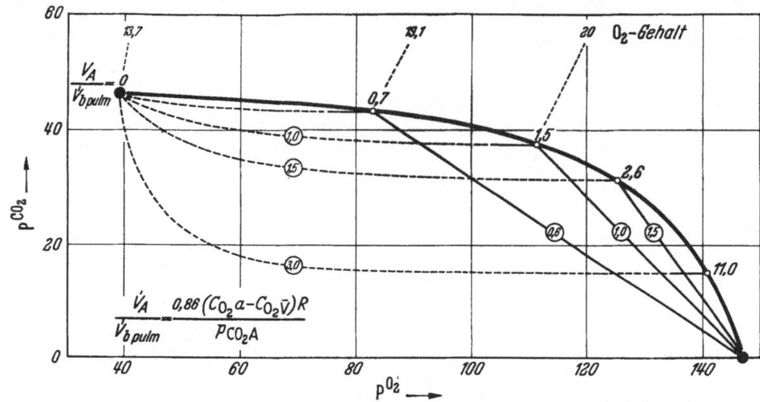


Abb. 202. Diagramm zur Ermittlung des Belüftungs- und Durchblutungsverhältnisses nach Rahn und Fenn entsprechend Abb. 198. Näheres im Text

Durchblutungsgleichung, auf Grund deren die graphische Darstellung gewonnen wurde. Die alveolar-arterielle $O_2$-Druck-Differenz ist unberücksichtigt.

Ein cartesianisches Diagramm für Hundeblut ist in Abb. 203 dargestellt. Riley und Cournand, sowie ihre Mitarbeiter[1] haben das $O_2$-$CO_2$-Diagramm ähnlich wie Rahn, Fenn und Otis entwickelt und besonders zur klinischen Atmungsfunktionsprüfung erweitert. Für Krankheiten beim Menschen hat Henderson[2] besondere Nomogramme angegeben.

# Methoden zur Bestimmung der Kurzschlußdurchblutungsmenge

Unter Kurzschlußblut versteht man venöses Blut, das in der Lunge nicht am Gasaustausch teilgenommen hat und so in das arterielle System gelangt. Ursachen können sein:

a) Abfluß von Bronchialvenenblut in die Pulmonalvenen,

b) arterio-venöse Anastomosen im Lungenkreislauf,

[1] Riley, R. L., u. A. Cournand: J. appl. Physiol. 1, 825 (1949; 4, 77 (1951). — Riley, R. L., A. Cournand u. K. W. Donald: J. appl. Physiol. 4, 102 (1951). — Donald, K. W., A. Renzetti, R. L. Riley u. A. Cournand: J. appl. Physiol. 4, 497 (1951).

[2] Henderson, L. J.: Blood, S. 265ff. New Haven: Yale Univ. Press 1928

c) Abfluß von venösem Blut des Herzmuskels in den linken Vorhof bzw. die linke Kammer,

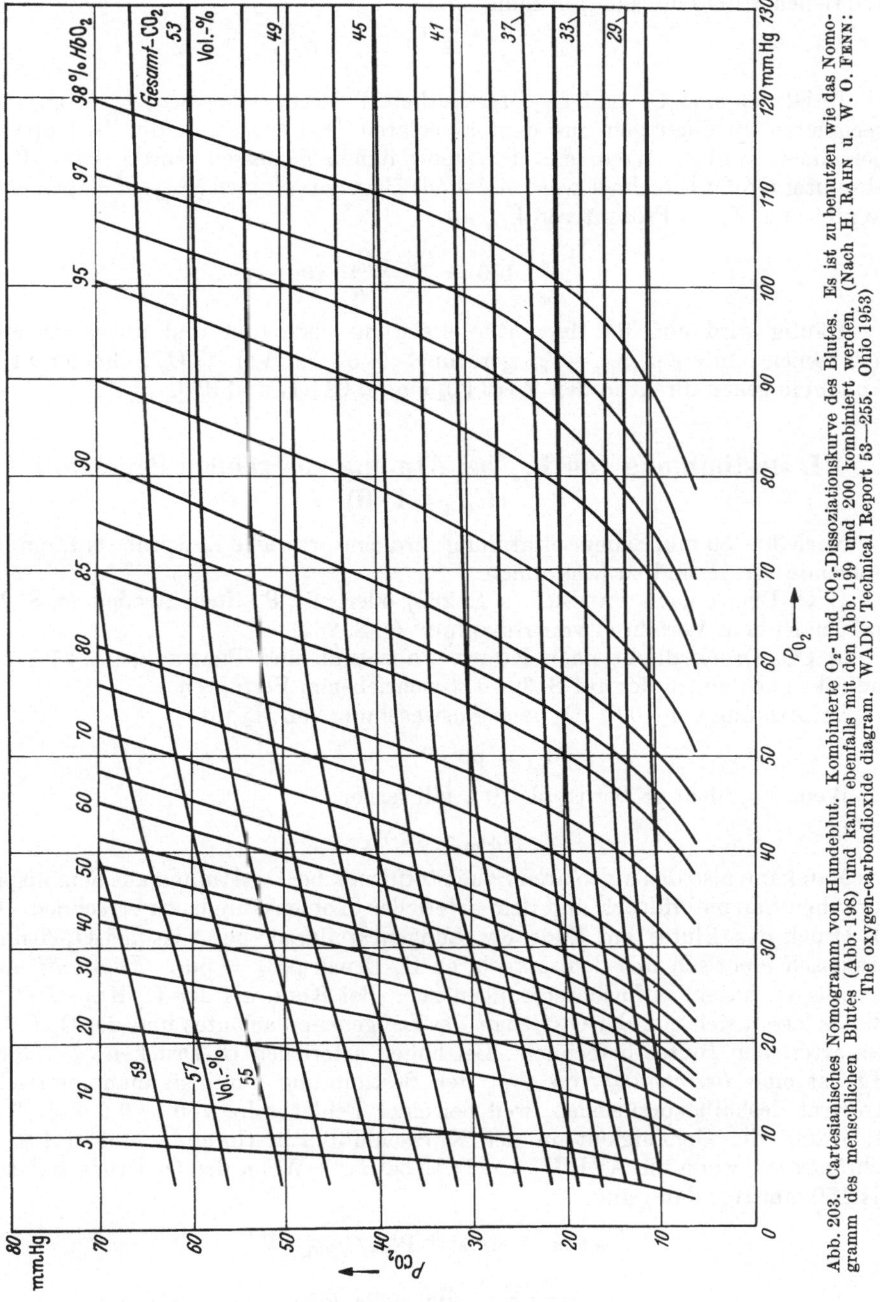


Abb. 203. Cartesianisches Nomogramm von Hundeblut. Kombinierte $O_2$- und $CO_2$-Dissoziationskurve des Blutes. Es ist zu benutzen wie das Nomogramm des menschlichen Blutes (Abb. 198) und kann ebenfalls mit den Abb. 199 und 200 kombiniert werden. (Nach H. RAHN u. W. O. FENN: The oxygen-carbondioxide diagram. WADC Technical Report 53—255. Ohio 1953)

d) kongenitale Mißbildungen mit Rechts-Links-Shunt,

e) unbelüftete, aber durchblutete Alveolarbezirke.

Man kann demnach zwischen extraalveolaren (*a—d*) und alveolaren (*e*) Kurzschlußgrößen unterscheiden. Die gasanalytische Ermittlung des Anteils des

Kurzschlußblutes ($\dot{V}_{\text{va}}$) am Herzzeitvolumen ($\dot{V}_{\text{aor}}$) ist möglich, wenn der Gasgehalt des vollarterialisierten Blutes ($C_c$*) und des Kurzschlußblutes ($C_{\bar{v}}$) sowie des arteriellen Mischblutes ($C_a$) bekannt sind.

$$\dot{V}_{\text{va}} = \frac{C_{c'} - C_a}{C_{c'} - C_{\bar{v}}} \cdot \dot{V}_{\text{aor}} \qquad (1)$$

In Gl. (1) sind $C_a$ und $C_{\bar{v}}$ (Herzkatheter) direkt gemessen, $C_{c'}$ kann unter geeigneten Bedingungen aus dem alveolaren $O_2$-Druck und der $O_2$-Kapazität berechnet werden. Wenn das Herzzeitvolumen gemessen wurde, kann $\dot{V}_{\text{va}}$ in absoluter Größe berechnet werden. Ist das Herzzeitvolumen ($\dot{V}_{\text{aor}}$) nicht gemessen, so gibt man $\dot{V}_{\text{va}}$ in Prozent von $\dot{V}_{\text{aor}}$ an:

$$\frac{\dot{V}_{\text{va}}}{\dot{V}_{\text{aor}}} \cdot 100 = \frac{C_{c'} - C_a}{C_{c'} - C_{\bar{v}}} \cdot 100. \qquad (2)$$

Häufig wird auf die Herzkatheterisierung verzichtet und mit einer angenommenen Differenz ($C_a - C_{\bar{v}}$) gerechnet (4,5—5,0 Vol.-% $O_2$). Fehler in der Annahme gehen direkt in den Wert $\dot{V}_{\text{va}}$ ein [s. Gl. (1) und (2)].

## I. Bestimmung von $V_{\text{va}}$ bei Atmung von reinem Sauerstoff ($C_{O_2 I} = 1 \cdot 0$)

Nach 30—50 min Sauerstoffatmung wird eine arterielle Blutprobe entnommen. Folgende Werte sind zu bestimmen:

a) $O_2$-Druck nach BARTELS (s. S. 263) oder mit Platinelektroden (s. S. 257) bzw. nach dem Verfahren von BERGGREN (s. S. 257).

b) $CO_2$-Druck direkt nach RILEY, PROEMMEL und FRANKE (s. S. 258) oder indirekt nach einem der auf S. 304ff. beschriebenen Verfahren.

Bei Atmung von 100% $O_2$ nach Auswaschung von $N_2$ gilt:

$$p_{O_2 A} = p_{O_2 I}{}^{**} - p_{CO_2 A}.$$

Wenn $\dot{V}_{\text{va}}$ nicht größer ist als 20% gilt ferner:

$$p_{CO_2 a} = p_{CO_2 A}.$$

Man kann also den alveolaren Sauerstoffdruck bei $O_2$-Atmung aus dem inspiratorischen Sauerstoffdruck und dem arteriellen Kohlensäuredruck errechnen. Der $O_2$-Druck des Blutes am Ende der Lungencapillaren ($p_{O_2 c'}$) ist bei $O_2$-Atmung praktisch identisch mit dem alveolaren $O_2$-Druck $p_{O_2 A} = p_{O_2 c'}$. Dies trifft auch bei ausgedehnten Diffusionsstörungen zu[1]. Bei Kenntnis der $O_2$-Kapazität des Blutes lassen sich nun der $O_2$-Gehalt des Lungencapillarblutes und der $O_2$-Gehalt des arteriellen Blutes berechnen. Bei hohen arteriellen $O_2$-Drucken ($\geq 150$ mm Hg) ist eine *Berechnung* von $C_{O_2 a}$ der Bestimmung mit dem manometrischen Apparat deshalb vorzuziehen, weil bei einer Fehlerbreite von $\pm 0{,}2$ Vol.-% $O_2$ (s. S. 200) die Genauigkeit in der Kurzschlußblutbestimmung auf $\pm 4$% beschränkt ist, wenn die AVD $O_2$ 5 Vol.-% beträgt. Wenn der $O_2$-Druck höher ist als 150 mm Hg, dann gilt:

$$C_{O_2 b\,\text{tot}} = C_{O_2\,\text{sat}} + p_{O_2 a} \cdot \left(\frac{\alpha}{760} \cdot 100\right),$$

$$\frac{0{,}02356}{760} \cdot 100 = 0{,}0031.$$

* Die Indices für $O_2$, sowie die Bezeichnung tot bei allen Größen mit $C$ sind der Übersichtlichkeit halber weggelassen.

** $p_{O_2 I} = C_{O_2 I} \cdot B - 47$.

[1] BARTELS, H., R. BEER, M. MOCHIZUKI u. G. RODEWALD: Z. ges. exp. Med. **126**, 582 (1956).

Wenn der Kurzschlußblutanteil so groß ist, daß der $O_2$-Druck des arteriellen Blutes niedriger als 150 mm Hg wird, muß der chemisch gebundene $O_2$-Gehalt des arteriellen Blutes aus der an einer Standard-Sauerstoff-Dissoziationskurve (s. S. 272) abgelesenen $O_2$-Sättigung berechnet werden. Dabei müssen der pH-Wert und die gemessene $O_2$-Kapazität berücksichtigt werden.

$$C_{O_2 b\,\mathrm{tot}} = \frac{\%\ O_2\text{-Sättigung}}{100} \cdot O_2\text{-Kapazität} + p_{O_2 a} \cdot 0{,}0031\,.$$

Mit einem gemessenen oder angenommenen Wert von $C_{O_2 \bar{v}\,\mathrm{tot}}$ läßt sich jetzt nach (2) $\frac{\dot{V}_{va}}{\dot{V}_{aor}} \cdot 100$ berechnen.

Rechenbeispiele:

a) $\mathbf{p_{O_2 a} > 150}$ **mm Hg**

$B = 758$ mm Hg
$p_{O a_2} = 340$ mm Hg
$p_{CO_2 a} = 39$ mm Hg
$C_{O_2 \bar{v}\,\mathrm{tot}} = 15{,}5$ Vol.-%
$O_2$-Kapazität $= 19{,}0$ Vol.-%
$p_{O_2 A} = 758 - 47 - 39 = 672$ mm Hg
$C_{O_2 c'\,\mathrm{tot}} = 19{,}0 + 672 \cdot 0{,}0031 = 21{,}08$ Vol.-%
$C_{O_2 a\,\mathrm{tot}} = 19{,}0 + 340 \cdot 0{,}0031 = 20{,}05$ Vol.-%

$$\dot{V}_{va} = \frac{21{,}08 - 20{,}05}{21{,}08 - 15{,}5} \cdot 100 = 18{,}5\,\%$$

b) $\mathbf{p_{O_2 a} < 150}$ **mm Hg**

$B = 758$ mm Hg
$p_{O_2 a} = 102$ mm Hg
$C_{O_2 \bar{v}\,\mathrm{tot}} = 14{,}3$ Vol.-%
pHs $= 7{,}40$
$S_{O_2 a} = 97{,}4\,\%$

Die anderen Daten seien wie unter a) angegeben und daher auch

$p_{O_2 A} = 672$ und $C_{O_2 c'\,\mathrm{tot}} = 21{,}08$

$$C_{O_2 a\,\mathrm{tot}} = \frac{97{,}4}{100} \cdot 19{,}0 + 102 \cdot 0{,}0031 = 18{,}5 + 0{,}32$$

$$\dot{V}_{va} = \frac{21{,}08 - 18{,}82}{21{,}08 - 14{,}3} \cdot 100 = 33{,}3\,\%.$$

Wenn das Herzzeitvolumen $\dot{V}_{aor}$ gemessen wurde, kann auch die absolute Kurzschlußblutmenge berechnet werden [Gl. (1)].

Die Bestimmung der venösen Beimischung bei Atmung von reinem Sauerstoff hat Nachteile:

a) Die Stickstoffauswaschung dauert längere Zeit. Der Patient muß deshalb mindestens 30 min reinen Sauerstoff atmen. Diese Zeit kann bei ungleichmäßiger Belüftung noch zu kurz sein.

b) Hohe Sauerstoffdrucke im Blut ($P_{O_2 b} \geq 300$ mm Hg) können hinreichend genau nur mit der Methode von BERGGREN[1] und mit Platinelektroden (s. S. 257) gemessen werden. Beide Verfahren werden z. Z. nur in Speziallaboratorien angewandt. Bei der Methode von BARTELS (s. S. 263) beträgt der Fehler im Bereich um 500 mm Hg etwa 30—40 mm Hg. Liegt $p_{O_2 a}$ tiefer als 300 mm Hg so nimmt die Genauigkeit dieser Methode zu. Wenn $p_{O_2 a}$ weniger als 110 mm Hg beträgt, ist auch die Methode von RILEY et al. (s. S. 258) anwendbar.

[1] BERGGREN, S. M.: Acta physiol. scand. 4, Suppl. 11 (1942).

## II. Bestimmung von $\dot{V}_{va}$ bei Atmung von 40% Sauerstoff ($C_{O_2I} = 0{,}40$)

Bei Atmung eines Gasgemisches von etwa 40% $O_2$ in $N_2$ werden die genannten Schwierigkeiten umgangen. Im Gegensatz zu den Verhältnissen bei Atmung von reinem Sauerstoff hat bei dieser inspiratorischen Sauerstoffkonzentration allerdings nicht nur die venöse Beimischung, sondern auch ein eventuell vorliegendes gestörtes Belüftungs-Durchblutungsverhältnis Einfluß auf den arteriellen Sauerstoffdruck. Der dadurch verursachte Fehler in der Kurzschlußblutbestimmung liegt jedoch selbst bei größeren Verteilungsstörungen nur bei 2% $\dot{V}_{va}$.

Der Patient atmet 20 min etwa 40% $O_2$ in $N_2$. Während der Blutentnahme wird Exspirationsluft gesammelt. Die notwendigen Meßgrößen ergeben sich aus den folgenden Berechnungsbeispielen:

**a) $p_{O_2a} > 150$ mm Hg**

$p_{O_2I} = 285$ mm Hg
$p_{O_2a} = 155$ mm Hg
$p_{CO_2a} = 39$ mm Hg
$C_{O_2\bar{v}\,tot} = 15{,}0$ Vol.-%
$O_2$-Kapazität $= 19{,}0$ Vol.-%
$C_{O_2I} = 0{,}4$ und $C_{O_2E} = 0{,}37$
$C_{CO_2E} = 0{,}025$
$p_{O_2A}$ wird nach Formel (3) auf S. 339 berechnet

$$p_{O_2A} = 238 = 285 - \frac{39}{0{,}025} \cdot 0{,}03$$

$$C_{O_2c'tot} = 19{,}0 + 238 \cdot 0{,}0031 = 19{,}74$$

$$C_{O_2a\,tot} = 19{,}0 + 155 \cdot 0{,}0031 = 19{,}48$$

$$\dot{V}_{va} = \frac{19{,}74 - 19{,}48}{19{,}74 - 15{,}0} \cdot 100 = 5{,}5\%$$

**b) $p_{O_2a} < 150$ mm Hg**

$p_{O_2I} = 285$ mm Hg
$p_{O_2a} = 102$ mm Hg

Alle anderen Daten sollen mit den obigen bzw. dem zweiten Beispiel für 100% $O_2$-Atmung übereinstimmen.

$$C_{O_2c'tot} = 19{,}74$$

$$C_{O_2a\,tot} = 18{,}82$$

$$\dot{V}_{va} = \frac{19{,}74 - 18{,}82}{19{,}74 - 14{,}3} \cdot 100 = 16{,}9\%\,.$$

Rossier und Blickenstorfer[1] sowie Riley u. Mitarb.[2] gingen davon aus, daß man den alveolaren $O_2$-Druck berechnen könnte, wenn man statt des alveolaren $CO_2$-Druckes den des arteriellen Blutes ($p_{CO_2a}$) verwendet und mit dem aus der Exspirationsluft berechneten respiratorischen Quotienten ($R_E$) die Beziehung

$$R_E = \frac{p_{CO_2A} - p_{CO_2I}}{p_{O_2I} - p_{O_2A}} = \frac{p_{CO_2a} - p_{CO_2I}}{p_{O_2I} - p_{O_2A}} \tag{1}$$

nach $p_{O_2A}$ auflöst ($p_{CO_2I}$ sei 0,0)

$$p_{O_2A} = p_{O_2I} - \frac{p_{CO_2a}}{R_E}\,. \tag{2}$$

Die Gleichsetzung $p_{CO_2A} = p_{CO_2a}$ ist gerechtfertigt, wenn die venöse Beimischung (s. S. 336) nicht größer als 20% der Gesamtdurchblutung der Lunge ist. Die Formel Gl. (2) von Rossier und Blickenstorfer[1] ist nur richtig, wenn

[1] Rossier, P. H., u. E. Blickenstorfer: Helv. med. Acta **13**, 328 (1946).

[2] Riley, R. L., J. L. Lilienthal, D. D. Proemmel u. R. E. Franke: Amer. J. Physiol. **147**, 191 (1946).

$R_E = 1{,}0$ ist. Die Gleichung von FENN, RAHN und OTIS[1] berücksichtigt dagegen die Volumenunterschiede zwischen In- und Exspirationsluft bei einem von 1,0 abweichenden $R_E$

$$p_{O_2A} = p_{O_2I} + \frac{p_{CO_2a} \cdot C_{O_2I}(1 - R_E)}{R_E} - \frac{p_{CO_2a}}{R_E}. \tag{3}$$

Diese Gleichung wird meistens verwendet und fußt auf der erstmals von BENZINGER[2] 1937 formulierten Beziehung. Der respiratorische Quotient aus der Exspirationsluft wird meist nach folgender Formel berechnet:

$$R_E = \frac{C_{CO_2E} - C_{CO_2I}\dfrac{C_{N_2E}}{C_{N_2I}}}{C_{O_2I}\dfrac{C_{N_2E}}{C_{N_2I}} - C_{O_2E}}. \tag{4}$$

Sie wird einfacher, wenn $C_{CO_2I} = 0$ gesetzt werden kann. Da die in Gl. (3) eingehende Berechnung von $R_E$ bei hohen $O_2$-Konzentrationen in der Inspirationsluft (40% und mehr) bei kleinen Analysenfehlern große Rechenfehler ergibt und außerdem Gl. (3) und Gl. (4) umständlich zu rechnen sind, haben MOCHIZUKI und BARTELS[3] eine vereinfachte mit Gl. (3) identische Gleichung angegeben:

$$p_{O_2A} = p_{O_2I} - \frac{p_{CO_2a} - p_{CO_2I}}{C_{CO_2E} - C_{CO_2I}}(C_{O_2I} - C_{O_2E}). \tag{5}$$

Wenn $p_{CO_2I} = 0$, entfallen $C_{CO_2I}$ und $C_{CO_2I}$ und die Gleichung wird einfacher. (Über die Bestimmung des $CO_2$-Druckes im Blut s. S. 304ff.)

Die Annahme, daß $p_{CO_2a} = p_{CO_2A}$ ist, trifft nicht mehr zu, wenn $\dot{V}_{va}$ größer als 20% wird. Hat z. B. das venöse Mischblut 46 mm Hg $p_{CO_2}$ und das arterielle Blut 42 mm Hg $p_{CO_2}$, so beträgt bei 33% Kurzschlußblut $p_{CO_2c'} = 40$ mm Hg. Mit dem arteriellen Wert von 42 mm Hg $p_{CO_2}$ berechnet man demnach $p_{O_2A}$ um etwa 2 mm Hg zu niedrig. Da bei 40% bzw. 100% $O_2$-Atmung 2 mm Hg $p_{O_2}$-Differenz nicht einmal etwa 0,2% Kurzschlußblut entsprechen, kann der Fehler unberücksichtigt bleiben.

Bei Kurzschlüssen von mehr als etwa 10% bleibt bei normaler $AVD_{O_2}$ (4 bis 5 Vol.-%) das arterielle Blut, wenn etwa 40% $O_2$ geatmet werden, untersättigt. Atmet der Patient in solchen Fällen 100% $O_2$, so steigt der arterielle $O_2$-Druck in Bereiche an, in denen die alveolar-arterielle $O_2$-Druckdifferenz eine genaue $\dot{V}_{va}$-Bestimmung erlaubt (ausführliche Erklärung siehe nächsten Abschnitt).

## III. Korrekturen bei Kurzschlüssen von über 20% beim Trial- und Error-Verfahren von RILEY u. COURNAND Sogenannte einfachere Verfahren

RILEY und COURNAND[4] bestimmen $\dot{V}_{va}$ und Diffusionsfaktor bei Atmung von Luft sowie von Hyper- und Hypoxiegemischen, deren $O_2$-Gehalt nur wenig von dem der Außenluft abweicht. Dabei ist ein kompliziertes Näherungsverfahren erforderlich. Außerdem bestehen folgende prinzipielle Mängel:

a) Bei Luftatmung entsprechen 2,5 mm Hg Differenz $p_{O_2c'} - p_{O_2a}$ etwa 1% Kurzschlußblut. Da die Messung von $p_{O_2a}$ mit den beiden brauchbarsten Methoden (s. S. 257) nur auf $\pm 2$ mm Hg genau ist, wird die Kurzschlußblut-

[1] FENN, W. O., H. RAHN u. A. B. OTIS: Amer. J. Physiol. **146**, 637 (1946).
[2] BENZINGER, TH.: Ergebn. Physiol. **40**, 1 (1937).
[3] MOCHIZUKI, M., u. H. BARTELS: Pflüg. Arch. ges. Physiol. **262**, 473 (1956).
[4] RILEY, R. L., u. A. COURNAND: J. appl. Physiol. **4**, 77 (1951).

bestimmung um so ungenauer je steiler die $O_2$-Dissoziationskurve ist, da den gleichen $O_2$-Druckdifferenzen immer größere $\dot{V}_{va}$-Werte entsprechen. Bei 40% bzw. 100% $O_2$-Atmung dagegen entsprechen 15 mm Hg $p_{O_2c'} - p_{O_2a}$ einer $\dot{V}_{va}$-Menge von 1%. Bei gleicher Genauigkeit der $O_2$-Druckmessung ist demnach die $\dot{V}_{va}$-Bestimmung bei hohen $O_2$-Drucken etwa 6mal genauer.

b) Der arterielle $CO_2$-Druck kann bei Luftatmung und Hyperoxie auf $\pm 2$ mm Hg genau bestimmt werden. Bei Hyperoxie sind die Fehler, die dadurch in der Bestimmung von $C_{O_2c'tot}$ entstehen, im Hinblick auf $\dot{V}_{va}$ zu vernachlässigen (s. o.), bei Luftatmung liegen sie jedoch bei 1—3%. Bei Kurzschlüssen von mehr als 30% muß deshalb eine zweite Näherung gemacht werden, die bei Hyperoxie ebenfalls nicht nötig ist (s. o.).

c) Das Verfahren setzt eine Konstanz des Diffusionsfaktors bei Luftatmung (150 mm Hg $p_{O_2I}$) und Hypoxie (z. B. 100 mm Hg $p_{O_2I}$) voraus. Diese Voraussetzung ist meist nicht gegeben.

d) Im Gegensatz zu o. a. Verfahren sind zwei $O_2$-Pegel der Beatmung und damit die doppelte Zeit und die doppelte Zahl der Messungen erforderlich.

e) Bei Luftatmung müssen Diffusionsstörungen berücksichtigt werden, bei Hyperoxie haben sie keinen Einfluß.

Sogenannte „einfache Verfahren" werden immer wieder empfohlen, wie z. B. die Atmung von 100% $O_2$ und oxymetrische Kontrolle der $O_2$-Sättigung. Wenn die $O_2$-Sättigung bei 100% $O_2$-Atmung auf 100% ansteigt, soll kein nennenswerter Kurzschluß vorhanden sein! Die o. a. Beispiele zeigen, daß mit diesem Verfahren nur $\dot{V}_{va}$-Werte von mehr als etwa 25% (!) aufgedeckt werden können.

# Methoden zur Bestimmung des Diffusionsvermögens der Lunge für Sauerstoff

Mit verschiedenen Methoden wird versucht, eine Größe zu bestimmen, die ein Ausdruck der Diffusionsfähigkeit der Lunge für Sauerstoff ist. Nach dem 1. Fickschen Gesetz ist die in der Zeiteinheit per diffusionem transportierte $O_2$-Menge ($\dot{V}_{O_2}$) proportional dem Konzentrationsgefälle ($p_{O_2A} - \bar{p}_{O_2c}$), der Austauschfläche ($q$) sowie einer Konstanten für das Gas ($D'$) und indirekt proportional der Membrandicke ($d$).

$$\dot{V}_{O_2} = D' q \frac{p_{O_2A} - \bar{p}_{O_2c}}{d}. \tag{1}$$

Den Faktor $D' \frac{q}{d}$ hat man als Diffusionskonstante, besser Diffusionskapazität oder Diffusionsfaktor bezeichnet.

$$DF_{O_2} = D' \frac{q}{d} = \frac{\dot{V}_{O_2}}{p_{O_2A} - \bar{p}_{O_2c}}. \tag{2}$$

Die Bestimmung von $\dot{V}_{O_2}$ und $p_{O_2A}$ ist relativ einfach (s. u.). Dagegen ist die Gewinnung des mittleren $O_2$-Druckes der Lungencapillaren ($\bar{p}_{O_2c}$) nur unter bestimmten Bedingungen (Hypoxie) angenähert möglich. Man hat versucht, diese Schwierigkeit zu umgehen, indem anstatt für $O_2$ das Diffusionsvermögen für CO untersucht wurde. Wegen der hohen Affinität dieses Gases zum Hämoglobin nahm man an, daß bei kurzen Anwendungszeiten geringer Konzentration der CO-Druck im Blut zu vernachlässigen sei und die mittlere alveolare CO-Konzentration als wirksames mittleres Druckgefälle angesehen werden könnte. Die Übertragung der Diffusionsbedingungen für CO auf diejenigen für $O_2$ wurde vorgenommen, indem man von den Gesetzen GRAHAMs (Diffusionsgeschwindigkeit ist umgekehrt proportional der Quadratwurzel des Molekulargewichtes des Gases) und HENRYs (Diffusionsgeschwindigkeit ist direkt proportional der Löslichkeit $\alpha$) ausging:

$$\frac{D_{CO}}{D_{O_2}} = \frac{\alpha_{O_2}}{\alpha_{CO}} \sqrt{\frac{MG_{CO}}{MG_{O_2}}} = \frac{0{,}0244}{0{,}0185} \sqrt{\frac{28}{32}} = 1{,}23\,.$$

Gl. (2) wird dann zu:

$$DF_{O_2} = \frac{\dot{V}_{CO}}{\bar{P}_{CO\,A}} \cdot 1{,}23\,. \tag{3}$$

Der Hauptnachteil der CO-Methode ist, daß ein unphysiologisches Gas verwendet wird. Außerdem ist die Bestimmung von $\dot{V}_{CO}$ und $P_{\bar{A}\,CO}$ nicht einfach. Schließlich erfährt die Methode neuerdings eine wesentliche Einschränkung durch die Erkenntnis, daß der CO-Druck im Blut keineswegs vernachlässigt werden darf. Bei der Bestimmung des mittleren capillaren Gasdruckes ($P_{G\bar{c}}$) geht sowohl die $O_2$- wie die CO-Methode von der falschen Voraussetzung aus, daß das Gas sich nach der Membranpassage momentan über den gesamten Capillarquerschnitt verteilt.

Trotz dieser Schwierigkeiten lassen sich die mit verschiedenen Methoden bestimmten Diffusionsfaktoren unter geeigneten Bedingungen miteinander vergleichen[1] und diagnostisch verwerten.

RILEY u. Mitarb.[2] und BARTELS u. Mitarb.[3] bestimmen das Diffusionsvermögen mit *der $O_2$-Methode*. Beide verwenden das Bohrsche Integrationsverfahren, unterscheiden sich aber in den Methoden zur $O_2$-Druckmessung im Blut, in den Rechenverfahren und in der Bestimmung der Kurzschlußblutmenge.

$DF_{CO}$ kann außer mit der klassischen Atemanhaltetechnik von M. und A. KROGH[4, 5] und einer Modifikation dieser Methode bei Patienten mit Atmungsinsuffizienz mit sog. „steady state" Methoden bestimmt werden[6, 7]. Ferner ist eine Methode angegeben worden, bei der mit $C^{14}O$ gearbeitet wurde[8] und eine weitere, bei der nur das Verhältnis CO-Aufnahme/CO-Inspiration in der Zeiteinheit als Index für das Diffusionsvermögen der Lunge benutzt wird[9].

Eine ausführliche Darstellung der theoretischen Grundlagen und praktischen Folgerungen ist neuerdings erschienen[10].

## I. Bohrsches Verfahren

Der Patient atmet 20, besser 30 min 12—14% $O_2$ in $N_2$, bis Exspirationsluft gesammelt und gleichzeitig arterielles Blut zur $O_2$-Druckmessung (s. S. 257ff.), zur Bestimmung von $O_2$- und $CO_2$-Gehalt, $O_2$-Kapazität (und Alkalireserve) und eventuell zur pH-Messung anaerob entnommen wird. Werte im venösen Mischblut sind für die $DF_{O_2}$-Berechnung bei Hypoxie nicht unbedingt erforderlich, können

[1] FORSTER, R. E., J. E. COHN, W. A. BRISCOE, W. S. BLAKEMORE u. R. L. RILEY: J. clin. Invest. **34**, 1417 (1955).

[2] RILEY, R. L., R. H. SHEPARD, J. E. COHN, D. G. CARROL u. B. W. ARMSTRONG: J. appl. Physiol. **6**, 573 (1954).

[3] BARTELS, H., R. BEER, E. FLEISCHER, H. J. HOFFHEINZ, J. KRALL, G. RODEWALD, J. WENNER u. I. WITT: Pflüg. Arch. ges. Physiol. **261**, 99 (1955).

[4] KROGH, A., u. M. KROGH: Skand. Arch. Physiol. **23**, 236 (1909).

[5] KROGH, M.: J. Physiol. (Lond.) **49**, 271 (1915).

[6] FILLEY, G. F., D. C. MACINTOSH u. G. W. WRIGHT: J. clin. Invest. **33**, 530 (1954).

[7] BATES, D. V. N. G. BONCOT u. A. E. DORMER: J. Physiol. (Lond.) **129**, 237 (1955).

[8] KRUHØFFER, P.: Acta physiol. scand. **32**, 106 (1954).

[9] BATES, D. V.: Clin. Sci. **11**, 21 (1952).

[10] FORSTER, R. E.: Physiol. Rev. **37**, 391 (1957).

jedoch, sofern ein Herzkatheter liegt, die Genauigkeit des Verfahrens steigern. Außerdem muß die Kurzschlußblutmenge nach einem der oben beschriebenen Verfahren (s. S. 334ff.) bestimmt werden.

Die Hauptschwierigkeit der $DF_{O_2}$-Bestimmung liegt in der Berechnung eines mittleren $O_2$-Druckes in den Lungencapillaren. BOHR[1] entwickelte hierzu ein Verfahren, das auf folgender Voraussetzung beruht: Am Ort der Diffusion verteilt sich der Sauerstoff nach Passage der Membran sofort gleichmäßig über den gesamten Capillarquerschnitt. Im Verlauf der Lungencapillare vom venösen zum arteriellen Teil besteht im Blut durch die $O_2$-Aufnahme ein zunehmend höherer $O_2$-Druck und dadurch an verschiedenen Orten ein unterschiedliches Druckgefälle $p_{O_2A} - p_{O_2ci}$.

Entsprechend dem Gefälle ändert sich auch der $O_2$-Gehalt des Blutes ($dC$). In jedem einzelnen Abschnitt muß gelten, $p_A - p_{ci} \sim dC$ und für die Summe aller Abschnitte vom venösen zum arteriellen Capillarende

$$\int_{C_{\bar{v}}}^{C_{c'}} dC = C_{c'} - C_{\bar{v}}. \tag{4}$$

Die Änderung des $O_2$-Gehaltes von $C_{\bar{v}}$ bis $C_{c'}$ würde aber definitionsgemäß auch eintreten, wenn über die ganze Capillarlänge konstant das Druckgefälle $p_A - p_c$ herrschen würde und demnach muß $p_A - \bar{p}_c \sim C_{c'} - C_{\bar{v}}$ sein.

$$\int_{C_{\bar{v}}}^{C_{c'}} \frac{dC}{p_A - \bar{p}_c} = \frac{C_{c'} - C_{\bar{v}}}{p_A - \bar{p}_c}. \tag{5}$$

Diese Integralfläche ermittelt man, indem man für eine Reihe von $O_2$-Konzentrationen (Sättigungen) zwischen $C_{\bar{v}}$ und $C_{c'}$ die zugehörige Differenz $p_A - p_c$ reziprok aufträgt und durch Planimetrieren bestimmt. Mit Division der Fläche durch $C_{c'} - C_{\bar{v}}$ erhält man $\frac{1}{p_A - \bar{p}_c}$ und spirometrisch oder aus der Exspirationsluftzusammensetzung und dem Exspirationsluftvolumen den Wert für $\dot{V}_{O_2}$. Gl. (2) ist damit lösbar und $DF_{O_2}$ so bestimmt. Im einzelnen siehe folgende Beispiele:

## A. Beispiele für die Berechnung von $DF_{O_2}$

In vier Beispielen (1—4) wird die Berechnung von $DF_{O_2}$ durchgeführt. Für alle Beispiele sind folgende Größen *gleich* gewählt:

Barometerdruck $B = 760$ mm Hg.

*Atemgase*: $C_{O_2I} = 0{,}14$
$C_{O_2E} = 0{,}11$
$C_{CO_2I} = 0{,}00$
$C_{CO_2E} = 0{,}028$
$\dot{V}_{O_2} = 250$ ml

*Blutgase*: $C_{O_2\,sat} = 19{,}0$ Vol.-%
$p_{O_2a} = 45$ mm Hg
$p_{CO_2a} = 37$ mm Hg

Der alveolare Sauerstoffdruck beträgt [Gl. (5) S. 339] $p_{O_2A} = 60{,}4$ mm Hg, die alveolar-arterielle $O_2$-Druckdifferenz $p_{O_2A} - p_{O_2a} = 15{,}4$ mm Hg.

Der Anteil der venösen Beimischung $\dot{V}_{va}$ am Herzzeitvolumen $\dot{V}_{aor}$ betrage

$$\frac{\dot{V}_{va}}{\dot{V}_{vor}} = 0{,}2\,.$$

[1] BOHR, CHR.: Skand. Arch. Physiol. **22**, 221 (1909).

Die vier Beispiele weisen folgende *Unterschiede* auf:

In 1: $DF_{O_2}$ wird mit *angenommener* $AVD_{O_2}$ von 4,5 Vol.-% und *angenommenem* $pH_S$-Wert von 7,4 ermittelt, wobei für die Berechnung von $p_{O_2A} - \bar{p}_{O_2c}$ das Verfahren von BOHR angewendet wird.

In 2: wie in 1), doch wird $p_{O_2A} - p_{O_2c}$ nach dem Verfahren von LILIENTHAL, RILEY und FUGITT gewonnen.

In 3: $DF_{O_2}$ wird ermittelt mit *gemessener* $AVD_{O_2}$ von 3,5 Vol.-% und *angenommenem* $pH_S$-Wert von 7,4, $p_{O_2A} - \bar{p}_{O_2c}$ nach BOHR.

In 4: wie in 3, doch wird mit einem *gemessenen* $pH_S$-Wert von 7,45 gerechnet.

## Beispiel 1

**1. Schritt:** Berechnung von $p_{O_2c'}$.

Auf Grund der Gl. (1) S. 336 kann abgeleitet werden

$$\frac{\dot{V}_{\text{va}}}{\dot{V}_{c\,\text{pulm}}} = \frac{C_{O_2c'\,\text{tot}} - C_{O_2a\,\text{tot}}}{C_{O_2a\,\text{tot}} - C_{O_2\bar{v}\,\text{tot}}} \tag{6}$$

$\dot{V}_{c\,\text{pulm}}$ = die Lungencapillardurchblutung.

$$\dot{V}_{c\,\text{pulm}} = \dot{V}_{\text{aor}} - \dot{V}_{\text{va}}\,.$$

In diesem Beispiel ist

$$\frac{\dot{V}_{\text{va}}}{\dot{V}_{\text{aor}}} = 0{,}2\,,\ \text{dann ist}$$

$$\frac{\dot{V}_{\text{va}}}{\dot{V}_{c\,\text{pulm}}} = 0{,}25\,.$$

Die Ermittlung von $p_{O_2c'}$ geht von $C_{O_2c'\text{tot}}$ aus, das nach Umformung in Gl. (6) aus folgender Gl. (7) errechnet werden kann.

$$C_{O_2c'\,\text{tot}} = \frac{\dot{V}_{va}}{\dot{V}_{c\,\text{pulm}}} \cdot (C_{O_2a\,\text{tot}} - C_{O_2\bar{v}\,\text{tot}}) + C_{O_2a\,\text{tot}}\,. \tag{7}$$

$C_{O_2a\,\text{tot}} - C_{O_2\bar{v}\,\text{tot}}$ entspricht der hier mit 4,5 Vol.-% $O_2$ angenommenen $AVD_{O_2}$.

$C_{O_2a\,\text{tot}}$ wird über den gemessenen arteriellen Sauerstoffdruck $p_{O_2a} = 45{,}0$ mm Hg und die $O_2$-Kapazität $C_{O_2\text{cap}} = 19{,}0$ Vol.-% mit Hilfe der Standarddissoziationskurve (s. S. 272) ermittelt. Wenn $p_{O_2a}$ gemessen wird und $C_{O_2\text{cap}}$ bekannt ist, empfiehlt es sich bei der größeren Genauigkeit der Sauerstoffdruckmessung im oberen Teil der Sauerstoffbindungskurve, $C_{O_2a\,\text{comb}}$ bzw. $_{\text{tot}}$ aus der errechneten $O_2$-Sättigung mit Hilfe der Standard-$O_2$-Dissoziationskurve zu ermitteln, statt den bei einer manometrischen oder photometrischen Analyse gewonnenen Wert für $C_{O_2a}$ zu verwenden. Bei 45 mm Hg $p_{O_2}$ und $pH_S = 7{,}4$ beträgt die arterielle Sauerstoffsättigung $S_{O_2a} = 80{,}2\%$. Die Menge des chemisch gebundenen Sauerstoffs im arteriellen Blut beträgt dann

$$C_{O_2a\,\text{comb}} = \frac{80{,}2 \cdot 19{,}0}{100} = 15{,}24\ \text{Vol.-\%}$$

und $C_{O_2a\,\text{tot}} = 15{,}24 + 45 \cdot 0{,}0031 = 15{,}38$ Vol.-%.

Nach Gl. (7) ist dann

$$C_{O_2c'\,\text{tot}} = 0{,}25 \cdot 4{,}5 + 15{,}38 = 16{,}51.$$

Um aus $C_{O_2c'\text{tot}}$ über $S_{O_2c'}$ aus der Standarddissoziationskurve $p_{O_2c'}$ zu gewinnen, ist aus folgenden Gründen ein Näherungsverfahren erforderlich. Da

$$S_{O_2c'} = \frac{C_{O_2c'\,\text{comb}}}{C_{O_2\,\text{sat}}} \cdot 100\ \text{ist,}$$

muß $C_{O_2c'\text{comb}}$ ermittelt werden.

$$C_{O_2 c' \text{comb}} = C_{O_2 c' \text{tot}} - C_{O_2 c' \text{sol}}$$

und

$$C_{O_2 c' \text{sol}} = p_{O_2 c'} \cdot 0{,}0031 .$$

$C_{O_2 c' \text{comb}}$ ist also nur zu berechnen, wenn auch $p_{O_2 c'}$ bekannt ist. Dies ist jedoch der *gesuchte* Wert. Man geht daher von der Annahme aus, daß

$$C_{O_2 c' \text{sol}} \geq C_{O_2 a \text{sol}} \text{ sein muß.}$$

In diesem Beispiel wäre dann $C_{O_2 c' \text{sol}} \geq 0{,}14$ Vol.-% $O_2$. Dann ist

$$S_{O_2 c'} = \frac{C_{O_2 c' \text{tot}} - C_{O_2 c' \text{sol}}}{C_{O_2 \text{sat}}} \cdot 100 ,$$

$$S_{O_2 c'} = \frac{16{,}5 - 0{,}14}{19{,}0} \cdot 100 = 86{,}1\% .$$

Auf der Standarddissoziationskurve findet man für diese Sättigung bei $pH_S = 7{,}4$ $p_{O_2}$ 53,5 mm Hg. Damit wird $C_{O_2 c' \text{sol}}$ berechnet ($53{,}5 \cdot 0{,}0031 = 0{,}165$). $S_{O_2 c'}$ und $p_{O_2 c'}$ werden mit diesem Wert in einem zweiten Näherungsverfahren ermittelt. Man findet praktisch dieselben Werte ($S_{O_2 c'} = 86\%$, $p_{O_2 c'} = 53{,}5$ mm Hg).

**2. Schritt:** Berechnung von $p_{O_2 \bar{v}}$.

$$C_{O_2 \bar{v} \text{tot}} = C_{O_2 a \text{tot}} - AVD_{O_2} = 15{,}38 - 4{,}5 = 10{,}87 .$$

Für die Ermittlung von $p_{O_2 \bar{v}}$ aus $C_{O_2 \bar{v} \text{tot}}$ über $S_{O_2 \bar{v}}$ gelten die gleichen Überlegungen, die für das o. a. Näherungsverfahren zur Gewinnung von $p_{O_2 c'}$ angestellt wurden. Man geht hier zweckmäßigerweise folgendermaßen vor:

Da
$$S_{O_2 \bar{v}} = \frac{C_{O_2 \bar{v} \text{comb}}}{C_{O_2 \text{sat}}} \cdot 100 \text{ ist,}$$

setzt man in einem ersten Näherungsverfahren $C_{O_2 \bar{v} \text{tot}}$ für $C_{O_2 \bar{v} \text{comb}}$ ein und erhält

$$S_{O_2 \bar{v}} = \frac{10{,}88}{19{,}0} \cdot 100 = 57{,}3\% .$$

Auf der Standarddissoziationskurve findet man hierfür bei $pH_S = 7{,}4$ einen $p_{O_2}$-Wert von 29,6 mm Hg. In einem zweiten Näherungsverfahren ergibt sich dann

$$S_{O_2 \bar{v}} = \frac{10{,}88 - 29{,}6 \cdot 0{,}0031}{19{,}0} \cdot 100 = 56{,}8\% .$$

$p_{O_2 \bar{v}}$ wird damit 29,4 mm Hg, d. h., daß die erste Annäherung praktisch ausreichend war.

**3. Schritt:** Berechnung von $p_{O_2 A} - \bar{p}_{O_2 c}$ durch das graphische Integrationsverfahren nach Bohr.

Mit folgenden Daten und unter Verwendung einer Standarddissoziationskurve wird eine Tabelle aufgestellt:

$p_{O_2 A} = 60{,}4$
$p_{O_2 c'} = 53{,}5$ $\quad S_{O_2 c'} = 86{,}0$
$p_{O_2 \bar{v}} = 29{,}4$ $\quad S_{O_2 \bar{v}} = 56{,}8$

In der Spalte $S_{O_2 c}$ (s. Tabelle 58) wird als erster Wert $S_{O_2 \bar{v}}$ (die Sauerstoffsättigung des Blutes am „venösen Anfang" der Lungencapillare), als letzter Wert $S_{O_2 c'}$ (die Sättigung am „arteriellen Ende") eingetragen. Unter $p_{O_2 c}$ werden die entsprechenden Werte für $p_{O_2 \bar{v}}$ bzw. $p_{O_2 c'}$ notiert. Die dazwischen liegenden $S_{O_2 c}$-Werte werden willkürlich und mit genügend kleinen Differenzen gewählt, die zugehörigen $p_{O_2c}$-Werte werden aus der Standarddissoziationskurve bei pH 7,4 abgelesen.

Man trägt — am zweckmäßigsten auf Millimeterpapier — die Werte für $\frac{1}{p_{O_2A} - p_{O_2c}}$ in der Ordinate gegen die $S_{O_2c}$-Werte in der Abszisse auf (s. Abb. 204). Der Maßstab kann willkürlich gewählt werden. In diesem Beispiel entsprechen 1% $S_{O_2}$ 5 mm und einem 0,01 Wert für $\frac{1}{p_{O_2A} - p_{O_2c}}$ 10 mm. Durch Planimetrieren der gezeichneten Fläche erhält man hier einen Flächeninhalt von 7520 mm². Durch Division dieser Fläche durch die Abszissenlänge, hier 146 mm, erhält man das flächengleiche Rechteck mit 52,4 mm Höhe. Bei dem hier gewählten Maßstab entsprechen 51,5 mm auf der Ordinate einem Wert von 0,0515 für $\frac{1}{p_{O_2A} - \bar{p}_{O_2c}}$.

Tabelle 58. *Aufstellung zur Ermittlung von* $p_{O_2A} - \bar{p}_{O_2c}$ *nach dem graphischen Integrationsverfahren von* Bohr) $p_{O_2A} = 60{,}4$ mm Hg (Einzelheiten s. Text)

| $S_{O_2c}$ | $p_{O_2c}$ | $p_{O_2A} - p_{O_2c}$ | $\frac{1}{p_{O_2A} - p_{O_2c}}$ |
|---|---|---|---|
| 56,8 | 29,4 | 31,0 | 0,0322 |
| 60 | 31,0 | 29,4 | 0,0340 |
| 65 | 33,6 | 26,8 | 0,0373 |
| 70 | 36,5 | 23,9 | 0,0418 |
| 75 | 40,0 | 20,4 | 0,0490 |
| 80 | 44,7 | 15,7 | 0,0636 |
| 82 | 47,1 | 13,3 | 0,0752 |
| 84 | 50,0 | 10,4 | 0,0962 |
| 86 | 53,5 | 6,9 | 0,1351 |

Demnach ist der gesuchte Wert

$$p_{O_2A} - \bar{p}_{O_2c} = \frac{1}{0{,}0515} = 19{,}4 \text{ mm Hg}.$$

Ein Nomogramm (Abb. 205) von Thews[1] erleichtert die Bestimmung von $p_{O_2A} - \bar{p}_{O_2c}$ ganz erheblich. $p_{O_2A}$, $p_{O_2c'}$ und $p_{O_2\bar{v}}$ genügen zur Ermittlung. Berechnung und Zeichnung, sowie Planimetrieren wie o. a. erübrigen sich.

**4. Schritt:** Berechnung von $DF_{O_2}$.

$$DF_{O_2} = \frac{\dot{V}_{O_2}}{p_{O_2A} - \bar{p}_{O_2c}} = \frac{250 \text{ ml } O_2/\text{min}}{19{,}4 \text{ mm Hg}} = 12{,}9 \text{ ml } O_2/\text{min/mm Hg } p_{O_2A} - p_{O_2c}.$$

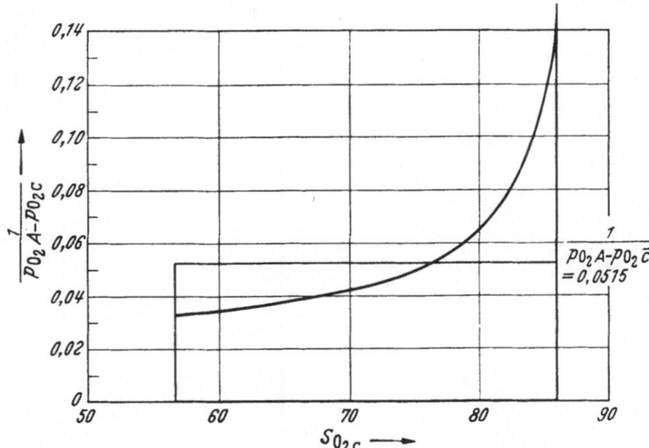


Abb. 204. Graphische Integration zur Ermittlung der mittleren Sauerstoffdruckdifferenz zwischen Alveolarluft und Lungencapillarblut nach Bohr für das Beispiel 1. Näheres s. Text

### Beispiel 2

**1. und 2. Schritt** wie in Beispiel a.

**3. Schritt:** Berechnung von $p_{O_2A} - \bar{p}_{O_2c}$ nach der von Lilienthal und Fugitt angegebenen und von Riley und Cournand[2] publizierten Modifikation des graphischen Integrationsverfahrens von Bohr.

Die Autoren gehen von dem Bohrschen Ansatz aus, nach dem jeder Druckdifferenz $p_{O_2A} - p_{O_2c}$ eine bestimmte $O_2$-Aufnahme $\Delta_{O_2}/\Delta t$ entspricht. $\frac{1}{p_{O_2A} - p_{O_2c}}$ entspricht dann $\frac{\Delta t}{\Delta_{O_2}}$ und die Summe aller Zeitabschnitte entspricht $\sum \frac{1}{p_{O_2A} - p_{O_2c}}$.

[1] Thews, G.: Pflüg. Arch. ges. Physiol. **268**, 281 (1959).
[2] Riley, R. W., u. A. Cournand: J. appl. Physiol. **4**, 77 (1951).

Die mittlere $O_2$-Druckdifferenz $p_{O_2A} - \bar{p}_{O_2c}$ erhält man dadurch, daß die Zahl der Zeitelemente durch die Summe der reziproken Werte der einzelnen Druckdifferenzen dividiert wird:

$$p_{O_2A} - p_{O_2\bar{c}} = \frac{n(\Delta t)}{\Sigma\, p_{O_2A} - p_{O_2c}}. \tag{8}$$

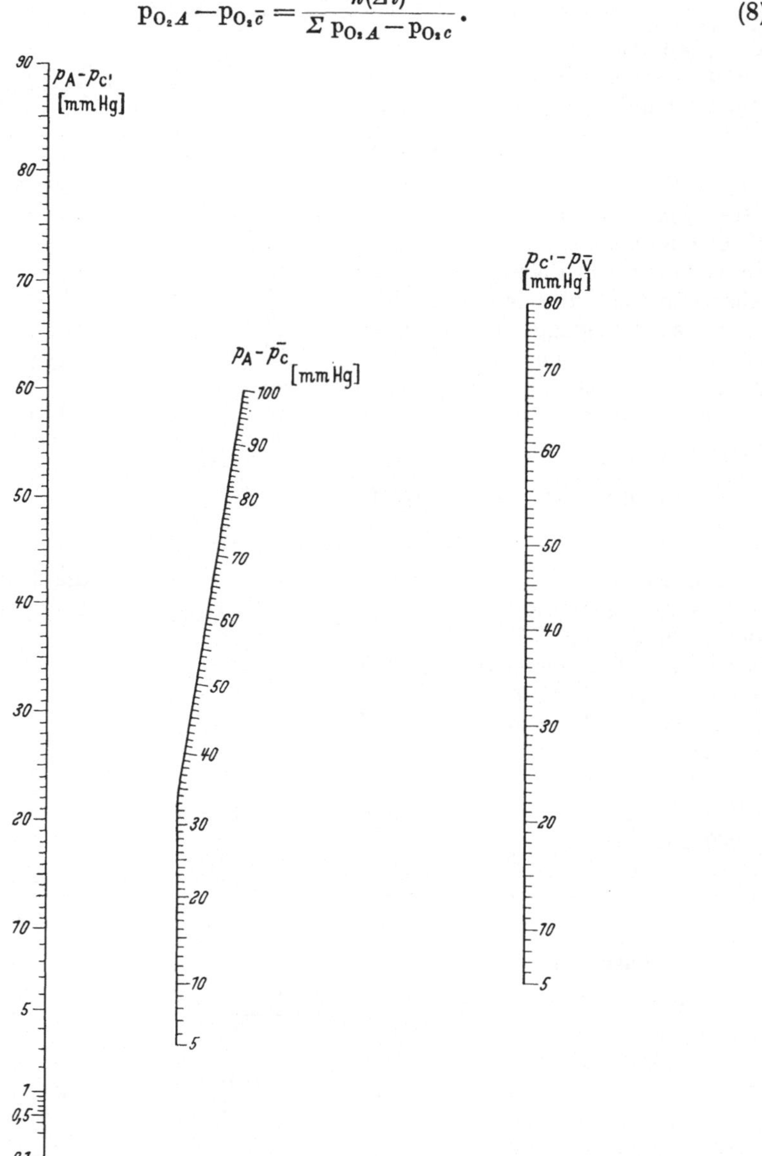


Abb. 205. Nomogramm zur Ermittlung der mittleren Sauerstoffdruckdifferenz zwischen Alveolarluft und Lungencapillarblut nach THEWS. Näheres s. Text

Mit den Daten aus Beispiel a) und unter Verwendung einer Standarddissoziationskurve (s. S. 272) wird eine Tabelle aufgestellt (s. Tabelle 59). Für die unter $S_{O_2c}$ und $p_{O_2c}$ einzutragenden Zahlen gelten die gleichen Richtlinien wie für Schritt 3 in Beispiel a).

In Gl. (8) können dann eingesetzt werden

$$p_{O_2A} - \bar{p}_{O_2c'} = \frac{30}{1,6022} = 18,7 \text{ mm Hg}.$$

Tabelle 59. *Aufstellung zur Ermittlung von* $p_{O_2A} - \bar{p}_{O_2c}$ *mit Hilfe der von* Lilienthal, Riley *und* Fugitt *angegebenen Modifikation des graphischen Integrationsverfahrens von* Bohr (Einzelheiten s. Text)

| $n$ | $S_{O_2c}$ | $p_{O_2c}$ | $p_{O_2A} - p_{O_2c}$ | $\frac{1}{p_{O_2A} - p_{O_2c}}$ | $\sum\frac{1}{p_{O_2A} - p_{O_2c}}$ |
|---|---|---|---|---|---|
| — | 56,8 | 29,4 | — | — | — |
| 1 | 57 | 29,6 | 30,8 | 0,0325 | 0,0325 |
| 2 | 58 | 30,0 | 30,4 | 0,0329 | 0,0654 |
| 3 | 59 | 30,5 | 29,9 | 0,0334 | 0,0988 |
| 4 | 60 | 31,0 | 29,4 | 0,0340 | 0,1328 |
| 5 | 61 | 31,3 | 29,1 | 0,0344 | 0,1672 |
| 6 | 62 | 31,8 | 28,6 | 0,0350 | 0,2022 |
| 7 | 63 | 32,6 | 27,8 | 0,0360 | 0,2382 |
| 8 | 64 | 33,0 | 27,4 | 0,0365 | 0,2747 |
| 9 | 65 | 33,6 | 26,8 | 0,0373 | 0,3120 |
| 10 | 66 | 34,0 | 26,4 | 0,0379 | 0,3499 |
| 11 | 67 | 34,6 | 25,8 | 0,0388 | 0,3887 |
| 12 | 68 | 35,2 | 25,2 | 0,0397 | 0,4284 |
| 13 | 69 | 35,8 | 24,6 | 0,0407 | 0,4691 |
| 14 | 70 | 36,4 | 24,0 | 0,0417 | 0,5108 |
| 15 | 71 | 37,1 | 23,3 | 0,0429 | 0,5537 |
| 16 | 72 | 37,8 | 22,6 | 0,0442 | 0,5979 |
| 17 | 73 | 38,5 | 21,9 | 0,0457 | 0,6436 |
| 18 | 74 | 39,3 | 21,1 | 0,0474 | 0,6910 |
| 19 | 75 | 40,0 | 20,4 | 0,0490 | 0,7400 |
| 20 | 76 | 41,0 | 19,4 | 0,0515 | 0,7915 |
| 21 | 77 | 41,8 | 18,6 | 0,0538 | 0,8453 |
| 22 | 78 | 42,5 | 17,9 | 0,0559 | 0,9012 |
| 23 | 79 | 43,6 | 16,8 | 0,0595 | 0,9607 |
| 24 | 80 | 44,5 | 15,9 | 0,0629 | 1,0236 |
| 25 | 81 | 45,8 | 14,6 | 0,0685 | 1,0921 |
| 26 | 82 | 47,0 | 13,4 | 0,0746 | 1,1667 |
| 27 | 83 | 48,4 | 12,0 | 0,0833 | 1,2500 |
| 28 | 84 | 50,0 | 10,4 | 0,0962 | 1,3462 |
| 29 | 85 | 51,4 | 9,0 | 0,1111 | 1,4573 |
| 30 | 86 | 53,5 | 6,9 | 0,1449 | 1,6022 |

**4. Schritt:** Berechnung von $DF_{O_2}$.

$$DF_{O_2} = \frac{\dot{V}_{O_2}}{p_{O_2A} - \bar{p}_{O_2c}} = \frac{250 \text{ ml } O_2/\text{min}}{18,7 \text{ mm Hg}} = 13,4 \text{ ml } O_2/\text{min/mm Hg } p_{O_2A} - \bar{p}_{O_2c}.$$

Die geringe Differenz gegenüber dem in Beispiel a) errechneten Wert für $p_{O_2A} - \bar{p}_{O_2c}$ und damit auch für $DF_{O_2}$ ist durch Fehler, die bei der Ablesung auf der Standarddissoziationskurve, bei der Flächendarstellung und beim Planimetrieren entstehen, zu erklären. Diese Differenz zwischen beiden Verfahren ist tolerierbar. Sie ist belanglos gegenüber den Fehlern, die bei der Analyse der Atem- und Blutgase und bei den übrigen Berechnungen entstehen.

Das Verfahren von Lilienthal, Riley und Fugitt bietet den Vorteil, $p_{O_2A} - \bar{p}_{O_2c}$ ohne Flächendarstellung und -messung zu ermitteln. Stellt man sich in Tabelle 59 die Werte für $S_{O_2c}$ und $p_{O_2c}$ einmal zusammen, so lassen sich die Werte in den anderen Kolumnen mit Hilfe einer Rechenmaschine im einzelnen Fall schnell ermitteln.

## Beispiel 3

Berechnung von $DF_{O_2}$ wie in Beispiel a), jedoch mit einer gemessenen $AVD_O$ von 3,5 Vol.-% ($C_{O_2\bar{v}tot} = 11{,}88$ Vol.-% $O_2$).

**1. Schritt:** Berechnung von $p_{O_2c'}$.

Nach Gl. (7) ist

$$C_{O_2c'tot} = 0{,}25 \cdot 3{,}5 + 15{,}38 = 16{,}26.$$

Nach dem in Beispiel a) durchgeführten Näherungsverfahren ergibt sich damit für $S_{O_2c'}$ 84,7% und für $p_{O_2c'}$ 51 mm Hg.

**2. Schritt:** Berechnung von $p_{O_2\bar{v}}$ (s. a. Beispiel a).

Wenn keine $O_2$-Druckmessung vorgenommen wurde, muß $p_{O_2\bar{v}}$ über $C_{O_2\bar{v}}$ und $S_{O_2\bar{v}}$ ermittelt werden. Auch hier ist das Näherungsverfahren anzuwenden:

$$S_{O_2\bar{v}} = \frac{C_{O_2\bar{v}comb}}{C_{O_2sat}} \cdot 100.$$

In 1. Annäherung setzt man $C_{O_2\bar{v}tot}$ für $C_{O_2\bar{v}comb}$ ein und erhält

$$S_{O_2\bar{v}} = \frac{11{,}88}{19{,}0} \cdot 100 = 62{,}5\%.$$

Auf der Standarddissoziationskurve (s. S. 272) findet man hierfür bei $pH_S = 7{,}4$ einen $p_{O_2}$-Wert von 32,3 mm Hg.

In 2. Annäherung ergibt sich:

$$S_{O_2\bar{v}} = \frac{11{,}88 - 32{,}3 \cdot 0{,}0031}{19{,}0} \cdot 100 = 62\%$$

und damit für $p_{O_2\bar{v}}$ 32,1 mm Hg.

**3. und 4. Schritt:** Vorgehen wie in Beispiel a unter Berücksichtigung der anderen Werte für $S_{O_2c'}$, $p_{O_2c'}$, $S_{O_2\bar{v}}$ und $p_{O_2\bar{v}}$.

Man erhält dann für $p_{O_2A} - \bar{p}_{O_2c}$ (nach BOHR) 19,3 mm Hg und für $DF_{O_2}$ 12,9 ml $O_2$/min/mm Hg $p_{O_2A} - \bar{p}_{O_2c}$.

## Beispiel 4

Berechnung von $DF_{O_2}$ wie in Beispiel c), jedoch unter Berücksichtigung eines gemessenen bzw. errechneten arteriellen $pH_S$-Wertes (hier $pH_{sa} = 7{,}45$).

**1. Schritt:** Berechnung von $p_{O_2c'}$.

Die Berechnung in Beispiel a) wurde an Hand der Standarddissoziationskurve durchgeführt, die auch hier verwendet werden soll. Aus diesem Grund ist die Umrechnung des gemessenen $p_{O_2a}$ bei gemessenem $pH_{Sa}$ auf den entsprechenden $p_{O_2}$ bei $pH_S$ 7,4 erforderlich.

Hierzu benutzt man die Logarithmen der $O_2$-Drucke, weil damit eine Interpolation für die pH-Werte einfacher ist (s. Tab. 60).

Nach DILL u. Mitarb. [1] gilt:

$$\log p_{O_2} = -0{,}48\ pH_S,$$

wobei $pH_S = 1$ pH-Einheit ist.

[1] DILL, D. B., A. GRAYBIEL, A. HURTADO u. A. TAQUINI: Z. Altersforsch. 2, 20 (1940).

Mit den Meßwerten $p_{O_2a} = 45$ mm Hg, $pH_{Sa} = 7{,}45$ ergibt sich

$$\log p_{O_2a}(\text{bei } pH_S\ 7{,}45) + 0{,}05 \cdot 0{,}48 = \log p_{O_2}\ (\text{bei } pH_S = 7{,}4)$$

$$1{,}653 + 0{,}024 = 1{,}677$$

$$1{,}677 = \log 47{,}5.$$

Der entsprechende Sauerstoffdruck bei $pH_S = 7{,}4$ beträgt also 47,5 mm Hg. Nach der Standarddissoziationskurve (s. S. 272) beträgt die arterielle Sauerstoff-

Tabelle 60

| $S_{O_2}$ | $P_{O_2}$ 7,4 | log | $P_{O_2}$ 7,2 | log | $P_{O_2}$ 7,6 | log |
|---|---|---|---|---|---|---|
| 5 | 4,3 | 0,633 | 5,2 | 0,716 | 3,1 | 0,491 |
| 10 | 7,6 | 0,881 | 10,0 | 1,000 | 6,1 | 0,785 |
| 15 | 10,5 | 1,021 | 13,6 | 1,133 | 8,7 | 0,940 |
| 20 | 13,2 | 1,121 | 16,7 | 1,223 | 10,9 | 1,037 |
| 25 | 15,6 | 1,193 | 19,4 | 1,288 | 12,6 | 1,100 |
| 30 | 17,8 | 1,250 | 21,9 | 1,340 | 14,2 | 1,152 |
| 35 | 20,0 | 1,301 | 24,2 | 1,384 | 15,6 | 1,193 |
| 40 | 22,0 | 1,342 | 26,9 | 1,430 | 17,2 | 1,236 |
| 45 | 24,0 | 1,380 | 29,5 | 1,470 | 18,8 | 1,274 |
| 50 | 26,3 | 1,420 | 32,3 | 1,509 | 20,5 | 1,312 |
| 55 | 28,6 | 1,456 | 35,0 | 1,544 | 22,5 | 1,352 |
| 60 | 31,0 | 1,491 | 38,1 | 1,581 | 24,6 | 1,391 |
| 65 | 33,6 | 1,526 | 41,3 | 1,616 | 27,0 | 1,431 |
| 70 | 36,4 | 1,561 | 45,0 | 1,653 | 29,4 | 1,468 |
| 75 | 40,0 | 1,602 | 49,3 | 1,693 | 32,4 | 1,510 |
| 80 | 44,7 | 1,650 | 54,8 | 1,739 | 36,2 | 1,559 |
| 82 | 47,0 | 1,672 | 57,4 | 1,759 | 38,0 | 1,580 |
| 84 | 49,9 | 1,698 | 60,1 | 1,779 | 40,0 | 1,602 |
| 86 | 53,1 | 1,725 | 63,4 | 1,802 | 42,3 | 1,626 |
| 88 | 57,4 | 1,759 | 67,9 | 1,832 | 45,0 | 1,653 |
| 90 | 62,8 | 1,798 | 73,4 | 1,866 | 48,6 | 1,687 |
| 91 | 65,7 | 1,818 | 76,5 | 1,884 | 50,8 | 1,706 |
| 92 | 69,2 | 1,840 | 80,4 | 1,905 | 53,3 | 1,727 |
| 93 | 72,9 | 1,863 | 85,1 | 1,930 | 56,3 | 1,751 |
| 94 | 77,0 | 1,886 | 90,5 | 1,957 | 59,8 | 1,777 |
| 95 | 82,4 | 1,916 | 97,7 | 1,990 | 64,0 | 1,806 |
| 96 | 89,0 | 1,949 | 105,0 | 2,021 | 69,1 | 1,840 |
| 97 | 98,0 | 1,991 | 115,0 | 2,061 | 78,0 | 1,892 |

sättigung bei diesen Werten 82,4%. Nach dem Vorgehen in Beispiel a) und unter Berücksichtigung der $AVD_{O_2}$ aus Beispiel c) (3,5 Vol.-% $O_2$) erhält man für $C_{O_2c'comb}$ 16,52 Vol.-%, für $S_{O_2c'}$ 86,9% und für $p_{O_2c'}$ 55 mm Hg. Da dieser Sauerstoffdruckwert für $pH_S = 7{,}4$ gilt, muß er auf $pH_S = 7{,}45$ umgerechnet werden:

$$\log p_{O_2}\ (\text{bei } pH_S = 7{,}4) - 0{,}05 \cdot 0{,}48 = \log p_{O_2}\ (\text{bei } pH_S = 7{,}45)$$

$$1{,}716 = \log 52{,}0.$$

Der Sauerstoffdruck am Ende der Lungencapillaren beträgt bei $pH_S = 7{,}45$ also 52,0 mm Hg.

**2. Schritt:** Berechnung von $p_{O_2\bar{v}}$.

Man geht vor wie in Beispiel a) bzw. c) beschrieben. Es muß jedoch hier der veränderte Wert für $C_{O_2a\,tot}$ bei einer $AVD_{O_2}$ von 3,5 Vol.-% berücksichtigt werden, wenn $C_{O_2\bar{v}\,tot}$ ermittelt wird:

$$C_{O_2\bar{v}\,tot} = C_{O_2a\,tot} - AVD_{O_2} = 15{,}8 - 3{,}5 = 12{,}3.$$

Mit Hilfe des beschriebenen Näherungsverfahrens gewinnt man an Hand der Standarddissoziationskurve (s. S. 272) für $S_{O_2\bar{v}}$ 64,2% und für $p_{O_2\bar{v}}$ 33,2 mm Hg bei $pH_S$ 7,4.

$p_{O_2\bar{v}}$ bei $pH_S$ 7,45 kann dann berechnet werden:

$$\log p_{O_2} \text{ (bei } pH_S = 7{,}4) - 0{,}05 \cdot 0{,}48 = \log p_{O_2} \text{ (bei } pH_S = 7{,}45)$$
$$1.497 = \log 31{,}4.$$

$p_{O_2\bar{v}}$ bei $pH_S = 7{,}45$ beträgt also 31,4 mm Hg.

**3. und 4. Schritt:** Berechnung von $p_{O_2A} - p_{O_2\bar{c}}$ und $DF_{O_2}$.

Zur Aufstellung der Tabelle nach Bohr (s. Beispiel a) oder der nach Lilienthal u. Mitarb. (s. Beispiel b) geht man folgendermaßen vor:

Für die einzelnen $S_{O_2c}$-Werte liest man die $p_{O_2c}$-Werte auf der Standarddissoziationskurve (s. S. 272) bei pH 7,4 ab. Soll, wie in diesem Beispiel, auf $pH_S = 7{,}45$ korrigiert werden, so zieht man (s. o.) vom Logarithmus des $p_{O_2}$-Wertes bei pH 7,4 den Wert $0{,}05 \cdot 0{,}48$ ab und gewinnt so über den neuen Logarithmus den $p_{O_2}$-Wert bei pH 7,45. Diesen Wert setzt man für $p_{O_2c}$ ein.

(Würde der gemessene pH-Wert z. B. 7,35 betragen, dann müßte $0{,}05 \cdot 0{,}48$ zum Logarithmus des $p_{O_2}$-Wertes bei pH 7,4 *addiert* werden, um den $p_{O_2}$-Wert bei pH 7,35 zu erhalten.)

Nach dem in Beispiel 1 unter Schritt 3 und 4 beschriebenen Verfahren gewinnt man so für $p_{O_2A} - \bar{p}_{O_2c}$ 19,4 mm Hg und damit für $DF_{O_2}$ 12,9 ml $O_2$/min/mm Hg $p_{O_2A} - \bar{p}_{O_2c}$.

## B. Unterschiede der Verfahren von Bartels u. Mitarb. und Riley u. Mitarb. zur Bestimmung von $DF_{O_2}$

Die $O_2$-Druckmeßmethoden (s. S. 258 und 263) und die Integrationsmethoden sind gleichwertig. Ein Unterschied besteht in den Verfahren zur Bestimmung der Kurzschlußblutmenge (s. a. S. 339). Bartels u. Mitarb. bestimmen $\dot{V}_{va}$ bei 40—100% $O_2$ in der Inspirationsluft und sind damit von Diffusionsstörungen unabhängig. Riley u. Mitarb. können einen $O_2$-Gehalt von 22% in der Inspirationsluft nicht überschreiten, da ihre Methode zur $O_2$-Druckmessung im Blut nur bis etwa 120 mm Hg $p_{O_2}$ genau genug ist. Da in diesem Bereich $p_{O_2A} - p_{O_2a}$ nicht nur von $\dot{V}_{va}$, sondern auch von Diffusionsstörungen und Störungen des Belüftungs-Durchblutungsverhältnisses beeinflußt wird, können $\dot{V}_{va}$ und $DF_{O_2}$ nur gemeinsam bestimmt werden. Um ihren Anteil an der Entstehung von $p_{O_2A} - p_{O_2a}$ zu differenzieren und so letztlich $\dot{V}_{va}$ zu ermitteln, bestimmen Riley u. Mitarb. die alveolar-arterielle Sauerstoffdruckdifferenz bei Atmung zweier Gasgemische, deren Sauerstoffgehalt etwa in Höhe des $O_2$-Gehaltes der Luft liegt, z. B. 22 und 18% $O_2$. Unter der Voraussetzung, daß $\dot{V}_{va}$ und $DF_{O_2}$ bei beiden Sauerstoffpegeln konstant bleiben, können $\dot{V}_{va}$ und $DF_{O_2}$ mit Hilfe eines Näherungsverfahrens, dem „trial and error"-Verfahren von Riley und Cournand, einzeln ermittelt werden. Der so gewonnene $\dot{V}_{va}$-Wert wird dann eingesetzt, um nach der Bestimmung von $p_{O_2A} - p_{O_2a}$ bei einem dritten, niedrigen $O_2$-Pegel in der Inspirationsluft (12—14% $O_2$) $DF_{O_2}$ endgültig zu ermitteln.

Riley u. Mitarb. bestimmen also $DF_{O_2}$ mit drei Beatmungspegeln (z. B. 22, 18 und 12% $O_2$), einer angenommenen Konstanz von $\dot{V}_{va}$ bei drei Pegeln und einer angenommenen Konstanz von $DF_{O_2}$ bei den beiden höheren Pegeln. Bartels u. Mitarb. dagegen arbeiten mit zwei Pegeln (z. B. 40 und 14% $O_2$) und mit einer angenommenen Konstanz von $\dot{V}_{va}$ bei beiden Pegeln. Die $DF_{O_2}$-Bestimmung ist hier unabhängig von einem bei einem anderen Pegel bestimmten Wert. $\dot{V}_{va}$-Änderungen durch Änderungen des HZV sind bei Änderung der $O_2$-Konzentration in der Einatmungsluft von 22 auf 40% erheblich geringer als bei Änderung von 22 auf 12%. Fehler, die durch eine Änderung von $V_{va}$ bei Hypoxie gegenüber Luftatmung bzw. 40% $O_2$-Atmung auftreten, betreffen also beide Methoden fast gleich. Die $V_{va}$-Bestimmung nach BARTELS u. Mitarb. ist genauer (s. S. 340).

## C. Maximale Diffusionskapazität

RILEY u. Mitarb. haben versucht, die maximale Diffusionsfähigkeit zu bestimmen, indem sie bei Hypoxie mittlere bis schwere Arbeit (1500—2000 ml $O_2$-Aufnahme/min) leisten ließen. Das Verfahren kommt für eine beschränkte Anzahl von Patienten in Frage. Analysen und Auswertungsverfahren sind mit den o. a. identisch.

## D. Überblick über die Fehlermöglichkeiten

Ganz allgemein gilt, daß $DF_{O_2}$ um so genauer bestimmbar ist, je kleiner $DF_{O_2}$ (d. h. je größer die Diffussionsstörung ist) ist. Dies liegt daran, daß bei Hypoxie $p_{O_2A} - \bar{p}_{O_2c}$ vorwiegend durch die Enddruckdifferenz $p_{O_2A} - p_{O_2c'}$ und nur wenig von $p_{O_2\bar{v}}$ bzw. $S_{O_2\bar{v}}$ beeinflußt wird. Von etwa 30 mm Hg $p_{O_2A} - \bar{p}_{O_2c}$ ab, ist der Fehler, mit dem man rechnen muß, wenn man $DF_{O_2}$ mit angenommenen venösen Werten bestimmt, +30% bzw. —20% des $DF_{O_2}$-Wertes. Mit zunehmenden Werten von $p_{O_2A} - \bar{p}_{O_2c}$ wird der Fehler kleiner. Abb. 206 gibt eine Vorstellung von den Fehlermöglichkeiten, wobei ±10% $HbO_2$-Fehler für $S_{O_2\bar{v}}$ und ±7 mm Hg Fehler für $p_{O_2A} - \bar{p}_{O_2c}$ zugrunde gelegt wurden.

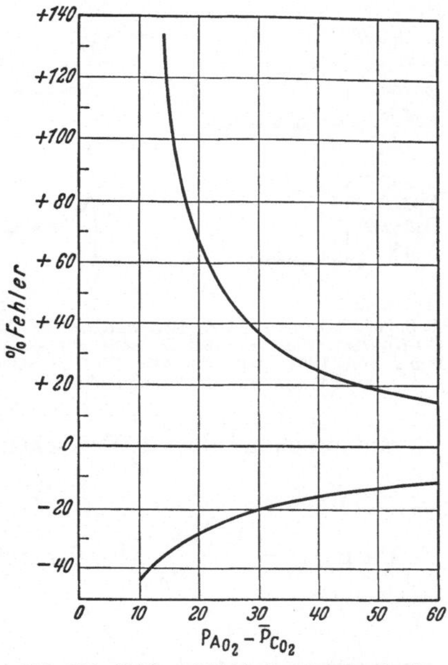


Abb. 206. Fehlermöglichkeiten bei der Bestimmung von $DF_{O_2}$ nach BOHR in Abhängigkeit von der Größe der mittleren $O_2$-Druckdifferenz $p_{O_2A} - \bar{p}_{C_2O}$. [Nach R. L. RILEY, R. H. SHEPARD, J. E. COHN, D. G. CARROL u. B. W. ARMSTRONG: J. appl. Physiol. **6**, 573 (1954)]

# II. Methoden zur Bestimmung von $DF_{CO}$

Die Verfahren zur $DF_{CO}$-Bestimmung sind bisher deshalb weniger verbreitet als diejenigen zur $DF_{O_2}$-Bestimmung, weil $DF_{O_2}$ mit den üblicherweise in gasanalytischen Laboratorien vorhandenen Apparaturen ermittelt werden kann, während für die $DF_{CO}$-Bestimmung eine besondere Ausrüstung (CO-Analysator in Gas und eventuell Blut, He-Analysator) benötigt wird. Die Verfahren zur $DF_{CO}$-Bestimmung sind nicht komplizierter als die zur $DF_{O_2}$-Bestimmung, allerdings nach neueren Anschauungen (s. o.) auch nicht vorteilhafter.

Die Anregung, CO zur „Eichung" der Diffusionsfähigkeit der Lunge für Gase zu verwenden, stammt von CHR. BOHR und wurde von A. und M. KROGH[1, 2] realisiert. Unter der nicht gerechtfertigten Annahme, daß $p_{COc}$ praktisch zu vernachlässigen sei, wird Gl. (2) S. 340 für CO zu

$$DF_{CO} = D'_{CO} \frac{q}{d} = \frac{\dot{V}_{CO}}{p_{COA}}. \tag{8}$$

[1] KROGH, A., u. M. KROGH: Skand. Arch. Physiol. **23**, 236 (1910).
[2] KROGH, M.: J. Physiol. (Lond.) **49**, 271 (1915).

Durch die Nichtberücksichtigung von $p_{CO_e}$ wird $DF_{CO}$ um etwa 10—20% zu niedrig bestimmt[1]. Allerdings werden bei der Methode nach M. KROGH andere Fehler (s. S. 353) gemacht, die $DF_{CO}$ um etwa denselben Betrag zu groß werden lassen.

## A. Klassische Methode

Nach dieser *Methode* atmet der Patient aus einem Spirometer Luft mit z. B. 1% CO von maximaler Exspiration bis zur maximalen Inspiration ein und sofort bis zu etwa 50% seiner Vitalkapazität wieder in das Spirometer aus. Nach dieser ersten Exspiration ($t_0$) wird eine Probe der dort stehenden Exspirationsluft ($CO_0$) entnommen. Etwa 5 bis 10 sec nach der ersten Exspiration ($t_0$) erfolgt eine zweite tiefe Exspiration ($t_1$) bis zum Maximum. Die Endexspirationsluft liefert ($CO_1$). Den Zeitabschnitt $t_0$—$t_1$ liest man von der Zeitschreibung des Spirometers ($\frac{1}{10}$ sec-Schreibung!) ab. Das Residualvolumen wird unabhängig von diesem Verfahren bestimmt (s. S. 58ff.). Die Berechnung von $DF_{CO}$ geschieht auf der Grundlage folgender Überlegungen:

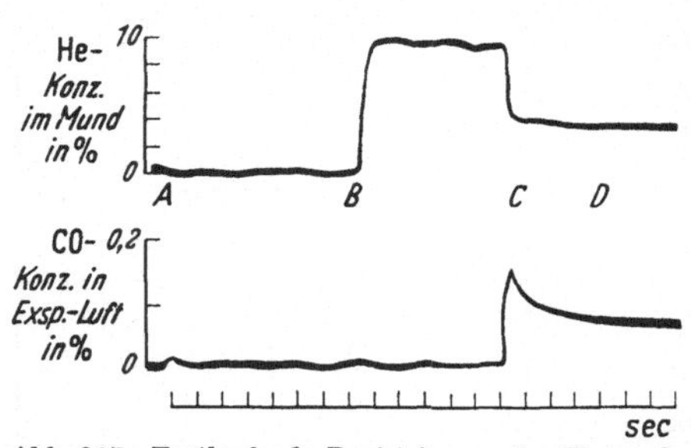


Abb. 207. Fortlaufende Registrierung der He- und CO-Konzentration bei einer Methode zur Bestimmung von $DF_{CO}$ nach FORSTER, FOWLER, BATES und v. LINGEN. Erklärung im Text

Entsprechend dem 1. Fickschen Gesetz ist

$$\frac{d\,V_{CO}}{dt} = -D'_{CO}\,\frac{q}{d}\,p_{A\,CO}\,. \tag{9}$$

Da $p_{A\,CO} = \frac{V_{CO}\cdot B - p_{H_2O}}{V_A}$ ist, erhalten wir aus Gl. (9)

$$\frac{dV_{CO}}{dt} = -\,DF_{CO}\,\frac{V_{CO}\cdot B - p_{H_2O}}{V_A}\,, \tag{10}$$

wobei $DF_{CO} = D'_{CO}\,\frac{q}{d}$ ist.

Diese Differentialgleichung heißt nach $V_{CO}$ aufgelöst

$$V_{CO_1} = V_{CO}\,e - \frac{DF_{CO}\cdot B - p_{H_2O}}{V_A}\,t\,. \tag{11}$$

Da $\frac{V_{CO}}{V_A}$ die Konzentration in prozentualem Anteil ($C_{CO}$) bedeutet, können wir auch schreiben

$$C_{CO_1A} = C_{CO_0A}\,e - \frac{DF_{CO}\,B - p_{H_2O}}{V_A}\,t\,. \tag{12}$$

Auflösung nach $DF_{CO}$ $\left(t \text{ in sec gemessen ergibt } \frac{60}{t}\right)$ lautet

$$DF_{CO} = \frac{V_A\,60}{B - p_{H_2O}\,t}\,\ln\frac{C_{CO_0A}}{C_{CO_1A}} \tag{13}$$

$t = t_1 - t_0$ (s. o.) und damit kann die Gleichung gelöst werden.

## B. Modifizierte Kroghsche Methode[2]

Der Patient atmet ein Gasgemisch von 0,3% CO, 10% He, 20% $O_2$ und 69,7% $N_2$ ein, hält den Atem etwa 10 sec an und atmet dann so rasch wie möglich

[1] LINDERHOLM, H.: Acta med. scand. **156**, 413 (1957).

[2] FORSTER, R. E., W. S. FOWLER, D. V. BATES u. B. VAN LINGEN: J. clin. Invest. **33**, 1135 (1954).

aus. Bei der Ausatmung wird Exspirationsluft durch einen Ultrarotabsorptionsschreiber (s. S. 189) zur CO-Analyse und aus dem Mundstück durch ein Massenspektrometer (s. S. 189) zur He-Analyse gesaugt. Abb. 207 zeigt ein typisches Registrierbild. Bei $A$ exspiriert der Patient tief, bei $B$ erfolgt die tiefe Inspiration, die He-Konzentration erreicht im Mund 10%, CO bleibt unverändert Null, da das Exspirationsventil (s. Abb. 134) geschlossen ist. Bei $C$ erfolgt Exspiration. Die He-Konzentration ist durch die Vermischung mit der Residualluft vermindert. Die CO-Konzentration steigt rasch an, um dann auf einen relativ konstanten Wert abzusinken. Die Zacke rührt vom Inspirationsluft-Gas her, das im Totraum des Mundstückes und in den Zuleitungen nach der Inspiration stehenblieb.

Zur Berechnung von $DF_{CO}$ dienen folgende gemessene Daten:

| | |
|---|---|
| Residualvolumen | 4000 ml |
| Inspiriertes Volumen | 1250 ml |
| $C_{COI}$ | 0,302% |
| $C_{HeI}$ | 10,0% |
| $C_{CO_1A}$ | 0,069% |
| $C_{HeA}$ | 3,52% |

Die Zeitdauer vom Beginn der Inspiration bis zum Ende der Exspiration betrug 9 sec.

Die Anfangskonzentration von CO ($C_{CO_0A}$) wird aus der Erniedrigung der inspiratorischen He-Konzentration berechnet. Da He praktisch nicht in das Blut aufgenommen wird, kann man folgern, daß die für dieses Gas durch die Zumischung zur Residualluft sich ergebende Konzentrationsabnahme in entsprechender Weise auch für CO gilt:

$$\frac{C_{HeA}}{C_{HeI}} = \frac{C_{CO_0A}}{C_{COI}}, \tag{14}$$

demnach ist

$$C_{CO_0A} = \frac{C_{HeA}}{C_{HeI}} C_{COI}. \tag{15}$$

Für das Beispiel errechnen wir

$$C_{CO_0A} = \frac{3,52}{10,00} 0,302 = 0,106\,.$$

Gl. (13) läßt sich nun wie folgt lösen

$$\begin{aligned} DF_{CO} &= \frac{5250 \cdot 60}{760 - 47 \cdot 9} \ln \frac{0,106}{0,069} \\ &= 49,1 \cdot 0,431 \\ DF_{CO} &= 21,2 \text{ ml CO/min/mm Hg } p_{COA}. \end{aligned}$$

Die Methode hat gegenüber der klassischen Kroghschen Methode den Vorteil, daß der Anfangswert der CO-Konzentration ($C_{CO_0A}$) richtiger berechnet wird. Bei der Kroghschen Methode wird der Konzentrationsunterschied $C_{CO_0A}$ zu $C_{CO_1A}$ allein auf die Diffusion von CO zurückgeführt und die Verdünnung nicht genügend berücksichtigt. Daher liegen die Werte für $DF_{CO}$ mit der Kroghschen Methode noch 20—40% zu hoch.

## C. Die steady-state-CO-Methode[1]

Sie hat gegenüber den vorgenannten Methoden den Vorteil, daß die Patienten nicht mitarbeiten müssen. Der Patient atmet durch ein Mundstück etwa 20 min

[1] Filley, G. F., D. J. MacIntosh u. G. W. Wright: J. clin. Invest. **33**, 530 (1954).

Zimmerluft und dann 6 min 0,1 % CO in Luft. Von der 2. min ab wird ein Douglassack oder Spirometer mit Exspirationsluft ausgespült, während der 5. und 6. min wird Exspirationsluft zur Volumenmessung und Analyse gesammelt. Die Gasanalyse erfordert einen Apparat, mit dem $O_2$, $CO_2$, $N_2$ und CO analysiert werden können, falls nicht CO z. B. mit einem Ultrarotabsorptionsschreiber und die anderen Gase in einer weiteren Probe mit dem Scholander- oder Haldane-Apparat (bzw. mit fortlaufend registrierenden Apparaturen s. S. 189) bestimmt werden können.

Die Berechnung von $p_{COA}$ geschieht auf der Grundlage der Bohrschen Formel für die Totraumberechnung. Wie für $CO_2$

$$\frac{V_D}{V_E} = \frac{C_{CO_2A} - C_{CO_2E}}{C_{CO_2A} - C_{CO_2I}} \tag{16}$$

gilt, soll auch für CO gelten

$$\frac{V_D}{V_E} = \frac{C_{COA} - C_{COE}}{C_{COA} - C_{COI}}. \tag{17}$$

Setzt man Gl. (16) in Gl. (17) ein, so erhält man

$$\frac{C_{CO_2A} - C_{CO_2E}}{C_{CO_2A} - C_{CO_2I}} = \frac{C_{COA} - C_{COE}}{C_{COA} - C_{COI}}. \tag{18}$$

Und (s. a. Gl. (5) S. 339)

$$C_{COA} = C_{COI} - \frac{C_{CO_2A} - C_{CO_2I}}{C_{CO_2E} - C_{CO_2I}} (C_{COI} - C_{COE}) \tag{19}$$

$$\mathrm{p}_{COA} = C_{COA} \cdot B - \mathrm{p}_{H_2O}\,.$$

Zur Berechnung von $\mathrm{p}_{COA}$ setzt man in Gl. (19) wie bei der $\mathrm{p}_{O_2A}$-Berechnung anstatt $C_{CO_2A}$ (s. S. 338 und 339) $\mathrm{p}_{CO_2a}$ ein. Die Gleichung lautet dann:

$$\mathrm{p}_{COA} = \mathrm{p}_{COI} - \frac{\mathrm{p}_{CO_2} - \mathrm{p}_{I\,CO_2}}{C_{CO_2E} - C_{CO_2I}} (C_{COI} - C_{COE})\,. \tag{20}$$

Die CO-Aufnahme/min wird aus der Konzentrationsdifferenz zwischen In- und Exspirationsluft und dem exspiratorischen Atemvolumen wie der $O_2$-Verbrauch (s. S. 44) berechnet

$$\dot{V}_{CO} = \dot{V}_E \left( C_{COI} \frac{C_{N_2E}}{C_{N_2I}} - C_{COE} \right). \tag{21}$$

$DF_{CO}$ erhält man dann aus $\frac{\dot{V}_{CO}}{P_{COA}}$ [s. Gl. (8)].

4. Einen Index für $DF_{CO}$ geben Verfahren von BATES[1] und FILLEY u. Mitarb.[2]. FILLEY u. Mitarb. definieren diesen Index als diejenige Menge CO (cm³), die vom Blut pro cm³ CO, das in die Gesamtlunge eintritt, aufgenommen wird. Nach neueren Untersuchungen[3] zeigt die Größe keine gute Übereinstimmung mit den o. a. Methoden.

Durch vergleichende Untersuchungen[3] von $DF_{O_2}$, $DF_{CO}$ nach KROGH, $DF_{CO}$ Krogh modifiziert und $DF_{CO}$-steady-state, konnte gezeigt werden, daß in der Praxis alle Methoden bei Ruhe und Arbeit verwendet werden und nach entsprechender

[1] BATES, D. V.: Clin. Sci. 11, 21 (1952).
[2] FILLEY, G. F., D. J. MACINTOSH u. G. W. WRIGHT: J. clin. Invest. 33, 530 (1954).
[3] FORSTER, R. E., J. E. COHN, W. A. BRISCOE, W. S. BLAKEMORE u. R. L. RILEY: J. clin. Invest. 34, 1417 (1955).

Umrechnung (s. S. 341 und 352) miteinander verglichen werden können. Auf die prinzipiellen Bedenken gegen die Anwendung dieser Verfahren[1–4] zur Erforschung der Diffusionsvorgänge in der Lunge braucht hier nicht eingegangen zu werden.

# Methoden zur Druckmessung im rechten Herzen und Pulmonalkreislauf einschließlich der Pulmonalarterienblockade

### *Allgemeines*

Als FORSSMANN[5,6] 1929 erstmalig über die Einführung eines dünnen Katheters in das rechte Herz im Selbstversuch berichtete, fand diese „heroische" Methode bei den damaligen Klinikern einstimmige Ablehnung. Erst rund 10 Jahre später griffen COURNAND und RANGES[7] diese Methode wieder auf und veröffentlichten 1941 eine Arbeit über die Katheterisierung des rechten Vorhofs beim Menschen. Zunächst kam es ihnen vornehmlich auf die Gewinnung von venösem Mischblut an, um auf diese Weise mit Hilfe des Fickschen Prinzips Herzzeitvolumenbestimmungen vornehmen zu können. Später aber erweiterten sie ihre Untersuchungen auch auf Druckmessungen und das gesamte Studium der Hämodynamik. 1945 hatte die Untersuchungsgruppe um COURNAND[8] ohne wesentliche Zwischenfälle 290 Herzkatheterisierungen durchgeführt. Um etwa dieselbe Zeit erschienen Mitteilungen von BRANNON u. Mitarb.[9], BALDWIN u. Mitarb.[10], BING u. Mitarb.[11,12], SOSMAN[13], DEXTER u. Mitarb.[14, 15] u. a. Ihnen folgten die monographischen Darstellungen von COURNAND, BALDWIN und HIMMELSTEIN[16], DONZELOT und D'ALLAINES[17], BAYER, LOOGEN und WOLTER[18], KJELLBERG, MANNHEIMER, RUHDE und JOHNSON[19] sowie LUISADA und LIU[20].

Im Rahmen der Lungenfunktionsprüfung ist diese Untersuchungsmethode insofern von Bedeutung, als sie gestattet, aus den verschiedenen Abschnitten des Herzens und der Lungenstrombahn Blutproben zur Gasanalyse zu entnehmen und die dort herrschenden Drucke zu registrieren. Mit diesen Ergebnissen kann

---

[1] FORSTER, R. E., J. E. COHN, W. A. BRISCOE, W. S. BLAKEMORE u. R. L. RILEY: J. clin. Invest. **34**, 1117 (1955).

[2] GIBSON, Q. H., F. KREUZER, E. MEDA u. F. J. W. ROUGHTON: J. Physiol. (Lond.) **129**, 65 (1955).

[3] BARTELS, H.: Bad Oeynhausener Gespräche I, 28. Berlin-Göttingen-Heidelberg: Springer 1957.

[4] LINDERHOLM, H.: Acta med. scand. **156**, 413 (1957).

[5] FORSSMANN, W.: Klin. Wschr. **1929**, 2085.

[6] FORSSMANN, W.: Münch. med. Wschr. **1931**, 489.

[7] COURNAND, A., u. A. H. RANGES: Proc. Soc. exp. Biol. (N.Y.) **46**, 462 (1941).

[8] COURNAND, A., R. L. RILEY, E. S. BREED, E. F. BALDWIN u. D. W. RICHARDS: J. clin. Invest. **24**, 106 (1945).

[9] BRANNON, E. S., H. S. WEENS u. J. V. WARREN: Amer. J. med. Sci. **210**, 480 (1945).

[10] BALDWIN, E. DE F., L. V. MOORE u. R. R. NOBLE: Amer. Heart J. **32**, 152 (1946).

[11] BING, R. J., L. D. VANDAM u. F. D. GRAY jr.: Bull. Johns Hopk. Hosp. **80**, 107 (1947).

[12] BING, J. R., L. D. VANDAM, F. GREGOIRE, J. C. HANDELMAN, W. T. GOODALE u. J. E. ECKENHOFF: Proc. Soc. exp. Biol. (N.Y.) **66**, 239 (1947).

[13] SOSMAN, M. C.: Radiology **48**, 441 (1947).

[14] DEXTER, L., C. S. BURWELL, F. W. HAYNES u. R. E. SEIBEL: Bull. New Engl. med. Cent. **8**, 113 (1946).

[15] DEXTER, L., F. W. HAYNES, C. W. BURWELL, E. C. EPPINGER, R. E. SEIBEL u. J. M. EVANS: J. clin. Invest. **26**, 547 (1947).

[16] COURNAND, A., J. S. BALDWIN u. A. HIMMELSTEIN: Cardiac catheterization in congenital heart disease. New York Commenwealth Fund 1949.

[17] DONZELOT, E., u. D'ALLAINES: Traite des cardiopathies congenitales. Paris Masson 1954.

[18] BAYER, O., F. LOOGEN u. H. H. WOLTER: Der Herzkatheterismus bei angeborenen und erworbenen Herzfehlern. Stuttgart Georg Thieme 1954.

[19] KJELLBERG, S. R., E. MANNHEIMER, V. RUHDE u. B. JONSSON: Diagnosis of congenital heart disease. Chikago: The Year Book Publishers 1955.

[20] LUISADA, A. A., u. T. C. LIU: Cardiac pressures and pulses. New York: Grune & Stratton 1956.

man wichtige Einblicke in die respiratorischen und zirkulatorischen Funktionszustände der Lunge gewinnen. Darüber hinaus ist es möglich, durch temporäre Blockade einer Lungenarterie Teile des Lungenkreislaufs auszuschalten. Man kann so einen postoperativ zu erwartenden definitiven Zustand (Pneumonektomie) im Hinblick auf die Leistungsfähigkeit des Patienten vorher überprüfen und damit die Indikation zu einer Resektionsbehandlung abgrenzen[1-11].

## I. Physikalische Vorbemerkungen zur Druckregistrierung

STRAUB[12] hat sich in den 20iger Jahren bereits eingehend mit der Meßmöglichkeit biologischer Druckabläufe beschäftigt und auf die Schwierigkeiten hingewiesen. Seine damaligen grundlegenden Ausführungen sind auch heute noch gültig, wir vermögen im Hinblick auf klinische Belange nur weniges hinzuzufügen.

### A. Naturgetreue Wiedergabe von Frequenz, Amplitude und Phase

Einen Erregungsablauf optimal aufzuzeichnen, heißt: ihn *naturgetreu* wiederzugeben

erstens im Hinblick auf seine *Frequenz*,
zweitens seine *Amplitude*,
drittens seine *Phase*[13, 14]

Welche Voraussetzungen müssen dazu von einem registrierenden System erfüllt werden?

**Frequenz.** Aus der Schwingungslehre ist bekannt, daß ein mit einer Druckflasche verbundenes Manometer, sobald diese Verbindung gelöst wird, um die Ausgangsgleichgewichtslage hin- und herschwingt. Diese sog. Eigenschwingungen haben eine konstante Schwingungsdauer, nehmen aber infolge Energieverlustes kontinuierlich an Amplitude ab, bis das Manometer schließlich in der Nullage zur Ruhe kommt. Die Schwingungszahl pro Sekunde hängt von Elastizität, Masse und Reibungskraft ab und stellt, als *Eigenfrequenz* bezeichnet, ein wichtiges Charakteristikum des registrierenden Manometers dar.

Ein solches, als *ungedämpft* bezeichnetes Meßinstrument ist gut geeignet, Erregungsabläufe aufzuzeichnen, deren Frequenzen bis zu $^1/_5$—$^1/_6$ seiner Eigenfrequenz betragen. Bei Erhöhung der Erregerfrequenz würden jedoch zunehmend Resonanzerscheinungen des Manometers auftreten, die eine Aufzeichnung des reellen Druckablaufes stören. Meßeinrichtungen mit einer Eigenfrequenz, die

---

1 CARLENS, E., H. E. HANSON u. B. NORDENSTRÖM: J. thorac. Surg. **22**, 527 (1951).
2 DOTTER, C. T., u. D. S. LUKAS: Amer. J. Physiol. **164**, 254 (1951).
3 HANSON, H. E.: Acta chir. scand., Suppl. 187 (1954).
4 KRALL, J., G. RODEWALD u. H. J. HOFHEINZ: Thoraxchirurgie **1**, 434 (1954).
5 NEMIR jr., P., H. H. STONE, T. N. MACKRELL u. H. R. HAWTHORNE: Surgery **34**, 401 (1953).
6 NEMIR jr., P., H. H. STONE, H. R. HAWTHORNE u. T. N. MACKRELL: J. thorac. Surg. **32**, 562 (1956).
7 NORDENSTRÖM, B.: Acta radiol. (Stockh.) Suppl. 108 (1954).
8 BROFMAN, B. L.: Circulat. Res. **2**, 285 (1954).
9 SLOAN, H., J. D. MORRIS, M. FIGLEY u. R. LEE: J. thorac. Surg. **30**, 591 (1955).
10 BÜCHERL, E.: Thoraxchirurgie **4**, 261 (1956).
11 BÜCHERL, E., u. R. BÜCHERL: Thoraxchirurgie **5**, 519 (1958).
12 STRAUB, H.: Handbuch der biologischen Arbeitsmethoden, Berlin u. Wien: Urban & Schwarzenberg Abt. V, 4. Teil (1936).
13 FRANK, O.: Z. Biol. **44**, 445 (1903).
14 FRANK, O.: TIGERSTEDTS Handbuch der physiologischen Methodik. Bd. II, 2. Leipzig: S. Hirzel 1913.

von den biologisch vorkommenden Frequenzen nicht annähernd erreicht wird, sind aber technisch sehr schwierig herzustellen und auch für die übliche Kathetermessung, wie später gezeigt wird, unerwünscht.

Aus diesem Grunde benutzt man sog. *gedämpfte* Systeme. Dämpfung bedeutet Energieentzug eines zunächst freischwingenden Systems. Das Verhältnis der Amplituden zweier aufeinanderfolgender Eigenschwingungen (Dämpfungsdekrement) gibt ein Maß für die Dämpfung. Im Grenzfall der sog. aperiodischen Dämpfung — willkürlich als Dekrementdämpfungsfaktor 1 bezeichnet — kehrt das Manometer von der Auslenkung ohne Eigenschwingung zur Nullage zurück.

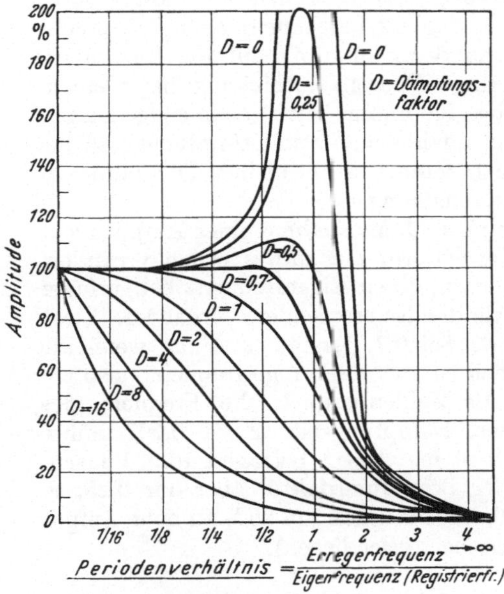


Abb. 208. Die Amplitude der erzwungenen Schwingung als Funktion des Periodenverhältnisses und der Dämpfung

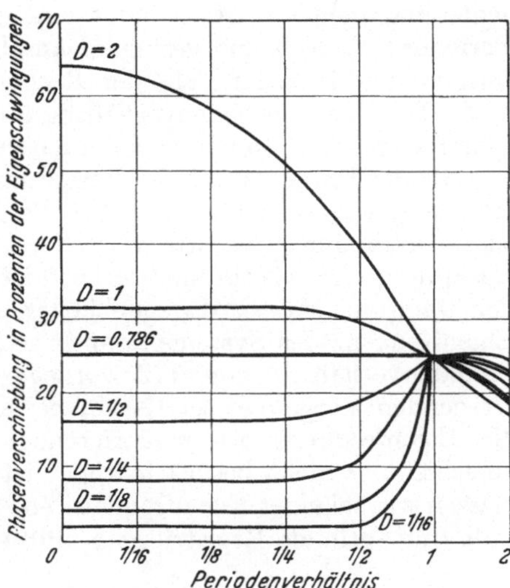


Abb. 209. Die zeitliche Phasenverschiebung (in Prozenten der erregenden Periode) als Funktion des Periodenverhältnisses und der Dämpfung

Ein *überdämpftes* System erreicht dann diese Ruhelage — wiederum in Abhängigkeit vom „Überdämpfungsgrad" — langsamer als das aperiodisch gedämpfte.

Diese Dämpfung wirkt nun aber nicht nur den Eigenschwingungen und damit dem Auftreten von Resonanzerscheinungen entgegen, sondern auch der Geschwindigkeit der Einstellbewegung eines Manometers. Die verzögerte Einstellung bei starker Dämpfung ist aber ein Nachteil, sofern es sich um schnell ablaufende Erregungsabläufe handelt. Man wählt deshalb besser einen geringeren Dämpfungsgrad. Es treten dann wohl noch Eigenschwingungen auf, aber ihre Amplituden sind kleiner und stören die Aufzeichnung des zu registrierenden Vorganges nur wenig. Nach BROEMSER[1] genügt ein nicht aperiodischer Dekrementdämpfungsfaktor von 0,707 (Abb. 208).

**Amplitude.** Ihre getreue Wiedergabe ist so eng mit der Frequenz und Dämpfung verbunden, daß eine Besprechung nur zusammen möglich ist. Die Abb. 208 gibt Aufschluß über die Amplitude der registrierten Schwingung — aufgetragen auf der Ordinate in % des reellen Druckes — als Funktion des Quotienten Erregerfrequenz zu Eigenfrequenz (Periodenverhältnis) unter Berücksichtigung

[1] BROEMSER, P.: Z. Biol. 63, 377 (1914).

verschiedener Dämpfungsgrade. Bei einem Periodenverhältnis 1:1 ist es praktisch nicht möglich, amplitudengetreu (d. h. 100%) zu registrieren; je ungedämpfter das Registriersystem, desto überhöhter die Amplitude. Bei einem Dämpfungsfaktor von 1 werden z. B. nur 50% der erregenden Amplitude aufgezeichnet.

Aus der Abb. 209 wird ebenfalls ersichtlich, daß bei einem Dämpfungsfaktor von 0,707 amplitudengetreue Wiedergabe ein Periodenverhältnis von etwa 1:2 erfordert. Die Eigenfrequenz des Manometers muß also doppelt so hoch sein, wie die Frequenz des erregenden Vorganges.

**Phase.** Die *Phasen*verschiebung hängt ebenfalls vom Periodenverhältnis und vom Dämpfungsfaktor ab. Der Verzögerungswert läßt sich nach BROEMSER[1] aus Periode und Dekrement der Eigenschwingung berechnen. Abb. 209 macht den Einfluß des Periodenverhältnisses und der Dämpfung auf die Phasenverschiebung sichtbar. Man findet eine geringe Phasenverschiebung bei kleinem Periodenverhältnis und geringer Dämpfung. Sie nimmt mit zunehmender Dämpfung zu und liegt im Falle der Resonanz unabhängig vom Dämpfungsgrad bei 25%. Bei einem Periodenverhältnis über 1 kommt es bei kleiner Dämpfung zu weiterer, rascher Zunahme der Phasenverschiebung.

Für die Praxis lautet die Forderung: unter Inkaufnahme einer Amplitudenfälschung von 5—10% — wobei die Kurvenform nur unwesentlich verändert ist —, muß eine Apparatur verwendet werden, deren Eigenfrequenz bei geringer Dämpfung vier- bis fünfmal so hoch ist wie die des erregenden Vorganges. Liegt der Dämpfungsfaktor dagegen höher, etwa bei 0,7, genügt es schon, wenn die Eigenfrequenz des Systems doppelt so hoch ist wie die Erregerfrequenz, also ein Periodenverhältnis von 1:2 vorliegt. Als Zahlenbeispiel: die Frequenz des erregenden Vorganges sei 10/sec; bei einem Dämpfungsfaktor von 0,707 müßte die Eigenfrequenz des registrierenden Systems 20/sec betragen (die Phasenverschiebung nicht berücksichtigt); ist der Dämpfungsfaktor aber nur 0,25, so messen wir bei einer Eigenfrequenz von 20/sec eine schon um 25% zu hohe Amplitude (für optimale Registrierung müßte sie bei 40/sec liegen).

## B. Biologische Druckkurven als nicht sinusförmige periodische Schwingungsvorgänge

Aus dem bisher Besprochenen ergibt sich die Notwendigkeit, die *Frequenz biologischer Druckabläufe* zu kennen. Diese Frage läßt sich nicht genau beantworten, da die höchste Frequenz in einer aus einem Frequenzgemisch bestehenden komplexen Blutwelle nicht bekannt ist. Jeder nicht sinusförmige periodische Schwingungsvorgang (mit der Grundfrequenz $n$) — um den es sich bei sämtlichen biologischen Druckwellen handelt —, läßt sich experimentell und mathematisch durch eine Anzahl „harmonischer" Schwingungen auflösen. Dieses sind reine Sinusschwingungen, deren Frequenzen steigende, aber immer ganzzahlige Vielfache der Grundfrequenz betragen. Je nach Kompliziertheit der Druckkurve sind mehr oder weniger zahlreiche solcher harmonischer Schwingungen zu ihrer Analyse notwendig. Über ihre notwendige Anzahl für biologische Druckkurven gehen die Meinungen verschiedener Autoren auseinander. HANSEN[2] fordert 6, WOOD[3-6] 10 harmonische Schwingungen. Unter Berücksichtigung höchster

[1] BROEMSER, P.: Z. Biol. **63**, 377 (1914).
[2] HANSEN, T. A.: Acta physiol. scand. Suppl. **68** (1949).
[3] WOOD, E. H., J. E. GERACI, A. A. POLLACK, D. GROM, B. E. TAYLOR, J. W. PENDER u. D. G. PUGH: Proc. Mayo Clin. **23**, 494 (1948).
[4] WOOD, E. H.: Science **112**, 707 (1950).
[5] WOOD, E. H.: Proc. Mayo Clin. **28**, 58 (1953).
[6] WOOD, E. H., J. R. LENSEN, H. R. WARNER u. J. L. WRIGHT: Circulat. Res. **2**, 294 (1954).

Frequenz (etwa 300/min bei Vorhofflattern) ergeben sich daraus maximale Einzelfrequenzen in einer registrierten Summationsdruckkurve von etwa 25—40 pro Sekunde. Dieses dürften jedoch Maximalwerte sein, da erstens so schnelle Herzfrequenzen praktisch selten beobachtet werden und zweitens von den oben genannten Autoren Feinheiten der Druckkurven berücksichtigt werden, die für die Praxis kaum eine Rolle spielen. Es handelt sich dabei um kleinste Druckzacken, die durch hochfrequente Schwingungen hervorgerufen sind und bei Auflösung der Gesamtkurve die Zuhilfenahme weiterer immer höher frequenter harmonischer Schwingungen erfordern.

Diese Überlegungen gewinnen besonders Bedeutung bei den intrakardialen und intrathorakalen Druckmessungen (ausgenommen bei eröffnetem Thorax während Operation) da dem *receptierenden Manometer ein etwa 1 m langer Katheter „vorgeschaltet“* ist. (Demgegenüber sind Druckreceptoren, die an der Spitze des Katheters direkt ins Herz bzw. in die Lungengefäße eingebracht werden können, kaum auf dem Markt[1-4].) Infolge seiner elastischen Eigenschaften und der in ihm befindlichen Flüssigkeitssäule muß er nach dem oben Gesagten einen Einfluß auf die Eigenfrequenz des Gesamtsystems haben. Im allgemeinen kann damit gerechnet werden, daß durch das Hinzutreten des Katheters zum Gesamtsystem dessen anfängliche Eigenfrequenz auf etwa $^1/_{10}$ herabgemindert wird[5].

Zu dieser Beeinflussung der Eigenfrequenz treten als weiterer Nachteil störende *artefizielle Druckwellen* hinzu. Sie sind durch Verschiebung der im Katheter befindlichen Flüssigkeitssäule bei seiner Bewegung bedingt. Besonders ins Gewicht fallen dabei solche Bewegungen, die in der Längsrichtung erfolgen, dagegen sind diejenigen quer zur Katheterachse von untergeordneter Bedeutung. Diese Artefakte können sich der reellen Druckkurve so überlagern, daß ihre Auswertung schwierig wird. Es gibt zwei Möglichkeiten zur Abhilfe:

1. Fixierung des Katheters, was mit Hilfe eines aufblasbaren Ballons wenigstens in der A. pulmonalis möglich ist (wodurch aber die Hämodynamik beeinflußt wird).

2. Verwendung eines weniger frequenten Registriersystems. Dies stellt eine Kompromißlösung dar; sie erscheint jedoch vertretbar, da die Frequenz der Artefaktwellen im allgemeinen etwa bei 30 Hz liegt, während man die klinisch wichtigen Einzelheiten der biologischen Druckkurven schon mit Registriersystemen von 10—15 Hz, wie oben ausgeführt, befriedigend aufzeichnen kann. Dabei ist in jedem Falle eine zuverlässigere Auswertung gewährleistet, als es bei Überlagerung durch Artefakte möglich ist.

Man kann sich deshalb nach Wood[6,7] für klinische Untersuchungen mit einem Galvanometer von 10 Hz Eigenfrequenz begnügen. Trotz der „herausgeschnittenen“ höchsten Frequenzen erhält man damit eine Druckkurve befriedigender „fidelity“.

Es muß noch darauf hingewiesen werden, daß zur Wiedergabe der Druckkurven auch die Registrierapparaturen eine entsprechende Eigenfrequenz besitzen müssen. Dabei ist von Bedeutung, daß Gleichspannungsverstärker die langsamen Schwingungen ebenso gut verstärken wie die schnellsten. Die in modernen EKG-Apparaten eingebauten RC-Verstärker bringen aber sehr langsame Frequenzen häufig nur entstellt zur Darstellung, so daß eine untere Grenzfrequenz berücksichtigt werden muß.

---

[1] Ellis, E. J., O. H. Gauer u. E. H. Wood: Proc. Mayo Clin. **25**, 49 (1950).
[2] Ellis, E. J., O. H. Gauer u. E. H. Wood: Circulation (N.Y.) **3**, 390 (1951).
[3] Gauer, O. H., u. E. Gienapp: Science **112**, 404 (1950).
[4] Wetterer, E.: Z. Biol. **101**, 332 (1943).
[5] Grosse-Brockhoff F., R. MüRtz u. W. Weiss: Z. Kreis.-Forsch. **45**, 423 (1956).
[6] Wood, E. H., J. R. Lensen, H. R. Warner u. J. L. Wright: Circulat. Res. **2**, 294 (1954).
[7] Ellis, E. J., O. H. Gauer u. E. H. Wood: Proc. Mayo Clin. **25**, 41 (1950).

## II. Registriersysteme

Das Kernstück jedes Registriersystems stellt der Receptor dar. Die auftretenden Drucke werden ihm unter Vermittlung eines Kopplungsstückes über einen Katheter zugeführt. Die im Receptor ankommenden mechanischen Wellen werden nach Transformation in elektrische Energie in einem entsprechenden Gerät verstärkt und schließlich aufgezeichnet.

Ein komplettes System besteht danach aus:
1. Katheter
2. Verbindungsstück
3. Druckreceptor
4. Registrierapparatur.

### A. Katheter

Im allgemeinen stehen sog. Cournand-Katheter mit endständiger und Goodale[1]-Katheter mit seitenständiger Öffnung sowie Katheter der Firma Rüsch (Rommelshausen, Württ.) zur Verfügung. Die ersten beiden haben den Vorteil stärkeren Kontrastes bei der Röntgendurchleuchtung und reduzieren dadurch die Expositionszeit. Rüsch-Katheter sind dünnwandiger, so daß Katheter mit kleinerem äußeren Durchmesser — zumal bei dünnen Venen — Verwendung finden können. Für Erwachsene ist Nr. 6—8 bei 100—125 cm Länge die meist verwandte Größe. Auf jeden Fall empfiehlt es sich, für jede Katheterisierung eine größere Auswahl bereit zu halten.

Das Einführen und die Manipulationen mit dem Katheter werden durch eine Krümmung seiner Spitze wesentlich erleichtert. Den jeweils gewünschten Krümmungsradius kann man leicht selbst herstellen. In heißes Wasser eingelegt, verlieren sie ihre Starrheit und lassen sich in jede gewünschte Form bringen. Zwischen zwei Glasplatten fixiert, erstarren sie dann wieder zur ursprünglichen optimalen Härte. Auf die gleiche Weise werden auch Wellungen des Katheters beseitigt. Er wird dazu nach vorherigem Erwärmen, mit einem Gewicht an seinem Ende beschwert, aufgehängt.

Je nach der vorgesehenen Untersuchung verwendet man verschieden konstruierte Katheter, die von verschiedenen Firmen hergestellt werden.

#### 1. Einlumige Katheter

Sie eignen sich zur einfachen Druckmessung sowohl in den Herzhöhlen als auch in sämtlichen Gefäßen. Dabei ist die Öffnung entweder an der Spitze oder wenige Zentimeter proximal davon seitlich angebracht. Wesentliche Unterschiede der Untersuchungsergebnisse konnten dabei nicht festgestellt werden. Es hat allerdings den Anschein, als würden bei Verwendung von Kathetern mit seitlicher Öffnung Schleuderzacken durch den herzsynchron bewegten Katheter weniger ausgeprägt registriert. Zur Messung des „Pulmonalcapillar-Venendruckes" (PCV) mit Okklusion eines kleinen Astes der A. pulmonalis ist man auf die Verwendung eines Katheters mit endständiger Öffnung angewiesen.

#### 2. Mehrlumige Katheter (Blockadekatheter[2])

*a) Mit zwei Wegen.* Ein Weg bleibt für die übliche Registrierung und Blutentnahme offen. Über den zweiten kann ein 2 cm proximal der Spitze des

[1] Goodale, W. T., M. Lubin, J. E. Eckenhoff, J. H. Hafkenschiel, S. H. Durlacher, B. H. Landing u. W. R. Banfield: Proc. Soc. exp. Biol. (N.Y.) **66**, 571 (1947).
[2] Dotter, C. T., u. D. S. Lukas: Amer. J. Physiol. **164**, 254 (1951).

Katheters befindlicher, im leeren Zustand dem Katheterschaft eng anliegender und ihn nur wenig verdickender Gummiballon gefüllt werden. Er faßt etwa 15 ml Flüssigkeit. Um mit dem Ballon eine Pulmonalarterie zu verschließen, genügt meist eine Füllung mit 8—12 ml. Die Öffnung des Registrierweges kann entweder an der Katheterspitze unmittelbar, also distal vom Ballon oder proximal davon liegen. Im ersteren Falle erfolgt die Druckmessung bzw. Blutentnahme peripher der durch Füllung des Ballons bewirkten Gefäßblockade (geeignet z. B. für Angiographie: langsamer Abtransport des Kontrastmittels), im zweiten Fall proximal davon: Im allgemeinen für Funktionsstudien z. B. zur Blockade eines Pulmonalarterienastes. Für diesen Zweck ist es günstiger, wenn zur Blockade der rechten A. pulmonalis die Öffnung des Registrierweges etwa 5 cm, für die linke A. pulmonalis aber nur 2—3 cm proximal des Ballons gelegen ist. Die rechte A. pulmonalis ist bekanntlich länger, dadurch kann sich der Ballon nach proximal so weit überstülpen, daß die Öffnung, sofern sie nur 2—3 cm proximal davon gelegen ist, z. T. verschlossen wird. Links ist der Stamm viel kürzer und geht sogleich in den gemeinsamen Hauptstamm der Pulmonalarterie über. Eine ähnliche Verlegung der Öffnung kann dadurch praktisch nicht stattfinden. Sofern aber diese Öffnung 5 cm proximal des Ballons liegt, kann sie, zumal bei kurzem Hauptstamm, und vor allem bei Belastung, in den rechten Ventrikel zurückrutschen, was für die Registrierung zu diesem Zeitpunkt nicht erwünscht ist.

*b) Mit drei Wegen**. Diese Katheterform gestattet neben der Blockade gleichzeitig Druckregistrierung oder Blutentnahmen sowohl distal wie proximal von dem Ballon. Da aber drei Wege in einem geeigneten Katheter untergebracht werden müssen, ist sein äußerer Durchmesser entweder sehr groß oder das Lumen der Meßwege sehr klein, wodurch entweder Einführungs- oder Registrierschwierigkeiten bedingt werden.

### 3. Prüfung, Reinigung und Sterilisation der Katheter

Vor Benutzung ist es notwendig, den Katheter auf gute Durchgängigkeit zu prüfen, was am besten mit physiologischer Kochsalzlösung erfolgt. Dabei wird gleichzeitig das zur Konservierung benutzte Formalin ausgespült. Selbstverständlich ist jeder Ballon auf Dichtigkeit zu untersuchen. Es ist vorteilhaft, den Katheter unmittelbar nach der Untersuchung zu reinigen. Dazu soll er zunächst mit Wasser durchgespült und anschließend wenigstens für eine Stunde in Detergicide oder ähnlicher Lösung aufbewahrt werden. Auf diese Weise lassen sich Innenbeläge (Fibrin u. a.) beseitigen. Die Sterilisation kann im Autoklaven oder in kochendem Wasser (30 min) erfolgen. Beides muß mehrere Stunden vor der Verwendung stattfinden, da der Katheter sonst zu flexibel ist, die Einführung erschwert wird und die elastischen Eigenschaften im Hinblick auf die Registrierung andere sind. Zur Sterilisation genügt aber auch einstündiges Einlegen in eine Detergicidelösung (1:1000); Zephiran 1:5000 und Chlorwasser 0,5% sind ebenfalls dafür geeignet. Die weitere Aufbewahrung und eventuell notwendiger Transport erfolgen am besten in leichten Röhren aus Plastikmaterial.

## B. Verbindungsstück

Im einfachsten Falle könnte der Katheter direkt an den Druckreceptor angeschlossen werden. Diese Verbindung ist jedoch nicht zweckmäßig, weil beim Registriervorgang zur Gerinnungsverhinderung der Katheter mehrfach oder kontinuierlich durchgespült werden muß. Außerdem soll die Möglichkeit zu Blut-

* Vertrieb: Instrumentation Assiociates, New York.

entnahmen und Eichung der Receptoren gegeben sein. Bereits ein einfacher Mehrwegehahn kann dafür ausreichen. Besser bewährt hat sich in der Praxis jedoch das in Abb. 210 gezeigte Verbindungsstück*. Es handelt sich dabei um ein Y-förmig gestaltetes Metallstück, welches auf einem Stativ in variabler Bodenentfernung angebracht werden kann. Eine auf ihm befindliche kleine Wasserwaage gestattet horizontale Einstellung. Das gesamte Verbindungsstück wird in der Längsachse von einem zentralen Bohrungskanal durchzogen. An diesen Kanal

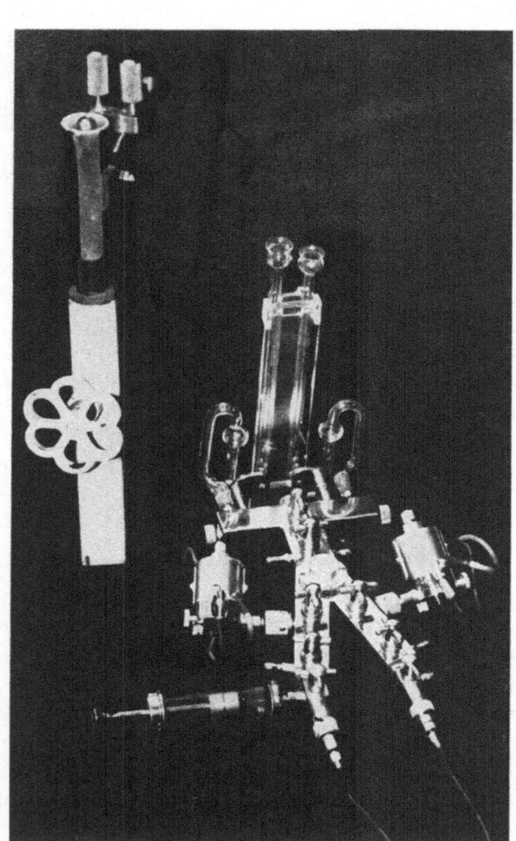

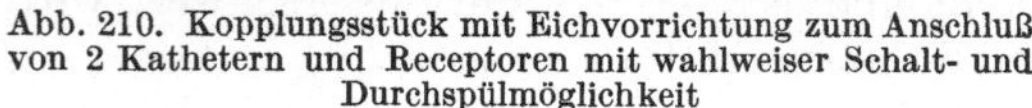

Abb. 210. Kopplungsstück mit Eichvorrichtung zum Anschluß von 2 Kathetern und Receptoren mit wahlweiser Schalt- und Durchspülmöglichkeit

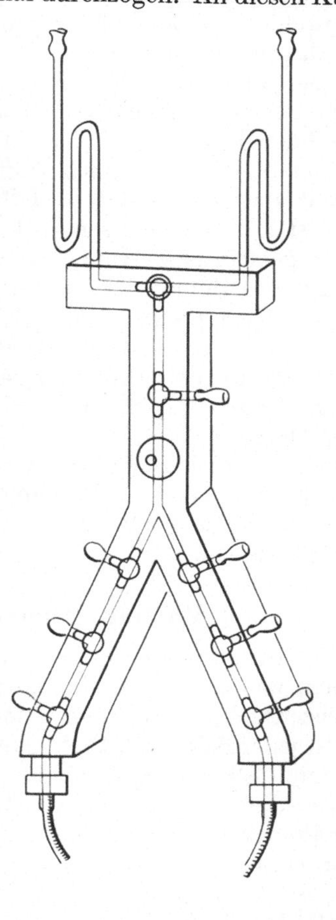

Abb. 211. Schematische Zeichnung von Abb. 210

führen insgesamt 9 seitliche Ansätze, die durch entsprechende Hähne wahlweise in verschiedener Richtung eingeschaltet werden können. Einzelheiten s. Abb. 211. Auf diese Weise sind neben der reinen Katheter-Receptor-Verbindung sowohl eine Katheterdurchspülung wie Entnahme von Blutproben möglich. Außerdem gestattet die Anordnung, ohne Zeitverlust zwei Registriervorgänge hintereinander mit dem gleichen Receptor aufzunehmen. Hinzu kommt schließlich noch eine relativ bequeme *Eichungs*möglichkeit.

Mit zwei wahlweise einzuschaltenden Manometern können zusammen mit dem Nullpunkt einfach und wiederholt drei Eichpunkte gewonnen werden.

---

* Hersteller: Ing. P. Almstedt, Göttingen, Kurze Geismarstr. 7.

## C. Druckreceptoren

Für den Gebrauch in der Klinik sind folgende Anforderungen an einen Druckreceptor zu stellen:

1. Große mechanische u. elektrische Stabilität.
2. Lineare Beziehung zwischen Druck und Ausschlag.
3. Geringe Empfindlichkeit gegen Erschütterung, Temperatur, Feuchtigkeit.

Tabelle 61. *Charakteristika verschiedener Druckreceptoren*

| Druck-receptortyp | Eigenfrequenz Hz | Volumen-verschiebung mm³/100 mm Hg | Frequenz (mit Katheter Nr.) | Volumen-Elastizitäts-Koeffizient dyn/cm⁻⁵ | Meßbereich in mm Hg |
|---|---|---|---|---|---|
| Neuhaus | 400 | 0,20 | 40 (8) | | 0—400 |
| Schwarzer | 200 | 0,17 | 50 (8) | $8 \cdot 10_8$ | 0—300 |
| Hansen | 400 | 0,1 | 45 (7) | | 0—500 |
| Elema | 50 Mit Kanüle | 0,3 | 25 (6) | $4 \cdot 10_8$ | 0—300 |
| Sanborn 3 | 300 Mit Kanüle | 0,03 | ~40 | | —100 bis +400 |
| Hathaway Ps $8A_1$ | 600 | | | | 10—400 |
| Statham 23AA | 39 Mit Kanüle 5 cm/20 | 0,83 | 9 (7) D*=0,45 | $1{,}5 \cdot 10_8$ | 0—750 |
| Statham 23BB | 10 Mit Kanüle 5 cm/20 | 12,0 | 3 (6) D = 1,0 | $0{,}11 \cdot 10_8$ | 0—50 |
| Statham 23D | 185 Mit Kanüle 5 cm/20 | 0,05 | 60 (7) D = 0,32 | $31 \cdot 10_8$ | 0—750 |
| Statham 23G | 375 Mit Kanüle 5 cm/20 | 0,01 | 70 (6) D = 0,4 | $125 \cdot 10_8$ | 0—750 |
| Wetterer-Sonde | ~600 | | | | |

* Dämpfungsfaktor

4. Einfache Handhabung und leichte Entfernung von Luftblasen.
5. Gute Möglichkeit zur Sterilisierung.

Die zur Verfügung stehenden Receptoren transformieren im allgemeinen mechanische in elektrische Energie. Dies kann auf verschiedene Weise erreicht werden:

1. Veränderlicher Kondensatorplattenabstand (HANSEN[1, 2], LILLY[3] und NEUHAUS[4]).

2. Widerstandsänderung stromdurchflossener Leiter (SCHÜTZ[5], WAGNER[6], LAMBERT[7]).

[1] HANSEN, T. A.: Verh. dtsch. Ges. KreislForsch. **15**, 97 (1949).
[2] HANSEN, T. A.: Acta physiol. scand. Suppl. **68** (1949).
[3] LILLY, J. C., V. LEGALLOIS u. R. CHERRY: J. appl. Physics 18, 613 (1947).
[4] NEUHAUS, G.: Verh. dtsch. Ges. KreislForsch. **16**, 201 (1950).
[5] SCHÜTZ, E.: Z. Biol. **91**, 515 (1931).
[6] WAGNER, R.: Z. Biol. **92**, 54 (1932).
[7] LAMBERT, E. H., u. R. E. JONES: Proc. Mayo Clin. **23**, 487 (1948).

3. Induktion (COMEZ u. Mitarb.[1], McLEOD[2], PORJE[3], WETTERER[4], MÜLLER[5], MOTLEY u. Mitarb.[6], HAMPEL[7]).
4. Benutzung des piezo-elektrischen Effektes.
5. Benutzung von Photozellen (REIN sowie SCHWARZER[8]).

Eine Zusammenstellung der im Handel befindlichen Druckreceptoren mit ihren technischen Daten findet sich in Tabelle 61.

## D. Registrierapparate

Grundsätzlich stehen mehrere Möglichkeiten zur Verfügung:

1. Direkt schreibende Systeme (Schwarzer, Siemens, Sanborn, Elema).
2. Photographisch registrierende Systeme (ELMQUIST, ATLAS, HATHAWAY, HAILAND, KIPP).
3. Oszillographen mit Darstellung auf dem Leuchtschirm (ATLAS, HELLIGE, CAMBRIDGE).

Darüber hinaus können alle EKG-Apparate Verwendung finden, wobei für einzelne Receptoren spezielle Verstärker zusätzlich erforderlich sind. Es hängt meistens von den äußeren Erfordernissen ab, ob dem einen oder anderen Registrierverfahren der Vorzug zu geben ist. Die direkt schreibenden Systeme eignen sich besonders dann, wenn außer fortlaufender Schreibung die Druck*höhen* sogleich bekannt und eine *Formanalyse* der gewonnenen Kurven unmittelbar möglich sein soll. Überdies ist dieses Verfahren wegen der niedrigen Papierkosten wirtschaftlich. Sofern es sich aber nicht um Spritzdüsen (Siemens), sondern um Hebelsysteme (Sanborn, Schwarzer) handelt, ist leider die Schreibbreite beschränkt. Mehrere Druckabläufe lassen sich nur untereinander aufzeichnen. Bessere Kurven liefert ein photographisch registrierendes System. Dabei gestattet die Beobachtung des aufzeichnenden Lichtpunktes nur eine ungefähre Abschätzung der Druckhöhen, keinesfalls aber eine sofortige Formanalyse der gerade aufgezeichneten Druckkurve. Bei Oszillographen hat man zwar kein Kurvendokument, man kann die Kurven aber wenigstens kurzfristig sichtbar machen und durch zusätzliches Anbringen einer Eichkurve meist ausreichend beurteilen.

## E. Eichung

Der entscheidende Punkt für die ständig zu wiederholenden Eichvorgänge bei jeder Messung ist die Kenntnis, ob über den ganzen Arbeitsbereich lineare Beziehung zwischen Druckhöhe und Zeigerausschlag besteht. Ist dies der Fall, genügen 1—2 Eichpunkte.

Anderenfalls, wenn also keine lineare Beziehung besteht, sind mindestens 5 Eichpunkte notwendig. Wie oft die Eichung im Laufe einer länger dauernden Registrierung wiederholt werden muß, hängt von der Konstanz des Registriersystems ab. Besondere Beachtung verdient die *Nullinie*. Sie verändert sich meist in der ersten halben Stunde nach Inbetriebnahme des Systems in stärkerem Ausmaß, als es dann später der Fall ist. Diese Beobachtung weist darauf hin, daß die Einbrennzeit des Systems, die bis zu 30 min betragen kann, nicht genügend be-

[1] GOMEZ, G. M., u. A. LANGOIN: Actual. sci. industr. **512**, 1 (1937).
[2] McLEOD, A. G., u. A. E. COLM: Amer. Heart J. **21**, 345 (1941).
[3] PORJE, I. G.: Acta physiol. scand. **13**, 68 (1946).
[4] WETTERER, E.: Z. Biol. **101**, 332 (1943).
[5] MÜLLER, A., L. LASZT u. I. PIRCHER: Helv. physiol. pharmakol. Acta **6** (1948).
[6] MOTLEY, H. L.: Proc. Soc. exp. Biol. (N.Y.) **64**, 241 (1942).
[7] HAMPEL, A.: Pflüg. Arch. ges. Physiol. **244**, 171 (1940).
[8] REIN, H.: Pflüg. Arch. ges. Physiol. **243**, 329 (1940).

rücksichtigt wurde. Bei direkt schreibenden Zeigersystemen kann es vorkommen, daß der Zeiger kurzfristig aus mechanischen Gründen nicht in jedem Fall völlig zur Nullinie zurückkehrt.

Beim praktischen Eichablauf ist darauf zu achten, daß zwischen auf- (0, 20, 40, 60 mm Hg) und absteigender (60—0 mm Hg) Eichung häufig ein Unterschied besteht, was auf die unterschiedliche Ablesung des Flüssigkeitsmeniscus im Manometer zurückzuführen ist. Man sollte sich deshalb daran gewöhnen, sie immer in gleicher Richtung vorzunehmen. Dieser Fehler wird bei elektrischer Impulsgebung vermieden.

## III. Bestimmung der dynamischen Eigenschaften eines Registriersystems

Für die Beurteilung der Verwendungsfähigkeit einer Druckmeßeinrichtung erscheint nach dem bisher Gesagten die Kenntnis ihrer *Eigenfrequenz* und *Dämpfung* von entscheidender Wichtigkeit. Rein mathematisch sind diese Größen durch Masse, Elastizitätsmodul und Dämpfungskonstante nach folgenden Formeln gegeben:

$$w_0 = \sqrt{\frac{e}{m}},$$

$$\alpha = \sqrt{\frac{d}{2me}}$$

$w_0$ = Eigenfrequenz (ungedämpft)
$\alpha$ = Dämpfung
$e$ = Elastizitätsmodul
$m$ = Masse
$d$ = Dämpfungskonstante

Da bei den üblicherweise verwandten zusammengesetzten Systemen jedoch die Bestimmung dieser Faktoren auf Schwierigkeiten stößt, haben sich für die Praxis folgende einfacher durchzuführende Verfahren bewährt.

### A. Statische Methode

Ein einmal aus seiner Nullage ausgelenktes System kehrt in Abhängigkeit von seiner Eigenfrequenz und Dämpfung nach mehr oder weniger Eigenschwingungen in einer bestimmten Zeit zur Ausgangslage zurück. Praktisch erzeugt man

*Tabelle 62*

| $\frac{t_{A\,0,4}}{t_{A\,0,9}}$ | Dämpfungsfaktor $\alpha$ | $\frac{t_{A\,0,4}}{t_{A\,0,9}}$ | Dämpfungsfaktor $\alpha$ | $\frac{t_{A\,0,4}}{t_{A\,0,9}}$ | Dämpfungsfaktor $\alpha$ | $\frac{t_{A\,0,4}}{t_{A\,0,9}}$ | Dämpfungsfaktor $\alpha$ | $\frac{t_{A\,0,4}}{t_{A\,0,9}}$ | Dämpfungsfaktor $\alpha$ |
|---|---|---|---|---|---|---|---|---|---|
| 0,589 | 0,20 | 0,549 | 0,40 | 0,490 | 0,60 | 0,439 | 0,75 | 0,386 | 0,90 |
| 0,580 | 0,25 | 0,534 | 0,45 | 0,472 | 0,65 | 0,423 | 0,80 | 0,369 | 0,95 |
| 0,572 | 0,30 | 0,519 | 0,50 | 0,458 | 0,70 | 0,404 | 0,85 | 0,353 | 1,00 |
| 0,561 | 0,35 | 0,507 | 0,55 | | | | | | |

diese einmalige Auslenkung auf folgende Weise: man bringt einen kleinen aufblasbaren Gummiballon (Fingerling) an der Spitze des flüssigkeitsgefüllten Katheters mit angeschlossenem gesamten Registriersystem an. Mit einem Streichholz bringt man den Ballon zum Platzen und nimmt dadurch momentan den Druck vom Meßsystem. Die mit hoher Geschwindigkeit geschriebene Druckkurve läßt dann die Berechnung der Eigenfrequenz wie der Dämpfung zu:

**Eigenfrequenz.** Bei nicht zu stark gedämpften Registriersystemen kann man aus den gewonnenen Kurven die Dauer einer Schwingung genau ablesen. Die sich daraus errechnende Zahl der Schwingungen pro Sekunde stellt die Eigenfrequenz des Systems dar.

**Dämpfung.** Das Amplitudenverhältnis zweier aufeinander folgender Nachschwingungen gibt bekanntlich den Dämpfungsgrad an. Bei hohen Dämpfungsfaktoren lassen sich aber die Amplituden nur schwer hinreichend genau ablesen. WARBURG und HANSEN haben deshalb empirisch eine Relation von $t_{A\,0,4}:t_{A\,0,9}$ ermittelt. Jedem dieser so gebildeten Quotienten ist ein bestimmter Dämpfungsfaktor zugeordnet. Dabei bedeutet $t_{A\,0,4}$ die Zeit, in welcher der Zeiger 40% des ausgelenkten Weges in Richtung auf die Nullage zurückgelegt hat ($t_{A\,0,9} \triangleq 90\%$) (s. Abb. 212) Tab. 62.

Eine weitere Möglichkeit zur Dämpfungsbestimmung bietet das Diagramm der Abb. 213. Aus dem Verhältnis von „Overshoot“ (die Wegstrecke, die der

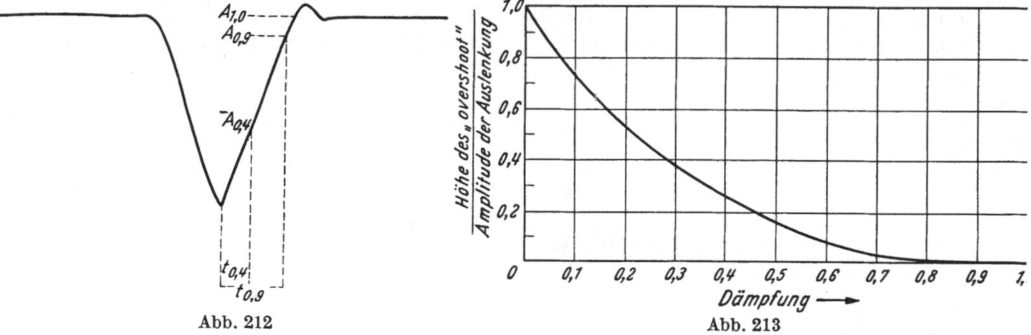


Abb. 212 Abb. 213

Abb. 212. Berechnung der Dämpfung eines Manometersystems bei einmaliger Auslenkung aus dem Verhältnis von Ausschlag zu Zeitdauer. $A_{1,0}$ Volle wahre Amplitude; $A_{0,4}$ 40% der Amplitude; $A_{0,9}$ 90% der Amplitude $t_{0,4}\,t_{0,9}$ entsprechende zeitliche Dauer

Abb. 213. Größe des über die wahre Amplitude hinausgehenden Ausschlages in Abhängigkeit von der Dämpfung

Zeiger auf seiner Rückkehr von der Auslenkung über die Nullinie hinausgeht) zu Amplitude der Auslenkung läßt sich der Dämpfungsgrad ablesen. Umgekehrt kann auch mit Hilfe des Dämpfungsgrades auf die Höhe des zu erwartenden „Overshoot“ bei bekannter Amplitude geschlossen werden.

## B. Dynamische Methode

Hierbei werden dem Registriersystem fortlaufend sinusförmige Druckschwankungen steigender Frequenz aber gleichgroßer Amplitude aufgezwungen. Dies geschieht in der Weise, daß an der Spitze des Katheters ein Kolben rhythmisch hin- und herbewegt wird. Im einfachsten Fall kann dazu eine auf die Katheterspitze aufgesetzte Rekordspritze dienen, deren Stempel von einem Elektromotor bewegt werden kann. Die erzwungenen Schwingungen des Systems werden fortlaufend mit hoher Papiergeschwindigkeit aufgezeichnet. Es ergeben sich dabei charakteristische Bilder: das registrierende System vermag zunächst die Amplituden der aufgezwungenen Schwingungen getreu wiederzugeben. Mit zunehmender Annäherung der Erregerfrequenz an die Eigenfrequenz werden in Abhängigkeit vom Dämpfungsgrad die Amplituden entweder überhöht oder zu niedrig registriert. Im ersteren Fall handelt es sich um ein unterdämpftes System mit beginnenden Resonanzerscheinungen, im zweiten Fall um ein aperiodisch bzw. überdämpftes System. Aus diesen Registrierkurven läßt sich ablesen bis zu welcher Erregerfrequenz mit Sicherheit amplitudengetreue Wiedergabe erfolgen kann (Abb. 214).

Sofern die festgestellte Dämpfung einer Registrierapparatur den Anforderungen der klinischen Untersuchungen nicht genügt, kann das System stärker gedämpft werden. Unter Umständen genügt es, zwischen Katheter und Druckreceptor eine Capillare einzuschalten. Durch Veränderung ihrer Länge bzw. ihres Querschnittes sind verschiedene Abstufungen möglich. Leider muß bei dieser mechanischen Dämpfung infolge der zusätzlichen Masse ein Verlust an Eigenfrequenz des Gesamtsystems in Kauf genommen werden.

LAMBERT und JONES[1] haben demgegenüber ein unterdämpftes Druckmeßgerät mit einem überdämpften Galvanometer (Registriersystem) verbunden. Auf diese Weise ist ausreichende Dämpfung des Gesamtsystems ohne zusätzlichen Frequenzverlust der Druckreceptoren möglich.

Auf ähnliche Weise wurde von der Fa. Schwarzer bei ihrem Registriergerät durch Zwischenschaltung eines verstellbaren Integrationskondensators zwischen Druckreceptor und Registriergerät dieses Problem gelöst.

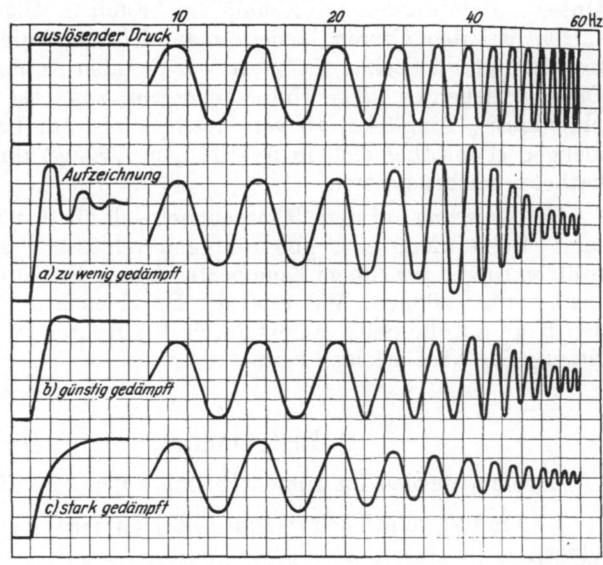


Abb. 214. Schematische Darstellung von Erregungs- und Registrierablauf in Abhängigkeit von der Dämpfung des Registriersystems

# IV. Praktische Durchführung einer Herzkatheteruntersuchung

## A. Das Team

Für den reibungslosen Ablauf und die Beherrschung von möglichen Komplikationen während einer Katheteruntersuchung ist ein gut eingearbeitetes Team unbedingte Voraussetzung.

Es fallen dabei folgende Arbeiten an, die zweckmäßig auf 4—5 Mitarbeiter verteilt werden:

1. Venenfreilegung mit Einführung des Katheters.
2. Arterienpunktion (Verweilkanüle).
3. Überwachung der Druckregistrierung einschließlich EKG und Herzschallschreibung.
4. Blutentnahmen.
5. Sammlung von Exspirationsluft (Bedienung eines Spirometers).
6. Bedienung der Röntgeneinrichtung.
7. Wartung der Operationsinstrumente.
8. Blutgas- und Atemgasanalysen.

Mindestens zwei der beteiligten Personen sollten Ärzte sein, wovon der eine die Technik der Thorakotomie und manuellen Herzmassage, der andere die Intubation bzw. künstliche Beatmung beherrschen muß.

[1] LAMBERT, E. H., u. R. E. JONES: Proc. Mayo Clin. **23**, 487 (1948).

## B. Der Patient

Sofern Grundumsatzbedingungen nicht absolute Voraussetzung sind, reicht es im allgemeinen aus, wenn der Patient die letzten 6 Std vor der Untersuchung nüchtern bleibt. Bei Erwachsenen ist es zweckmäßig, sie über die Notwendigkeit der Untersuchung und ihren Ablauf ausreichend zu orientieren.

Zur *Prämedikation* werden Erwachsenen außer einem Antibioticum am besten 0,5 g Novocamid und 0,2 g Luminal i. m. 1 Std vor Untersuchungsbeginn gegeben. Kinder werden bei längerer Dauer erfahrungsgemäß unruhig. Unter 1 Jahr werden sie deshalb am besten in Allgemeinnarkose (Äther) untersucht. Bei den älteren bedient man sich meist einer Avertin-Basisnarkose (90 bis 110 mg/kg). Leider ist sie in der rectalen Applikationsform nicht steuerbar. Deshalb ziehen es einige Untersucher vor, zunächst lediglich eine sedative Morphiumdosis (1 mg/5 kg) zu verabreichen und nur bei Bedarf kleine Barbituratmengen (Pentothal o. ä. in 5—10%iger Lösung) direkt in den liegenden Herzkatheter nachzuspritzen.

Die *Lagerung* auf dem Röntgentisch soll für den Patienten möglichst bequem sein. Dazu dient eine gut röntgendurchlässige Gummimatte als Unterlage. Stützen sorgen für ruhige Lage beider Arme, die dadurch auch gut ab- und adduziert werden können. Während der Durchleuchtung legt der Patient am besten den Kopf auf die Seite, damit durch den Röntgenschirm im Dunkeln keine Verletzung der Nase erfolgen kann.

## C. Instrumentarium — Medikamente

Auf dem sterilen Instrumententisch sollen bereitliegen:

2—3 mittelgroße Tücher (zum Abdecken eines ausreichend großen Operationsfeldes).

2—3 kleinere Lochtücher (zum Abdecken des Armes unter Freilassung eines kleinen Feldes in der Ellenbeuge).

1 Skalpell.
2—3 Scheren.
2—3 Pinzetten.
4 kleine, am besten gebogene Gefäßklemmen (Moskito).
2 kleine zweizinkige Haken.
4—6 Tuchklammern.
Catgut bzw. Seidenfäden (Ligatur und Hautnaht).
Gefäße mit 1—2%iger Novocainlösung.
Gefäß mit physiologischer Kochsalzlösung.
Eine größere Anzahl mit Heparin präparierter Spritzen (s. S. 196).

Greifbar müssen sein:

1 Rippensperrer.
1 Narkosegerät mit Kathetern und Medikamenten zur Intubation.
1 Defibrillator.

Medikamente:

| | |
|---|---|
| Suprareninlösung | 1:1000 |
| Novocainlösung | 1—2%ig |
| Calciumchloridlösung | 10%ig |
| Strophanthin | |
| Prostigmin | |

## D. Kathetereinführung

Zur Einführung des Katheters stehen mehrere Venen zur Verfügung. Am günstigsten ist die linke V. basilica bzw. ein in sie mündender Venenast. Bei Kindern sind diese Gefäße häufig auch für einen dünnen Katheter zu klein, so daß am besten ohne vorherige Versuche an anderen Gefäßen die rechte V. saphena magna dicht unterhalb der Einmündung in die V. femoralis, wenige Zentimeter distal des Leistenbandes und ziemlich weit medial aufgesucht werden soll. Sofern es die apparative Anordnung zuläßt, kann auch die rechte V. jugularis externa benutzt werden. Es muß hier allerdings an die Möglichkeit einer Luftembolie gedacht und entsprechende Vorsorge getroffen werden.

Nicht bewährt hat sich das Eingehen in die V. cephalica, da der Katheter infolge ihrer annähernd rechtwinkligen Einmündung in die V. subclavia häufig im rechten Winkel gegen die Venenwand stößt und trotz seiner Krümmung relativ selten herzwärts weiter läuft. Bei der linken V. jugularis liegen die Verhältnisse ähnlich.

Bei großen, oberflächlich liegenden Venen kann die Punktion mit einer dicken Kanüle das Einführen eines einfachen Katheters durch ihr Lumen gestatten, so daß meist die Vene voll funktionsfähig erhalten bleibt. In allen anderen Fällen ist eine operative Freilegung angezeigt.

Dazu wird die Haut mit Alkohol oder einem anderen Antisepticum abgerieben und eine ausreichende Lokalanaesthesie mit 1—2%iger Novocainlösung gesetzt. Diese Maßnahme soll *möglichst sorgfältig* durchgeführt werden, weil andernfalls, zumal durch Schmerz, ein *Venospasmus* begünstigt und das Einführen oder Vorschieben des Katheters wesentlich erschwert werden kann. Während die Anaesthesie zu wirken beginnt, erfolgt die sterile Abdeckung des Operationsfeldes. Dies soll nicht übertrieben geschehen, da zu viele Tücher, sofern der Patient ein Ergometer treten soll, meist hinderlich sind. Eine gute Fixierung ist jedoch empfehlenswert. Es ist belanglos, ob der Hautschnitt in der Verlaufsrichtung des Gefäßes erfolgt oder quer zu ihr. Eine Incision von 1—2 cm genügt meist, um bei stumpfer Präparation mit der Schere die Vene soweit wie möglich zu skeletieren, zu unterfahren und herauszuluxieren. Sofern ein dünnes Gefäß angetroffen wird, ist besonders schonend vorzugehen, damit die Traumatisierung keinen Spasmus auslöst. Es ist günstig, gegen letzteren prophylaktisch in die freigelegte Vene 3 ml einer 0,5%igen Novocainlösung zu injizieren. Zum Einführen des Katheters wird die Venenwand eingeschnitten; die Incision erfolgt nicht quer, sondern schräg zur Gefäßachse. Auf diese Weise bleibt zum Anfassen mit der Pinzette kranial ein kleiner Zipfel, der die Einführung erleichtert. Der Katheter muß sorgfältig gespült, außen feucht abgerieben und luftfrei mit Kochsalzlösung gefüllt sein. Unmittelbar nach Einschieben der Katheterspitze in das Gefäß soll die Durchspülung mit Kochsalzheparinlösung einsetzen, zunächst für wenige Minuten mit 15—20 Tropfen/min, später genügen 5—10 Tropfen/min. Im günstigen Fall läßt sich der Katheter sofort etwa 50 cm vorschieben und liegt mit seiner Spitze schon im rechten Vorhof. Häufiger trifft man auf einen Widerstand, der erst nach mehrmaligem Zurückziehen des Katheters und Drehen um die Längsachse überwunden werden kann. Manchmal trifft man in der Axilla auf einen Widerstand. Bei Abduktion des Armes passiert dann der Katheter glatt. Ein höher gelegener Widerstand läßt sich oft durch Heben der Schulter überwinden. Hat der Katheter die Tendenz, in eine V. jugularis zu laufen, so hilft das Drehen des Kopfes nach derselben Seite.

Ist der Katheter mehr als 40 cm eingeschoben, so erfolgen die weiteren Manipulationen unter Röntgenkontrolle. Eine möglichst kurze *Expositionszeit* ist wünschenswert, bei 80 kV soll insgesamt nicht länger als *10 min* durchleuchtet werden. Kontraststarke Katheter gestatten die Verwendung einer geringeren Spannung.

Ergibt die Durchleuchtung, daß die Katheterspitze bereits in der V. cava cranialis liegt, so wird seine Spitze so gedreht, daß sie nach links zeigt. Auf diese Weise gelingt es oft schnell, die Tricuspidalklappe und häufig auch den rechten Ventrikel zu passieren. Meist läuft der Katheter dann in die rechte A. pulmonalis.

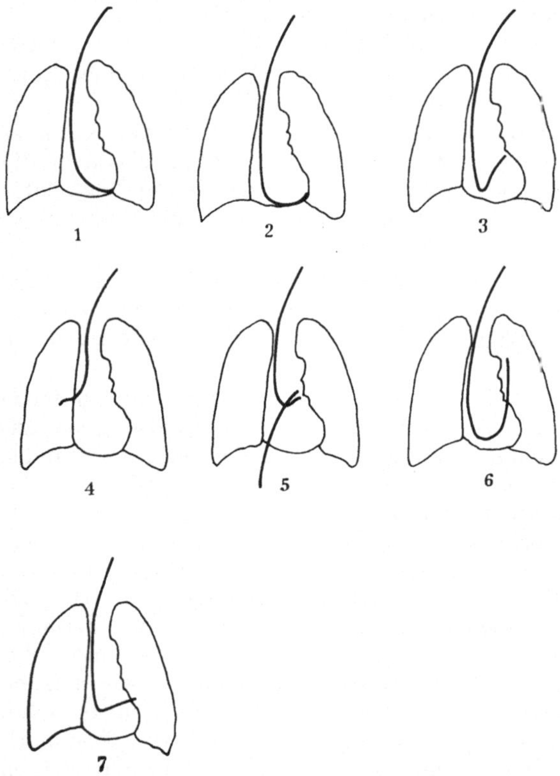

Abb. 215. Verschiedene Katheterlagen. *1* Katheterspitze in der Spitze des rechten Ventrikels, *2* Katheter in der mittleren Coronarvene, *3* Katheter im Sinus coronarius, *4* Katheter in fehlmündender Pulmonalvene (V. azygos), Sättigungsbestimmung ermöglicht Differenzierung, *5* Katheterspitze passiert Vorhofseptumdefekt, *6* Katheterlage bei persistierender V. cava sinistra, *7* Katheterlage bei Ventrikelseptumdefekt (Druckmessung, Sättigungsbestimmung)

Beim Eintritt in den Ventrikel kommt es häufig zu Extrasystolen, die aber bei Lageveränderung des Katheters schnell wieder verschwinden.

Sofern der Katheter in der Spitze des rechten Ventrikels liegt (Abb. 215, Schema Nr. 1) hat weiteres Vorschieben selten Erfolg. Vielmehr treten vermehrt Extrasystolen auf, so daß er zurückgezogen werden muß. Es ist dann genau darauf zu achten, daß die Spitze des im rechten Ventrikel liegenden Katheters mehr nach rechts weist. Eine ähnliche Lage zeigt der Katheter auch, wenn er durch den Sinus coronarius in die mittlere Herzvene vorgeschoben wurde, allerdings ist er dann meist nach distal mehr konvex gebogen und liegt dem caudalen Herzrand enger an (Schema Nr. 2). Sofern der Katheter im Sinus coronarius direkt gelegen ist, trifft man bei Stellung Nr. 3 auf einen Widerstand. Entnahme einer Blutprobe und sofortige $O_2$-Sättigungsbestimmung hilft dabei weiter, da die Sättigung stets wesentlich tiefer liegt (etwa 30—40%) als im venösen Mischblut.

Andere Schwierigkeiten können beim Einführen eines Doppellumenkatheters mit Ballon, der in einer bestimmten Pulmonalarterie liegen soll, auftreten. Im Gegensatz zum Autor dieser Methode (Hansen[1]) konnte kein Unterschied festgestellt werden, ob jeweils von der gegenseitigen oder von der linken Armvene aus eingegangen wurde. Manchmal kann es auch schwierig sein, den steifen Katheter, dessen Spitze meist auch weniger gebogen ist, von der oberen Hohlvene in den rechten Vorhof zu bringen, da er die Tendenz hat, in die untere Hohlvene weiter zu laufen. In diesem Fall hat es sich bewährt, die Spitze so weit nach peripher zu

[1] Hansen, H. E.: Acta chir. scand. Suppl. **187** (1954).

schieben, bis sie sich in einer Lebervene oder Nierenvene fängt. Auf diese Weise bekommt der für wenige Minuten belassene Katheter dann eine neue Krümmung und läßt sich häufig leichter in den Vorhof bringen. Hier ist es dann genauso wichtig, daß die Spitzenkrümmung mit ihrer Konvexität zuerst nach rechts, dann nach links zeigt, sonst verfängt sich der Katheter in der Ventrikelspitze. Sofern die Katheterspitze bereits in der Ausflußbahn liegt, muß die Krümmung so gestellt werden, daß die Spitze des Katheters nach der gewünschten Seite liegt. Meist ist es viel einfacher in die rechte A. pulmonalis zu kommen. Für die linke muß die Katheterspitze im Bereich der Ausflußbahn in einzelnen Fällen ziemlich scharf geknickt sein, so daß bei weiterem Vorschieben eine Schleife zu entstehen

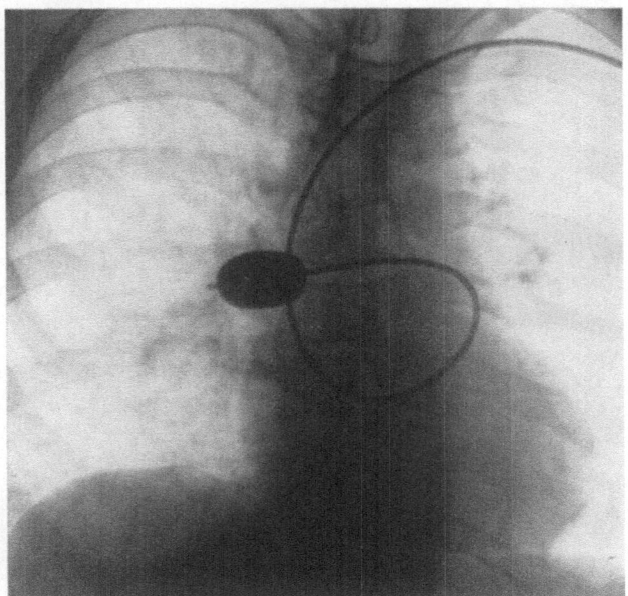

Abb. 216. Blockade des rechten Hauptstammes der A. pulmonalis

beginnt. Sofern die Spitze dann nicht zu weit caudal liegt, wird sie meist ganz plötzlich in die linke A. pulmonalis geschleudert. Manchmal sind die Manipulationen so schwierig, daß schon viel erreicht ist, wenn eine Katheterschleife in einem der beiden Hauptäste zu liegen kommt. In diesem Fall muß dann die meist im Ventrikel liegende Spitze langsam „hochgezogen" werden, was mit einiger Geduld auch gelingt. Gelegentlich kann durch Füllung des Ballons mit 1—2 ml Kontrastmittel das Dirigieren erleichtert werden. Das endgültige Füllen des Ballons erfolgt mit einem Röntgenkontrastmittel (Urografin 60%ig). Vor einer Verwechslung ist zu warnen, weil es vorkommen kann, daß der z. B. mit Kochsalzlösung gefüllte, bei der Röntgendurchleuchtung nicht sichtbare Ballon in der Annahme, daß er schadhaft sei, mit dem Katheter „entfernt" wird. Vorherige Aspiration ist in diesem Fall dringend zu empfehlen. Das benutzte Kontrastmittel soll am besten bei Zimmertemperatur flüssig sein, weil sein Entfernen sonst Schwierigkeiten bereiten kann. Im allgemeinen reichen zur prallen Füllung 8 bis 12 ml.

Es ist wichtig, daß die intrakardial gelegene Katheterschleife nicht so locker und weit ist, daß sie großen Spielraum läßt. In diesem Fall wird der Ballon beim Füllen zu weit nach peripher geschleudert und blockiert nur einen Ast der Pulmonalarterie. Sofern der Ballon nur wenig gefüllt ist, kann er noch zurückgezogen werden, sonst ist die teilweise Entfernung des Kontrastmittels erforderlich. Zumal bei erhöhtem Druck in der A. pulmonalis ist es schwierig, den Ballon in die richtige Position zu bringen. Dann muß eine Person den Katheter dirigieren, während die zweite den Ballon füllt. Bei endgültiger Lokalisation und völliger Blockade bewegt sich der Ballon nur wenig und zeigt häufig kleine Ausbuchtungen in den Truncus apico-anterior der A. pulmonalis (s. Abb. 216/17). Hin und wieder kann es vorkommen, daß — zumal während Arbeit — der Ballon in den Hauptstamm der A. pulmonalis zurückgeschleudert wird. Im allgemeinen treten dabei keinerlei

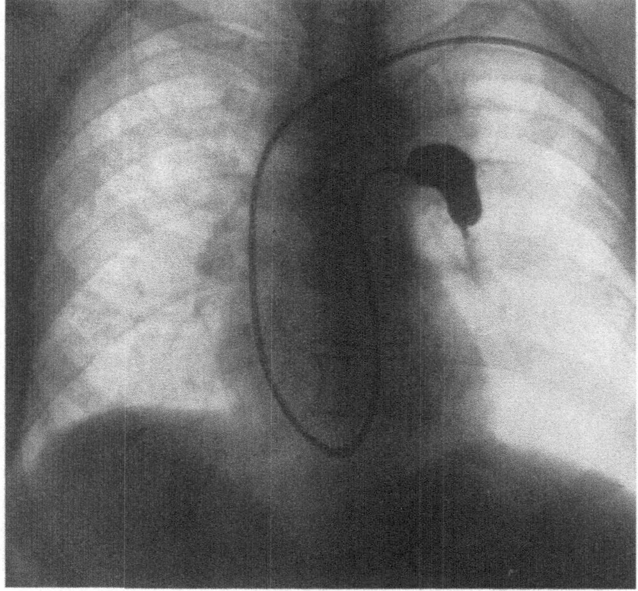

Abb. 217. Blockade des linken Hauptstammes des A. pulmonalis

subjektive Symptome auf. Röntgenkontrolle und Ruhe sind das wichtigste. Eine Korrektur der Lage läßt sich meist wieder erreichen.

Es ist selbstverständlich, daß bis zum Beginn der dann folgenden Druckmessungen und Blutentnahmen eine gewisse Zeit (10—15 min) gewartet wird, um Ruhebedingungen zu gewährleisten. Für Arbeit ist eine Registrierzeit von 3—5 min ausreichend und z. T. abhängig vom Zustand des Patienten. Bis zur Messung sollen aber wenigstens 3 min vergangen sein, weil vorher selten ein „steady state“ besteht.

Nach Beendigung der Messungen und Blutentnahmen wird der Katheter zurückgezogen. Es ist nicht unbedingt erforderlich, die eröffnete Vene zu unterbinden, da sie häufig wieder voll funktionsfähig wird. Man läßt dann die Katheterspitze gerade noch im Gefäß und legt zwei Hautnähte, so daß diese nach Entfernung des Katheters unmittelbar geknüpft werden können. Sofort durchgeführte mäßige Kompression für einige Stunden verhindert eine Nachblutung. Bei Entfernen der Arterienpunktionskanüle ist dagegen eine etwas stärkere Kompression meist für eine Stunde notwendig. Unmittelbar nach Beendigung der Untersuchung kann man empfindlichen Patienten ein Sedativum verabreichen.

Bei unvorhergesehenen anatomischen *Anomalien* läuft der Katheter völlig neue Wege:

1. Bei fehlmündender Pulmonalvene (Abb. 215, Schema 4) liegt die Katheterspitze im Lungenfeld im Bereich des Hilus, leicht zu verwechseln mit der Lage in der V. azygos (Sättigungsbestimmung klärt den Sachverhalt).
2. Bei offenem Foramen ovale oder Vorhofseptumdefekt (Schema 5) Eindringen des Katheters in den linken Vorhof, vor allem bei Einführung durch die V. saphena.
3. Bei persistierender V. cava cranialis sinistra läuft der Katheter durch den rechten Vorhof in die linke V. cava und wieder kopfwärts (Schema 6).
4. Beim Ventrikelseptumdefekt kann die Katheterspitze dem linken Herzrand — im Gegensatz zur Lage in der Spitze des rechten Ventrikels — anliegen, er verläuft dann aber mehr schräg nach links oben (Abb. 215 Schema 7).

Neben der besonderen Lage des Katheters helfen in fast allen Fällen Druckmessung und Blutgasanalysen weiter.

## E. Komplikationen

Die häufigsten, im allgemeinen harmlosen Störungen in Form von *Extrasystolen* lassen sich beim Eintritt des Katheters in den Ventrikel beobachten. Sie treten meist dann auf, wenn die Katheterspitze an die Kammerscheidewand anstößt. In seltenen Fällen kann es zu länger anhaltenden *Tachykardien*, aber auch zu *Überleitungsstörungen* kommen. Bleiben diese nach Entfernen des Katheters bestehen, so ist von unmittelbaren weiteren Versuchen abzusehen. Selten tritt *Vorhofflattern* und *-flimmern* auf. Der schwerste Zwischenfall ist *Herzstillstand*[1] in Form von Asystolie bzw. Kammerflimmern. Dann sollte keine Zeit verloren werden und sofortige Thorakotomie erfolgen, damit die Behandlung erfolgreich sein kann. Das Entscheidende ist schnell einsetzende manuelle Herzmassage bei künstlicher Sauerstoffbeatmung. Bei Asystolie ist Injektion von Adrenalin (0,5 ml 1:1000 Lösung), bei Kammerflimmern elektrische Defibrillierung angezeigt, wenn die Herzmassage nicht allein ausreicht.

Eine an dem traumatisierten Gefäß manchmal auftretende *Thrombophlebitis* bedarf der Behandlung. Mit Sicherheit sind beim Menschen Thrombosen in großen Venen und im Herzen kaum beobachtet worden. Das unbeabsichtigte Infundieren kleiner Luftbläschen durch den Katheter ist harmlos, weil sie im Lungencapillarbett meist abgefangen werden. Bei offenem Foramen ovale ist allerdings Luftübertritt in den großen Kreislauf und damit eine gefährliche *Luftembolie* möglich.

# V. Praktisches zur Druckmessung

Im folgenden soll auf einige wichtige Gesichtspunkte bei den praktischen Kathetermessungen hingewiesen werden. Richtige Absolutwerte der Drucke sind nur dann zu ermitteln, wenn die *Receptornullinie* exakt auf die Höhe des Herzens eingestellt wird. Bei Messungen im Herzen und in der A. pulmonalis hat sich nach großen Meßreihen die Einstellung 6—10 cm ventral des Rückens als zuverlässig herausgestellt. *Respiratorisch bedingte Druckschwankungen.* Mehr als bei der Untersuchung der Drucke in einer Systemarterie (z. B. A. brachialis) kommen bei der Registrierung der Drucke im kleinen Kreislauf atembedingte Druckschwankungen zur Darstellung. Diese werden z. T. durch intrathorakale respiratorische Druckschwankungen*, z. T. durch die gleichen intrathorakalen

[1] Bücherl, E., u. R. Koch: Thoraxchirurgie 4, 261 (1956).

* Zur „wahren" Absolutmessung müßte eine Differenzmessung erfolgen.

Tabelle 63. *Normale Druckwerte im kleinen Kreislauf* (in mm Hg)

| | Rechter Vorhof | Rechter Ventrikel | A. pulmonalis | PCV |
|---|---|---|---|---|
| Systolisch/Diastolisch | 4/—2 bis 7/2 | 20/0 bis 30/0 | 20/5 bis 30/14 | 10/3 bis 15/10 |
| Mitteldruck | 2—4 | | 12—18 | 6—12 |

*Herzminutenvolumen* $O_2$ (Ficksches Prinzip): $\frac{O_2\text{-Aufnahme/min}}{\text{arterio-venöse } O_2\text{-Differenz}}$ ml · min $^{-1}$

*Kleinkreislaufvolumen*: $\frac{O_2\text{-Aufnahme/min}}{O_2\text{-Gehalt V. pulm.} - O_2\text{-Gehalt A. pulm.}}$ ml · min $^{-1}$

($O_2$-Sättigung V. pulmonalis mit 98% angenommen)

*Lungenarteriolenwiderstand*: $\frac{\text{Mitteldruck A. pulm.} - \text{Mitteldruck PCV}}{\text{Minutenvolumen}: 60} \cdot 1332$ dyn sec cm$^{-5}$

*Gesamtlungenwiderstand*: $\frac{\text{Mitteldruck A. pulm.} - 5}{\text{Minutenvolumen}: 60} \cdot 1332$ dyn sec cm$^{-5}$

Druckschwankungen und dadurch bewirkten Zuflußveränderungen aus den großen Hohlvenen in den kleinen Kreislauf ausgelöst.

Es ist deshalb vorteilhaft, den Patienten während der Registrierung aufzufordern, in Thoraxmittelstellung für etwa 10 sec die Luft anzuhalten, wodurch die Druckkurve frei von größeren Atemschwankungen bleibt. Im übrigen sollten die gemessenen Druckwerte getrennt für In- und Exspiration angegeben werden.

Zur Berechnung verschiedener Kreislaufgrößen ist schließlich die Kenntnis von *Mitteldrucken* erforderlich.

1. In einigen Geräten ist dafür eine *elektrische Integrierung* eingebaut, so daß bei jeder Registrierperiode unmittelbar auch die entsprechende Mitteldruckkurve aufgeschrieben werden kann.

2. Eine andere Möglichkeit besteht darin, das Registriergerät so stark zu *dämpfen* (Capillare s. o.), daß keine Amplituden mehr zur Aufzeichnung kommen, also nur noch die Registrierung von Mitteldrucken erfolgt.

3. Schließlich gestattet *planimetrische Auswertung* der gewonnenen Kurven, den Mitteldruck zu berechnen. Dieses Verfahren setzt allerdings lineare Beziehung zwischen Druck und Registrierausschlag voraus.

Alle diese Messungen oder Berechnungen sollen zweckmäßigerweise wenigstens über eine, besser über zwei Atemperioden erfolgen.

In Tabelle 63 sind die aus zahlreichen Messungen ermittelten Normaldruckwerte zusammengestellt. Die Leistungsfähigkeit der Pulmonalarterienblockade als Methode zur Beurteilung der Lungenfunktion geht aus den auf S. 379ff. aufgeführten klinischen Beispielen hervor.

# Klinische Beispiele für die Verwendung der verschiedenen Untersuchungsmethoden zur Beurteilung der Lungenfunktion

### *Allgemeines*

In diesem Abschnitt soll an 12 Beispielen die Anwendung der in den vorangegangenen Kapiteln beschriebenen Methoden besprochen werden. Das Ziel konnte dabei nicht darin bestehen, eine möglichst große Zahl unterschiedlicher Erkrankungen der Atmungsorgane zu erfassen. Vielmehr soll an ausgewählten Fällen aus Gebieten, für die heute am häufigsten Lungenfunktionsprüfungen erforderlich sind (präoperative und gutachterliche Beurteilung, Analyse vorliegender Funktionsstörungen), Anwendung und Beurteilung der einzelnen Methoden besprochen werden. Im Gegensatz zu den Beispielen in der Monographie von COMROE u. Mitarb.[1] wird hier versucht, nur die im Einzelfall zur Klärung erforderlichen Methoden heranzuziehen.

Für ein Verständnis dieses Abschnitts sind eingehendere Kenntnisse von Physiologie und Pathophysiologie der Atmung erforderlich, als sie in dem einleitenden Kapitel über die Grundzüge der normalen und pathologischen Physiologie der Atmung gegeben werden konnten. Der Leser wird auf die dort zitierte Literatur hingewiesen.

Besonderer Wert wurde darauf gelegt, den unterschiedlichen Informationswert der einzelnen Methoden herauszuarbeiten. Dabei wurden vor allem auch die einfach und ohne großen technischen Aufwand durchführbaren Verfahren beachtet. Damit soll allen, die nur einfache Methoden durchführen können, die Entscheidung darüber erleichtert werden, ob ihre Untersuchungsergebnisse für die Beantwortung der gestellten Fragen genügen.

## Fall 1. Einseitiger Lungenprozeß

24jähriger Mann; Größe: 182 cm, Gewicht: 73 kg.

*Klinisches.* Guter Allgemeinzustand, volle körperliche Leistungsfähigkeit, keine Dyspnoe in Ruhe und nach Belastung.

Lungen: Grenzen normal stehend, gut verschieblich, normaler Klopfschall und normales Vesiculäratmen.

Herz: klinisch und im EKG ohne pathologischen Befund.

*Röntgenbefund.* Zwerchfell beiderseits ausgiebig beweglich, Komplementärräume frei. Im apikalen und dorsalen Segment des linken Oberlappens grobfleckiger Prozeß mit kirschgroßer Kaverne.

*Klinische Diagnose.* Linksseitige kavernöse Oberlappentuberkulose.

*Fragestellung.* Kann eine Segmentresektion oder Lobektomie durchgeführt werden?

*Lungenfunktionsprüfung.* Vitalkapazität: 5450 ml (über 100% des Sollwertes*).

*Antwort.* Hinsichtlich der Lungenfunktion bestehen gegen eine Operation keine Bedenken**.

*Frage.* Warum ist keine eingehende Lungenfunktionsprüfung erforderlich?

*Antwort.* Bei einem jungen Mann ohne Dyspnoe in der Vorgeschichte, mit normalem Herzbefund, beidseitig uneingeschränkter Zwerchfellbeweglichkeit und normaler Vitalkapazität ist die Lungenfunktion in jedem Fall ausreichend. Selbst auf die Bestimmung der Vitalkapazität könnte verzichtet werden; sie ist aber als Routineuntersuchung ihrer Einfachheit wegen zu empfehlen.

Auch wenn zusätzlich zu der linksseitigen Oberlappenkaverne noch ein rechtsseitiger inaktiver Spitzenprozeß bestünde, würde bei dem normalen klinischen Befund und der Vitalkapazität von mehr als 5000 ml eine Lobektomie links ohne weiteres durchführbar sein.

---

[1] COMROE, J. H., R. E. FORSTER, A. B. DUBOIS, W. A. BRISCOE and E. CARLSEN: The lung, clinical physology and pulmonary functions tests. Chicago: The Year Book Publishers 1955.

* Die Sollwerte wurrden nach den von BALDWIN, COURNAND und RICHARDS angegebenen Formeln gewonnen.

** Es soll ausdrücklich betont werden, daß hier und bei den folgenden Fällen nur die Indikationsstellung im Hinblick auf die Lungenfunktion, aber nicht im Hinblick auf andere klinische Gesichtspunkte (Aktivität des Prozesses, Tb-Bakteriengehalt des Sputums usw.) berücksichtigt wird.

## Fall 2. Einseitiger Lungenprozeß mit gleichseitiger Pleuraschwarte

38jährige Frau; Größe: 168 cm, Gewicht: 73,0 kg.

*Klinisches.* Guter Allgemeinzustand; bei Belastung geringe Dyspnoe.

Lungen: Grenzen rechts nicht, links gut verschieblich; Schallverkürzung über dem rechten Unterfeld mit abgeschwächtem Vesiculäratmen.

Herz: Klinisch und im EKG ohne pathologischen Befund.

*Röntgenbefund.* Zwerchfell rechts adhärent, links ausgiebig beweglich. Verziehung des Mediastinums nach rechts. Pflaumengroße Kaverne im dorsalen Oberlappensegment rechts.

*Klinische Diagnose.* Isolierte Kaverne im rechten Oberlappen, Pleuraschwarte rechts.

*Fragestellung.* Kann eine rechtsseitige Segmentresektion oder Lobektomie durchgeführt werden?

*Lungenfunktionsprüfung.*

*Spirometrische Werte.* Vitalkapazität 2820 ml$^{+}$ (82% des Sollwertes); Sekundenkapazität 2060 ml$^{+}$ = 73% der Vitalkapazität; Atemgrenzwert 62 Liter$^{+}$[1], Strömungsindex (s. S. 75) 0,96.

*Antwort.* Gegen eine Segmentresektion oder Lobektomie bestehen keine Bedenken.

*Frage.* Warum genügt in diesem Fall nicht die Bestimmung der Vitalkapazität?

*Antwort.* Hier liegt außer der Kaverne im dorsalen Oberlappensegment eine klinisch und röntgenologisch nachweisbare Ventilationsbehinderung durch Verschwartung vor. Die erniedrigte Vitalkapazität ist auf die Ausdehnungsbehinderung von Lunge und Thorax zurückzuführen. Nur durch die zusätzliche Prüfung der Sekundenkapazität und des Atemgrenzwertes kann gezeigt werden, ob etwa auch eine Erhöhung des Strömungswiderstandes die Ventilationsfähigkeit beeinträchtigt. Da die *relative* Sekundenkapazität und der Strömungsindex normal sind, besteht dafür kein Anhalt.

## Fall 3. Einseitiger Lungenprozeß mit gegenseitiger Pleuraschwarte

38jährige Frau; Größe 158 cm, Gewicht: 50,3 kg.

*Klinisches.* Befriedigender Allgemeinzustand, keine Cyanose und Dyspnoe.

Lungen: Grenzen rechts gut, links nicht verschieblich. Einzelne bronchitische Geräusche über dem rechten Oberlappen.

Herz: Klinisch und im EKG ohne pathologischen Befund.

*Röntgenbefund.* Grobfleckiger Prozeß mit pflaumengroßer Kaverne im rechten Oberlappen. Einzelne dichte Herde in der linken Spitze. Links verminderte Helligkeit des Lungenfeldes. Verziehung des Mediastinums nach links. Zwerchfell rechts gut, links nur gering atemverschieblich.

*Klinische Diagnose.* Kavernöse rechtsseitige Oberlappentuberkulose, alte Spitzenherde und Pleuraschwarte nach Pneumothorax links.

*Fragestellung.* Kann eine Resektion des rechten Oberlappens durchgeführt werden?

*Lungenfunktionsprüfung.*

*Spirometrische Werte.* Vitalkapazität 2410 ml$^{+}$ (= 71% des Sollwertes); Sekundenkapazität 1690 ml$^{+}$ = 70% der Vitalkapazität; Atemgrenzwert 61 Liter$^{+}$, Strömungsindex 1,01.

*Bronchospirometrie:*

| | rechts | links |
|---|---|---|
| Vitalkapazität | 1870 ml (82%) | 410 ml$^{+}$ (18%) |
| $O_2$-Aufnahme | 227 ml (86%) | 37 ml$^{+}$ (14%) |

*Frage.* Wie sind die spirometrischen Werte zu beurteilen?

*Antwort.* Die herabgesetzte Vitalkapazität ist verursacht durch die mangelhafte Beweglichkeit von Thoraxwand und Zwerchfell infolge der Schwarte. Auch

[1] Pathologische Werte sind mit $^{+}$ gekennzeichnet.

die Verringerung der Sekundenkapazität und des Atemgrenzwertes ist dadurch bedingt.

*Frage.* Warum ist die *relative* Sekundenkapazität normal?

*Antwort.* Es liegt keine Obstruktion der Luftwege vor.

*Frage.* Erlaubt der klinische und röntgenologische Befund, die Verminderung von Vitalkapazität und Atemgrenzwert vorwiegend auf die linke Seite zu beziehen?

*Antwort.* Nur mit Wahrscheinlichkeit. Welcher Anteil der beobachteten Funktionsstörung auf jede der beiden Seiten entfällt, kann am besten durch Bronchospirometrie geklärt werden.

*Frage.* Wie ist das bronchospirometrische Ergebnis in diesem Fall zu beurteilen?

*Antwort.* Die festgestellte Funktionsstörung betrifft überwiegend die linke Lunge. Die Vitalkapazität links entspricht nicht einmal einem normalen Ruheatemzugvolumen beider Lungen. Die linke Lunge allein wäre also auch bei nur vorübergehendem Ausfall der rechten Seite nicht imstande, den Ruhe-Gasaustausch aufrechtzuerhalten. Atemfrequenzsteigerung würde zu vermehrter Totraumventilation führen. Die Herabsetzung der $O_2$-Aufnahme links auf nur 14% der Gesamtaufnahme spricht für Verminderung der Durchblutung auf dieser Seite (s. S. 133). Die Ursache kann in einer funktionell oder anatomisch bedingten Widerstandserhöhung im Gefäßbett der linken Lunge liegen.

Zu ähnlichen Schlußfolgerungen würde man durch die Ergebnisse der Pulmonalarterienblockade kommen. Diese gestattet allerdings gleichzeitig eine Messung des Pulmonalarteriendruckes in Ruhe und bei körperlicher Arbeit.

*Beurteilung.* Eine Resektion des rechten Oberlappens, also die Entfernung von nur drei weitgehend funktionseingeschränkten Segmenten könnte an sich durchgeführt werden. Jede ernsthafte postoperative Komplikation auf der operierten Seite (großes Exsudat, ausgedehnte Atelektase) wäre jedoch gefährlich und könnte zum Exitus führen. Sind allerdings 2—3 Unterlappensegmente befallen, so ist eine Resektionsbehandlung abzulehnen. Eine Resektion einzelner Segmente des Unterlappens — ausgenommen das apikale Segment — ist technisch kaum möglich, eine Resektion des ganzen Unterlappens aus funktionellen Gründen nicht zu vertreten.

## Fall 4. Doppelseitiger Lungenprozeß mit Plomben

37jähriger Mann; Größe: 176 cm, Gewicht: 73,0 kg.

*Klinisches.* Bei Belastung Dyspnoe.

Lungen: Grenzen beiderseits gut verschieblich. Über beiden Oberfeldern Dämpfung und aufgehobenes Atemgeräusch.

*Röntgenbefund.* Zwerchfell beiderseits adhärent. Beiderseits Plombenschatten, rechts größer als links. Unterhalb des linken Plombenschattens mandelgroße Kaverne inmitten zahlreicher fleckig-streifiger Herdschatten. Rechts streifige Schatten unterhalb der Plombe.

*Klinische Diagnose.* Doppelseitige, links kavernöse Oberlappentuberkulose; Polistanplomben beiderseits, rechts größer als links.

*Fragestellung.* Ist eine Segmentresektion oder Lobektomie links möglich?

*Lungenfunktionsprüfung.*

*Spirometrische Werte.* Vitalkapazität 2050 ml⁺ (= 47% des Sollwertes); Sekundenkapazität 1650 ml⁺ = 81% der Vitalkapazität; Atemgrenzwert 61 Liter⁺, Strömungsindex 1,06.

*Bronchospirometrie:*

| | rechts | links |
|---|---|---|
| Vitalkapazität | 1010 ml (53%) | 915 ml (47%) |
| $O_2$-Aufnahme/min | 62% | 38% |
| Atemminutenvolumen | 53% | 47% |

*$CO_2$-Rückatmungsversuch links.* Konstanter $CO_2$-Endwert 8,2%.

*Blutgase.* Arterielles Blut: $O_2$-Druck 88 mm Hg.

*Frage.* Wie sind die spirometrischen Werte zu beurteilen?

*Antwort.* Die Vitalkapazität und der Atemgrenzwert sind erheblich herabgesetzt. Die Verminderung ist auf die Einengung beider Thoraxhöhlen infolge der Plomben und die Beweglichkeitseinschränkung von Zwerchfell und Thorax durch die Verschwartung zurückzuführen. Die normale relative Sekundenkapazität zeigt, daß keine Erhöhung des Strömungswiderstandes in den Atemwegen vorliegt.

*Frage.* Weshalb ist die $O_2$-Aufnahme links geringer als rechts, obwohl der Anteil beider Seiten an Vitalkapazität und Atemminutenvolumen im Bronchospirogramm annähernd gleich ist?

*Antwort.* Bei der Bronchospirometrie wird reiner Sauerstoff geatmet. Man kann deshalb aus der prozentualen $O_2$-Aufnahme auf die effektive Lungendurchblutung schließen. Die Lungendurchblutung ist in diesem Fall links vermindert.

*Frage.* Wäre nach den bisherigen Untersuchungen die Resektion des linken Oberlappens vertretbar?

*Antwort.* Die Entfernung des weitgehend kollabierten linken Oberlappens würde vielleicht eine Verkleinerung der linksseitigen Vitalkapazität um etwa 30% bedingen. Die dann noch verbleibende Vitalkapazität links von etwa 600 ml bei einer Gesamtvitalkapazität von etwa 1600 ml würde für den Gasaustausch ausreichen. Um jedoch das Risiko eines eventuellen Ausfalles des linken Unterlappens im postoperativen Verlauf (Atelektase, Infiltration u. ä.) abschätzen zu können, müßte geklärt werden, ob die rechte Seite die Atmungsfunktion vorübergehend unter Ruhebedingungen aufrechterhalten kann.

*Frage.* Wie kann das geklärt werden?

*Antwort.* Zum Beispiel durch den einseitigen $CO_2$-Rückatmungsversuch. Dadurch wird die rückatmende Seite (Operationsseite) von der $CO_2$-Ausscheidung ausgeschlossen. Der Ausfall des Rückatmungsversuches — konstanter $CO_2$-Endwert auf der rückatmenden Seite — beweist, daß die rechte Seite die $CO_2$-Ausscheidung in Ruhe bewältigen kann.

*Frage.* Kann man aus dem $CO_2$-Rückatmungsversuch schließen, daß beim Ausfall der linken Seite nicht nur die $CO_2$-Ausscheidung, sondern auch die Verhütung einer Hypoxämie gewährleistet wäre?

*Antwort.* Alveolarer $O_2$- und $CO_2$-Druck stehen in gesetzmäßiger Beziehung zueinander (s. S. 8). Eine *ventilatorisch* bedingte Hypoxämie von weniger als 90% arterieller Sauerstoffsättigung (entsprechend etwa 70 mm Hg arterieller Sauerstoffspannung) tritt bei alveolaren $CO_2$-Drucken bis 70 mm Hg nicht auf. Bei postoperativ auftretender Diffusionsstörung oder venöser Beimischung durch Atelektase, Infiltrationen, Aspiration oder Lungenödem werden allerdings beträchtliche Hypoxämien entstehen können. Diffusionsstörungen lassen sich durch $O_2$-Atmung bessern.

Eine Aussage sowohl über die Atemfunktion der verbleibenden Lunge als auch über die hämodynamischen Verhältnisse im Pulmonalkreislauf bei Ruhe und Belastung erlaubt die Blockade der linken Pulmonalarterie (s. S. 379).

Die bisher besprochenen Fälle 1—4 zeichnen sich dadurch aus, daß nur der kranke, weitgehend funktionsuntüchtige Lungenteil beseitigt werden soll. Der postoperative Zustand entspricht beim Ausbleiben von Komplikationen also weitgehend dem präoperativen. Die Notwendigkeit der Lungenfunktionsprüfung besteht hier überwiegend darin, für den Fall eventuell auftretender Komplikationen auf der operierten Seite die Leistungsfähigkeit der Lungenfunktion richtig einschätzen zu können.

## Fall 5. Bronchialcarcinom

65jähriger Mann; Größe: 165 cm, Gewicht: 53,0 kg.

*Klinisches.* Mäßiger Allgemeinzustand; keine Dyspnoe, geringe Lippencyanose bei Belastung.

Lungen: Grenzen normalstehend, gut verschieblich, normaler Klopfschall, normales Vesiculäratmen.

Herz: Klinisch und im EKG ohne pathologischen Befund.

Blutdruck: 110/80 mm Hg.

*Röntgenbefund.* Kleinapfelgroßer Rundschatten im dorsalen Oberlappen- und apikalen Unterlappensegment.

*Klinische Diagnose.* Verdacht auf Lungentumor links.

*Fragestellung.* Ist eine Pneumonektomie links möglich?

*Lungenfunktionsprüfung.*

*Spirometrische Werte.* Vitalkapazität 2200 ml+ (= 66% des Sollwertes); Residualvolumen 2300 ml+ = 51% der Totalkapazität; Sekundenkapazität 1250 ml+ = 57% der Vitalkapazität; Atemgrenzwert 32 Liter+, Strömungsindex 0,49.+

| | vor Blockade | während Blockade | während Blockade und Belastung |
|---|---|---|---|
| *Blockade der Pulmonalarterie:* | | | |
| $O_2$-Sättigung des arteriellen Blutes | 93% | 94% | 93% |
| Arterio-venöse $O_2$-Differenz | 3,7 Vol.-% | 4,0 Vol.-% | 7,7 Vol.-% |
| Herzzeitvolumen | 5650 ml/min | 5240 ml/min | 7340 ml/min |
| Mitteldruck in der A. pulmonalis | 15 mm Hg | 25 mm Hg | 38 mm Hg |

*Frage.* Welche Schlüsse ergeben sich aus den spirometrischen Größen?

*Antwort.* Unter der Annahme, daß bei linksseitiger Pneumonektomie die Vitalkapazität um etwa 45% vermindert wird, verbleiben postoperativ etwa 1200 ml. Bei normaler relativer Sekundenkapazität würde erfahrungsgemäß dann auch bei geringer Belastung noch keine alveolare Hypoventilation auftreten. Im vorliegenden Fall beträgt jedoch die relative Sekundenkapazität nur 57% (1250 ml); auch der Strömungsindex ist deutlich pathologisch. Diese Befunde, zusammen mit der Vergrößerung des Residualvolumens sprechen für das Vorliegen eines Emphysems mit Erhöhung des endobronchialen Strömungswiderstandes (obstruktive Ventilationsstörung). Bei einer Reduktion der absoluten Sekundenkapazität um 45% verblieben postoperativ also nur etwa 700 ml. Der mögliche Atemgrenzwert läge dann bei etwa 25 Liter. Das Ruheatemminutenvolumen beträgt 9 l. Bei einem Anstieg auf wenig mehr als das Doppelte unter geringer Belastung würde also schon der Atemgrenzwert erreicht werden.

*Frage.* Reichen diese Werte allein zur Beurteilung der Operationsfähigkeit aus?

*Antwort.* Nein. Denn bei diesen Überlegungen ist der ventilatorische Anteil der linken Lunge nur geschätzt.

*Frage.* Welche andere Prüfung hilft weiter?

*Antwort.* Einen Einblick würde zweifellos die Bronchospirometrie vermitteln. Diese vermag jedoch über die ventilatorischen Verhältnisse nur unter Ruhebedingungen, über die Druckverhältnisse im Pulmonalkreislauf gar nichts auszusagen. Die Herzkatheterisierung mit *Blockade der entsprechenden Pulmonalarterie* (s. S. 369) gestattet sowohl die Beurteilung der Lungenfunktion als auch der pulmonalen Zirkulation in Ruhe und bei Belastung.

*Frage.* Sind alle vor und während der Blockade vorgenommenen Messungen für die praktische Beurteilung notwendig?

*Antwort.* Nein; dazu genügen meist die arterielle $O_2$-Sättigung und der Druck in der A. pulmonalis; manchmal ist noch die Kenntnis des Herzzeitvolumens oder wenigstens der arterio-venösen $O_2$-Differenz bei Belastung aufschlußreich.

*Frage.* Reicht die Blockade unter Ruhebedingungen aus oder muß in jedem Fall eine Belastung durchgeführt werden?

*Antwort.* Nur selten geben bereits die *Ruhewerte* eine klare Auskunft. Meistens stellen sich arterielle Untersättigung und stärkere Druckerhöhung erst bei *Belastung* ein. Man müßte damit also auch postoperativ bei geringen Belastungen, wie sie das tägliche Leben außerhalb des Bettes fordern, rechnen. Bei einem deutlichen Absinken der arteriellen $O_2$-Sättigung während der Blockade schon in Ruhe muß auch postoperativ mit einer Hypoxämie gerechnet werden. Auch ein Anstieg des Ruhemitteldruckes in der Pulmonalarterie über 30 mm Hg wird meist eine Kontraindikation bedeuten.

*Frage.* Ist von einer Resektion hier abzusehen?

*Antwort.* Eine Pneumonektomie ist auf jeden Fall kontraindiziert. Eine Lobektomie wird in solchen Fällen erfahrungsgemäß noch gut vertragen. Sinkt allerdings die $O_2$-Sättigung bei Blockade in Ruhe unter 80% ab, so ist auch von einer Lobektomie Abstand zu nehmen.

*Frage.* Treten arterielle $O_2$-Untersättigung und stärkerer Druckanstieg immer zusammen auf?

*Antwort.* In der Mehrzahl der Fälle treten beide zusammen auf. Es gibt aber seltene Fälle, bei denen trotz einer $O_2$-Sättigung von über 90% der Pulmonalarteriendruck bereits über 40 mm Hg beträgt. In diesen Fällen liegt ebenfalls eine Kontraindikation für eine Operation vor. Da aber in den meisten Fällen sowohl ein Abfall der arteriellen $O_2$-Sättigung als auch ein Anstieg des Pulmonalarteriendruckes zusammen vorkommt, wird dadurch die Indikationsstellung erleichtert.

Entgegen den Fällen 1—4 wird in Fällen wie dem hier besprochenen neben dem durch den Tumor unmittelbar betroffenen Lungengewebe mehr oder weniger funktionstüchtiges Lungenparenchym entfernt. Die entscheidende Frage besteht hier darin, ob die Funktion der verbleibenden Lunge ausreicht und der Druck in der Pulmonalarterie nicht wesentlich ansteigt. Zur Klärung dieser Frage ist die Blockade der Pulmonalarterie der erkrankten Seite besonders gut geeignet.

## Fall 6. Arteriovenöses Pulmonalgefäßaneurysma

12jähriger Junge; Größe 146 cm, Gewicht: 33,2 kg.

*Klinisches.* Cyanose und Dyspnoe bei geringer Belastung.

Lungen: Grenzen normalstehend und gut verschieblich, überall normaler Klopfschall und reines Vesiculäratmen.

Herz: Klinisch und röntgenologisch sowie im EKG ohne pathologischen Befund.

*Röntgenbefund.* Längliche Verschattung links parakardial, zum Teil hinter dem Herzschatten gelegen. Lungenfelder sonst frei, Zwerchfell beiderseits gut verschieblich, Komplementärräume frei.

*Klinische Diagnose.* Linksseitiger Lungenprozeß unklarer Natur.

*Fragestellung.* Kann die Lungenfunktionsprüfung die Ursache der Beschwerden klären?

*Lungenfunktionsprüfung.*

*Spirometrische Werte.* Vitalkapazität 1980 ml (91% des Sollwertes); Sekundenkapazität 1620 ml = 82% der Vitalkapazität; Atemgrenzwert 68 Liter, Strömungsindex 1,1.

*Blutgase.* Arterielles Blut: $O_2$-Druck 45 mm Hg$^+$, $O_2$-Sättigung 79%$^+$, Hämoglobingehalt 18,8 g-%$^+$, Erythrocytenzahl 6,3 Mill/mm.

Nach $O_2$-Atmung: Arterieller $O_2$-Druck 75 mm Hg, mit $O_2$-Sättigung 93%.

*Katheterisierung der A. pulmonalis.* Druck der A. pulmonalis 18/8 mm Hg, Mitteldruck: 12 mm Hg, „PCV" 6 mm Hg.

*Frage.* Kann eine ventilatorische Ursache der Cyanose und Dyspnoe ausgeschlossen werden?

*Antwort.* Ja, denn die spirometrischen Größen sind normal.

*Frage.* Welche anderen Ursachen können für die Cyanose verantwortlich sein?

*Antwort.* Eine Cyanose entsteht durch einen erhöhten Gehalt an reduziertem Hämoglobin im Blut der Hautcapillaren. Die Cyanoseschwelle liegt bei etwa 4,8 g reduziertem Hämoglobin in 100 ml Blut. Die Erhöhung des reduzierten Hämoglobins kann bedingt sein 1. durch $O_2$-Untersättigung des arteriellen Blutes, 2. durch verstärkte periphere $O_2$-Ausnutzung, 3. durch Kombination von 1. und 2. Im vorliegenden Fall wurde eine arterielle Untersättigung und damit ein vermehrter Gehalt an reduziertem Hämoglobin im arteriellen Blut gefunden. Sie kann durch eine alveolare Hypoventilation — wurde bereits ausgeschlossen —, durch eine Diffusionsstörung oder durch Beimischung von venösem Blut bedingt sein. Die Differenzierung zwischen Diffusionsstörung und venöser Beimischung ist durch die Bestimmung der alveolar-arteriellen $O_2$-Druckdifferenz unter $O_2$-Atmung möglich. Wenn die erhöhte alveolar-arterielle Druckdifferenz bei Luftatmung vorwiegend durch venöse Beimischung bedingt ist, so muß sie unter $O_2$-Atmung größer werden. Ist dagegen eine Diffusionsstörung Ursache der vergrößerten alveolar-arteriellen $O_2$-Druckdifferenz, so wird ihr Einfluß durch $O_2$-Atmung beseitigt und das $O_2$-Druckgefälle von der Alveolarluft in die Lungencapillare so hoch, daß selbst im Fall einer extrem verkürzten Kontaktzeit praktisch Druckausgleich zwischen Blut und Alveolarluft eintritt.

*Frage.* Kann eine Diffusionsstörung auch bei gleichzeitig bestehender venöser Beimischung nachgewiesen werden?

*Antwort.* Hat man die absolute Größe der venösen Beimischung unter $O_2$-Atmung ermittelt, wozu die Kenntnis der arterio-venösen $O_2$-Differenz notwendig ist, so besteht die Möglichkeit, den auf diese venöse Beimischung entfallenden Anteil der alveolar-arteriellen Druckdifferenz bei Luftatmung zu bestimmen. Voraussetzung dafür ist, daß die venöse Beimischung unter Luft und $O_2$-Atmung gleich groß bleibt. Übersteigt die unter Luftatmung gemessene alveolar-arterielle Differenz den durch venöse Beimischung verursachten Wert, so muß die Differenz auf eine gleichzeitig bestehende Diffusionsstörung zurückgeführt werden.

*Frage.* Würde die Messung der arteriellen *$O_2$-Sättigung* bei $O_2$-Atmung an Stelle der alveolar-arteriellen $O_2$-Druckdifferenz genügen?

*Antwort.* Im vorliegenden Fall ja, da die arterielle $O_2$-Sättigung bei $O_2$-Atmung nur bis 93% ansteigt. Diese noch bestehende Untersättigung muß durch venöse Beimischung zum arterialisierten Capillarblut der Lunge verursacht sein.

*Frage.* Warum wurde die Einschränkung „bei diesem Fall" gemacht?

*Antwort.* Bei venöser Beimischung bis etwa 25% des Herzzeitvolumens — normale arterio-venöse $O_2$-Differenz vorausgesetzt — beträgt die arterielle $O_2$-Sättigung bei Atmung von reinem $O_2$ immer noch 100%. Die Ursache dafür liegt in dem hohen Anteil von physikalisch gelöstem $O_2$ im Lungencapillarblut. Dieser Anteil ermöglicht eine Aufsättigung des beigemischten venösen Blutes, ohne daß die arterielle $O_2$-Sättigung unter 100% absinkt. Venöse Beimischung von weniger als 25% des Herzzeitvolumens kann daher nur durch die Messung des $O_2$-Drucks aufgedeckt werden.

*Frage.* Wodurch kann im vorliegenden Fall die venöse Beimischung verursacht sein?

*Antwort.* Im Zusammenhang mit dem röntgenologischen Lungenbefund und dem normalen Herzbefund ist ein arterio-venöses Aneurysma der Lungengefäße am wahrscheinlichsten. Zur Sicherung könnte eine selektive Angiographie durchgeführt werden.

## Fall 7. Pulmonalsklerose

46jährige Frau; Größe: 150 cm, Gewicht: 48,2 kg.

*Klinisches.* Seit Jahren geringe Cyanose mit Belastungsdyspnoe. Mäßiger Allgemeinzustand. Lungen: Grenzen normalstehend, gut verschieblich. Normales Vesiculäratmen, keine Nebengeräusche.

Herz: Systolisches Geräusch, am lautesten über der Pulmonalis. Klinisch und im EKG Zeichen für Rechtshypertrophie.

*Röntgenbefund.* Zwerchfell beiderseits gut atemverschieblich, verstärkte Lungenzeichnung. Verstärkte Rundung des rechten unteren Herzbogens, Vorwölbung des Pulmonalbogens, keine Vergrößerung des linken Vorhofs.

*Klinische Diagnose.* Kongenitaler Herzfehler mit Rechts-Links-Shunt? Primäre Erkrankung der Pulmonalgefäße?

*Fragestellung.* Kann die Lungenfunktionsprüfung zur Klärung des Krankheitsbildes beitragen?

*Lungenfunktionsprüfung.*

*Spirometrische Werte.* Vitalkapazität 2100 ml (75% des Sollwertes); Atemzugvolumen 350 ml, Atemfrequenz 14/min, Atemminutenvolumen 4,95 Liter, $O_2$-Verbrauch 185 ml/min, Sekundenkapazität 1400 ml = 67% der Vitalkapazität, Atemgrenzwert 51 Liter.

*Blutgase.*

| Arterielles Blut: | | Luftatmung | $O_2$-Atmung |
|---|---|---|---|
| | $O_2$-Sättigung | 78%$^+$ | 100% |
| | $O_2$-Gehalt | 16,4 Vol.-% | |
| | $O_2$-Druck | 41 mm Hg$^+$ | 550 mm Hg |
| | $CO_2$-Druck | 38 mm Hg | |

Venöses Blut:

| | |
|---|---|
| $O_2$-Sättigung | 54% |
| $O_2$-Gehalt | 11,3 Vol.-% |
| $O_2$-Druck | 27 mm Hg |

Blutdruck A. pulmonalis 60/20 mm Hg$^+$. Herzzeitvolumen 3,6 l/min

| | Luftatmung | $O_2$-Atmung |
|---|---|---|
| Alveolarer $O_2$-Druck | 103 mm Hg | 650 mm Hg |
| Arterieller $O_2$-Druck | 41 mm Hg$^+$ | 550 mm Hg |
| Alveolar-arterielle $O_2$-Druckdifferenz | 62 mm Hg$^+$ | 100 mm Hg$^+$ |

Diffusionsfaktor bei Hypoxie (15,4% $O_2$) 3,9 ml $O_2$/mm Hg/min$^+$
= 2,8 ml $O_2$/mm Hg/min/m$^{2+}$

*Frage.* Kann das Ergebnis der Spirometrie das Krankheitsbild erklären?

*Antwort.* Nein; Atemgrenzwert, Sekundenkapazität und Atemminutenvolumen zeigen, daß die Ventilationsfähigkeit bei der grazilen Patientin nicht wesentlich eingeschränkt ist. Eine alveolare Hypoventilation ist also schon allein wegen der spirographischen Werte unwahrscheinlich.

*Frage.* Kann man eine alveolare Hypoventilation mit Sicherheit ausschließen?

*Antwort.* Ja, der arterielle $CO_2$-Druck ist normal.

*Frage.* Welche Aufschlüsse liefern die blutgasanalytischen Untersuchungen?

*Antwort.* Die arterielle $O_2$-Untersättigung ist so groß, daß bei normaler peripherer $O_2$-Ausnützung die Cyanoseschwelle erreicht wird.

*Frage.* Welche Ursachen kommen für die arterielle $O_2$-Untersättigung in Frage?

*Antwort.* 1. venöse Beimischung, 2. ungenügende Aufsättigung des Blutes in den Lungencapillaren; Diffusionsstörung, Hypoventilation. Letztere wurde bereits ausgeschlossen.

*Frage.* Wie ist eine Unterscheidung möglich?

*Antwort.* Entsprechend Fall 6 muß auch hier die alveolar-arterielle $O_2$-Druckdifferenz unter $O_2$-Atmung bestimmt werden. Da der arterielle $O_2$-Druck auf 550 mm Hg anstieg und die alveolar-arterielle $O_2$-Druckdifferenz 100 mm Hg betrug, errechnet sich eine venöse Beimischung von 5,6%. Dieser Wert liegt nur wenig über der Norm und verursacht bei Luftatmung eine alveolar-arterielle $O_2$-Druckdifferenz von nur 4 mm Hg. Es verbleiben also noch 58 mm Hg.

*Frage.* Ist diese Differenz allein durch Diffusionsstörung bedingt?

*Antwort.* Zum überwiegenden Teil ja. Ein geringerer Anteil kann aber durch gestörtes Belüftungs-Durchblutungsverhältnis bedingt sein. Dieser Anteil kann — normalen $CO_2$-Druck wie in diesem Fall vorausgesetzt — nicht mehr als etwa 15 mm Hg betragen. Der verbleibende Rest von 43 mm Hg ist also durch Diffusionsstörung bedingt. Sie kann durch den abnorm niedrigen Diffusionsfaktor quantitativ erfaßt werden.

*Frage.* Bei welchen Krankheitsbildern sind solche Diffusionsstörungen zu finden?

*Antwort:* Bei allen Lungenerkrankungen, die mit einer Verkleinerung der Diffusionsfläche und einer Verlängerung der Diffusionsstrecke einhergehen: Lungenfibrosen, Lungenemphysem, primäre Erkrankungen der Pulmonalgefäße. Da die spirometrischen Befunde restriktive und obstruktive Ventilationsstörungen ausschließen lassen, muß es sich hier um eine primäre Gefäßerkrankung handeln.

*Frage.* Welche Bedeutung hat in diesem Zusammenhang der erhöhte Druck in der Pulmonalarterie?

*Antwort.* Bei dem normalen Herzzeitvolumen muß auf eine Widerstandserhöhung im Lungenkreislauf geschlossen werden. Diese kann funktioneller oder organischer Natur sein. Vorwiegend funktionell bedingte Widerstandserhöhung findet sich bei alveolarer Hypoventilation — diese liegt hier nicht vor: normaler arterieller $CO_2$-Druck — und bei dem seltenen Krankheitsbild der primären pulmonalen Hypertonie. Organisch bedingte Einengung der Lungenstrombahn kommt bei degenerativen und entzündlichen Erkrankungen der Pulmonalgefäße vor. Im vorliegenden Fall spricht die Kombination von schwerer Diffusionsstörung und erhöhtem Druck in der Pulmonalarterie für ein organisches Gefäßleiden mit Verminderung des Capillarbettes.

## Fall 8. Lungenemphysem

58jähriger Mann; Größe: 180 cm, Gewicht: 79,3 kg.

*Klinisches.* Dyspnoe und Cyanose in Ruhe mit Verstärkung schon bei geringer Belastung.

Lungen: Grenzen tiefstehend und schlecht verschieblich; leises Atemgeräusch mit bronchitischen Nebengeräuschen über beiden Lungen.

Herz: Grenzen nicht bestimmbar, Herztöne sehr leise. Im EKG Rechtstyp.

*Röntgenbefund.* Tiefstand des Zwerchfells beiderseits; deutlich eingeschränkte Atembeweglichkeit; sehr helle Lungenfelder.

*Klinische Diagnose.* Lungenemphysem, Bronchitis.

*Fragestellung.* Liegt ein obstruktives Lungenemphysem vor? Lassen sich eine alveolare Hypoventilation und andere Störungen nachweisen?

*Lungenfunktionsprüfung.*
*Spirometrische Werte.*

| | | 15 min nach Adrenalin |
|---|---|---|
| Vitalkapazität | 3820 ml (97% vom Sollwert) | 4450 ml (mehr als Sollwert) |
| Residualvolumen | 4800 ml⁺ | |
| Totalkapazität | 8620 ml⁺ | |
| $\frac{\text{Residualvolumen}}{\text{Totalkapazität}} \cdot 100$ | 56%⁺ | |
| Atemminutenvolumen | 9500 ml⁺ | |
| Atemfrequenz | 24/min⁺ | |
| $O_2$-Aufnahme | 250 ml/min | |

| | | 15 min nach Adrenalin |
|---|---|---|
| Sekundenkapazität | 800 ml⁺ = 21% der VK | 1590 ml⁺ = 35% der VK |
| Atemgrenzwert | 28 Liter⁺ | 65 Liter |
| Strömungsindex | 0,39⁺ | 0,56⁺ |
| Heliummischzeit | 7 min⁺ | |

*Alveolarluft.*

| | Luftatmung | $O_2$-Atmung |
|---|---|---|
| $O_2$-Druck | 90 mm Hg⁺ | 628 mm Hg⁺ |

*Blutgase.*

| | |
|---|---|
| $O_2$-Kapazität | 20 Vol.-% |

Arterielles Blut.

| | Luftatmung | $O_2$-Atmung |
|---|---|---|
| $O_2$-Sättigung | 83%⁺ | 100% |
| $O_2$-Gehalt | 16,6 Vol.-%⁺ | 20,8 Vol.-% |
| $O_2$-Druck | 51 mm Hg⁺ | 460 mm Hg⁺ |
| $CO_2$-Gehalt | 54,6 Vol.-% | 55,5 Vol.-% |
| $CO_2$-Druck | 52 mm Hg⁺ | 57 mm Hg⁺ |
| pH | 7,34⁺ | |
| Alveolar-arterielle $O_2$-Druckdifferenz | 39 mm Hg⁺ | 168 mm Hg⁺ |
| Venöse Beimischung zum HZV | | 10,7%⁺ |

Venöses Misch-Blut

| | |
|---|---|
| $O_2$-Sättigung | 59%⁺ |
| $O_2$-Gehalt | 11,8 Vol.-%⁺ |
| $O_2$-Druck | 34 mm Hg⁺ |
| $CO_2$-Gehalt | 58,4 Vol.-%⁺ |
| $CO_2$-Druck | 57 mm Hg⁺ |
| pH | 7,32 |

*Beurteilung.* Trotz klinischer und röntgenologischer Hinweise auf eine beträchtliche Lungenfunktionsstörung ergibt die Vitalkapazität einen annähernd normalen Wert. Das Spirogramm zeigte allerdings, daß für die Atmung der Vitalkapazität eine ungewöhnlich lange Zeit benötigt wurde.

*Frage.* Wie wird dieser Zeitfaktor erfaßt?

*Antwort.* Durch die Sekundenkapazität (Tiffeneau-Test). Sie beträgt hier mit 800 ml nur 21% der Vitalkapazität. Daraus läßt sich auf eine Erschwerung der Ausatmung schließen.

*Frage.* Wie ist diese zu erklären?

*Antwort.* Durch einen erhöhten Strömungswiderstand in den Luftwegen.

*Frage.* Wie ist hier eine Steigerung des Atemminutenvolumens überhaupt möglich?

*Antwort.* Grundsätzlich ist diese durch Vergrößerung des Atemzugvolumens, durch Frequenzsteigerung oder eine Kombination von beiden möglich. In diesem Fall würde eine Vergrößerung des Atemzugvolumens eine Abnahme der Atemfrequenz bewirken. Eine wesentliche Steigerung des Atemminutenvolumens könnte dadurch nicht zustande kommen. Dagegen wird bei Erhöhung der Atemfrequenz nur der steile Anteil der Sekundenkapazität benutzt, in welchem die günstigste Relation zwischen Atemvolumen und benötigter Zeit besteht. Das führt zur Erhöhung der Atemmittellage und damit zur weiteren Zunahme der schon in Ruhe vergrößerten funktionellen Residualkapazität.

*Frage.* Welche Bedeutung kommt der Bestimmung des Residualvolumens zu?

*Antwort.* Die Vergrößerung des Residualvolumens ist pathognomonisch für das Lungenemphysem.

*Frage.* Würde die Bestimmung des Residualvolumens für die Erkennung der verschiedenen Formen des Lungenemphysems genügen?

*Antwort.* Nein; ein vergrößertes Residualvolumen *ohne* wesentliche Herabsetzung der relativen Sekundenkapazität ist auf ein Emphysem ohne größere Erhöhung des Strömungswiderstandes in den Atemwegen zurückzuführen. Eine Zunahme des Residualvolumens bei einer erniedrigten Sekundenkapazität beweist dagegen ein obstruktives Emphysem.

*Frage.* Worauf ist die erhöhte Mischungszeit zurückzuführen?

*Antwort.* Auf die ungleichmäßige und verzögerte Verteilung des inspirierten Heliums auf die einzelnen Lungenabschnitte infolge der Verengerung der kleinen Bronchien und des Elastizitätsverlustes der Alveolen.

*Frage.* Warum ist der Adrenalinversuch zweckmäßig?

*Antwort.* Durch die bisherigen Untersuchungen war eine Erhöhung des Strömungswiderstandes in den Luftwegen nachgewiesen, die auf eine Verengung der Bronchiolen bezogen werden mußte. Mit dem Adrenalinversuch läßt sich nachweisen, ob diese Verengung teilweise oder ganz auf spastisch-funktionelle Faktoren oder auf anatomisch bedingte Veränderungen zurückzuführen ist. Durch die Erweiterung verengter und die Eröffnung vorher verschlossener Bronchiolen wird die Zunahme der spirometrischen Werte erklärt.

*Frage.* Welche Diagnose ist auf Grund dieser Befunde zu stellen?

*Antwort:* Obstruktives Lungenemphysem mit spastischer Komponente.

*Frage.* Kann auf Grund der bisher besprochenen Befunde eine alveolare Hypoventilation angenommen werden, die häufig bei schweren Formen des obstruktiven Lungenemphysems vorkommt?

*Antwort.* Nein; sie kann höchstens aus der hochgradigen Verminderung der spirometrischen Werte vermutet werden. Eine Objektivierung ist nur durch die Bestimmung des $CO_2$-Druckes möglich. Da der alveolare bzw. arterielle $CO_2$-Druck von der alveolaren Ventilation und der $CO_2$-Produktion abhängt $\left(p_{CO_2} = \frac{\dot{V}_{CO_2} \cdot 863}{\dot{V}_A}\right)$, ist eine alveolare Hypoventilation am Anstieg des $CO_2$-Druckes zu erkennen.

*Frage.* Welche Bedeutung hat die alveolare Hypoventilation für den alveolaren $O_2$-Druck?

*Antwort.* Er muß etwa um denselben Betrag absinken, um den der $CO_2$-Druck ansteigt. Der Einfluß des RQ und die Berechnung sind ausführlich auf S. 110 dargestellt. Man erhält im vorliegenden Fall einen alveolaren $O_2$-Druck von 90 mm Hg.

*Frage.* Wie kommt es, daß der arterielle $O_2$-Druck aber nur 51 mm Hg, die alveolar-arterielle $O_2$-Druckdifferenz also 39 mm Hg beträgt?

*Antwort.* Diese hohe alveolar-arterielle $O_2$ Druckdifferenz ($AaD_{O_2}$) kann verursacht sein durch erhöhte venöse Beimischung, durch ein gestörtes Belüftungs-Durchblutungsverhältnis und durch eine Diffusionsstörung. Im vorliegenden Fall wurde die venöse Beimischung zum Herzzeitvolumen unter $O_2$-Atmung mit 10,7% erhöht gefunden. Berechnet man den Einfluß dieses Kurzschlusses auf die $AaD_{O_2}$ bei Luftatmung, so verursacht dieser eine Differenz von 5 mm Hg $p_{O_2}$.

*Frage.* Danach verbleibt eine $AaD_{O_2}$ von 34 mm Hg. Inwieweit ist dafür ein gestörtes Belüftungs-Durchblutungsverhältnis oder eine Diffusionsstörung verantwortlich zu machen?

*Antwort.* Der Anteil beider Störungen am Zustandekommen einer $AaD_{O_2}$ bei Luftatmung ist nicht ohne weiteres zu differenzieren.

Unter Störungen des Belüftungs-Durchblutungsverhältnisses versteht man alle generellen oder partiellen Abweichungen vom Normalverhältnis, das bei ungestörtem Energieumsatz, einen RQ von 0,85 und einer $AVD_{O_2}$ von 4,5 Vol.-% 0,83 beträgt.

*Frage.* Welches Belüftungs-Durchblutungsverhältnis liegt hier vor?

*Antwort.* In diesem Fall beträgt das Belüftungs-Durchblutungsverhältnis 0,68, d. h. die alveolare Ventilation ist gegenüber der effektiven Lungendurchblutung allgemein herabgesetzt, es liegt also eine generelle Störung vor. Dabei müssen der alveolare und arterielle $CO_2$-Druck ansteigen, letzterer beträgt hier 52 mm Hg.

*Frage.* Ist die arterielle Hypoxämie bei diesem Kranken allein durch die generelle Störung des Belüftungs-Durchblutungsverhältnisses zu erklären?

*Antwort.* Nein. Wenn der gemessene arterielle $O_2$-Druck von 51 mm Hg ausschließlich Folge alveolarer Hypoventilation sein sollte, dann müßte der alveolare $CO_2$-Druck 86 mm Hg betragen. Das Belüftungs-Durchblutungsverhältnis würde dann auf 0,38 erniedrigt sein.

*Frage.* Das ist hier nicht der Fall. Spielt demnach eine Störung des Belüftungs-Durchblutungsverhältnisses für die arterielle $O_2$-Untersättigung bei diesem Patienten keine wesentliche Rolle?

*Antwort.* Die Erniedrigung des arteriellen $O_2$-Druckes muß nicht unbedingt Folge einer generellen Störung des Belüftungs-Durchblutungsverhältnisses sein. Auch partielle Störungen dieses Verhältnisses verursachen eine $AaD_{O_2}$.

*Frage.* Was versteht man unter partiellen Störungen des Belüftungs-Durchblutungsverhältnisses?

*Antwort.* Unter partiellen Störungen des Belüftungs-Durchblutungsverhältnisses sind Zustände zu verstehen, bei denen der mittlere Wert des Belüftungs-Durchblutungsverhältnisses ($\dot{V}_{\text{vent}\,A}/\dot{V}_{b\,\text{pulm}}$) im allgemeinen zwar um 0,83 beträgt, bei denen in den verschiedenen Lungenabschnitten aber unterschiedliche $\dot{V}_{\text{vent}\,A}/\dot{V}_{b\,\text{pulm}}$-Werte vorliegen. Da die Gaskonzentrationen im venösen Mischblut und in der Inspirationsluft für alle Lungenabschnitte gleich sind, muß jede Änderung des Belüftungs-Durchblutungsverhältnisses zu gleichsinnigen Änderungen des RQ führen. Unter Grundumsatzbedingungen beträgt der Gesamt-RQ im allgemeinen um 0,8. Das bedeutet, daß bei Verteilungsstörungen Minderbelüftung und Mehrdurchblutung (= Abnahme von $\dot{V}_{\text{vent}\,A}/\dot{V}_{b\,\text{pulm}}$ und RQ) in bestimmten Lungenabschnitten durch Mehrbelüftung und Minderdurchblutung (= Zunahme von $\dot{V}_{\text{vent}\,A}/\dot{V}_{b\,\text{pulm}}$ und RQ) in anderen Lungenabschnitten ausgeglichen werden muß. Bleibt der mittlere $\dot{V}_{\text{vent}\,A}/\dot{V}_{b\,\text{pulm}}$-Wert dabei ungestört, dann ist der mittlere arterielle $CO_2$-Druck normal.

*Frage.* Hier beträgt der arterielle $CO_2$-Druck aber 52 mm Hg.

*Antwort.* Es ist ohne weiteres möglich, daß generelle und partielle Störungen des Belüftungs-Durchblutungsverhältnisses kombiniert vorliegen, bei Kranken mit fortgeschrittenem obstruktivem Emphysem ist dies sogar sehr wahrscheinlich.

Die einzelnen $\dot{V}_{\text{vent}\,A}/\dot{V}_{b\,\text{pulm}}$-Werte variieren dann um einen gegenüber der Norm erniedrigten Mittelwert.

*Frage.* Woher rührt es, daß eine partielle Störung des Belüftungs-Durchblutungsverhältnisses eine $\text{AaD}_{O_2}$ verursacht?

*Antwort.* Nimmt man als vereinfachtes Beispiel an, daß die $O_2$-Aufnahme bei einem Gesamt-RQ von 0,85 und einem mittleren $\dot{V}_{\text{vent}\,A}/\dot{V}_{b\,\text{pulm}}$-Wert von 0,85 je zur Hälfte bei einem RQ von 0,6 und einem entsprechend erhöhten RQ von 1,1 erfolgt, dann läßt sich bei gegebenen venösen und inspiratorischen Gaskonzentrationen mit Hilfe des $O_2$-$CO_2$-Diagramms (s. S. 334) der alveolare $O_2$-Druck in beiden Lungenabschnitten ermitteln. Er beträgt in dem Lungenanteil mit dem RQ von 0,6 87 mm Hg, im Abschnitt mit dem RQ von 1,1 115 mm Hg. Bei einer gesamten alveolaren Ventilation von 1,84 Liter pro 100 ml $O_2$-Aufnahme entfallen auf den minderbelüfteten Abschnitt mit dem erniedrigten RQ etwa 33%, auf den mehrbelüfteten Abschnitt etwa 67 % der alveolaren Ventilation. Der mittlere alveolare $O_2$-Druck beträgt dann 106 mm Hg ($= 0{,}33 \times 87 + 0{,}67 \times 115$).

Unter der Voraussetzung, daß in beiden Lungenabschnitten vollständiger $O_2$-Druckausgleich zwischen Alveolarluft und Lungencapillarblut erfolgt, beträgt die $O_2$-Sättigung im minderbelüfteten Lungenabschnitt mit dem RQ von 0,6 95,5, im mehrbelüfteten Lungenabschnitt 98,3% $HbO_2$. Bei einer effektiven Lungendurchblutung von 2,22 Liter pro 100 ml $O_2$-Aufnahme entfallen auf den minderbelüfteten, mehrdurchbluteten Lungenabschnitt mit dem erniedrigten RQ etwa 53%, auf den mehrbelüfteten, minderdurchbluteten Abschnitt etwa 47% der Durchblutung. Die mittlere $O_2$-Sättigung beträgt dann 96,8% $HbO_2$ ($= 0{,}53 \times 95{,}5 + 0{,}47 \times 98{,}3$). Dieser Sättigung entspricht bei pH 7,4 ein $O_2$-Druck von 96 mm Hg. Infolge des nicht linearen Verlaufes der $O_2$-Dissoziationskurve sowie der unterschiedlichen Ventilations- und Durchblutungsanteile beider Lungenabschnitte ergibt sich in diesem Beispiel also eine $\text{AaD}_{O_2}$ von 10 mm Hg.

*Frage.* Mit welchen Werten für die $\text{AaD}_{O_2}$ als Folge einer Verteilungsstörung muß man rechnen?

*Antwort.* Farhi und Rahn[1] haben den Einfluß einer partiellen „Störung" des Belüftungs-Durchblutungsverhältnisses für Gesunde bei Luftatmung unter Annahme einer logarithmischen Verteilungskurve mit einem minimalen RQ von 0,52 und einem maximalen von 1,2 ($\dot{V}_{\text{vent}\,A}/\dot{V}_{b\,\text{pulm}}$ min 0,44, max. 1,66) zu berechnen versucht und hierbei eine Differenz von 3,4 mm Hg gefunden.

Wie oben ausgeführt wurde, müssen partielle Änderungen des $\dot{V}_{\text{vent}\,A}/\dot{V}_{b\,\text{pulm}}$-Wertes zu Änderungen des RQ führen. Nach bronchospirometrischen Untersuchungen[2] kann man annehmen, daß RQ-Werte, die geringer als 0,6 sind, praktisch nicht auftreten. Wenn sie tatsächlich vorliegen, so können sie für den Gesamtgaswechsel keine besondere Rolle spielen. Aus dieser Kenntnis läßt sich, wie oben im Beispiel gezeigt wurde, der *allgemeine* Einfluß einer partiellen Störung des Belüftungs-Durchblutungsverhältnisses auf die $\text{AaD}_{O_2}$ berechnen. Er beträgt maximal 10—15 mm Hg.

*Frage.* Läßt sich der Einfluß einer partiellen Störung im Einzelfall berechnen?

*Antwort.* Dies ist nur annähernd möglich. Für praktische Zwecke genügt es, den oben angegebenen Maximalwert dann zu berücksichtigen, wenn eine partielle Störung des Belüftungs-Durchblutungsverhältnisses wahrscheinlich ist.

*Frage.* Wann ist dies der Fall?

*Antwort.* Wenn z. B. wie hier die Zunahme der Heliummischzeit auf eine ungleichmäßige Belüftung der Lungen hinweist.

---

[1] Farhi, L. E., and H. Rahn: J. appl. Physiol. 7, 699 (1955).

[2] Hertz, C. W.: Oeynhausener Gespräche I, 127. Berlin-Göttingen-Heidelberg: Springer 1957.

*Frage.* Ist demnach eine Diffusionsstörung auszuschließen?

*Antwort.* Nein. Von den 39 mm Hg alveolar-arterieller $O_2$-Druckdifferenz wurden 5 mm Hg durch venöse Beimischung und höchstens 20 mm Hg durch ein gestörtes Belüftungs-Durchblutungsverhältnis verursacht. Es bleibt noch ein relativ großer, diffusionsbedingter Gradient von mindestens 14 mm Hg übrig. Berechnet man $DF_{O_2}$ mit diesem Gradienten, so erhält man 8,0 ml $O_2$/mm Hg $p_{O_2A} - \bar{p}_{O_2c}$/min. Pro $m^2$ Körperoberfläche ergibt sich ein Wert von 4,0, der verglichen mit dem Normwert von 8,7/$m^2$ Körperoberfläche ein quantitatives Maß für die Diffusionsstörung ist.

## Fall 9*. Atemmechanischer Fall

62jähriger Mann, Größe: 172 cm, Gewicht: 63,1 kg.

*Klinisches.* 4 Jahre in einer Hartmetallschleiferei tätig. Seit $2^1/_2$ Jahren zunehmende Dyspnoe bei Belastung, Husten und Auswurf.

Lunge: Grenzen normalstehend, rechts geringer verschieblich. Atemgeräusch über den dorsalen Bereichen rechts abgeschwächt, Klopfschall hier gedämpft. Vereinzelte bronchitische Geräusche über beiden Lungenfeldern.

Herz: Klinisch und im EKG ohne pathologischen Befund.

*Röntgengefund.* Mittel- bis grobfleckige Verschattungen in beiden Lungenfeldern, besonders im geschrumpften rechten Unterlappen; stark vermehrte Lungenzeichnung. Geringer Zwerchfellhochstand rechts, eingeschränkte Beweglichkeit.

*Klinische Diagnose.* Lungenfibrose?

*Fragestellung.* Läßt sich die klinische Diagnose durch Funktionsprüfungen sichern?

*Lungenfunktionsprüfung.*

*Spirometrische Werte.* Vitalkapazität 1900 ml$^+$ (= 54% des Sollwertes)
Residualvolumen 1200 ml
Sekundenkapazität 1550 ml$^+$ = 82% der Vitalkapazität
Pneumometerwert 8,1 Liter/sec

*Blutgase.*

| | | Ruhe | Arbeit |
|---|---|---|---|
| Arterielles Blut: | $O_2$-Sättigung | 96,5% | 77,5% |
| | $CO_2$-Druck | 35 mm Hg | 43 mm Hg |

*Atemmechanik.*

Statische Compliance 0,06 l/cm $H_2O^+$ (normal 0,22 l/cm $H_2O$).

Sehr flacher Verlauf der Elastizitätskurve.

Bei *Ruheatmung* (Frequenz 20) liegt die Diagonale der Atemschleife genau auf der Elastizitätskurve.

Effektive Compliance 0,06 l/cm $H_2O$.

Bei *Hyperventilation* (Frequenz 75) klappt die Atemschleife deutlich ab.

Effektive Compliance 0,014 l/cm $H_2O$.

Atemarbeit an den Lungen gegen Reibungswiderstände 0,04 mkg$^+$ (normal 0,01 mkg).

*Frage.* Wie sind die spirometrischen Ergebnisse zu beurteilen?

*Antwort.* Die verminderte Vitalkapazität bei normaler *relativer* Sekundenkapazität deutet auf eine restriktive Ventilationsstörung hin. Da die Ausdehnung von Lunge und Brustkorb nicht behindert ist, kann aus der verminderten Vitalkapazität bereits eine Lungenfibrose vermutet werden.

*Frage:* Wie sind die Ergebnisse der arteriellen Blutgasanalysen zu erklären?

*Antwort:* Offensichtlich besteht in Ruhe keine nachweisbare Störung des Gasaustausches. Das Absinken der arteriellen $O_2$-Sättigung bei Belastung auf 77,5% und damit des $O_2$-Druckes auf 42 mm Hg kann folgende Ursachen haben:

* Diesen Fall verdanken wir M. Scherrer, Bern.

1. Alveolare Hypoventilation, 2. Zunahme der venösen Beimischung, 3. gestörtes Durchblutungs-Belüftungsverhältnis, 4. Diffusionsstörung. Alveolare Hypoventilation kann ausgeschlossen werden, da der arterielle $CO_2$-Druck nur auf 43 mm Hg ansteigt. Steigt der RQ von 0,85 in Ruhe auf 1,0 bei Belastung an, so ändert sich der alveolare $O_2$-Druck praktisch nicht. Die venöse Beimischung unter Arbeit müßte bei Annahme einer arterio-venösen $O_2$-Differenz von 7,0 Vol.-% 37% des Herzzeitvolumens betragen, um diese arterielle Untersättigung zu verursachen. Das ist unter Berücksichtigung der Vorgeschichte, des klinischen und röntgenologischen Befundes unwahrscheinlich. Wie bereits erwähnt, kann ein gestörtes Belüftungs-Durchblutungsverhältnis bei normalem $CO_2$-Druck eine alveolar-arterielle $O_2$-Druckdifferenz von nur 15 mm Hg bewirken. Der Abfall der arteriellen $O_2$-Sättigung auf 77,5% bei Arbeit muß also Folge einer Diffusionsstörung sein.

*Frage.* Ist mit den bisherigen Ergebnissen die Lungenfibrose zu objektivieren?

*Antwort.* Nein, dies ist nur möglich durch die Messung der Lungenelastizität. Aus der verminderten Compliance ist die verminderte Dehnbarkeit zu erkennen: der elastische Widerstand ist vergrößert. Die Verminderung der effektiven Compliance bei Steigerung des Atemminutenvolumens kommt durch die dabei auftretende Frequenzsteigerung zustande.

*Frage.* Kann die Verminderung der Compliance nur auf einen vermehrten elastischen Widerstand des Lungengewebes zurückgeführt werden?

*Antwort.* Ja, denn wir erfassen bei der Aufstellung der Atemschleife mittels des Oesophagusdruckes (transpulmonaler Druck) nur die an der Lunge wirksamen Widerstände und nicht extrapulmonale Faktoren, wie z. B. pathologische Veränderungen am Thoraxskelet.

## Fall 10. Einfacher Gutachtenfall

24jähriger Mann; Größe: 168 cm, Gewicht: 57,0 kg.

*Klinisches.* Ausreichender Allgemeinzustand. Befriedigende körperliche Leistungsfähigkeit. Seit einer Rippenserienfraktur rechts vor $1^1/_2$ Jahren geringe Dyspnoe bei starker körperlicher Belastung (Beruf: Schornsteinfeger).

Lungen: Grenzen normalstehend, schlechte Verschieblichkeit rechts. Dämpfung des Klopfschalls rechts, abgeschwächtes Atemgeräusch rechts.

Herz: Klinisch und im EKG kein pathologischer Befund.

*Röntgenbefund.* Ausgedehnte Pleuraschwarte rechts bei eingeschränkter Zwerchfellbeweglichkeit. Zustand nach Fraktur der 3.—9. Rippe rechts.

*Klinische Diagnose.* Ausgedehnte rechtsseitige Pleuraschwarte nach Rippenserienfraktur rechts.

*Fragestellung.* Liegt eine Minderung der körperlichen Leistungsfähigkeit durch Einschränkung der Lungenfunktion vor?

*Lungenfunktionsprüfung.*

*Spirometrische Werte.* Vitalkapazität 2800 ml$^+$ (= 67% des Sollwertes)
Residualvolumen 28% der Totalkapazität
Atemminutenvolumen 6500 ml
$O_2$-Verbrauch 210 ml/min
Atemäquivalent 31,0
Sekundenkapazität 1800 ml$^+$ = 70% der Vitalkapazität
Atemgrenzwert 56 Liter$^+$ (Frequenz 35)

*Frage.* Welche Schlüsse lassen die spirometrischen Werte zu?

*Antwort.* Die verminderte Vitalkapazität ist durch die Behinderung der Beweglichkeit von Zwerchfell und Brustkorb bedingt. Aus der normalen relativen Sekundenkapazität kann man schließen, daß keine Erhöhung des Strömungswiderstandes in den Luftwegen vorliegt.

*Frage.* Weshalb ist das Atemäquivalent angegeben?

*Antwort.* Normalerweise liegt dieser Quotient in Ruhe um 30 und bleibt auch bei größerer Belastung (120 Watt) weitgehend konstant. Auf diese Weise läßt sich das zu erwartende Atemminutenvolumen bei vermehrtem $O_2$-Verbrauch infolge Belastung abschätzen. Im vorliegenden Fall könnte also bei Annahme des Atemgrenzwertes als maximal möglichem Atemminutenvolumen

$$\frac{56\,000 \text{ ml}}{31 \text{ (ventilatorisches Äquivalent)}} = 1800 \text{ ml } O_2 \text{ aufgenommen werden.}$$

*Frage.* Kann der Atemgrenzwert als maximal mögliches Atemminutenvolumen bei Belastung eingesetzt werden?

*Antwort.* Bei Gesunden liegt der Atemgrenzwert höher als das Atemminutenvolumen bei maximaler Belastung (s. Abb. 53, S. 67). Die Ventilationsreserven sind also normalerweise größer als erforderlich; die äußersten Grenzen des Energieumsatzes sind physiologischerweise durch Muskel- und Kreislaufleistungsfähigkeit begrenzt, nicht durch die Ventilationsfähigkeit. Ein normaler Atemgrenzwert zeugt in jedem Falle von einer für alle Belastungen ausreichenden Ventilationsfähigkeit. Bei *gestörter* Ventilation kann der Fall eintreten, daß die Atmung nicht ausreicht, um für einen stark gesteigerten Energieumsatz den adäquaten Gasaustausch zu besorgen, wenngleich Muskulatur und Kreislauf zu einer derartigen Leistung imstande sind. In solchen Fällen gibt der Atemgrenzwert einen Anhalt für die Grenzen der Ventilationsfähigkeit. Bei unserem Schornsteinfeger sind außer einer Ventilationsbehinderung durch die Verschwartung keine Anhaltspunkte für andere Störungen des Gasaustausches vorhanden; eine Erhöhung des endobronchialen Strömungswiderstandes kann durch die normale relative Sekundenkapazität weitgehend ausgeschlossen werden, für das Vorliegen einer Diffusionsstörung oder eines Kurzschlusses findet sich klinisch bei dem 24jährigen Mann kein Anhalt. Man würde also annehmen dürfen, daß der Begutachtete hinsichtlich seiner Lungenfunktion mittelschwere Arbeiten wird leisten können.

## Fall 11. Simulant

52jähriger Mann; Größe: 181 cm, Gewicht: 78,2 kg.

*Klinisches.* Angeblich bei leichter Belastung kurzatmig. Guter Allgemeinzustand, keine Cyanose.

Lungen: Grenzen normalstehend, gut verschieblich. Normaler Klopfschall, reines Vesiculäratmen.

Herz: Klinisch und im EKG ohne pathologischen Befund.

*Röntgenbefund.* Zwerchfell beiderseits gut beweglich, Komplementärräume frei. In beiden Oberfeldern fleckige Verschattungen ohne Kaverne.

*Klinische Diagnose.* Inaktive beiderseitige Oberlappentuberkulose.

*Fragestellung.* Bestehen vom Standpunkt der Lungenfunktion Bedenken gegen die Arbeitsaufnahme? Wie hoch ist die Minderung der Arbeitsfähigkeit?

*Lungenfunktionsprüfung.*

*Spirometrische Werte.* Vitalkapazität: 1. Bestimmung 1900 ml$^+$
2. Bestimmung 2920 ml$^+$
3. Bestimmung 2430 ml$^+$
4. Bestimmung 4210 ml (unwillkürlich)
Sekundenkapazität 1. und 2. Bestimmung unbrauchbar.

Nach energischer Ermahnung 2640 ml$^+$ = 63%$^+$ der Vitalkapazität (Berechnet mit der 4. Vitalkapazitätsbestimmung).

Atemgrenzwert 32 Liter$^+$
Residualvolumen 1780 ml
Totalkapazität 5990 ml

Residualvolumen/Totalkapazität 30%
Atemminutenvolumen bei $CO_2$-Anreicherung im Spirometersystem (Endgehalt 8,7%) 52 Liter

*Blutgase.*

| | | |
|---|---|---|
| Arterielles Blut: | $O_2$-Sättigung | 95% |
| | $O_2$-Druck | 87 mm |

*Frage.* Kann man aus den unterschiedlich ausgefallenen Werten der 3mal nacheinander bestimmten Vitalkapazität auf ungenügende Mitarbeit des Patienten oder Täuschungsabsichten schließen?

*Antwort.* Ja, schon die um etwa 1000 ml differierenden Werte der Vitalkapazität erwecken den Verdacht der Täuschung. Bei guter Mitarbeit des Probanden differieren die Werte bei nacheinander folgenden Bestimmungen selten um mehr als 200 ml. Ist der Blick auf Kymographion und Spirometerglocke verdeckt, so gelingt es einem Probanden mit Täuschungsabsichten nicht, eine willkürlich niedrig gehaltene „Vitalkapazität" innerhalb dieser Schwankungsbreite zu reproduzieren. Allerdings findet man bei geringer Intelligenz gelegentlich stärker schwankende Werte; bei guter Mitarbeit steigen sie dann aber im allgemeinen bis zum Maximalwert an. In diesem Fall hat der Proband den Beweis für die mangelhafte Teilnahme bzw. Täuschungsabsicht dadurch geliefert, daß er bei Bestimmung der Sekundenkapazität „aus Versehen" ein wesentlich größeres Volumen geatmet hatte, als seine sog. „Vitalkapazität".

*Frage.* Kann man aus den bisher besprochenen Werten bereits auf die Ventilationsfähigkeit schließen?

*Antwort.* Der Absolutwert der Sekundenkapazität von 2640 ml läßt erkennen, daß der willkürlich geatmete Atemgrenzwert von 32 Liter wesentlich zu niedrig ist. Man kann aus der Sekundenkapazität den Atemgrenzwert auf etwa 80 bis 90 Liter berechnen. Auf Grund dieser Befunde ist erwiesen, daß der Proband den Versuchsablauf willkürlich beeinflussen wollte. Seine Ventilationsfähigkeit muß auf Grund der spirometrischen Werte als ausreichend angesehen werden.

*Frage.* Welche Möglichkeiten der Beurteilung bestehen, wenn der Proband bei Bestimmung der Sekundenkapazität nicht genügend mitarbeitet?

*Antwort.* Man fordert den Probanden zu kräftigem Husten auf. Im allgemeinen lassen sich dabei die inspiratorische Kapazität, die um 500—700 ml weniger als die Vitalkapazität beträgt, und bei entsprechend schnellem Vorschub des Registrierpapiers angenähert die Sekundenkapazität gewinnen. Auch durch $CO_2$-Atmung wurde die mangelhafte Mitarbeit dadurch bewiesen, daß dabei das Atemminutenvolumen den willkürlich produzierten Atemgrenzwert überstieg.

*Frage.* Können die durch mangelhafte Mitarbeit weniger beeinflußbaren arteriellen Blutgaswerte zur Beurteilung beitragen?

*Antwort.* Ja. Findet man normale Werte für $O_2$- und $CO_2$-Druck sowie arterielle $O_2$-Sättigung, dann kann *in Ruhe* keine Diffusionsbehinderung, keine alveolare Hypoventilation und kein gestörtes Belüftungs/Durchblutungsverhältnis vorliegen (s. Fall 8). Sind $O_2$-Druck und $O_2$-Sättigung schon in Ruhe herabgesetzt, so gelten die auf S. 385 ausgeführten Überlegungen. Vorausgesetzt ist allerdings, daß der Proband bei der Blutentnahme nicht willkürlich den Atem angehalten hat. Entsprechende Störungen bei Arbeit lassen sich dagegen mit Sicherheit nur bei dosierter Belastung aufdecken.

## Fall 12. Komplizierter Gutachtenfall

50jähriger Mann; Größe: 172 cm, Gewicht: 68 kg.

*Klinisches.* Befriedigender Allgemeinzustand. Bei mittelschwerer Belastung kurzatmig und leicht schwindelig. Zustand nach Thoraxprellung rechts.

Lungen: Zwerchfellhochstand rechts mit eingeschränkter Beweglichkeit. Geringe Klopfschallverkürzung über dem rechten Unterfeld mit etwas abgeschwächtem Atemgeräusch. Links normaler Klopfschall, vereinzelte Rasselgeräusche.

Herz: Klinisch und im EKG ohne pathologischen Befund.

*Röntgenbefund.* Diffuse Verschattung im rechten Unterfeld, mäßiger Hochstand und eingeschränkte Beweglichkeit des rechten Zwerchfells. Linkes Lungenfeld ziemlich hell, Zwerchfelltiefstand. Herzform normal.

*Klinische Diagnose.* Pleuraschwarte und Zwerchfellhochstand rechts nach Thoraxprellung. Mittelschweres Lungenemphysem.

*Fragestellung.* Besteht bei dem Patienten eine Erwerbsminderung? Wenn ja, wie hoch ist diese?

*Lungenfunktionsprüfung.*

*Spirometrische Werte.*

| | |
|---|---|
| Vitalkapazität | 2500 ml⁺ (66% vom Sollwert) |
| Sekundenkapazität | 1200 ml⁺ = 48% der Vitalkapazität |
| Atemgrenzwert | 38 Liter⁺ |
| Residualvolumen | 37%⁺ der Totalkapazität |

*Blutgase:*

$O_2$-Kapazität 20 Vol.-%.

Alveolarer Sauerstoffdruck, arterielle Blutgase und RQ unter Luftatmung in Ruhe und bei Belastung (Druckwerte in mm Hg):

| | $pO_{2A}$ | $pO_{2a}$ | $SO_{2a}$ % | $pCO_{2a}$ | RQ |
|---|---|---|---|---|---|
| in Ruhe | 105 | 88 | 96 | 38 | 0,85 |
| 30 Watt | 111 | 93 | 96,5 | 38 | 1,0 |
| 60 Watt | 109 | 81 | 95 | 40 | 1,0 |
| 90 Watt | 104 | 75 | 93 | 45 | 1,0 |
| 120 Watt | 99 | 69 | 89 | 50 | 1,0 |

*Frage.* Welche Stellungnahme ermöglichen die spirometrisch gewonnenen Werte?

*Antwort.* Die Vitalkapazität ist deutlich herabgesetzt. Nach dem klinischen und röntgenologischen Untersuchungsbefund ist die Ursache dafür die rechtsseitige Pleuraschwarte und der Zwerchfellhochstand. Dabei weist der reduzierte Tiffeneau-Wert von nur 48% der Vitalkapazität auch noch auf eine obstruktive Komponente hin. Das erhöhte Residualvolumen von 37% der Totalkapazität spricht für ein Lungenemphysem, das auf Grund des Röntgenbefundes vorwiegend die linke Lungenseite betrifft. Es bestehen also Anzeichen sowohl für eine restriktive wie obstruktive Ventilationsstörung.

*Frage.* Kann aus diesen Überlegungen auf das Vorliegen einer Erwerbsminderung geschlossen werden?

*Antwort.* Es ist wahrscheinlich, daß der Patient schwere Arbeit nicht mehr leisten kann. Man kann nämlich unter Zugrundelegung der Annahme von Fall 10 sagen, daß bei schwerer Arbeit eine Sauerstoffaufnahme von mindestens 1500 ml je Minute notwendig ist. Bei einem Probanden mit ungestörter Lungenfunktion wäre dazu ein Atemminutenvolumen von etwa 45 Liter (ventilatorisches Äquivalent von 30) erforderlich. Der Atemgrenzwert liegt hier aber mit 38 Liter bereits deutlich tiefer. Es müßte bei solcher Belastung also zu einem Defizit kommen.

*Frage.* Ist der in Ruhe gewonnene Atemgrenzwert in jedem Fall der Grenzwert oder können bei Belastung doch noch höhere Werte erreicht werden?

*Antwort.* Im allgemeinen liegt bei Gesunden der Atemgrenzwert so hoch, daß er bei Belastung nur von Hochleistungssportlern ($O_2$-Aufnahme 3000—4000 ml je Minute) annähernd erreicht wird. Es ist allerdings bekannt, daß während Belastung auch der Atemgrenzwert ansteigt (s. Tab. 13, S. 76).

*Frage.* Ist mit Hilfe des Atemgrenzwertes eine prozentuale Einstufung möglich?

*Antwort.* Bei dem Patienten liegen Zeichen einer restriktiven und obstruktiven Ventilationsstörung vor. Eine Steigerung des AMV wird bei beiden Funktionsstörungen überwiegend durch eine Frequenzsteigerung erreicht. Dabei muß das Verhältnis von Totraum- zu Alveolarraumbelüftung wesentlich zu ungunsten der letzteren verschoben werden. Man muß daher in der Bewertung des AGW als Grundlage für die Beurteilung der Belastungsfähigkeit besonders vorsichtig sein.

*Frage.* Helfen Blutgasanalysen weiter?

*Antwort.* Wenn der arterielle $CO_2$-Druck über 45 mm Hg beträgt, liegt alveolare Hypoventilation vor. Es wird also im Verhältnis zu den Stoffwechselbedürfnissen zu wenig geatmet. Der Proband ist dann arbeitsunfähig.

Ist der arterielle Kohlensäuredruck normal und damit die alveolare Ventilation ausreichend, $p_{O_2 a}$ aber erniedrigt, so kann es sich um ein gestörtes Belüftungs-Durchblutungsverhältnis, um eine Diffusionsstörung oder eine erhöhte Beimischung venösen Blutes handeln. Das Vorgehen zur Differenzierung dieser Störungen ist bei Fall 8 besprochen.

*Frage.* Ist eine Beurteilung möglich, wenn die in Ruhe entnommenen Blutproben wie hier normale Werte ergeben haben?

*Antwort.* Nein. Es müssen dann Untersuchungen während stufenweiser Belastung angestellt werden. Bei leichter Arbeit sind am Ergometer 30—60 Watt, bei mittlerer Arbeit 80—120 Watt und bei schwerer Arbeit mehr als 120 Watt zu leisten. Finden sich bei allen Belastungsstufen normale Blutgaswerte, so ist der Patient als voll arbeitsfähig anzusehen.

*Frage.* Was versteht man unter normalen Blutgaswerten?

*Antwort.* Man entnimmt arterielle Blutproben und mißt die $O_2$-Sättigung oder den $O_2$-Druck. Fallen diese Werte bei einer Belastungsstufe signifikant ab, so ist nach *üblicher* Beurteilung der Patient für diese Belastungsstufe nicht mehr geeignet. Man muß dabei berücksichtigen, daß ein Abfall der arteriellen $O_2$-Sättigung auch beim untrainierten Gesunden, allerdings erst bei 200 und mehr Watt, eintreten kann.

Im vorliegenden Fall findet sich bei 90 Watt bereits ein Abfall der $O_2$-Sättigung auf 93,5%, der sich bei 120 Watt auf 89% vergrößert. Das bedeutet, daß der Patient diesen Belastungsbereich, der mittlerer Arbeit entspricht, nur noch unter Inkaufnahme einer arteriellen Untersättigung zu leisten vermag.

*Frage.* Welcher Wert kommt der Kohlensäuredruckmessung zu?

*Antwort.* Bei 120 Watt steigt der arterielle Kohlensäuredruck auf 50 mm Hg an, d. h., daß hier bereits generelle Hypoventilation eingetreten ist. Für eine berufliche Belastung dieser Größe ist der Patient damit nicht mehr geeignet.

*Frage.* Ist es notwendig, während des Arbeitsversuches zu spirographieren?

*Antwort.* Nein. Für die oben gegebene Beurteilung genügt es, den Probanden bei Luftatmung am Ergometer in den einzelnen Wattstufen 5—10 min arbeiten zu lassen und Blutproben zu entnehmen.

# Anhang

## Reinigung von Quecksilber

Quecksilber wird in großen Mengen bei gasanalytischen Untersuchungen gebraucht. Da es oft mit Metallen, Fett, Gummi usw. verunreinigt wird und dann seine Oberflächeneigenschaften erheblich ändert, ist eine Ablesung der Menisci beim Analysieren, Eichen von Pipetten usw. nicht mehr möglich. Zur Reinigung müssen folgende Schritte unternommen werden.

### Luftdurchperlung

Reinigung mit 5%igem Quecksilber(I)-Nitrat in dem Gefäß der Abb. 218. Das Durchsaugen von Luft sorgt für innige Berührung des Quecksilbers mit der Lösung. Diese reagiert mit den metallischen Verunreinigungen. Die schmutzige Lösung wird abgesaugt.

### Türmen mit Quecksilber(I)-Nitrat

Das Quecksilber wird durch sog. Reinigungstürme geschüttet (Abb. 219). Das Quecksilber strömt aus der Capillar-

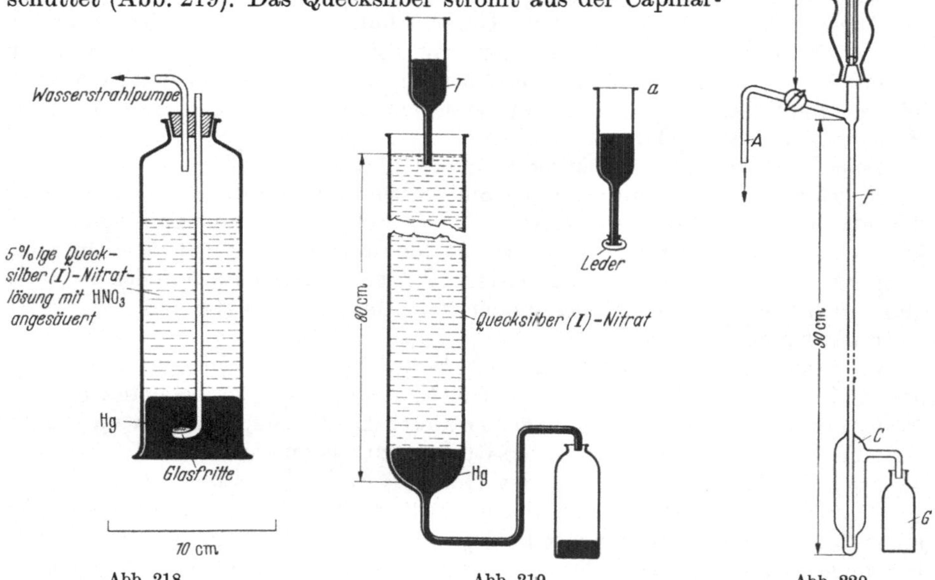


Abb. 218 Abb. 219 Abb. 220

Abb. 218. Gefäß zur Reinigung von Quecksilber

Abb. 219. Quecksilberturm zur Quecksilberreinigung. *a* Trichter, dessen untere weite Öffnung mit Leder verschlossen ist

Abb. 220. Quecksilberdestillationsanlage. Der Trichter *T* wird mit Quecksilber gefüllt. Durch Saugen bei *A* steigt das Quecksilber bis in das Gefäß *B*, wenn man vorher in *C* destilliertes Quecksilber eingefüllt hat. Durch den Heizkorb *D* wird das Quecksilber erwärmt, und der Quecksilberdampf schlägt sich in Innenrohr *E* durch Abkühlung nieder. Das destillierte Quecksilber fällt im Rohr F nach unten und wird in *G* gesammelt

öffnung des Trichters *T* aus und bildet so eine große Berührungsfläche mit der 5%igen Quecksilber(I)-Nitratlösung.

### Türmen mit Kalilauge

In einem zweiten Turm (Abb. 219), der mit Kalilauge (etwa 10%ig) gefüllt ist, wird das Quecksilber von Fett befreit.

**Türmen mit Aqua dest.**

In einem dritten Turm befindet sich Aqua dest. zur Reinigung des Quecksilbers. Hierbei ist zu empfehlen, den in Abb. 219a abgebildeten Trichter zu benützen, über dessen aufgewinkeltem Rand weiches, feinporiges Leder aufgebunden ist (darf nicht in Wasser tauchen!). Quecksilber, das diese Reinigungsschritte erfahren hat, ist für die meisten gasanalytischen Methoden brauchbar. Für die Hg-Tropfelektrode (s. S. 263) muß das so gereinigte Quecksilber im Vakuum destilliert werden.

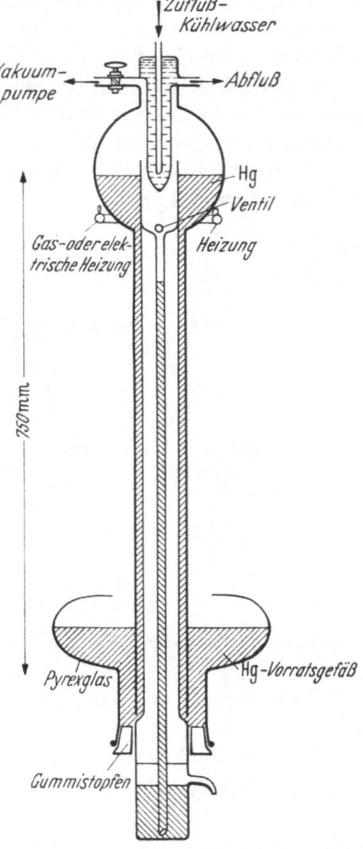


Abb. 221. Quecksilberdestillationsanlage nach WETZEL. Aus dem Vorratsgefäß wird Hg mit dem Unterdruck der Vakuum- oder Wasserstrahlpumpe im äußersten Mantel des Rohres nach oben gesaugt. Bei mäßiger Erhitzung durch eine ringförmig angebrachte Heizung verdampft Hg, das sich am Kühler niederschlägt und in das innere Rohr fällt. Das Ventil läßt erst Hg in das Capillarrohr fallen, wenn eine genügende Menge sich angesammelt hat. Dadurch evakuiert sich die Anlage selbst und erhält das Anfangsvakuum

**Destillation im Vakuum**

Es gibt eine große Zahl von Hg-Destillationsanlagen. Die in Abb. 220 gezeigte kann mit zufriedenstellendem Erfolg betrieben werden. Sie hat nur den Nachteil, recht groß (2 × 760 mm hoch) zu sein. Bei der Reinigung bricht oft das lange innere Rohr ab. Neuerdings wurde eine Anlage nach einer Angabe von WETZEL[1] angefertigt Sie ist nur halb so hoch (s. Abb. 221) und daher weniger gefährlich zu reinigen. Außerdem leistet sie auf Grund des Wasserkühlers erheblich mehr (etwa 2 kg Hg/h) als die oben erwähnte. Es ist zweckmäßig, zwei Anlagen zu benutzen, um das Hg doppelt destillieren zu können.

## Herstellung von Gasgemischen zu Eichzwecken, Atemversuchen, zum Äquilibrieren u. a.

Größere Mengen sind am zweckmäßigsten in die käuflichen Stahlflaschen einzufüllen. Entweder füllt man mit dem Druck der Spenderflaschen oder mit Hilfe von Kompressionspumpen. Für Sauerstoff dürfen nur Glycerinpumpen benutzt werden, da bei den Ölpumpen Explosionsgefahr besteht. In Abbildung 222 ist eine von Draeger nach Angaben hergestellte Anlage gezeigt, bei der auf die teuren Kompressoren (2000—4000 DM) verzichtet wurde. Als sog. Spenderflaschen benützt man zweckmäßig 40 Liter-Flaschen für $N_2$ und $O_2$ und eine 10 Liter-Flasche für $CO_2$. Füllt man 10 Liter-Flaschen, so reichen für die meisten Vorhaben die $O_2$- und $CO_2$-Flasche lange, nur der $N_2$-Verbrauch ist höher und man kann die Flaschen nicht ganz entleeren, weil man mit ihrem Fülldruck arbeitet. Dieser Verschleiß an Gas kommt bei durchschnittlichem Gebrauch, auch wenn man die Flaschenleihgebühr mitberechnet, in Jahren nicht an die Kosten eines Kompressors heran. Im allgemeinen füllt man auf einen Gesamtdruck von 100 Atm. und stellt eine gewünschte Mischung von z. B. 5% $CO_2$, 10% $O_2$

[1] WETZEL, J.: Chemiker-Ztg **1908**, 1225.

und 85% $N_2$ so her, daß zuerst 5 Atm. $CO_2$ (am Manometer II abzulesen) eingefüllt werden, dann 10 Atm. $O_2$ und zum Schluß 85 Atm. $N_2$ (wenn technischer Stickstoff, der 2—6% $O_2$ enthält, verwendet wird, muß das berücksichtigt werden). $O_2$ soll möglichst nicht zuletzt eingefüllt werden, da Gefahrenmomente mit steigendem Druck zunehmen. Als Gemischflaschen sollen immer die gleichen Flaschen verwendet werden. Sie dürfen dann nicht mehr zur Füllung mit reinem $O_2$ weggegeben werden, da aus den $N_2$-Flaschen Ölspuren überführt worden sein können und es bei Sauerstoffüllung unter hohen Drucken zur Explosion kommen kann. Im übrigen sei auf die Vorschriften der „Druckgasverordnung"[1] hingewiesen.

Es ist auch möglich, durch Abwägen auf Spezialwaagen relativ genaue Gemische herzustellen.

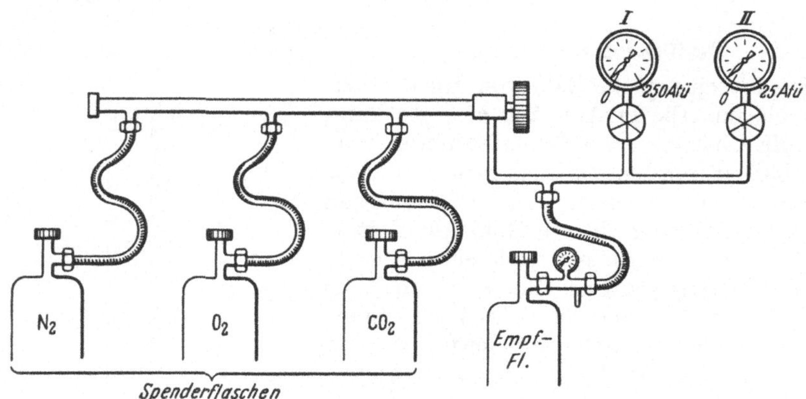


Abb. 222. Gasmischanlage, bei der mit dem Druck der Spenderflaschen ein beliebiges Gasgemisch hergestellt wird

Reduzierventile, Übergangsstücke, Schlauchverbindungen und Manometer für solche Anlagen liefert Draeger, Lübeck.

Andere Methoden, zum Teil nur für kleinere Mengen, sind speziellen Erfordernissen angepaßt[2-4].

## Herstellung von Hahnfett

Zur Abdichtung von Hähnen und Schliffen an gasanalytischen Apparaten sind Hahnfette verschiedener Konsistenzen erforderlich, die vor allem der Temperatur angepaßt sein müssen („Winter"- und „Sommer"-Fett). Es können deshalb keine speziellen Anweisungen gegeben werden. Allgemein läßt sich sagen: Die Hähne sollen nicht zu leicht laufen, damit keine unbeabsichtigte Änderung der Stellung eintritt, und andererseits nicht so schwer gehen, daß die Fettschicht beim Drehen abreißt und Undichtigkeit auftritt. Im allgemeinen kann man Schliffe, die nach dem Fetten nicht gedreht werden müssen, mit zäherem Fett fetten, wobei man vorher die Schliffflächen erwärmt. Zur Herstellung mengt man zusammen: Kautschukschnitzel, Vaseline und Paraffin (Verhältnis 7:3:1 bis etwa 16:8:1). Die Mischung hält man im Brutschrank oder Trockenschrank etwa 2 Tage bei 100° C. Wenn eine homogene Masse entstanden ist, erhitzt man diese $^1/_2$—1 Std auf 150° C. Vakuumfett (Ramsay-Fett) verschiedener Zähigkeit liefert Leybold, Köln.

[1] Engel, G.: Druckgasverordnung. Bonner Univ.-Buchdruckerei 1935 u. 1952.
[2] Austin, J. H., G. E. Cullen, A. B. Hastings, F. C. McLean, J. P. Peters u. D. D. van Slyke: J. biol. Chem. **54**, 121 (1922).
[3] Lewis, R. A., u. G. F. Koepp: Science **93**, 407 (1941).
[4] Hartree, E. F., u. C. H. Harpley: Biochem. J. **44**, 637 (1949).

Tabelle 64. *Volumenreduktion eines idealen Gases auf 0° C, 760 mm Hg und Trockenheit*

| Temperatur °C | Barometer | | | | | | | | | |
|---|---|---|---|---|---|---|---|---|---|---|
| | 700 | 701 | 702 | 703 | 704 | 705 | 706 | 707 | 708 | 709 |
| 10 | 0,8768 | 0,8781 | 0,8794 | 0,8806 | 0,8819 | 0,8832 | 0,8844 | 0,8857 | 0,8870 | 0,8882 |
| 11 | 0,8729 | 0,8742 | 0,8755 | 0,8767 | 0,8780 | 0,8793 | 0,8805 | 0,8818 | 0,8831 | 0,8843 |
| 12 | 0,8690 | 0,8703 | 0,8715 | 0,8728 | 0,8741 | 0,8753 | 0,8766 | 0,8778 | 0,8791 | 0,8804 |
| 13 | 0,8651 | 0,8663 | 0,8676 | 0,8689 | 0,8701 | 0,8714 | 0,8726 | 0,8739 | 0,8751 | 0,8764 |
| 14 | 0,8611 | 0,8624 | 0,8636 | 0,8649 | 0,8661 | 0,8674 | 0,8686 | 0,8699 | 0,8711 | 0,8724 |
| 15 | 0,8571 | 0,8584 | 0,8596 | 0,8609 | 0,8621 | 0,8634 | 0,8646 | 0,8659 | 0,8671 | 0,8684 |
| 16 | 0,8531 | 0,8544 | 0,8556 | 0,8568 | 0,8581 | 0,8593 | 0,8606 | 0,8618 | 0,8631 | 0,8643 |
| 17 | 0,8491 | 0,8503 | 0,8515 | 0,8528 | 0,8540 | 0,8553 | 0,8565 | 0,8577 | 0,8590 | 0,8602 |
| 18 | 0,8450 | 0,8462 | 0,8474 | 0,8487 | 0,8599 | 0,8511 | 0,8524 | 0,8536 | 0,8548 | 0,8561 |
| 19 | 0,8408 | 0,8421 | 0,8433 | 0,8445 | 0,8458 | 0,8470 | 0,8482 | 0,8495 | 0,8507 | 0,8519 |
| 20 | 0,8367 | 0,8379 | 0,8391 | 0,8404 | 0,8416 | 0,8428 | 0,8440 | 0,8453 | 0,8465 | 0,8477 |
| 21 | 0,8325 | 0,8337 | 0,8349 | 0,8361 | 0,8374 | 0,8386 | 0,8398 | 0,8410 | 0,8423 | 0,8435 |
| 22 | 0,8282 | 0,8294 | 0,8307 | 0,8319 | 0,8331 | 0,8343 | 0,8355 | 0,8367 | 0,8380 | 0,8392 |
| 23 | 0,8239 | 0,8251 | 0,8263 | 0,8276 | 0,8288 | 0,8300 | 0,8312 | 0,8324 | 0,8336 | 0,8348 |
| 24 | 0,8195 | 0,8208 | 0,8220 | 0,8232 | 0,8244 | 0,8256 | 0,8268 | 0,8280 | ,08292 | 0,8304 |
| 25 | 0,8151 | 0,8164 | 0,8176 | 0,8188 | 0,8200 | 0,8212 | 0,8224 | 0,8236 | 0,8248 | 0,8260 |
| 35 | 0,7672 | 0,7684 | 0,7695 | 0,7707 | 0,7719 | 0,7730 | 0,7742 | 0,7754 | 0,7765 | 0,7777 |
| 36 | 0,7619 | 0,7631 | 0,7643 | 0,7654 | 0,7666 | 0,7678 | 0,7689 | 0,7701 | 0,7712 | 0,7724 |
| 37 | 0,7566 | 0,7577 | 0,7589 | 0,7601 | 0,7612 | 0,7624 | 0,7635 | 0,7647 | 0,7659 | 0,7670 |
| 38 | 0,7511 | 0,7523 | 0,7534 | 0,7546 | 0,7557 | 0,7569 | 0,7580 | 0,7592 | 0,7604 | 0,7615 |
| 39 | 0,7455 | 0,7467 | 0,7478 | 0,7490 | 0,7501 | 0,7513 | 0,7524 | 0,7536 | 0,7548 | 0,7557 |
| 40 | 0,7399 | 0,7410 | 0,7421 | 0,7433 | 0,7444 | 0,7456 | 0,7467 | 0,7479 | 0,7490 | 0,7502 |

Tabelle 64. (Fortsetzung)

| Temperatur °C | Barometer | | | | | | | | | |
|---|---|---|---|---|---|---|---|---|---|---|
| | 710 | 711 | 712 | 713 | 714 | 715 | 716 | 717 | 718 | 719 |
| 10 | 0,8895 | 0,8908 | 0,8920 | 0,8937 | 0,8946 | 0,8959 | 0,8971 | 0,8984 | 0,8997 | 0,9009 |
| 11 | 0,8856 | 0,8868 | 0,8881 | 0,8894 | 0,8906 | 0,8919 | 0,8932 | 0,9944 | 0,8957 | 0,8970 |
| 12 | 0,8816 | 0,8829 | 0,8841 | 0,8854 | 0,8867 | 0,8879 | 0,8892 | 0,8904 | 0,8917 | 0,8930 |
| 13 | 0,8776 | 0,8789 | 0,8802 | 0,8814 | 0,8827 | 0,8839 | 0,8852 | 0,8864 | 0,8877 | 0,8890 |
| 14 | 0,8736 | 0,8749 | 0,8761 | 0,8774 | 0,8786 | 0,8799 | 0,8811 | 0,8824 | 0,8836 | 0,8849 |
| 15 | 0,8696 | 0,8709 | 0,8721 | 0,8733 | 0,8746 | 0,8758 | 0,8771 | 0,8783 | 0,8796 | 0,8808 |
| 16 | 0,8655 | 0,8668 | 0,8680 | 0,8693 | 0,8705 | 0,8718 | 0,8730 | 0,8742 | 0,8755 | 0,8767 |
| 17 | 0,8614 | 0,8627 | 0,8639 | 0,8652 | 0,8664 | 0,8676 | 0,8689 | 0,8701 | 0,8714 | 0,8726 |
| 18 | 0,8573 | 0,8585 | 0,8598 | 0,8610 | 0,8623 | 0,8635 | 0,8647 | 0,8660 | 0,8672 | 0,8684 |
| 19 | 0,8532 | 0,8544 | 0,8556 | 0,8568 | 0,8581 | 0,8593 | 0,8605 | 0,8618 | 0,8630 | 0,8642 |
| 20 | 0,8489 | 0,8502 | 0,8514 | 0,8526 | 0,8538 | 0,8557 | 0,8563 | 0,8575 | 0,8587 | 0,8600 |
| 21 | 0,8447 | 0,8459 | 0,8471 | 0,8484 | 0,8496 | 0,8508 | 0,8520 | 0,8532 | 0,8545 | 0,8557 |
| 22 | 0,8404 | 0,8416 | 0,8428 | 0,8440 | 0,8453 | 0,8465 | 0,8477 | 0,8489 | 0,8501 | 0,8513 |
| 23 | 0,8360 | 0,8373 | 0,8385 | 0,8397 | 0,8409 | 0,8421 | 0,8433 | 0,8445 | 0,8457 | 0,8470 |
| 24 | 0,8317 | 0,8329 | 0,8341 | 0,8353 | 0,8365 | 0,8377 | 0,8389 | 0,8401 | 0,8413 | 0,8425 |
| 25 | 0,8272 | 0,8284 | 0,8296 | 0,8308 | 0,8320 | 0,8332 | 0,8344 | 0,8356 | 0,8368 | 0,8380 |
| 35 | 0,7789 | 0,7800 | 0,7812 | 0,7824 | 0,7835 | 0,7847 | 0,7859 | 0,7870 | 0,7882 | 0,7894 |
| 36 | 0,7736 | 0,7747 | 0,7759 | 0,7771 | 0,7782 | 0,7794 | 0,7805 | 0,7817 | 0,7829 | 0,7840 |
| 37 | 0,7682 | 0,7693 | 0,7705 | 0,7716 | 0,7728 | 0,7740 | 0,7751 | 0,7763 | 0,7774 | 0,7786 |
| 38 | 0,7627 | 0,7638 | 0,7650 | 0,7661 | 0,6773 | 0,7684 | 0,7696 | 0,7708 | 0,7719 | 0,7731 |
| 39 | 0,7571 | 0,7582 | 0,7594 | 0,7605 | 0,7617 | 0,7628 | 0,7640 | 0,7651 | 0,7663 | 0,7674 |
| 40 | 0,7513 | 0,7525 | 0,7536 | 0,7548 | 0,7559 | 0,7571 | 0,7582 | 0,7594 | 0,7605 | 0,7617 |

Tabelle 64 (Fortsetzung)

| Temperatur °C | Barometer | | | | | | | | | |
|---|---|---|---|---|---|---|---|---|---|---|
| | 720 | 721 | 722 | 723 | 724 | 725 | 726 | 727 | 728 | 729 |
| 10 | 0,9022 | 0,9035 | 0,9047 | 0,9060 | 0,9073 | 0,9085 | 0,9098 | 0,9111 | 0,9124 | 0,9136 |
| 11 | 0,8982 | 0,8995 | 0,9008 | 0,9020 | 0,9033 | 0,9046 | 0,9058 | 0,9071 | 0,9083 | 0,9096 |
| 12 | 0,8942 | 0,8955 | 0,8967 | 0,8980 | 0,8993 | 0,9052 | 0,9018 | 0,9030 | 0,9043 | 0,9056 |
| 13 | 0,8902 | 0,8915 | 0,8911 | 0,8940 | 0,8952 | 0,8965 | 0,8977 | 0,8990 | 0,9003 | 0,9015 |
| 14 | 0,8862 | 0,8874 | 0,8887 | 0,8899 | 0,8912 | 0,8924 | 0,8937 | 0,8949 | 0,8962 | 0,8974 |
| 15 | 0,8821 | 0,8833 | 0,8846 | 0,8858 | 0,8871 | 0,8883 | 0,8896 | 0,8908 | 0,8921 | 0,8933 |
| 16 | 0,8780 | 0,8792 | 0,8805 | 0,8817 | 0,8829 | 0,8842 | 0,8854 | 0,8867 | 0,8879 | 0,8892 |
| 17 | 0,8738 | 0,8751 | 0,8763 | 0,8776 | 0,8788 | 0,8800 | 0,8813 | 0,8825 | 0,8837 | 0,8850 |
| 18 | 0,8697 | 0,8709 | 0,8721 | 0,8734 | 0,8746 | 0,8758 | 0,8771 | 0,8783 | 0,8795 | 0,8808 |
| 19 | 0,8655 | 0,8667 | 0,8679 | 0,8691 | 0,8704 | 0,8716 | 0,8728 | 0,8741 | 0,8753 | 0,8765 |
| 20 | 0,8612 | 0,8624 | 0,8637 | 0,8649 | 0,8661 | 0,8673 | 0,8686 | 0,8698 | 0,8710 | 0,8722 |
| 21 | 0,8569 | 0,8581 | 0,8594 | 0,8606 | 0,8618 | 0,8630 | 0,8642 | 0,8655 | 0,8667 | 0,8679 |
| 22 | 0,8526 | 0,8538 | 0,8550 | 0,8562 | 0,8574 | 0,8587 | 0,8599 | 0,8611 | 0,8623 | 0,8637 |
| 23 | 0,8482 | 0,8494 | 0,8506 | 0,8518 | 0,8530 | 0,8542 | 0,8555 | 0,8567 | 0,8579 | 0,8591 |
| 24 | 0,8438 | 0,8450 | 0,8462 | 0,8474 | 0,8486 | 0,8498 | 0,8510 | 0,8522 | 0,8534 | 0,8546 |
| 25 | 0,8393 | 0,8405 | 0,8417 | 0,8429 | 0,8441 | 0,8453 | 0,8465 | 0,8477 | 0,8489 | 0,8501 |
| 35 | 0,7905 | 0,7917 | 0,7929 | 0,7940 | 0,7952 | 0,7964 | 0,7975 | 0,7987 | 0,7999 | 0,8010 |
| 36 | 0,7852 | 0,7864 | 0,7875 | 0,7887 | 0,7898 | 0,7910 | 0,7922 | 0,7933 | 0,7945 | 0,7957 |
| 37 | 0,7798 | 0,7809 | 0,7821 | 0,7832 | 0,7844 | 0,7856 | 0,7867 | 0,7879 | 0,7890 | 0,7902 |
| 38 | 0,7742 | 0,7754 | 0,7765 | 0,7775 | 0,7788 | 0,7800 | 0,7811 | 0,7823 | 0,7835 | 0,7846 |
| 39 | 0,7686 | 0,7697 | 0,7709 | 0,7720 | 0,7732 | 0,7743 | 0,7755 | 0,7766 | 0,7778 | 0,7789 |
| 40 | 0,7628 | 0,7640 | 0,7651 | 0,7662 | 0,7674 | 0,7685 | 0,7697 | 0,7708 | 0,7720 | 0,7731 |

Tabelle 64 (Fortsetzung)

| Temperatur °C | Barometer | | | | | | | | | |
|---|---|---|---|---|---|---|---|---|---|---|
| | 730 | 731 | 732 | 733 | 734 | 735 | 736 | 737 | 738 | 739 |
| 10 | 0,9149 | 0,9162 | 0,9174 | 0,9187 | 0,9200 | 0,9212 | 0,9225 | 0,9238 | 0,9251 | 0,9263 |
| 11 | 0,9109 | 0,9121 | 0,9134 | 0,9147 | 0,9159 | 0,9172 | 0,9185 | 0,9197 | 0,9210 | 0,9227 |
| 12 | 0,9068 | 0,9081 | 0,9093 | 0,9106 | 0,9119 | 0,9131 | 0,9144 | 0,9156 | 0,9169 | 0,9182 |
| 13 | 0,9028 | 0,9040 | 0,9053 | 0,9065 | 0,9078 | 0,9090 | 0,9103 | 0,9116 | 0,9128 | 0,9141 |
| 14 | 0,8987 | 0,8999 | 0,9012 | 0,9024 | 0,9037 | 0,9049 | 0,9062 | 0,9074 | 0,9087 | 0,9099 |
| 15 | 0,8946 | 0,8958 | 0,8970 | 0,8983 | 0,8995 | 0,9008 | 0,9020 | 0,9033 | 0,9045 | 0,9058 |
| 16 | 0,8904 | 0,8916 | 0,8929 | 0,8941 | 0,8954 | 0,8967 | 0,8979 | 0,8991 | 0,9003 | 0,9016 |
| 17 | 0,8862 | 0,8875 | 0,8887 | 0,8899 | 0,8912 | 0,8924 | 0,8937 | 0,8949 | 0,8961 | 0,8974 |
| 18 | 0,8820 | 0,8832 | 0,8845 | 0,8857 | 0,8869 | 0,8882 | 0.8894 | 0,8906 | 0,8919 | 0,8931 |
| 19 | 0,8778 | 0,8790 | 0,8802 | 0,8814 | 0,8827 | 0,8839 | 0,8851 | 0,8864 | 0,8876 | 0,8888 |
| 20 | 0,8735 | 0,8747 | 0,8759 | 0,8771 | 0,8784 | 0,8796 | 0,8808 | 0,8820 | 0,8833 | 0,8845 |
| 21 | 0,8691 | 0,8703 | 0,8716 | 0,8728 | 0,8740 | 0,8752 | 0,8765 | 0,8777 | 0,8789 | 0,8801 |
| 22 | 0,8647 | 0,8660 | 0,8672 | 0,8684 | 0,8696 | 0,8708 | 0,8721 | 0,8733 | 0,8745 | 0,8757 |
| 23 | 0,8603 | 0,8615 | 0,8627 | 0,8640 | 0,8652 | 0,8664 | 0,8676 | 0,8688 | 0,8700 | 0,8712 |
| 24 | 0,8558 | 0,8571 | 0,8583 | 0,8595 | 0,8607 | 0,8619 | 0,8631 | 0,8643 | 0,8655 | 0,8667 |
| 25 | 0,8513 | 0,8525 | 0,8537 | 0,8549 | 0,8561 | 0,8673 | 0,8585 | 0,8598 | 0,8610 | 0,8622 |
| 35 | 0,8022 | 0,8034 | 0,8045 | 0,8057 | 0,8069 | 0,8080 | 0,8092 | 0,8103 | 0,8115 | 0,8127 |
| 36 | 0,7968 | 0,7980 | 0,7991 | 0,8003 | 0,8015 | 0,8026 | 0,8038 | 0,8050 | 0,8061 | 0,8073 |
| 37 | 0,7914 | 0,7925 | 0,7937 | 0,7948 | 0,7960 | 0,7971 | 0,7983 | 0,7995 | 0,8006 | 0,8018 |
| 38 | 0,7858 | 0,7869 | 0,7881 | 0,7892 | 0,7904 | 0,7915 | 0,7927 | 0,7938 | 0,7950 | 0,7962 |
| 39 | 0,7802 | 0,7812 | 0,7824 | 0,7835 | 0,7847 | 0,7858 | 0,7870 | 0,7881 | 0,7893 | 0,7904 |
| 40 | 0,7743 | 0,7754 | 0,7766 | 0,7777 | 0,7789 | 0,7800 | 0,7812 | 0,7823 | 0,7835 | 0,7846 |

Tabelle 64 (Fortsetzung)

| Temperatur °C | Barometer | | | | | | | | | |
|---|---|---|---|---|---|---|---|---|---|---|
| | 740 | 741 | 742 | 743 | 744 | 745 | 746 | 747 | 748 | 749 |
| 10 | 0,9277 | 0,9289 | 0,9302 | 0,9314 | 0,9326 | 0,9339 | 0,9351 | 0,9364 | 0,9376 | 0,9389 |
| 11 | 0,9236 | 0,9248 | 0,9261 | 0,9273 | 0,9285 | 0,9298 | 0,9310 | 0,9323 | 0,9335 | 0,9348 |
| 12 | 0,9195 | 0,9205 | 0,9218 | 0,9230 | 0,9242 | 0,9255 | 0,9267 | 0,9280 | 0,9293 | 0,9305 |
| 13 | 0,9154 | 0,9167 | 0,9180 | 0,9192 | 0,9204 | 0,9217 | 0,9229 | 0,9242 | 0,9254 | 0,9267 |
| 14 | 0,9113 | 0,9126 | 0,9139 | 0,9151 | 0,9163 | 0,9176 | 0,9188 | 0,9201 | 0,9213 | 0,9226 |
| 15 | 0,9071 | 0,9084 | 0,9097 | 0,9109 | 0,9121 | 0,9134 | 0,9146 | 0,9159 | 0,9171 | 0,9184 |
| 16 | 0,9029 | 0,9042 | 0,9055 | 0,9067 | 0,9079 | 0,9092 | 0,9104 | 0,9117 | 0,9129 | 0 9142 |
| 17 | 0,8987 | 0,9000 | 0,9013 | 0,9025 | 0,9037 | 0,9050 | 0,9062 | 0,9075 | 0,9087 | 0,9100 |
| 18 | 0,8945 | 0,8958 | 0,8971 | 0,8983 | 0,8995 | 0,9008 | 0,9020 | 0,9033 | 0,9045 | 0,9058 |
| 19 | 0,8902 | 0,8915 | 0,8927 | 0,8939 | 0,8951 | 0,8964 | 0,8976 | 0,8989 | 0,9001 | 0,9012 |
| 20 | 0,8859 | 0,8872 | 0,8884 | 0,8896 | 0,8908 | 0,8921 | 0,8933 | 0,8946 | 0,8958 | 0,8971 |
| 21 | 0,8818 | 0,8830 | 0,8843 | 0,8855 | 0,8867 | 0,8886 | 0,8892 | 0,8905 | 0,8916 | 0,8930 |
| 22 | 0,8771 | 0,8783 | 0,8795 | 0,8807 | 0,8819 | 0,8832 | 0,8844 | 0,8857 | 0,8869 | 0,8882 |
| 23 | 0,8726 | 0,8738 | 0,8750 | 0,8762 | 0,8774 | 0,8787 | 0,8799 | 0,8812 | 0,8824 | 0,8837 |
| 24 | 0,8681 | 0,8693 | 0,8706 | 0,8718 | 0,8730 | 0,8743 | 0,8755 | 0,8768 | 0,8780 | 0,8793 |
| 25 | 0,8635 | 0,8647 | 0,8659 | 0,8671 | 0,8683 | 0,8696 | 0,8708 | 0,8721 | 0,8733 | 0,8746 |
| 35 | 0,8141 | 0,8152 | 0,8164 | 0,8176 | 0,8187 | 0,8198 | 0,8210 | 0,8222 | 0,8234 | 0,8245 |
| 36 | 0,8079 | 0,9091 | 0,8103 | 0,8114 | 0,8126 | 0,8137 | 0,8149 | 0,8161 | 0,8172 | 0,8183 |
| 37 | 0,8030 | 0,8041 | 0,8053 | 0,8064 | 0,8076 | 0,8088 | 0,8099 | 0,8111 | 0,8123 | 0,8134 |
| 38 | 0,7969 | 0,7981 | 0,7993 | 0,8004 | 0,8016 | 0,8027 | 0,8039 | 0,8050 | 0,8062 | 0,8073 |
| 39 | 0,7921 | 0,7932 | 0,7944 | 0,7955 | 0,7967 | 0,7979 | 0,7990 | 0,8002 | 0,8013 | 0,8024 |
| 40 | 0,7861 | 0,7872 | 0,7884 | 0,7896 | 0,7907 | 0,7919 | 0,7930 | 0,7942 | 0,7953 | 0,7965 |

Tabelle 64 (Fortsetzung)

| Temperatur °C | Barometer | | | | | | | | | |
|---|---|---|---|---|---|---|---|---|---|---|
| | 750 | 751 | 752 | 753 | 754 | 755 | 756 | 757 | 758 | 759 |
| 10 | 0,9404 | 0,9416 | 0,9429 | 0,9442 | 0,9454 | 0,9466 | 0,9479 | 0,9492 | 0,9505 | 0,9518 |
| 11 | 0,9363 | 0,9375 | 0,9388 | 0,9401 | 0,9413 | 0,9425 | 0,9438 | 0,9451 | 0,9464 | 0,9477 |
| 12 | 0,9318 | 0,9331 | 0,9343 | 0,9356 | 0,9368 | 0,9380 | 0,9394 | 0,9407 | 0,9420 | 0,9433 |
| 13 | 0,9280 | 0,9292 | 0,9304 | 0,9317 | 0,9329 | 0,9341 | 0,9355 | 0,9368 | 0,9381 | 0,9394 |
| 14 | 0,9238 | 0,9250 | 0,9262 | 0,9276 | 0,9288 | 0,9300 | 0,9313 | 0,9326 | 0,9339 | 0,9352 |
| 15 | 0,9196 | 0,9208 | 0,9220 | 0,9233 | 0,9245 | 0,9257 | 0,9271 | 0,9284 | 0,9297 | 0,9310 |
| 16 | 0,9154 | 0,9166 | 0,9178 | 0,9191 | 0,9203 | 0,9215 | 0,9228 | 0,9241 | 0,9254 | 0,9267 |
| 17 | 0,9111 | 0,9123 | 0,9135 | 0,9148 | 0,9160 | 0,9172 | 0,9185 | 0,9198 | 0,9211 | 0,9224 |
| 18 | 0,9068 | 0,9080 | 0,9092 | 0,9105 | 0,9118 | 0,9130 | 0,9142 | 0,9155 | 0,9168 | 0,9181 |
| 19 | 0,9025 | 0,9037 | 0,9049 | 0,9062 | 0,9074 | 0,9086 | 0,9099 | 0,9112 | 0,9125 | 0,9138 |
| 20 | 0,8981 | 0,8993 | 0,9005 | 0,9017 | 0,9029 | 0,9041 | 0,9053 | 0,9065 | 0,9077 | 0,9089 |
| 21 | 0,8940 | 0,8952 | 0,8964 | 0,8977 | 0,8989 | 0,9001 | 0,9013 | 0,9026 | 0,9039 | 0,9052 |
| 22 | 0,8890 | 0,8902 | 0,8914 | 0,8929 | 0,8941 | 0,8953 | 0,8966 | 0,8979 | 0,8992 | 0,9005 |
| 23 | 0,8847 | 0,8859 | 0,8871 | 0,8884 | 0,8896 | 0,8908 | 0,8920 | 0,8933 | 0,8946 | 0,8959 |
| 24 | 0,8801 | 0,8813 | 0,8825 | 0,8838 | 0,8850 | 0,8862 | 0,8875 | 0,8888 | 0,8901 | 0,8914 |
| 25 | 0,8757 | 0,8769 | 0,8781 | 0,8793 | 0,8805 | 0,8817 | 0,8829 | 0,8842 | 0,8855 | 0,8868 |
| 35 | 0,8257 | 0,8269 | 0,8281 | 0,8292 | 0,8304 | 0,8316 | 0,8327 | 0,8339 | 0,8351 | 0,8362 |
| 36 | 0,8195 | 0,8207 | 0,8219 | 0,8230 | 0,8242 | 0,8254 | 0,8265 | 0,8277 | 0,8288 | 0,8300 |
| 37 | 0,8146 | 0,8157 | 0,8169 | 0,8180 | 0,8181 | 0,8203 | 0,8215 | 0,8227 | 0,8238 | 0,8249 |
| 38 | 0,8085 | 0,8097 | 0,8108 | 0,8120 | 0,8131 | 0,8143 | 0,8154 | 0,8166 | 0,8177 | 0,8189 |
| 39 | 0,8036 | 0,8048 | 0,8059 | 0,8071 | 0,8082 | 0,8094 | 0,8105 | 0,8117 | 0,8148 | 0,8140 |
| 40 | 0,7976 | 0,7987 | 0,7999 | 0,8010 | 0,8022 | 0,8033 | 0,8045 | 0,8056 | 0,8068 | 0,8079 |

Tabelle 64. (Fortsetzung)

| Temperatur °C | Barometer | | | | | | | | | |
|---|---|---|---|---|---|---|---|---|---|---|
| | 760 | 761 | 762 | 763 | 764 | 765 | 766 | 767 | 768 | 769 |
| 10 | 0,9530 | 0,9543 | 0,9556 | 0,9568 | 0,9580 | 0,9593 | 0,9606 | 0,9618 | 0,9631 | 0,9644 |
| 11 | 0,9489 | 0,9502 | 0,9515 | 0,9527 | 0,9539 | 0,9552 | 0,9565 | 0,9577 | 0,9590 | 0,9603 |
| 12 | 0,9444 | 0,9457 | 0,9470 | 0,9482 | 0,9494 | 0,9507 | 0,9519 | 0,9531 | 0,9544 | 0,9557 |
| 13 | 0,9405 | 0,9418 | 0,9431 | 0,9443 | 0,9455 | 0,9468 | 0,9481 | 0,9493 | 0,9506 | 0,9519 |
| 14 | 0,9362 | 0,9376 | 0,9389 | 0,9401 | 0,9413 | 0,9426 | 0,9438 | 0,9450 | 0,9463 | 0,9476 |
| 15 | 0,9320 | 0,9333 | 0,9346 | 0,9358 | 0,9370 | 0,9382 | 0,9395 | 0,9407 | 0,9420 | 0,9432 |
| 16 | 0,9278 | 0,9291 | 0,9304 | 0,9316 | 0,9328 | 0,9340 | 0,9352 | 0,9364 | 0,9377 | 0,9389 |
| 17 | 0,9235 | 0,9247 | 0,9260 | 0,9272 | 0,9285 | 0,9297 | 0,9309 | 0,9321 | 0,9334 | 0,9346 |
| 18 | 0,9192 | 0,9204 | 0,9217 | 0,9229 | 0,9242 | 0,9254 | 0,9266 | 0,9278 | 0,9291 | 0,9303 |
| 19 | 0,9148 | 0,9160 | 0,9172 | 0,9184 | 0,9197 | 0,9209 | 0,9222 | 0,9234 | 0,9247 | 0,9259 |
| 20 | 0,9104 | 0,9116 | 0,9128 | 0,9140 | 0,9152 | 0,9165 | 0,9177 | 0,9189 | 0,9202 | 0,9214 |
| 21 | 0,9062 | 0,9074 | 0,9086 | 0,9098 | 0,9111 | 0,9123 | 0,9135 | 0,9147 | 0,9160 | 0,9172 |
| 22 | 0,9014 | 0,9026 | 0,9038 | 0,9050 | 0,9063 | 0,9075 | 0,9087 | 0,9099 | 0,9112 | 0,9124 |
| 23 | 0,8969 | 0,8980 | 0,8992 | 0,9004 | 0,9017 | 0,9029 | 0,9041 | 0,9053 | 0,9066 | 0,9078 |
| 24 | 0,8923 | 0,8934 | 0,8946 | 0,8958 | 0,8971 | 0,8983 | 0,8995 | 0,9007 | 0,9020 | 0,9032 |
| 25 | 0,8879 | 0,8889 | 0,8901 | 0,8913 | 0,8926 | 0,8938 | 0,8950 | 0,8962 | 0,8974 | 0,8986 |
| 35 | 0,8374 | 0,8386 | 0,8397 | 0,8409 | 0,8421 | 0,8432 | 0,8444 | 0,8456 | 0,8467 | 0,8479 |
| 36 | 0,8312 | 0,8324 | 0,8335 | 0,8347 | 0,8358 | 0,8370 | 0,8382 | 0,8393 | 0,8405 | 0,8416 |
| 37 | 0,8261 | 0,8273 | 0,8286 | 0,8296 | 0,8308 | 0,8319 | 0,8331 | 0,8342 | 0,8354 | 0,8366 |
| 38 | 0,8200 | 0,8212 | 0,8224 | 0,8235 | 0,8247 | 0,8258 | 0,8270 | 0,8281 | 0,8293 | 0,8304 |
| 39 | 0,8151 | 0,8162 | 0,8174 | 0,8186 | 0,8197 | 0,8208 | 0,8220 | 0,8232 | 0,8243 | 0,8255 |
| 40 | 0,8091 | 0,8102 | 0,8114 | 0,8125 | 0,8137 | 0,8148 | 0,8160 | 0,8171 | 0,8183 | 0,8194 |

Tabelle 64. (Fortsetzung)

| Temperatur °C | Barometer | | | | | | | | | | |
|---|---|---|---|---|---|---|---|---|---|---|---|
| | 770 | 771 | 772 | 773 | 774 | 775 | 776 | 777 | 778 | 779 | 780 |
| 10 | 0 9657 | 0,9670 | 0,9683 | 0,9696 | 0,9708 | 0,9721 | 0,9733 | 0,9746 | 0,9759 | 0,9771 | 0,9784 |
| 11 | 0,9616 | 0,9628 | 0,9641 | 0,9634 | 0,9666 | 0,9679 | 0,9691 | 0,9701 | 0,9717 | 0,9729 | 0,9742 |
| 12 | 0,9570 | 0,9582 | 0,9595 | 0,9608 | 0,9620 | 0,9633 | 0,9645 | 0,9658 | 0,9671 | 0,9683 | 0,9696 |
| 13 | 0,9531 | 0,9543 | 0,9556 | 0,9569 | 0,9581 | 0,9594 | 0,9606 | 0,9619 | 0,9632 | 0,9644 | 0,9657 |
| 14 | 0,9488 | 0,9501 | 0,9513 | 0,9526 | 0,9538 | 0,9551 | 0,9563 | 0,9575 | 0,9588 | 0,9600 | 0,9613 |
| 15 | 0,9444 | 0,9458 | 0,9470 | 0,9483 | 0,9496 | 0,9508 | 0,9520 | 0,9532 | 0,9545 | 0,9557 | 0,9570 |
| 16 | 0,9401 | 0,9414 | 0,9426 | 0,9439 | 0,9452 | 0,9464 | 0,9476 | 0,9488 | 0,9501 | 0,9513 | 0,9526 |
| 17 | 0,9358 | 0,9371 | 0,9383 | 0,9396 | 0,9409 | 0,9421 | 0,9433 | 0,9445 | 0,9458 | 0,9470 | 0,9483 |
| 18 | 0,9315 | 0,9327 | 0,9339 | 0,9352 | 0,9365 | 0,9377 | 0,9389 | 0,9401 | 0,9414 | 0,9426 | 0,9439 |
| 19 | 0,9271 | 0,9283 | 0,9295 | 0,9308 | 0,9320 | 0,9332 | 0,9344 | 0,9356 | 0,9369 | 0,9381 | 0,9394 |
| 20 | 0,9226 | 0,9238 | 0,9250 | 0,9263 | 0,9275 | 0,9288 | 0,9300 | 0,9312 | 0,9325 | 0,9337 | 0,9350 |
| 21 | 0,9184 | 0,9196 | 0,9208 | 0,9221 | 0,9233 | 0,9245 | 0,9257 | 0,9269 | 0,9282 | 0,9294 | 0,9307 |
| 22 | 0,9136 | 0,9148 | 0,9160 | 0,9172 | 0,9184 | 0,9197 | 0,9209 | 0,9221 | 0,9234 | 0,9246 | 0,9260 |
| 23 | 0,9090 | 0,9102 | 0,9114 | 0,9126 | 0,9138 | 0,9151 | 0,9163 | 0,9175 | 0,9188 | 0,9200 | 0,9213 |
| 24 | 0,9044 | 0,9056 | 0,9068 | 0,9080 | 0,9092 | 0,9104 | 0,9116 | 0,9128 | 0,9140 | 0,9152 | 0,9165 |
| 25 | 0,8998 | 0,9009 | 0,9021 | 0,9033 | 0,9045 | 0,9057 | 0,9069 | 0,9081 | 0,9093 | 0,9105 | 0,9117 |
| 35 | 0,8491 | 0,8502 | 0,8514 | 0,8526 | 0,8537 | 0,8549 | 0,8561 | 0,8572 | 0,8584 | 0,8596 | 0,8607 |
| 36 | 0,8428 | 0,8440 | 0,8451 | 0,8463 | 0,8475 | 0,8486 | 0,8498 | 0,8509 | 0,8521 | 0,8533 | 0,8544 |
| 37 | 0,8377 | 0,8389 | 0,8401 | 0,8412 | 0,8424 | 0,8435 | 0,8447 | 0,8458 | 0,8470 | 0,8481 | 0,8493 |
| 38 | 0,8316 | 0,8328 | 0,8339 | 0,8351 | 0,8362 | 0,8374 | 0,8385 | 0,8397 | 0,8408 | 0,8420 | 0,8431 |
| 39 | 0,8266 | 0,8278 | 0,8289 | 0,8301 | 0,8313 | 0,8324 | 0,8336 | 0,8347 | 0,8359 | 0,8370 | 0,8382 |
| 40 | 0,8206 | 0,8217 | 0,8229 | 0,8240 | 0,8251 | 0,8263 | 0,8274 | 0,8286 | 0,8297 | 0,8309 | 0,8320 |

Tabelle 65. *Volumenreduktion eines idealen Gases auf 0° C und 760 mm Hg*

| °C | Druck in mm Hg | | | | | | | | | | |
|---|---|---|---|---|---|---|---|---|---|---|---|
| | 700 | 701 | 702 | 703 | 704 | 705 | 706 | 707 | 708 | 709 | 710 |
| 2 | 0,9143 | 0,9156 | 0,9170 | 0,9183 | 0,9196 | 0,9209 | 0,9222 | 0,9235 | 0,9248 | 0,9261 | 0,9274 |
| 4 | 0,9077 | 0,9090 | 0,9103 | 0,9116 | 0,9129 | 0,9142 | 0,9155 | 0,9168 | 0,9181 | 0,9194 | 0,9207 |
| 6 | 0,9013 | 0,9025 | 0,9038 | 0,9051 | 0,9064 | 0,9076 | 0,9089 | 0,9102 | 0,9115 | 0,9128 | 0,9141 |
| 8 | 0,8948 | 0,8961 | 0,8973 | 0,8986 | 0,8999 | 0,9011 | 0,9024 | 0,9037 | 0,9050 | 0,9063 | 0,9075 |
| 10 | 0,8885 | 0,8898 | 0,8910 | 0,8923 | 0,8935 | 0,8948 | 0,8961 | 0,8974 | 0,8986 | 0,8999 | 0,9012 |
| 11 | 0,8853 | 0,8866 | 0,8878 | 0,8891 | 0,8903 | 0,8916 | 0,8929 | 0,8912 | 0,8955 | 0,8967 | 0,8980 |
| 12 | 0,8823 | 0,8835 | 0,8848 | 0,8860 | 0,8873 | 0,8886 | 0,8898 | 0,8911 | 0,8923 | 0,8936 | 0,8949 |
| 13 | 0,8792 | 0,8804 | 0,8817 | 0,8829 | 0,8841 | 0,8854 | 0,8867 | 0,8880 | 0,8892 | 0,8905 | 0,8917 |
| 14 | 0,8761 | 0,8773 | 0,8785 | 0,8798 | 0,8810 | 0,8824 | 0,8836 | 0,8849 | 0,8861 | 0,8874 | 0,8886 |
| 15 | 0,8731 | 0,8743 | 0,8756 | 0,8768 | 0,8780 | 0,8793 | 0,8805 | 0,8818 | 0,8830 | 0,8843 | 0,8855 |
| 16 | 0,8700 | 0,8713 | 0,8725 | 0,8737 | 0,8749 | 0,8762 | 0,8775 | 0,8787 | 0,8800 | 0,8812 | 0,8825 |
| 17 | 0,8670 | 0,8682 | 0,8695 | 0,8707 | 0,8719 | 0,8732 | 0,8745 | 0.8757 | 0,8769 | 0,8782 | 0,8794 |
| 18 | 0,8640 | 0,8652 | 0,8664 | 0,8677 | 0,8689 | 0,8702 | 0,8715 | 0,8727 | 0.8739 | 0,8752 | 0,8764 |
| 19 | 0,8611 | 0,8623 | 0,8635 | 0,8647 | 0,8659 | 0,8672 | 0,8685 | 0,8697 | 0,8709 | 0,8722 | 0,8734 |
| 20 | 0,8581 | 0,8593 | 0,8605 | 0,8618 | 0,8630 | 0,8643 | 0,8655 | 0,8667 | 0,8680 | 0,8692 | 0,8704 |
| 21 | | | | | | | | | | | |
| 22 | 0,8552 | 0,8564 | 0,8576 | 0,8588 | 0,8600 | 0,8613 | 0,8626 | 0,8638 | 0,8650 | 0,8662 | 0,8674 |
| 23 | 0,8523 | 0,8535 | 0,8547 | 0,8559 | 0,8571 | 0,8584 | 0,8596 | 0,8609 | 0,8621 | 0,8633 | 0,8645 |
| 24 | 0,8494 | 0,8506 | 0,8518 | 0,8530 | 0,8542 | 0,8555 | 0,8567 | 0,8579 | 0,8592 | 0,8604 | 0,8616 |
| 25 | 0,8465 | 0.8477 | 0,8489 | 0,8501 | 0,8513 | 0,8526 | 0.8538 | 0,8551 | 0,8563 | 0,8575 | 0,8587 |
| 26 | 0,8437 | 0,8449 | 0,8461 | 0,8473 | 0,8485 | 0,8498 | 0,8510 | 0,8522 | 0,8534 | 0,8546 | 0,8558 |
| 27 | 0,8409 | 0,8421 | 0,8433 | 0,8444 | 0,8456 | 0,8469 | 0,8481 | 0,8493 | 0,8505 | 0,8517 | 0,8529 |
| | 0,8380 | 0,8392 | 0,8404 | 0,8416 | 0,8428 | 0,8441 | 0,8453 | 0,8465 | 0,8477 | 0,8489 | 0,8501 |
| 28 | 0,8352 | 0,8364 | 0,8376 | 0,8388 | 0,8400 | 0,8413 | 0,8425 | 0,8437 | 0,8449 | 0,8461 | 0,8473 |
| 29 | 0,8325 | 0,8337 | 0,8349 | 0,8361 | 0,8373 | 0,8385 | 0,8397 | 0,8409 | 0,8421 | 0,8433 | 0,8445 |
| 30 | 0,8298 | 0,8309 | 0,8321 | 0,8333 | 0,8345 | 0,8357 | 0,8369 | 0,8381 | 0,8393 | 0,8405 | 0,8417 |
| 31 | 0,8270 | 0,8281 | 0,8293 | 0,8305 | 0,8317 | 0,8329 | 0,8341 | 0,8352 | 0,8364 | 0,8376 | 0,8388 |
| 32 | 0,8243 | 0,8254 | 0,8366 | 0,8278 | 0,8290 | 0,8301 | 0,8313 | 0,8325 | 0,8337 | 0,8348 | 0,8360 |
| 33 | 0,8216 | 0,8227 | 0,8239 | 0,8251 | 0,8262 | 0,8274 | 0,8286 | 0,8298 | 0,8309 | 0,8321 | 0,8333 |
| 34 | 0,8189 | 0,8200 | 0,8212 | 0,8224 | 0,8236 | 0,8247 | 0,8259 | 0,8271 | 0,8282 | 0,8294 | 0,8306 |
| 35 | 0,8162 | 0,8174 | 0,8185 | 0,8197 | 0,8209 | 0,8220 | 0,8232 | 0,8244 | 0,8255 | 0,8267 | 0,8279 |

Tabelle 65 (Fortsetzung)

| °C | Druck in mm Hg | | | | | | | | | | |
|---|---|---|---|---|---|---|---|---|---|---|---|
| | 711 | 712 | 713 | 714 | 715 | 716 | 717 | 718 | 719 | 720 | 721 |
| 2 | 0,9287 | 0,9300 | 0,9313 | 0,9326 | 0,9340 | 0,9353 | 0,9366 | 0,9379 | 0,9392 | 0,9405 | 0,9418 |
| 4 | 0,9220 | 0,9233 | 0,9246 | 0,9259 | 0,9272 | 0,9285 | 0,9297 | 0,9310 | 0,9323 | 0,9336 | 0,9349 |
| 6 | 0,9154 | 0,9166 | 0,9180 | 0,9193 | 0,9205 | 0,9218 | 0,9231 | 0,9244 | 0,9257 | 0,9270 | 0,9283 |
| 8 | 0,9088 | 0,9100 | 0,9114 | 0,9127 | 0,9139 | 0,9152 | 0,9165 | 0,9177 | 0,9190 | 0,9203 | 0,9216 |
| 10 | 0,9025 | 0,9037 | 0,9050 | 0,9063 | 0,9075 | 0,9088 | 0,9101 | 0,9113 | 0,9126 | 0,9139 | 0,9151 |
| 11 | 0,8993 | 0,9005 | 0,9018 | 0,9031 | 0,9043 | 0,9056 | 0,9069 | 0,9081 | 0,9094 | 0,9107 | 0,9119 |
| 12 | 0,8961 | 0,8974 | 0,8986 | 0,8999 | 0,9012 | 0,9024 | 0,9037 | 0,9049 | 0,9062 | 0,9075 | 0,9087 |
| 13 | 0,8930 | 0,8942 | 0,8955 | 0,8967 | 0,8980 | 0,8993 | 0,9005 | 0,9018 | 0,9030 | 0,9043 | 0,9055 |
| 14 | 0,8899 | 0,8911 | 0,8924 | 0,8936 | 0,8949 | 0,8961 | 0,8974 | 0,8986 | 0,8999 | 0,9011 | 0,9024 |
| 15 | 0,8868 | 0,8880 | 0,8893 | 0,8905 | 0,8918 | 0,8930 | 0,8943 | 0,8955 | 0,8968 | 0,8980 | 0,8992 |
| 16 | 0,8837 | 0,8849 | 0,8862 | 0,8874 | 0,8887 | 0,8899 | 0,8912 | 0,8924 | 0,8936 | 0,8949 | 0,8961 |
| 17 | 0,8807 | 0,8819 | 0,8831 | 0,8844 | 0,8856 | 0,8869 | 0,8881 | 0,8893 | 0,8906 | 0,8918 | 0,8930 |
| 18 | 0,8776 | 0,8789 | 0,8801 | 0,8813 | 0,8826 | 0,8838 | 0,8850 | 0,8863 | 0,8875 | 0,8887 | 0,8900 |
| 19 | 0,8746 | 0,8759 | 0,8771 | 0,8783 | 0,8795 | 0,8808 | 0,8820 | 0,8832 | 0,8845 | 0,8857 | 0,8869 |
| 20 | 0,8716 | 0,8729 | 0,8741 | 0,8753 | 0,8765 | 0,8778 | 0,8790 | 0,8802 | 0,8814 | 0,8827 | 0,8839 |
| 21 | 0,8687 | 0,8699 | 0,8711 | 0,8723 | 0,8736 | 0,8748 | 0,8760 | 0,8772 | 0,8784 | 0,8797 | 0,8809 |
| 22 | 0,8657 | 0,8669 | 0,8682 | 0,8694 | 0,8706 | 0,8718 | 0,8730 | 0,8742 | 0,8755 | 0,8767 | 0,8779 |
| 23 | 0,8628 | 0,8640 | 0,8652 | 0,8664 | 0,8677 | 0,8689 | 0,8701 | 0,8713 | 0,8725 | 0,8737 | 0,8749 |
| 24 | 0,8599 | 0,8611 | 0,8623 | 0,8635 | 0,8647 | 0,8659 | 0,8671 | 0,8684 | 0,8696 | 0,8708 | 0,8720 |
| 25 | 0,8570 | 0,8582 | 0,8594 | 0,8606 | 0,8618 | 0,8630 | 0,8642 | 0,8654 | 0,8666 | 0,8679 | 0,8691 |
| 26 | 0,8541 | 0,8553 | 0,8565 | 0,8577 | 0,8589 | 0,8601 | 0,8613 | 0,8625 | 0,8637 | 0,8649 | 0,8661 |
| 27 | 0,8513 | 0,8525 | 0,8537 | 0,8549 | 0,8561 | 0,8573 | 0,8585 | 0,8597 | 0,8609 | 0,8621 | 0,8633 |
| 28 | 0,8485 | 0,8497 | 0,8508 | 0,8520 | 0,8532 | 0,8544 | 0,8556 | 0,8568 | 0,8580 | 0,8592 | 0,8604 |
| 29 | 0,8456 | 0,8468 | 0,8480 | 0,8492 | 0,8504 | 0,8516 | 0,8528 | 0,8540 | 0,8552 | 0,8564 | 0,8575 |
| 30 | 0,8429 | 0,8440 | 0,8452 | 0,8464 | 0,8476 | 0,8488 | 0,8500 | 0,8512 | 0,8523 | 0,8535 | 0,8547 |
| 31 | 0,8400 | 0,8411 | 0,8423 | 0,8435 | 0,8448 | 0,8460 | 0,8472 | 0,8484 | 0,8495 | 0,8507 | 0,8519 |
| 32 | 0,8374 | 0,8384 | 0,8396 | 0,8407 | 0,8420 | 0,8432 | 0,8444 | 0,8456 | 0,8467 | 0,8479 | 0,8491 |
| 33 | 0,8345 | 0,8356 | 0,8368 | 0,8380 | 0,8393 | 0,8405 | 0,8416 | 0,8428 | 0,8440 | 0,8452 | 0,8463 |
| 34 | 0,8317 | 0,8329 | 0,8341 | 0,8353 | 0,8365 | 0,8377 | 0,8389 | 0,8401 | 0,8412 | 0,8424 | 0,8436 |
| 35 | 0,8290 | 0,8302 | 0,8314 | 0,8325 | 0,8338 | 0,8350 | 0,8362 | 0,8373 | 0,8385 | 0,8397 | 0,8408 |

Tabelle 65. (Fortsetzung)

| °C | Druck in mm Hg | | | | | | | | | | | |
|---|---|---|---|---|---|---|---|---|---|---|---|---|
| | 722 | 723 | 724 | 725 | 726 | 727 | 728 | 729 | 730 | 731 | 732 | 733 |
| 2 | 0,9431 | 0,9444 | 0,9457 | 0,9470 | 0,9483 | 0,9496 | 0,9509 | 0,9522 | 0,9535 | 0,9548 | 0,9562 | 0,9575 |
| 4 | 0,9362 | 0,9375 | 0,9388 | 0,9401 | 0,9414 | 0,9427 | 0,9440 | 0,9453 | 0,9466 | 0,9479 | 0,9492 | 0,9505 |
| 6 | 0,9295 | 0,9308 | 0,9321 | 0,9334 | 0,9347 | 0,9360 | 0,9373 | 0,9386 | 0,9398 | 0,9411 | 0,9424 | 0,9437 |
| 8 | 0,9229 | 0,9241 | 0,9254 | 0,9267 | 0,9280 | 0,9293 | 0,9305 | 0,9318 | 0,9331 | 0,9343 | 0,9357 | 0,9370 |
| 10 | 0,9164 | 0,9177 | 0,9190 | 0,9202 | 0,9215 | 0,9228 | 0,9240 | 0,9253 | 0,9266 | 0,9278 | 0,9291 | 0,9304 |
| 11 | 0,9132 | 0,9144 | 0,9157 | 0,9170 | 0,9182 | 0,9195 | 0,9208 | 0,9220 | 0,9233 | 0,9246 | 0,9258 | 0,9271 |
| 12 | 0,9100 | 0,9112 | 0,9125 | 0,9138 | 0,9150 | 0,9163 | 0,9175 | 0,9188 | 0,9201 | 0,9213 | 0,9226 | 0,9238 |
| 13 | 0,9068 | 0,9081 | 0,9093 | 0,9106 | 0,9118 | 0,9131 | 0,9143 | 0,9156 | 0,9168 | 0,9181 | 0,9194 | 0,9206 |
| 14 | 0,9036 | 0,9049 | 0,9061 | 0,9074 | 0,9086 | 0,9099 | 0,9111 | 0,9124 | 0,9136 | 0,9149 | 0,9162 | 0,9174 |
| 15 | 0,9005 | 0,9017 | 0,9030 | 0,9042 | 0,9055 | 0,9067 | 0,9080 | 0,9092 | 0,9105 | 0,9117 | 0,9130 | 0,9142 |
| 16 | 0,8974 | 0,8986 | 0,8999 | 0,9011 | 0,9023 | 0,9036 | 0,9048 | 0,9061 | 0,9073 | 0,9086 | 0,9098 | 0,9110 |
| 17 | 0,8943 | 0,8955 | 0,8968 | 0,8980 | 0,8992 | 0,9005 | 0,9017 | 0,9030 | 0,9042 | 0,9054 | 0,9067 | 0,9079 |
| 18 | 0,8912 | 0,8924 | 0,8937 | 0,8949 | 0,8961 | 0,8974 | 0,8986 | 0,8998 | 0,9011 | 0,9023 | 0,9036 | 0,9048 |
| 19 | 0,8882 | 0,8894 | 0,8906 | 0,8918 | 0,8931 | 0,8943 | 0,8955 | 0,8968 | 0,8980 | 0,8992 | 0,9005 | 0,9017 |
| 20 | 0,8851 | 0,8863 | 0,8876 | 0,8888 | 0,8900 | 0,8913 | 0,8925 | 0,8937 | 0,8949 | 0,8962 | 0,8974 | 0,8986 |
| 21 | 0,8821 | 0,8833 | 0,8846 | 0,8858 | 0,8870 | 0,8882 | 0,8894 | 0,8907 | 0,8919 | 0,8931 | 0,8943 | 0,8955 |
| 22 | 0,8791 | 0,8803 | 0,8816 | 0,8828 | 0,8840 | 0,8852 | 0,8864 | 0,8876 | 0,8889 | 0,8901 | 0,8913 | 0,8925 |
| 23 | 0,8761 | 0,8774 | 0,8786 | 0,8798 | 0,8810 | 0,8822 | 0,8834 | 0,8846 | 0,8859 | 0,8871 | 0,8883 | 0,8895 |
| 24 | 0,8732 | 0,8744 | 0,8756 | 0,8768 | 0,8780 | 0,8792 | 0,8805 | 0,8817 | 0,8829 | 0,8841 | 0,8853 | 0,8865 |
| 25 | 0,8703 | 0,8715 | 0,8727 | 0,8739 | 0,8751 | 0,8763 | 0,8775 | 0,8787 | 0,8799 | 0,8811 | 0,8823 | 0,8835 |
| 26 | 0,8674 | 0,8686 | 0,8698 | 0,8710 | 0,8722 | 0,8734 | 0,8746 | 0,8758 | 0,8770 | 0,8782 | 0,8794 | 0,8806 |
| 27 | 0,8645 | 0,8657 | 0,8669 | 0,8680 | 0,8692 | 0,8704 | 0,8716 | 0,8728 | 0,8740 | 0,8752 | 0,8764 | 0,8776 |
| 28 | 0,8616 | 0,8628 | 0,8640 | 0,8652 | 0,8664 | 0,8676 | 0,8687 | 0,8699 | 0,8711 | 0,8723 | 0,8735 | 0,8747 |
| 29 | 0,8587 | 0,8599 | 0,8611 | 0,8623 | 0,8635 | 0,8647 | 0,8659 | 0,8671 | 0,8682 | 0,8694 | 0,8706 | 0,8718 |
| 30 | 0,8559 | 0,8571 | 0,8583 | 0,8595 | 0,8606 | 0,8618 | 0,8630 | 0,8642 | 0,8654 | 0,8666 | 0,8677 | 0,8689 |
| 31 | 0,8531 | 0,8543 | 0,8554 | 0,8566 | 0,8578 | 0,8590 | 0,8602 | 0,8613 | 0,8625 | 0,8637 | 0,8649 | 0,8661 |
| 32 | 0,8503 | 0,8515 | 0,8526 | 0,8538 | 0,8550 | 0,8562 | 0,8573 | 0,8585 | 0,8597 | 0,8609 | 0,8621 | 0,8632 |
| 33 | 0,8475 | 0,8487 | 0,8498 | 0,8510 | 0,8522 | 0,8534 | 0,8545 | 0,8557 | 0,8569 | 0,8581 | 0,8592 | 0,8604 |
| 34 | 0,8447 | 0,8459 | 0,8471 | 0,8482 | 0,8494 | 0,8506 | 0,8518 | 0,8529 | 0,8541 | 0,8553 | 0,8564 | 0,8576 |
| 35 | 0,8420 | 0,8432 | 0,8443 | 0,8455 | 0,8467 | 0,8478 | 0,8490 | 0,8502 | 0,8513 | 0,8525 | 0,8537 | 0,8548 |

Tabelle 65. (Fortsetzung)

| °C | Druck in mm Hg | | | | | | | | | | | |
|---|---|---|---|---|---|---|---|---|---|---|---|---|
| | 734 | 735 | 736 | 737 | 738 | 739 | 740 | 741 | 742 | 743 | 744 | 745 |
| 2 | 0,9588 | 0,9601 | 0,9614 | 0,9627 | 0,9641 | 0,9654 | 0,9667 | 0,9680 | 0,9693 | 0,9706 | 0,9719 | 0,9732 |
| 4 | 0,9518 | 0,9531 | 0,9544 | 0,9557 | 0,9570 | 0,9583 | 0,9596 | 0,9609 | 0,9622 | 0,9634 | 0,9647 | 0,9661 |
| 6 | 0,9450 | 0,9463 | 0,9476 | 0,9489 | 0,9502 | 0,9515 | 0,9527 | 0,9540 | 0,9553 | 0,9566 | 0,9579 | 0,9592 |
| 8 | 0,9382 | 0,9395 | 0,9407 | 0,9420 | 0,9434 | 0,9446 | 0,9459 | 0,9472 | 0,9484 | 0,9497 | 0,9509 | 0,9523 |
| 10 | 0,9316 | 0,9329 | 0,9342 | 0,9355 | 0,9367 | 0,9380 | 0,9393 | 0,9405 | 0,9418 | 0,9431 | 0,9443 | 0,9456 |
| 11 | 0,9284 | 0,9296 | 0,9309 | 0,9322 | 0,9334 | 0,9347 | 0,9360 | 0,9372 | 0,9385 | 0,9397 | 0,9410 | 0,9423 |
| 12 | 0,9251 | 0,9264 | 0,9276 | 0,9289 | 0,9301 | 0,9314 | 0,9327 | 0,9339 | 0,9352 | 0,9364 | 0,9377 | 0,9390 |
| 13 | 0,9219 | 0,9231 | 0,9244 | 0,9256 | 0,9269 | 0,9281 | 0,9294 | 0,9307 | 0,9319 | 0,9332 | 0,9344 | 0,9357 |
| 14 | 0,9187 | 0,9199 | 0,9212 | 0,9224 | 0,9237 | 0,9249 | 0,9262 | 0,9274 | 0,9287 | 0,9299 | 0,9312 | 0,9324 |
| 15 | 0,9155 | 0,9167 | 0,9180 | 0,9192 | 0,9205 | 0,9217 | 0,9229 | 0,9242 | 0,9254 | 0,9267 | 0,9279 | 0,9292 |
| 16 | 0,9123 | 0,9135 | 0,9148 | 0,9160 | 0,9173 | 0,9185 | 0,9197 | 0,9210 | 0,9222 | 0,9235 | 0,9247 | 0,9260 |
| 17 | 0,9091 | 0,9104 | 0,9116 | 0,9129 | 0,9141 | 0,9153 | 0,9165 | 0,9178 | 0,9191 | 0,9203 | 0,9215 | 0,9228 |
| 18 | 0,9060 | 0,9073 | 0,9085 | 0,9097 | 0,9101 | 0,9122 | 0,9134 | 0,9147 | 0,9159 | 0,9171 | 0,9184 | 0,9196 |
| 19 | 0,9029 | 0,9041 | 0,9054 | 0,9066 | 0,9078 | 0,9091 | 0,9103 | 0,9115 | 0,9128 | 0,9140 | 0,9152 | 0,9164 |
| 20 | 0,8998 | 0,9011 | 0,9023 | 0,9035 | 0,9047 | 0,9060 | 0,9072 | 0,9084 | 0,9096 | 0,9109 | 0,9121 | 0,9133 |
| 21 | 0,8968 | 0,8980 | 0,8992 | 0,9004 | 0,9017 | 0,9029 | 0,9041 | 0,9053 | 0,9065 | 0,9078 | 0,9090 | 0,9102 |
| 22 | 0,8937 | 0,8949 | 0,8962 | 0,8974 | 0,8986 | 0,8998 | 0,9010 | 0,9023 | 0,9035 | 0,9047 | 0,9059 | 0,9071 |
| 23 | 0,8907 | 0,8919 | 0,8931 | 0,8943 | 0,8956 | 0,8968 | 0,8980 | 0,8992 | 0,9004 | 0,9016 | 0,9028 | 0,9041 |
| 24 | 0,8877 | 0,8889 | 0,8901 | 0,8913 | 0,8925 | 0,8938 | 0,8950 | 0,8962 | 0,8974 | 0,8986 | 0,8998 | 0,9010 |
| 25 | 0,8847 | 0,8859 | 0,8871 | 0,8883 | 0,8895 | 0,8908 | 0,8920 | 0,8932 | 0,8944 | 0,8956 | 0,8968 | 0,8980 |
| 26 | 0,8818 | 0,8830 | 0,8842 | 0,8854 | 0,8866 | 0,8878 | 0,8890 | 0,8902 | 0,8914 | 0,8926 | 0,8938 | 0,8950 |
| 27 | 0,8788 | 0,8800 | 0,8812 | 0,8824 | 0,8836 | 0,8848 | 0,8860 | 0,8872 | 0,8884 | 0,8896 | 0,8908 | 0,8920 |
| 28 | 0,8759 | 0,8771 | 0,8783 | 0,8795 | 0,8807 | 0,8819 | 0,8831 | 0,8843 | 0,8855 | 0,8866 | 0,8878 | 0,8890 |
| 29 | 0,8730 | 0,8742 | 0,8754 | 0,8766 | 0,8778 | 0,8789 | 0,8801 | 0,8813 | 0,8825 | 0,8837 | 0,8849 | 0,8861 |
| 30 | 0,8701 | 0,8713 | 0,8725 | 0,8737 | 0,8749 | 0,8760 | 0,8772 | 0,8784 | 0,8796 | 0,8808 | 0,8820 | 0,8832 |
| 31 | 0,8673 | 0,8684 | 0,8696 | 0,8708 | 0,8720 | 0,8732 | 0,8743 | 0,8755 | 0,8767 | 0,8779 | 0,8791 | 0,8803 |
| 32 | 0,8644 | 0,8656 | 0,8668 | 0,8679 | 0,8691 | 0,8704 | 0,8715 | 0,8727 | 0,8738 | 0,8750 | 0,8762 | 0,8774 |
| 33 | 0,8616 | 0,8628 | 0,8639 | 0,8651 | 0,8663 | 0,8676 | 0,8686 | 0,8698 | 0,8710 | 0,8721 | 0,8733 | 0,8745 |
| 34 | 0,8588 | 0,8599 | 0,8611 | 0,8623 | 0,8635 | 0,8648 | 0,8658 | 0,8670 | 0,8681 | 0,8693 | 0,8705 | 0,8716 |
| 35 | 0,8560 | 0,8572 | 0,8583 | 0,8595 | 0,8607 | 0,8619 | 0,8630 | 0,8642 | 0,8653 | 0,8665 | 0,8676 | 0,8688 |

Tabelle 65. (Fortsetzung)

| °C | Druck in mm Hg 746 | 747 | 748 | 749 | 750 | 751 | 752 | 753 | 754 | 755 | 756 | 757 |
|---|---|---|---|---|---|---|---|---|---|---|---|---|
| 2 | 0,9745 | 0,9758 | 0,9771 | 0,9784 | 0,9797 | 0,9810 | 0,9823 | 0,9836 | 0,9849 | 0,9862 | 0,9875 | 0,9888 |
| 4 | 0,9674 | 0,9687 | 0,9699 | 0,9712 | 0,9725 | 0,9738 | 0,9751 | 0,9764 | 0,9777 | 0,9790 | 0,9803 | 0,9816 |
| 6 | 0,9605 | 0,9617 | 0,9630 | 0,9643 | 0,9656 | 0,9669 | 0,9682 | 0,9695 | 0,9707 | 0,9720 | 0,9733 | 0,9746 |
| 8 | 0,9536 | 0,9548 | 0,9561 | 0,9574 | 0,9587 | 0,9600 | 0,9612 | 0,9625 | 0,9638 | 0,9650 | 0,9663 | 0,9677 |
| 10 | 0,9469 | 0,9481 | 0,9494 | 0,9507 | 0,9520 | 0,9532 | 0,9545 | 0,9558 | 0,9570 | 0,9583 | 0,9596 | 0,9608 |
| 11 | 0,9435 | 0,9448 | 0,9461 | 0,9473 | 0,9486 | 0,9499 | 0,9511 | 0,9524 | 0,9537 | 0,9549 | 0,9562 | 0,9575 |
| 12 | 0,9402 | 0,9415 | 0,9427 | 0,9440 | 0,9453 | 0,9465 | 0,9478 | 0,9491 | 0,9503 | 0,9516 | 0,9528 | 0,9541 |
| 13 | 0,9369 | 0,9382 | 0,9395 | 0,9407 | 0,9420 | 0,9432 | 0,9445 | 0,9457 | 0,9470 | 0,9482 | 0,9495 | 0,9508 |
| 14 | 0,9337 | 0,9349 | 0,9362 | 0,9374 | 0,9387 | 0,9399 | 0,9412 | 0,9424 | 0,9437 | 0,9449 | 0,9462 | 0,9474 |
| 15 | 0,9204 | 0,9317 | 0,9329 | 0,9342 | 0,9354 | 0,9367 | 0,9379 | 0,9392 | 0,9404 | 0,9417 | 0,9429 | 0,9441 |
| 16 | 0,9272 | 0,9285 | 0,9297 | 0,9309 | 0,9322 | 0,9334 | 0,9347 | 0,9359 | 0,9372 | 0,9384 | 0,9396 | 0,9409 |
| 17 | 0,9240 | 0,9252 | 0,9265 | 0,9277 | 0,9290 | 0,9302 | 0,9314 | 0,9327 | 0,9339 | 0,9352 | 0,9364 | 0,9376 |
| 18 | 0,9208 | 0,9221 | 0,9233 | 0,9245 | 0,9258 | 0,9270 | 0,9282 | 0,9285 | 0,9307 | 0,9319 | 0,9332 | 0,9344 |
| 19 | 0,9177 | 0,9189 | 0,9201 | 0,9214 | 0,9226 | 0,9238 | 0,9251 | 0,9263 | 0,9275 | 0,9287 | 0,9300 | 0,9312 |
| 20 | 0,9145 | 0,9158 | 0,9170 | 0,9182 | 0,9194 | 0,9207 | 0,9219 | 0,9231 | 0,9244 | 0,9256 | 0,9268 | 0,9280 |
| 21 | 0,9114 | 0,9127 | 0,9139 | 0,9151 | 0,9163 | 0,9175 | 0,9188 | 0,9200 | 0,9212 | 0,9224 | 0,9236 | 0,9249 |
| 22 | 0,9083 | 0,9096 | 0,9108 | 0,9120 | 0,9132 | 0,9144 | 0,9156 | 0,9168 | 0,9181 | 0,9193 | 0,9205 | 0,9217 |
| 23 | 0,9053 | 0,9065 | 0,9077 | 0,9089 | 0,9101 | 0,9113 | 0,9126 | 0,9138 | 0,9150 | 0,9162 | 0,9174 | 0,9186 |
| 24 | 0,9022 | 0,9034 | 0,9046 | 0,9058 | 0,9071 | 0,9083 | 0,9095 | 0,9107 | 0,9119 | 0,9131 | 0,9143 | 0,9155 |
| 25 | 0,8992 | 0,9004 | 0,9016 | 0,9028 | 0,9040 | 0,9052 | 0,9064 | 0,9076 | 0,9088 | 0,9100 | 0,9112 | 0,9124 |
| 26 | 0,8962 | 0,8974 | 0,8986 | 0,8998 | 0,9010 | 0,9022 | 0,9034 | 0,9046 | 0,9058 | 0,9070 | 0,9082 | 0,9094 |
| 27 | 0,8932 | 0,8944 | 0,8956 | 0,8968 | 0,8980 | 0,8992 | 0,9004 | 0,9016 | 0,9028 | 0,9040 | 0,9052 | 0,9064 |
| 28 | 0,8902 | 0,8914 | 0,8926 | 0,8938 | 0,8950 | 0,8962 | 0,8974 | 0,8986 | 0,8998 | 0,9010 | 0,9022 | 0,9034 |
| 29 | 0,8873 | 0,8885 | 0,8897 | 0,8908 | 0,8920 | 0,8932 | 0,8944 | 0,8956 | 0,8968 | 0,8980 | 0,8992 | 0,9004 |
| 30 | 0,8843 | 0,8855 | 0,8867 | 0,8879 | 0,8891 | 0,8903 | 0,8915 | 0,8926 | 0,8938 | 0,8950 | 0,8962 | 0,8974 |
| 31 | 0,8814 | 0,8826 | 0,8838 | 0,8850 | 0,8862 | 0,8873 | 0,8885 | 0,8897 | 0,8909 | 0,8921 | 0,8933 | 0,8944 |
| 32 | 0,8785 | 0,8797 | 0,8809 | 0,8821 | 0,8833 | 0,8844 | 0,8856 | 0,8868 | 0,8880 | 0,8891 | 0,8903 | 0,8915 |
| 33 | 0,8757 | 0,8768 | 0,8780 | 0,8792 | 0,8804 | 0,8815 | 0,8827 | 0,8839 | 0,8851 | 0,8862 | 0,8874 | 0,8886 |
| 34 | 0,8728 | 0,8740 | 0,8752 | 0,8763 | 0,8775 | 0,8787 | 0,8798 | 0,8810 | 0,8822 | 0,8833 | 0,8845 | 0,8857 |
| 35 | 0,8700 | 0,8711 | 0,8723 | 0,8735 | 0,8746 | 0,8758 | 0,8770 | 0,8781 | 0,8793 | 0,8805 | 0,8816 | 0,8828 |

Tabelle 65. (Fortsetzung)

| °C | Druck in mm Hg 758 | 759 | 760 | 761 | 762 | 763 | 764 | 765 | 766 | 767 | 768 | 769 |
|---|---|---|---|---|---|---|---|---|---|---|---|---|
| 2 | 0,9901 | 0,9914 | 0,9927 | 0,9940 | 0,9953 | 0,9966 | 0,9980 | 0,9993 | 1,0006 | 1,0019 | 1,0032 | 1,0045 |
| 4 | 0,9829 | 0,9842 | 0,9855 | 0,9868 | 0,9881 | 0,9894 | 0,9907 | 0,9920 | 0,9933 | 0,9946 | 0,9959 | 0,9972 |
| 6 | 0,9759 | 0,9772 | 0,9785 | 0,9797 | 0,9810 | 0,9823 | 0,9837 | 0,9849 | 0,9862 | 0,9875 | 0,9887 | 0,9900 |
| 8 | 0,9689 | 0,9702 | 0,9714 | 0,9727 | 0,9740 | 0,9753 | 0,9766 | 0,9779 | 0,9791 | 0,9804 | 0,9816 | 0,9829 |
| 10 | 0,9621 | 0,9634 | 0,9646 | 0,9659 | 0,9672 | 0,9685 | 0,9697 | 0,9710 | 0,9723 | 0,9735 | 0,9748 | 0,9761 |
| 11 | 0,9587 | 0,9600 | 0,9612 | 0,9625 | 0,9638 | 0,9650 | 0,9663 | 0,9676 | 0,9688 | 0,9701 | 0,9714 | 0,9726 |
| 12 | 0,9554 | 0,9566 | 0,9579 | 0,9591 | 0,9604 | 0,9617 | 0,9629 | 0,9642 | 0,9654 | 0,9667 | 0,9680 | 0,9692 |
| 13 | 0,9520 | 0,9533 | 0,9545 | 0,9558 | 0,9570 | 0,9583 | 0,9595 | 0,9608 | 0,9621 | 0,9633 | 0,9646 | 0,9658 |
| 14 | 0,9487 | 0,9499 | 0,9512 | 0,9524 | 0,9537 | 0,9549 | 0,9562 | 0,9575 | 0,9587 | 0,9600 | 0,9612 | 0,9624 |
| 15 | 0,9454 | 0,9466 | 0,9479 | 0,9491 | 0,9504 | 0,9516 | 0,9529 | 0,9541 | 0,9554 | 0,9566 | 0,9579 | 0,9591 |
| 16 | 0,9421 | 0,9434 | 0,9446 | 0,9459 | 0,9471 | 0,9483 | 0,9496 | 0,9508 | 0,9521 | 0,9533 | 0,9546 | 0,9558 |
| 17 | 0,9389 | 0,9401 | 0,9413 | 0,9426 | 0,9438 | 0,9451 | 0,9463 | 0,9475 | 0,9488 | 0,9500 | 0,9513 | 0,9525 |
| 18 | 0,9356 | 0,9369 | 0,9381 | 0,9393 | 0,9406 | 0,9418 | 0,9431 | 0,9493 | 0,9455 | 0,9468 | 0,9480 | 0,9492 |
| 19 | 0,9324 | 0,9337 | 0,9349 | 0,9361 | 0,9374 | 0,9386 | 0,9398 | 0,9410 | 0,9423 | 0,9435 | 0,9447 | 0,9460 |
| 20 | 0,9293 | 0,9305 | 0,9317 | 0,9329 | 0,9342 | 0,9354 | 0,9366 | 0,9378 | 0,9391 | 0,9403 | 0,9415 | 0,9427 |
| 21 | 0,9261 | 0,9273 | 0,9285 | 0,9298 | 0,9310 | 0,9322 | 0,9334 | 0,9346 | 0,9359 | 0,9371 | 0,9383 | 0,9395 |
| 22 | 0,9230 | 0,9242 | 0,9254 | 0,9266 | 0,9278 | 0,9290 | 0,9303 | 0,9315 | 0,9327 | 0,9339 | 0,9351 | 0,9363 |
| 23 | 0,9198 | 0,9210 | 0,9223 | 0,9235 | 0,9247 | 0,9259 | 0,9271 | 0,9283 | 0,9295 | 0,9308 | 0,9320 | 0,9332 |
| 24 | 0,9167 | 0,9179 | 0,9192 | 0,9204 | 0,9216 | 0,9228 | 0,9240 | 0,9252 | 0,9264 | 0,9276 | 0,9288 | 0,9300 |
| 25 | 0,9137 | 0,9149 | 0,9161 | 0,9173 | 0,9185 | 0,9197 | 0,9209 | 0,9221 | 0,9233 | 0,9245 | 0,9257 | 0,9269 |
| 26 | 0,9106 | 0,9118 | 0,9130 | 0,9142 | 0,9154 | 0,9166 | 0,9178 | 0,9190 | 0,9202 | 0,9214 | 0,9226 | 0,9238 |
| 27 | 0,9076 | 0,9088 | 0,9100 | 0,9112 | 0,9123 | 0,9135 | 0,9147 | 0,9159 | 0,9171 | 0,9183 | 0,9195 | 0,9207 |
| 28 | 0,9045 | 0,9057 | 0,9069 | 0,9081 | 0,9093 | 0,9105 | 0,9117 | 0,9129 | 0,9141 | 0,9153 | 0,9165 | 0,9177 |
| 29 | 0,9015 | 0,9027 | 0,9039 | 0,9051 | 0,9063 | 0,9075 | 0,9087 | 0,9099 | 0,9111 | 0,9123 | 0,9134 | 0,9146 |
| 30 | 0,8986 | 0,8998 | 0,9009 | 0,9021 | 0,9033 | 0,9045 | 0,9057 | 0,9069 | 0,9081 | 0,9092 | 0,9104 | 0,9116 |
| 31 | 0,8956 | 0,8968 | 0,8980 | 0,8992 | 0,9003 | 0,9015 | 0,9027 | 0,9039 | 0,9051 | 0,9062 | 0,9074 | 0,9086 |
| 32 | 0,8927 | 0,8939 | 0,8950 | 0,8962 | 0,8974 | 0,8986 | 0,8997 | 0,9009 | 0,9021 | 0,9033 | 0,9045 | 0,9056 |
| 33 | 0,8898 | 0,8909 | 0,8921 | 0,8933 | 0,8945 | 0,8956 | 0,8968 | 0,8980 | 0,8991 | 0,9003 | 0,9015 | 0,9027 |
| 34 | 0,8869 | 0,8880 | 0,8892 | 0,8904 | 0,8915 | 0,8927 | 0,8939 | 0,8950 | 0,8962 | 0,8974 | 0,8986 | 0,8997 |
| 35 | 0,8840 | 0,8851 | 0,8863 | 0,8875 | 0,8886 | 0,8898 | 0,8910 | 0,8921 | 0,8933 | 0,8945 | 0,8956 | 0,8968 |

Tabelle 65 (Fortsetzung)

| °C | Druck in mmg Hg | | | | | | | | | | |
|---|---|---|---|---|---|---|---|---|---|---|---|
| | 770 | 771 | 772 | 773 | 774 | 775 | 776 | 777 | 778 | 779 | 780 |
| 2 | 1,0058 | 1,0071 | 1,0084 | 1,0097 | 1,0110 | 1,0123 | 1,0137 | 1,0150 | 1,0163 | 1,0176 | 1,0189 |
| 4 | 0,9985 | 0,9998 | 1,0011 | 1,0024 | 1,0037 | 1,0050 | 1,0063 | 1,0076 | 1,0089 | 1,1010 | 1,0114 |
| 6 | 0,9913 | 0,9926 | 0,9939 | 0,9952 | 0,9965 | 0,9978 | 0,9991 | 1,0004 | 1,0017 | 1,0029 | 1,0042 |
| 8 | 0,9842 | 0,9855 | 0,9868 | 0,9881 | 0,9893 | 0,9906 | 0,9919 | 0,9932 | 0,9945 | 0,9957 | 0,9970 |
| 10 | 0,9773 | 0,9786 | 0,9799 | 0,9811 | 0,9824 | 0,9837 | 0,9850 | 0,9862 | 0,9875 | 0,9888 | 0,9900 |
| 11 | 0,9739 | 0,9752 | 0,9764 | 0,9777 | 0,9790 | 0,9802 | 0,9815 | 0,9827 | 0,9840 | 0,9853 | 0,9865 |
| 12 | 0,9705 | 0,9717 | 0,9730 | 0,9743 | 0,9755 | 0,9768 | 0,9780 | 0,9793 | 0,9806 | 0,9818 | 0,9831 |
| 13 | 0,9671 | 0,9683 | 0,9696 | 0,9708 | 0,9721 | 0,9734 | 0,9746 | 0,9759 | 0,9771 | 0,9784 | 0,9796 |
| 14 | 0,9637 | 0,9650 | 0,9662 | 0,9675 | 0,9687 | 0,9700 | 0,9712 | 0,9725 | 0,9737 | 0,9750 | 0,9762 |
| 15 | 0,9604 | 0,9616 | 0,9629 | 0,9641 | 0,9654 | 0,9666 | 0,9678 | 0,9691 | 0,9703 | 0,9716 | 0,9728 |
| 16 | 0,9570 | 0,9583 | 0,9595 | 0,9608 | 0,9620 | 0,9633 | 0,9645 | 0,9657 | 0,9670 | 0,9682 | 0,9695 |
| 17 | 0,9537 | 0,9550 | 0,9562 | 0,9575 | 0,9587 | 0,9599 | 0,9612 | 0,9624 | 0,9636 | 0,9649 | 0,9661 |
| 18 | 0,9505 | 0,9517 | 0,9529 | 0,9542 | 0,9554 | 0,9566 | 0,9578 | 0,9591 | 0,9603 | 0,9616 | 0,9628 |
| 19 | 0,9472 | 0,9484 | 0,9497 | 0,9509 | 0,9521 | 0,9534 | 0,9546 | 0,9558 | 0,9570 | 0,9583 | 0,9595 |
| 20 | 0,9440 | 0,9452 | 0,9464 | 0,9476 | 0,9489 | 0,9501 | 0,9513 | 0,9525 | 0,9538 | 0,9550 | 0,9562 |
| 21 | 0,9408 | 0,9420 | 0,9432 | 0,9444 | 0,9456 | 0,9469 | 0,9481 | 0,9493 | 0,9505 | 0,9517 | 0,9530 |
| 22 | 0,9376 | 0,9388 | 0,9400 | 0,9412 | 0,9424 | 0,9437 | 0,9449 | 0,9461 | 0,9473 | 0,9485 | 0,9497 |
| 23 | 0,9344 | 0,9356 | 0,9368 | 0,9380 | 0,9392 | 0,9405 | 0,9417 | 0,9429 | 0,9441 | 0,9453 | 0,9465 |
| 24 | 0,9312 | 0,9325 | 0,9337 | 0,9349 | 0,9361 | 0,9373 | 0,9385 | 0,9397 | 0,9409 | 0,9421 | 0,9433 |
| 25 | 0,9281 | 0,9293 | 0,9305 | 0,9317 | 0,9329 | 0,9341 | 0,9354 | 0,9366 | 0,9378 | 0,9390 | 0,9402 |
| 26 | 0,9250 | 0,9262 | 0,9274 | 0,9286 | 0,9298 | 0,9310 | 0,9322 | 0,9334 | 0,9346 | 0,9358 | 0,9370 |
| 27 | 0,9219 | 0,9231 | 0,9243 | 0,9255 | 0,9267 | 0,9279 | 0,9291 | 0,9303 | 0,9315 | 0,9327 | 0,9339 |
| 28 | 0,9189 | 0,9201 | 0,9213 | 0,9224 | 0,9236 | 0,9248 | 0,9260 | 0,9272 | 0,9284 | 0,9296 | 0,9308 |
| 29 | 0,9158 | 0,9170 | 0,9182 | 0,9194 | 0,9206 | 0,9218 | 0,9230 | 0,9242 | 0,9253 | 0,9265 | 0,9277 |
| 30 | 0,9128 | 0,9140 | 0,9152 | 0,9164 | 0,9175 | 0,9187 | 0,9199 | 0,9211 | 0,9223 | 0,9235 | 0,9247 |
| 31 | 0,9098 | 0,9110 | 0,9122 | 0,9133 | 0,9145 | 0,9157 | 0,9169 | 0,9181 | 0,9192 | 0,9204 | 0,9216 |
| 32 | 0,9068 | 0,9080 | 0,9092 | 0,9103 | 0,9115 | 0,9127 | 0,9139 | 0,9151 | 0,9162 | 0,9174 | 0,9186 |
| 33 | 0,9038 | 0,9050 | 0,9062 | 0,9074 | 0,9085 | 0,9097 | 0,9109 | 0,9121 | 0,9132 | 0,9144 | 0,9156 |
| 34 | 0,9009 | 0,9021 | 0,9032 | 0,9044 | 0,9056 | 0,9067 | 0,9079 | 0,9091 | 0,9103 | 0,9114 | 0,9126 |
| 35 | 0,8980 | 0,8991 | 0,9003 | 0,9015 | 0,9026 | 0,9038 | 0,9050 | 0,9061 | 0,9073 | 0,9085 | 0,9096 |

Tabelle 66. *Korrektur des abgelesenen Barometerstandes bei verschiedener Kuppenhöhe des Quecksilbers und Rohrdurchmessern von 7—19 mm*

| Rohrdurchmesser in mm | Kuppenhöhe in mm | | | | | | | | |
|---|---|---|---|---|---|---|---|---|---|
| | 0,2 | 0,4 | 0,6 | 0,8 | 1,0 | 1,2 | 1,4 | 1,6 | 1,8 |
| 7 | 0,17 | 0,34 | 0,49 | 0,62 | 0,74 | 0,85 | 0,95 | 1,04 | 1,12 |
| 8 | 0,13 | 0,27 | 0,39 | 0,49 | 0,59 | 0,68 | 0,76 | 0,82 | 0,87 |
| 9 | 0,10 | 0,21 | 0,30 | 0,39 | 0,47 | 0,54 | 0,60 | 0,65 | 0,70 |
| 10 | 0,08 | 0,16 | 0,23 | 0,30 | 0,36 | 0,42 | 0,48 | 0,52 | 0,57 |
| 11 | 0,06 | 0,11 | 0,17 | 0,22 | 0,27 | 0,32 | 0,37 | 0,41 | 0,45 |
| 12 | 0,04 | 0,08 | 0,12 | 0,15 | 0,19 | 0,23 | 0,27 | 0,31 | 0,34 |
| 13 | 0,03 | 0,06 | 0,09 | 0,11 | 0,14 | 0,17 | 0,20 | 0,22 | 0,25 |
| 14 | 0,02 | 0,05 | 0,07 | 0,09 | 0,11 | 0,14 | 0,16 | 0,18 | 0,21 |
| 15 | 0,02 | 0,04 | 0,06 | 0,08 | 0,09 | 0,11 | 0,13 | 0,15 | 0,17 |
| 16 | 0,02 | 0,03 | 0,05 | 0,06 | 0,07 | 0,09 | 0,10 | 0,12 | 0,14 |
| 17 | 0,01 | 0,02 | 0,03 | 0,04 | 0,05 | 0,06 | 0,07 | 0,08 | 0,09 |
| 18 | 0,01 | 0,01 | 0,02 | 0,03 | 0,04 | 0,04 | 0,05 | 0,06 | 0,07 |
| 19 | 0,01 | 0,01 | 0,02 | 0,02 | 0,03 | 0,03 | 0,04 | 0,04 | 0,05 |

Tabelle 67. *Korrekturwerte $x_0$ für verschiedene Gase bei Gasreduktion*

| Gas | $x_0 \cdot 10^6$ | Gas | $x_0 \cdot 10^6$ |
|---|---|---|---|
| Helium . . . . . | +0,7 | Distickstoffoxyd. . | − 9,7 |
| Wasserstoff . . . | +0,8 | Kohlenoxyd. . . . | − 0,6 |
| Sauerstoff . . . . | −1,3 | Kohlendioxyd . . | − 9,2 |
| Stickstoff . . . . | −0,6 | Methan. . . . . . | − 2,9 |
| Luft ($CO_2$-frei) . . | −0,8 | Äthan . . . . . . | −15,5 |
| | | Äthylen . . . . . | −10,5 |
| | | Acetylen . . . . . | −11,8 |

Tabelle 68. *Daten zur Korrektur abgelesener Barometerstände in mm Hg für den Bereich von 680—780 mm Hg von 1—35° C an Barometern mit Messingskala.*

Für 750, 760, 770 mm Hg und den gleichen Temperaturbereich sind die erforderlichen Korrekturen für Barometer mit Glasskala angegeben.

| t | Abgelesener Barometerstand in mm | | | | | | | | | | | | | |
|---|---|---|---|---|---|---|---|---|---|---|---|---|---|---|
| | Messingskala | | | | | | | | | | | Glasskala | | |
| ° C | 680 | 690 | 700 | 710 | 720 | 730 | 740 | 750 | 760 | 770 | 780 | 750 | 760 | 770 |
| 1 | 0,11 | 0,11 | 0,11 | 0,12 | 0,12 | 0,12 | 0,12 | 0,12 | 0,12 | 0,13 | 0,13 | 0,13 | 0,13 | 0,13 |
| 2 | 0,22 | 0,23 | 0,23 | 0,23 | 0,23 | 0,24 | 0,24 | 0,24 | 0,25 | 0,25 | 0,25 | 0,26 | 0,26 | 0,27 |
| 3 | 0,33 | 0,34 | 0,34 | 0,35 | 0,35 | 0,36 | 0,36 | 0,37 | 0,37 | 0,38 | 0,38 | 0,39 | 0,40 | 0,40 |
| 4 | 0,44 | 0,45 | 0,46 | 0,46 | 0,47 | 0,48 | 0,48 | 0,49 | 0,50 | 0,50 | 0,51 | 0,52 | 0,53 | 0,53 |
| 5 | 0,55 | 0,56 | 0,57 | 0,58 | 0,59 | 0,59 | 0,60 | 0,61 | 0,62 | 0,63 | 0,64 | 0,65 | 0,66 | 0,67 |
| 6 | 0,66 | 0,67 | 0,68 | 0,69 | 0,70 | 0,71 | 0,72 | 0,73 | 0,74 | 0,75 | 0,76 | 0,78 | 0,79 | 0,80 |
| 7 | 0,78 | 0,79 | 0,80 | 0,81 | 0,82 | 0,83 | 0,84 | 0,86 | 0,87 | 0,88 | 0,89 | 0,91 | 0,92 | 0,93 |
| 8 | 0,89 | 0,90 | 0,91 | 0,93 | 0,94 | 0,95 | 0,96 | 0,98 | 0,99 | 1,00 | 1,02 | 1,04 | 1,05 | 1,07 |
| 9 | 1,00 | 1,01 | 1,03 | 1,04 | 1,06 | 1,07 | 1,08 | 1,10 | 1,11 | 1,13 | 1,14 | 1,17 | 1,18 | 1,20 |
| 10 | 1,11 | 1,12 | 1,14 | 1,16 | 1,17 | 1,19 | 1,21 | 1,22 | 1,24 | 1,25 | 1,27 | 1,30 | 1,32 | 1,33 |
| 11 | 1,22 | 1,24 | 1,25 | 1,27 | 1,29 | 1,31 | 1,33 | 1,34 | 1,36 | 1,38 | 1,40 | 1,43 | 1,45 | 1,47 |
| 12 | 1,33 | 1,35 | 1,37 | 1,39 | 1,41 | 1,43 | 1,45 | 1,47 | 1,48 | 1,50 | 1,52 | 1,56 | 1,58 | 1,60 |
| 13 | 1,44 | 1,46 | 1,48 | 1,50 | 1,52 | 1,54 | 1,57 | 1,59 | 1,61 | 1,63 | 1,65 | 1,69 | 1,71 | 1,73 |
| 14 | 1,55 | 1,57 | 1,59 | 1,62 | 1,64 | 1,66 | 1,69 | 1,71 | 1,73 | 1,75 | 1,78 | 1,82 | 1,84 | 1,87 |
| 15 | 1,66 | 1,68 | 1,71 | 1,73 | 1,76 | 1,78 | 1,81 | 1,83 | 1,85 | 1,88 | 1,90 | 1,95 | 1,97 | 2,00 |
| 16 | 1,77 | 1,80 | 1,82 | 1,85 | 1,87 | 1,90 | 1,93 | 1,95 | 1,98 | 2,00 | 2,03 | 2,08 | 2,10 | 2,13 |
| 17 | 1,88 | 1,91 | 1,94 | 1,96 | 1,99 | 2,02 | 2,05 | 2,07 | 2,10 | 2,13 | 2,16 | 2,21 | 2,23 | 2,26 |
| 18 | 1,99 | 2,02 | 2,05 | 2,08 | 2,11 | 2,14 | 2,17 | 2,20 | 2,22 | 2,25 | 2,28 | 2,33 | 2,37 | 2,40 |
| 19 | 2,10 | 2,13 | 2,16 | 2,19 | 2,22 | 2,25 | 2,29 | 2,32 | 2,35 | 2,38 | 2,41 | 2,46 | 2,50 | 2,53 |
| 20 | 2,21 | 2,24 | 2,28 | 2,31 | 2,34 | 2,37 | 2,41 | 2,44 | 2,47 | 2,50 | 2,54 | 2,59 | 2,63 | 2,66 |
| 21 | 2,32 | 2,35 | 2,39 | 2,42 | 2,46 | 2,49 | 2,53 | 2,56 | 2,59 | 2,63 | 2,66 | 2,72 | 2,76 | 2,79 |
| 22 | 2,43 | 2,47 | 2,50 | 2,54 | 2,57 | 2,61 | 2,65 | 2,68 | 2,72 | 2,75 | 2,79 | 2,85 | 2,89 | 2,93 |
| 23 | 2,54 | 2,58 | 2,62 | 2,65 | 2,69 | 2,73 | 2,77 | 2,80 | 2,84 | 2,88 | 2,91 | 2,98 | 3,02 | 3,06 |
| 24 | 2,65 | 2,69 | 2,73 | 2,77 | 2,81 | 2,85 | 2,88 | 2,92 | 2,96 | 3,00 | 3,04 | 3,11 | 3,15 | 3,19 |
| 25 | 2,76 | 2,80 | 2,84 | 2,88 | 2,92 | 2,96 | 3,00 | 3,05 | 3,09 | 3,13 | 3,17 | 3,24 | 3,28 | 3,32 |
| 26 | 2,87 | 2,91 | 2,96 | 3,00 | 3,04 | 3,08 | 3,12 | 3,17 | 3,21 | 3,25 | 3,29 | 3,37 | 3,41 | 3,46 |
| 27 | 2,98 | 3,02 | 3,07 | 3,11 | 3,16 | 3,20 | 3,24 | 3,29 | 3,33 | 3,38 | 3,42 | 3,50 | 3,54 | 3,59 |
| 28 | 3,09 | 3,14 | 3,18 | 3,23 | 3,27 | 3,32 | 3,36 | 3,41 | 3,45 | 3,50 | 3,54 | 3,63 | 3,67 | 3,72 |
| 29 | 3,20 | 3,25 | 3,29 | 3,34 | 3,39 | 3,44 | 3,48 | 3,53 | 3,58 | 3,62 | 3,67 | 3,75 | 3,80 | 3,85 |
| 30 | 3,31 | 3,36 | 3,41 | 3,46 | 3,50 | 3,55 | 3,60 | 3,65 | 3,70 | 3,75 | 3,80 | 3,88 | 3,93 | 3,99 |
| 31 | 3,42 | 3,47 | 3,52 | 3,57 | 3,62 | 3,67 | 3,72 | 3,77 | 3,82 | 3,87 | 3,92 | 4,01 | 4,06 | 4,12 |
| 32 | 3,53 | 3,58 | 3,63 | 3,68 | 3,74 | 3,79 | 3,84 | 3,89 | 3,94 | 4,00 | 4,05 | 4,14 | 4,20 | 4,25 |
| 33 | 3,64 | 3,69 | 3,75 | 3,80 | 3,85 | 3,91 | 3,96 | 4,01 | 4,07 | 4,12 | 4,17 | 4,27 | 4,33 | 4,38 |
| 34 | 3,75 | 3,80 | 3,86 | 3,91 | 3,97 | 4,02 | 4,08 | 4,13 | 4,19 | 4,24 | 4,30 | 4,40 | 4,46 | 4,51 |
| 35 | 3,86 | 3,91 | 3,97 | 4,03 | 4,09 | 4,14 | 4,20 | 4,26 | 4,31 | 4,37 | 4,43 | 4,53 | 4,59 | 4,65 |

Tabelle 69. *Druck des gesättigten Wasserdampfes in mm Hg bei Temperaturen von 0—100° C. P in mm Hg*

| Zehner | Einer | | | | | | | | | |
|---|---|---|---|---|---|---|---|---|---|---|
| | 0 | 1 | 2 | 3 | 4 | 5 | 6 | 7 | 8 | 9 |
| | Temperatur in ° C | | | | | | | | | |
| 0 | 4,579 | 4,926 | 5,294 | 5,685 | 6,101 | 6,543 | 7,013 | 7,513 | 8,045 | 8,609 |
| 10 | 9,209 | 9,844 | 10,518 | 11,231 | 11,987 | 12,788 | 13,634 | 14,530 | 15,477 | 16,477 |
| 20 | 17,535 | 18,650 | 19,827 | 21,068 | 22,377 | 23,756 | 25,209 | 26,739 | 28,349 | 30,043 |
| 30 | 31,824 | 33,695 | 35,663 | 37,729 | 39,898 | 42,175 | 44,563 | 47,067 | 49,692 | 52,442 |
| 40 | 55,324 | 58,34 | 61,50 | 64,80 | 68,26 | 71,88 | 75,65 | 79,60 | 83,71 | 88,02 |
| 50 | 92,51 | 97,20 | 102,09 | 107,20 | 112,51 | 118,04 | 123,80 | 129,82 | 136,08 | 142,60 |
| 60 | 149,38 | 156,43 | 163,77 | 171,38 | 179,31 | 187,54 | 196,09 | 204,96 | 214,17 | 223,73 |
| 70 | 233,7 | 243,9 | 254,6 | 265,7 | 277,2 | 289,1 | 301,4 | 314,1 | 327,3 | 341,0 |
| 80 | 355,1 | 369,7 | 384,9 | 400,6 | 416,8 | 433,6 | 450,9 | 468,7 | 487,1 | 506,1 |
| 90 | 525,76 | 546,05 | 566,99 | 588,60 | 610,90 | 633,90 | 657,62 | 682,07 | 707,27 | 733,24 |
| 100 | 760,00 | | | | | | | | | |

Tabelle 70. *Umrechnung von spirometrisch gemessenen Gasvolumina (Spirometertemperatur, Wasserdampfsättigung) auf Körperbedingungen (37° C, Wasserdampfsättigung) bei verschiedenen Barometerdrucken*
[Nach Kovach, J. C., P. Paulos und C. Arabadjis: J. thorac. Surg. **29**, 552 (1955)]

| Temp. (° C) | 610 | 650 | 660 | 670 | 680 | 690 | 700 | 710 | 720 | 730 | 740 | 750 | 760 | 770 | 780 |
|---|---|---|---|---|---|---|---|---|---|---|---|---|---|---|---|
| 15 | 1,1388 | 1,1377 | 1,1367 | 1,1358 | 1,1348 | 1,1339 | 1,1330 | 1,1322 | 1,1314 | 1,1306 | 1,1298 | 1,1290 | 1,1283 | 1,1276 | 1,1269 |
| 16 | 1,1333 | 1,1323 | 1,1313 | 1,1304 | 1,1295 | 1,1286 | 1,1277 | 1,1269 | 1,1260 | 1,1253 | 1,1245 | 1,1238 | 1,1231 | 1,1224 | 1,1217 |
| 17 | 1,1277 | 1,1268 | 1,1266 | 1,1249 | 1,1240 | 1,1232 | 1,1224 | 1,1216 | 1,1208 | 1,1200 | 1,1193 | 1,1186 | 1,1179 | 1,1172 | 1,1165 |
| 18 | 1,1222 | 1,1212 | 1,1203 | 1,1194 | 1,1186 | 1,1178 | 1,1170 | 1,1162 | 1,1154 | 1,1147 | 1,1140 | 1,1133 | 1,1126 | 1,1120 | 1,1113 |
| 19 | 1,1165 | 1,1156 | 1,1147 | 1,1139 | 1,1131 | 1,1123 | 1,1115 | 1,1107 | 1,1100 | 1,1093 | 1,1086 | 1,1080 | 1,1073 | 1,1067 | 1,1061 |
| 20 | 1,1108 | 1,1099 | 1,1091 | 1,1083 | 1,1075 | 1,1067 | 1,1060 | 1,1052 | 1,1045 | 1,1039 | 1,1032 | 1,1026 | 1,1019 | 1,1094 | 1,1008 |
| 21 | 1,1056 | 1,1042 | 1,1034 | 1,1027 | 1,1019 | 1,1011 | 1,1004 | 1,0997 | 1,0990 | 1,0984 | 1,0978 | 1,0971 | 1,0965 | 1,0960 | 1,0954 |
| 22 | 1,0992 | 1,0984 | 1,0976 | 1,0969 | 1,0962 | 1,0964 | 1,0948 | 1,0941 | 1,0935 | 1,0929 | 1,0923 | 1,0917 | 1,0911 | 1,0905 | 1,0900 |
| 23 | 1,0932 | 1,0925 | 1,0918 | 1,0911 | 1,0904 | 1,0897 | 1,0891 | 1,0884 | 1,0878 | 1,0872 | 1,0867 | 1,0861 | 1,0856 | 1,0850 | 1,0845 |
| 24 | 1,0873 | 1,0866 | 1,0859 | 1,0852 | 1,0846 | 1,0839 | 1,0833 | 1,0827 | 1,0822 | 1,0816 | 1,0810 | 1,0805 | 1,0800 | 1,0795 | 1,0790 |
| 25 | 1,0812 | 1,0806 | 1,0799 | 1,0793 | 1,0787 | 1,0781 | 1,0775 | 1,0769 | 1,0764 | 1,0758 | 1,0753 | 1,0748 | 1,0744 | 1,0739 | 1,0734 |
| 26 | 1,0751 | 1,0710 | 1,0738 | 1,0732 | 1,0727 | 1,0721 | 1,0716 | 1,0710 | 1,0705 | 1,0700 | 1,0696 | 1,0691 | 1,0686 | 1,0682 | 1,0678 |
| 27 | 1,0688 | 1,0682 | 1,0677 | 1,0671 | 1,0666 | 1,0661 | 1,0656 | 1,0651 | 1,0640 | 1,0641 | 1,0637 | 1,0633 | 1,0629 | 1,0624 | 1,0621 |
| 28 | 1,0625 | 1,0619 | 1,0614 | 1,0609 | 1,0604 | 1,0599 | 1,0595 | 1,0591 | 1,0586 | 1,0582 | 1,0578 | 1,0574 | 1,0570 | 1,0566 | 1,0563 |
| 29 | 1,0560 | 1,0555 | 1,0550 | 1,0546 | 1,0548 | 1,0537 | 1,0533 | 1,0529 | 1,0525 | 1,0521 | 1,0518 | 1,0514 | 1,0510 | 1,0507 | 1,0504 |
| 30 | 1,0494 | 1,0496 | 1,0486 | 1,0482 | 1,0478 | 1,0474 | 1,0470 | 1,0467 | 1,0463 | 1,0460 | 1,0450 | 1,0453 | 1,0450 | 1,0447 | 1,0444 |

Tabelle 71. *Absorptionskoeffizienten (ml Gas/ml Flüssigkeit, 760 mm Gasdruck) für $N_2$, $O_2$, $H_2$ und CO von 0—100° C, für $CO_2$ von 0—60° C in Wasser.*

Die Daten sind entnommen: Handbook of Chemistry and Physics. 34. Aufl., S. 1532/33. Ohio: Chemical rubber publishing company 1952.

| Temperatur °C | Stickstoff* α | Sauerstoff α | Wasserstoff α | Kohlendioxyd α | Kohlenoxyd α |
|---|---|---|---|---|---|
| 0 | 0,02354 | 0,04889 | 0,02148 | 1,713 | 0,03537 |
| 1 | 0,02297 | 0,04758 | 0,02126 | 1,646 | 0,03455 |
| 2 | 0,02241 | 0,04633 | 0,02105 | 1,584 | 0,03375 |
| 3 | 0,02187 | 0,04512 | 0,02084 | 1,527 | 0,03297 |
| 4 | 0,02135 | 0,04397 | 0,02064 | 1,473 | 0,03222 |
| 5 | 0,02086 | 0,04287 | 0,02044 | 1,424 | 0,03149 |
| 6 | 0,02037 | 0,04180 | 0,02025 | 1,377 | 0,03078 |
| 7 | 0,01990 | 0,04080 | 0,02007 | 1,331 | 0,03009 |
| 8 | 0,01945 | 0,03983 | 0,01989 | 1,282 | 0,02942 |
| 9 | 0,01902 | 0,03891 | 0,01972 | 1,237 | 0,02878 |
| 10 | 0,01861 | 0,03802 | 0,01955 | 1,194 | 0,02816 |
| 11 | 0,01823 | 0,03718 | 0,01940 | 1,154 | 0,02757 |
| 12 | 0,01786 | 0,03637 | 0,01925 | 1,117 | 0,02701 |
| 13 | 0,01750 | 0,03559 | 0,01911 | 1,083 | 0,02646 |
| 14 | 0,01717 | 0,03486 | 0,01897 | 1,050 | 0,02593 |
| 15 | 0,01685 | 0,03415 | 0,01883 | 1,019 | 0,02543 |
| 16 | 0,01654 | 0,03348 | 0,01869 | 0,985 | 0,02494 |
| 17 | 0,01625 | 0,03283 | 0,01856 | 0,956 | 0,02448 |
| 18 | 0,01597 | 0,03220 | 0,01844 | 0,928 | 0,02402 |
| 19 | 0,01570 | 0,03161 | 0,01831 | 0,902 | 0,02360 |
| 20 | 0,01545 | 0,03102 | 0,01819 | 0,878 | 0,02319 |
| 21 | 0,01522 | 0,03044 | 0,01805 | 0,854 | 0,02281 |
| 22 | 0,01498 | 0,02988 | 0,01792 | 0,829 | 0,02244 |
| 23 | 0,01475 | 0,02934 | 0,01779 | 0,804 | 0,02208 |
| 24 | 0,01454 | 0,02881 | 0,01766 | 0,781 | 0,02174 |
| 25 | 0,01434 | 0,02831 | 0,01754 | 0,759 | 0,02142 |
| 26 | 0,01413 | 0,02783 | 0,01742 | 0,738 | 0,02110 |
| 27 | 0,01394 | 0,02736 | 0,01731 | 0,718 | 0,02080 |
| 28 | 0,01376 | 0,02691 | 0,01720 | 0,699 | 0,02051 |
| 29 | 0,01358 | 0,02649 | 0,01709 | 0,682 | 0,02024 |
| 30 | 0,01342 | 0,02608 | 0,01699 | 0,665 | 0,01998 |
| 31** | 0,01323 | 0,02574 | 0,01692 | 0,650 | 0,01947 |
| 32** | 0,01304 | 0,02541 | 0,01686 | 0,636 | 0,01950 |
| 33** | 0,01284 | 0,02507 | 0,01679 | 0,621 | 0,01925 |
| 34** | 0,01265 | 0,02474 | 0,01673 | 0,607 | 0,01901 |
| 35 | 0,01256 | 0,02440 | 0,01666 | 0,592 | 0,01877 |
| 36** | 0,01242 | 0,02413 | 0,01662 | 0,580 | 0,01857 |
| 37** | 0,01227 | 0,02386 | 0,01657 | 0,567 | 0,01836 |
| 38** | 0,01213 | 0,02360 | 0,01653 | 0,555 | 0,01816 |
| 39** | 0,01198 | 0,02333 | 0,01648 | 0,542 | 0,01795 |
| 40 | 0,01184 | 0,02306 | 0,01644 | 0,530 | 0,01775 |
| 41** | 0,01173 | 0,02262 | 0,01640 | 0,520 | 0,01758 |
| 42** | 0,01162 | 0,02218 | 0,01636 | 0,510 | 0,01741 |
| 43** | 0,01152 | 0,02175 | 0,01632 | 0,499 | 0,01724 |
| 44** | 0,01141 | 0,02131 | 0,01628 | 0,489 | 0,01707 |
| 45 | 0,01130 | 0,02187 | 0,01624 | 0,479 | 0,01690 |

* Bei Stickstoff handelt es sich um atmosphärischen $N_2$ von 98,81% + 1,185% A.

** Die Werte bei den angekreuzten Temperaturen sind durch graphische bzw. rechnerische Interpolation gewonnen.

Tabelle 71 (Fortsetzung)

| Temperatur °C | Stickstoff* α | Sauerstoff α | Wasserstoff α | Kohlendioxyd α | Kohlenoxyd α |
|---|---|---|---|---|---|
| 46** | 0,01122 | 0,02168 | 0,01621 | 0,470 | 0,01675 |
| 47** | 0,01113 | 0,02148 | 0,01618 | 0,462 | 0,01660 |
| 48** | 0,01105 | 0,02129 | 0,01614 | 0,453 | 0,01645 |
| 49** | 0,01096 | 0,02109 | 0,01611 | 0,445 | 0,01630 |
| 50 | 0,01088 | 0,02090 | 0,01608 | 0,436 | 0,01615 |
| 60 | 0,01023 | 0,01946 | 0,01600 | 0,359 | 0,01488 |
| 70 | 0,00977 | 0,01833 | 0,0160 | — | 0,01440 |
| 80 | 0,00958 | 0,01761 | 0,0160 | — | 0,01430 |
| 90 | 0,0095 | 0,0172 | 0,0160 | — | 0,0142 |
| 100 | 0,0095 | 0,0170 | 0,0160 | — | 0,0141 |

* Bei Stickstoff handelt es sich um atmosphärischen $N_2$ von 98,81% + 1,185% A.

** Die Werte bei den angekreuzten Temperaturen sind durch graphische bzw. rechnerische Interpolation gewonnen.

Tabelle 72. *Löslichkeit von Sauerstoff und Kohlendioxyd bei verschiedenen Temperaturen in physiologischen Kochsalzlösungen und Blut*

| °C | $O_2$ 0,155 m NaCl α | $O_2$ 0,119 m NaCl α | $O_2$ Vollblut α | $CO_2$ 0,155 m NaCl α | $CO_2$ 0,119 m NaCl α |
|---|---|---|---|---|---|
| 10 | 0,03689 | 0,03715 | | 1,177 | 1,181 |
| 11 | 0,03605 | 0,03631 | | 1,137 | 1,141 |
| 12 | 0,03524 | 0,03550 | | 1,100 | 1,104 |
| 13 | 0,03446 | 0,03472 | | 1,066 | 1,070 |
| 14 | 0,03373 | 0,03399 | | 1,033 | 1,037 |
| 15 | 0,03302 | 0,03328 | | 1,002 | 1,006 |
| 16 | 0,03225 | 0,03216 | | 0,968 | 0,972 |
| 17 | 0,03170 | 0,03196 | | 0,939 | 0,943 |
| 18 | 0,03107 | 0,03133 | | 0,911 | 0,915 |
| 19 | 0,03048 | 0,03074 | | 0,885 | 0,889 |
| 20 | 0,02989 | 0,03015 | 0,0344 | 0,861 | 0,865 |
| 21 | 0,02931 | 0,02957 | 0,0337 | 0,837 | 0,841 |
| 22 | 0,02875 | 0,02901 | 0,0329 | 0,812 | 0,816 |
| 23 | 0,02821 | 0,02847 | 0,0321 | 0,787 | 0,791 |
| 24 | 0,02768 | 0,02794 | 0,0312 | 0,764 | 0,768 |
| 25 | 0,02718 | 0,02744 | 0,0306 | 0,742 | 0,746 |
| 26 | 0,02670 | 0,02696 | 0,0300 | 0,721 | 0,725 |
| 27 | 0,02623 | 0,02649 | 0,0293 | 0,701 | 0,705 |
| 28 | 0,02578 | 0,02604 | 0,0285 | 0,682 | 0,685 |
| 29 | 0,02536 | 0,02562 | 0,0279 | 0,665 | 0,669 |
| 30 | 0,02495 | 0,02521 | 0,0273 | 0,648 | 0,652 |
| 31 | 0,02461 | 0,02487 | 0,0267 | 0,633 | 0,637 |
| 32 | 0,02428 | 0,02454 | 0,0261 | 0,619 | 0,623 |
| 33 | 0,02394 | 0,02420 | 0,0257 | 0,604 | 0,608 |
| 34 | 0,02361 | 0,02387 | 0,0252 | 0,590 | 0,594 |
| 35 | 0,02327 | 0,02353 | 0,0247 | 0,575 | 0,579 |
| 36 | 0,02300 | 0,02326 | 0,0241 | 0,563 | 0,567 |
| 37 | 0,02273 | 0,02299 | 0,0237 | 0,550 | 0,554 |
| 38 | 0,02247 | 0,02273 | 0,0232 | 0,538 | 0,542 |
| 39 | 0,02220 | 0,02246 | 0,0228 | 0,523 | 0,529 |
| 40 | 0,02193 | 0,02219 | 0,0223 | 0,513 | 0,517 |

Die Werte sind berechnet auf Grund der Daten von Tabelle 71 unter Berücksichtigung der Abnahme der Löslichkeit durch den Salzzusatz (s. Tabelle 73). Die Werte für Blut sind durch graphische Interpolation aus der Arbeit von SENDROY jr., J., R. T. DILLON u. D. D. VAN SLYKE: J. biol. Chem. **105**, 597 (1934) gewonnen. [Beachte, daß die $O_2$-Kapazität die Löslichkeit beeinflußt (s. auch Tabelle 73)].

Tabelle 73. *Löslichkeit für $O_2$ und $CO_2$ in Körperflüssigkeiten*

| Medium | °C | $\alpha_{O_2}$ | Medium | °C | $\alpha_{CO_2}$ |
|---|---|---|---|---|---|
| Blut, Mensch (20 Vol.-% $O_2$-Kapazität) | 37 | 0,02356[1,2] | Blut, Mensch (20 Vol.-% $O_2$-Kapazität) | 38 | 0,488[7] |
| Plasma, Mensch | 37 | 0,0214[1,2] | Plasma, Mensch | 38 | 0,510[5] |
| | | | | 37 | 0,526[6] |
| Blut, Mensch mit verschiedenen $O_2$-Kapazitäten | 37 | 0,0214 + 0,000108[1,2,3] (Vol.-% $O_2$-Kapazität) | Blut, Mensch $O_2$-Kapazität: 16 Vol.-% | 38 | 0,494[7] |
| | | | 18 Vol.-% | | 0,492[7] |
| | | | 20 Vol.-% | | 0,488[7] |
| Blut, Rind (20 Vol.-% $O_2$-Kapazität) | 38 | 0,0230[3] | 22 Vol.-% | | 0,485[7] |
| Plasma, Rind | 38 | 0,0209[3] | 24 Vol.-% | | 0,482[7] |
| Blutzellen, Rind | 38 | 0,0261[3] | Blutzellen, Rind | 38 | 0,44[5] |
| | | | (0,73 cm³ $H_2O$/cm³ Zellen) | 37 | 0,443[7] |
| Vollblut, Rind mit verschiedenen $O_2$-Kapazitäten | 38 | 0,0209 + 0,000108[3] (Vol.-% $O_2$-Kapazität) | Plasma, Mensch, lipämisch | 38 | 0,552[5] |
| (Olivenöl | 38 | 0,112[4]) | Urin, Mensch | 38 | 0,522[8] |

[1] BERGGREN, S. M.: Acta physiol. scand. **4** Suppl. **11** (1942).

[2] FASCIOLO, J. C., u. H. CHIODI: Amer. J. Physiol. **147**, 54 (1946).

[3] SENDROY jr., J., R. T. DILLON u. D. D. VAN SLYKE: J. biol. Chem. **105**, 597 (1934).

[4] BEHNKE jr., A. R.: Harvey Lect. **37**, 198 (1941/42).

[5] VAN SLYKE, D. D., J. SENDROY jr., A. B. HASTINGS u. J. M. NEILL: J. biol. Chem. **78**, 765 (1928).

[6] Berechnete Daten von SINGER, R. B., u. A. B. HASTINGS: Medicine (Baltimore) **27**, 223 (1948).

[7] Berechnete Daten nach Diagramm von KEYS, A., F. G. HALL u. E. S. G. BARRON: Amer. J. Physiol. **115**, 292 (1936).

[8] SENDROY jr., J., S. SEELIG u. D. D. VAN SLYKE: J. biol. Chem. **106**, 463 (1934).

Tabelle 74. *Abnahme der Löslichkeit für $O_2$ und $CO_2$ in Wasser bei Zusatz von chemischen Substanzen* (Erl. s. Tabelle 72), $\Delta$ α/Mol/Liter

| | $O_2$ | $CO_2$ |
|---|---|---|
| NaCl | 0,0073 | 0,111 |
| KCl | 0,0069 | 0,087 |
| KF | 0,0078 | — |
| $NaHCO_3$ | 0,0081 | — |
| Milchsäure | 0,0003 | — |
| $NaH_2PO_4$ | — | 0,218 |
| $KH_2PO_4$ | — | 0,185 |

Korrektur für physiologische Ersatzlösungen

| | | |
|---|---|---|
| 0,155 m NaCl | 0,00113 | 0,0172 |
| 0,119 m NaCl | 0,00087 | 0,0132 |

Nach SENDROY jr., J., R. T. DILLON u. D. D. VAN SLYKE: J. biol. Chem. **105**, 597 (1934) für $O_2$; nach VAN SLYKE, D. D., J. SENDROY jr., A. B. HASTINGS u. J. M. NEILL: J. biol. Chem. **78**, 765 (1928) für $CO_2$.

Tabelle 75. *Löslichkeit von Distickstoffoxyd in biologisch wichtigen Flüssigkeiten, Herzmuskel und Gehirn*

| Medium | °C | $\alpha_{N_2O}$ |
|---|---|---|
| Wasser | 25 | 0,549[1] |
| Blut, Hund | 37 | 0,425[2] |
| Blut, Mensch | 37 | 0,412[2] |
| Herz, Hund* | 37 | 0,447[3] |
| Herz, Mensch* | 37 | 0,466[3] |
| Gehirn, Hund* | 37 | 0,437[2] |
| Gehirn, Mensch* | 37 | 0,437[2] |

* Bei Geweben ist $\alpha$ = ml $O_2$/g Gewebe.

[1] ORCUTT, F. S., u. M. H. SEEVERS: J. biol. Chem. **117**, 501 (1937).

[2] KETY, S. S., M. H. HARMEL, H. T. BROOMELL u. C. B. RHODE: J. biol. Chem. **173**, 497 (1948).

[3] Berechnet nach Daten von FASCIOLO, J. C., u. H. CHIODI: Amer. J. Physiol. **147**, 54 (1946) und ECKENHOFF, J. E., J. H. HAFKENSCHIEL, M. H. HARMEL, W. T. GOODALE, M. LUBIN, R. J. BING u. S. S. KETY: Amer. J. Physiol. **152**, 356 (1948).

Tabelle 76. *Löslichkeit von Stickstoff in biologisch wichtigen Flüssigkeiten und Geweben*

| Medium | °C | $\alpha_{N_2}$ |
|---|---|---|
| 0,155 m NaCl . . . | 25 | 0,01409[1] |
| 0,155 m NaCl . . . | 38 | 0,01220[1] |
| Vollblut, Rind ($O_2$-Kapazität 20 Vol.-%) . . . | 38<br>38 | 0,0130[1]<br>0,0117[1] |
| Plasma, Rind . . . | 38 | 0,0146[1] |
| Erythrocyten, Rind | | |
| Vollblut, Rind mit verschiedener $O_2$-Kapazität . . . | 38 | 0,0117[1] + 0,000064 (Vol.-% $O_2$-Kapazität) |
| Gehirn, Ziege . . | 37 | 0,0162[2] |
| Leber, Ziege . . . | 37 | 0,0162[2] |
| Olivenöl . . . . . | 37 | 0,067[3] |

[1] VAN SLYKE, D. D., R. T. DILLON u. R. MARGARIA: J. biol. Chem. **105**, 571 (1934).
[2] CAMPBELL, J. A., u. L. HILL: Quart. J. exp. Physiol. **23**, 219 (1933).
[3] LAWRENCE, J. H., W. F. LOOMIS, C. A. TOBIAS u. F. H. TURPIN: J. Physiol. (Lond.) **105**, 197 (1946).

Tabelle 77. *Löslichkeit von Helium und Wasserstoff in biologisch wichtigen Flüssigkeiten*

| Medium | °C | $\alpha_{He}$ | $\alpha_{H_2}$ |
|---|---|---|---|
| Wasser . . . . . | 38 | 0,0085[1] | 0,01620[3] |
| 0,155 m NaCl . . | 38 | — | 0,01559[3] |
| Vollblut, Rind . | 38 | 0,0088[1] | 0,0149[3] |
| Plasma, Rind . . | 38 | — | 0,01533[3] |
| Erythrocyten, Rind . . . . | 38 | — | 0,01454[3] |
| Vollblut, Hund . 18 Vol.-% $O_2$-Kapazität | 38 | 0,0088[1] | — |
| Olivenöl . . . . | 37 | 0,015[2] | — |

[1] HAWKINS, J. A., u. C. W. SHILLING: J. biol. Chem. **113**, 649 (1936).
[2] BEHNKE, A. R., u. O. D. YARBROUGH: U.S. nav. med. Bull. **36**, 542 (1938).
[3] VAN SLYKE, D. D., u. J. SENDROY jr.: J. biol. Chem. **78**, 801 (1928).

Tabelle 78. *Die Löslichkeit von Äthylen ($C_2H_4$) und Acetylen ($C_2H_2$) in biologisch wichtigen Flüssigkeiten*

| Medium | °C | $\alpha_{C_2H_4}$ | $\alpha_{C_2H_2}$ |
|---|---|---|---|
| Wasser . . . . . . . | 25 | 0,108[1] | — |
| Wasser . . . . . . . | 37,5 | 0,078[2] | 0,747[2] |
| Vollblut, Mensch . . . | 37,5 | 0,123[2] | 0,740[2] |
| Vollblut, Hund . . . | 37,5 | 0,141[2] | 0,759[2] |
| Vollblut, Kaninchen . | 37,5 | 0,128[2] | 0,703[2] |
| Plasma, Hund . . . . | 37,5 | — | 0,690[2] |
| Erythrocyten, Hund . | 37,5 | — | 0,778[2] |
| Vollblut bei Polycythämie . . . . . . . | 37,5 | — | 0,710[2] |
| Vollblut beim yeloischer Leukämie . . . . . | 37,5 | — | 0,735[2] |

[1] ORCUTT, F. S., u. M. H. SEEVERS: J. biol. Chem. **117**, 501 (1937).
[2] GROLLMAN, A.: J. biol. Chem. **82**, 317 (1929).

Tabelle 79. *Werte einer Sauerstoffbindungskurve, wie sie häufig als Standardbindungskurve benutzt wird**

| % $HbO_2$ | $PO_2$ mm Hg | | | % $HbO_2$ | $PO_2$ mm Hg | | |
|---|---|---|---|---|---|---|---|
| | pH = 7,6 | pH = 7,4 | pH = 7,2 | | pH = 7,6 | pH = 7,4 | pH = 7,2 |
| 2 | 1,7 | 2,1 | 2,6 | 60 | 24,7 | 31,1 | 38,2 |
| 4 | 3,0 | 3,8 | 4,6 | 70 | 28,7 | 36,1 | 44,3 |
| 6 | 4,4 | 5,5 | 6,8 | 80 | 36,3 | 45,7 | 56,2 |
| 10 | 6,5 | 8,2 | 10,5 | 85 | 41,1 | 51,7 | 63,6 |
| 15 | 8,7 | 10,9 | 13,5 | 90 | 48,7 | 61,4 | 77,2 |
| 20 | 10,7 | 13,4 | 16,7 | 94 | 59,5 | 75,0 | 92,1 |
| 30 | 14,2 | 17,9 | 22,1 | 96 | 69,7 | 87,7 | 108,0 |
| 40 | 17,5 | 22,0 | 27,1 | 98 | 89,8 | 113,0 | 139,0 |
| 50 | 20,9 | 26,3 | 32,3 | | | | |

* Handbook of Respiratory Data in Aviation Medicine. Washington 1944.

Tabelle 80. *Methoden zur Analyse von Gasen in Gasgemischen*

| Autoren | Gase | Erforderliche Probenmenge cm³ | Fehler der Einzelanalyse ($S\,x$) | Analysendauer min | Bemerkungen |
|---|---|---|---|---|---|
| HALDANE | $O_2$<br>$CO_2$<br>[$H_2$, CO<br>Methan<br>Acetylen<br>Äthylen] | 5–10 | } ±0,02 Vol.-% | 15 | $O_2+CO_2$ dürfen beim gewöhnlichen Apparat nicht mehr als 30% der Probe betragen |
| SCHOLANDER | $O_2$<br>$CO_2$ | 0,5 | } ±0,02 Vol.-% | 10 | |
| VAN SLYKE manometrisch | $O_2$<br>$CO_2$ | 35 | } ±0,02 Vol.-% | 10 | |
| REIN magnetische Analyse | $O_2$<br>($CO_2$) | 100 | ±0,05 Vol.-% | 1 | Bereich 0–100% $O_2$ fortlaufend |
| PAULING (BECKMAN-Pasadena) | $O_2$ | 5–25 | ±1% derSkala | 1 | Bereich nach Wunsch, z. B. 0—25% 80–160 mmHg 0–100%, fortlaufend |
| REIN Gaswechselschreiber | $O_2$<br>$CO_2$ | 10 | ±0,01 Vol.-%<br>±0,01 Vol.-% | 1<br>1 | fortlaufend |
| Massenspektrometer | $O_2$<br>$CO_2$<br>Äther<br>$N_2O$ | 1 | } ±0,1 | 0,2 bis 20 sec | fortlaufend |
| Ultrarotabsorptionsschreiber (Hartmann u. Braun) | $CO_2$ | etwa 5 | ±0,1% $CO_2$ | 1<br>1 | |
| Interferometer Zeiss | $O_2$<br>$CO_2$<br>CO<br>$H_2$<br>$N_2$<br>$N_2O$<br>Methan | etwa 5–50 | 0,1%<br>0,05% | 1<br>1 | fortlaufend |
| BRINKMAN (Carbovisor) | $CO_2$ | 10 | ±0,2 Vol.-% | 1 | |

Tabelle 81. *Methoden der Mikrogasanalysen*

| Autoren | Gase | Erforderliche Probenmenge in $mm^3$ | Fehler der Einzelanalyse ($S\,x$) | Analysendauer min |
|---|---|---|---|---|
| KROGH Mikrogasanalyseapparat | $O_2$<br>$CO_2$<br>CO<br>$H_2$ | 1—7 | ±0,2%<br>±2,0%<br>±0,2%<br>±1,5% | 30 |
| KROGH Mikroskopische Gasanalyse | $O_2$<br>$CO_2$ | 0,01—1 | ±0,3% | 30 |
| SCHOLANDER | $O_2$<br>$CO_2$ | 0,07 | ±0,5% | 6 |
| SCHOLANDER-ROUGHTON | $O_2$<br>$CO_2$<br>CO | 40 | ±0,2% | 10 |
| BERG | $O_2$<br>$CO_2$ | 4 | ±0,3% | 15 |
| WHITELY | $O_2$<br>$CO_2$ | 0,05—0,2 | ±0,002 Vol.-% | 10 |
| DIRKEN u. HEEMSTRA | $O_2$<br>$CO_2$ | 200 | ±0,05—0,08 % | 10 |

Tabelle 82. *Methoden zur Blutgasanalyse*

| Autoren | Gase | Erforderliche Probenmenge $cm^3$ | Fehler der Einzelmessung ($S\,x$) | Analysendauer min | Bemerkungen |
|---|---|---|---|---|---|
| | | | *Gasgehalt* | | |
| VAN SLYKE manometrisch | $O_2$<br>$CO_2$<br>CO | 1 | ±0,05 Vol.-%<br>±0,1 Vol.-%<br>±0,5 Vol.-% | } 20 | |
| | $O_2$ | 0,2 | ±0,1 Vol.-% | 20 | |
| HALDANE Ferricyanidmethode | $O_2$<br>$CO_2$ | 1 | ±0,2 Vol.-% | 15 | |
| MAEGRAITH | $O_2$<br>$CO_2$ | 0,5 | ±0,2 Vol.-% | 15 | |
| | | | *Methoden zu Mikroblutgasanalyse* | | |
| BERGGREN | $O_2$ | 0,2 | ±0,04 Vol.-% | 20 | |
| SCHOLANDER | $O_2$<br>$CO_2$ | 0,012 | ±0,7 Vol.-%<br>±1,0 Vol.-% | 20 | |
| | $O_2$<br>$CO_2$ | 0,0007 | ±etwa 1 Vol.-% | } etwa 30 | |
| | $O_2$<br>$CO_2$<br>$CO_2$ | 0,00014 | ±etwa 1,5 Vol.-% | } etwa 30 | |
| SHOCK u. HASTINGS | $CO_2$<br>$p_H$ | 0,1 | ±1,0 Vol.-%<br>±0,02 | 15 | $p_H$ colorimetrisch |
| | | | *Gasdruck* | | Bereich: |
| RILEY | $P_{O_2}$<br>$P_{CO_2}$ | 1—5 | ±2%<br>±2% | 30 | 10—110 mm Hg<br>1—80 mm Hg |
| BARTELS | $P_{O_2}$ | 1 | ±2% | 5 | Eichung dauert 30 min, Bereich 10—500 mm Hg |

# Nomenklatur und Symbole von Atmungsgrößen

**Auszug aus dem Bericht der Kommission der Deutschen Gesellschaft für Innere Medizin zur Normung der Nomenklatur und der Symbole von Atmungsgrößen[1].**

In dem vorliegenden Werk sind die neuen Symbole und Abkürzungen der Kommission im Text verwendet. In den Abbildungen finden sich zum Teil noch ältere Bezeichnungen (entsprechend der Atlantic City Convention), da die Druckstöcke nicht mehr geändert werden konnten. Ein Auszug des Berichts sei hier zum Verständnis der verwendeten Symbole und Abkürzungen und zum Zweck der besseren Verbreitung aufgenommen.

*Aufbau der Symbolik*

1. Es muß zwischen *Symbolen und Abkürzungen* von Namen unterschieden werden. In Formeln sollen nur die Symbole verwendet werden. Namensabkürzungen sind für den Text bestimmt, sie können aber auch an Stelle der Symbole in Tabellenköpfen verwendet werden.

2. Jedes *Symbol* besteht aus dem Hauptsymbol, das in normaler Zeilenhöhe geschrieben wird und Hinweissymbolen, die als Indices an das Hauptsymbol angehängt werden. Das Hauptsymbol dient zur Kennzeichnung der physikalischen Größenart. Die Hinweissymbole kennzeichnen diese Größenart näher, z. B. als spezielle physiologische Größe.

3. Als *Hauptsymbole* dienen kleine oder große Einzelbuchstaben des lateinischen Alphabetes, nur in Ausnahmefällen Buchstabenpaare. Jeder physikalischen Größenart entspricht nur ein Hauptsymbol, jedem Hauptsymbol nur eine bestimmte physikalische Größenart. Eine Ausnahme macht das Symbol C. Es ist das gemeinsame Symbol für die „Konzentrationsgrößen", die nicht alle die gleiche Größenart besitzen. Bei den Atmungsgrößen handelt es sich meist um die Größenarten Volumen/Volumen und Masse/Volumen.

4. Die *Hinweissymbole* bestehen meistens aus einer Gruppe kleiner Buchstaben, in einzelnen Fällen auch aus einzelnen kleinen oder großen Buchstaben, teils auch aus chemischen Symbolen. Die Hinweissymbole stehen als Indices eine halbe Zeile rechts unterhalb des Hauptsymboles. Sind mehrere Hinweissymbole notwendig, so stehen sie in der Reihenfolge „was, wo, wann, wie".

1. Platz: Was, d. h. Angabe des Meßobjektes (z. B. des chemischen Stoffes), an welchem die Größe, welche durch das Hauptsymbol bezeichnet wird, gemessen wird.

2. Platz: Wo, d. h. Angabe des Ortes, wo sich das Meßobjekt befindet.

3. Platz: Wann, d. h. Angabe des Zeitpunktes, an dem sich das Meßobjekt am Ort „wo" befindet.

4. Platz: Wie, d. h. Angabe besonderer Bedingungen, für welche die gemessene Größe angegeben wird.

Als Hinweissymbole für chemische Stoffe werden in erster Linie die in der Chemie üblichen Symbole verwendet. Um Indices von Indices zu vermeiden, können alle Bestandteile eines chemischen Symbols in gleicher Höhe geschrieben werden (also pCO2 statt $p_{CO_2}$). Im Drucksatz kann für die Atomzahl im chemischen Symbol eine kleinere Drucktype gewählt werden, die dann in die gleiche Zeilenhöhe wie die Buchstaben des chemischen Symbols gesetzt wird (CO2).

Als Hinweissymbole für die Art der Messungen von Gasvolumina werden die Gruppen von vier großen Buchstaben nach der Atlantic City Convention verwendet (s. Tabelle 3.7).

In jedem Falle sollen nur diejenigen Hinweissymbole als Indices dem Hauptsymbol zugefügt werden, die zur unmißverständlichen Kennzeichnung der betreffenden physiologischen Größe notwendig sind.

[1] Kongr. Zentralblatt inn. Med. **192,** 1 (1958)

Tabelle 1. *Besondere Zeichen*

| Begriff | Symbol | Bemerkungen |
|---|---|---|
| Irgendeine Größe gemittelt über eine Zeit oder einen Raum | $\bar{X}$ $X_{\overline{ind}}$ | Soweit nicht klar ist, über welche Zeit oder über welchen Raum gemittelt ist, wird dies durch Überstreichen des Index gekennzeichnet: $X_{\overline{ind}}$. Beispiele: $p_{O_2\bar{c}}$ für $O_2$-Druck gemittelt über die Lungencapillare; $p_{a\,\overline{vent}}$ (häufig dafür $\bar{p}_a$) arterieller Druck gemittelt über die Atemphase; $p_{a\,\overline{str}}$ arterieller Druck gemittelt über die Herzphase |
| Irgendeine Größe am Ende einer Zeit oder eines Ortes | X′ | Beispiele: I′ am Ende der Einatmung; c′ am Ende der Capillare |
| Differenz zweier Größen | $\Delta$X | Beispiel: $\Delta$p Druckamplitude |
| Größe/Zeit | $\dot{X}$ | Beispiele: $\dot{V}$ Volumen/Zeit; $\dot{V}_{\overline{vent}}$ Atemzeitvolumen; $\dot{V}_b$ Durchblutung; $\dot{V}_{\overline{aor}}$ Durchblutung der Aorta oder Herzzeitvolumen gemessen in der Aorta |

Tabelle 2.1. *Hauptsymbole. Allgemeiner Teil*

| Begriff | Symbol | Einheit | Bemerkungen |
|---|---|---|---|
| Druck | p | Torr oder mm Hg, nur ausnahmsweise mm $H_2O$ | 1 Torr = 1 mm Hg = 13,56 mm $H_2O$ |
| Volumen | V | ml oder $cm^3$, l | 1 ml = 1,000028 $cm^3$ · 1 ml kann also bei biologischen Messungen 1 $cm^3$ gleichgesetzt werden |
| Stromstärke | $\dot{V}$ | $ml \cdot min^{-1}$, $ml \cdot sec^{-1}$, $l \cdot min^{-1}$ | |
| Strömungswiderstand, Reibung | R | $Torr \cdot ml^{-1} \cdot min$ oder $Torr \cdot l^{-1} \cdot min$, nur ausnahmsweise mm $H_2O \cdot ml^{-1} \cdot min$ | |
| Frequenz | f | $min^{-1}$ | |
| Konzentration | C | $ml \cdot ml^{-1}$ oder $ml \cdot (100\,ml)^{-1}$ = % $g \cdot ml^{-1}$ oder $g \cdot (100\,ml)^{-1}$ = g-% | Sowohl für Volumen/Volumen als auch für Masse/Volumen, also keine eindeutige physikalische Größe |

Tabelle 2.2. *Hauptsymbole. Alveolarer Gasaustausch*

| Begriff | Symbol | Einheit | Bemerkungen |
|---|---|---|---|
| Sättigung | S | — | Fast immer als $S_{O_2}$, so daß der Index wegfallen kann. $S = C_{O_2\,comb}/C_{O_2\,sat} \cdot 100$ |
| Diffusionskoeffizient | D | $cm^2 \cdot sec^{-1}$ | D als Hinweissymbol Totraum, schädlicher Raum s. Tabelle 3.3 |
| Diffusionsfaktor (syn.: Diffusionskapazität) | DF | $ml \cdot min^{-1} \cdot Torr^{-1}$ | |
| Respiratorischer Quotient, $CO_2/O_2$-Verhältnis | R | — | R ist auch Symbol für Strömungswiderstand und Gaskonstante. Jedoch sind beide Symbole durch die zugefügten Hinweissymbole zu unterscheiden |
| Negativer Logarithmus der Wasserstoffionenaktivität | pH | — | |

Tabelle 2.3. *Hauptsymbole, die besonders für die Atemmechanik gebraucht werden*

| Begriff | Symbol | Einheit | Bemerkungen |
|---|---|---|---|
| Elastizitätskoeffizient (engl. elastance) | E | Torr · $ml^{-1}$<br>mm $H_2O$ · $ml^{-1}$ | |
| Volumen-Druck-Koeffizient (engl. compliance) | C | ml · $Torr^{-1}$<br>ml · (mm $H_2O)^{-1}$ | C auch Konzentration (s. Tabelle 2.1), aber durch die Hinweissymbole zu unterscheiden |
| Strömungswiderstand, Reibung (engl. viscance) | R | Torr · $ml^{-1}$ · min<br>Torr · $ml^{-1}$ · sec<br>mm $H_2O$ · $ml^{-1}$ · sec | R auch Respiratorischer Quotient, $CO_2$-$O_2$-Verhältnis (s. Tabelle 2.2), aber durch die Hinweissymbole zu unterscheiden |
| Arbeit | W | häufig Torr · l | |
| Leistung | $\dot{W}$ | häufig Torr · l · $min^{-1}$ | |

Tabelle 3.1. *Hinweissymbole. Allgemeiner Teil*

| Begriff | Symbol | Bemerkungen |
|---|---|---|
| gesamt | tot | |
| effektiv | eff | |
| rechts | dex | |
| links | sin | |
| Gleichgewichtszustand (engl. steady state) | s | |
| momentan | m | |
| Standard, standardisiert | stand | Beispiel: Standardbicarbonat oder Alkalireserve: $C_{CO_2}$ stand |

Tabelle 3.2. *Hinweissymbole für die Blutphase*

| Begriff | Symbol | Bemerkungen |
|---|---|---|
| Blut, zum Blut gehörig | b oder bl | |
| Arterie, arteriell | a oder art | |
| Vene, venös | v oder ven | |
| Capillare, capillär | c oder cap | |
| Herzschlag, Herzphase (engl. stroke) | str | |

Tabelle 3.3. *Hinweissymbole für die Gasphase*

| Begriff | Symbol | Bemerkungen |
|---|---|---|
| Gas, zur Gasphase gehörig | G oder gas | |
| Inspiration, inspiratorisch | I oder insp | |
| Exspiration, exspiratorisch | E oder exsp | |
| Alveole, alveolär | A oder alv | |
| Schädlicher Raum | D oder dead | D als Hauptsymbol: Diffusionskoeffizient s. Tabelle 2.2 |
| Atemphase, zur Atemphase gehörig (engl. tidal) | T oder tid | |
| Ventilation | vent | |

Tabelle 3.4. *Hinweissymbole. Alveolarer Gasaustausch*

| Begriff | Symbol | Bemerkungen |
|---|---|---|
| Plasma | plas | |
| Serum | ser | |
| gesamt | tot | tot, sol und comb besonders für Bezeichnung der gesamten, gelösten und chemisch gebundenen Gasmenge in einer bestimmten Blut-, Plasma- oder Serummenge ($C_{tot}$, $C_{sol}$, $C_{comb}$) |
| gelöst | sol | |
| gebunden | comb | |
| Kapazität, gesättigt | sat | |
| Venöse Beimischung (engl. venous admixture) | v a | Nähere Bezeichnung über Ort und Richtung eines Kurzschlusses oder shunts s. Tabelle 4.4 |

Tabelle 3.5. *Hinweissymbole, die besonders für die Atemmechanik gebraucht werden*

| Begriff | Symbol | Bemerkungen |
|---|---|---|
| Gewebe | tis | |
| Thorax | th | |
| Lunge | pulm | |
| Oesophagus | oe | |
| Pleuraspalt | pl | |
| statisch | stat | |
| laminar | lam | |
| turbulent | turb | |
| elastisch | el | |
| durch Reibung bedingt | visc | |
| Apnoe, Atempause | apn | |

Tabelle 3.6. *Hinweissymbole, die besonders für die Hämodynamik gebraucht werden*

| Begriff | Symbol | Bemerkungen |
|---|---|---|
| systolisch, Systole | sy | |
| diastolisch, Diastole | di | |
| Vorhof | atr | |
| Kammer | ventr | |
| Aorta | aor | |
| Arteria pulmonalis | a. pulm | häufig kürzer a |

Tabelle 3.7. *Hinweissymbole für die Art der Messungen von Gasvolumina (in Anlehnung an die Atlantic City Convention)*

| Meßbedingung | Symbol |
|---|---|
| Standard-Temperatur (0° C), Standard-Druck (760 mm Hg), trocken . . . . . | STPD |
| Körpertemperatur (body temperature), Gasdruck im Organismus, mit Wasserdampf gesättigt (saturated) . . . . . . . . . . . . . . . . . . . . . | BTPS |
| Umgebungstemperatur (ambient temperature), Gasdruck der Umgebung, trocken . . . . . . . . . . . . . . . . . . . . . . . . . . . . | ATPD |
| Umgebungstemperatur, Gasdruck der Umgebung, mit Wasserdampf gesättigt | ATPS |

Tabelle 4.1. *Beispiele. Alveolarer Gasaustausch*

| Begriff | Symbol | Bemerkungen |
|---|---|---|
| Alveolarer $O_2$-Druck | $p_{O_2\,A}$ | |
| $CO_2$-Druck am Ende der Lungencapillare | $p_{CO_2\,c'}$ | |
| $O_2$-Verbrauch | $\dot{V}_{O_2\ STPD}$ | |
| $O_2$-Gehalt der Ausatmungsluft | $C_{O_2\,E}$ | |
| Arterieller $O_2$-Gehalt | $C_{O_2\ a\ tot}$ | Dabei wird allgemein das Gasvolumen für Normaldruck (760 Torr) und Normaltemperatur (0° C) angegeben, so daß das Hinweissymbol STPD weggelassen werden darf. Auch das Hinweissymbol tot kann meist weggelassen werden: $C_{O_2\,a}$ statt $C_{O_2\ a\ tot}$ |
| Gehalt an chemisch gebundenem $O_2$ im venösen Mischblut | $C_{O_2\ \bar{v}\ comb}$ | |
| Gehalt an physikalisch gelöstem $CO_2$ im arteriellen Blut | $C_{CO_2\ a\ sol}$ | |
| $O_2$-Kapazität | $C_{O_2\ sat}$ | meist genügt $C_{sat}$ |
| Alkalireserve, bestimmt an venösem Mischblut | $C_{CO_2\ stand\ \bar{v}}$ | meist genügt $C_{stand\ \bar{v}}$ |
| $O_2$-Sättigung des venösen Mischblutes | $S_{\bar{v}}$ | |
| Hb-Konzentration des Blutes | $C_{Hb}$ | |
| $p_H$ des Serums von arteriellem Blut | $pH_{ser\,a}$ | |
| Diffusionsfaktor der Lunge für CO | $DF_{CO}$ | |
| $CO_2$-$O_2$-Verhältnis (d. h. Verhältnis der abgegebenen $CO_2$ zur aufgenommenen $O_2$-Menge) | $R_m$ | Man sollte nur vom Respiratorischen Quotienten sprechen, wenn die Messungen im steady state vorgenommen wurden ($R_s$), sonst vom $CO_2$-$O_2$-Verhältnis (früher Respiratorischer Momentanquotient) |
| Respiratorischer Quotient | $R_s$ | |

Tabelle 4.2. *Beispiele, Atemmechanik*

| Begriff | Symbol | Bemerkungen |
|---|---|---|
| Druck im Alveolarraum | $p_A$ | |
| Druck im Pleuraspalt am Ende der Inspiration | $p_{pl\ I'}$ | |
| Druck im Oesophagus am Ende der Exspiration | $p_{oe\ E'}$ | |
| Druck zum Überwinden der laminären Strömungswiderstände | $p_{visc\ lam}$ | |
| Druck zum Überwinden der elastischen Widerstände | $p_{el}$ | |
| Lungenvolumen am Ende der Inspiration | $V_{pulm\ I'}$ | häufig kürzer $V_{I'}$ |
| Änderung des Lungenvolumens mit der Zeit | $\dot{V}_{pulm}$ | |
| Atemstromstärke | $\dot{V}_{vent}$ | häufig kürzer $\dot{V}$. $\dot{V}_{vent}$ auch Atemzeitvolumen! |
| Laminarer Strömungswiderstand der Atemgase in den Luftwegen | $R_{G\ lam}$ | häufig kürzer $R_{lam}$ |
| Reibungswiderstand des Thorax | $R_{th}$ | |
| Elastizitätskoeffizient des Thorax unter statischen Bedingungen | $E_{th\ stat}$ | |
| Effektiver Elastizitätskoeffizient | $E_{eff}$ | |

Tabelle 4.3. *Beispiele aus der Hämodynamik*

| Begriff | Symbol | Bemerkungen |
|---|---|---|
| Druck in der A. pulm. am Ende der Exspiration, gemittelt über die Herzphase | $p_{a.\,pulm\,E'\,\overline{str}}$ | |
| Druck in der A. pulm., gemittelt über die Herzphase | $\bar{p}_a$ oder $\bar{p}_{a\,pulm}$ | seltener $p_{a\,\bar{T}}$ |
| Diastolischer Druck in der A. pulm., gemittelt über die Atemphase | $\bar{p}_{di\,a.\,pulm}$ | seltener $p_{di\,a.\,pulm\,\bar{T}}$ |
| Druckamplitude in der A. pulm., gemittelt über die Atemphase | $\Delta\overline{p_a}$ oder $\Delta\overline{p_{a}}_{.pulm}$ | seltener $\Delta p_{a\,\bar{T}}$ |
| Druckamplitude in der A. pulm., am Ende der Inspiration | $\Delta p_{a\,pulm\,I'}$ | |
| Druck in den Lungenkapillaren am Ende der Exspiration | $p_{c\,E'}$ oder $p_{c\,pulm\,E'}$ | Lungencapillardruck im allgemeinen mit eingeklemmtem Katheter gemessen |
| Druck der Vorhofzacke in der Lungencapillare am Ende der Exspiration | $p_{c\,atr\,E'}$ | |
| Druck der Ventrikelzacke in der Lungenvene am Ende der Inspiration | $p_{v\,ventr\,I'}$ | Druck in der V. pulm. und im linken Vorhof (durch Vorhofpunktion oder bei Vorhofseptumdefekt) gemessen |
| Schlagvolumen | $V_{str}$ | |
| Blutfüllung der Lunge | $V_{b\,pulm}$ | |
| Durchblutung | $\dot{V}_b$ | |
| Herzzeitvolumen, gemessen in der Aorta bzw. A. pulm. | $\dot{V}_{aor}$, $\dot{V}_{a.\,pulm}$ | |
| Kurzschlußdurchblutung, venöse Beimischung | $\dot{V}_{va}$ | |
| Verhältnis der venösen Beimischung zum Herzzeitvolumen | $\dot{V}_{va}/\dot{V}_{aor}$ | |
| Links-Rechts-Shunt-Durchblutung beim Vorhofseptumdefekt | $\dot{V}_{atr\,sin\text{-}atr\,dex}$ | |
| Verhältnis von Links-Rechts-Shunt-Durchblutung zur Durchblutung der A. pulm. | $\frac{\dot{V}_{atr\,sin\text{-}atr\,dex}}{\dot{V}_{a.\,pulm}}$ | |
| Strömungswiderstand im Lungenkreislauf | $R_b$ | seltener $R_{b\,pulm}$ |

Tabelle 4.4. *Beispiele aus der Spirometrie*

| Vorgeschlagener Name | Synonyma | Symbol |
|---|---|---|
| Atemvolumen (AV) | Atemzugvolumen Atemhubvolumen | $V_T$ |
| Atemfrequenz (AF) | — | f |
| Atemzeitvolumen (AZV) | Atemminutenvolumen (AMV) | $\dot{V}_{vent\,E}$ bzw. $\dot{V}_{vent\,I}$ |
| Alveoläre Ventilation | — | $\dot{V}_{vent\,A}$ |
| Totraumventilation | — | $\dot{V}_{vent\,D}$ |
| Totraum (TR) | Schädlicher Raum | $V_D$ |
| Inspiratorisches Reservevolumen (IRV) | — | $V_{RI}$ |
| Exspiratorisches Reservevolumen (ERV) | — | $V_{RE}$ |
| Minimales Lungenvolumen | Residualvolumen (RV) | $V_{pulm\,min}$ |
| Maximales Lungenvolumen | Totalkapazität (TK) | $V_{pulm\,max}$ |
| Maximales Atemvolumen | Vitalkapazität (VK) | $V_{T\,max}$ |
| Exspiratorisches Lungenvolumen | Funktionelle Residualkapazität (FRK) | $V_{pulm\,E'}$ |
| Atemgrenzwert (AGW) | Maximale Ventilation | $\dot{V}_{vent\,max}$ |
| Atemreserve | Ventilationsreserve | $\dot{V}_{vent\,max} - \dot{V}_{vent}$ |
| Atemäquivalent | spezifische Ventilation | $\dot{V}_{vent}/\dot{V}_{O_2}$ |

Tabelle 5. *Vergleich der Hauptsymbole mit denen der Atlantic City Convention* (Sämtliche Hinweissymbole der AC Convention sind unverändert übernommen)

| Begriff | AC Symbol | Unser Symbol |
|---|---|---|
| Gasvolumen | V | V |
| Gasvolumen/Zeit | $\dot{V}$ | $\dot{V}$ oder $\dot{V}_G$ |
| Druck | P | p |
| Konzentration eines Gases in der trockenen Gasphase | F | C |
| Durchblutung | $\dot{Q}$ | $\dot{V}_b$ oder $\dot{V}$ |
| Konzentration in der Blutphase | C | C |
| Atemfrequenz | f | f |
| $CO_2$-$O_2$-Verhältnis, respiratorischer Quotient | R | R |
| Diffusionsfaktor (synon. Diffusionskapazität) | D | DF |

# Sachverzeichnis

Die *kursiv* gedruckten Seitenzahlen weisen auf die Hauptbehandlung des betreffenden Stichwortes hin